实用图解骨科学

Practical Atlas of Orthopaedics

刘 杰 杨 舒 编著

北京大学医学出版社

SHIYONG TUJIE GUKEXUE

图书在版编目（CIP）数据

实用图解骨科学 / 刘杰, 杨舒编著. – 北京 : 北京大学医学出版社, 2019.12
ISBN 978-7-5659-2130-8

Ⅰ. ①实… Ⅱ. ①刘… ②杨… Ⅲ. ①骨科学—图解 Ⅳ. ①R68-64

中国版本图书馆CIP数据核字(2019)第268823号

实用图解骨科学

编　　著：刘　杰　杨　舒
出版发行：北京大学医学出版社
地　　址：（100191）北京市海淀区学院路38号　北京大学医学部院内
电　　话：发行部 010-82802230；图书邮购 010-82802495
网　　址：http：//www.pumpress.com.cn
E-mail：booksale@bjmu.edu.cn
印　　刷：北京金康利印刷有限公司
经　　销：新华书店
责任编辑：冯智勇　　**责任校对：**靳新强　　**责任印制：**李　啸
开　　本：889 mm × 1194 mm　1/16　　**印张：**29.25　　**字数：**782千字
版　　次：2019年12月第1版　2019年12月第1次印刷
书　　号：ISBN 978-7-5659-2130-8
定　　价：260.00元

编著者简介

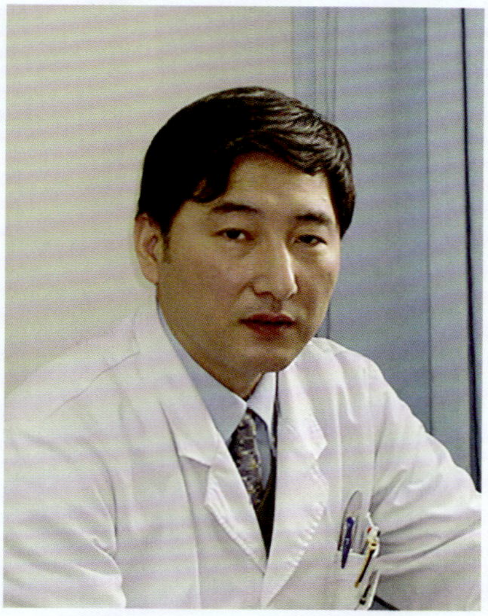

刘　杰　医学博士，主任医师，教授

1983 年从河北医科大学医疗系毕业后，被分配到有"中国骨科摇篮"之称的天津医院骨科工作，师从前辈尚天裕、陶甫、郭巨灵、孔令震等教授，潜心学习骨科医术。经过几年的转科（创伤科、骨病科、骨关节结核科、手外科和小儿骨科）学习，打下了坚实的骨科基础。1993 年出国留学，分别在日本熊本大学医学部、日本山梨医科大学、名古屋市立大学医学部学习工作。在名古屋市立大学骨科教研室，跟随日本人工关节学会、类风湿病学会会长松井宣夫教授学习关节外科技术。同期，修完研究生院博士课程并获得医学博士学位。博士论文在第 12 次日本软骨代谢学会上作为主题演讲而发表。2002 年担任首都医科大学宣武医院骨科行政副主任、主任医师、教授、研究生导师。2010 年担任清华大学附属垂杨柳医院骨科主任。在 30 多年的临床工作中诊治了许多骨科疑难病症，积累了丰富的临床经验。曾先后主持多项省部级科研课题。2004 年获得中华医学会首届骨科留学归国人员论坛优秀论文奖。发表英文、日语论文 10 余篇。2012 年编绘出版了《骨科疾病诊断分类与功能评定》一书。拥有 4 项国家发明专利。

编著者简介

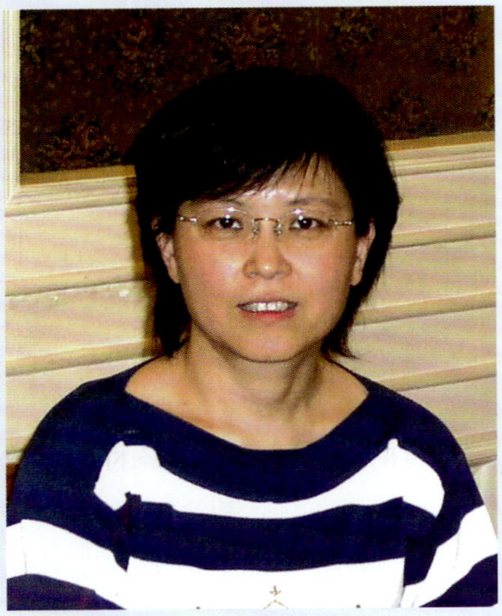

杨　舒　医学博士

1997年赴日留学，在日本名古屋大学医学部以研究员身份学习工作。1998年考入名古屋大学医学部大学院，完成4年博士生课程，取得医学博士学位。2002年作为海外人才被引进首都医科大学宣武医院工作。发表英语、日语论文12篇。著书一部。

前　言

我从事骨科工作已36个年头了，回想起当年走进天津医院干起了骨科，多少有些命中注定。当时我并不知道它是那么有名的骨科医院，还有那么多著名的老专家，比如尚天裕、陶甫、郭巨灵等教授。在那段时间里我学到的许多知识和技能，至今仍在受益。

记得当年进入病房的第一天，老主任对我们这些新人讲："要熟记解剖，看懂X线片，这是骨科大夫最基本的要求"。按照要求，我们把从片子上看到的骨折形态画在病历上。慢慢便养成了习惯，时常也会将手术中的所见画在手术记录上。

骨科是一门形象化的临床学科，骨科的大多数疾病是可见的、有形的，见到一次便会在脑中留下深刻的印象。所以，临床大夫都比较喜欢带有更多插图的专业书籍。

工作了几十年，回顾走过的历程，把自己的一点点经验、教训总结一下，写出来，奉献给年轻的医生作为参考，也是一件益事。

这本书的特点是力求简明扼要，只提精髓的部分，不做泛泛的介绍。书中加入了2200余幅插图及影像资料，目的是帮助临床医生在短时间内迅速了解和掌握所需的知识。

全书共有十八章，包括骨科解剖、影像、诊断、治疗原则，以及创伤骨科、关节外科、脊柱外科、手外科、骨肿瘤科、小儿骨科和矫形外科的各种常见疾病。最后部分，对骨科疾病的康复和护理做了原则性的讲述。书中还加入了目前国内外临床常用的骨科疾病诊断分类和功能评定方法，利于医生总结病例，观察疗效。

写书的过程，也是一个再学习的过程。由于缺乏经验，有些观点可能有不妥之处，望读者批评指正。

最后，谨向为本书提出有益建议和提供宝贵资料的朋友及同仁，表达我深深的谢意！

刘　杰

目录

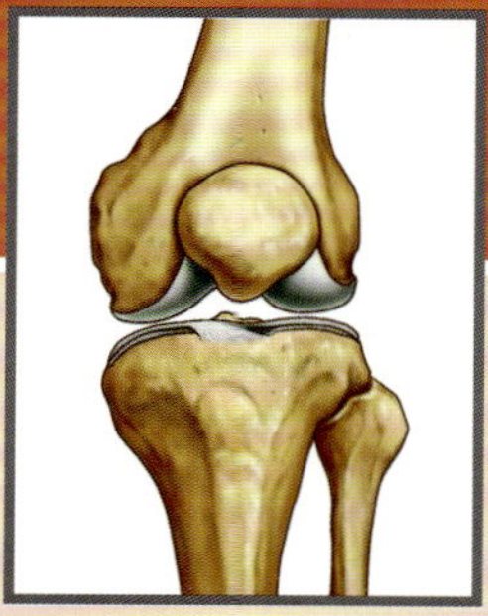

第一章

骨科基础解剖

骨科是一门涉及运动系统疾患诊断、治疗和功能康复的临床学科。

一、全身骨骼（图1-0-1）

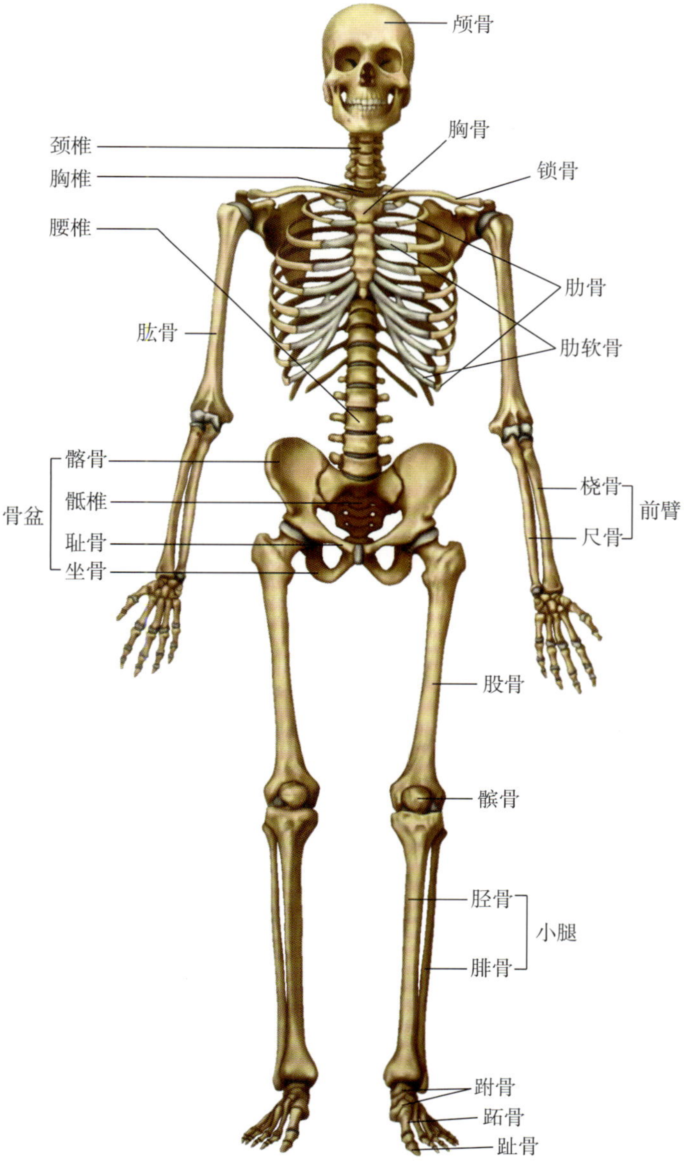

图 1-0-1　a. 全身骨骼——前面

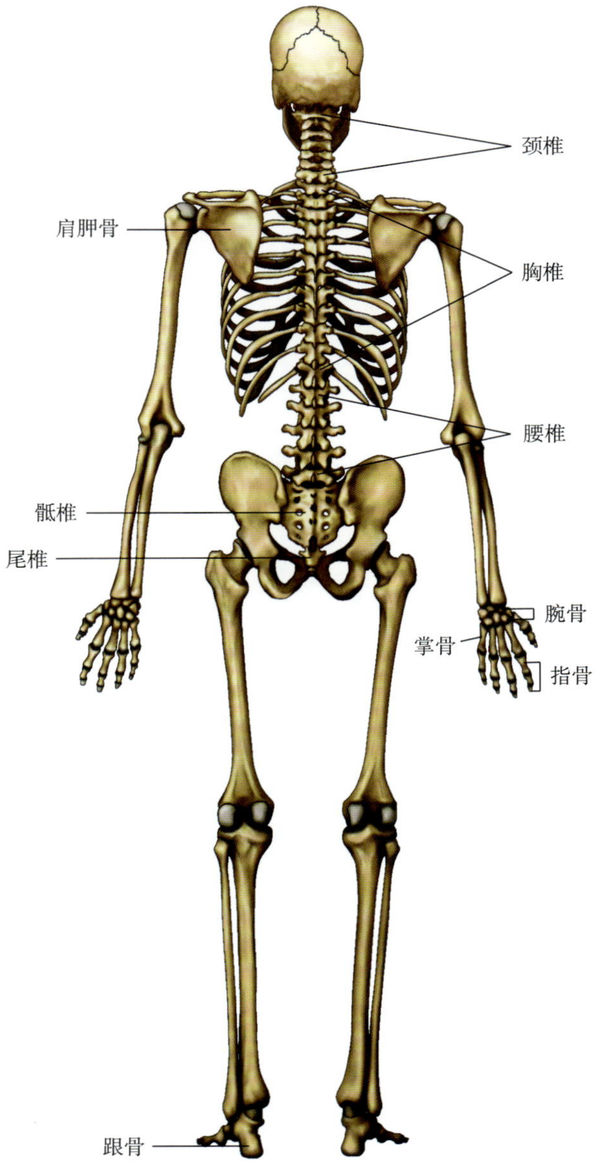

图 1-0-1　b. 全身骨骼——背面

二、上肢骨（图1-0-2）

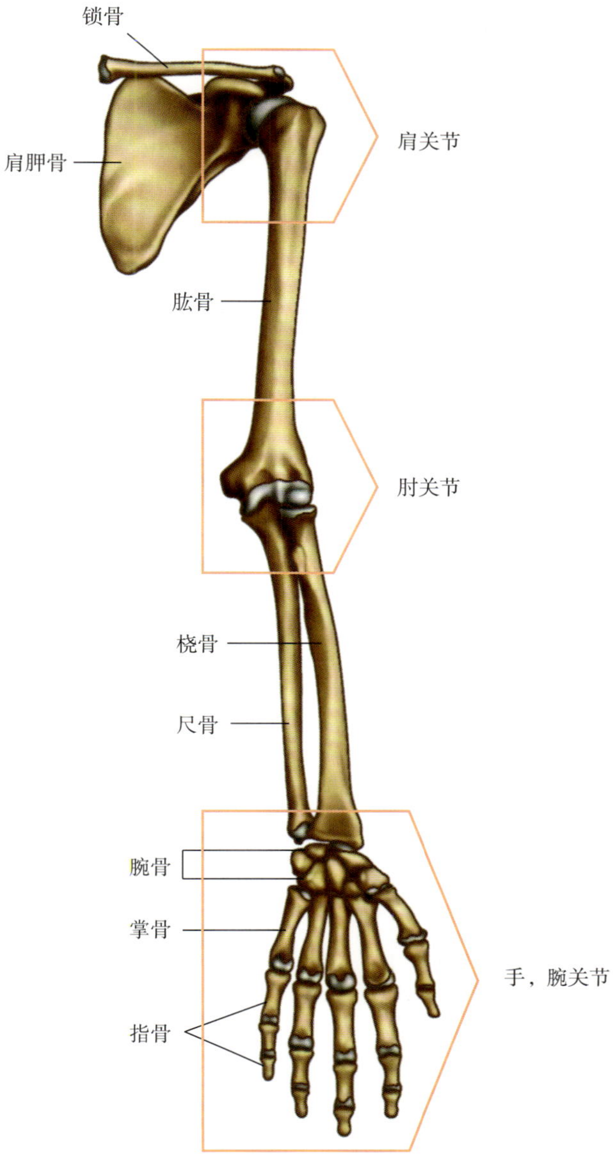

图 1-0-2 上肢骨

上肢带骨(肩带骨)：锁骨、肩胛骨

自由上肢骨：肱骨、桡骨、尺骨、腕骨、掌骨、指骨

三、肩关节（图1-0-3）

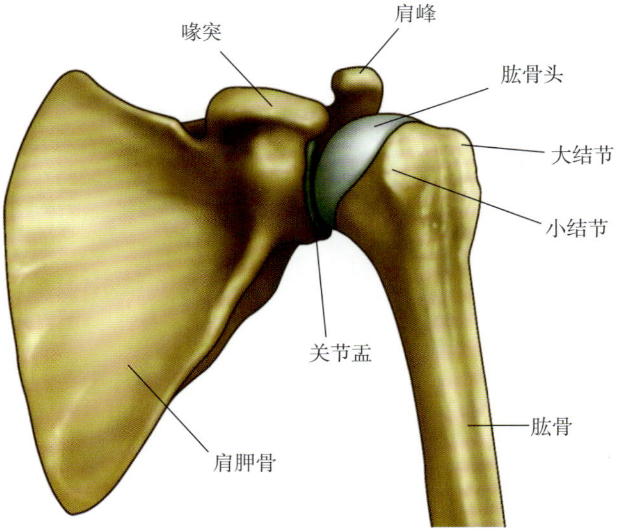

图 1-0-3 肩关节

四、肘关节（图1-0-4）

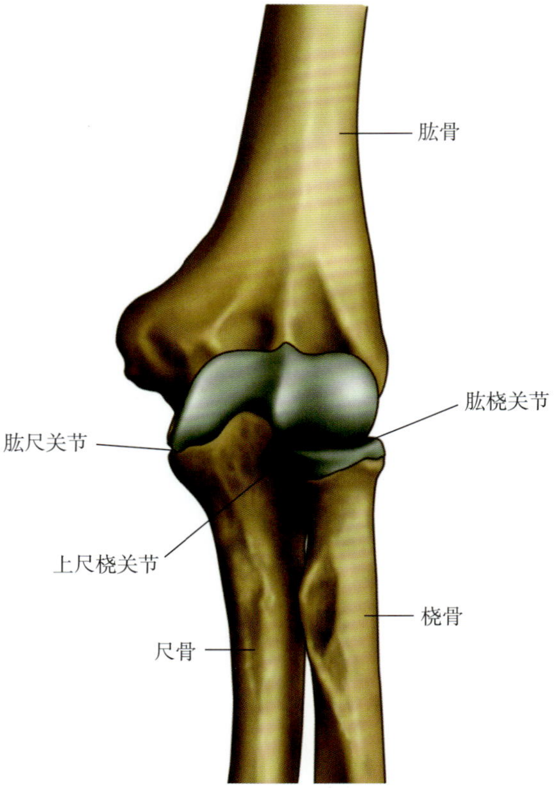

图 1-0-4 肘关节

五、手、腕关节（图1-0-5）

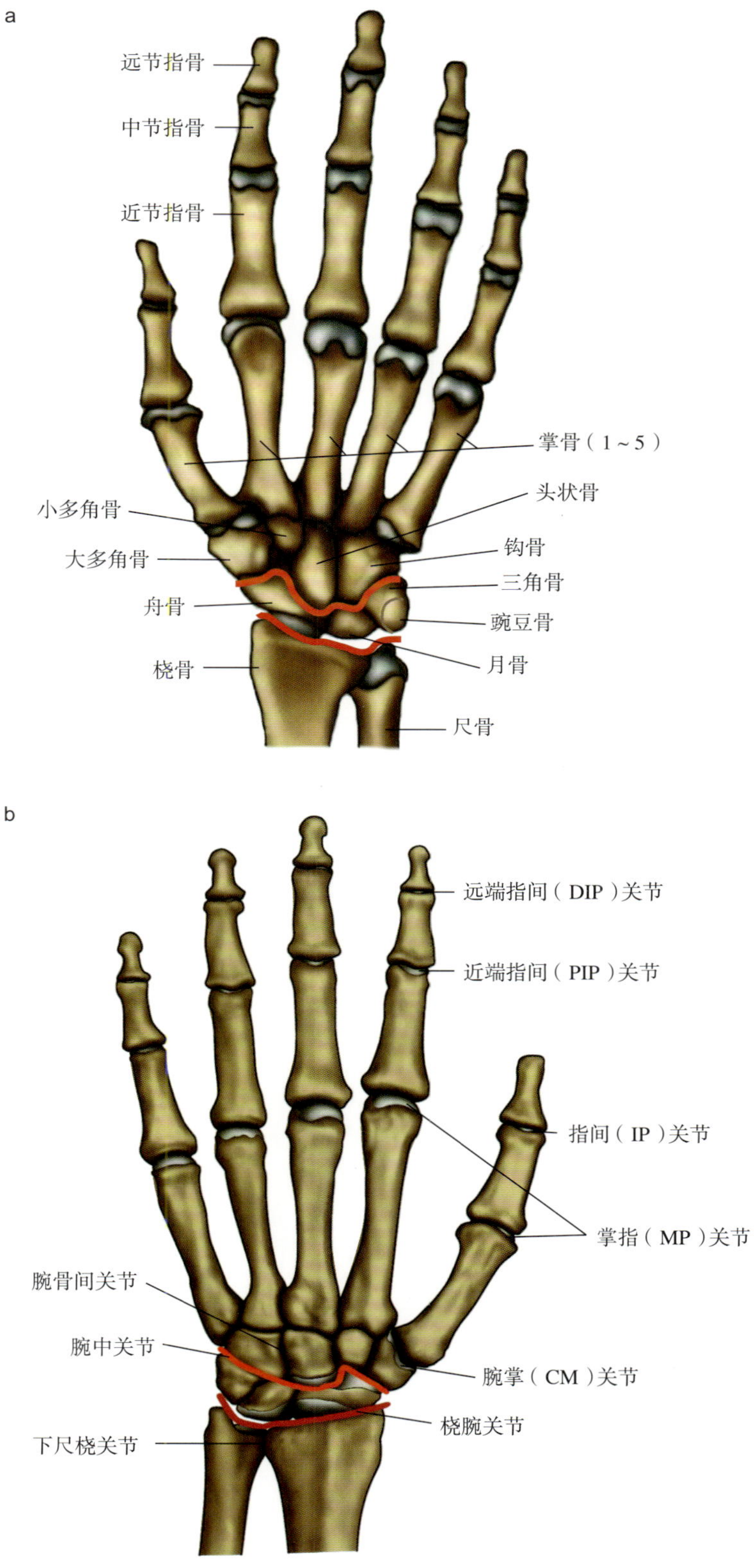

图 1-0-5　a. 手、腕关节——掌侧面；b. 手、腕关节——背侧面

六、下肢骨（图1-0-6）

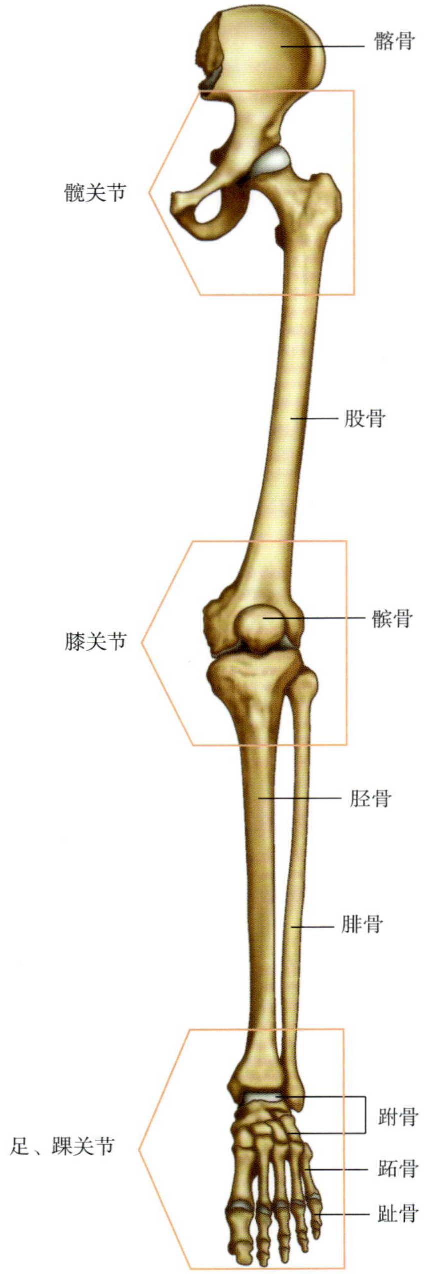

图 1-0-6 下肢骨

下肢带骨（盆带骨）：髋骨（上部的髂骨，后下部的坐骨，前下部的耻骨）

自由下肢骨：股骨、髌骨、胫骨、腓骨、跗骨、跖骨、趾骨

七、髋关节（图1-0-7）

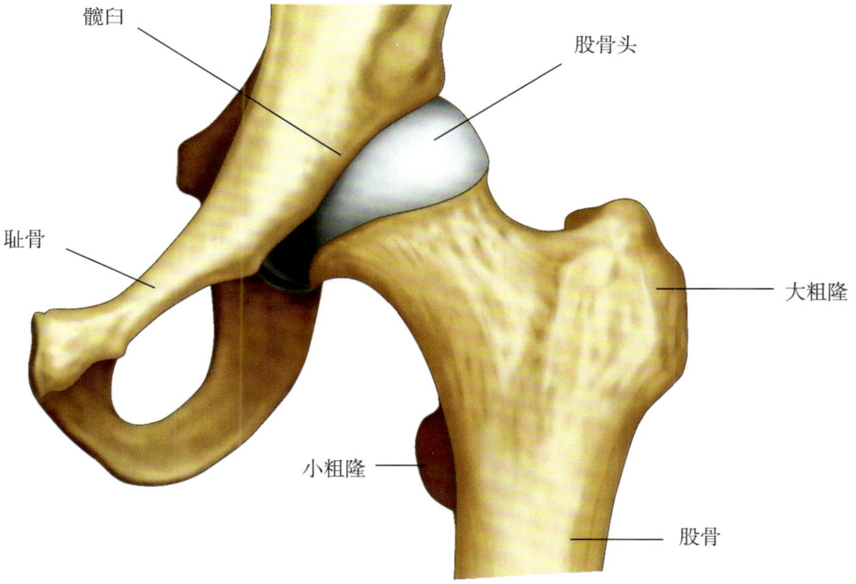

图 1-0-7 髋关节

八、膝关节（图1-0-8）

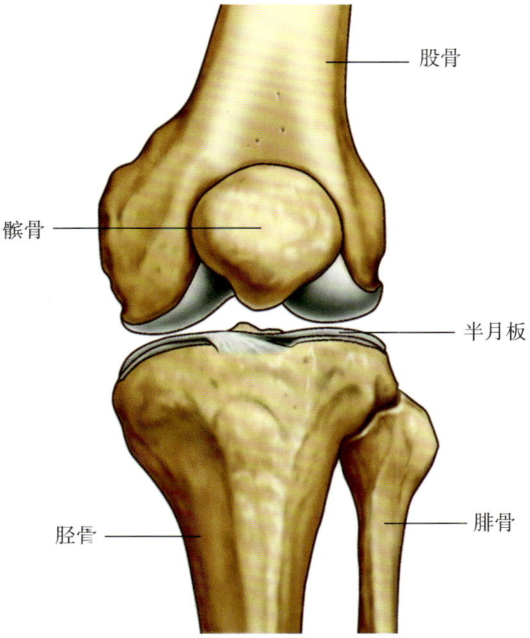

图 1-0-8 膝关节

九、足、踝关节（图1-0-9）

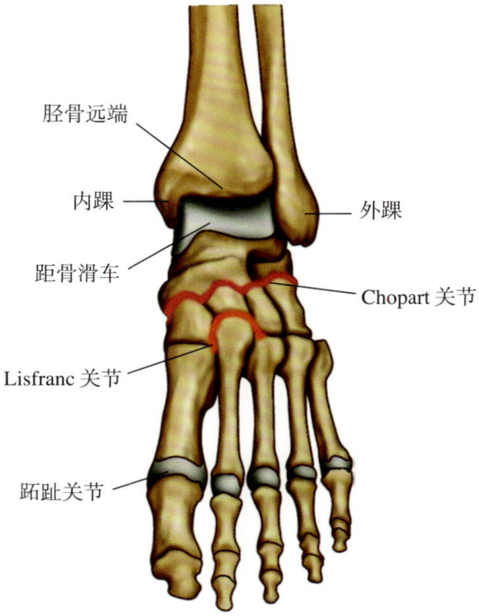

图 1-0-9 足、踝关节

十、人体骨骼肌（图1-0-10）

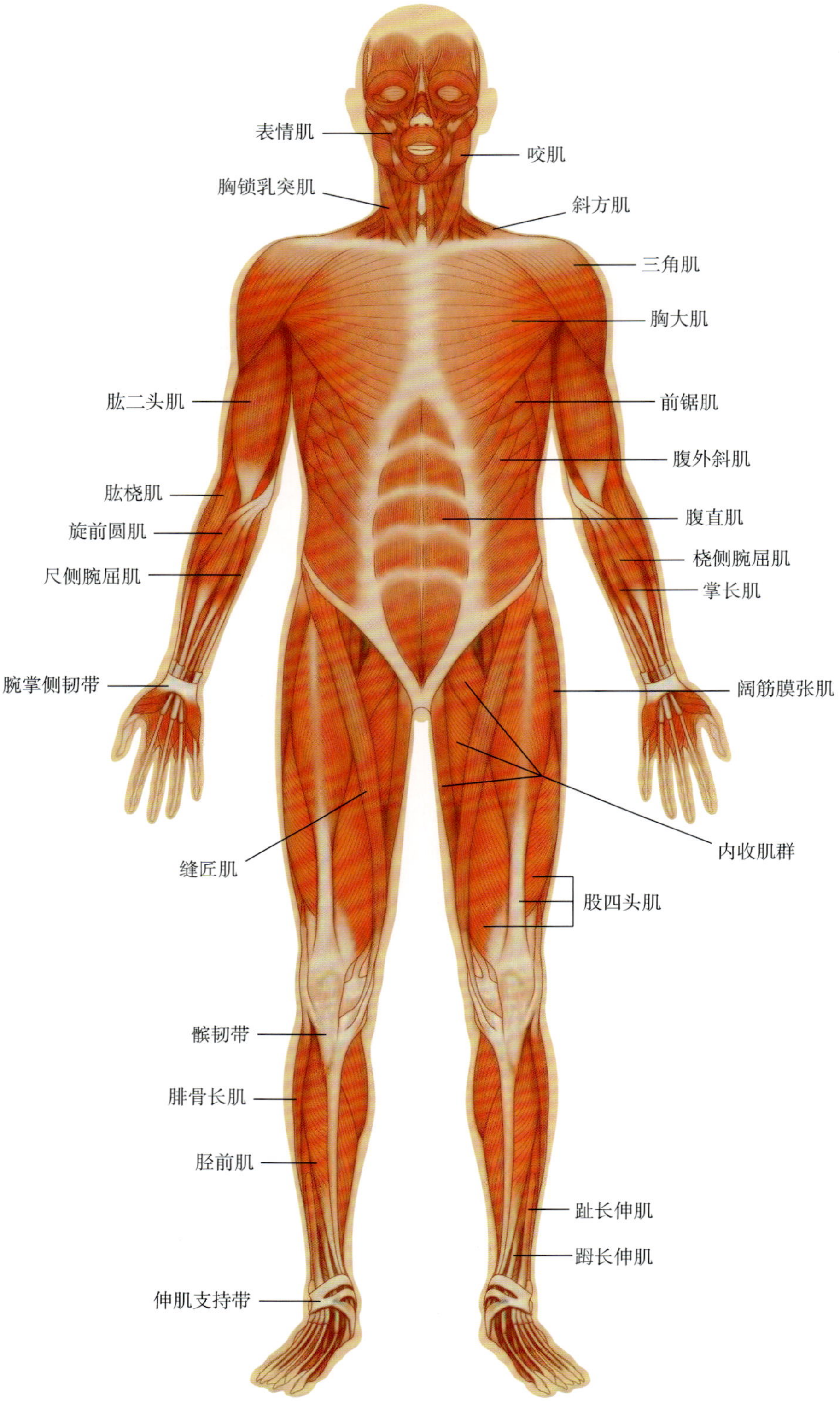

图 1-0-10　a. 人体骨骼肌——前面

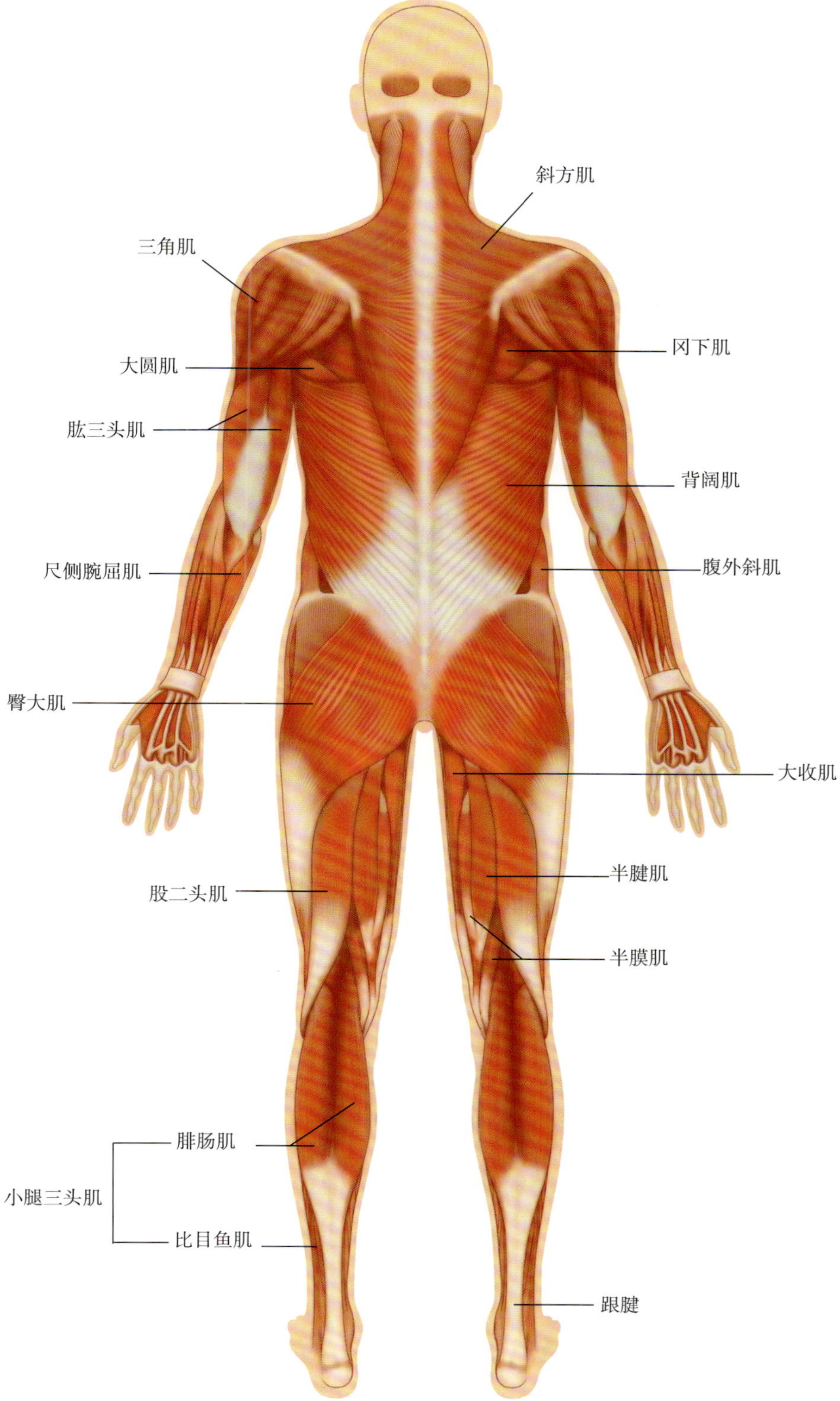

图 1-0-10　b. 人体骨骼肌——背面

十一、上肢肌（图1-0-11）

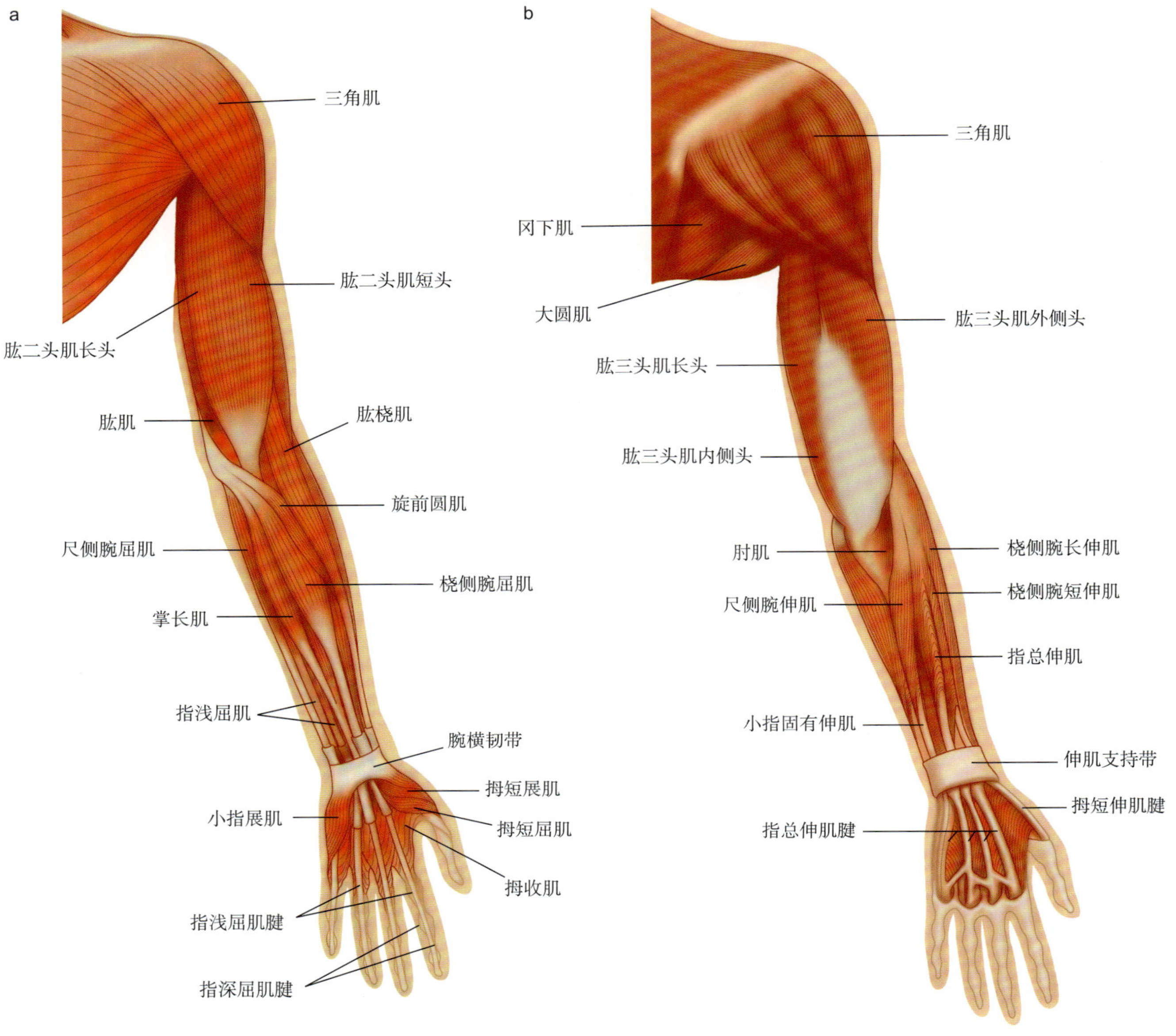

图 1-0-11　a. 上肢掌侧肌；b. 上肢背侧肌

十二、下肢肌（图1-0-12）

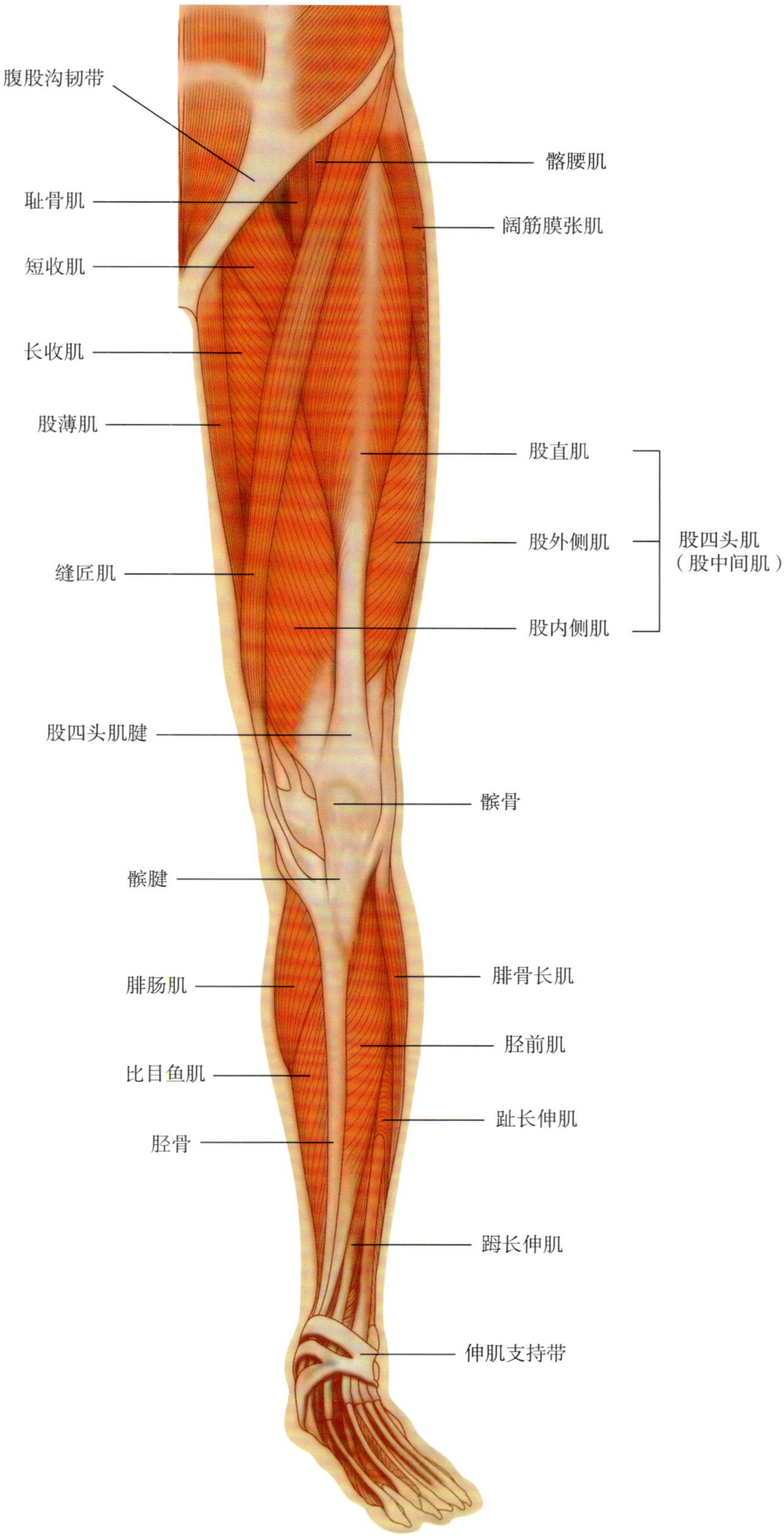

图 1-0-12　a. 下肢前侧肌

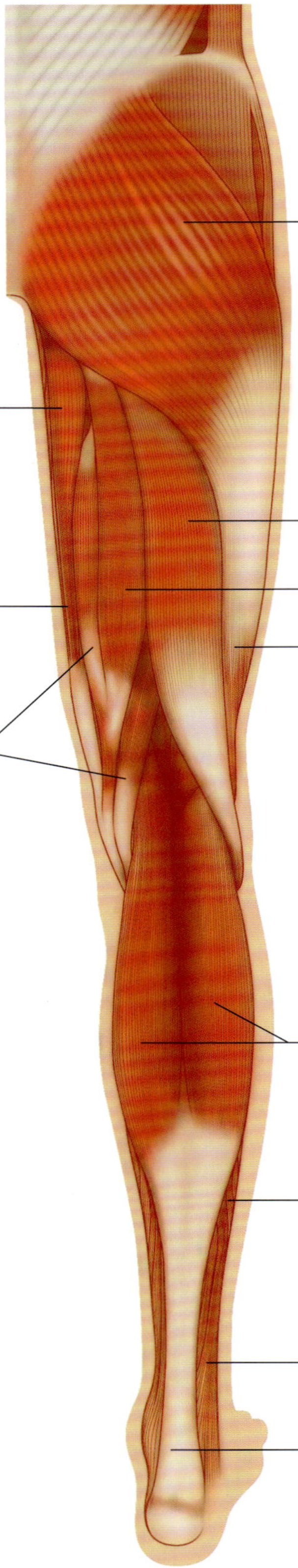

图 1-0-12 b. 下肢后侧肌

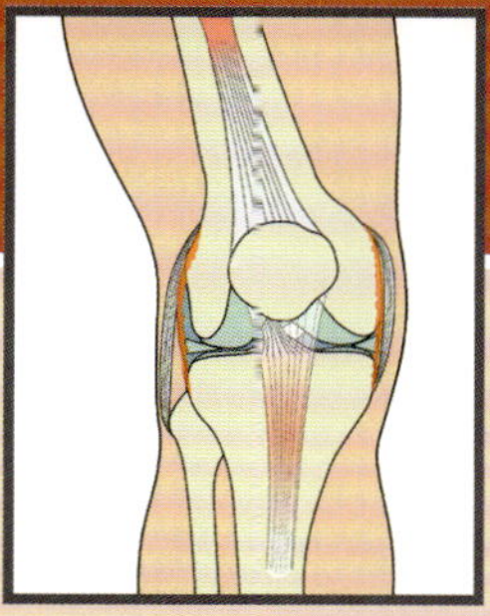

第二章

运动系统的结构与功能

运动系统由骨、关节、肌肉、韧带、神经等组成，是能使身体运动的器官的总称。

第一节　骨的结构与功能

骨是坚硬而有生命的器官，是人体中能再生和自我修复的组织。

一、骨的功能

1. 支撑身体，保护内部脏器。
2. 为肌肉提供附着面，与肌肉、肌腱、韧带共同完成人的运动功能。
3. 参与钙、磷代谢及造血功能。

二、骨的结构

（一）人体骨骼

成年人体共有 206 块骨骼，依其部位分为颅骨、躯干骨和四肢骨。其中颅骨 29 块，躯干骨 51 块；四肢骨 126 块。儿童的骶骨 5 块，成年后合并成一体。尾骨 4 ~ 5 块，成年后合并成一体。髂骨、坐骨、耻骨各 2 块，成年后合并成 2 块髋骨。因此，儿童的骨骼比成人多 11 ~ 12 块，实际是 217 ~ 218 块。

（二）骨骼形态分类

1. 长骨（long bone）　尺骨、桡骨、股骨等。
2. 短骨（short bone）　跗骨、腕骨等。
3. 扁骨（flat bone）　肋骨、胸骨、肩胛骨等。
4. 不规则骨（irregular bone）　椎骨、上颌骨、筛骨等。
5. 籽骨（sesamoid bone）　髌骨等。

（三）骨的宏观结构

骨的宏观结构包括骨膜、骨质和骨髓。

1. 骨膜　由纤维结缔组织构成，含有丰富的神经和血管，对骨的营养、再生和感觉有重要作用。
2. 骨质　分为皮质骨（密质骨）和松质骨（小梁骨、海绵骨、髓质骨）（图 2-1-1）。
   (1) 皮质骨（cortical bone）：质地坚硬致密，配布于骨的表层。
   (2) 松质骨（cancellous bone）：呈海绵状，由相互交织的骨小梁排列而成，配布于骨的内部。
3. 骨髓　填充在骨髓腔和骨松质的空隙内，分为红骨髓和黄骨髓，红骨髓有造血功能。

（四）骨的微观结构

1. 骨单位（osteon）　又称哈弗斯系统（Haversian system）。在皮质骨内，呈同心圆排列的哈弗斯骨板（Haversian lamella）围绕哈弗斯管（Haversian canal）构成长柱状骨结构单位。哈弗斯管内含血管、神经，与福尔克曼管（Folkmann canal）相连通（图 2-1-2）。

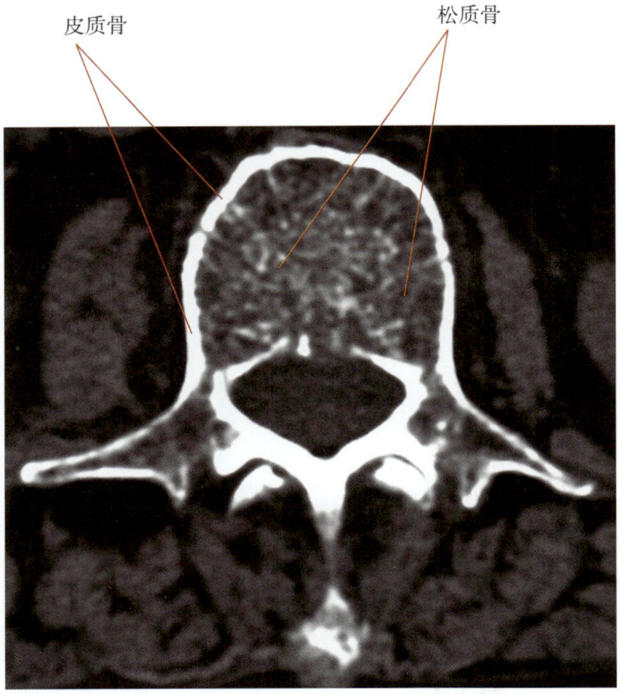

图 2-1-1 胸椎 CT 片

2. 胞元结构（packet architecture） 在松质骨内，由相互交织的骨小梁排列形成半月形的结构单位。

三、骨组织的成分

骨组织由骨细胞和细胞外基质组成。

(一)骨基质(bone matrix)

1. 有机成分 约占骨重的 35%，由成骨细胞分泌形成。

(1) 胶原纤维：占有机成分的 90% 以上，主要为胶原蛋白（Ⅰ型胶原蛋白为主）。

(2) 非胶原蛋白：如骨钙素（骨形成的重要标记物）、碱性磷酸酶、骨结合素、细胞连接蛋白、骨生长调节因子等。

① 糖蛋白

骨连接蛋白（osteonectin）；

骨钙蛋白（osteocalcin）；

骨磷蛋白（phosphophoryms）；

骨桥蛋白（osteopontin）等。

② 生长调节因子

骨形态发生蛋白（bone morphogenetic protein，BMP）；

转化生长因子 -β（transforming growth factor-3，TGF-β）；

成纤维细胞生长因子（fibroblast growth factcr，FGF）；

胰岛素样生长因子（insulin-like growth factor，IGF）等。

2. 无机成分 又称骨盐（bone mineral），约占骨重的 65%。按含量多少依次是磷酸钙、碳酸钙、柠檬酸钙。它们主要以羟基磷灰石（hydroxyapatite crystal）的结晶形式分布于骨的有机质中。

(二)骨细胞

骨组织的细胞由间充质细胞分化而来，包括骨原细胞、成骨细胞、骨细胞和破骨细胞。只有骨细胞存在于骨组织内，其他三种细胞均位于骨组织的边缘。

1. 骨原细胞（osteogenic cell） 骨原细胞是骨组织中的干细胞，分裂增殖并分化为成骨细胞。

2. 成骨细胞（osteoblast） 是骨形成的主要功能细胞，负责骨基质的合成、分泌和矿化。

3. 骨细胞（osteocyte） 成熟骨组织中的主要细胞。维持成熟骨新陈代谢。

4. 破骨细胞（osteoclast） 由多个单核细胞融合而成，行使骨吸收（bone resorption）的功能。抗酒石酸酸性磷酸酶（tartrate resistant acid phosphatase）和组织蛋白酶 K（cathepsin K）是破骨细胞的主要标志。

四、骨组织的发生与重塑

骨组织的发生（osteogenesis）有骨膜内成骨和软骨内成骨两种方式。

1. 骨膜内成骨（intramembranous ossification） 由含骨原细胞的结缔组织膜直接骨化而成骨。如额骨、顶骨、面颅骨及锁骨等，少数扁骨是膜内化骨。

2. 软骨内成骨（endochondral ossification）（图2-1-3） 软

骨细胞增生、肥大→软骨基质形成→钙化→血管长入→破骨细胞、成骨细胞进入→骨基质形成、钙化→形成骨组织。是最常见的一种骨发生形式。

3. 骨构塑（modeling）　指在人体发育过程中，骨组织通过骨吸收与骨形成的相互作用，形成与机体所需功能相适应的骨形态的一种成长过程。也见于骨折愈合过程。

4. 骨重塑（bone remodeling）　指连续不断的骨吸

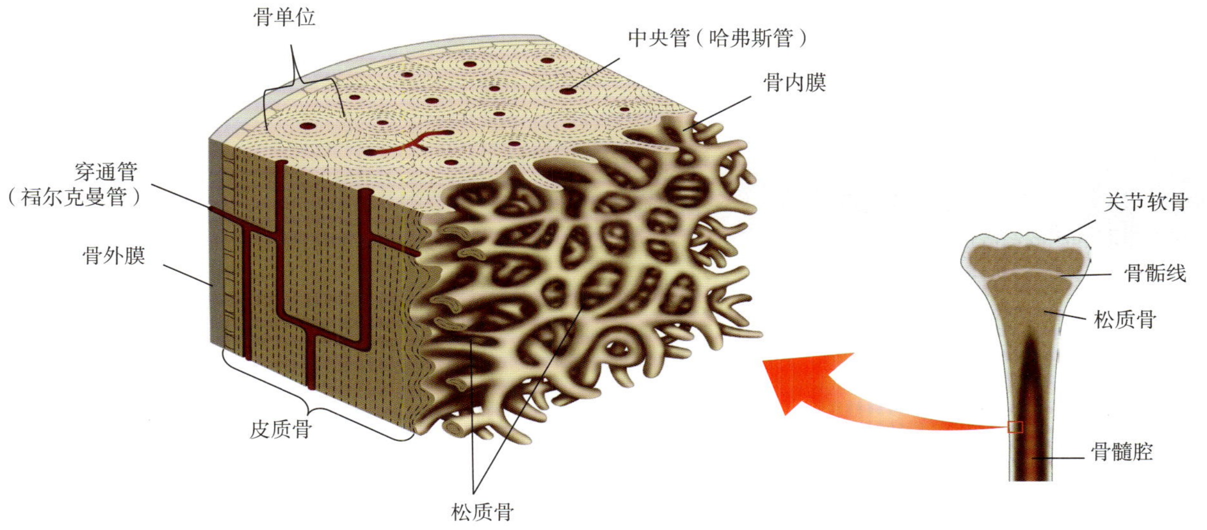

图 2-1-2　骨的微观结构

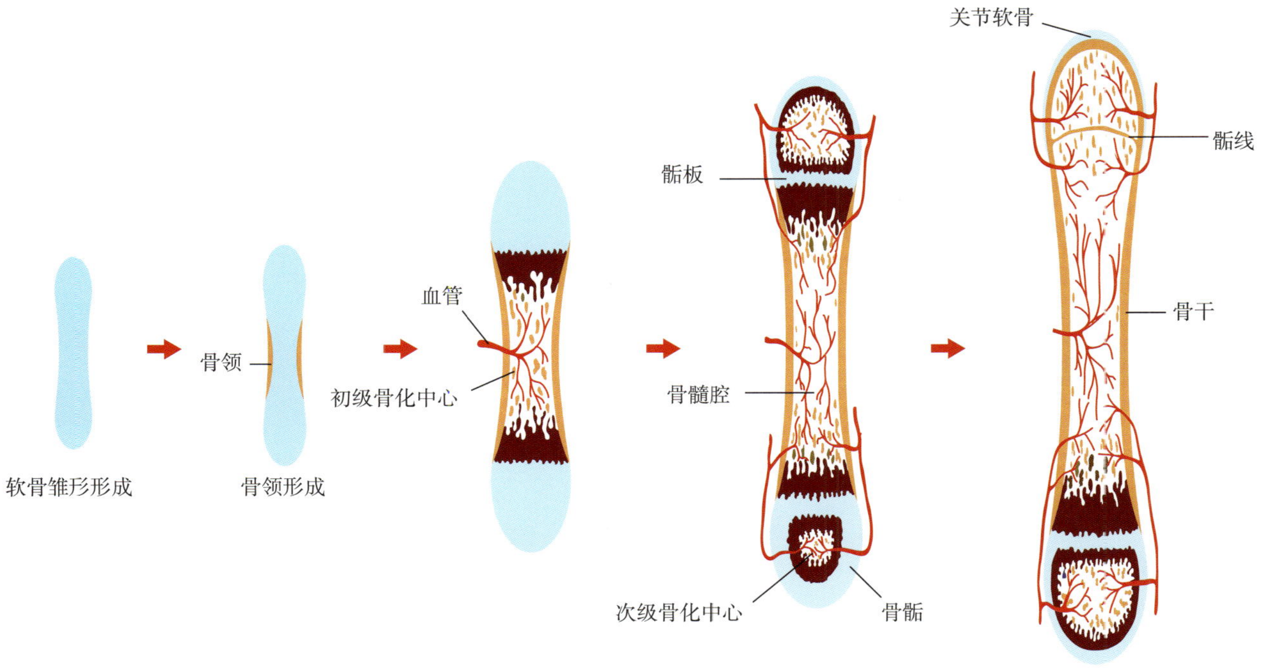

图 2-1-3　软骨内成骨过程

收和骨形成的骨转换活动。调节矿物盐平衡，维持骨骼健康（图 2-1-4）。

5. 骨重塑可能产生的几种结果

(1) 成骨量等于吸收骨量，骨量平衡为零。

(2) 成骨量少于吸收骨量，骨量为负平衡，见于各种骨质疏松。

(3) 成骨量多于吸收骨量，骨量为正平衡，见于举重运动员、甲状旁腺功能低下和应用促成骨药物时。

6. 骨耦联（bone coupling） 正常情况下，骨吸收与骨形成的速度保持平衡状态。

7. 骨耦联失衡（uncoupling） 当这种平衡被破坏，骨吸收超过骨形成的速度，耦联机制出现异常，骨重塑过程失衡，导致骨量减少和骨显微结构破坏，从而引发骨质疏松。

五、骨龄

骨龄（bone age）即骨骼的年龄，反映儿童、青少年骨骼实际的发育程度。

传统的骨龄评估通常是拍摄左腕部正位X线片。测定的方法有简单计数法、图谱法、评分法和计算机骨龄评分系统等。

儿童腕部骨化中心按一定的顺序和部位有规律地出现（图 2-1-5）。

1. 腕部骨龄简单计数法 拍摄左腕关节正位 X 线片，通过观察腕骨骨化中心出现的数目来判断骨龄（图 2-1-6）。

2. 骨龄测定结果

生物年龄（骨龄）—生活年龄（日历年龄）的差

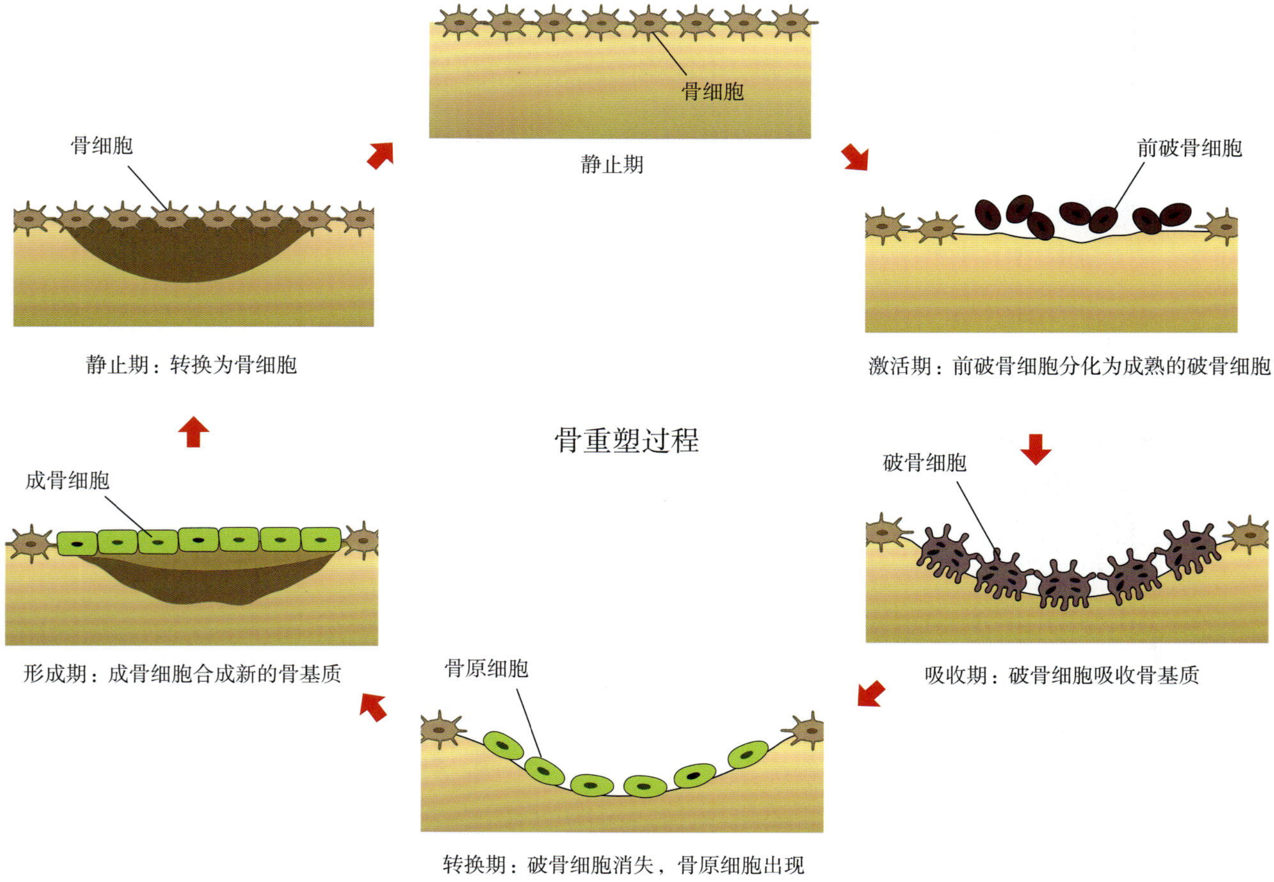

图 2-1-4 骨重塑过程

值在 ±1 岁以内的称为发育正常；

生物年龄（骨龄）－生活年龄（日历年龄）的差值 >1 岁的称为发育提前（早熟）；

生物年龄（骨龄）－生活年龄（日历年龄）的差值 <1 岁的称为发育落后（晚熟）。

3. 肱骨远端骨龄测定　见图 2-1-7 所示。

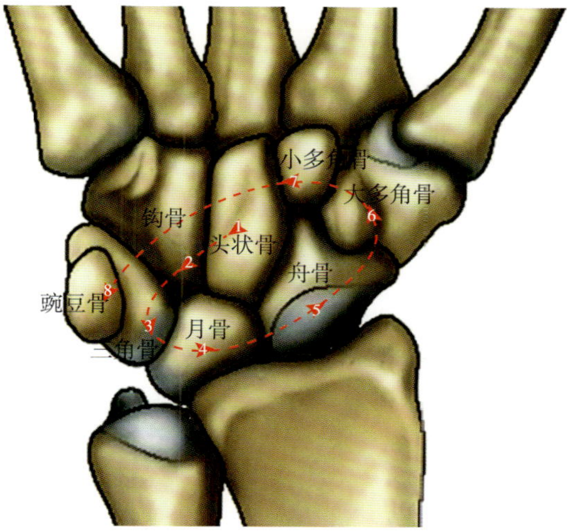

图 2-1-5　腕骨骨化顺序

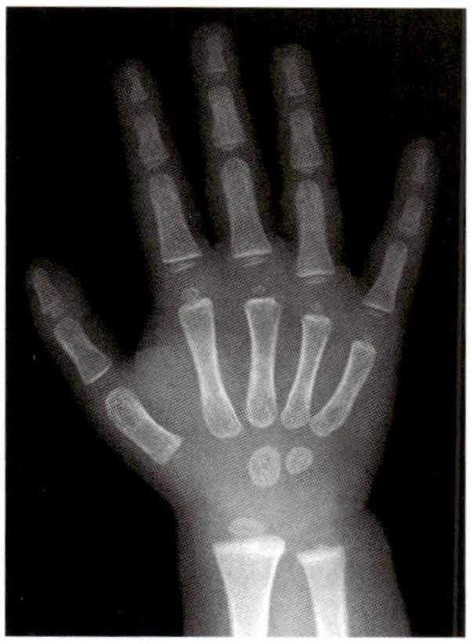

3 岁男孩

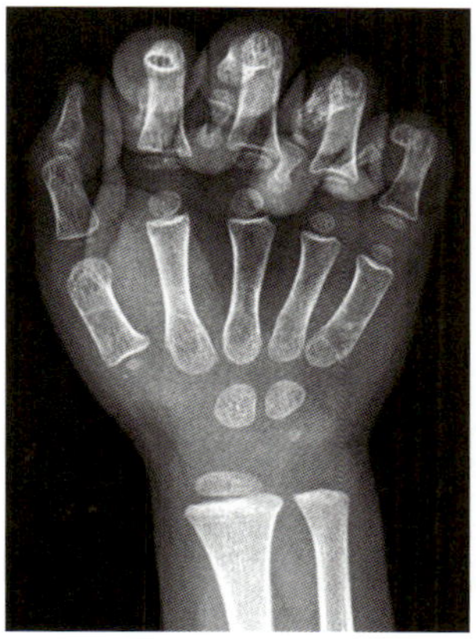

4 岁男孩

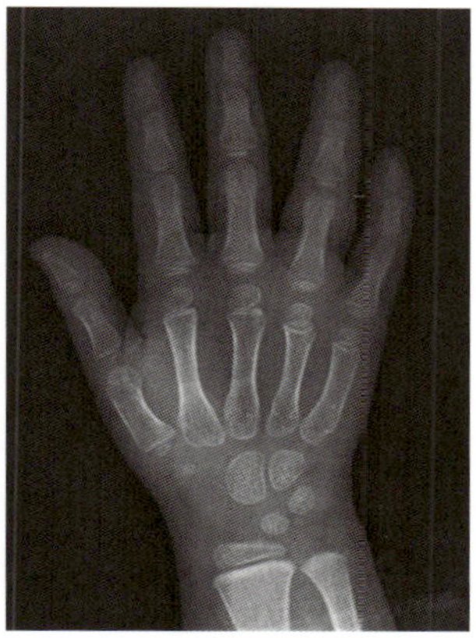

5 岁男孩

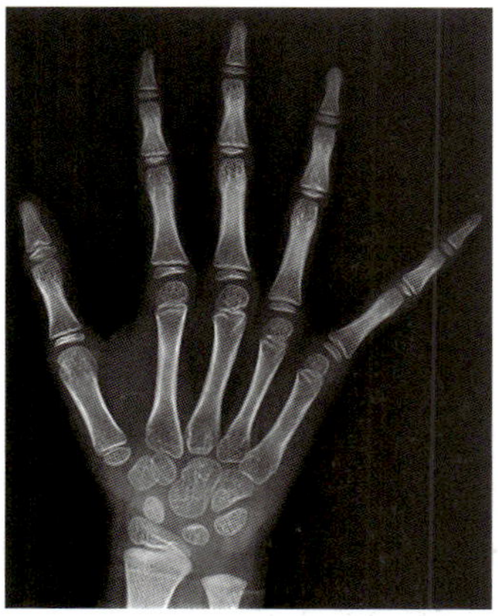

8 岁男孩

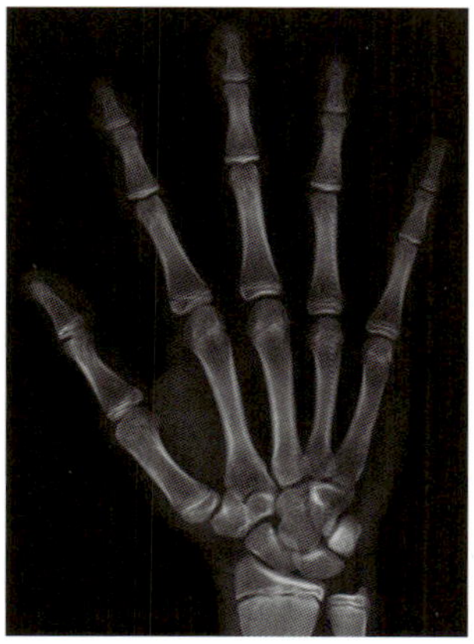

12 岁男孩

图 2-1-6　骨龄测定的计数法

6岁前，骨龄=腕骨骨化中心数+1，与日历年龄大体一致

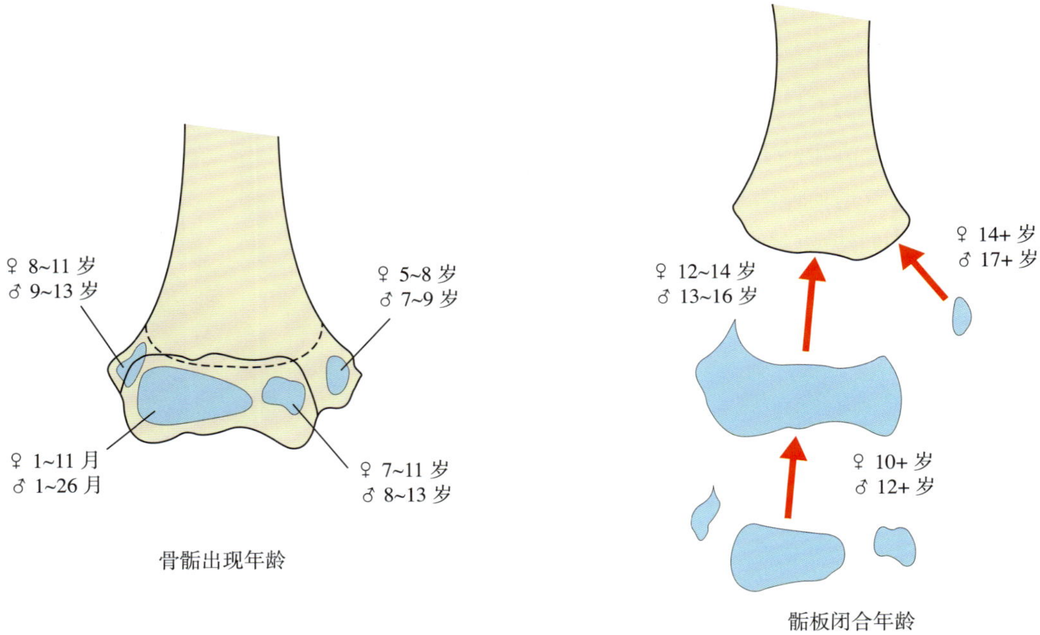

图 2-1-7 肱骨远端骨龄测定

Wilkins KE. Fractures and dislocation of the elbow region. In: Rockwood CA, Wilkins KE, King RD, eds. Fractures in children. 2nd ed. Philadelphia: Lippincott, 1984, Vol 3: 369-370.

第二节 软骨的结构与功能

一、软骨的结构

软骨（cartilage）由软骨细胞和软骨基质（胶原蛋白、蛋白多糖）组成。

二、根据软骨基质中纤维的不同分类

1. 透明软骨（hyaline cartilage） 分布于关节软骨、肋软骨等处。
2. 纤维软骨（fibrous cartilage） 分布于椎间盘、关节盘及耻骨联合等处。
3. 弹性软骨（elastic cartilage） 分布于耳廓及会厌等处。

三、根据软骨的功能分类

（一）关节软骨

1. 关节软骨（articular cartilage）覆盖于关节表面，厚度为 2～7 mm。
2. 无血管、淋巴管和神经，营养主要来自关节腔内的滑液（透明质酸等）。
3. 主要的功能是润滑关节，缓冲压力。
4. 关节软骨含有丰富的基质（软骨细胞约占 2%）。水分约占 70%，胶原蛋白约占 20%（Ⅱ型为主），蛋白多糖约占 10%（图 2-2-1）。
5. 关节软骨的微观结构（图 2-2-2）：关节软骨属于透明软骨，有 4 层结构。

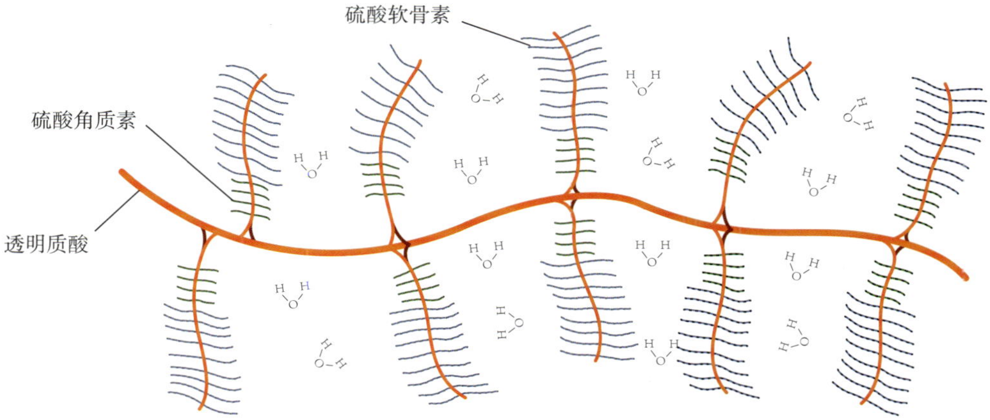

图 2-2-1　蛋白多糖聚合体结构图

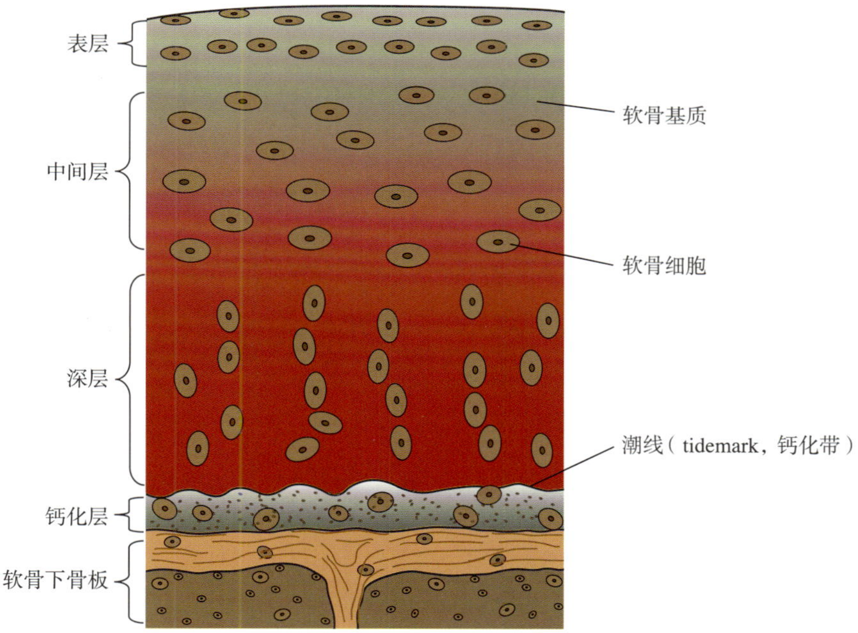

图 2-2-2　关节软骨微观结构

(1) 表层：软骨细胞密度大，胶原纤维排列方向与关节面相互平行。

(2) 中间层：软骨细胞密度减小，胶原纤维成斜线排列。

(3) 深层：软骨细胞肥大呈柱状排列，胶原纤维排列方向与关节面相互垂直。

(4) 钙化层：与骨性关节面紧密结合在一起。基质嗜碱性并有钙盐沉积。在深层和钙化层之间有一条潮线（tidemark），是关节软骨成熟的标志。

（二）骺软骨（图 2-2-3）

1. 骨骺软骨（epiphysial cartilage） 是次级骨化中心与长骨干骺端之间的骺板内软骨，可使长骨增长。

2. 骨骺软骨细胞　可从静止软骨细胞分化成增殖软骨细胞及肥大软骨细胞。

3. 基质蛋白　Ⅱ型、X型胶原蛋白，蛋白多糖等。

4. 骺软骨和软骨内骨化障碍可导致四肢短缩，身材矮小。

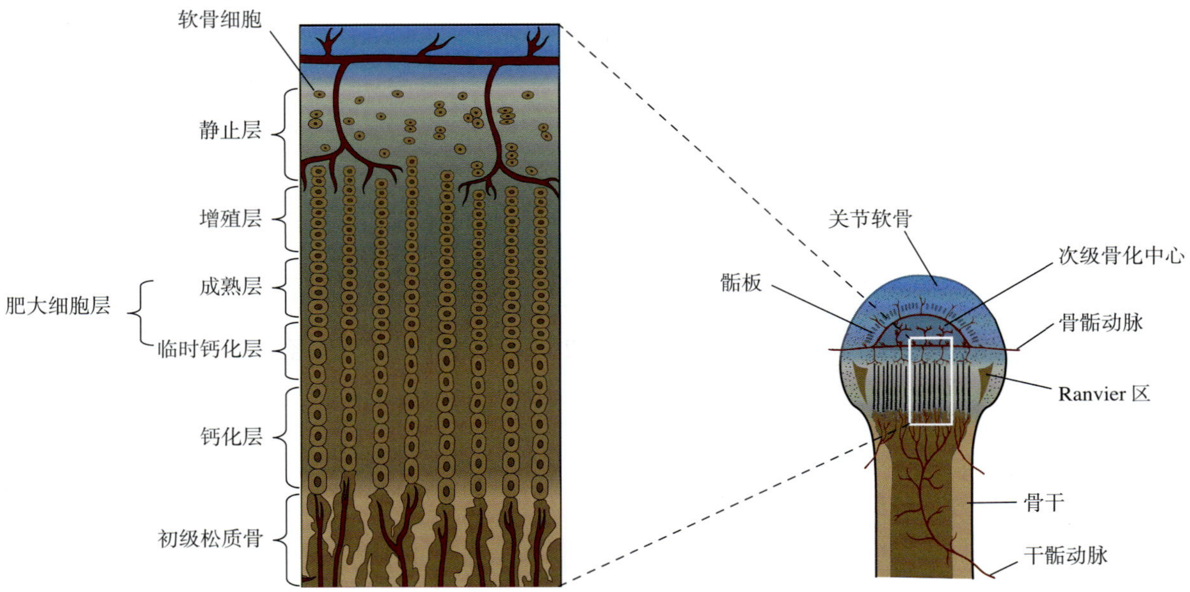

图 2-2-3　骨骺及骺板结构

第三节　运动器官的基本结构及功能

一、长管状骨

长管状骨由骨干（diaphysis）、骨端（骨骺，epiphysis）、干骺端（metaphysis）所组成（图2-3-1）。生长期，在骨干与骨端之间有骨骺软骨（骨骺板，epiphyseal plate）存在，它向两侧沿长轴方向生长。

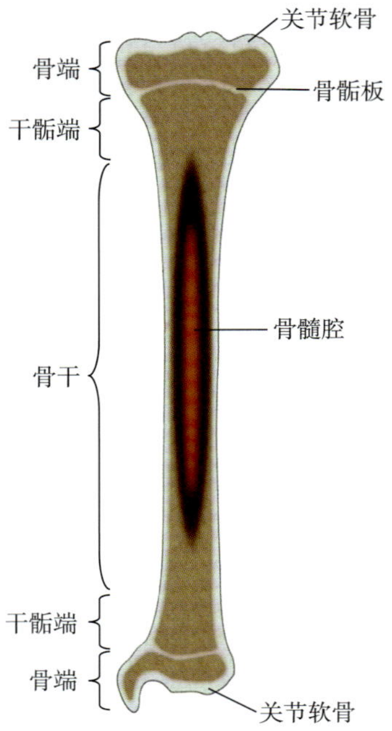

图 2-3-1　长管状骨的结构

二、关节

1. 关节由骨、关节软骨、关节囊、韧带及滑膜（synovium）等组成。滑膜分泌滑液（synovial fluid），有供软骨营养和润滑关节面等作用（图2-3-2）。

2. 膝关节、肩锁关节、胸锁关节、下尺桡关节及

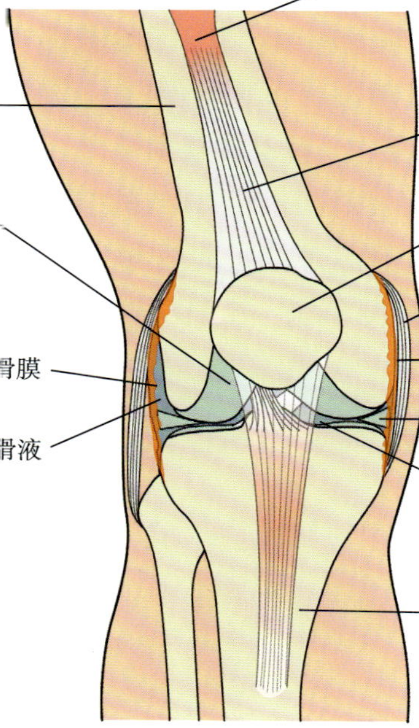

图 2-3-2 膝关节的结构

腕关节有半月板（meniscus）或关节盘（articular disc）存在。

3. 关节的功能表现为运动的灵活性与稳定性的对立统一，灵活与稳定的程度则因身体各部的功能不同而异。例如，肩关节头大，盂浅，面差大，关节囊薄弱松弛，运动灵活，但关节周围肌肉的静力收缩又保持关节面相贴而防止脱位。髋关节头大，臼深，面差小，韧带多，关节囊厚而紧张，关节周围虽有强大肌肉收缩，但运动幅度小，关节稳固。

三、脊柱

1. 脊柱各椎骨间以韧带、椎间盘（intervertebral disc）和椎间关节等相互连结（图 2-3-3）。
2. 椎管内有脊髓和神经［第 1 腰椎以远为马尾神经（cauda equina）］通过，前、后神经根在椎间孔处合成脊神经，经椎间孔穿出椎管。
3. 脊柱有支撑体重、运动、保护脊髓和神经根的作用。

四、骨骼肌

1. 骨骼肌（skeletal muscle）又称横纹肌，人体有650 多条骨骼肌，占全身重量的 40%～50%。主

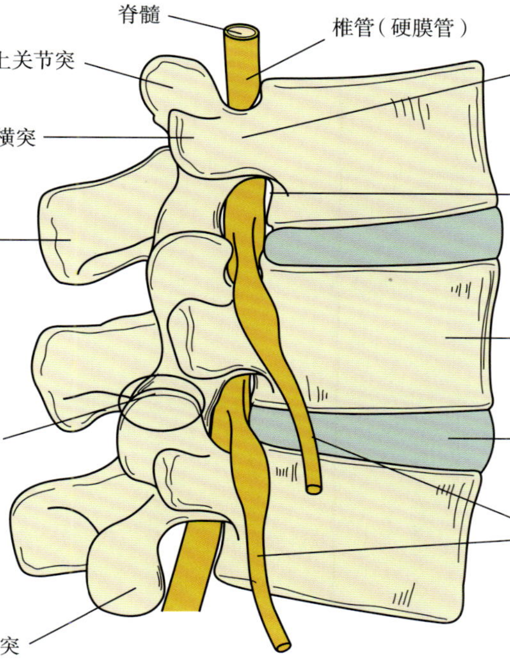

图 2-3-3 脊柱的结构

要分布于四肢。

2. 骨骼肌由肌腹和肌腱组成，受意识支配收缩，又称“随意肌”。大多数骨骼肌借助肌腱附着在骨骼上，带动骨骼移动，关节屈曲、伸展，产生躯体运动。
3. 根据肌纤维色泽分为白肌（Ⅱ型纤维，快肌）和红肌（Ⅰ型纤维，慢肌）。
4. 肌纤维（肌细胞）是骨骼肌的基本结构和功能单位，每个肌细胞内有数百甚至上千条沿细胞长轴平行排列的肌原纤维。
5. 肌原纤维由粗丝和细丝组成，全长都有暗带（A带，含有肌动蛋白和肌球蛋白）和明带（I带，只含有肌动蛋白）呈交错规则排列。暗带中间有一条较明亮的线称H线。H线的中部有一M线。明带中间，有一条较暗的线称为Z线。两个Z线之间的区段，称为一个肌小节，长1.5～2.5 μm（图2-3-4）。

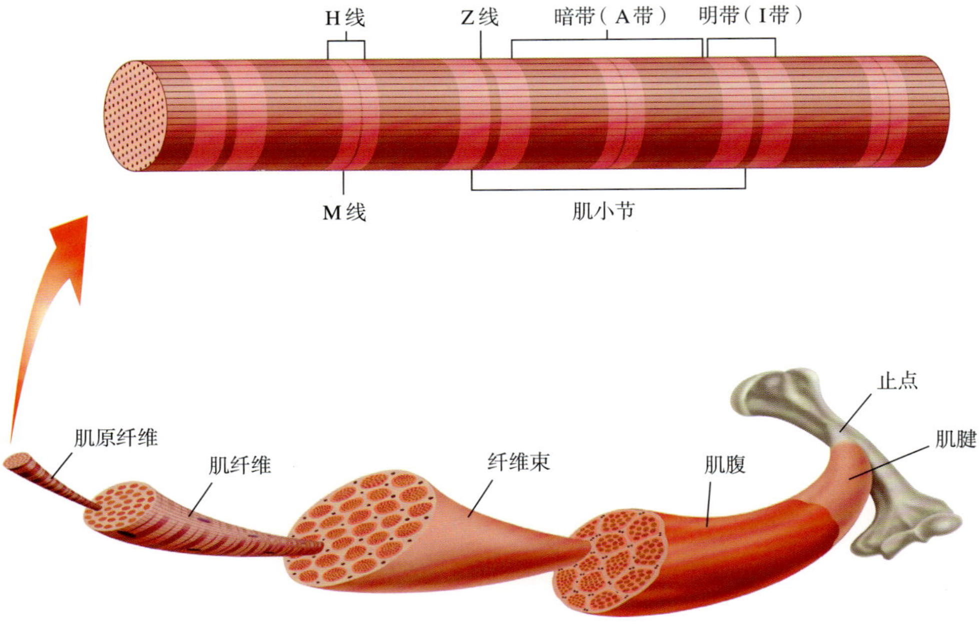

图 2-3-4　骨骼肌结构

第四节　神经的结构与功能

1. 神经组织分为中枢神经系统和周围神经系统两大部分。中枢神经系统包括脑和脊髓，周围神经系统包括脑神经和脊神经。
2. 神经元的结构和功能　神经元（neuron）即神经细胞，是神经系统最基本的结构和功能单位。分为细胞体和突起两部分。细胞体具有联络和整合输入信息并传出信息的作用。突起有树突和轴突两种。树突短而分支多，作用是接受其他神经元轴突传来的冲动并传给细胞体。轴突长而分支少，作用是接受外来刺激，再由细胞体传出。轴突离开细胞体后获得髓鞘，成为神经纤维。轴突末端形成许多分支，每个分支末梢膨大呈球状，称为突触小体。突触小体分布于某些组织器官内形成各种感受器，分布于骨骼肌内形成运动终极（图 2-4-1）。

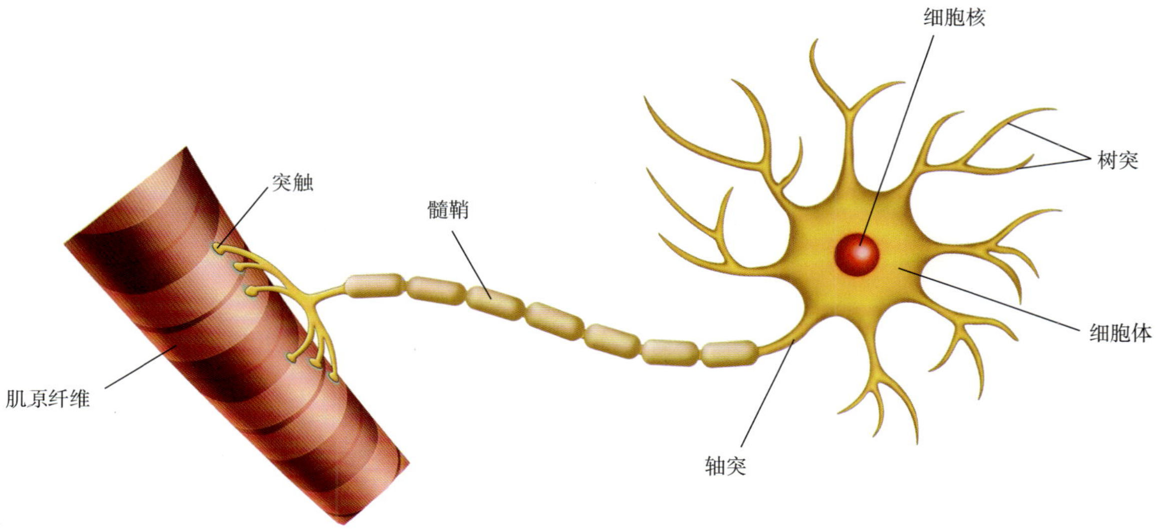

图 2-4-1　神经元的结构

第五节 四肢主要肌群的功能与神经支配

四肢主要肌群的功能与神经支配见表 2-5-1、表 2-5-2。

表 2-5-1 上肢肌的功能与神经支配

肌肉	神经及节段	作用
斜方肌	副神经 颈丛肌支$C_{3、4}$	提肩、降肩 或拉肩胛骨向内
三角肌	腋神经$C_{5、6}$	使臂外展
冈上肌	肩胛上神经C_5	使臂外展
冈下肌	肩胛上神经$C_{5、6}$	使臂内收、外旋
肱二头肌	肌皮神经$C_{5\sim7}$	屈肘、使前臂旋后
肱三头肌	桡神经$C_{6\sim8}$	伸肘
旋前圆肌	正中神经$C_{6、7}$	屈前臂并稍旋前
桡侧腕屈肌	正中神经$C_{6、7}$	屈腕和屈前臂、手外展
尺侧腕屈肌	尺神经$C_7\sim T_1$	屈腕、使手内收
指深屈肌	正中神经、尺神经$C_7\sim T_1$	屈各节指骨、屈掌指关节、屈腕
拇长屈肌	正中神经$C_7\sim T_1$	屈拇指
肱桡肌	桡神经$C_{5、6}$	屈前臂并稍旋前
桡侧腕伸肌	桡神经$C_{6\sim8}$	伸腕、使手外展
指总伸肌	桡神经$C_{6\sim8}$	伸腕、伸指
尺侧腕伸肌	桡神经$C_{6\sim8}$	伸腕、使手内收
拇长伸肌	桡神经$C_{6\sim8}$	伸拇指
拇指对掌肌	正中神经$C_7\sim T_1$	使拇指对掌
蚓状肌	正中神经$C_8\sim T_1$ 尺神经	屈掌指关节 伸各指关节
骨间掌侧肌	尺神经$C_8\sim T_1$	使第2、4、5指向中指靠拢
骨间背侧肌		使第2、4指离开中指

表 2-5-2 下肢肌的功能与神经支配

肌肉		神经及节段	作用
髂腰肌		腰丛$L_{1\sim4}$ 股神经	屈大腿并外旋，使骨盆及躯干前屈
股四头肌		股神经$L_{2\sim4}$	伸小腿、屈大腿
内收肌群		闭孔神经$L_{2\sim4}$	大腿内收，稍外旋
臀大肌		臀下神经$L_4\sim S_2$	后伸及外旋大腿、防止躯干前倾
臀中肌		臀上神经$L_4\sim S_1$	外展大腿
股二头肌		坐骨神经$L_4\sim S_2$	屈小腿、伸大腿或协助臀大肌伸直躯干
半膜肌		坐骨神经$L_4\sim S_2$	屈小腿、伸大腿或协助臀大肌伸直躯干
小腿三头肌	腓肠肌	胫神经$L_4\sim S_2$	屈小腿、提起足跟、固定踝关节，防止身体前倾
	比目鱼肌		
跗长屈肌		胫神经$L_5\sim S_2$	屈跗趾并使足跖屈
胫后肌		胫神经$L_5\sim S_2$	使足跖屈，内翻
腓骨长、短肌		腓浅神经$L_5\sim S_1$	使足跖屈和外翻
跗长伸肌		腓深神经$L_4\sim S_1$	伸跗趾、助足背屈
胫前肌		腓深神经$L_4\sim S_1$	使足背屈和内翻

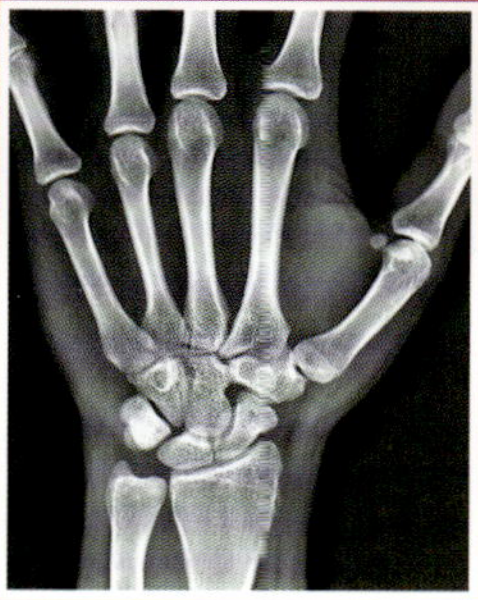

第三章 正常骨与关节X线影像

第一节　四肢关节

阅片要点

1. 关节对合情况。
2. 关节面是否光滑、整齐、完整。
3. 关节间隙的宽度。儿童年龄越小，软骨越厚，关节间隙越宽。成人关节间隙不变。
4. 关节面的异常改变　软骨下骨吸收像、硬化像、囊性改变、关节边缘骨质增生情况。
5. 关节内阴影　骨阴影、钙化阴影。

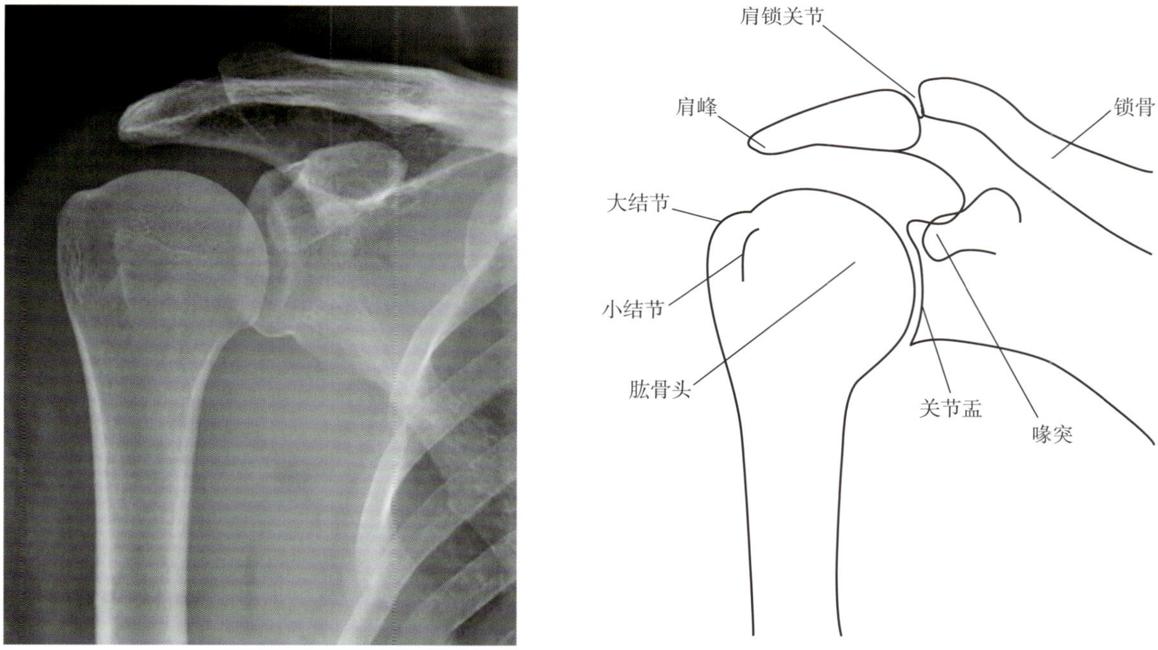

图 3-1-1　肩关节正位片

一、肩关节（图3-1-1、图3-1-2）

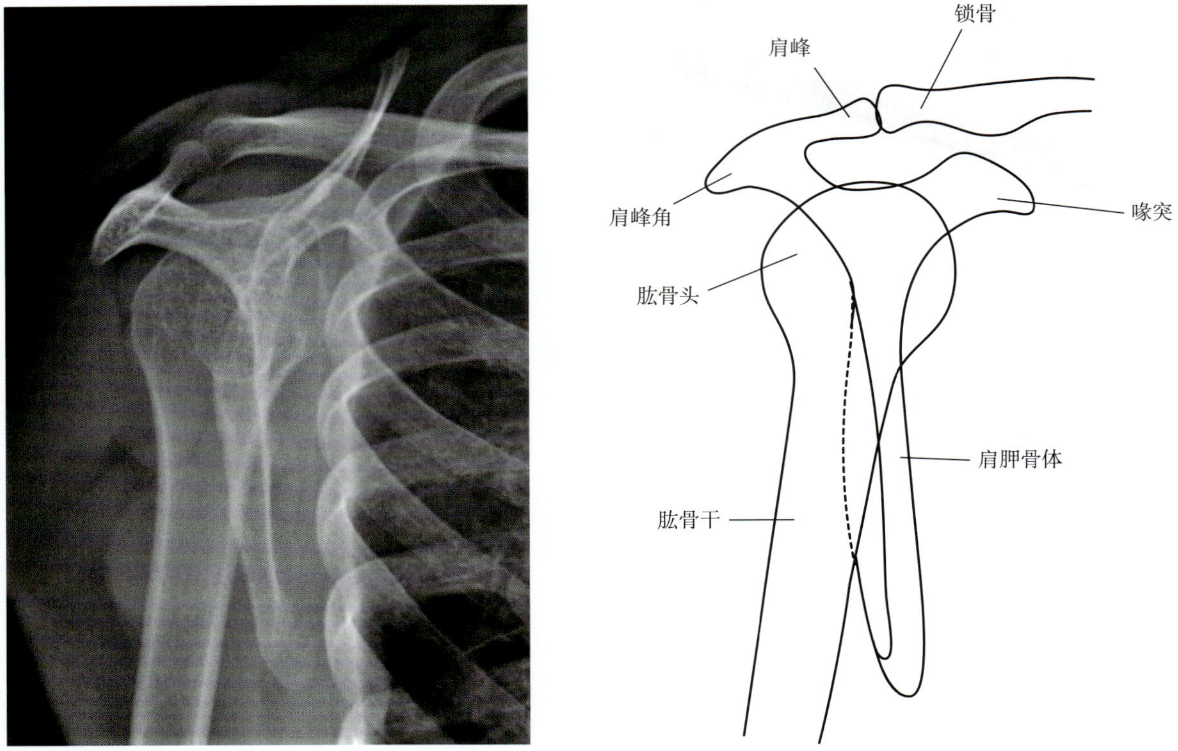

图 3-1-2 肩关节 Y 位片

二、肘关节（图3-1-3、图3-1-4）

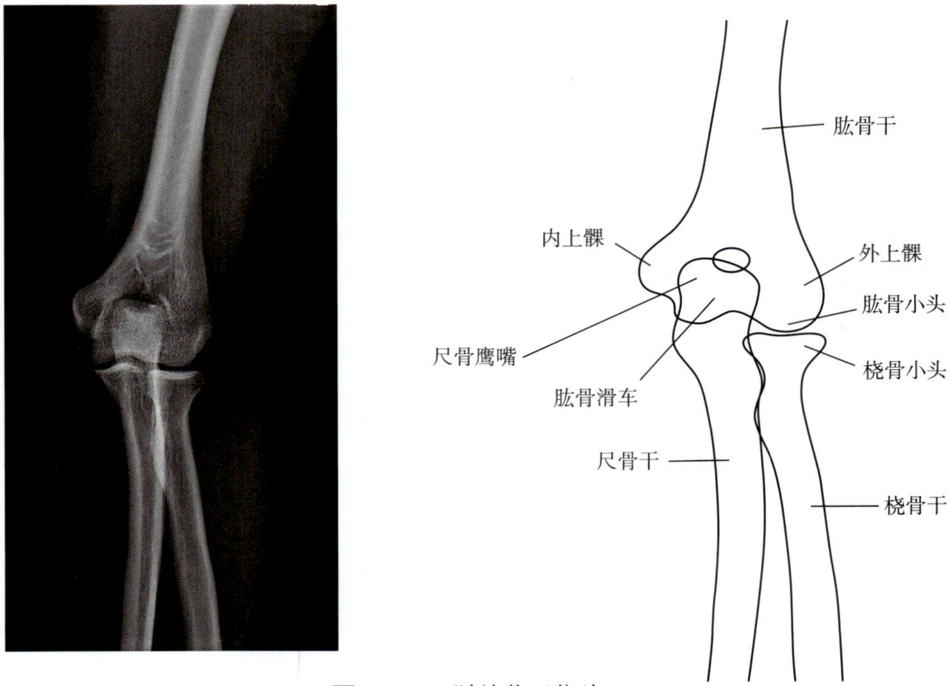

图 3-1-3 肘关节正位片

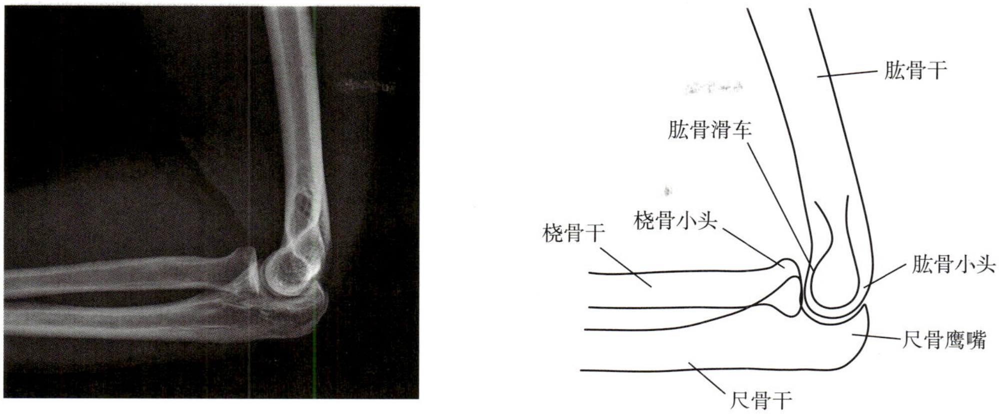

图 3-1-4 肘关节侧位片

三、腕关节（图3-1-5、图3-1-6）

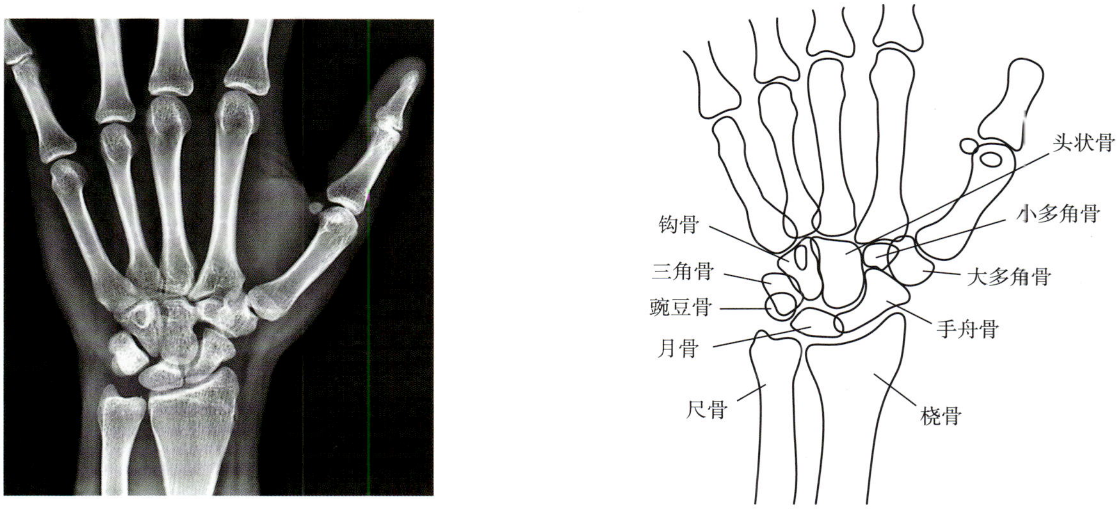

图 3-1-5 腕关节正位片

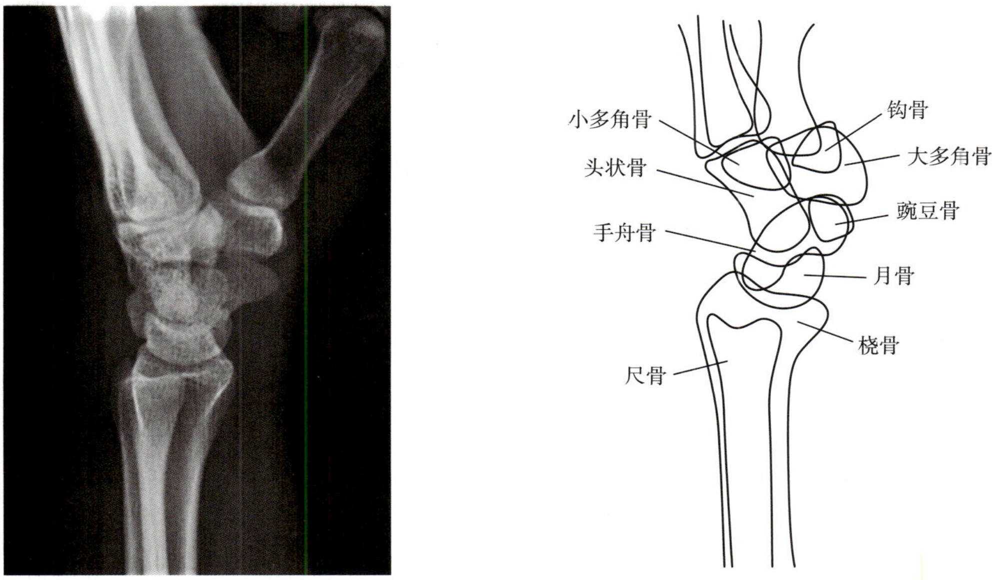

图 3-1-6 腕关节侧位片

四、手部（图3-1-7、图3-1-8）

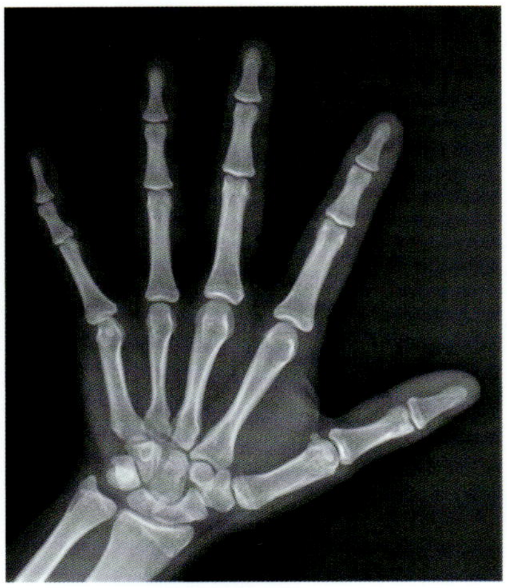

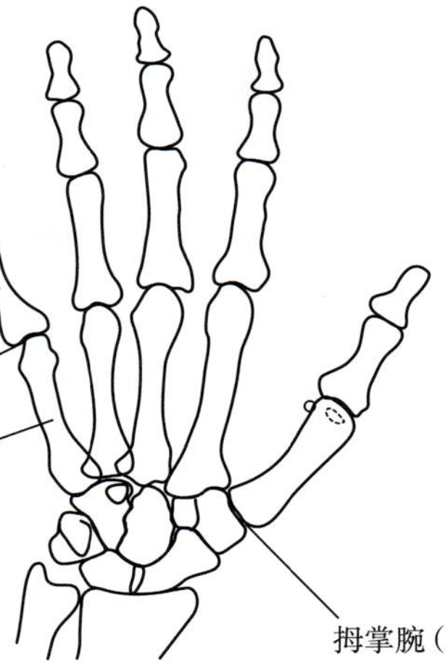

图 3-1-7 手正位片

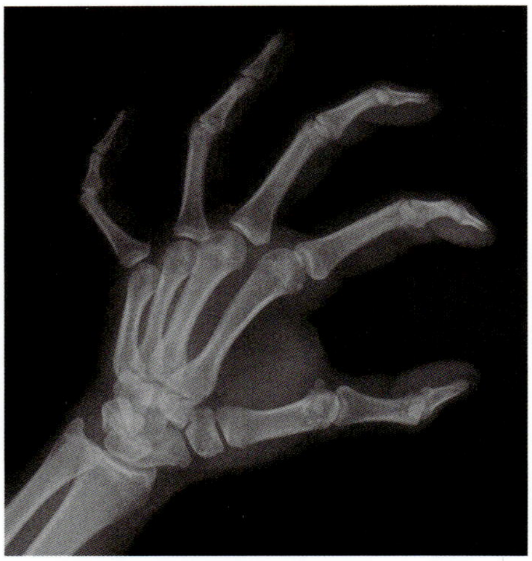

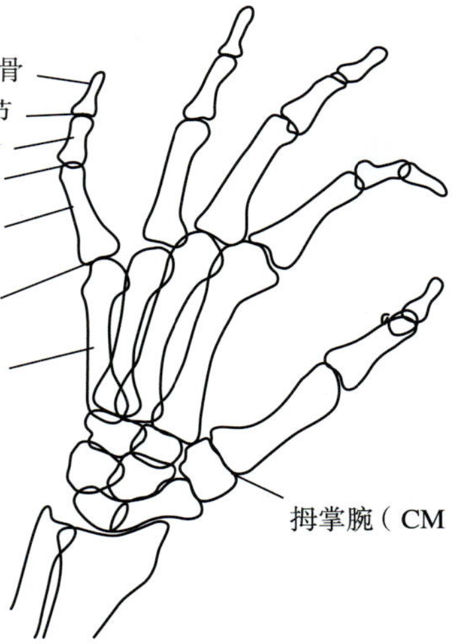

图 3-1-8 手斜位片

五、髋关节（图3-1-9、图3-1-10）

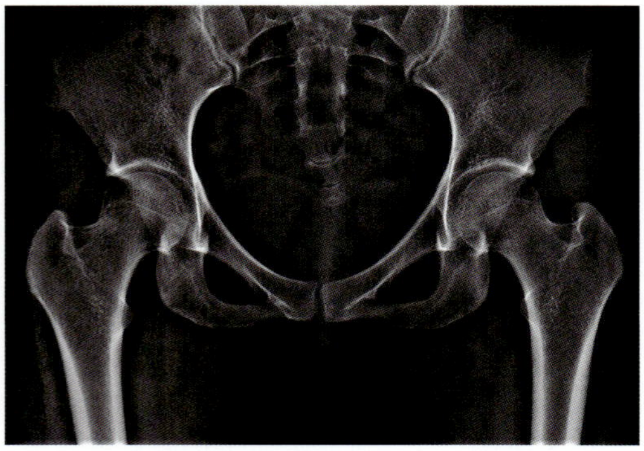

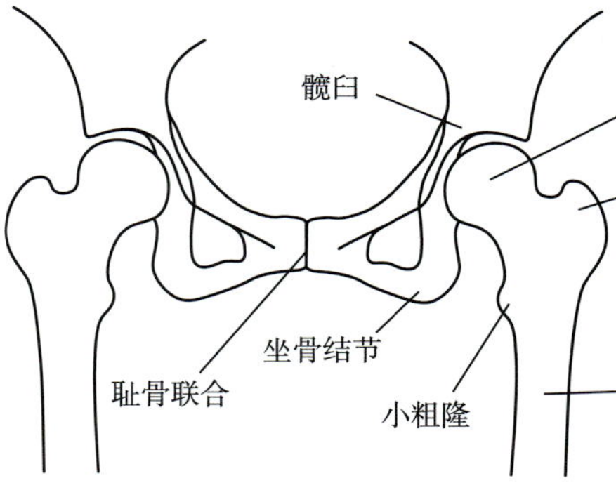

图 3-1-9 髋关节正位片

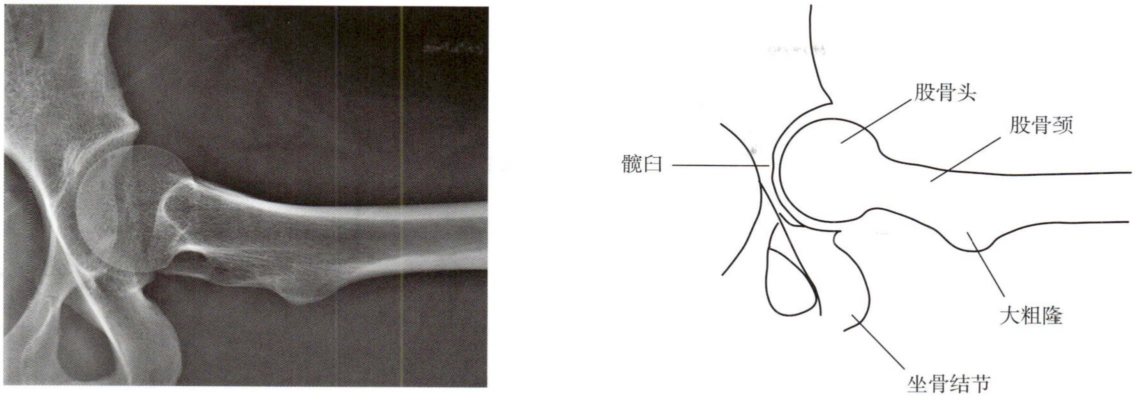

图 3-1-10　髋关节侧位片

六、膝关节（图3-1-11~图3-1-13）

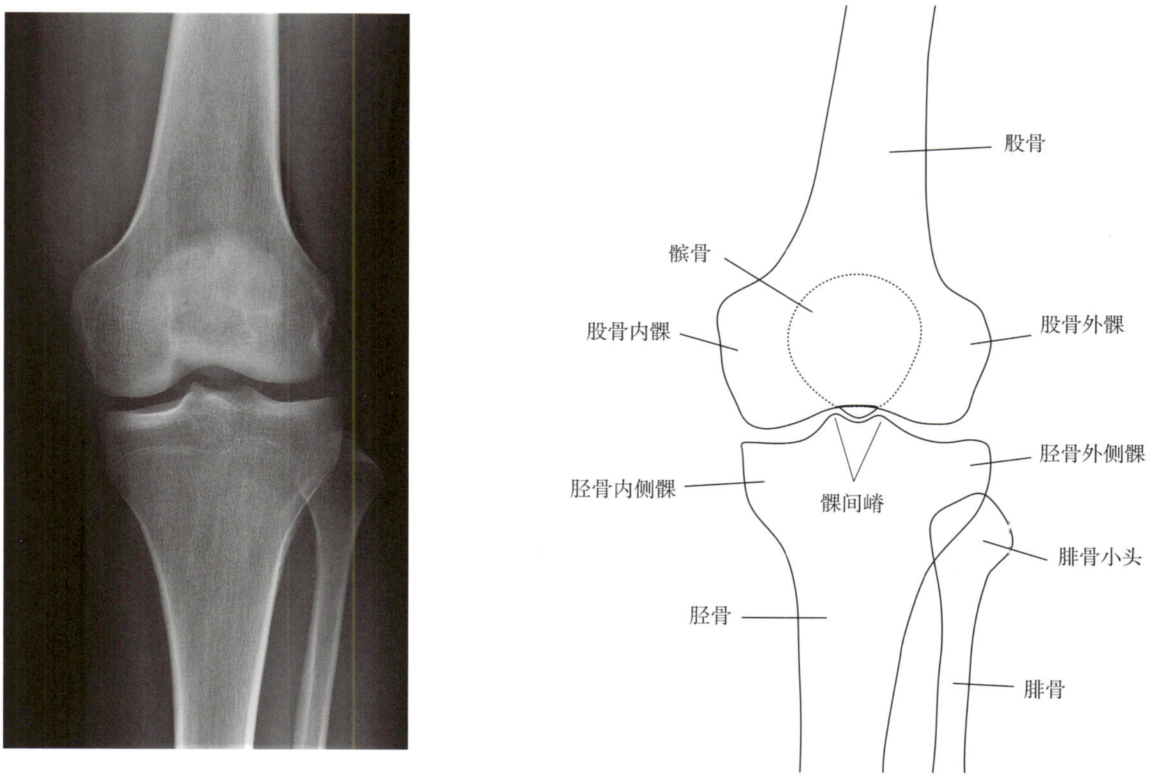

图 3-1-11　膝关节正位片

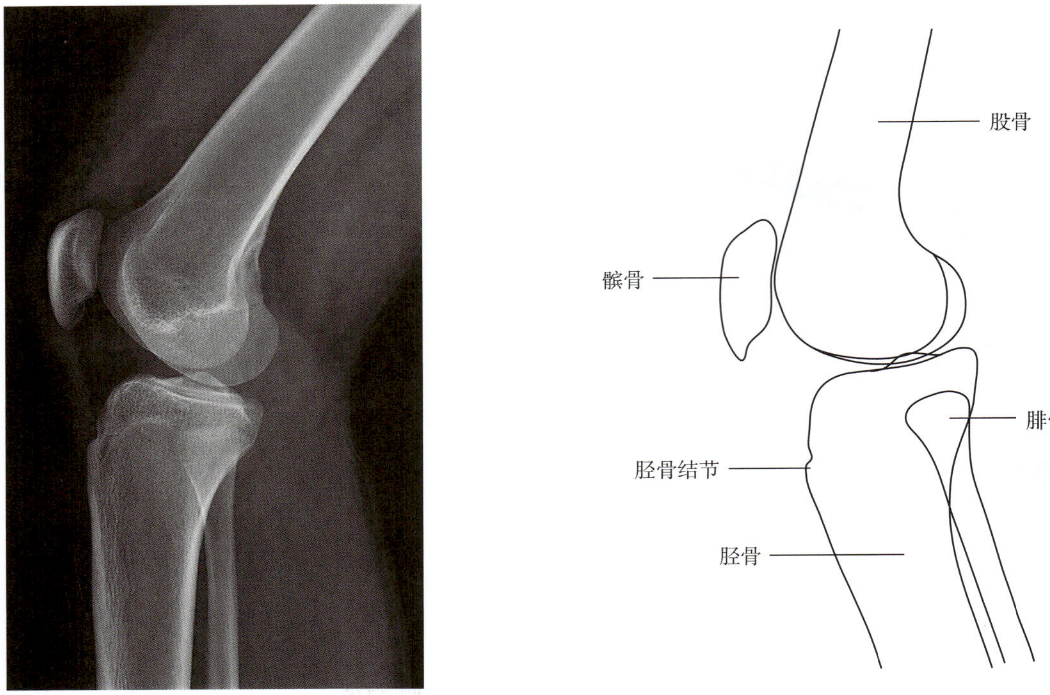

图 3-1-12　膝关节侧位片

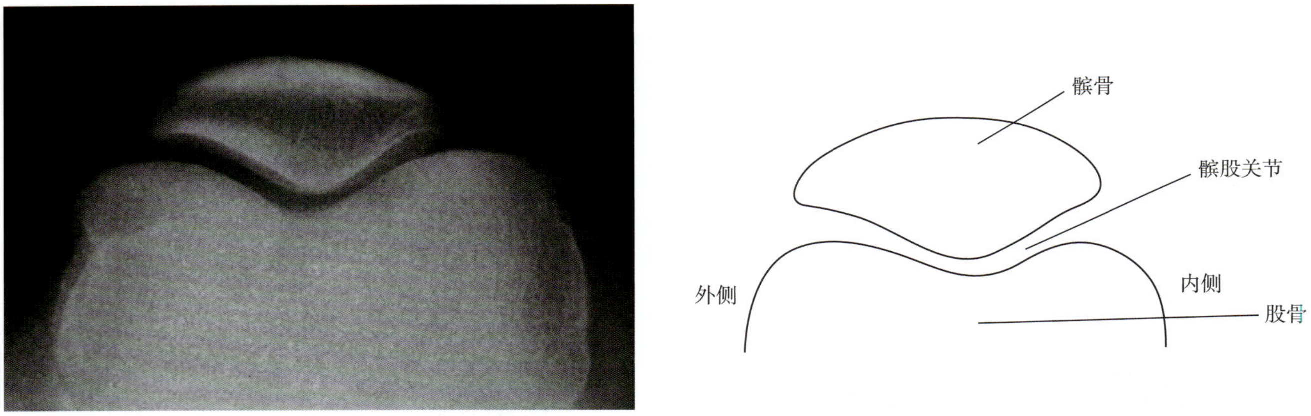

图 3-1-13　髌骨轴位片

七、踝关节（图3-1-14、图3-1-15）

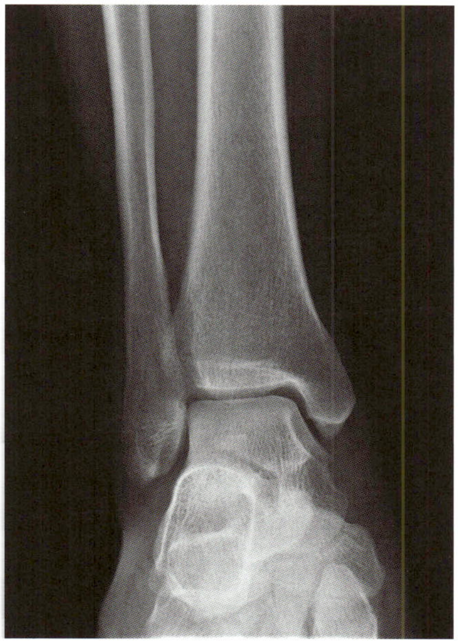

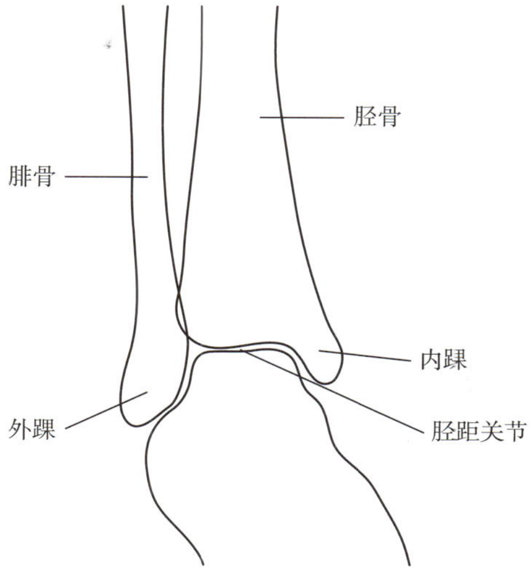

图 3-1-14　踝关节正位片

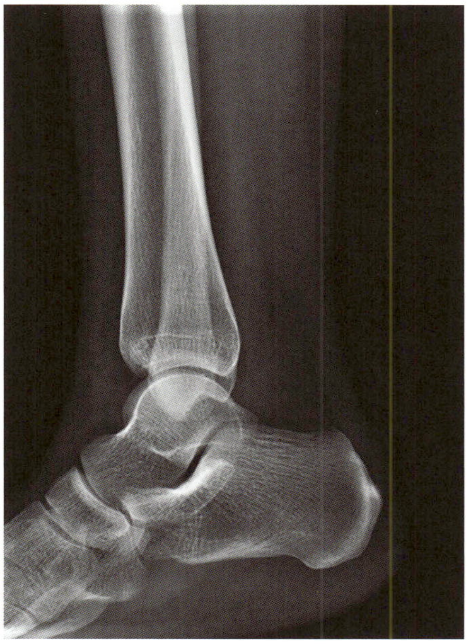

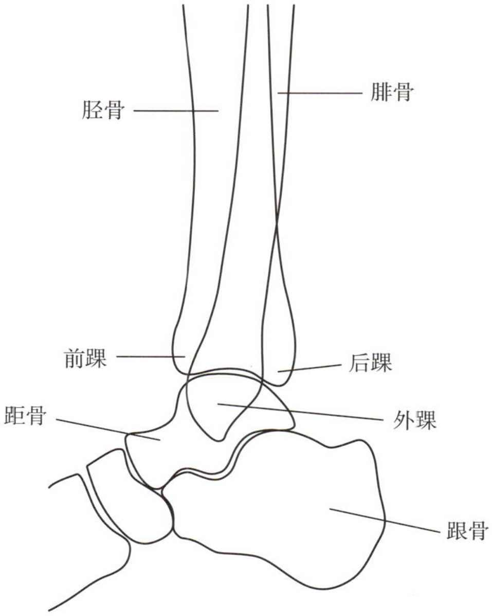

图 3-1-15　踝关节侧位片

八、足部（图3-1-16、图3-1-17）

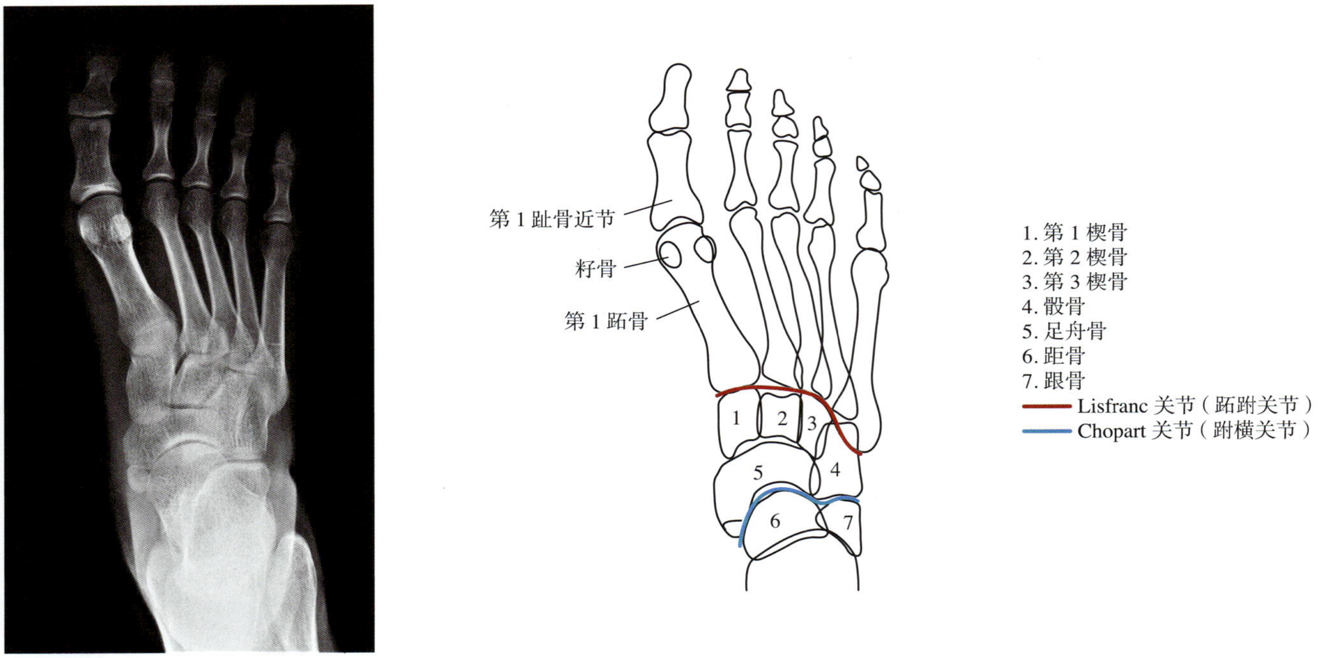

图 3-1-16 足部正位片

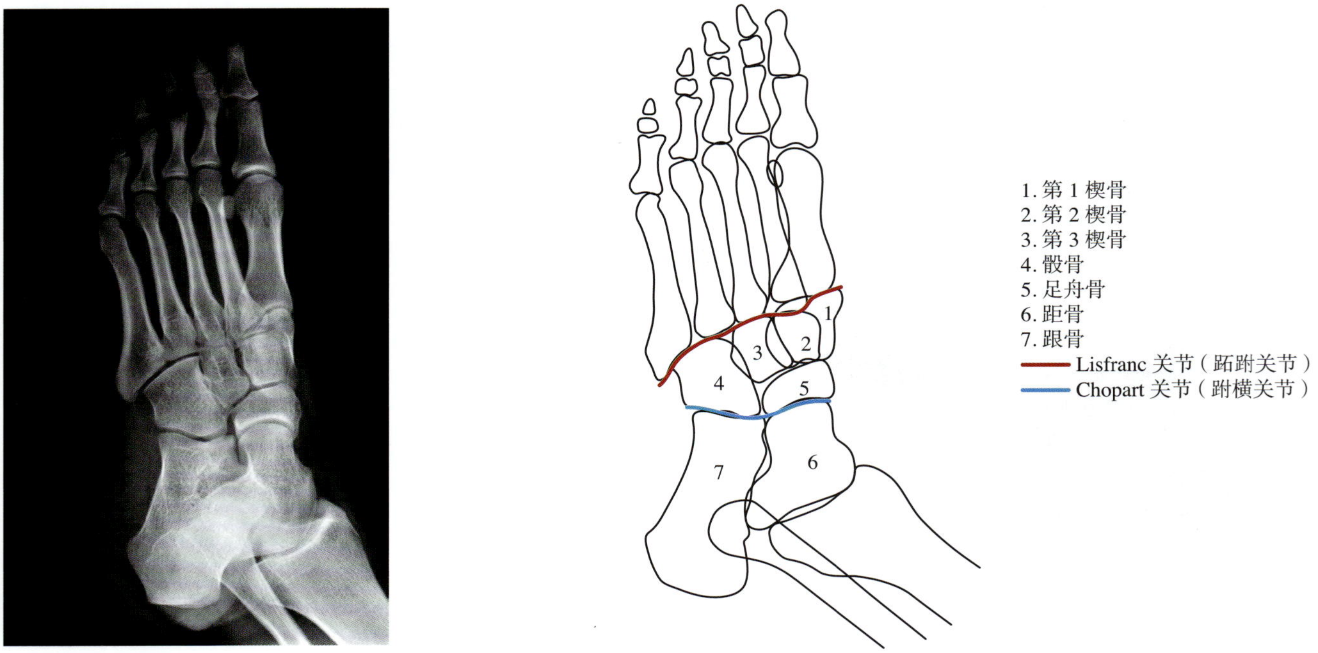

图 3-1-17 足部斜位片

第二节 脊 柱

阅片要点

1. A（Alignment）：脊柱曲度是否变直；有无侧弯、后弯、前弯或局部后弯。
2. B（Bone）：骨密度（是否骨质疏松）、骨损伤、骨破坏。
3. C（Canal）：椎管管径（颈椎5、6节水平椎管最窄）。
4. D（Disc）：椎间隙：①狭窄：退变，感染；②增宽：肿瘤。
5. E（Enthesis）：韧带钙化、骨质增生或硬化。
6. F（Facet）：椎间关节（颈椎钩椎关节有无增生：可能压迫神经根或椎动脉）。
7. S（Soft tissue）：①颈椎：咽喉部和气管部软组织阴影；②腰椎：腰大肌阴影。

一、颈椎（图3-2-1~图3-2-4）

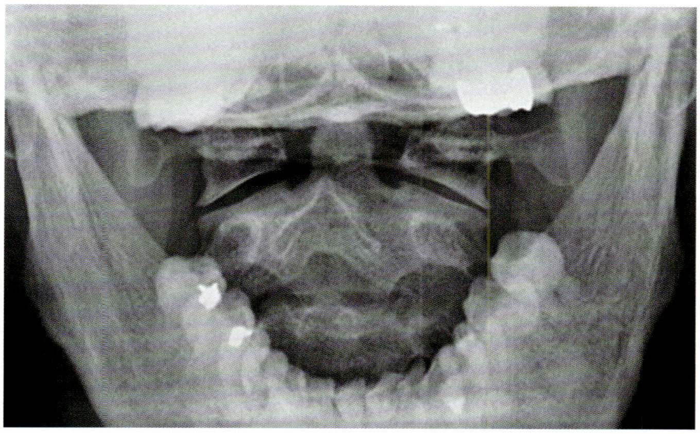

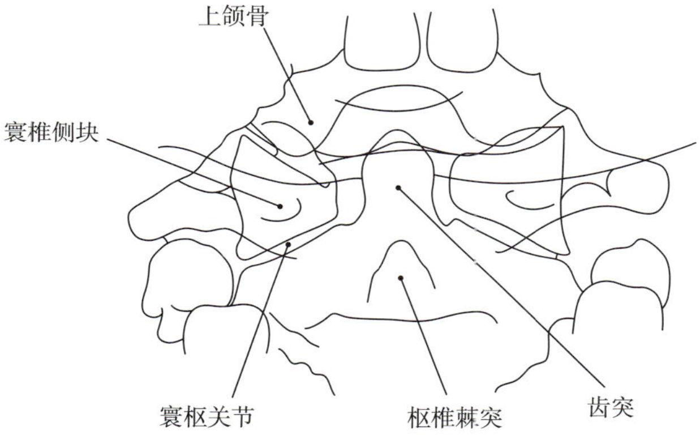

图 3-2-1 颈椎张口位片

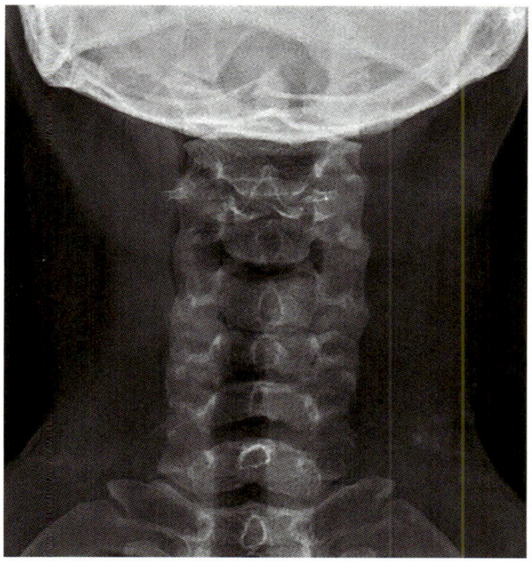

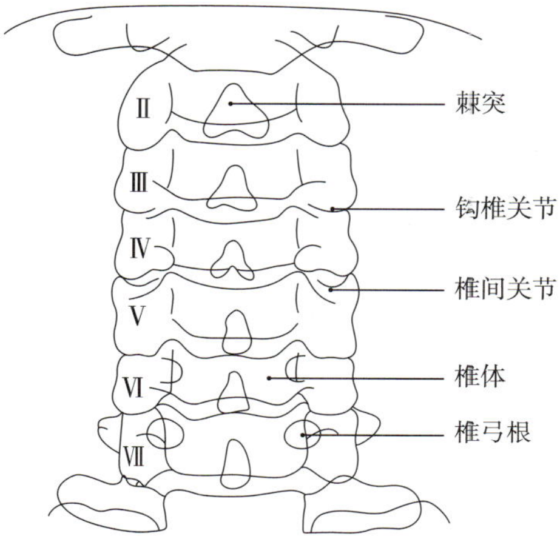

图 3-2-2 颈椎正位片

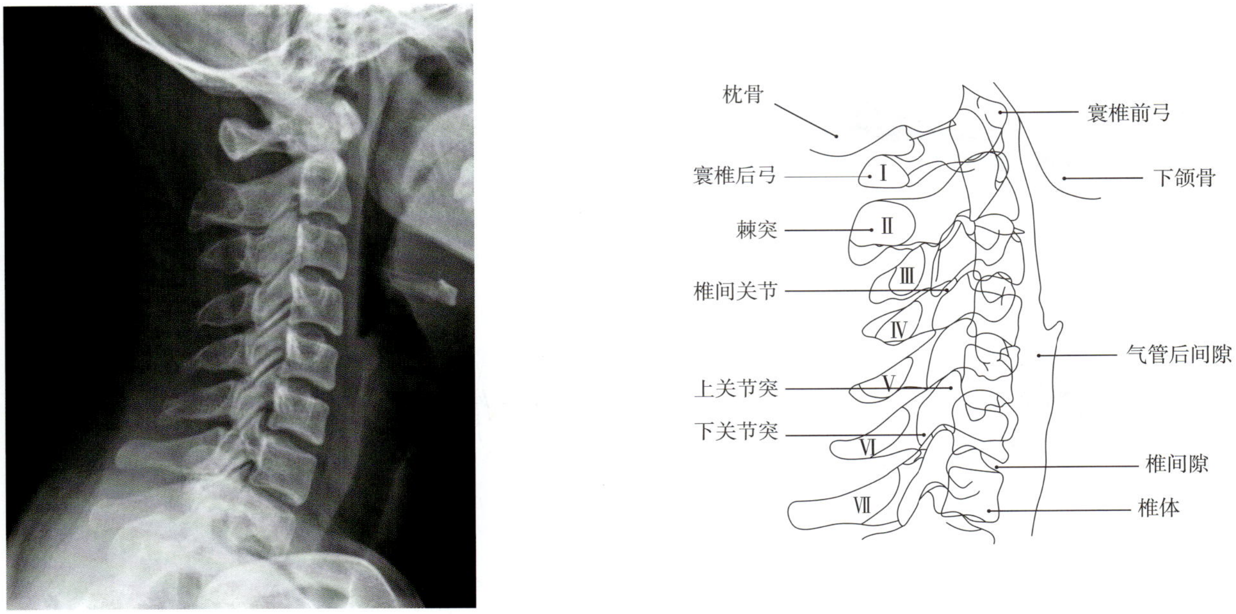

图 3-2-3 颈椎侧位片

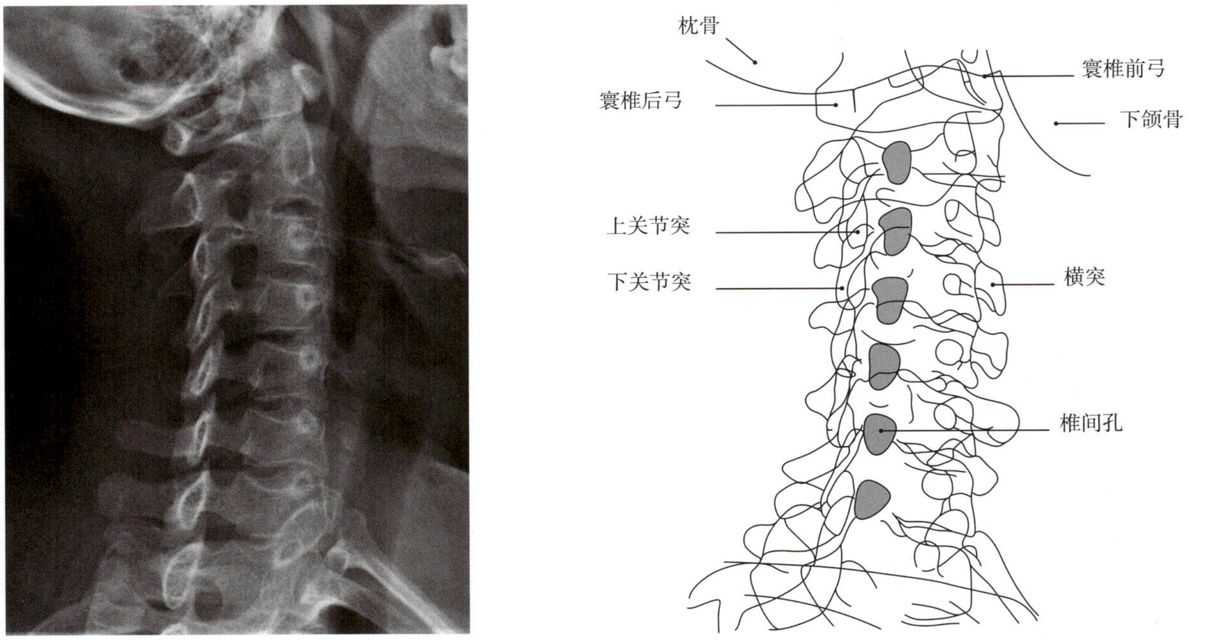

图 3-2-4 颈椎斜位片

二、胸椎（图3-2-5、图3-2-6）

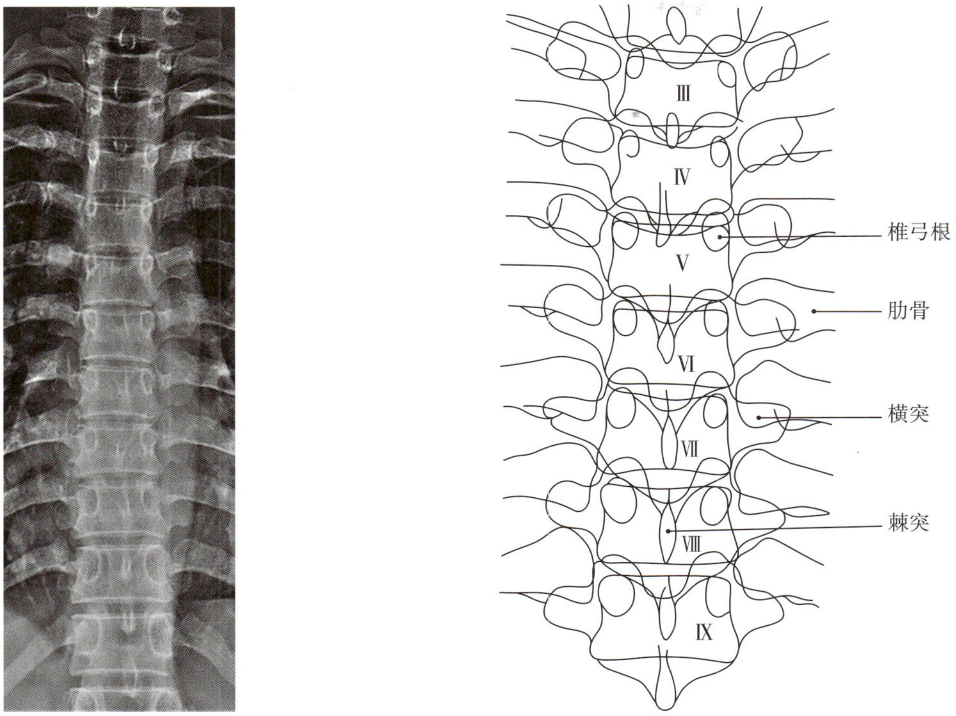

图 3-2-5　胸椎正位片

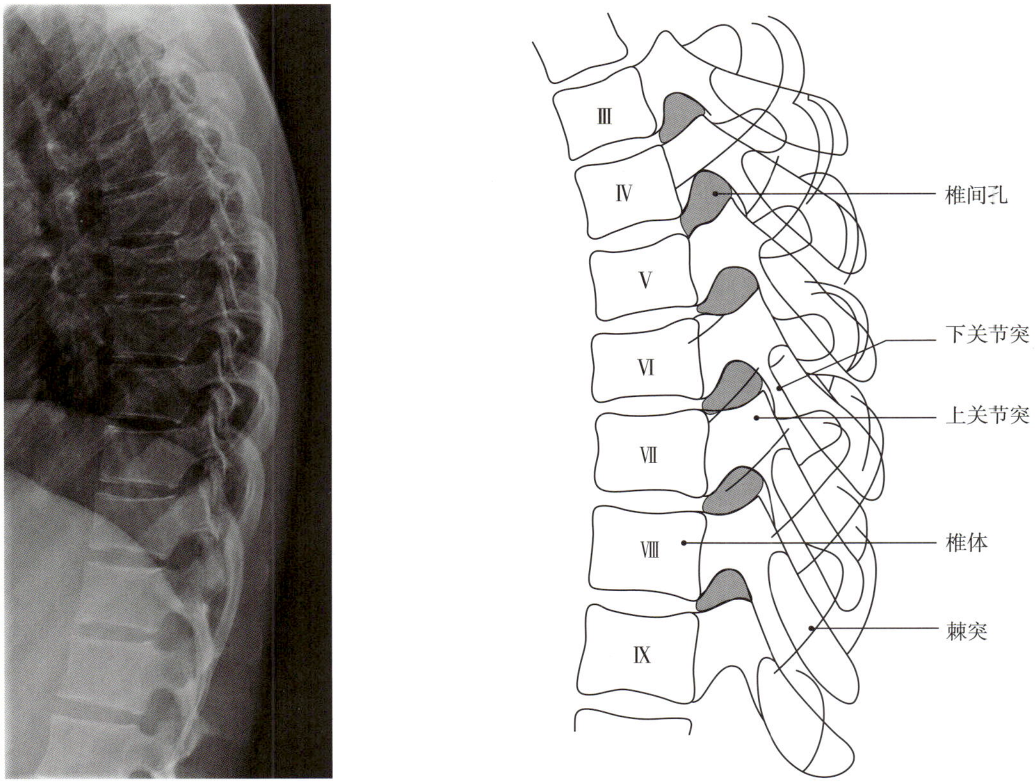

图 3-2-6　胸椎侧位片

三、腰椎（图3-2-7~图3-2-9）

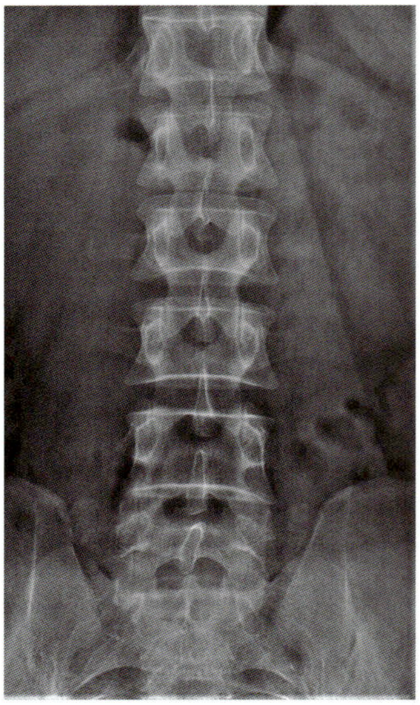

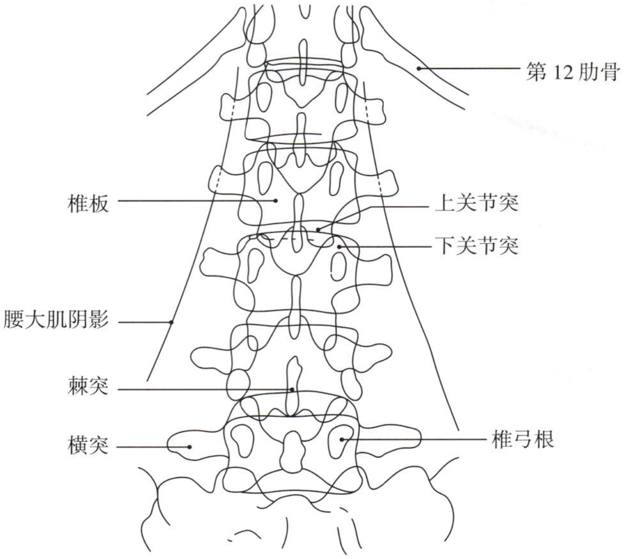

图 3-2-7 腰椎正位片

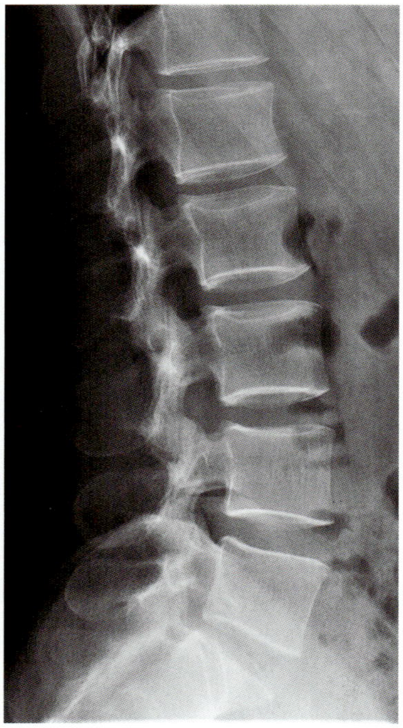

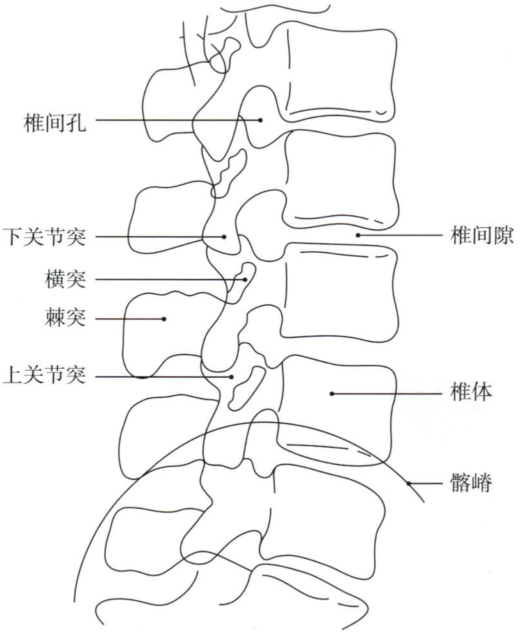

图 3-2-8 腰椎侧位片

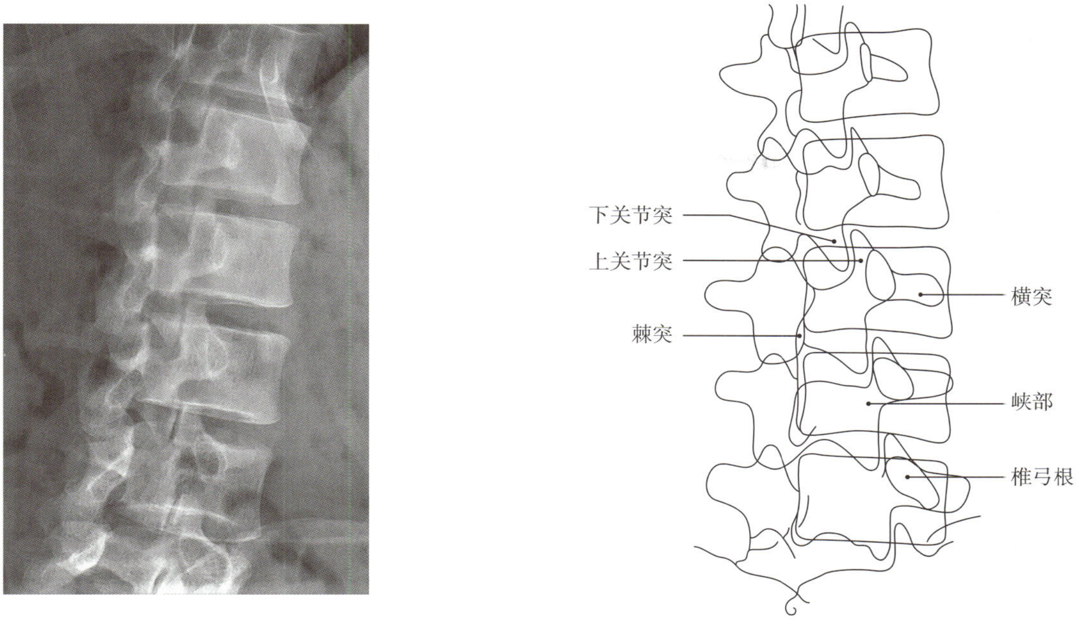

图 3-2-9　腰椎斜位片

四、骶、尾椎（图3-2-10，图3-2-11）

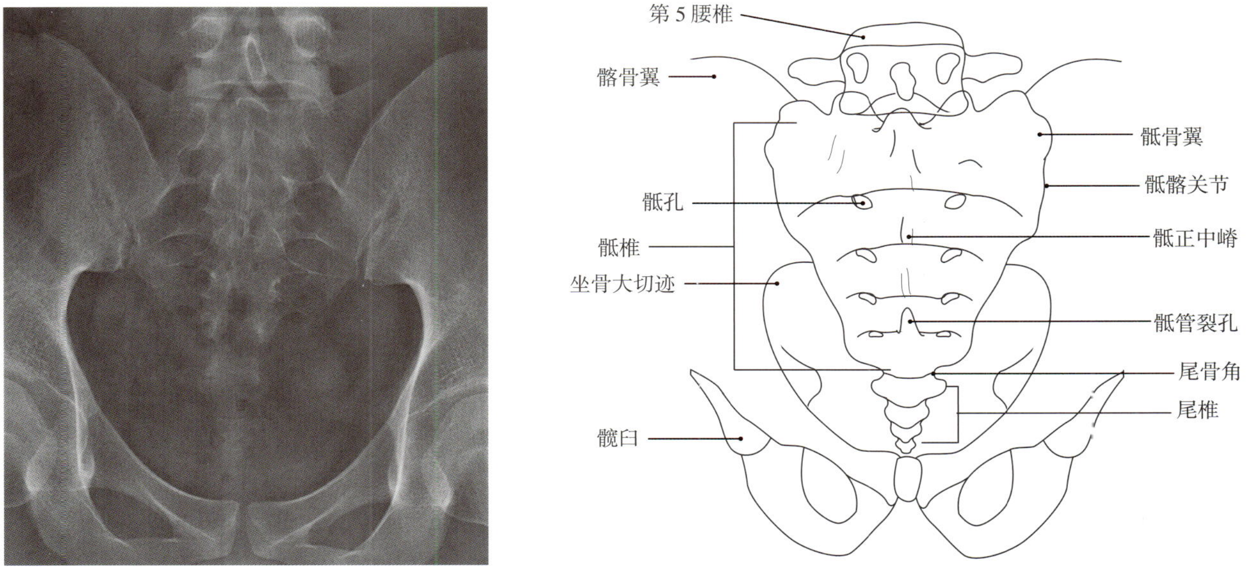

图 3-2-10　骶、尾椎正位片

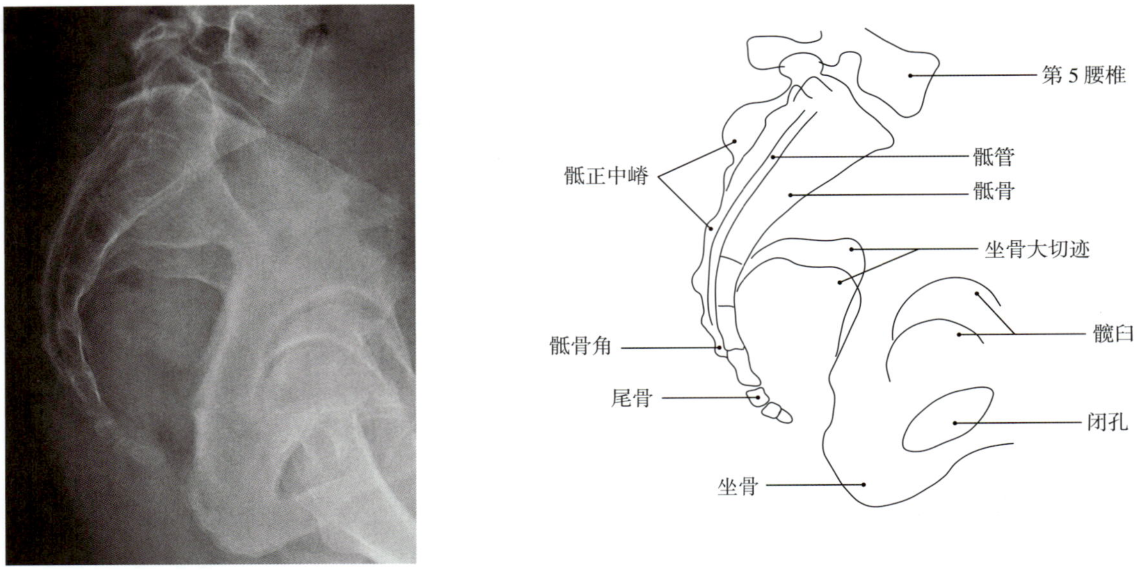

图 3-2-11 骶、尾椎侧位片

第三节 骨 盆

阅片要点

1. 髋臼前缘、髋臼后缘、髋臼顶、“泪滴”、髂坐线、骨盆入口线（髂耻线）和髋骨（无名骨）线（图 3-3-1、图 3-3-2）。
2. 骨盆基本画线（图 3-3-3）
   A. Calve 线：髂骨外缘与股骨颈外缘所连成的弧线。
   B. 臼顶线：连接髋臼上缘的弧线。与“泪滴”外侧缘相续（红线），代表髋臼的负重区。
   C. Shenton 线：耻骨下缘与股骨颈内侧缘所连成的弧线。
   D. 髂坐线：连接髂骨内缘与坐骨内缘的弧线。
   E. 髂骶线：连接髂骨弓状线与骶骨岬的弧线，代表骨盆后环的完整性。
   F. 髂耻线：连接双侧髂骨内缘与耻骨上缘的弧线，代表骨盆前环的完整性。

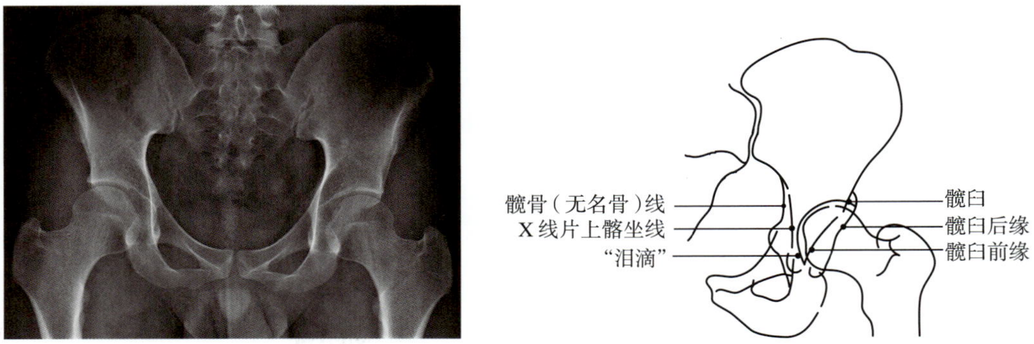

图 3-3-1 骨盆正位片

G. 泪滴线（U形线）："泪滴"周围所形成的曲线，代表髋臼的内缘，一般用于髋臼假体深度的评价，髋臼内缘紧邻泪滴线的外缘。

H. 前唇线：髋臼前缘连线，代表髋臼前壁的完整性。

J. 后唇线：髂骨外缘与髋臼后缘所连成的弧线，代表髋臼后壁的完整性。

K. 闭孔内缘线：沿闭孔内缘所连成的弧线（红线）。正常情况下双侧闭孔对称，当骨盆旋转时可发生改变。

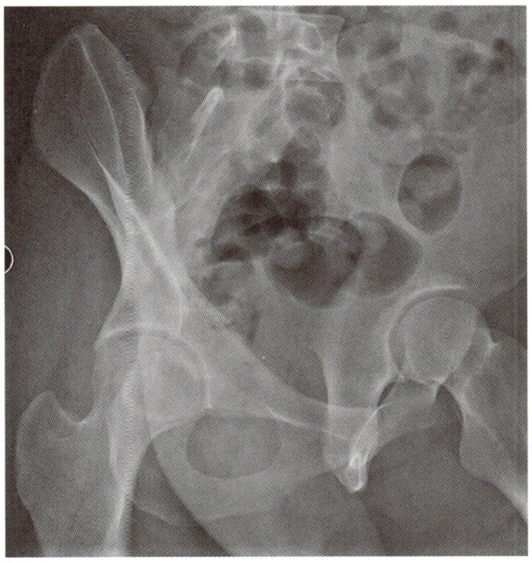

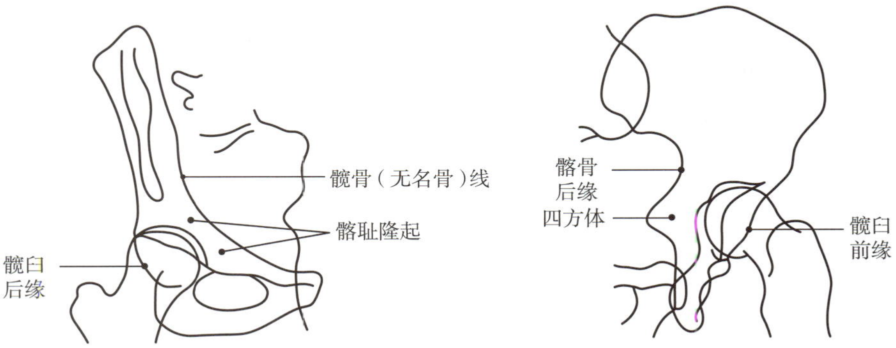

图 3-3-2　骨盆斜位片

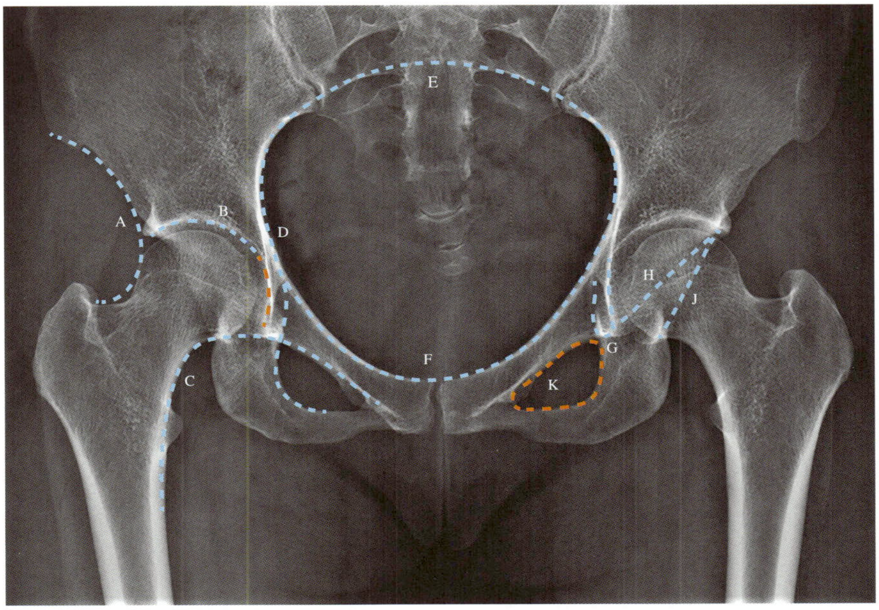

图 3-3-3　骨盆基本画线

第四章

骨科疾病诊断

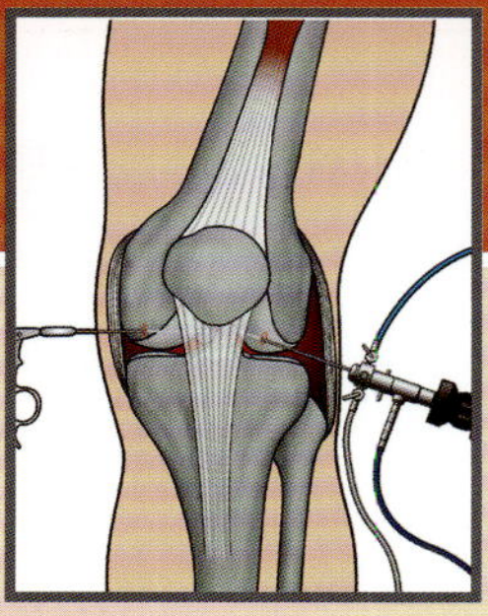

一、骨科病史采集

要点

1. 运动系统是主司移动和运动的器官。
2. 运动系统障碍则自立功能丧失。
3. 日常生活（日常生活活动能力，activity of daily living，ADL）和生活质量（quality of life，QOL）两方面的评估很重要。
4. 医生和患者要建立良好的互信关系。
5. 耐心、细致地接诊每一位患者。

（一）诊断步骤

1. 主诉：包括症状、部位、时间。
2. 患病原因，大致病情：现病史、身体所见、既往史、查体的印象诊断。
3. 鉴别诊断：相似病情，疾病的鉴别。

（二）问诊：医生与患者的沟通

1. 从医生的自我介绍开始，建立一个良好的交流气氛。医生的态度和无意中的一句话会破坏医生患者的信赖关系。
2. 认真倾听患者的主诉。开始由患者讲，医生听，必要时追加询问病情，收取更加全面的信息。
3. 不使用专业用语和复杂的语言。患者叙述的意思要确认，例如主诉：
   腰痛——腰部、臀部还是背部痛？
   腿痛——关节、大腿、小腿还是整个下肢痛？
4. 注意观察患者的身体姿势、活动、表情等。如患者进入诊室时的姿势、步态、动作、面部表情等。
5. 来自家属、监护人的信息收集：幼儿、老年患者不能自述病情时。

（三）必问内容

1. 性别、年龄：不同疾病有其好发年龄、性别差异。
2. 身高、体重：是否身材矮小，四肢是否匀称。
3. 骨科疾病和身体的特征相关：如膝骨性关节炎——“O”形腿。
4. 职业、生活和运动习惯。
5. 生活环境：有无电梯，从事什么具体体力工作。
6. 家庭成员。
7. 受伤时间、机制：暴力大小、方向、作用部位，跌倒方向。
8. 疼痛：疼痛的性质（自发痛，运动痛，夜间痛，诱因等）、部位。如痛风——急性痛。

（四）既往史

1. 既往骨折史（部位、诊疗经过）。
2. 药物使用史（激素、免疫抑制剂、抗凝药等）。
3. 内分泌疾病，肝、肾疾病，高血压，高血脂等。
4. 手术史（胃切除、肿瘤手术等）。
5. 过敏史：药物、金属、造影剂等。
6. 女性：月经史（初潮年龄、月经周期、绝经年龄）、妊娠分娩史、哺乳史。

（五）家族史

1. 家庭成员健康情况，或死亡原因。

2. 糖尿病、高血压、高血脂。
3. 肿瘤。
4. 骨骼系统疾病、先天性畸形。
5. 类风湿关节炎、髋关节疾病（先天性髋关节脱位）。
6. 骨质疏松症，体形、身体特征（身材矮小等）。
7. 痛风、血友病。

二、骨科体格检查

（一）望诊、触诊要点

1. 注意观察患者的姿势。
2. 步态：有无跛行、乘坐轮椅、扶拐等。
3. 体形：肥胖、消瘦、身体对称或不对称。
4. 动作：站起或坐下、卧床、穿脱衣服等。
5. 身材高大：肢端肥大，杵状指；

身材矮小：是否身材匀称，四肢短小，躯干短小。

6. 身体特征
- 脊柱变形：侧弯，后凸圆背，脊柱呈阶梯状改变（例如：脊柱滑脱）。
- 四肢变形：肿胀，肿瘤。
- 关节僵硬，松弛（不稳定）。

（二）肢体长度和周径的测量（图 4-0-1）

测量时患肢和健肢必须在同一位置（或水平）。

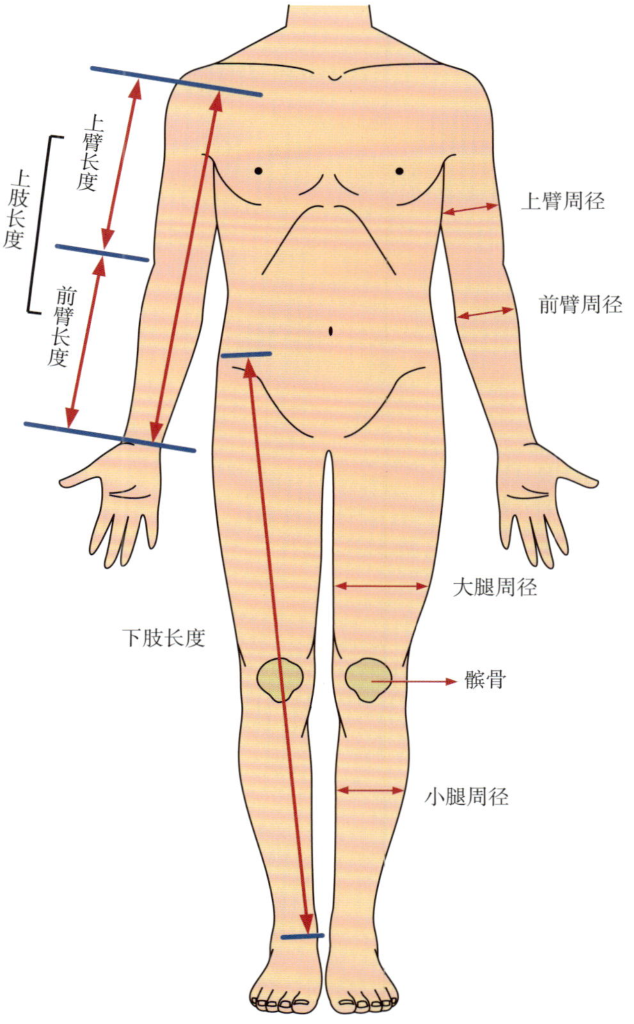

图 4-0-1　四肢长度及周径

- 上肢长度：自肩峰至桡骨茎突的距离。
- 上臂长度：自肩峰至肱骨外上髁的距离。
- 前臂长度：自肱骨外上髁至桡骨茎突的距离。
- 下肢长度：自髂前上棘至内髁下尖的距离。
- 四肢周径：
  - 上臂周径：肱二头肌肌腹。
  - 前臂周径：肘关节稍远端。
  - 大腿周径：髌骨上缘 10 cm（儿童 5 cm）。
  - 小腿周径：髌骨下缘 10 cm（儿童 5 cm）或小腿最粗处。

（三）关节活动度评定

1. 关节活动（range of motion, ROM）的测量方法

(1) 关节活动分为被动运动和主动运动。一般记录被动运动测定值，主动运动记入括号内。

(2) 测定数值以基本体位表示：0° 位（中性零点法，neutral zero method）。

(3) 主要的关节运动：

- 矢状面：屈曲，伸展。
- 额状面：内收，外展，内旋，外旋。

2. 主要关节活动度测量见表 4-0-1 ~ 表 4-0-4。

表 4-0-1 上肢关节活动度的测量

部位	运动方向	活动度	体位	测量平面	轴心	固定臂	移动臂	图示
肩胛带	屈曲	20°	坐位	矢状面	头顶	通过肩峰在额状面的投影	头顶和肩峰的连线	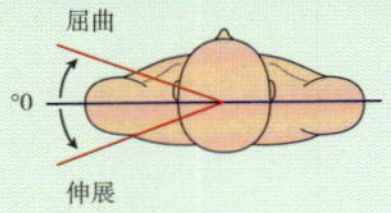
	伸展	20°						
	上举	20°	坐位，从背侧测量	额状面	胸骨上缘	两肩峰的连线	肩峰和胸骨上缘的连线	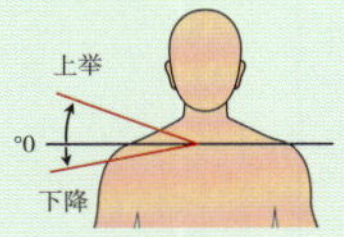
	下降	10°						
肩关节（包括肩胛带运动）	前屈	180°	立位，上肢置于体侧，肘伸直	矢状面	肩峰	通过肩峰的垂直线	肱骨纵轴	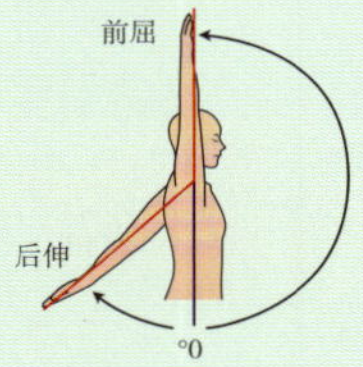
	后伸	50°						
	外展	180°		额状面				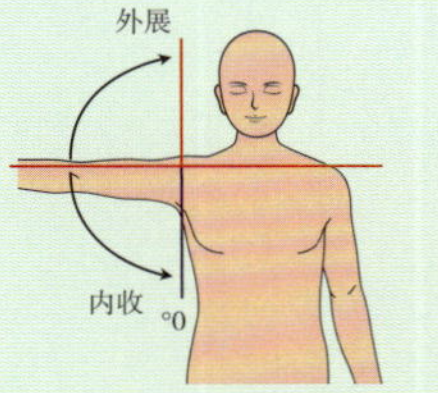
	内收	0°						
	外旋	60°	坐位，上臂置于体侧，屈肘90°，前臂中立位	水平面	肩峰鹰嘴	通过尺骨鹰嘴的垂直线	尺骨纵轴，指向尺骨茎突	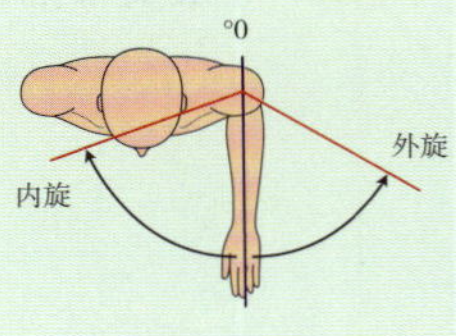
	内旋	80°						
	水平屈曲	135°	坐位，肩关节外展90°，肘伸直，掌心向下	水平面	肩峰	通过肩峰矢状面的垂直线	肱骨纵轴	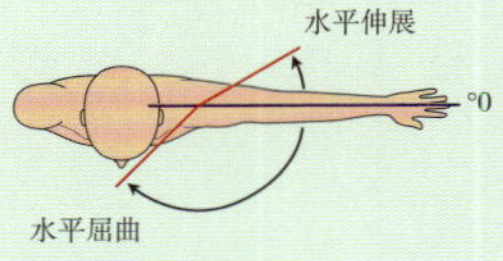
	水平伸展	30°						

续表

部位	运动方向	活动度	体位	测量平面	轴心	固定臂	移动臂	图示
肩关节（其他检查法）	外旋	90°	坐位，肩外展90°，肘屈曲90°，前臂旋前与地面平行	矢状面	尺骨鹰嘴	通过尺骨鹰嘴的垂直线	尺骨纵轴	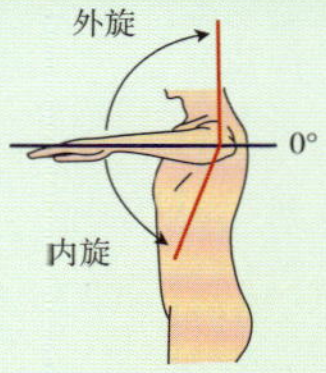
	内旋	70°						
	内收	75°	立位，上肢置于体侧，20°～45°的肩关节屈曲位	额状面	肩峰	通过肩峰的垂直线	肱骨纵轴	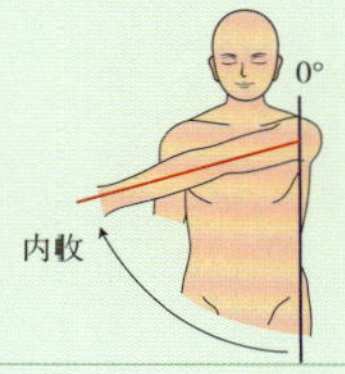
肘关节	屈曲	145°	坐位，上肢置于体侧，掌心向上	矢状面	肱骨外上髁	肱骨纵轴	桡骨纵轴	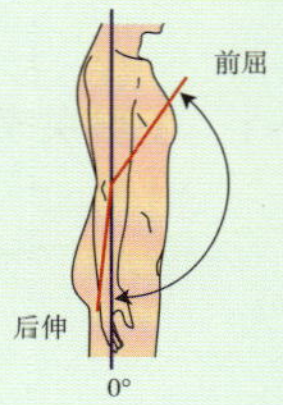
	伸展	5°						
前臂	旋前	90°	坐位，上肢置于体侧，肘屈曲90°，前臂中立位	额状面	中指末端	通过桡骨茎突的垂直轴线	手指伸直，拇指向上，桡骨茎突与尺骨茎突的连线	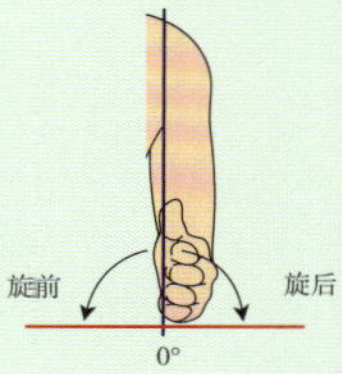
	旋后	90°						
腕关节	掌屈	90°	坐位，屈肘90°，前臂中立位，腕关节伸直位	矢状面	腕关节	前臂纵轴	第2掌骨纵轴	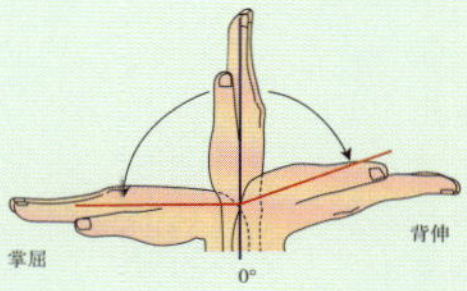
	背伸	70°						
	桡偏	25°	坐位，屈肘90°，前臂旋前，腕中立位	水平面			第3掌骨纵轴	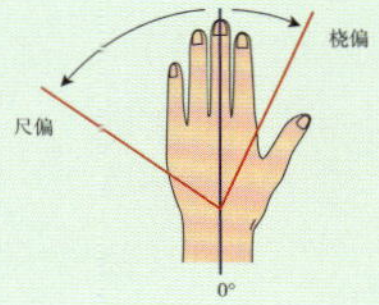
	尺偏	55°						

表 4-0-2 手部关节活动度的测量

部位		运动方向	活动度	体位	测量平面	轴心	固定臂	移动臂	图示
手指	掌指关节	屈曲	90°	坐位，腕中立位	矢状位，以下均从手指背侧测量	掌指关节（MCP）	第2～5掌骨	第2～5近节指骨	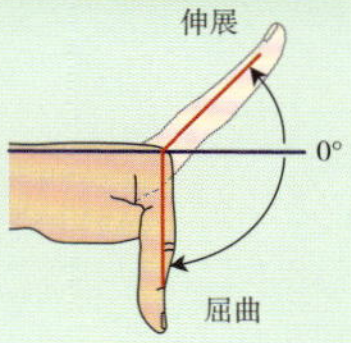
		伸展	45°						

续表

部位		运动方向	活动度	体位	测量平面	轴心	固定臂	移动臂	图示
手指	近端指间关节	屈曲	100°	—	矢状位	近端指间关节（PIP）	第2～5近节指骨	第2～5中节指骨	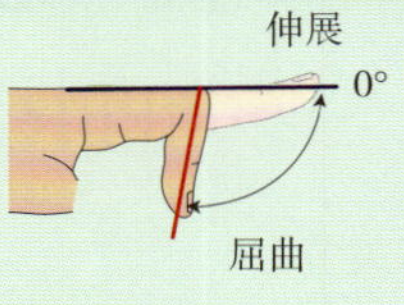
		伸展	0°						
	远端指间关节	屈曲	80°	—	矢状位	远端指间关节（DIP）	第2～5中节指骨	第2～5远节指骨	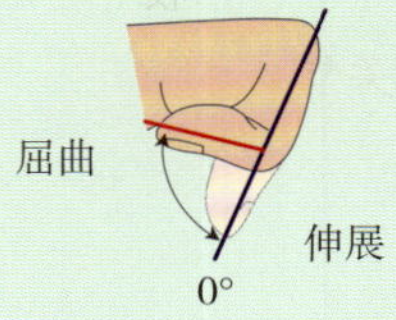
		伸展	0°						
	外展			腕关节中立位，手指伸展位	水平位	两轴的交点	第3掌骨延长线	第2、4、5指长轴	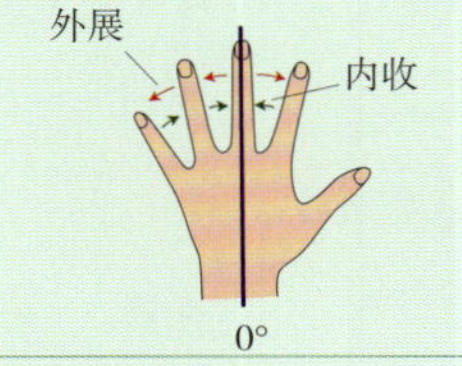
	内收								
其他检查法	外展				中指指尖与2、4、5指指尖间的距离（cm）				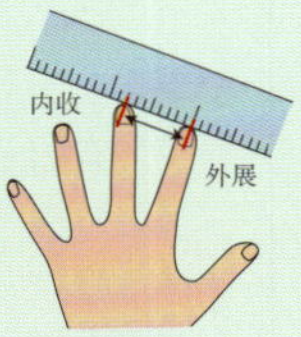
	内收								
其他检查法	屈曲				手指尖与近端掌褶或远端掌褶间的距离（cm）				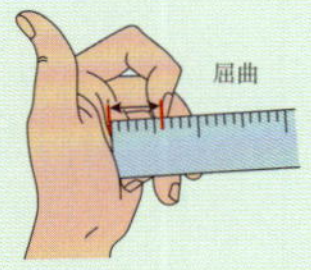
拇指	腕掌关节	桡侧外展	60°	在手掌面平行运动	手指背侧测量	第1掌骨的腕掌关节	示指（桡骨延长线）	拇指	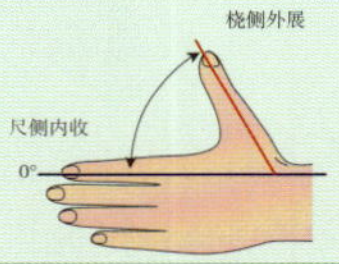
		尺侧内收	0°						
		掌侧外展	90°	与手掌的垂直面运动					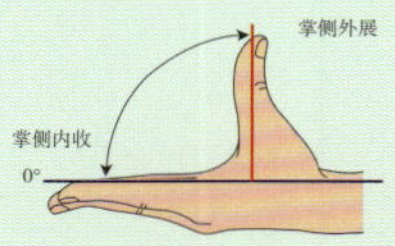
		掌侧内收	0°						
	掌指关节	屈曲	60°	拇指伸展位（解剖位）	矢状位	掌指关节（MCP）	第1掌骨	近节指骨	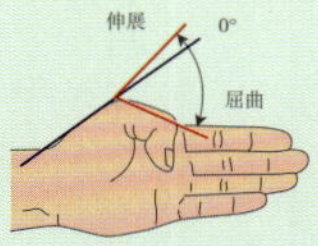
		伸展	10°						
	指间关节	屈曲	80°	拇指指间关节中立位	矢状位	指间关节（IP）	近节指骨	末节指骨	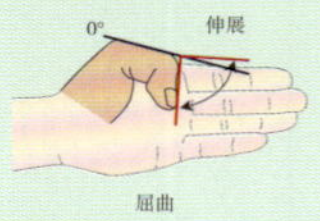
		伸展	10°						
	对掌（其他检查法）			拇指伸展位	拇指指尖与小指指尖（或小指的掌指关节）的距离（cm）				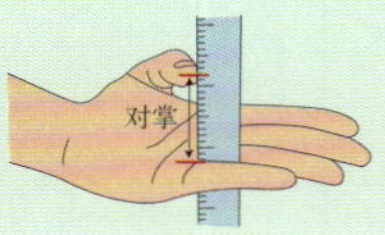

表 4-0-3 下肢关节活动度的测量

部位	运动方向	活动度	体位	测量平面	轴心	固定臂	移动臂	图示
髋关节	前屈	125°	仰卧位，骨盆固定	矢状面	股骨大粗隆	通过大粗隆的垂直轴线	股骨纵轴	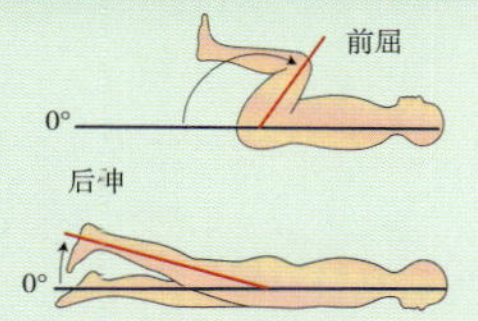
	后伸	15°	俯卧位					
	内收	30°	仰卧位，骨盆固定	水平面	髂前上棘	左、右髂前上棘连线的垂直线	股骨纵轴	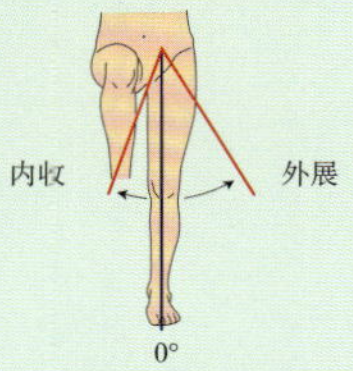
	外展	45°						
	内旋	45°	仰卧位或俯卧位，屈膝90°。被测量下肢在床边自然下垂	额状面	髌骨中心	通过髌骨中心的垂直轴线	胫骨纵轴	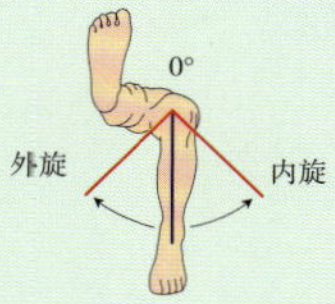
	外旋	45°						
膝关节	屈曲	135°	仰卧位，屈膝时髋关节屈曲位	矢状面	股骨外侧髁	股骨纵轴	腓骨小头与外踝连线	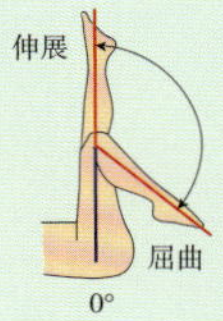
	伸展	0°						
踝关节	背伸	20°	坐位，屈膝，踝关节中立位	矢状面	第5跖骨与小腿纵轴延长线在足底的交点	小腿纵轴（腓骨小头与外踝连线）	第5跖骨纵轴	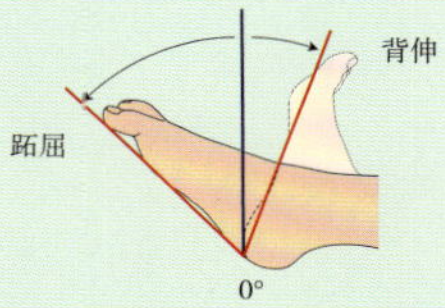
	跖屈	45°						
足	内翻	30°	坐位，屈膝，踝关节中立位	额状面	两轴（固定臂与移动臂）的交点	与小腿纵轴成垂直的足底纵轴线	移动的足底面（足的横轴）	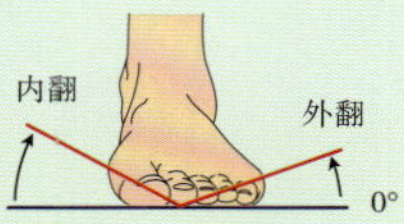
	外翻	20°						
	外展	10°	伸膝，踝关节中立位，小腿固定。分别测量足外缘或内缘	额状面	踝关节前、内、外侧连线中点	第1、2跖骨中间的长轴线	移动的长轴线	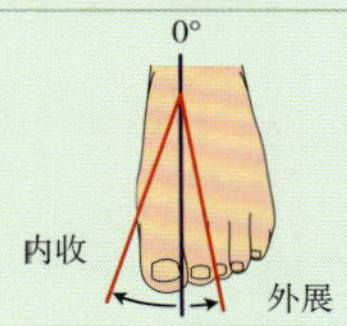
	内收	20°						
踇趾	背伸	35°	—	矢状面	跖趾关节（MTP）	第1跖骨	第1近节趾骨	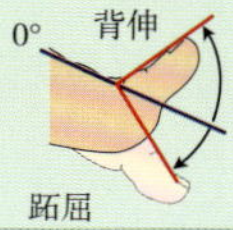
	跖屈	60°						
	背伸	60°	—	矢状面	趾间关节（IP）	第1近节趾骨	第1远节趾骨	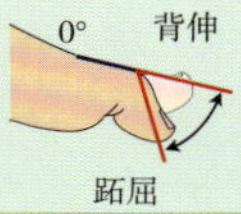
	跖屈	0°						
足趾	背伸	35°	—	矢状面	跖趾关节（MTP）	第2～5跖骨	第2～5近节趾骨	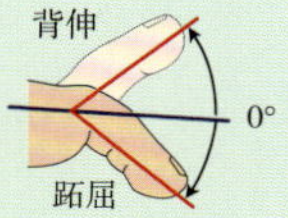
	跖屈	40°						
	背伸	35°	—	矢状面	近端趾间关节（PIP）	第2～5近节趾骨	第2～5中节趾骨	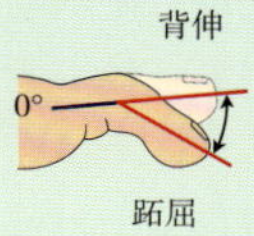
	跖屈	0°						
	背伸	50°	—	矢状面	远端指间关节（DIP）	第2～5中节趾骨	第2～5远节趾骨	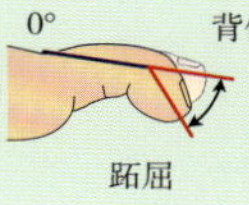
	跖屈	0°						

表 4-0-4 脊柱活动度的测量

部位	运动方向	活动度	体位	测量平面	轴心	固定臂	移动臂	图示
颈部	前屈	60°	坐位，从颈、躯干侧面测量	矢状面	肩峰	通过肩峰与地面垂直	外耳与头顶的连线	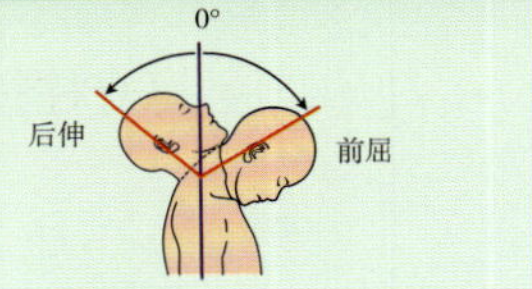
	后伸	50°						
	左旋	60°	坐位	水平面	头顶后方	双侧肩峰连线的垂直线	鼻梁与枕骨结节的连线	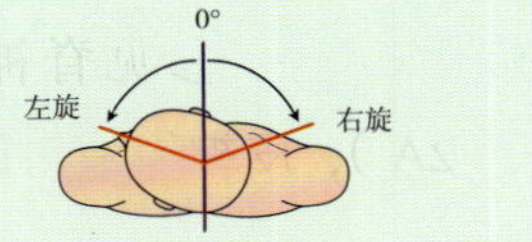
	右旋	60°						
颈部	左侧屈	50°	坐位，从颈、躯干背面测量	额状面	第7颈椎棘突	第7颈椎棘突与第1骶椎棘突的连线	头顶与第7颈椎棘突的连线	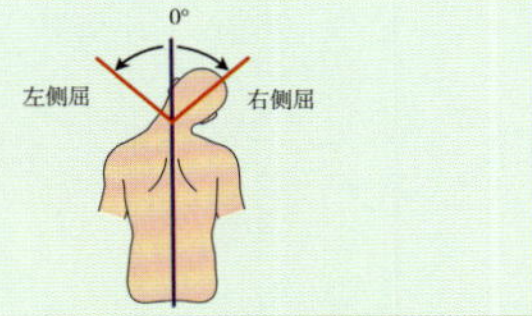
	右侧屈	50°						
胸腰部	前屈	45°	立位、坐位或侧卧位，固定髋关节。从躯干侧面测量	矢状面	第5腰椎棘突	骶椎后面	第1胸椎棘突与第5腰椎棘突的连线	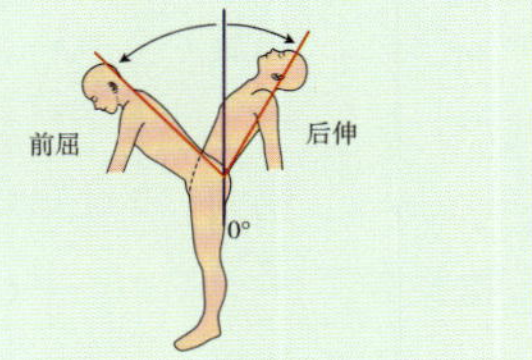
	后伸	30°						
	左旋	40°	坐位，固定骨盆	水平面	头顶中点	两侧髂后上棘的连线	两侧肩峰的连线	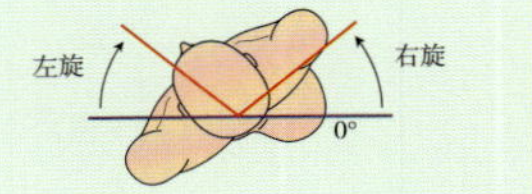
	右旋	40°						
	左侧屈	50°	立位、坐位，固定髋关节。从躯干侧面测量	额状面	第5腰椎棘突	两侧髂嵴连线的中点	第1胸椎棘突与第5腰椎棘突的连线	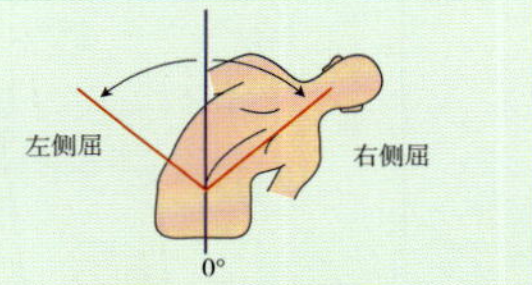
	右侧屈	50°						
	前屈（其他检查法）				最大前屈：指尖与地面间的距离（cm）			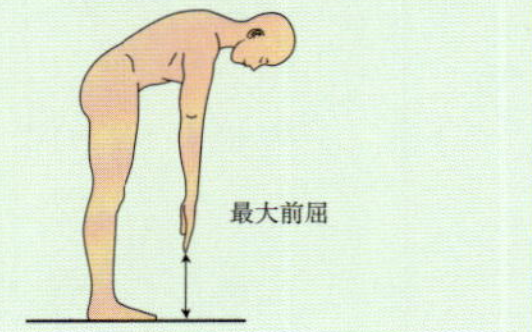

（四）肌力测定（表 4-0-5）

表 4-0-5 手法肌力检查（manual muscle test，MMT）

级别	肌肉情况	代表符号	评定结果
0级	肌肉无收缩	Zero，O	全瘫，为正常肌力的0%
1级	肌肉有收缩，不能带动关节	Trace，T	微有收缩，为正常肌力的10%
2级	肌肉收缩，能带动关节，不能抗重力	Poor，P	差，为正常肌力的25%
3级	能抗重力，不能抗阻力	Fair，F	尚可，为正常肌力的50%
4级	能抗重力和部分阻力	Good，G	良好，为正常肌力的75%
5级	能抗重力和阻力	Normal，N	正常，为正常肌力的100%

三、神经系统检查

要点：了解脊柱损伤的部位和脊髓损伤平面。

（一）感觉功能检查

1. 浅感觉：参见脊神经节段性皮肤分布（图 4-0-2A）、皮神经分布区域（图 4-0-2B）。
触觉（脊髓丘脑前束和后索损害）、痛觉（脊髓丘脑侧束损害）、温度觉（脊髓丘脑侧束损害）：比较左右、远近的差异。
2. 深感觉：运动觉、关节位置觉、震动觉、压觉和深痛觉。异常见于脊髓后索损害。
3. 复合感觉：两点辨别觉（额叶损害）、皮肤定位觉（皮质损害）、实体辨别觉（皮质损害）。

（二）肌力（评价肌力，确定神经损伤位置）

1. 肌性或神经源性：末梢，神经根性，脊髓性。
2. 肌力的判定：参见手法肌力检查，表 4-0-5。

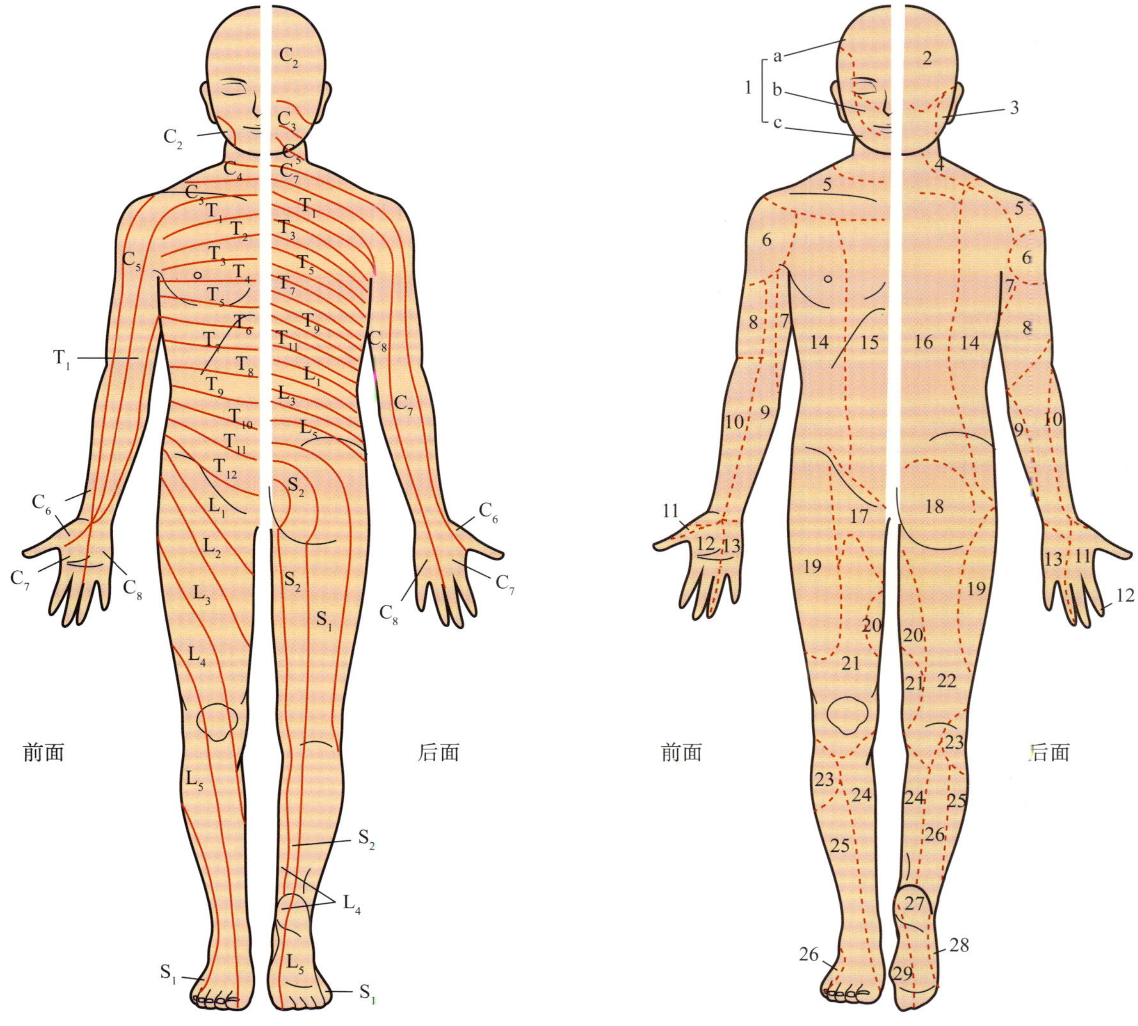

a 脊神经节段性皮肤分布　　b 皮神经分布

图 4-0-2 脊神经节段性皮肤分布和皮神经分布区域图

1. 三叉神经（a. 眼神经，b. 上颌神经，c. 下颌神经），2. 枕大神经，3. 耳大神经，4. 颈皮神经，5. 锁骨上神经，6. 腋神经，7. 臂内侧皮神经，8. 臂后侧皮神经，9. 前臂内侧皮神经，10. 前臂外侧皮神经，11. 桡神经，12. 正中神经，13. 尺神经，14. 肋间神经外侧皮支，15. 肋间神经前皮支，16. 胸神经后支，17. 髂腹股沟神经皮支，18. 骶神经后支，19. 股外侧皮神经，20. 闭孔神经，21. 股神经前皮支，22. 股后皮神经，23. 腓总神经，24. 隐神经，25. 腓浅神经，26. 腓肠神经，27. 胫神经，28. 足底外侧神经，29. 足底内侧神经

（三）神经反射检查（表 4-0-6、表 4-0-7）

1. 深反射

(1) 亢进：脊髓损伤。

(2) 减弱、消失：马尾、末梢神经损伤。

2. 浅反射：消失表示锥体束受损。

3. 病理反射：阳性表示锥体束受损。

4. 阵挛反射：阳性表示锥体束受损。

表 4-0-6 浅反射的反射中枢

腹壁反射	上：$T_{5\sim7}$ 中：$T_{8\sim10}$ 下：$T_{11\sim12}$
提睾反射	$L_{2\sim3}$
肛门反射	$S_{3\sim5}$
跖反射	L_5，$S_{1\sim2}$

表 4-0-7 深反射的反射中枢

三角肌反射	$C_{4\sim6}$	腋神经
肱二头肌反射	$C_{5,6}$	肌皮神经
桡骨膜反射	$C_{5\sim7}$	桡神经
肱三头肌反射	$C_{7,8}$	桡神经
膝反射	$L_{3,4}$	股神经
跟腱反射	$S_{1,2}$	胫神经

（四）神经症状检查

1. 神经根损伤

(1) Spurling sign（压头试验）：见脊柱脊髓解剖及检查法章节。

(2) Jackson test（颈后仰挤压试验）：见脊柱脊髓解剖及检查法章节。

(3) Straight Leg Raising test（直腿抬高试验，或 Lasègue 征）：见脊柱脊髓解剖及检查法章节。

(4) Bragard sign（直腿抬高加强试验）：见脊柱脊髓解剖及检查法章节。

(5) Femoral nerve stretch test（股神经牵拉试验）：见脊柱脊髓解剖及检查法章节。

(6) Flip test：判断下肢痛主诉的真性还是假性方法之一。

2. 周围神经损伤

Tinel 征（图 4-0-3）：叩击神经损伤（机械压迫）或神经损害的部位或其远端，而出现其支配皮肤区域的放射痛或蚁走感，表示神经再生的水平或神经损伤的部位。

（五）意识状态评价

Glasgow 昏迷量表（Glasgow coma scale）：参见创伤概论章节。

四、影像检查和活组织检查

（一）X 线检查

1. X 射线的定义：X 射线是由于原子中的电子在能量相差悬殊的两个能级之间的跃迁而产生的粒子流，是波长介于紫外线和 γ 射线之间的波长很短（0.008～0.031 nm）的电磁辐射。由德国物理学家伦琴于 1895 年发现，故又称伦琴射线。

2. 透视功能：伦琴射线具有很高的穿透本领，能透过许多对可见光不透明的物质，如墨纸、木料等。这种肉眼看不见的射线可以使很多固体材料发生可见的荧光，使照相底片感光以及产生空气电离等效应。

3. 成像功能：一般来说，较大之原子有较大机会吸收 X 射线光子。人体软组织由较细之原子组成而骨骼含较多钙离子，所以骨骼较软组织吸引较多

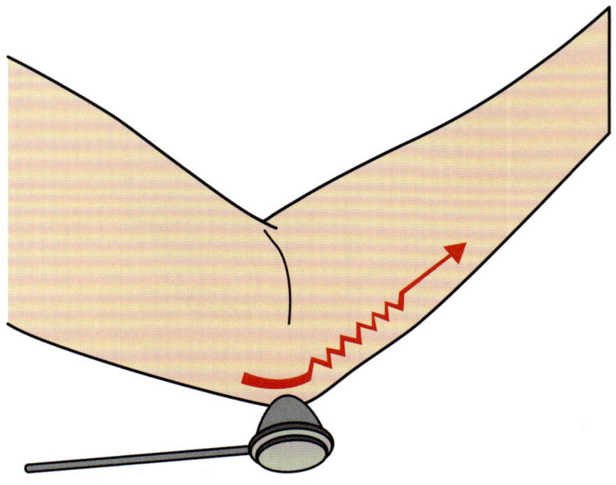

图 4-0-3 Tinel 征

X 射线。故此，X 射线可以用做检查人体结构（表 4-0-8、图 4-0-4）。

将一张照相底片放置于人体后面，X 射线穿过人体内软组织（皮肤及器官）后会照射到底片，令这些部位于底片经显影后保留黑色；X 射线无法穿过人体内的硬组织，如骨骼或其他被注射含钡或碘的物质，底片于显影后会显示成白色。

表 4-0-8 X 线平片的透视性

组织（密度）	成像染色
骨（高密度）	白色
肌腱、韧带（中等密度）	灰色
脂肪（中低密度）	灰黑色
空气（低密度）	黑色

4. X 线平片检查要点

(1) 是骨科疾病的基本首选诊断方法。

(2) 观察骨及关节的形态、大小、轮廓、有无缺损、阴影的浓淡、皮质骨、松质骨的变化和骨膜下骨吸收等。

(3) 确认 X 射线曝光条件。

(4) 多方位摄影检查诊断精度高。

(5) 因年龄、性别不同而有解剖差异。例如：骨骺的生长与异常的鉴别。

(6) 阅片次序，从一边开始到另一边结束，注重左右侧对比。

(7) 注意观察软组织变化，软组织阴影的浓淡（肿瘤、肿胀等）、异位钙化或骨化。

（二）CT（二维）或三维 CT 检查

CT 检查通过电脑计算后处理为二维横断面图像（图 4-0-5）或三维立体图像（图 4-0-6），分辨率高，图像清晰。用于 X 线诊断有困难时，或用于软组织和解剖比较复杂的部位。

1. 优点

(1) 密度分辨率高，断面解剖关系清楚，病变细节显示良好。

(2) 安全、迅速，适合首选检查。

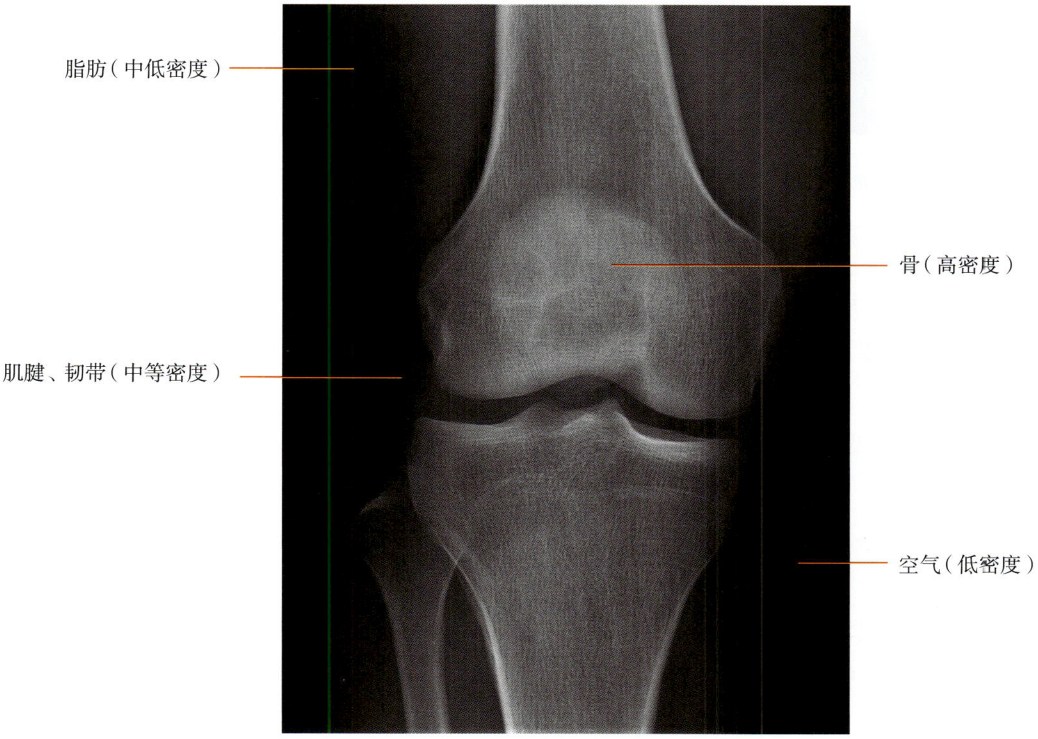

图 4-0-4 组织（密度）成像染色

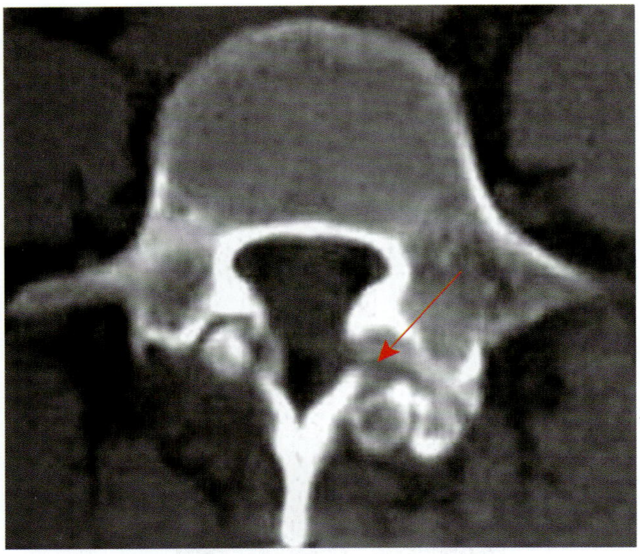

图 4-0-5 CT 横轴位显示腰 5 椎弓峡部裂

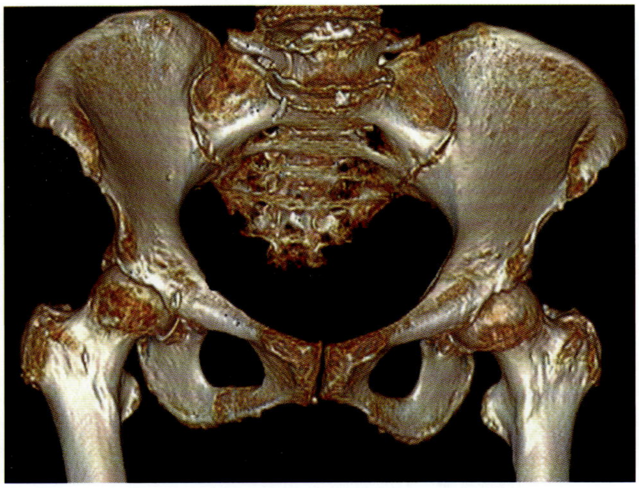

图 4-0-6 三维 CT 显示髋关节退行性改变

(3) 检查速度快，适合于急诊检查。

(4) 可获得不同组织感光区的 CT 值，以进行定量分析。

(5) 增强扫描有助于病变更好地显示及定性诊断。

(6) 可进行图像重建。

2. 缺点

(1) 有些部位骨骼伪影太多，影响其周围软组织结构的显示，如椎管。

(2) X 射线辐射量大，为一般 X 射线检查的数十倍。

(3) 重建图像伪影较多。

3. 适用于

(1) 脊柱病变。

(2) 骨肿瘤。

(3) 关节病变。

（三）磁共振成像

磁共振成像（magnetic resonance imaging，MRI）是利用核磁共振原理，根据人体在外置磁场中发出的电磁波而处理形成图像的一种检查。没有骨性伪影，能多方面、多参数成像，有高度的软组织分辨能力（表 4-0-9，图 4-0-7、图 4-0-8）。

常规检查包括 T_1W_1、T_2W_1 和增强扫描。

表 4-0-9 各种组织 MRI 灰阶特点

高信号显示为白色，低信号显示为黑色	
T_1、T_2均为低信号	骨皮质，钙化组织，肌腱，韧带，半月板等
T_1低信号，T_2高信号	水，关节液，脑、脊髓液等
T_1高信号	骨髓，脂肪等
增强扫描（含钆造影剂）	肿瘤，炎症

1. 优点

(1) 对人体无创，无放射性。

(2) 清晰显示关节软骨、肌肉、肌腱、韧带、脂肪、脊髓及病变等。

(3) 早期诊断。早于同位素、CT 及超声等影像检查。

(4) 可多平面成像，对病变显示更为清楚。

(5) 无骨骼伪影干扰，对椎管内结构显示良好。

2. 缺点

(1) 成像复杂，检查时间较长，不适于首选。

(2) 显示病灶钙化及骨皮质差，不适合观察骨折。

(3) 对运动敏感（检查中患者保持不动体位）。

(4) 骨折内固定金属和人工关节金属的周边显影不清。

(5) 装有心脏起搏器者、脑血管手术后留有金属夹、装有金属支架患者等禁做磁共振检查。

3. 适用于

(1) 脊柱病变。

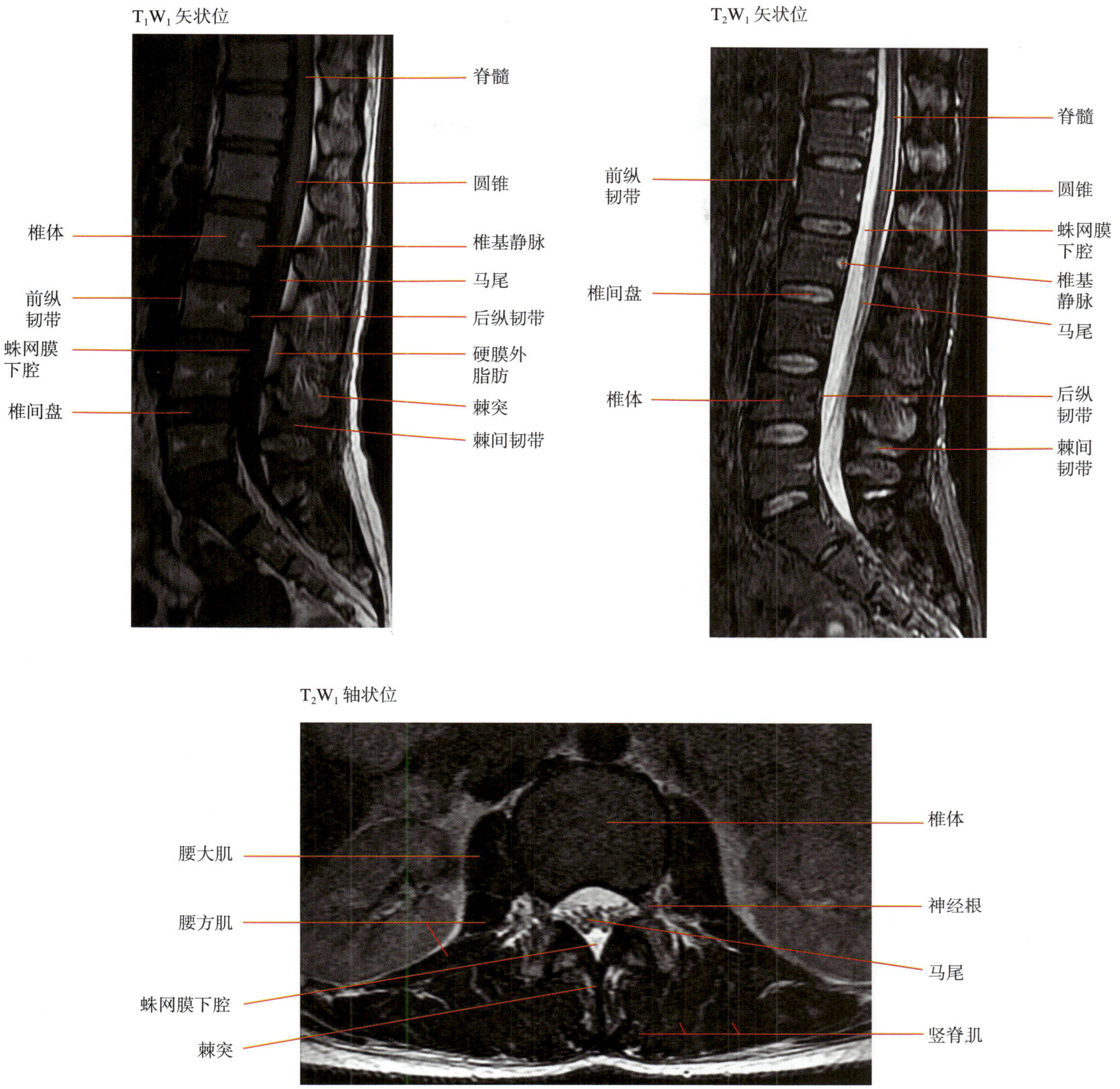

图 4-0-7 MRI 腰椎 T_1W_1、T_2W_1 影像

(2) 关节病变。

(3) 软组织疾病。

(4) 骨肿瘤。

（四）放射性核素显像

放射性核素显影（radianuclide imaging）是利用静脉注入体内的放射性药物在脏器和病变组织中的摄取的差异，利用 γ 照相机和单光子发射断层显像技术（single photon emission computed tomography，SPECT）获得脏器或病变组织的影像所进行诊断的方法。

优势是可显示脏器功能、灵敏度高、早期诊断。缺点是图像分辨率有限。

1．放射性核素骨显像

常用显像剂：锝 [^{99m}Tc] 亚甲基二膦酸盐（^{99m}Tc-MDP, methylene diphosphonate）（图 4-9）、^{99m}Tc-PYP、

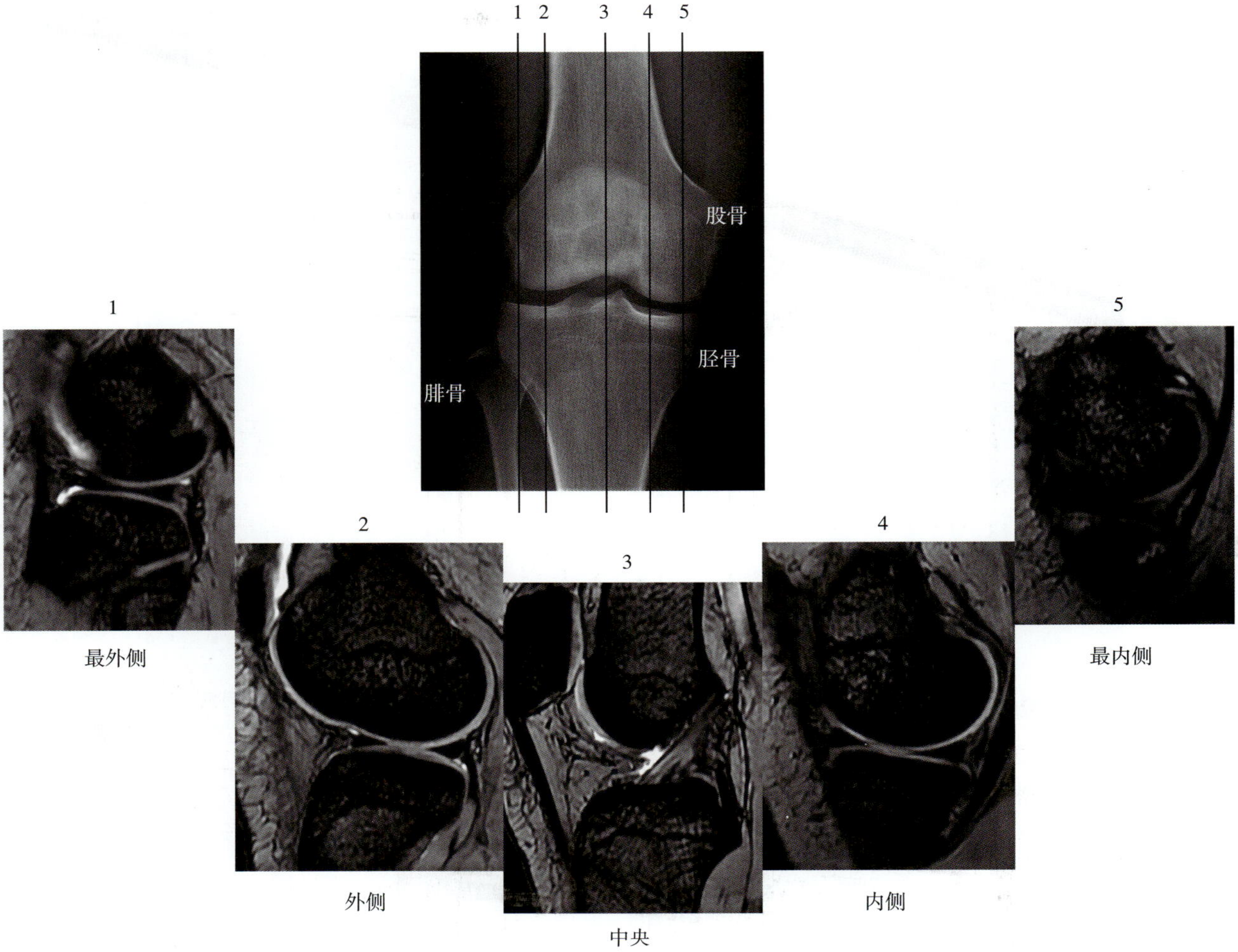

图 4-0-8 右膝关节 MRI 矢状面像

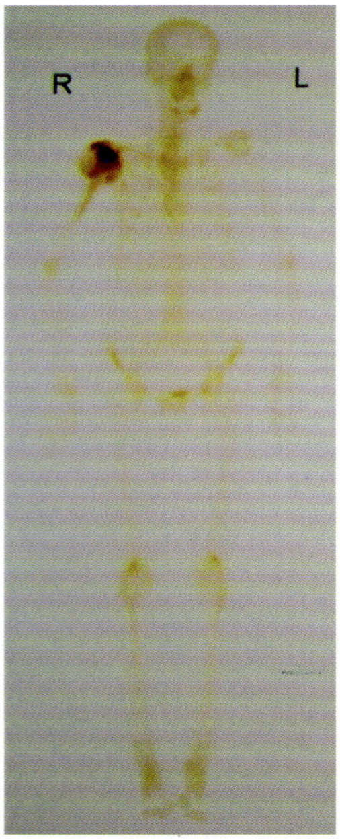

图 4-0-9 静脉注射 ^{99m}Tc-MDP 25Ci 后全身骨扫描

^{18}F、^{85}Sr 等。

骨盐代谢旺盛，局部放射性异常浓聚。

主要用于早期发现原发或转移性骨肿瘤、骨折、骨髓炎、骨关节疾病等。

最主要的缺点是特异性较低。

2. 放射性核素肿瘤显像

(1) 镓（gallium）显像剂：枸橼酸镓 [^{67}Ga]（^{67}Ga citrate）。

一般来讲，放射性浓聚越高，则提示肿瘤的恶性程度越高。

枸橼酸镓 [^{67}Ga] 放射性浓聚也出现在急性骨髓炎、肉芽肿性疾病（类肉瘤病）及成骨旺盛的骨折部位。

(2) 铊（thallium）显像剂：氯化亚铊 [^{201}TI]（^{201}TI chlorlde）。

对深部的病变适宜采用 SPECT 显像。

主要用于肿瘤的疗效评价和预后判断。

（五）正电子发射计算机断层扫描

正电子发射计算机断层扫描 (positron emission tomography,PET) 的基本原理：将放射性核素氟 -18（^{18}F）注入人体参与人体的代谢过程。氟 -18 在人体内衰变放出正电子，与人体内负电子相遇而湮灭转化为一对光子，被探测器探测到，经计算机处理后产生清晰的图像。显像剂：^{18}F-FDG（2-fluoro-2-D-^{18}F-deoxyglucose）。

用于转移瘤的诊断、评价肿瘤的恶性度及化疗效果。

（六）B 型超声

B 型超声（brightness-mode ultrasound）简称 B 超，是指使用超声探头发射超声波给物体，记录物体内部结构的回波，将回波进行处理而形成灰度图像，以反映物体的内部结构。对受检者无痛苦、无损伤、无放射性。

优点：简便、迅速、无创、无辐射性、准确、可连续动态及重复扫描。

缺点：分辨率不高。诊断的准确性受操作者的经验、检查技巧和认真程度影响。

适用于：

1. 确定骨和软组织肿瘤的大小、部位、范围和性质。
2. 先天性髋关节脱位的筛查和诊断。
3. 脊柱术中脊髓内病变的监测。
4. 检查血管有无狭窄及程度、范围，动脉壁有无斑块、血栓，血流的速度。

（七）血管造影

数字减影血管造影（digital substraction angiography, DSA）：经静脉途径注入造影剂。

适应证：

1. 检查血管本身的形态，血管的分支、走行，有无狭窄和闭塞，血流状况，有无新生血管等。
2. 外伤性血管断裂、动静脉畸形、骨坏死等的诊断。
3. 动静脉畸形和血运丰富的肿瘤手术前的栓塞术（embolization）。

（八）医用红外热像仪

红外热像仪（thermography）是通过光学电子系统将人体辐射的远红外光波经滤波聚集、调制及光电转换，变为电信号，并经 A/D 转换为数字量，然后经多媒体图像处理技术，以伪彩色热图形式，显示人体的温度场。

适用于对肢体动静脉血管功能状态、血供情况的观察。当四肢动脉病变远端供血不足，表现为低温。静脉病变肢体远端淤血、充血，表现为偏高温改变。当血管离断时，血运支配区域出现相应低温；当血管接通后，血运支配区域出现复温现象 。

（九）骨和软组织肿瘤活检

活检（biopsy）即取少量病变组织送病理科，通过显微镜观察或者免疫组化方法进行病理诊断。分为穿刺活检、切开活检及切除活检。

穿刺活检操作简单，但应由经验丰富的医师操作，最大程度地获取足够的、有代表性的组织标本供病理医生诊断。

（十）骨密度测定

骨密度测定（bone mineral density measurement）方法有：X 线胶片上的骨阴影浓度评价法（microdensitometry，MD 法；digital image processing，DIP 法）、X 线光束吸收测定法（双能 X 线吸收测定法，DXA 等）、外周骨定量 CT 测定法（peripheral quantitative computed tomopraphy，pQCT）以及跟骨超声波检查法（quantitative ultrasound，QUS）（表 4-0-10）。评价骨质疏松时应考虑骨刺、骨折、大血管钙化和其他软组织钙化等因素的影响（图 4-0-10）。

表 4-0-10 主要的骨密度检查

测定方法	测定部位	特点
双能X线吸收测定法（DXA）	腰椎、股骨颈部、桡骨远端、跟骨、全身	X线检查。适用于老年人的低骨密度检查，应用最广泛
超声波检查法（QUS）	跟骨	超声波检查。可测定骨密度和骨小梁。诊断骨折较敏感。操作简便、安全无害，多用于体检机构
MD法	手	拍摄手骨与铝材样本，通过比对来测定。放射量低，操作简便
外周骨定量CT测定法（pQCT）	桡骨、跟骨	可选择性测定特定部位的骨矿变化，分别评估皮质骨和松质骨的骨矿密度。放射量低

（十一）临床电生理检查（clinical electrophysiological studies）

1. 神经传导速度测定：在神经干的近端（motor nerve）或远端（sensory nerve）给以脉冲刺激，在远端效应肌或近端神经走行部位接收波形，记录两点之间的潜伏期和距离，推算出运动神经传导速度（motor nerve conduction velocity，MCV）或感觉神经传导速度（sensory nerve conduction velocity，SCV）。
2. 肌电图检查：是将特制的针电极刺入肌腹，或用表面电极置于肌肉表面皮肤，在示波器上或记录纸上观察肌肉在静止、轻收缩、重收缩三种状态下的电位变化，以判断是神经源性损害还是肌源性损害（图 4-0-11、图 4-0-12）。
3. 神经电生理监测：用于脊柱脊髓手术中神经安全监护。

（十二）肌肉内压力测定

肌肉内压力测定（intramuscular pressure measurement）可显示肌间隙内压力从 0 mmHg 升至 30 mmHg。

骨筋膜室综合征（osteofascial compartment syndrome）的筋膜室内压力增高，会使肌肉和神经血循环灌注不良。当舒张压与组织压之间的差（舒张压与组织压的差值）升至 10 ~ 30 mmHg 时，则有紧急切开深筋膜的指征。

（十三）关节镜检查

1. 关节镜（arthroscopy） 检查始于 1970 年，是一种微创且清晰的内镜诊疗技术。目前已广泛用于肩、肘、腕、髋、踝等关节的诊断、治疗（图 4-0-13）。

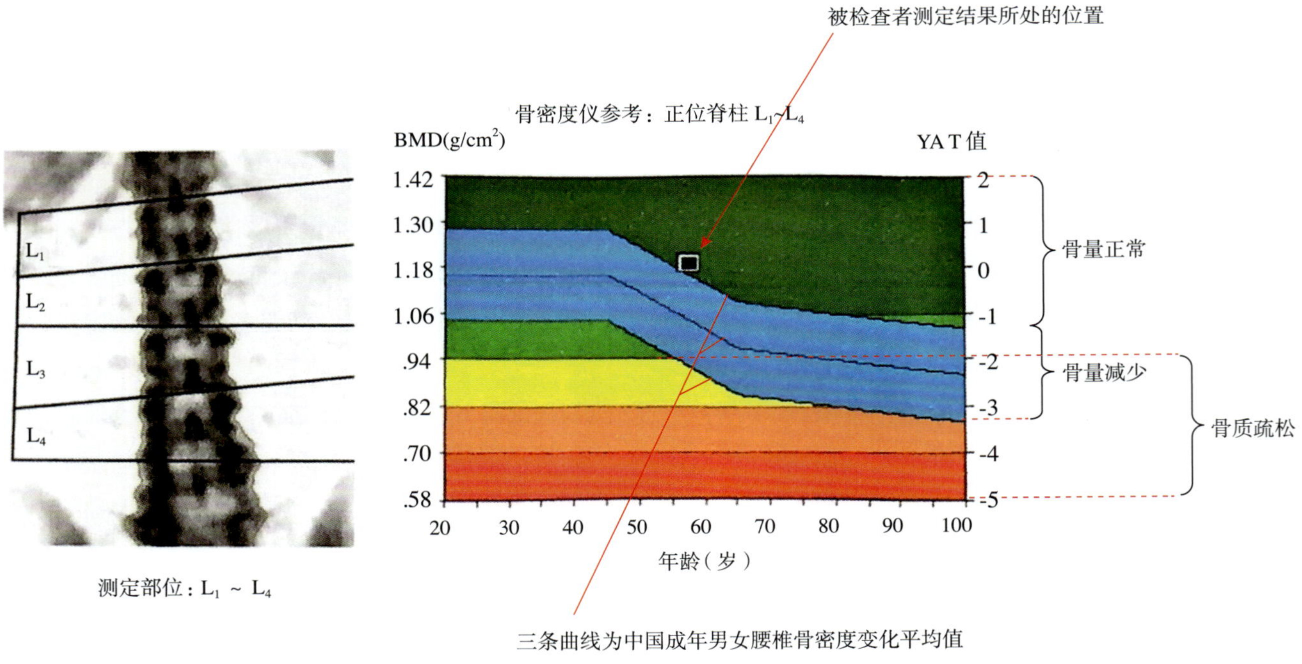

图 4-0-10 骨密度检查单图示

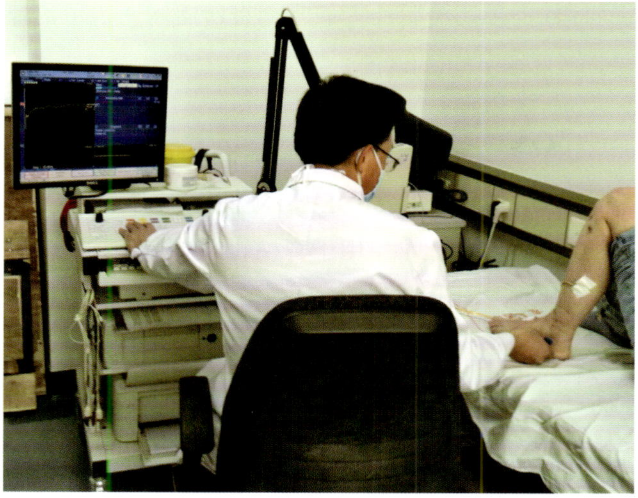

图 4-0-11 肌电图：诱发电位检查系统

Motor Nerve Conduction:

Nerve and Site	Latency	Amplitude	Segment	Latency Difference	Distance	Conduction Velocity
Peroneal.L						
Ankle	5.0 ms	7.819 mV	Ankle-Fibula (head)	5.5 ms	227 mm	41 m/s
Fibula (head)	10.5 ms	7.568 mV	Fibula (head)-Popliteal fossa	1.8 ms	100 mm	56 m/s
Popliteal fossa	12.3 ms	7.239 mV		ms	mm	m/s
Tibial.L						
Ankle	4.2 ms	42.34 mV	Ankle-Popliteal fossa	8.9 ms	370 mm	42 m/s
Popliteal fossa	13.1 ms	28.97 mV		ms	mm	m/s

Sensory Nerve Conduction:

Nerve and Site	Onset Latency	Peak Latency	Amplitude	Segment	Latency Difference	Distance	Conduction Velocity
Tibial.L							
Ankle	5.5 ms ↑	7.0 ms	1.059 μV	Dorsum of foot-Ankle	5.5 ms	163 mm	30 m/s ↓
	5.5 ms	7.0 ms	1.277 μV	Dorsum of foot-A2	5.5 ms	mm	m/s
Sural.L							
Lower leg	3.8 ms	5.7 ms	1.356 μV	Ankle-Lower leg	3.8 ms	162 mm	43 m/s
	3.8 ms	5.7 ms	1.382 μV	Ankle-A2	3.8 ms	mm	m/s
Superficial peroneal.L							
Ankle	4.3 ms	6.7 ms	4.556 μV	Dorsum of foot-Ankle	4.3 ms	155 mm	36 m/s ↓

Interpretation and Conclusions:

Conclusions:

所检运动神经未见异常

所检感觉神经：左胫神经感觉神经潜伏期延长。左胫神经、左腓浅神经传导速度均减慢。余未见异常。

图 4-0-12 胫腓骨粉碎性骨折合并腓总神经损伤神经电生理检查报告

2. 关节镜常规器械：内镜、镜鞘套、管心、冷光源光缆、摄像机光缆、刨削刀手柄、刨削刀打磨器、胶管、探针、半月板剥离子、篮钳（左弯、中弯、右弯）、套针、刮匙、进水管针、髓核钳等。

3. 关节镜手术步骤

(1) 将一个直径 4 mm 的关节镜，通过皮肤上的小切口放入关节腔内，通过光纤照明系统和计算机成像系统，在显示器上观察滑膜、软骨、半月板和韧带（图 4-0-14）。

(2) 在麻醉（局部、区域或全身麻醉）下将关节镜插入关节内，并向关节腔内注入生理盐水使关节扩张。

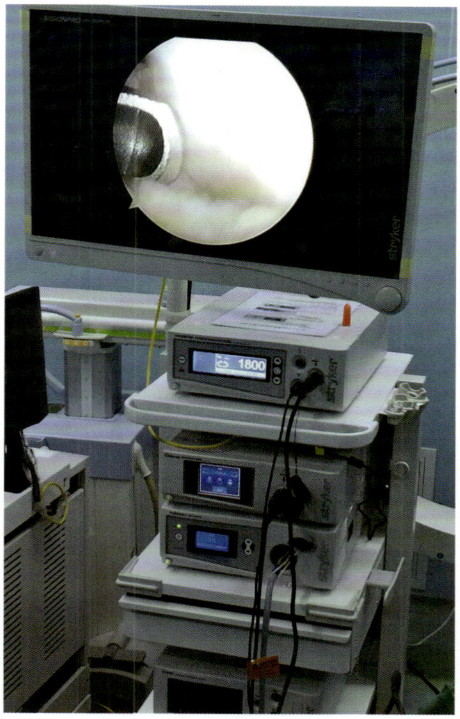

图 4-0-13 关节镜设备

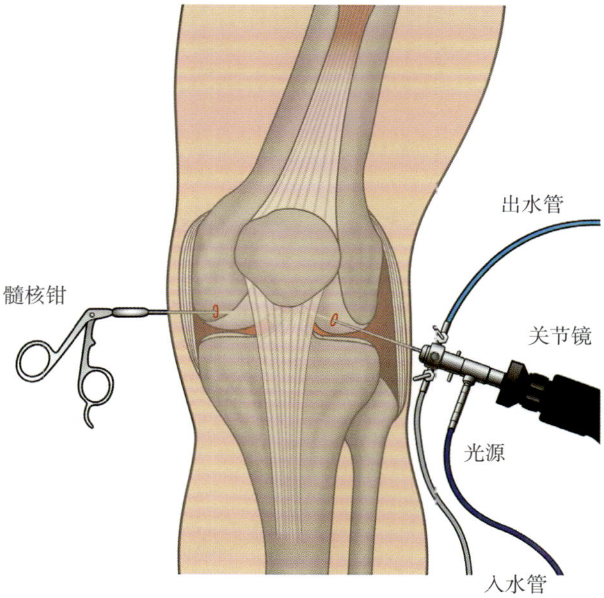

图 4-0-14 膝关节镜手术示意图

(3) 适用于膝关节、肩关节、肘关节、腕关节、髋关节和踝关节手术。

(4) 可用于观察关节腔内各种病变，获取关节液，采取组织进行活检。还可施行镜下各种手术（图 4-0-15）。

（十四）关节液检查

1．关节腔穿刺（图 4-0-16）

(1) 用于检查关节腔内积液的性质，有助于关节疾病的诊断。

(2) 穿刺时要无菌性操作。

(3) 膝关节穿刺最常用穿刺点在髌骨上缘沿线与外侧髌股关节间隙沿线的交点。

(4) 穿刺抽液后，疼痛常会有所缓解。也可治疗性向关节腔内注药。

2．关节液检查（synovial fluid test）

(1) 正常关节液是清晰透明的淡黄色液体，有较高的黏稠度，量很少，不宜抽取。

(2) 关节炎症可使滑膜和毛细血管的通透性增加，引起滑膜液量增多。此时，通过关节穿刺抽液检查，对关节病的诊断具有重要意义（图 4-0-17、图 4-0-18）。

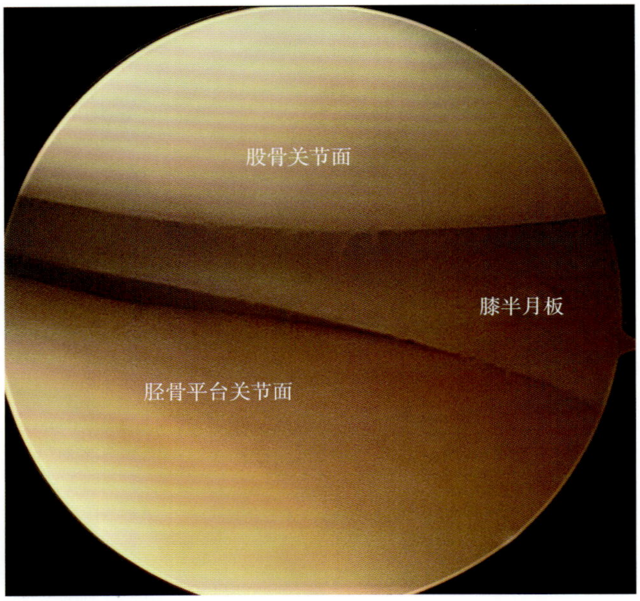

图 4-0-15　膝关节镜像

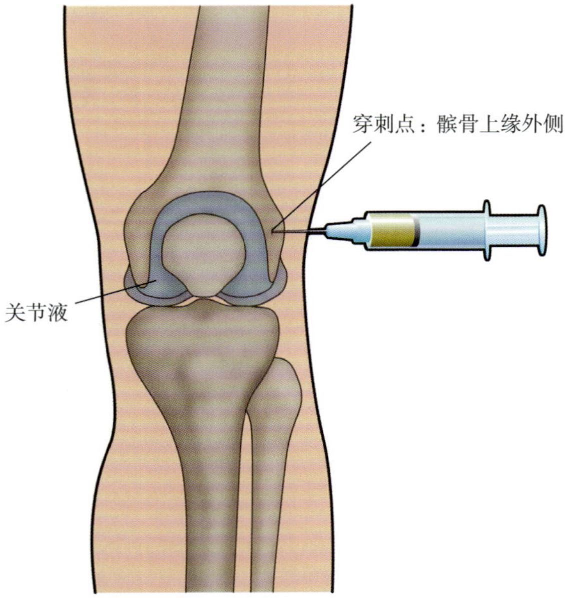

图 4-0-16　膝关节穿刺术

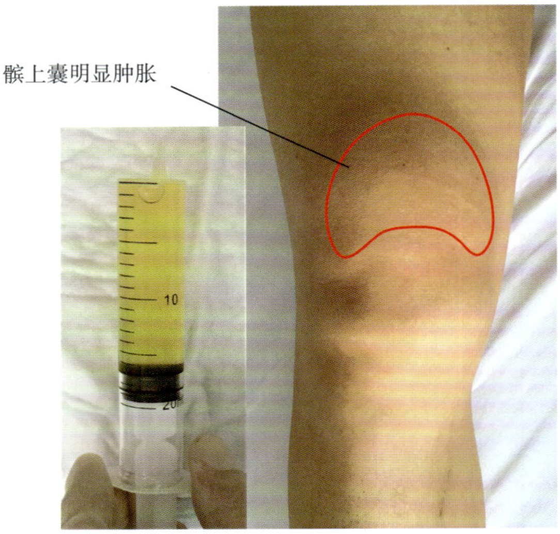

图 4-0-17　关节穿刺液
骨性关节炎为黄色透明液

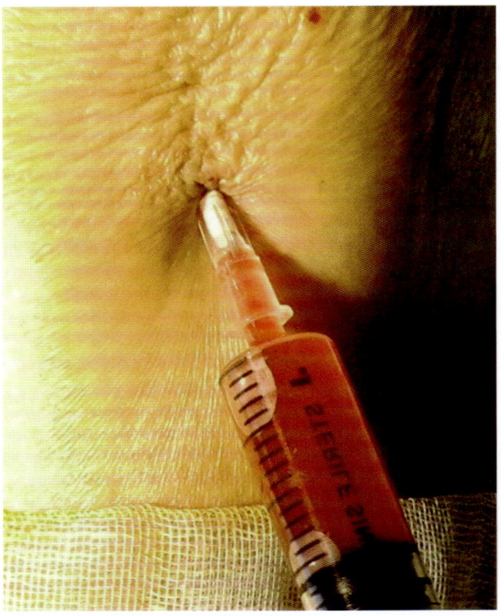

图 4-0-18　关节穿刺液
色素绒毛结节性滑膜炎为血性液

3. 各种关节液（滑膜液）特点

检查项目	正常值	类风湿关节炎	骨性关节炎	化脓性关节炎	外伤，夏科氏关节病，色素绒毛结节性滑膜炎
颜色	浅黄色	淡乳黄色，柠檬色	深黄色，黄色	黄绿色	血色，褐色
透明度	透明	轻度浑浊	透明	脓性	半透明
黏稠度	高度	低度	高或中度	低或高	中度
白细胞总数（mm^3）	＜200	＞2000～30 000	＜1000	3万～10万以上	
葡萄糖（mg/dl）	接近血糖	低于血糖		明显低于血糖	

（十五）与骨科疾病相关的血液、尿液生化检查

项目	正常值	临床意义
血清		
TP（总蛋白）	60～80 g/L	
ALB（白蛋白）	35～55 g/L	
A/G（血清白/球蛋白）	3.5～5.5/2～3 g	
蛋白电泳		
Alb（白蛋白）	60%～70%	
α_1（球蛋白）	3%～4%	
α_2（球蛋白电泳）	6%～10%	
β（蛋白电泳）	7%～11%	增高：多发性骨髓瘤
γ（蛋白电泳）	9%～18%	
Ua（尿酸）	90～360 μmol/L	增高：痛风
CPK（磷酸肌酸激酶）	25～170 mmol/L	增高：进行性肌营养不良
LDW（乳酸脱氢酶）	40～100 mmol/L	增高：各种恶性肿瘤
ALP（碱性磷酸酶）	40～150 U/L	增高：骨折、骨质疏松症、骨软化症、佝偻病、甲状旁腺功能亢进、骨肉瘤、肿瘤骨转移等
AST（谷草转氨酶）	5～45 U/L	
ALT（谷丙转氨酶）	8～40 U/L	
Na（血清钠）	136～145 mmol/L	
K（血清钾）	3.5～5.5 mmol/L	升高：周期性麻痹四肢无力
Ca（血清钙）	2.2～2.7 mmol/L	升高：甲状旁腺功能亢进、多发性骨髓瘤、肾性佝偻病
P（血清磷）	0.97～1.61 mmol/L	升高：慢性肾病、维生素D过多症、佝偻病
ASO（抗链O）	1:400以下	溶血性链球菌感染
RF（类风湿因子）	10 IU/ml以下	类风湿关节炎
CRP（C反应蛋白）	0.3 mg/dl以下	增高：炎症，嗜酸性肉芽肿，尤因肉瘤
尿		
urine Bence-Jone protein（尿本-周氏蛋白	阴性	多发性骨髓瘤

第五章

骨科疾病的治疗方法

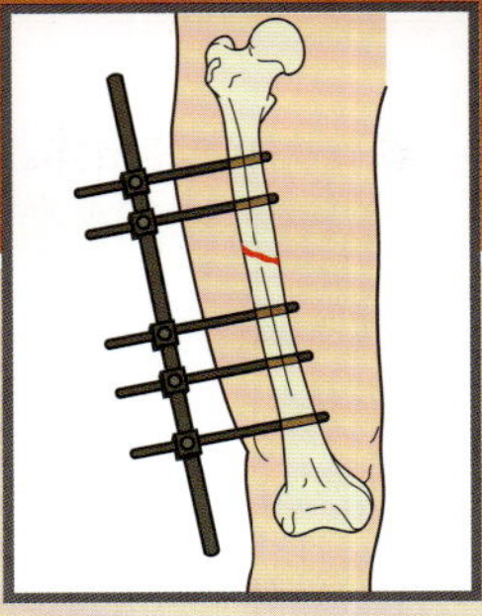

第一节　非手术治疗

要点

1. 骨科疾病首选非手术治疗。
2. 非手术治疗包括：休息、药物疗法、封闭治疗、手法整复、手法矫形、石膏固定、支具固定、牵引治疗、康复治疗等。

一、静养休息

1. 绝对卧床休息是腰椎疾病最好的非手术治疗方法。
2. 损伤或手术后，局部制动前提下，早期的功能锻炼很重要。

二、药物疗法

1. 非甾体类抗炎药（non-steroidal anti-inflammatory drugs，NSAIDs）（表 5-1-1）：具有抗炎、解热、镇痛作用。临床上广泛用于骨性关节炎（osteoarthritis，OA）、类风湿关节炎（rheumatoid arthritis，RA）、外伤后疼痛等炎症性、疼痛性疾病。其副作用有胃肠道损害、肾毒性、心血管病风险、肝毒性、药物过敏（休克、皮疹等）以及出血倾向。
2. 透明质酸（hyaluronicacid，HA）：透明质酸是人类结缔组织中大量存在的一种高分子黏多糖，在眼玻璃体、关节腔中几乎以纯态形式存在。对于关节可起到润滑和缓冲等作用。临床上作为关节内注射剂，用于治疗骨性关节炎、肩周炎、类风湿关节炎。
3. 治疗骨质疏松症药物（drugs for osteoporosis）（表 5-1-2）：治疗骨质疏松症提倡多种药物长期联用，注重效果，减少骨质疏松性骨折发生率。
4. 抗风湿药物（disease modifying anti-rheumatic drugs，DMARDs）：是治疗类风湿关节炎（RA）的主要药物之一，目的是缓解病情，使炎症静止化，抑制关节破坏，改变预后。治疗应尽早开始。药物有甲氨蝶呤（MTX）、柳氮磺吡啶、来氟米特、注射金制剂等。
5. 生物制剂（cytokine suppressive anti-inflammatory drugs，CSAIDs）：目前在类风湿关节炎的治疗上，已经有几种生物制剂在应用，如：Infliximab（英夫利昔单抗）（也称 TNF-α 嵌合性单克隆抗体）、Etanercept（依那西普）、adalimumab（阿达木单抗）和 Tocilizumab（妥珠单抗）等。
6. 植物药（botanical medicine）：有多种用于类风湿关节炎的植物药，如雷公藤、白芍总苷、青藤碱等。
7. 糖皮质激素（glucocorticoid）：具有强大的抗炎和免疫抑制作用。在治疗 RA 中可以迅速有效地缓解关节疼痛、肿胀及僵硬症状，防止关节破坏。但应注意其不良反应，尤其是骨质疏松、股骨头坏死等。

表 5-1-1　非甾体类抗炎药分类

化学分类	非选择性 COX 抑制药	选择性 COX-2 抑制药
水杨酸类	阿司匹林	
苯胺类	对乙酰氨基酚	
吲哚基和茚基乙酸类	吲哚美辛、舒林酸	依托度酸
芳基乙酸类	双氯芬酸（扶他林等）	
芳基丙酸类	布洛芬、萘普生、氟比洛芬、洛索洛芬	
吡唑酮类	保泰松	
烷酮类	萘丁美酮、羟基保泰松	
烯醇酸类	萘丁美酮	美洛昔康
二芳基吡唑酮类	吡罗昔康	塞来昔布（西乐葆）
二芳基呋喃酮类		罗非昔布
黄酰苯胺类		尼美舒利

表 5-1-2　抗骨质疏松症药物分类

基本补充剂	钙剂：碳酸钙、氯化钙、葡萄糖酸钙、乳酸钙、枸橼酸钙、钙尔奇D、凯思立D等
	维生素D及其衍生物：阿法D_3、活性维生素D_3、阿法骨化醇、骨化三醇等
骨吸收抑制剂	雌激素：尼尔雌醇、雌二醇、雌三醇、利维爱（替勃龙）等
	雌激素受体调节剂：雷洛昔芬
	二膦酸盐：阿仑膦酸钠、利塞膦酸钠、依本膦酸钠等
	降钙素：鲑鱼降钙素、鳗鱼降钙素等
骨形成促进剂	甲状旁腺素：特立帕肽
	氟制剂：氟化钠、单氟磷酸钙（特乐宝）

对于 OA，虽然关节内注射也有较好疗效，但反复注射其远期结果是加重关节的退行性病理改变。因此建议关节腔注射 1 年内不宜超过 3 次。

局部封闭治疗主要用于腱鞘炎、肩周炎、滑囊炎和肌腱附着点炎等。

三、神经阻滞疗法

神经阻滞疗法是直接在神经干、神经丛、脑脊神经根、交感神经节等神经周围或附近注入药物或进行物理刺激而阻断神经信号传导，达到治疗疼痛性疾病的目的。常见的应用有硬膜外阻滞、神经根阻滞、周围神经阻滞及局部痛点阻滞等。常用局部麻醉药，偶与糖皮质激素合用。

四、手法整复

是指通过手法或以手法为主，借助器械，将骨折、脱位的关节恢复到正常位置的一种治疗方法（图 5-1-1）。

五、手法矫正

被动运动是矫治关节挛缩的基本方法，通过手法增加关节活动度。

六、石膏、支具、夹板治疗

1. 固定作用：骨折、韧带损伤或手术后的局部固定（图 5-1-2）。
2. 支撑作用：稳定关节，保护植骨或骨折处以代替负重。
3. 矫正作用：用于脊柱侧弯、关节畸形的矫正治疗。先天性马蹄内翻足穿戴 Dennis-Browne 矫正支具（参见“先天性马蹄内翻足”章节），发育性髋关节发育不良穿戴 Pavlik 矫正支具（图 5-1-3）。

七、牵引治疗

1. 皮牵引：皮牵引是使用胶布或皮套等包裹患侧肢体进行牵引，进而维持骨折的复位和稳定。主要用于 12 岁以下儿童、老年人稳定性粗隆间骨折或手术前后的辅助固定治疗等。牵引重量不超过 5 kg，注意随时观察血运、神经症状改变。一般维持 3～4 周。
分类：下肢皮牵引带牵引、双腿悬吊牵引、枕颌带牵引、骨盆悬吊牵引（图 5-1-4、图 5-1-5）。
2. 骨牵引：通过骨圆针直接牵引骨骼，从而使骨折、脱位患者进行有效的复位和固定。常用于皮肤损伤、肿胀严重、创口感染或骨骼粉碎严重不宜行内固定的患者。
注意事项：每日观察避免过度牵引，超过 8 周更换牵引针，牵引过程中加强护理，预防并发症。
分类：股骨髁上牵引（图 5-1-6）、胫骨结节牵引、颅骨牵引、跟骨牵引、尺骨鹰嘴牵引等。

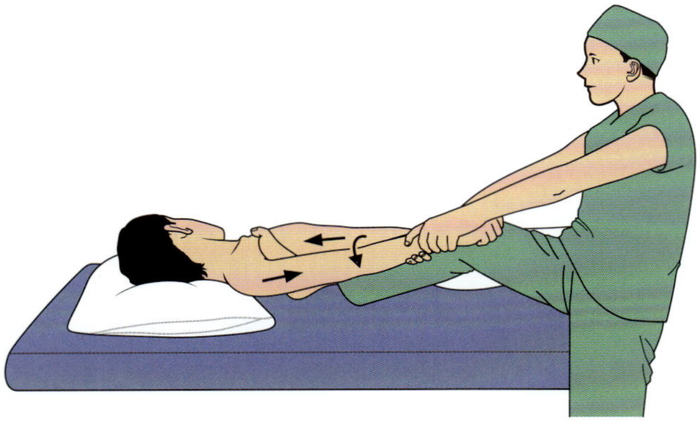

图 5-1-1　肩关节前脱位，手法复位（足蹬法，Hippocrate's 法）

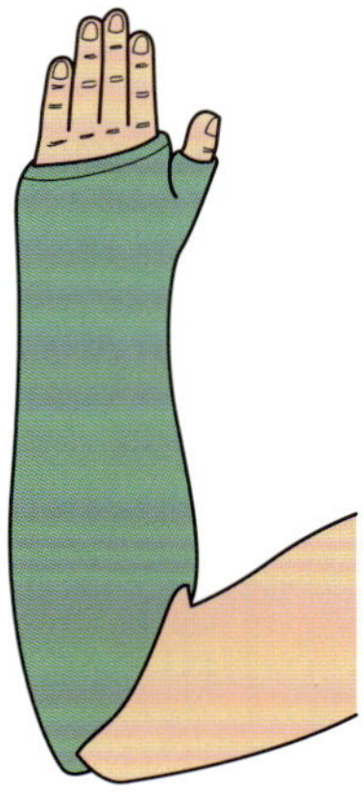

图 5-1-2　石膏管型固定

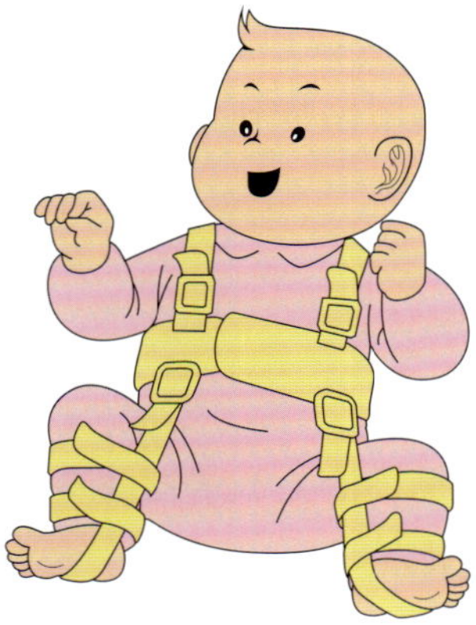

图 5-1-3　Pavlik 支具适用于 6 个月以下患儿

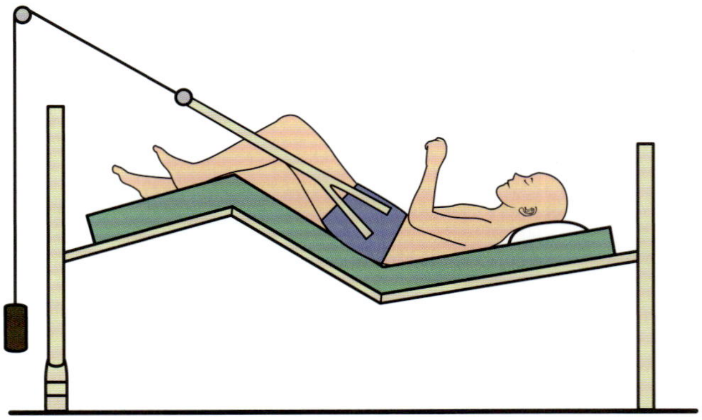

图 5-1-4　骨盆悬吊牵引

八、康复治疗

主要包括肌力训练、关节功能训练、关节本体感觉训练、平衡功能训练、步态训练、神经功能的康复治疗等。尤其术前康复训练、术后早期康复介入更重要（参见骨科疾病的康复治疗章节）。

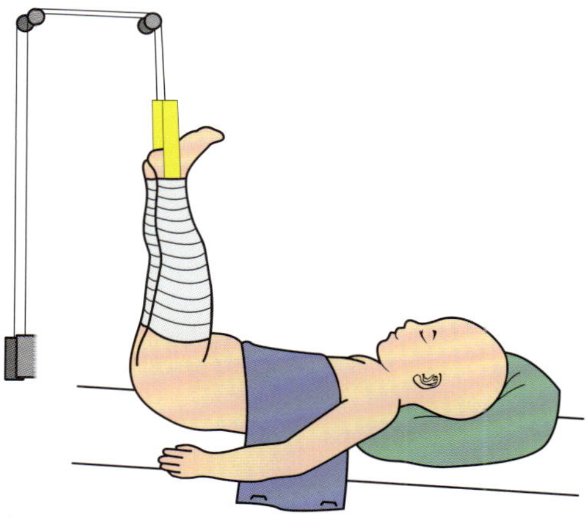

图 5-1-5　双腿悬吊皮牵引

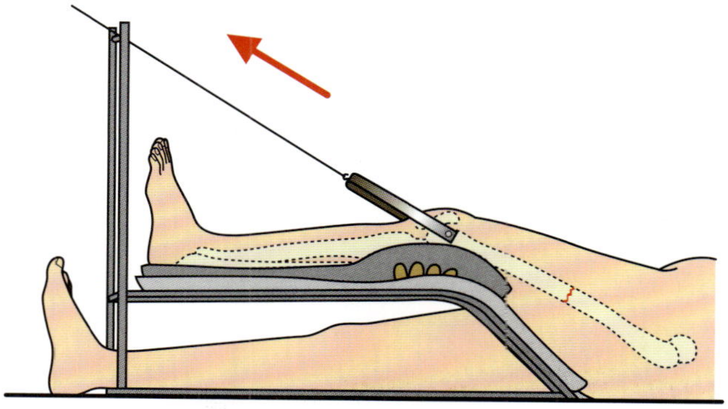

图 5-1-6　股骨髁上骨牵引

第二节　手术治疗

一、骨

1. 接骨术
   (1) 内固定种类：
      ① 钢丝内固定（图 5-2-1）。
      ② 接骨板、螺钉内固定（图 5-2-2）。
      ③ 骨圆针内固定（克氏针和斯氏针）。
      ④ 髓内针固定（图 5-2-3）。
   (2) 外固定支架（图 5-2-4）。
2. 骨移植术
   (1) 游离骨移植：髂骨等松质骨，髂骨嵴、腓骨的皮质骨等骨块移植。
   (2) 带血管蒂骨瓣移植：带较粗知名血管骨瓣。
3. 骨延长术：通过固定在长骨两端的外固定支架缓慢牵拉，使截骨断端间隙逐渐加大并生成新骨。
4. 截骨术：对于股骨头坏死，将坏死区移出股骨头负重区，改变关节负重面，使重荷转移到健康的软骨区域。对于严重膝关节畸形，可矫正膝内翻或膝外翻。

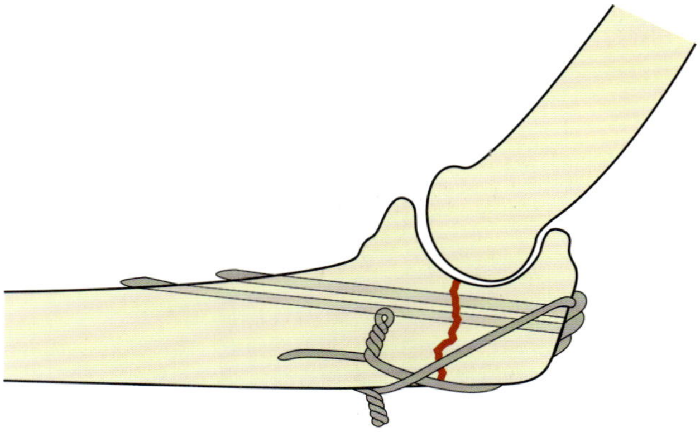

图 5-2-1　钢丝、克氏针内固定术
用钢丝穿过骨内人工隧道，然后拉紧、环扎、打袢，是有效地固定骨折的一种治疗方法

5. 离断术（参见截肢术章节）。

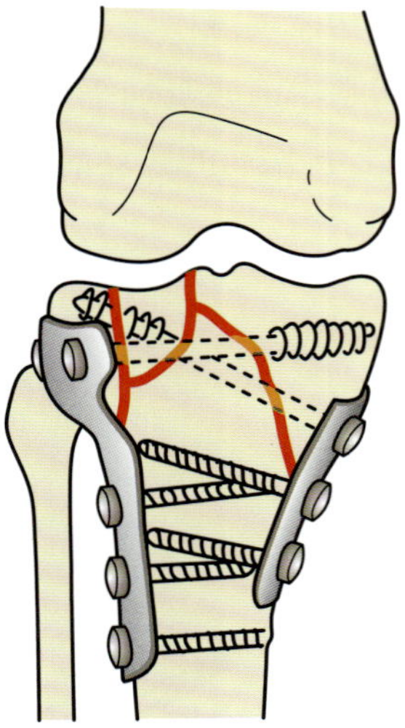

图 5-2-2 接骨板、螺钉内固定术
分为普通接骨板和加压接骨板

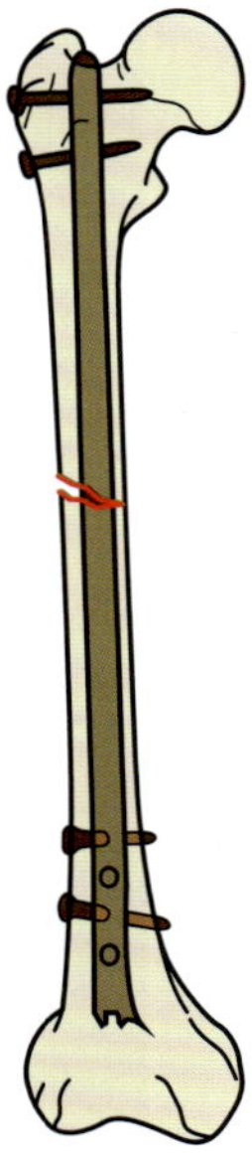

图 5-2-3 交锁髓内针内固定术
将髓内针插入髓腔内，并在其远、近两端用横行螺钉锁定。优点：可防止骨折旋转和纵向压力。多用于长管状骨（如股、肱、尺、胫、桡骨等）骨干骨折

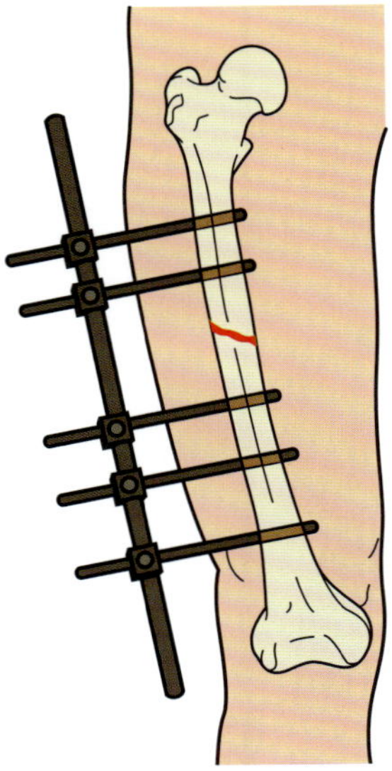

图 5-2-4 骨外固定支架
通过穿插在骨折远、近端骨骼上的骨圆针和体外装置的连接达到骨折固定、加压、牵伸的一种治疗方法

二、关节

1. 关节成形术

(1) 矫正关节畸形：胫骨高位截骨矫形术（图 5-2-5）、髋臼旋转截骨术（图 5-2-6）、肩关节不稳定手术等。

(2) 人工植入物：人工关节置换术（髋、膝、肘、踝、掌指关节）（图 5-2-7）、人工骨头置换术（髋、肩）。

2. 关节镜下手术

(1) 滑膜切除术：将关节囊内层的滑膜病变切除（图 5-2-8）。

(2) 关节清理术：清除关节内的所有病理组织。

(3) 软骨移植术：关节软骨缺损手术。

(4) 韧带重建术：镜下膝关节交叉韧带重建术（图 5-2-9）。

3. 关节融合术：关节融合是一种导致关节骨性融合的手术，可借以减轻疼痛、终止病变，获得关节稳定。

三、脊柱脊髓

1. 减压术：适用于椎间盘突出症、腰椎管狭窄症、后纵韧带骨化症、脊髓肿瘤等。

2. 脊柱固定术：适用于脊柱滑脱、脊柱侧弯症、脊柱外伤、椎管减压伴脊柱不稳等。

3. 脊柱内镜手术：经皮内镜下腰椎间盘切除术、经皮颈椎间盘切除术等。

另见脊柱章节。

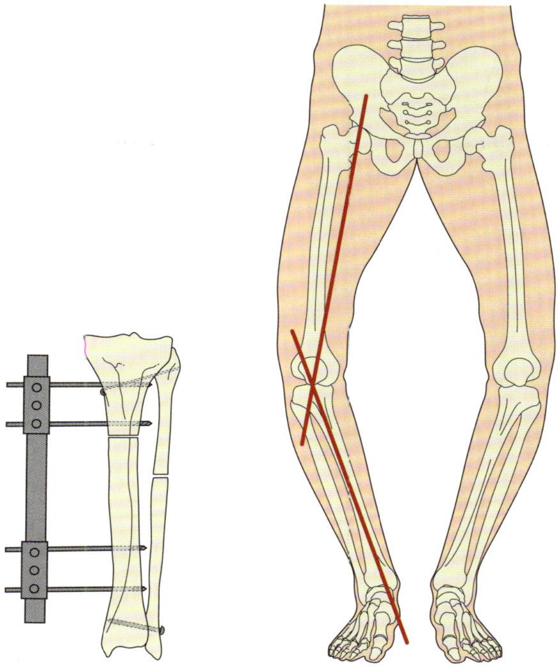

图 5-2-5　胫骨高位截骨治疗膝内翻畸形

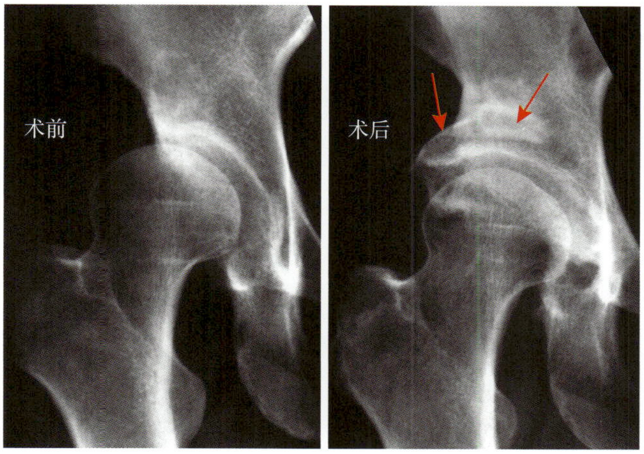

图 5-2-6　髋臼旋转截骨术治疗髋臼发育不良

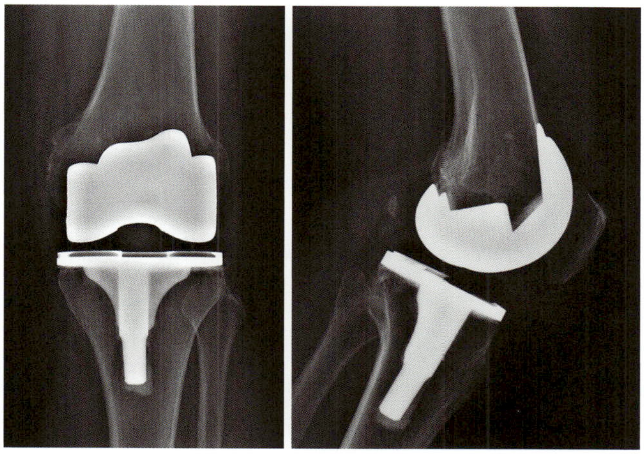

图 5-2-7　人工膝关节置换术

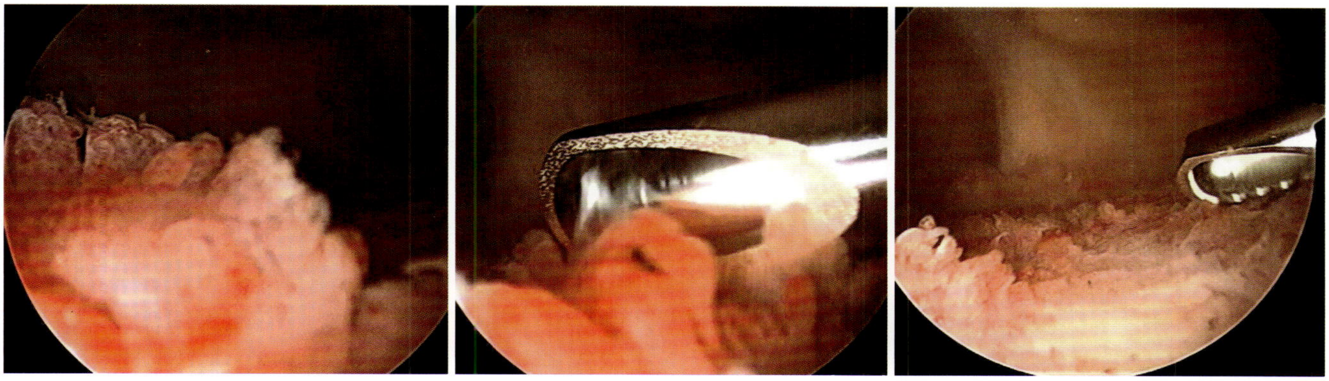

图 5-2-8　类风湿关节炎关节镜下滑膜切除术

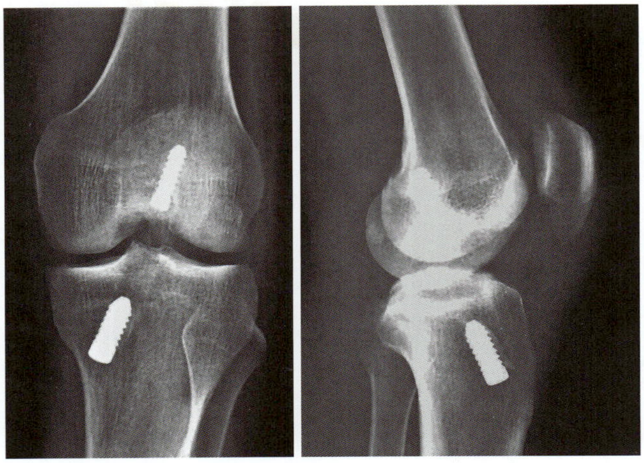

图 5-2-9 关节镜下膝关节前交叉韧带重建术

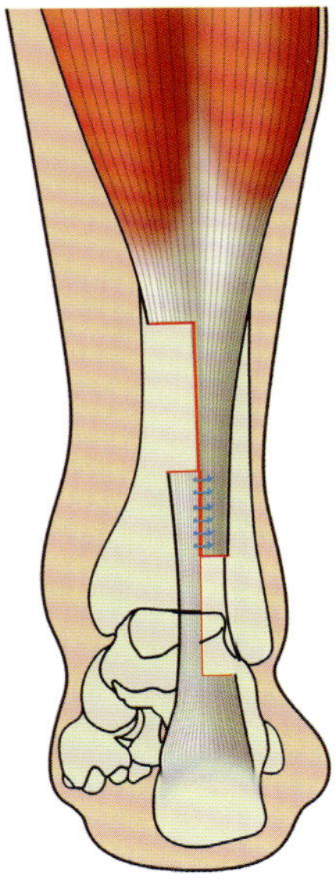

图 5-2-10 跟腱延长术

四、周围神经

神经剥离术、神经缝合术、神经移位术、神经移植术等。

五、肌腱、韧带

1. 肌腱缝合术：跟腱、手指肌腱的处置。
2. 肌腱延长术（图 5-2-10）：适用于因肌挛缩变形、运动受限者（如痉挛性马蹄足畸形）。
3. 肌腱移植术：肌腱断裂后不能缝合，取自体掌长肌进行移植缝合等。
4. 肌腱转移术：对于一个重要的麻痹肌肉，将邻近健全、不重要的肌肉的肌腱止点转移到合适部位，以改善失调的肌肉功能。
5. 韧带缝合术：治疗断裂的膝关节侧副韧带和踝关节侧副韧带等。
6. 韧带重建术：通过再建一个韧带，来代替已损伤的膝交叉韧带的功能。

六、皮肤

皮肤移植术：游离皮片移植、带蒂皮瓣移植、游离皮瓣移植等。

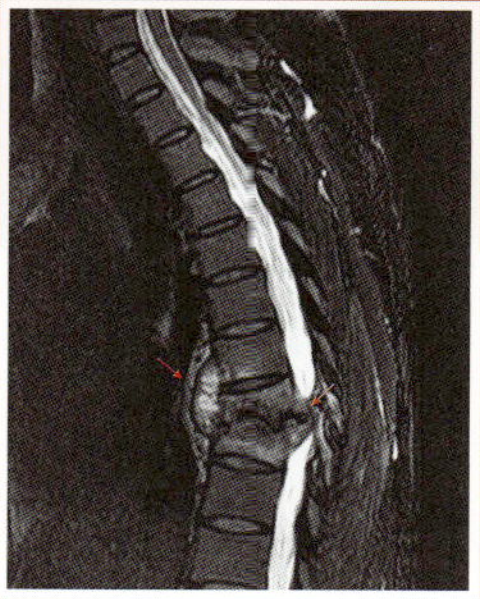

第六章

骨科感染性疾病

第一节　化脓性关节炎

一、诊疗要点

1. 化脓性关节炎（purulent arthritis, pyogenic arthritis, septic arthritis）除了血源性感染，也可源自外伤、手术、关节穿刺的直接感染以及邻近的骨髓炎蔓延所致。
2. 好发于膝、髋、肩、肘关节。致病菌最常见于金黄色葡萄球菌。
3. 儿童、年老体弱者多见。临床表现为寒战，高热，关节红肿热痛，关节活动受限。
4. 穿刺关节液混浊或脓液、涂片镜检可见大量脓细胞、细菌培养阳性皆是确诊的重要依据。
5. 实验室检查：白细胞总数升高，中性粒细胞增多，红细胞沉降率（血沉）增快，CRP 增高。
6. X线检查：早期关节间隙增宽，骨质疏松。进而关节骨破坏，关节间隙变窄（图 6-1-1）。
7. MRI 检查：可早期发现骨髓炎性浸润及骨质破坏（病灶 T_1W_1 呈低或中等信号、T_2W_1 呈高信号，死骨为低信号）。
8. 早期治疗非常重要。肢体制动于功能位置，应用敏感抗生素，镜下或切开引流，持续灌流冲洗（图 6-1-2）。
9. 疗效标准

（1）治愈：发病 4 周内症状消失，关节活动正常，化验及关节穿刺检查结果均正常，X 线片显示关节间隙正常，关节面光滑，软骨下骨质无破坏，并经连续观察 1 年，症状无复发。

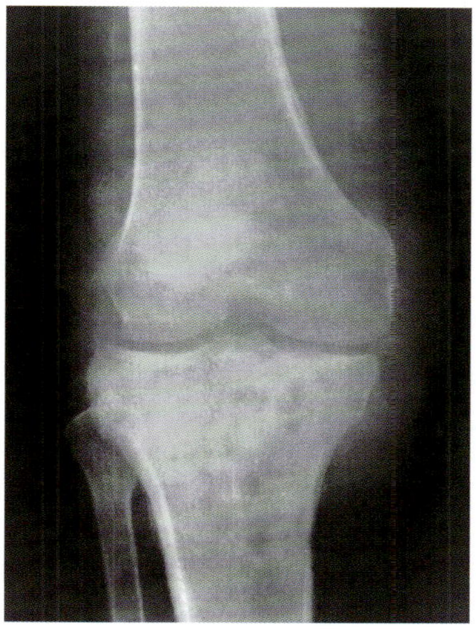

图 6-1-1　化脓性关节炎
X线片：膝关节间隙变窄，虫蛀样骨破坏

（2）好转：全身及局部症状好转、稳定，化验及关节穿刺检查结果均正常，关节僵硬、畸形或强直，偶有复发，X 线片显示关节面不光滑，有软骨下骨质破坏。

（3）未愈：未达到上述标准者。

二、鉴别疾病

（一）耐甲氧西林金葡菌关节炎

1. 致病菌是耐甲氧西林金葡菌（methicillin-resistant

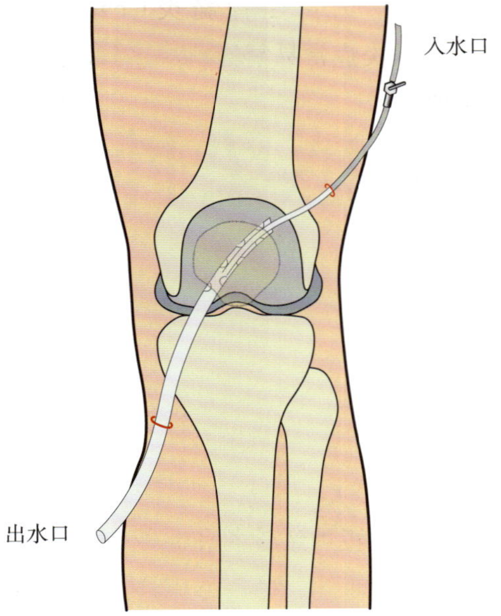

图 6-1-2 膝关节持续灌流冲洗术

staphylococcus aureus, MRSA)，主要经破损的皮肤和黏膜（包括口咽部、肠道、阴道黏膜裂隙）侵入人体，也可因吸入染菌尘埃而致病。

2. 与院内感染及医源性感染有关。
3. 病后免疫力下降，术前有咽部炎症和褥疮的患者术后要注意预防。
4. 感染病情严重，具有广谱耐药性，对万古霉素、利耐唑胺、夫西地酸钠等药物敏感。

（二）结核性关节炎

1. 近年来，中老年结核性关节炎（tuberculous arthritis）患者增加。既往有结核病史。发病缓慢，易误诊为风湿或免疫疾病。
2. 本病主要是经血行感染，好发于髋、膝关节。
3. 早期症状不明显，晚期出现结核中毒症状。受累关节呈梭形肿大，局部皮温不高，形成寒性脓肿。关节疼痛，活动受限。
4. 脓液结核菌培养阳性；结核菌素试验（PPD）阳性，老年患者可弱阳性或阴性；关节滑膜组织活检，可见干酪样物质和多核巨细胞。
5. X线检查：早期关节周围骨质疏松。晚期关节间隙变窄，以及骨质破坏、死骨形成。
6. 治疗：早期休息，局部制动。给予高蛋白、高维生素饮食。
7. 抗结核治疗：应早期、全程、足量、联合用药。常用药物有异烟肼、链霉素、利福平、乙胺丁醇。
8. 手术：滑膜和病灶清除术，酌情施行关节融合术，或人工关节置换术。

第二节 骨髓炎

一、诊疗要点

1. 急性化脓性骨髓炎（acute pyogenic osteomylitis）一般为血源性感染。也可见于开放性骨折或手术伴发直接感染，以及邻近软组织蔓延性感染。
2. 急性血源性骨髓炎以骨质吸收、破坏为主。
3. 多见于股骨远端和胫骨近端的干骺端。骨髓腔内脓液穿入骨膜下层形成骨膜下脓肿，再穿破骨膜、软组织穿至皮外形成窦道。
4. 全身中毒症状严重，寒战、高热。早期局部剧痛。
5. 白细胞升高，血沉增快，CRP 增高。
6. 骨穿刺液涂片检查有脓细胞或细菌可确诊。病原菌以金黄色葡萄球菌为最多。出现败血症或脓毒血症时脓液培养及血培养阳性。
7. X线检查：发病 2 周内多无明显异常。3 周后可见骨质脱钙、破坏，骨膜反应及层状新骨形成（图 6-2-1）。MRI 可清晰显示感染病灶，有利早期确诊。
8. 发病 1～2 天内采用足量而有效的抗生素静脉滴注。患肢夹板、石膏或牵引等制动。若症状仍不能控制，则应及早施行骨皮质开窗引流术。
9. 疗效标准

(1) 治愈：经早期抗生素治疗、适当的局部固定

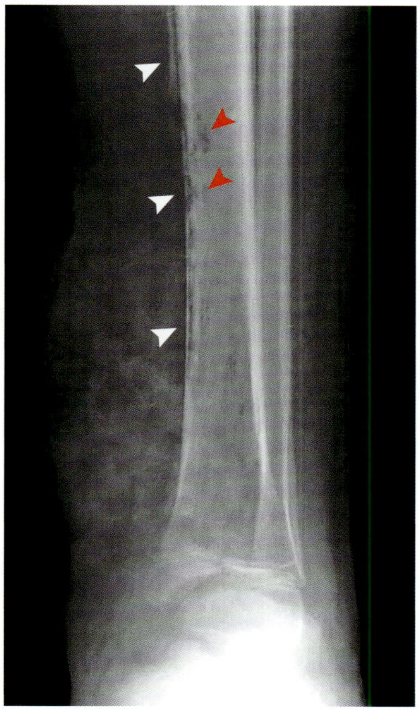

图 6-2-1　胫骨急性化脓性骨髓炎
X线片：胫骨远端虫蚀状骨质破坏(红色箭头)及骨膜反应(白色箭头)

和全身支持疗法，发病 4 周内炎症消退，X 线片正常，病变吸收。

(2) 好转：早期抗生素治疗未彻底，全身及局部症状明显好转、稳定。病变未完全吸收，病灶未彻底根除，常易复发，转为慢性骨髓炎。

(3) 无愈：未达到上述标准者。

【病例】(图 6-2-2)

女性，63 岁，人工全髋关节置换术后 2 年感染。窦道形成 (a)。X 线片显示骨质疏松，股骨假体下沉，其周围可见放射性透亮带，有虫蚀样骨溶解 (b)。术中炎性组织病理检查高倍镜下中性粒细胞 5～15 个 (c)。假体取出，清创，抗感染，含庆大霉素骨水泥假体旷置后 (d、e、f)，二期翻修 (g)。

二、鉴别疾病

(一) 慢性化脓性骨髓炎

1. 化脓性骨髓炎急性期未得到及时治疗容易转变成慢性化脓性骨髓炎 (chronic pyogenic osteomylitis)。炎症常易复发，一些病例经久不愈。

2. 病理改变：死骨形成，大量新生骨，包裹于死骨外面，形成包壳。局部有瘢痕组织及窦道。

3. 全身症状不明显，局部可有肿胀、疼痛和压痛。

4. X 线片可见骨硬化和骨破坏区，骨髓腔不规则 (图 6-2-3)。

5. 如发生病理性骨折，可有肢体短缩或成角畸形。如病灶接近关节，多有关节挛缩或僵硬。有窦道口皮肤恶变成鳞状上皮癌的病例报道。

6. 如病变侵犯可致骨骺和骺板破坏严重，生长停止，肢体短缩畸形。另一方面，炎症的刺激也可使骺板过度生长，使患骨长于健侧。

(二) 局限性骨脓肿

1. 局限性骨脓肿 (brodie's abscess) 是一种特殊类型的慢性骨感染。
2. 好发于股骨远端和胫骨近端的干骺端。
3. 多数患者长期无不适症状。有时局部有沉重感、隐痛。
4. X 线片：干骺端圆形或椭圆形骨透亮区，周围有硬化骨包绕 (图 6-2-4)。
5. 需要与骨样骨瘤、非骨化性纤维瘤和骨囊肿进行鉴别。

(三) 硬化性骨髓炎

1. 硬化性骨髓炎 (Garré 骨髓炎) 是一种由低毒性感染引起的以髓腔消失、循环较差、骨质增生硬化为特征的一种慢性骨感染。
2. 好发于长管状骨的骨干，胫骨最为多见。
3. 骨感染后病程缓慢，全身症状较轻，患部钝痛，有压痛。
4. X 线片：长骨干局部骨皮质增厚呈梭形，骨髓腔狭窄甚至消失。
5. 抗生素可缓解疼痛。部分病例需手术切除硬化部分，开放骨腔。

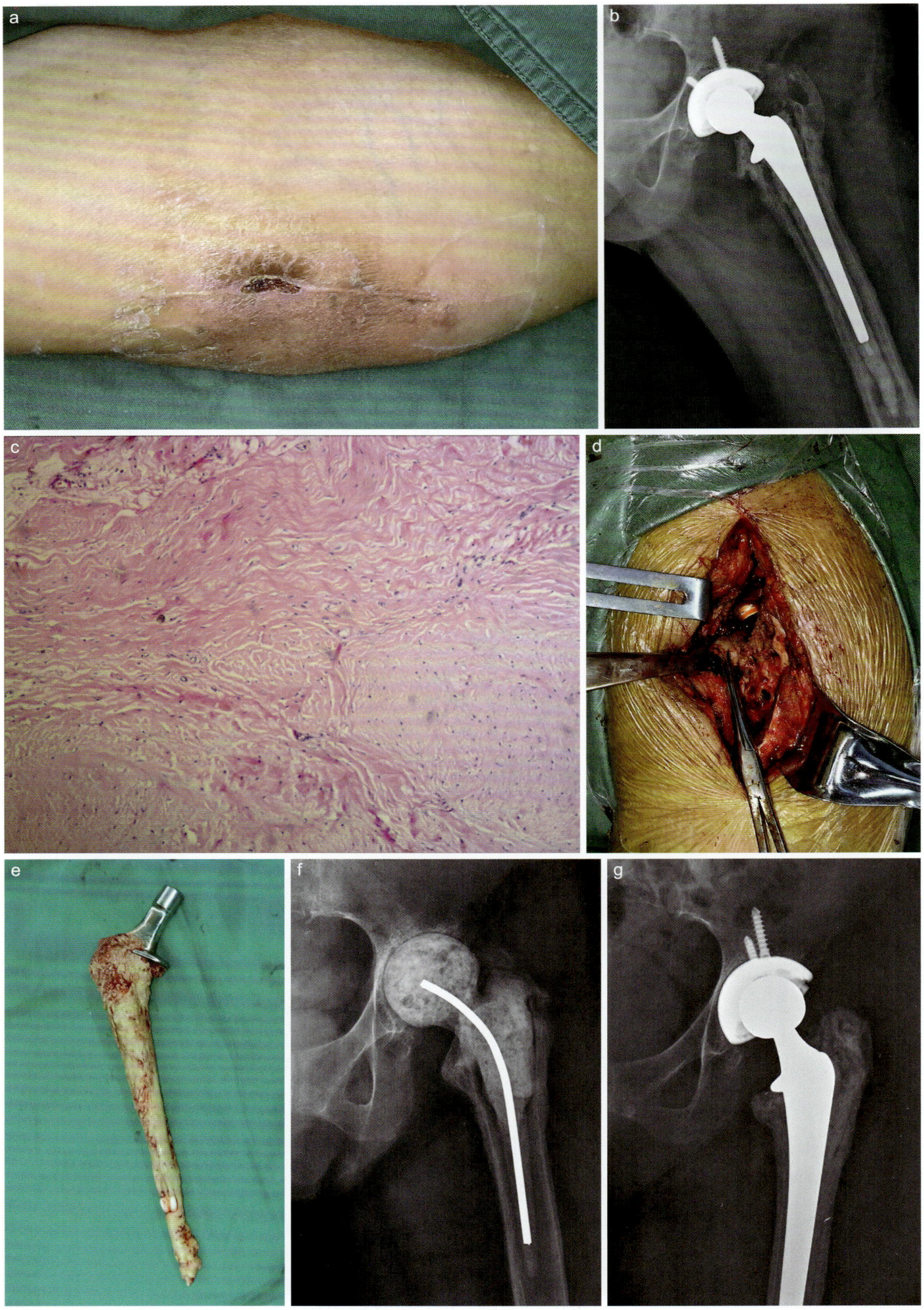

图 6-2-2 人工全髋关节置换术后感染二期翻修术

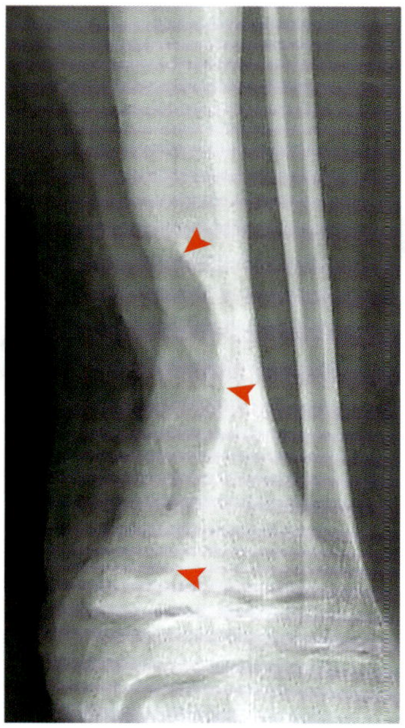

图 6-2-3　慢性化脓性骨髓炎
X线片：胫骨远端内侧骨缺损，骨质硬化（红色箭头）

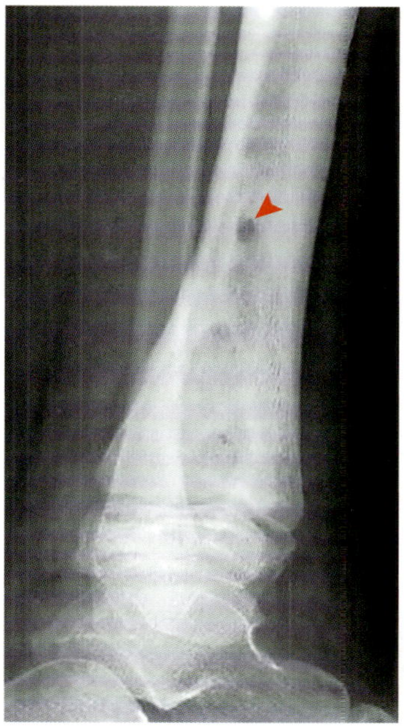

图 6-2-4　胫骨局限性骨脓肿
X线片：胫骨远端圆形骨透亮区，周围有硬化骨包绕（红色箭头）

第三节　脊柱结核

一、诊疗要点

1. 脊柱结核（tuberculous spondylitis，spinal caries，Pott's disease）为继发病，原发病为肺结核等病，经血循环途径感染。
2. 脊椎结核约占骨关节结核总数的 50%。以 $T_8 \sim L_3$ 最为多见。
3. 病变开始于椎体的前侧，侵及邻近的椎间盘导致椎间隙变窄。特别是椎体压缩成楔形，出现驼背和脊柱侧凸（图 6-3-1）。后侧的椎骨结构（如椎弓和棘突）很少被侵犯。椎体破坏后形成的寒性脓肿汇集在脊柱的两旁；或出现在远离病灶的部位，如腰大肌脓肿（图 6-3-2）。
4. 临床表现：无明显的炎症反应，病程缓慢。椎旁脓肿破溃形成窦道。晚期椎体破坏、塌陷形成驼背畸形，脊髓受压，出现部分或完全截瘫（Pott 截瘫）。

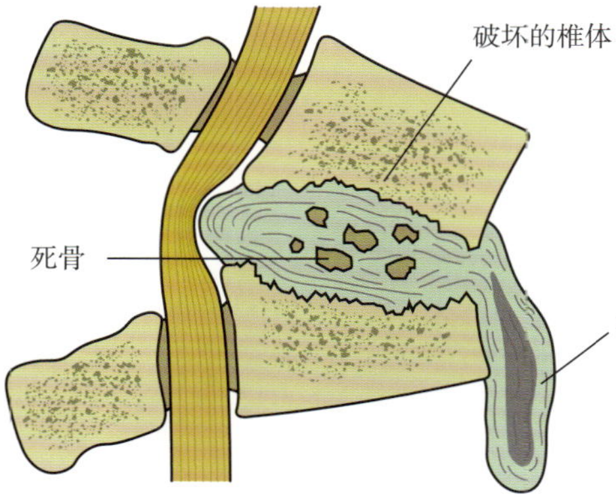

图 6-3-1　脊柱结核病理改变
病变侵及破坏椎间盘、椎体，形成死骨和寒性脓肿。椎间隙变窄和脊柱后凸或侧凸

5. X 线片可显示椎间隙变窄或消失、椎体塌陷、脊柱向后侧突和寒性脓肿阴影等征象。CT 可清晰显示死骨、钙化。MRI 可清楚显示脊髓受压、椎体破坏、椎旁脓肿、椎间盘受累和椎管内改变（图 6-3-3）。

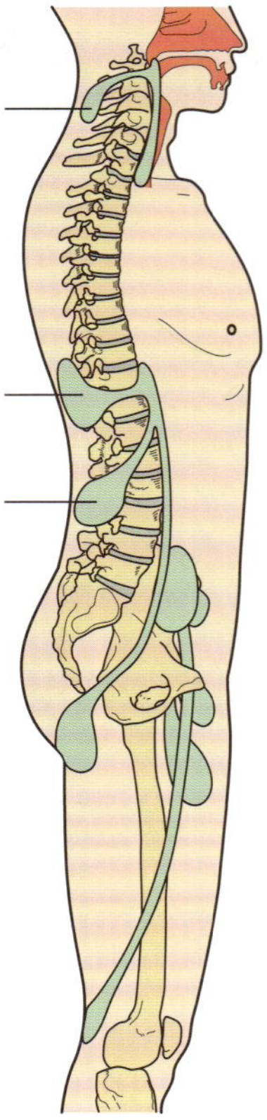

图 6-3-2 寒性脓肿流注途径

6. 结核菌素（PPD）试验阳性（图 6-3-4）。针吸活检脓液检出结核菌，或病理组织检查可确诊。
7. 抗结核治疗：一线药物有异烟肼、利福平、乙胺丁醇、链霉素等。抗结核治疗 6 ~ 12 个月。卧床，防止病变椎体塌陷、畸形，发生脊髓受压造成截瘫。
8. 手术治疗根据病情可选择：病灶清除、椎管减压、植骨、内固定术（图 6-3-5）。术后脊柱外固定支具制动 4 ~ 6 周（图 6-3-6）。
9. 疗效标准
   (1) 治愈：
      ①全身情况良好，体温正常，食欲好，血沉正常。
      ②局部无明显症状、无脓肿或窦道。
      ③X 线片显示脓肿消失或钙化，无死骨或已被吸收。
      ④起床活动 1 年或参加工作半年后仍能保持上述三项指标者。
   (2) 好转：符合上述前三项者。

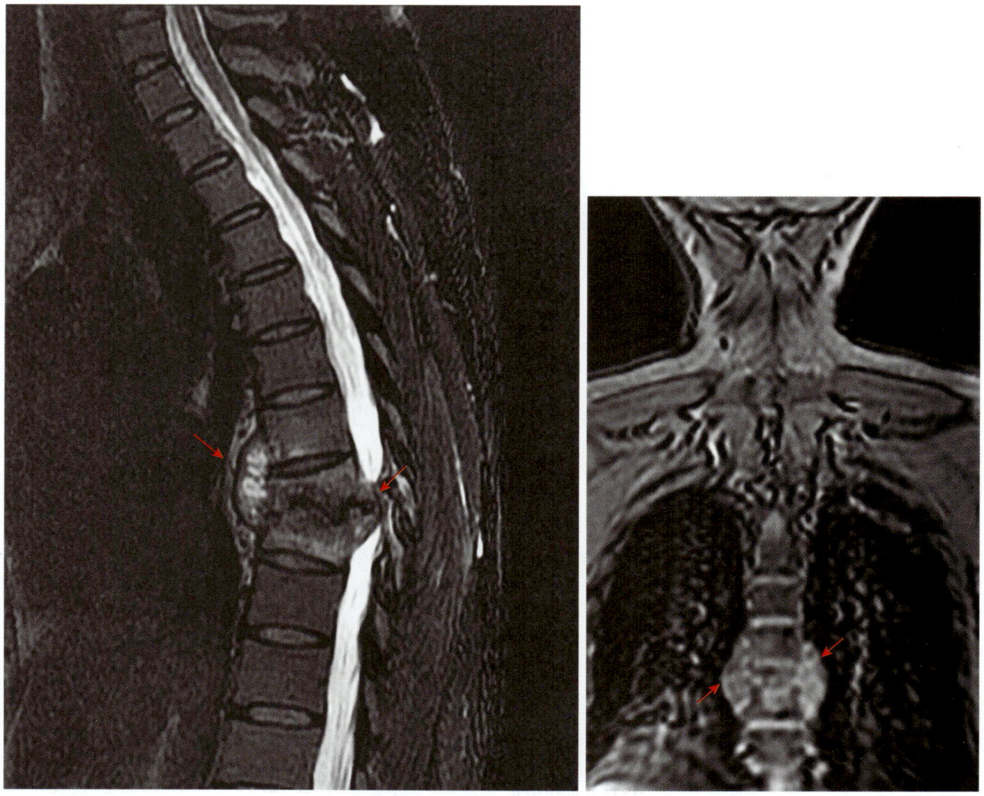

图 6-3-3 MRI：$T_{8、9}$ 椎体破坏，椎间盘受累，椎旁脓肿形成，椎管内改变，脊髓受压

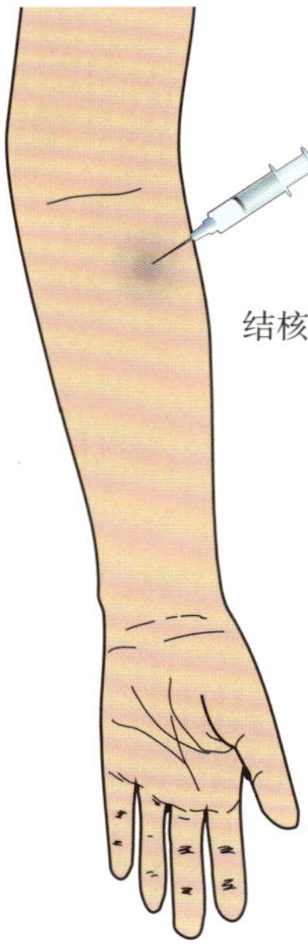

图 6-3-4　PPD 试验图

(3) 未愈：若治疗后经过一段时间的活动后，一般情况变差，症状复发，血沉增快。

【病例】（图 6-3-7）

男性，21 岁，T_{11} 结核，前路病灶清除、植骨融合内固定术。

二、鉴别疾病

化脓性脊柱炎

1. 化脓性脊柱炎（suppurative spondylitis，pyogenic spondylitis）40 岁以后患者多见。近年来高龄、易感染性宿主患病增加。

   易感染性宿主（compromised host）指因高龄和某些疾病，而对感染性疾病抵抗力低下的人群。疾病包括白血病等血液病、艾滋病、糖尿病等，还有使用免疫抑制剂和化疗患者及大手术后的患者。

2. 常见致病菌是金黄色葡萄球菌（包括 MRSA）。主要为血源性感染。
3. 发病部位以腰椎最多，其次是胸椎和颈椎。临床上分为脊椎骨骨髓炎和椎间盘炎。
4. 高热、病椎部位剧痛，患者呻吟不安，脊柱活动障碍。感染扩散可出现根性神经痛和椎旁脓肿。

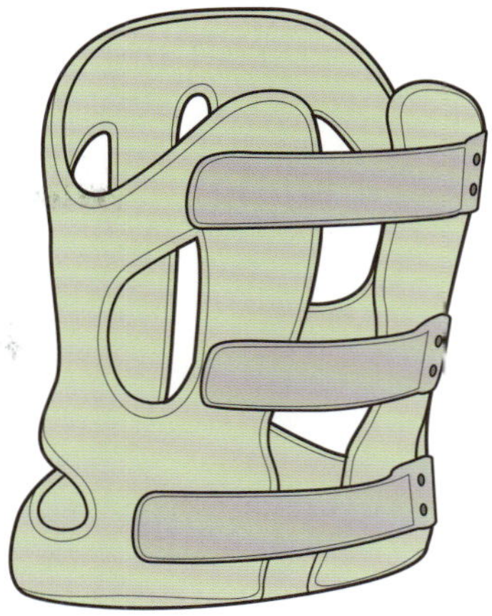

图 6-3-6　胸腰椎外固定支具

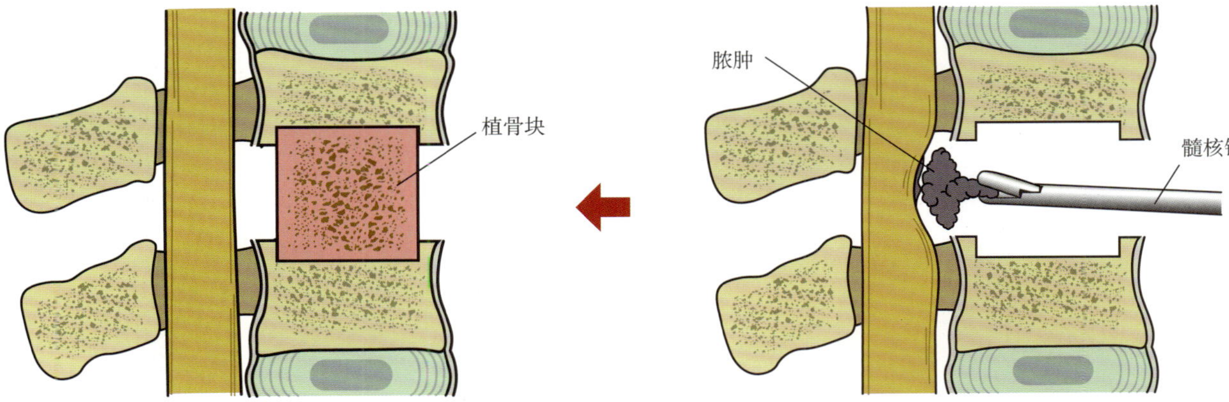

图 6-3-5　前路病灶清除 + 植骨 + 内固定术

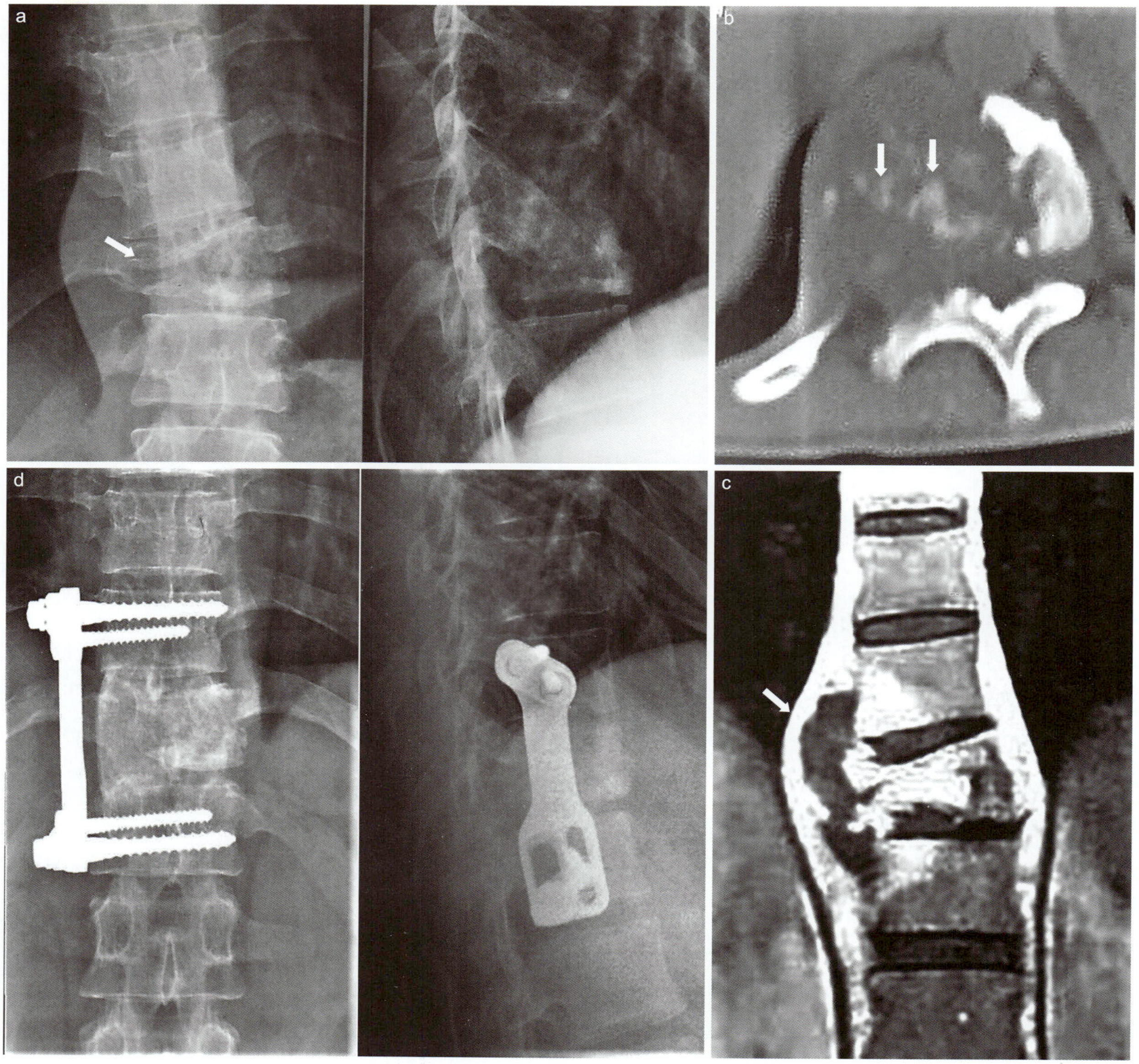

图 6-3-7 男性，21 岁，T_{11} 结核，前路病灶清除、植骨融合内固定术

a. 术前X线片显示T_{11}椎体塌陷，侧凸畸形；b. 术前CT扫描显示椎体骨质破坏严重，死骨形成；c. 术前MRI显示骨质破坏，椎旁脓肿形成；d. 术后X线片显示侧凸畸形消失，内固定稳定

5. 实验室检查：白细胞计数升高，红细胞沉降率（血沉）增快，CRP 值增高，血、脓液细菌培养阳性。
6. X 线片、MR 检查显示软骨板破坏，椎体边缘模糊呈毛刷状，椎旁软组织肿胀，椎间隙变窄。
7. 抗感染治疗有效。

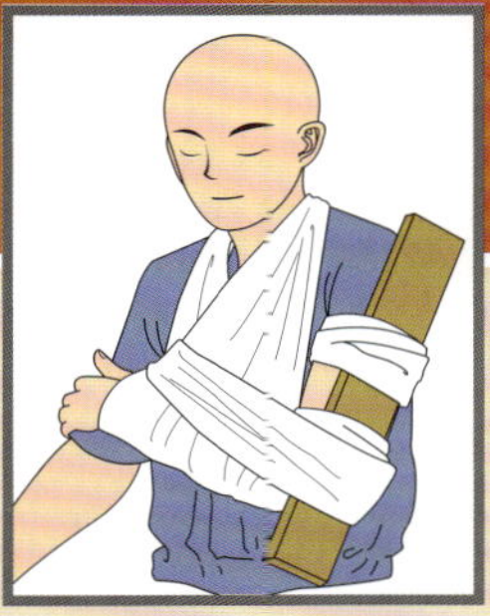

第七章
创伤、骨折概论

第一节　创伤概论

要点

1. 恰当的治疗越早，疗效越好。
2. 先救命，再治伤，早期锻炼，不落残。
3. 开放性骨折要早清创，预防感染，将开放伤变为闭合伤，最大程度地保障肢体功能的恢复。
4. 在灾害、群发伤、医务人员不足情况下，要进行治疗的优先排序。

   3T：Triage（分诊）、Transportation（运送）、Treatment（治疗）。

一、院前急救

（一）急救 DRABC

Dange（排除危险）; Respons（确认患者的反应、清醒程度）; Airway（保证气道畅通）; Breathing（人工呼吸）; Circulation（人工循环）。

（二）Glasgow 昏迷指数（表 7-1-1）

表 7-1-1　Glasgow昏迷指数*（Glasgow coma scale, GCS）

判定内容		分数
A. 睁眼	自主睁眼	4
	呼唤后睁眼	3
	刺痛后睁眼	2
	不能	1
B. 语言反应	回答切题	5
	回答不切题	4
	用词不当	3
	词不达意	2
	不能	1
C. 运动反应	能按要求动作	6
	刺痛能定位	5
	刺痛能躲避	4
	刺痛后肢体能屈曲	3
	刺痛后肢体能伸直	3
	不能	1
总分数（A+B+C） 最低 3分，最高15分		

GCS为目前评估脑损伤最常用判定标准。
1. 当GCS ≤ 8分时考虑为严重颅脑外伤，应进行气管插管保护气道通畅。
2. GCS＝9～12分时考虑为中度颅脑外伤。
3. GCS＝13～15分时考虑为轻度颅脑外伤。一般建议GCS ＜13分时应送往急救中心。

* Teasdale G, Jennett B. Assessment of coma and impaired conseiousness. A pratical scale. Lancet, 1974; 2: 81-84.

（三）急救原则

处理及预防休克，防止伤口污染，固定患肢，避免神经、血管进一步损伤。

1. 首先判断有无休克及休克程度，并及时救治。
2. 有活动性出血，要进行暂时性压迫包扎止血。使用止血带压迫止血，每半小时到 1 小时放松一次。
3. 有开放伤口，局部应先用无菌敷料或干净毛巾包扎，以减轻污染。

4. 受伤情况不明时，要保持患者受伤后姿势，临时给予有效固定，搬送至医院。

（四）急救骨折固定

固定夹板要超过损伤部位的上、下关节。

1. 颈部损伤：仰卧，在颈部垫一薄枕，头颈部保持中立位。在头颈的两侧各放置棉布卷，最后用绷带经患者额部固定头部，限制头颈部前屈、后伸或左、右旋转（图 7-1-1）。
2. 锁骨骨折：患者保持挺胸叉腰两肩后伸位，将两条 10 cm 宽的带状三角巾分别环绕两侧肩锁部，于背部打结。然后将两条三角巾的底角拉紧打结（图 7-1-2）。

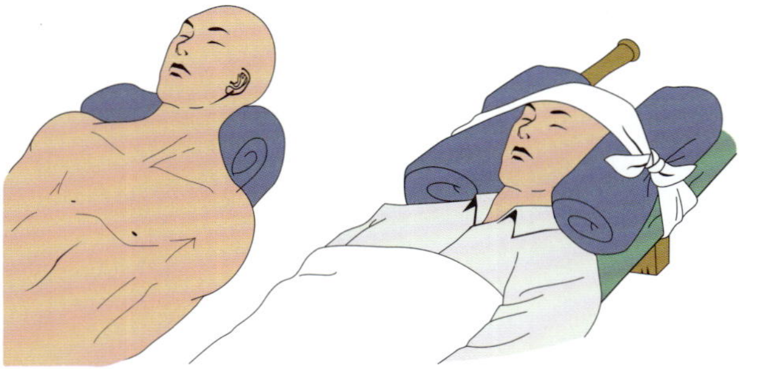

图 7-1-1 颈部损伤固定

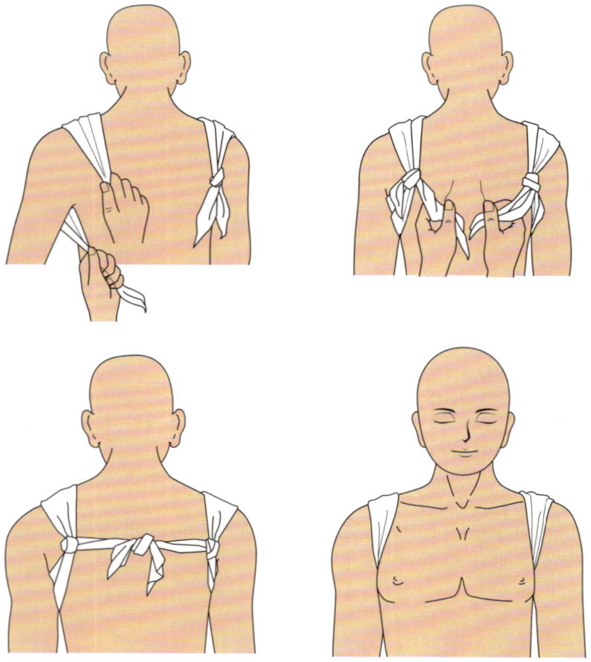

图 7-1-2 锁骨骨折固定

3. 肩部损伤：在腋下垫以软垫，将燕尾式三角巾的夹角对着伤侧颈部，燕尾底部包绕上臂打结，然后两个燕尾角分别经胸、背拉到对侧腋下打结固定。用另一条三角巾悬吊前臂于胸前（图 7-1-3）。
4. 肱骨骨折：用绷带和一块夹板先将伤肢固定，再用一条三角巾悬吊前臂于胸前，最后用绷带经胸、背于健侧打结固定（图 7-1-4）。
5. 肘关节骨折：当肘关节屈曲位受伤时，用绷带和一块夹板将肘关节固定在屈曲位。当肘关节伸直位受伤时，用绷带、夹板将肘关节固定于伸直位（图 7-1-5）。
6. 前臂骨折：长度超腕、肘关节的夹板置于前臂掌侧，用绷带固定。用一条三角巾悬吊前臂于胸前，再用绷带绕胸、背于健侧腋下打结固定（图 7-1-6）。
7. 脊柱骨折：保持伤后姿势置于硬板床上，在悬空的部位用软垫撑起，然后用几条布带将患者固

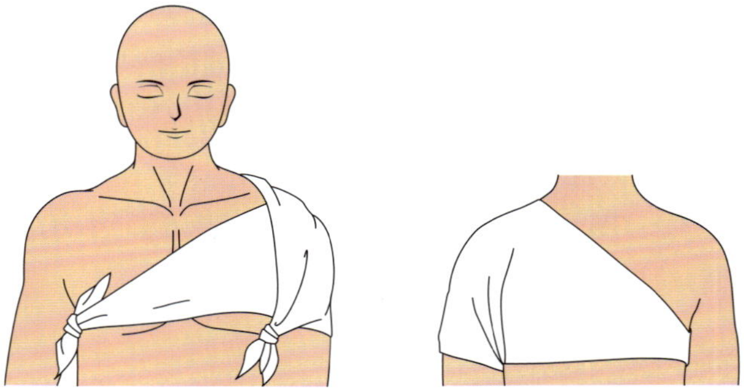

图 7-1-3 肩部损伤固定

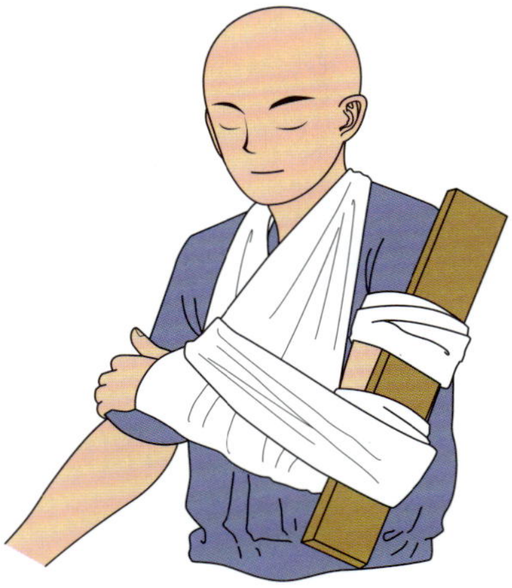

图 7-1-4 肱骨骨折固定

定，DSP止患者扭动造成二次损伤（图 7-1-7）。

8. 骨盆骨折：仰卧于硬板床上，将一条带状三角巾的中段放于腰骶部，绕髋前至小腹部打结固定，再用另一条带状三角巾中段放于小腹正中，绕髋后至腰骶部打结固定（图 7-1-8）。

9. 股骨骨折：用一块长夹板（长度：腋下至足跟）放在伤肢外侧，另用一块短夹板（长度：会阴部至足跟）放在伤肢内侧，至少用 4 条布带分别在腋下、腰部、大腿根部及小腿分别环绕伤肢包扎固定，在关节部位放置软垫（图 7-1-9）。若无夹

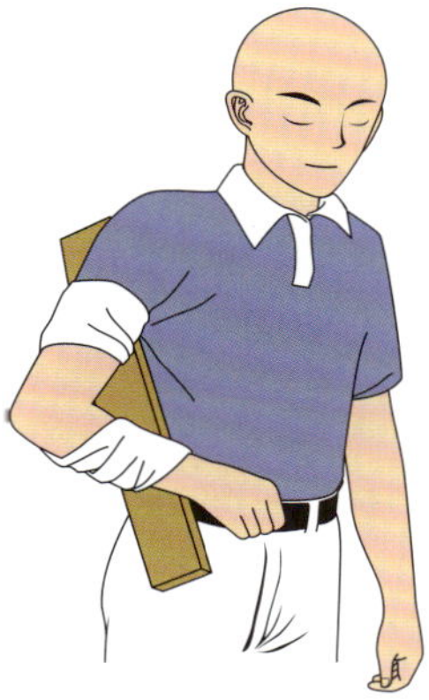

图 7-1-5　肘关节骨折固定

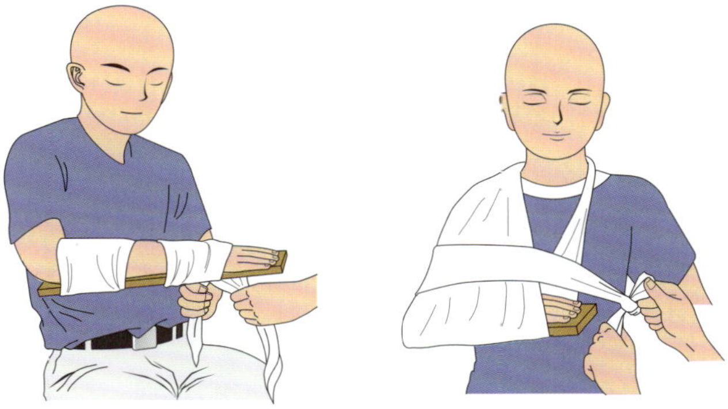

图 7-1-6　前臂骨折固定

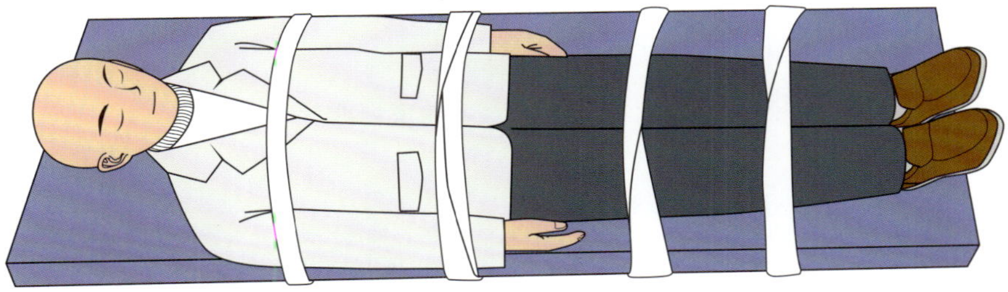

图 7-1-7　脊柱骨折固定

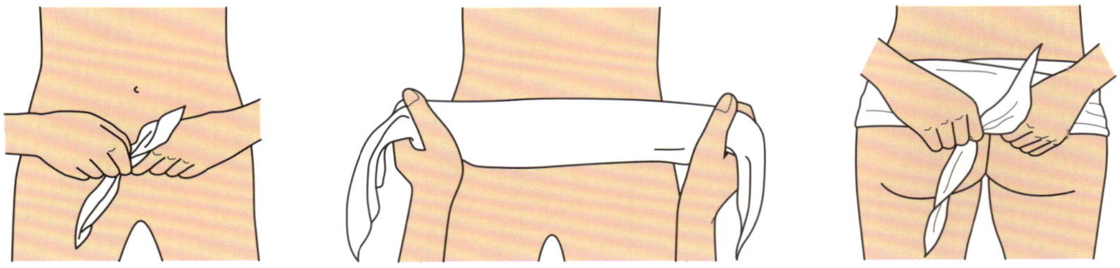

图 7-1-8　骨盆骨折固定

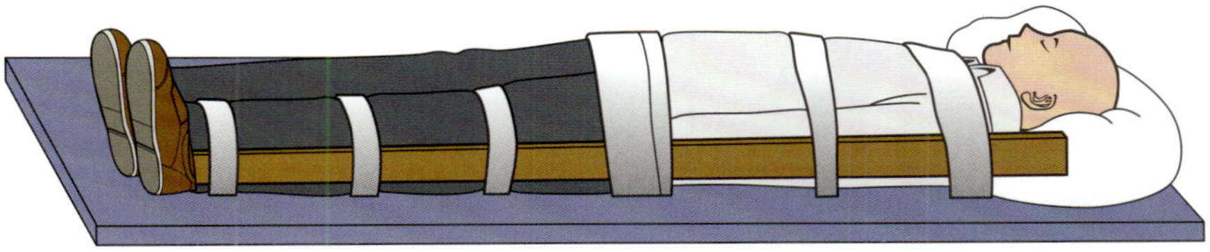

图 7-1-9　股骨骨折固定

板时，用绷带将伤肢固定在健侧肢体上。

10. 胫腓骨骨折：三块夹板长度超过膝、踝关节，用绷带分别环扎固定（图 7-1-10）。或用绷带将伤肢固定在健侧肢体上。

11. 踝、跖、趾骨折：绷带或三角巾环绕或“8”字包扎，避免负重即可。

二、院内处置

有休克者要先行抗休克治疗；有内脏损伤者，先处理内脏损伤，然后再处理骨折。

（一）密切观察

勿漏掉创伤引起的多发损伤、并发症，例如：

1. 休克状态：皮肤苍白、湿冷，心动过速，呼吸急促，外周静脉不充盈，颈动脉搏动减弱，尿量减少，神志改变，血压下降等。
2. 挤压综合征（crush syndrome）：长时间受压，远侧血液循环障碍，在压力解除后出现急性肾衰竭症状。如不及时处理，后果常较为严重，甚至导致患者死亡。
3. 弥散性血管内凝血（disseminated intravascular coagulation，DIC）。
4. 成人呼吸窘迫综合征（adult respiratory distress syndrome，ARDS）。
5. 深静脉栓塞，肺栓塞。
6. 脂肪栓塞综合征（fat embolism syndrome）：多见于多发骨折，死亡率高。系由非乳化的脂肪滴引起毛细管阻塞，致使肺、脑等脏器功能障碍。

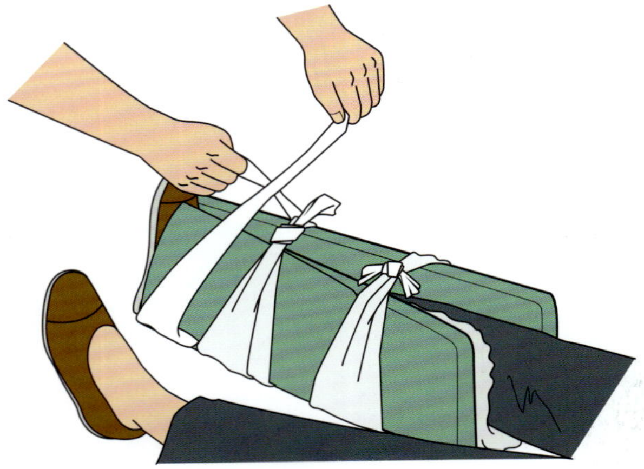

图 7-1-10 胫腓骨骨折固定

脂肪滴的来源：

• 机械因素理论：认为是从骨折部位的骨髓脂肪直接进入血管造成的。

• 生化因素理论：认为是应激反应所致的脂肪代谢异常造成的。

脂肪栓塞综合征的诊断标准见表 7-1-2。

表 7-1-2 脂肪栓塞综合征临床诊断标准（鹤田*）

主要标准	1）点状出血（包括视网膜病变） 2）呼吸系统症状及肺部X线片改变 3）与头部外伤无关的脑神经症状	
次要标准	1）低氧血症（PaO_2<70 mmHg） 2）血红蛋白下降（<10 g/dl）	
参考标准	1）脉快（120次/分以上） 2）发热（38～40℃） 3）尿中脂肪滴 4）血小板减少 5）红细胞沉降率加快（>70 mm/h） 6）血清脂酶上升 7）血中游离脂肪滴增加	
主要标准	2项以上 1项，加上次要和参考标准4项以上	临床诊断
	0项，次要标准1项，参考标准4项	可疑诊断

备注：胸部X线片显示特征性的“暴风雪”（snow storm）样阴影
*鹤田登代志．脂肪塞栓症候群．整形外科，1981; 32: 875-879.

（二）创伤后失血量判断

根据创伤后失血引起的心血管系统和终末器官的灌注量减少体征，可以判断出低血容量休克，但应排除伤者的自身疾病、并发症、年龄、用药等因素（表 7-1-3）。

（三）评估四肢、骨盆、脊柱，脊髓损伤程度

1. 全面查体，对可疑的部位拍摄 X 线片。
2. 详细了解受伤过程，分析创伤机制。例如：
   • 直接暴力：重物撞击小腿致胫骨骨折。
   • 间接暴力：老人跌倒手掌着地造成 Colles 骨折。

（四）了解各部位损伤易发生的合并损伤

例如：肩关节前脱位易出现腋神经损伤；肱骨干下 1/3 骨折易出现桡神经损伤；股骨髁上骨折易

表 7-1-3 失血量与临床表现（设定体重 70 kg 男性）

分级	总失血量（%）	失血量（ml）	临床表现
Ⅰ	0 ~ 15	0 ~ 750	无（与献血量一致）
Ⅱ	15 ~ 30	750 ~ 1500	心动过速（>100次/分），血压正常，脉压下降，呼吸急促，焦虑，尿出量轻度减少（20 ~ 30 ml / h）
Ⅲ	30 ~ 40	1500 ~ 2000	心动过速（>120次/分），血压下降，脉压低，呼吸急促，意识模糊，尿量减少（5 ~ 15 ml / h）
Ⅳ	>40	>2000	心动过速（>140次/分），显著低血压，呼吸急促，意识丧失，无尿

出现腘动静脉断裂；骨盆骨折易出现尿道损伤和髂内动脉损伤；髋关节后脱位易出现坐骨神经损伤。

（五）警惕各部位损伤易引起的并发症

例如：严重的骨盆骨折易合并出血性休克；股骨干骨折易合并脂肪栓塞；小腿骨折易合并骨筋膜室综合征；脊柱骨折脱位易合并脊髓损伤；多发肋骨骨折易合并血气胸；开放性骨折皮肤坏死、感染，易引起骨髓炎、化脓性关节炎。

（六）骨筋膜室综合征

骨筋膜室综合征（compartment syndrome）是由于不同原因产生的骨筋膜间隔室内的组织压升高，导致血液循环障碍，继发内容的肌肉、神经功能损害，甚至坏死等一系列症状和体征。

1. 发病原因

(1) 间隔内容量减少：①过度加压包扎；②石膏托压迫；③强行缝合缺损的皮肤、筋膜。

(2) 间隔内容量增加：①出血（外伤、凝血块等）；②毛细血管通透性增加（软组织碾挫、运动过度、阻血后组织肿胀、烫伤、骨科手术等）；③动脉栓塞；④静脉淤血或栓塞等。

2. 前臂、小腿筋膜室的横断面解剖见图 7-1-11、7-1-12。

3. 前臂、小腿骨筋膜室综合征的临床表现（表 7-1-4）。急性期：肢体剧烈疼痛，高度肿胀，张力性水疱，感觉过敏或迟钝，患者烦躁不安，肢体功能障碍。肌酸磷酸激酶（CPK）、乳酸脱氢酶（LDH）、谷草转氨酶（GOT）升高，肌红蛋白尿。

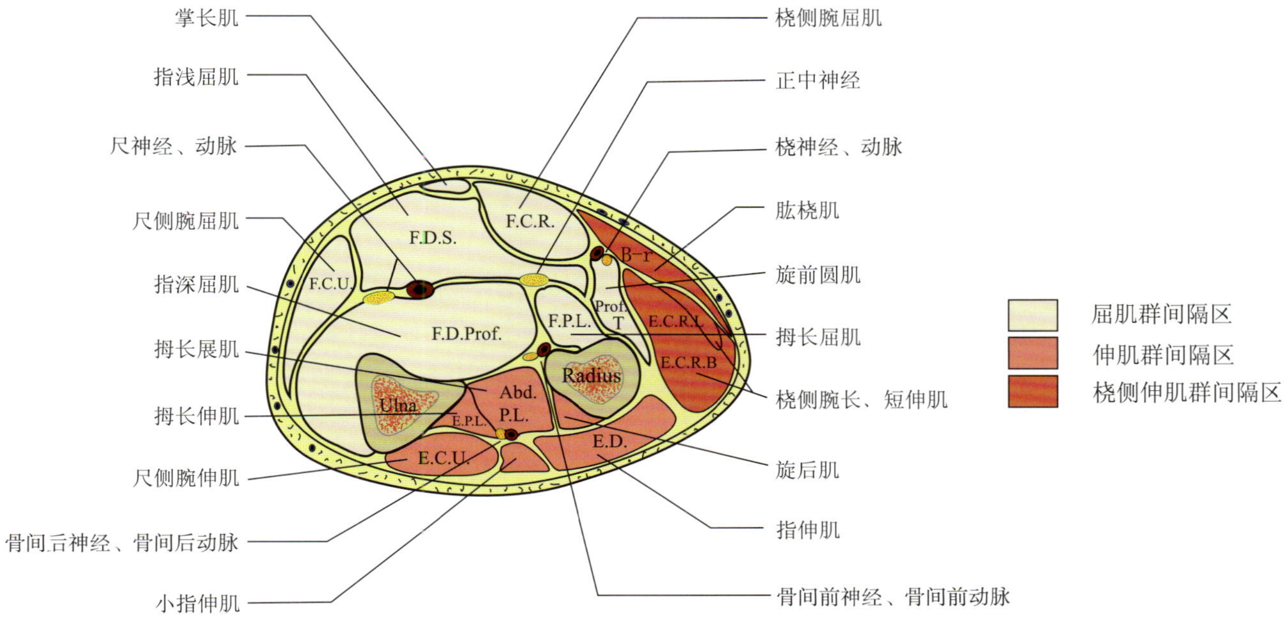

图 7-1-11 前臂中段筋膜室的横断面

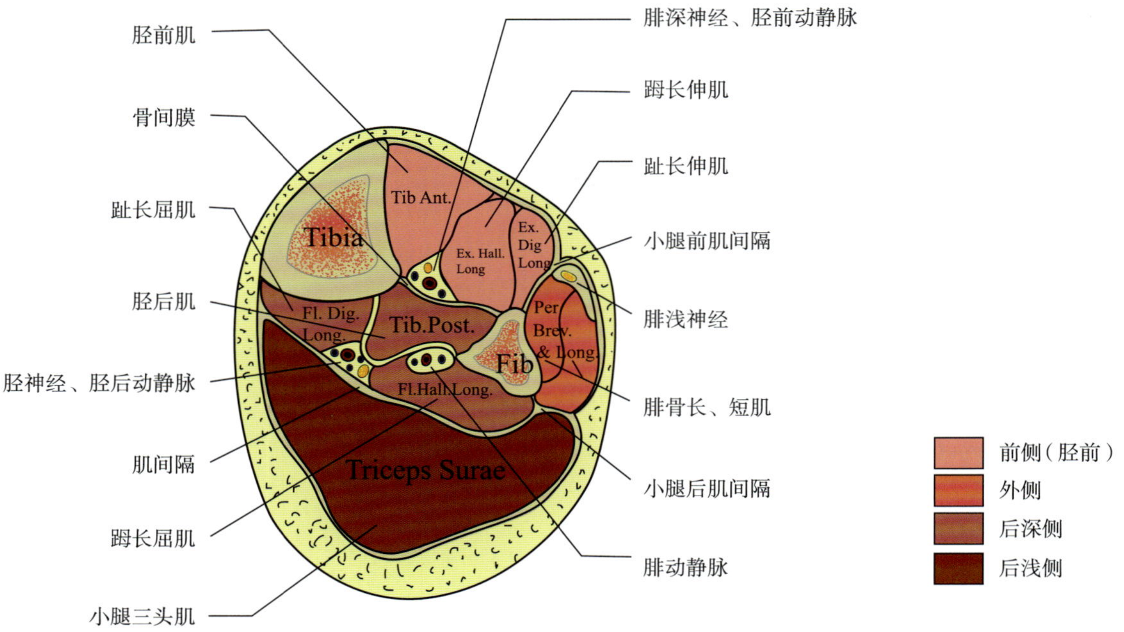

图 7-1-12　小腿中段筋膜室的横断面

表 7-1-4　前臂、小腿骨筋膜室综合征临床表现

间隔室		感觉异常	受损肌肉	被动活动痛感	压痛部位
前臂	掌侧	尺神经 正中神经	拇指和各指屈肌	拇指和各指背伸时	前臂掌侧
	背侧	—	拇指和各指伸肌	拇指和各指屈曲时	前臂背侧
小腿	前侧	腓深神经	各趾伸肌、胫前肌	足趾跖屈时	小腿前侧
	外侧	腓浅神经	腓骨长、短肌	足内翻时	腓骨上侧和小腿外侧
	后浅层	腓肠神经	比目鱼肌、腓肠肌	踝关节背伸时	后外侧
	后深层	胫神经	各趾屈肌、胫后肌	足趾背伸时	小腿远端跟腱的内侧与胫骨之间

“6P”征：

- 疼痛（painless）
- 感觉异常（paresthesia）
- 苍白（pallor）
- 肌瘫痪（paralysis）
- 无脉（pulselessness）
- 肤温降低（poikilothermia）

4. 治疗：应立即去除病因，如 1 ~ 2 小时无改善，12 小时内行筋膜切开、肌外膜切开术等。

手术切开减压原则：宁早勿晚，宁长勿短，宁深勿浅。

肌内毛细血管压的正常值约 25 mmHg。

- 肌内压针刺测定法（图 7-1-13）：内压 > 40 mmHg 时为手术指征。但应与临床症状相吻合。
- 肌间隔内压测定法（Whitesides TE, et al. 1975）。

5. 病例：见图 7-1-14。

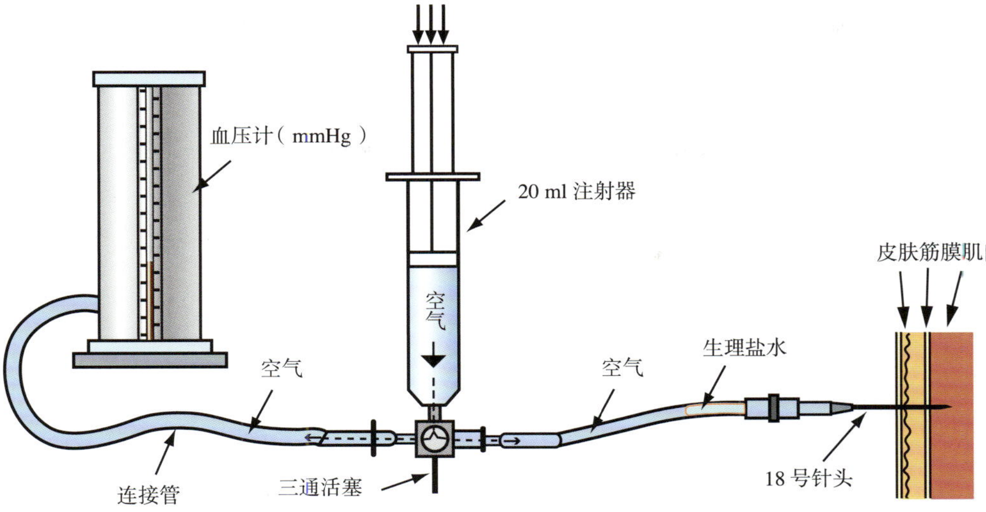

图 7-1-13 肌内压针刺测定法

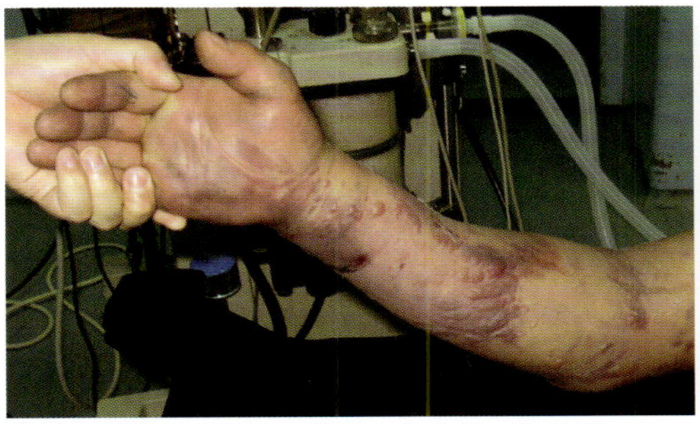
前臂、手部高度肿胀，张力水泡出现，脉微弱

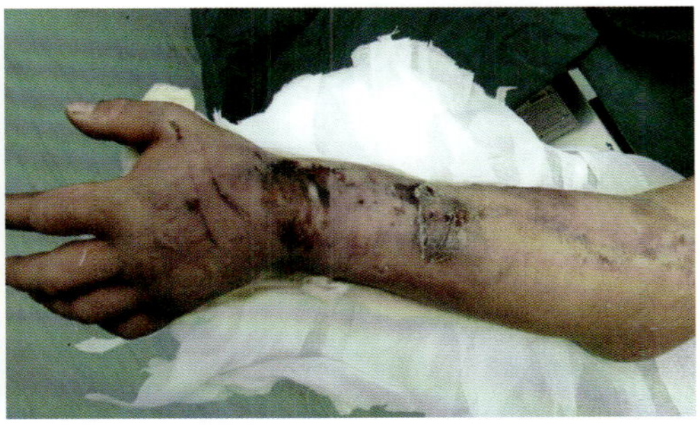
前臂软组织严重碾挫伤

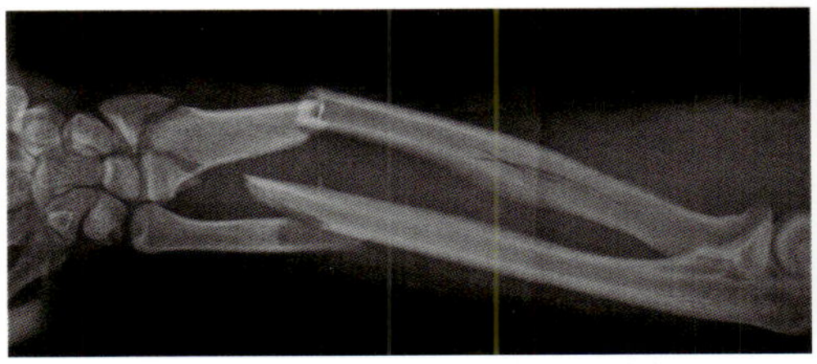
尺桡骨粉碎性、多段骨折，下尺桡关节脱位

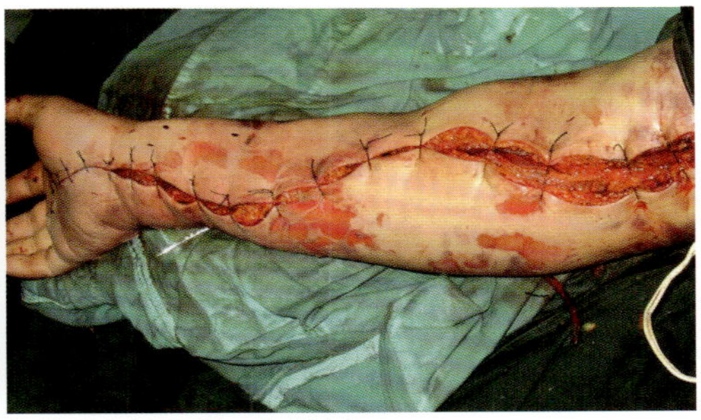
行前臂掌侧筋膜切开减压术

图 7-1-14 病例：车祸致右尺桡骨粉碎性骨折，骨筋膜室综合征，行前臂掌侧筋膜切开减压，术后血运恢复

（七）减少误诊、漏诊

骨折的诊断比较容易，但临床上错诊、漏诊、误诊的患者并不少见，被当作软组织挫伤或扭伤治疗。常见的原因有：

1. 关节诸骨结构复杂，相互重叠，易造成误诊（图 7-1-15a）。

2. 籽骨、副骨或永存骨骺（图 7-1-15b）。

3. 接近关节部位的骨折，如肱骨髁上骨折误诊为肘关节脱位。

4. 多发性损伤患者无明显体征的骨折。
5. 胸部结构重叠较多，肋骨细微骨折漏诊。

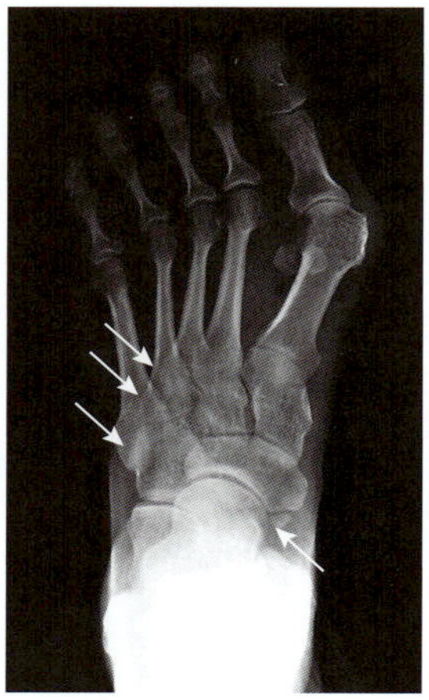

a. 足副舟骨和跖骨基底重叠影像（白色箭头）

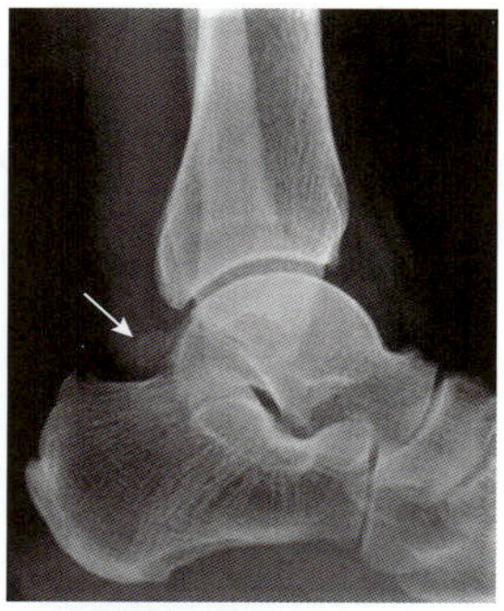

b. 距骨后部的副三角骨（白色箭头）

图 7-1-15 ab 足部易误诊的 X 线影像

注. 足副舟骨 Veitch 分类
（Veitch classification of accessory navicular bone）（图 7-1-16）

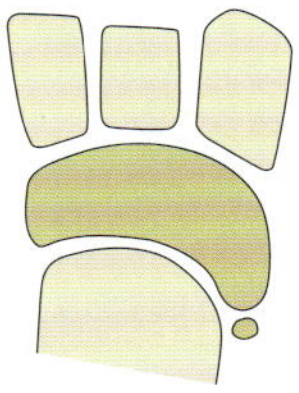

Ⅰ型 副舟骨在胫后肌腱内，与舟骨分离

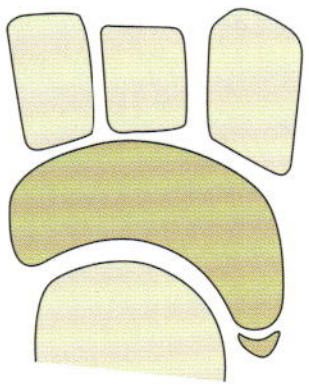

Ⅱ型 副舟骨与骨粗糙面为纤维性或纤维软骨性结合，为胫后肌腱附着的一部分

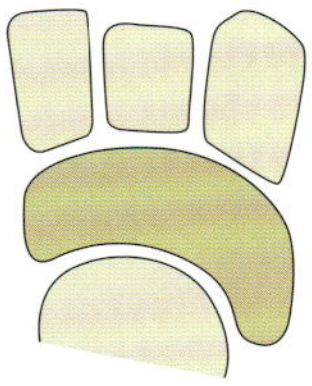

Ⅲ型 副舟骨与舟骨融合为一体，局部突出，为胫后肌腱附着的一部分

图 7-1-16 足副舟骨 Veitch 分类

* Veitch JM. Evaluation of the kidner procedure in treatment of symptomatic accessory, taral scaphoid. Clin Orthop, 1978, 131: 210-213.

第二节 骨折概论

一、骨折的分类

1. 完全骨折（complete fracture）：骨的完整性或连续性全部中断。
2. 不完全骨折（incomplete fracture）：骨的完整性或连续性仅有部分中断
3. 病理骨折（pathologic fracture）：骨肿瘤等使骨的结构变得薄弱，在不足以引起正常骨骼发生骨折的轻微外力作用下造成的骨折。
4. 疲劳骨折（stress fracture）：又称行军骨折，是指健康的骨组织因长期受到非生理性应力所致。好发于胫骨、跖骨和桡骨。
5. 衰竭骨折（insufficiency fracture）：是指弹性抵抗力减弱的骨组织在正常应力作用下发生的骨折。常见原因有绝经后骨质疏松，类固醇治疗后及长期应用化疗药物等。多发生于骨盆和下肢等。
6. 隐性骨折（occult fracture）：常规 X 线检查难以

发现，容易漏诊。CT、MRI 和核素骨显像可早期诊断。

7. 骨挫伤（bone bruise）：指损伤区域出血、水肿和微小骨小梁断裂。MRI 可确诊。

二、骨折愈合的形态

1. 直接愈合：无骨痂愈合。
2. 间接愈合：有骨痂愈合。
3. 畸形愈合（malunion）：指骨折愈合后未达到功能复位的要求，存在成角、旋转、重叠或短缩畸形。
4. 延迟愈合（delayed union）：指骨折后超过一般正常愈合时间。骨折线仍明显，无骨硬化表现。
5. 不愈合（non-union）：骨折不愈合，骨折端硬化、髓腔闭塞、假关节活动。

三、影响骨折愈合的原因

（一）全身因素

1. 年龄。
2. 健康状况：营养状态、糖尿病、肿瘤等。

（二）局部因素

1. 与损伤、治疗或并发症无关的因素
   (1) 骨的异常：感染、肿瘤和其他病变；
   (2) 失神经支配。
2. 与损伤有关的因素
   (1) 局部损坏程度：开放性骨折、骨折粉碎程度、损伤时的速度；
   (2) 骨折端或软组织的血液供应破坏范围；
   (3) 骨缺损；
   (4) 软组织嵌入。
3. 与治疗有关的因素
   (1) 植入物阻断局部血流；
   (2) 反复多次手法整复；
   (3) 骨折断端间隙过大、错位。
4. 感染。

四、骨折治疗原则

1. 复位：手法复位；
   切开复位。
2. 固定：内固定：克氏针、接骨板、髓内钉等；
   外固定：石膏托、夹板等；
   外固定支具。
3. 功能锻炼：肌肉的主动缩舒练习，关节活动度（ROM）训练，持续被动运动（CPM），步行训练，ADL 训练。

五、开放性骨折

要点

1. 早期处理非常重要，处理的正确与否影响预后。
2. 所有的开放性骨折均要快速处理。

（一）处理原则

1. 争取伤后 6～8 小时内行清创术。伤后 6 小时以内为清创黄金期。
2. 彻底冲洗和清创。争取将开放伤变为闭合伤。
3. 适当使用抗生素，注射破伤风抗毒素。

（二）清创术

1. 适应证
   (1) 6～8 小时以内的伤口，应行清创术。
   (2) 8～24 小时之间的伤口仍可行清创术，但一期缝合与否应依伤口情况而定。
2. 禁忌证
   (1) 超过 24 小时的伤口，通常不宜行清创术。
   (2) 伤口已有严重感染，则不应行清创术。
3. 操作步骤
   (1) 刷洗：
   ①良好的麻醉、必要时上充气止血带。
   ②先用肥皂水刷洗伤肢及伤口创缘皮肤，再用生理盐水反复冲洗 3 遍。
   ③依次用过氧化氢、新洁尔灭液及生理盐水清洗

创面。

④擦干伤肢，常规碘酒、酒精消毒皮肤、铺无菌巾。

(2) 清创：用手术刀、组织剪清除污染和失活组织，按方向、层次循序进行。

(3) 冲洗：

① 用无菌生理盐水清洗创面。

② 伤口时间较长或某些特殊类型的创伤，再次用过氧化氢清洗。

③ 更换术台最上层无菌单，更换用过的器械，术者更换手套。

(三)骨折分类与感染风险

伤口污染、软组织损伤程度的判断，对治疗的决策、预后的评价有重要的参考价值。

开放性骨折 Gustilo 分类见表 7-2-1、图 7-2-1。Gustilo 分类法主要针对下肢损伤。

六、闭合性骨折

1. 对可疑骨折，应按骨折处理。
2. 尽早在适当麻醉下进行复位。手法整复时应柔、准、稳，不可骤然用力，不宜多次整复。
3. 不稳定型骨折，应用牵引和夹板固定或切开复位内固定。
4. 早期进行功能锻炼。
5. 闭合复位骨折应固定到临床愈合为止。

表 7-2-1 Gustilo 分类

类型		伤口	污染程度	软组织损伤		碾挫伤	骨损伤
Ⅰ型		＜1 cm	比较干净	轻度		无	横形或短斜形骨折
Ⅱ型		＞1 cm	中度污染	中度		轻度～中度	粉碎性骨折
Ⅲ型	A		高度污染	严重的皮肤、肌肉、神经血管损伤	骨折处有软组织覆盖		严重的粉碎性骨折
	B				骨外露，需作软组织重建手术		
	C				骨外露，需做软组织重建手术和修补动脉		

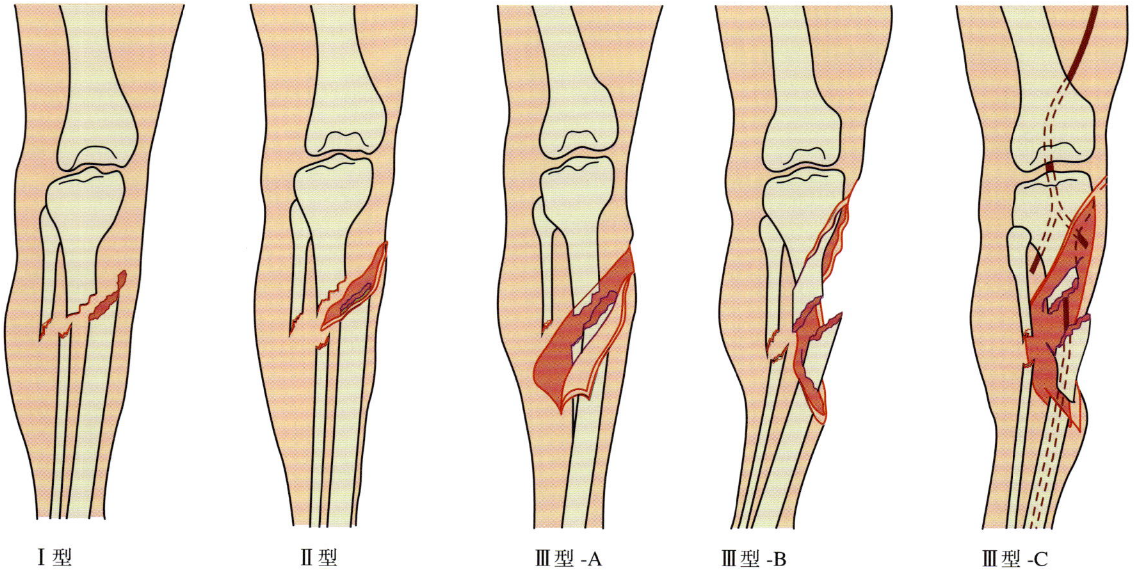

图 7-2-1 Gustilo 分类

Gustilo RB: The Fracture Classification Manual.p.16, Mosby Year Book, 1991.

第三节　骨折愈合标准

一、骨折临床愈合标准

1. 局部无压痛。
2. 局部无纵向叩击痛。
3. 局部无异常活动。
4. X线片示骨折线模糊，有连续性骨痂通过骨折线。
5. 解除外固定后，肢体能承受以下要求者：上肢向前平伸持重1公斤达一分钟；下肢不扶拐在平地上连续行走3分钟，并不少于30步者，观察2周骨折处不变形者。

二、骨折骨性愈合标准

1. 具有临床愈合的5项标准。
2. X线片显示骨痂通过骨折线，骨折线已消失或接近消失。

三、成人常见骨折临床愈合时间

- 锁骨骨折4～6周
- 肱骨外科颈骨折4～6周
- 肱骨干骨折4～8周
- 肱骨髁上骨折4～6周
- 桡骨远端骨折4～6周
- 颈椎4～6周
- 胸椎6～8周
- 腰椎10～12周
- 股骨颈骨折12～24周
- 股骨转子间（粗隆间）骨折8～12周
- 股骨干骨折8～12周
- 髌骨骨折4～6周
- 胫腓骨骨折8～10周
- 内、外及后踝部骨折4～6周

第四节 骨折内固定物的取出

表 7-4-1 骨折内固定物取出时间表

骨折部位	置入后时间（月）
踝部	8～12
胫骨（Pilon）	12～18
胫骨干 钢板内固定 髓内钉内固定	 12～18 18～24
胫骨头部	12～18
髌骨张力带	8～12
股骨髁部	12～24
股骨干部 单钢板内固定 双钢板内固定 髓内钉内固定	 24～36 自18个月开始，分两次（间隔6个月） 24～36
粗隆及股骨颈	12～18
骨盆（仅在要求时）	10个月开始
上肢（选择性的）	12～18

•以上的取出时间表参见AO/ASIF
•内固定物取出前，应再次复查X线片，确认骨髓腔再通和骨折线完全消失

第五节 儿童、老年人骨折

要点

1. 儿童：以非手术治疗为主。
2. 老年人骨折：多有骨质疏松症，治疗要以患者的基础病、合并症、营养状况、有无智能障碍等情况结合考虑。

一、儿童骨折的特点

1. 成骨细胞、破骨细胞丰富而活跃，骨折愈合迅速，再塑形能力强。
2. 可耐受长期卧床。
3. 肱骨髁部撕脱骨折，复位困难，主张手术治疗。
4. 内、外翻畸形和旋转畸形多不能自行矫正。
5. 骨骺损伤会导致程度不同的生长发育障碍。

二、老年人骨折的特点

1. 多数有骨质疏松症。
2. 多数有基础病、合并症。肢体功能恢复差。
3. 需要排除无外伤史的衰竭骨折和不全骨折。必要时进行 MRI 检查。

三、老年患者手术前、后管理要点

1. 全身状态：注意观察呼吸、血压、脉搏，特别是合并症患者。

2. 在获得牢固、可靠的固定下，尽可能早期开始功能锻炼。
3. 根据骨折部位、固定的牢固性、骨折对位及愈合程度来决定可否负重。
4. 预防肺栓塞、深静脉血栓形成。

注. 骨端骨骺损伤的 Salter-Harris 分类（Salter-Harris classification of injury involving epiphyseal plate）（图 7-5-2）

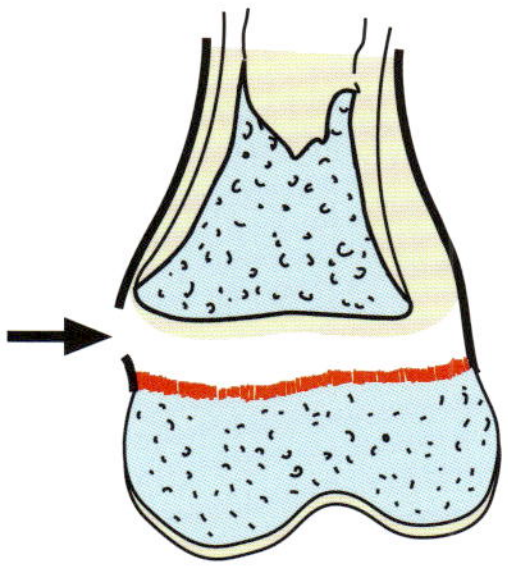

Ⅰ型：骨折线通过整个骺板，全骺分离增宽

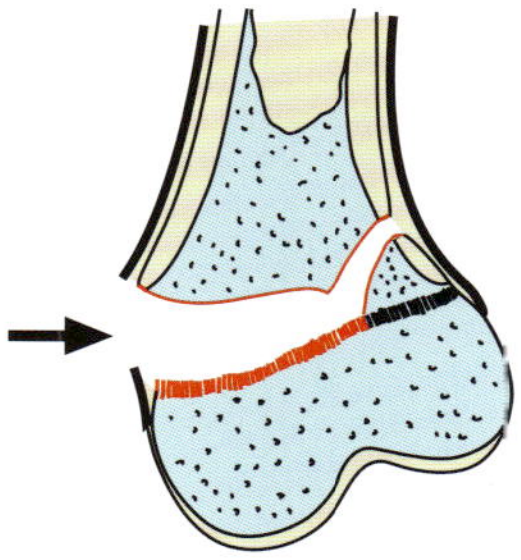

Ⅱ型：骨骺分离并带有干骺端三角形骨折块（最常见）

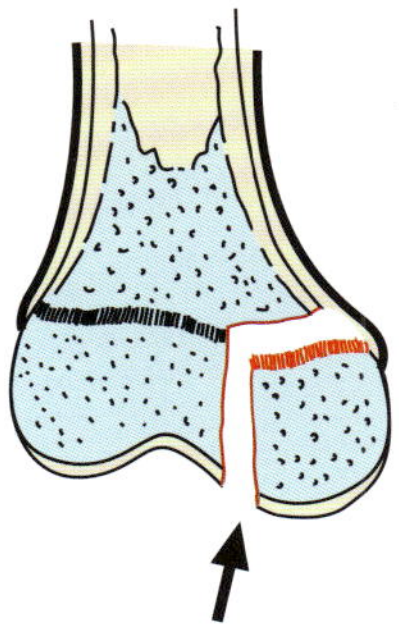

Ⅲ型：骨折线从关节面经骨骺再经一侧骺生长板，可为单髁或双髁

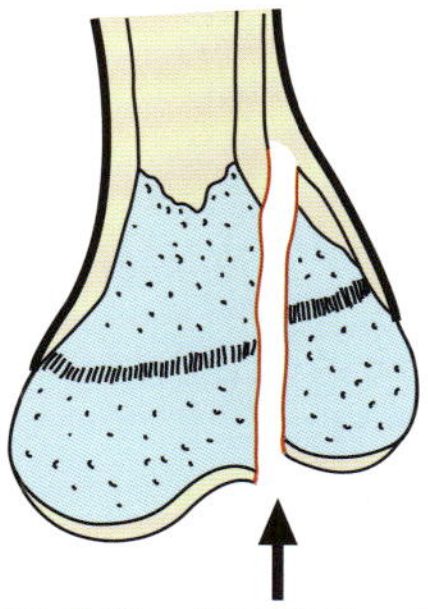

Ⅳ型：骨折线从关节面经骨骺、骺生长板、干骺端纵行劈开（易发生骺早闭）

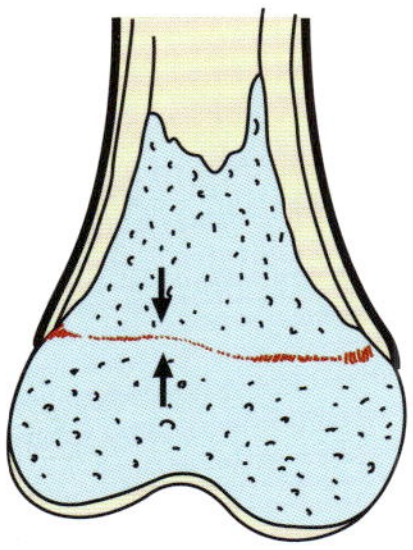

Ⅴ型：骺生长板纵向挤压损伤（预后差，骺早闭）

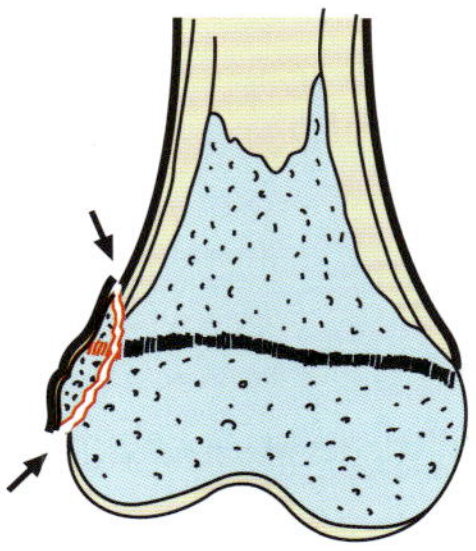

Ⅵ型：又称 Rang Ⅵ型。骺板软骨环膜损伤，常涉及邻近骨骺和干骺端（易形成骨桥，继发成角畸形）

图 7-5-2 骨端骨骺损伤的分类

注：Ⅲ、Ⅳ、Ⅴ型易引起骨骺生长停滞和关节畸形
Salter RB, Harris WR. Injuries involving the epiphyseal plate. J Bone Joint Surg, 1963; 45-A: 587-622.

第八章

四肢骨、关节疾病

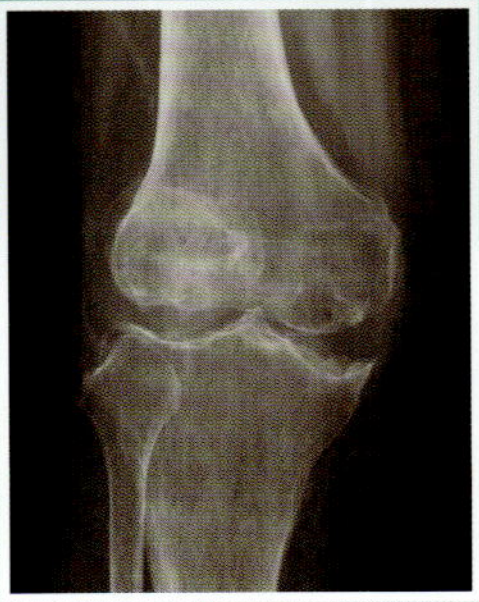

第一节　骨性关节炎

一、诊疗要点

1. 骨性关节炎（osteoarthritis，OA）的病理改变主要为关节软骨进行性退变、剥脱、消失，关节边缘骨质增生，最终导致关节功能丧失。
2. 中老年女性多发。我国约有 1.2 亿名患者（2016 年统计报道）。
3. 好发于负重大、活动多的关节（我国颈椎发病率最高，其次为腰椎、膝、髋、手和腕关节）。原发性骨关节炎多见于膝关节。在原有的病变基础上继发的骨关节炎多见于髋臼发育不良、股骨头缺血性坏死等。
4. 临床表现为缓慢渐进性疼痛、关节僵硬、活动受限、关节积液（图 8-1-1）等。手远端指间关节可见 Heberden 结节，近端指间关节可见 Bouchard 结节（图 8-1-2、图 8-1-3）。膝关节炎后期关节半脱位成内翻或外翻屈曲畸形。髋关节疼痛可发生在髋外侧腹股沟区、大腿内侧、臀部以及膝的牵涉性疼痛，典型表现为屈曲外旋位畸形。
5. X 线片：关节间隙变窄，软骨下骨密度增高，囊性变，边缘部常呈唇样增生，部分可见关节内游离体（图 8-1-4）。
6. CT 及 MRI 可显示早期关节软骨及软骨下骨质的异常改变（图 8-1-5）。

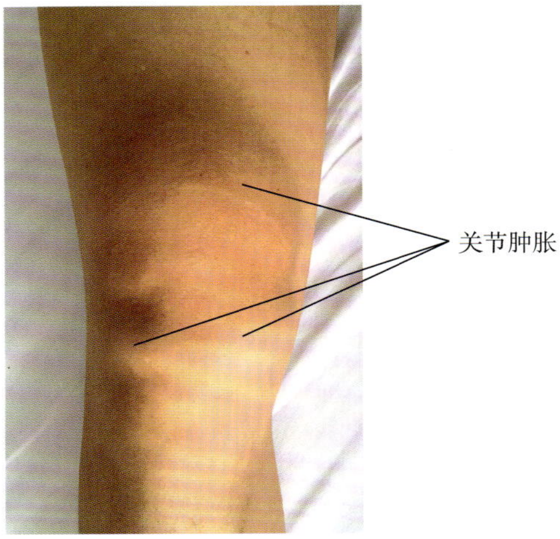

图 8-1-1　膝关节肿胀

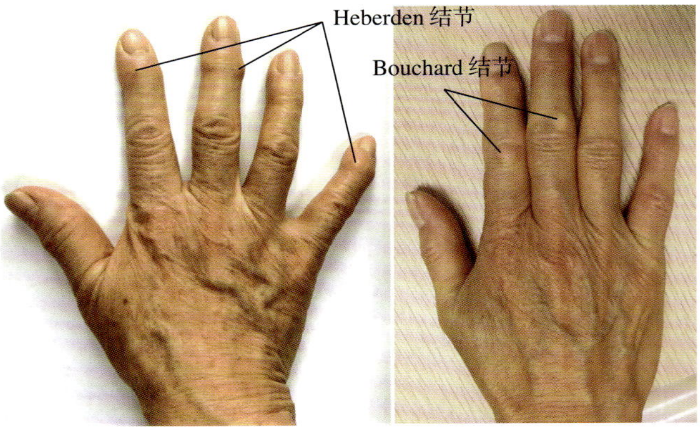

图 8-1-2　手部 OA 的远端指间关节 Heberden 结节，近端指间关节 Bouchard 结节

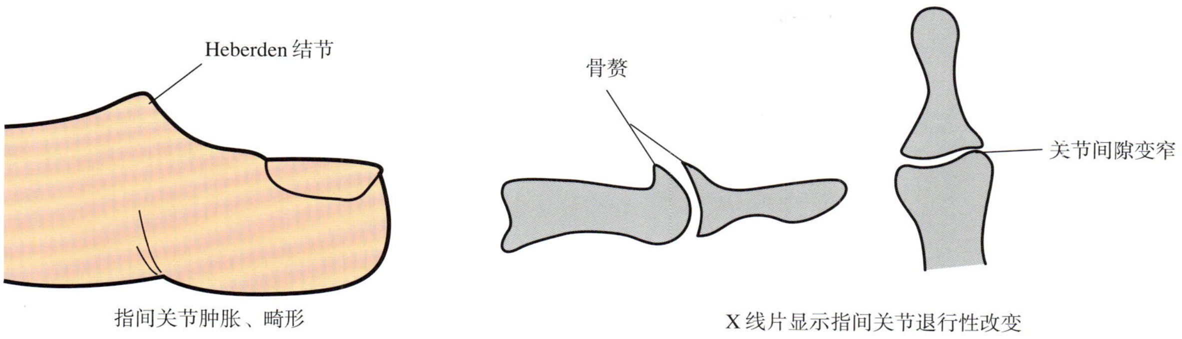

图 8-1-3 手指骨性关节炎

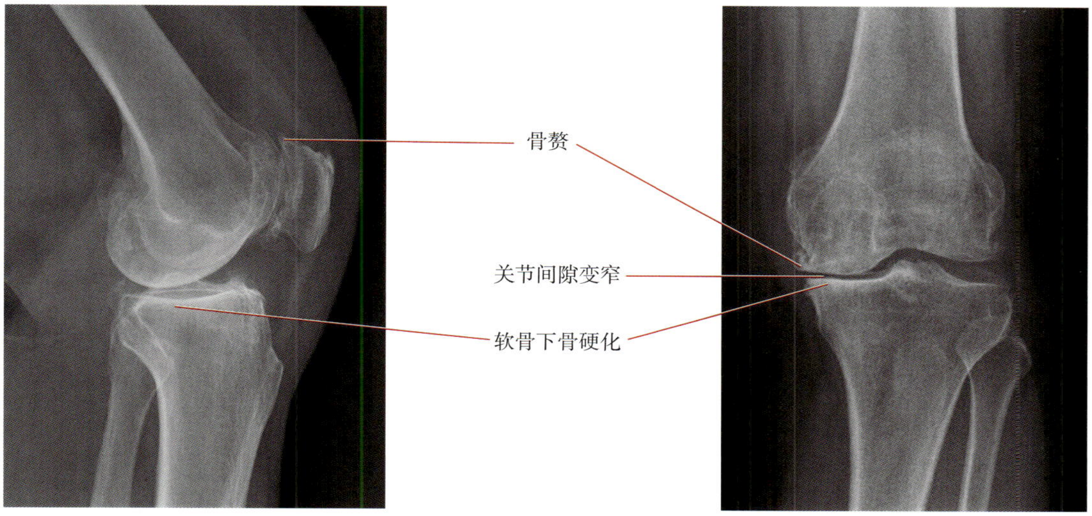

图 8-1-4 膝关节骨性关节炎 X 线片表现

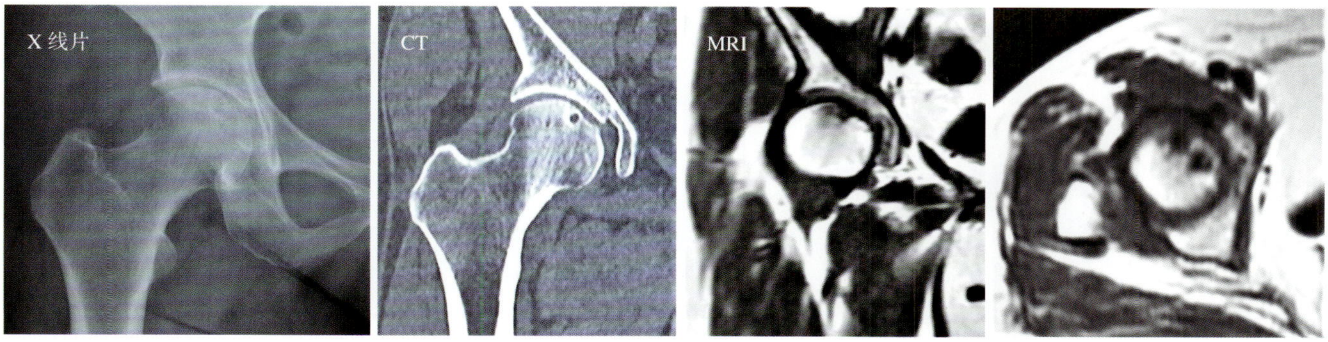

图 8-1-5 髋关节骨性关节炎
X线片：负重区关节间隙变窄；CT：关节面硬化，股骨头内囊肿形成；MRI：股骨头软骨退变、囊性变

7. 关节液淡黄清亮，黏度高（图 8-1-6）。
8. 药物治疗：非甾体抗炎药（NSAIDs），适当活动，保暖，勿过度负重。
9. 患者治疗前后疼痛缓解程度评价参见视觉疼痛计分法（图 8-1-7）。

二、鉴别疾病

（一）滑膜软骨瘤病

1. 滑膜软骨瘤病（synovial chondromatosis）是一种病因不明、由滑膜软骨化生而引起的良性关节病。从儿童到老年均可见，男多于女。
2. 好发于膝关节，也见于髋、肘、肩及手部关节。多为单侧发病。
3. 滑膜上形成的软骨结节脱落进入关节腔内，形成数个到数十个游离体（关节鼠）。
4. X 线片典型表现为受累关节遍布多个大小不一的钙化或骨化的游离体，呈环形或点彩状，界限清楚。
5. MRI 可显示未钙（骨）化的软骨结节，以及增厚的滑膜和积液（图 8-1-8）。
6. 手术清除游离体，切除病变滑膜（图 8-1-9）。

（二）色素沉着绒毛结节性滑膜炎

1. 色素沉着绒毛结节性滑膜炎（pigmented villonodular synovitis）病因不明，20～40 岁多见。好发于膝关节。
2. 关节和腱鞘的滑膜绒毛状增生。
3. 关节穿刺为血性关节液。
4. 分类有局限型和弥漫型。
5. 弥漫型表现为关节积血、肿胀和疼痛。
6. 弥漫型滑膜切除术后复发率高，可有关节破坏。

（三）夏科氏关节病

1. 夏科氏（Charcot's）关节病是一种神经感觉和神经营养障碍的破坏性关节疾病（也称为神经源性关节病，neuropathic arthropathy），40～60 岁多见。
2. 关节高度破坏、肿胀及异常活动，但疼痛较轻。
3. 原发病可见脊髓痨、脊髓空洞症、糖尿病、先天性无痛症等。
4. 频繁关节内注射皮质激素，也有类似关节病

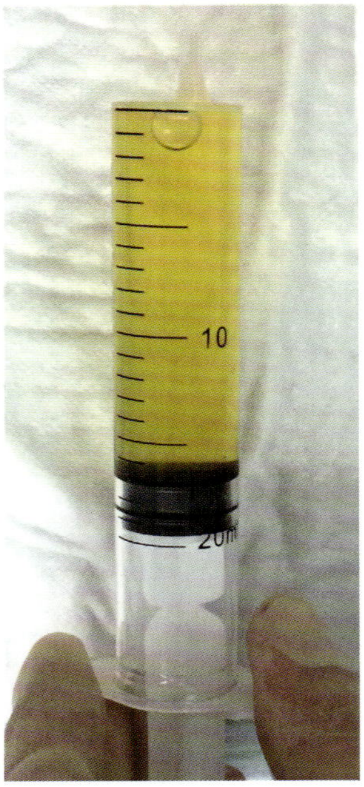

图 8-1-6 膝关节骨性关节炎穿刺液

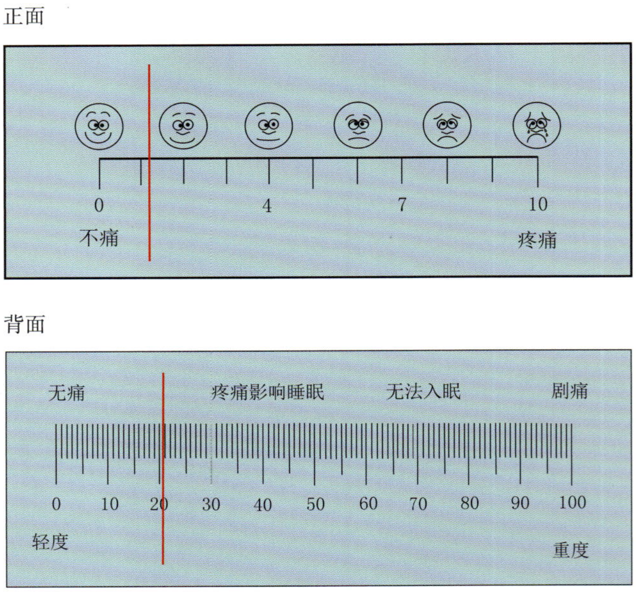

图 8-1-7 视觉疼痛计分法

说明：该法利用一把尺子，该尺子分为两部分，一为固定部分，另一为一个活动的游标。该尺设计为正反两面，正面为一黑色线条，一端表示不痛，另一端表示疼痛。反面为0～100分的刻度。测定时先让患者移动游标至其疼痛所处的位置，医师即可很方便地从尺子的反面读出患者疼痛的得分

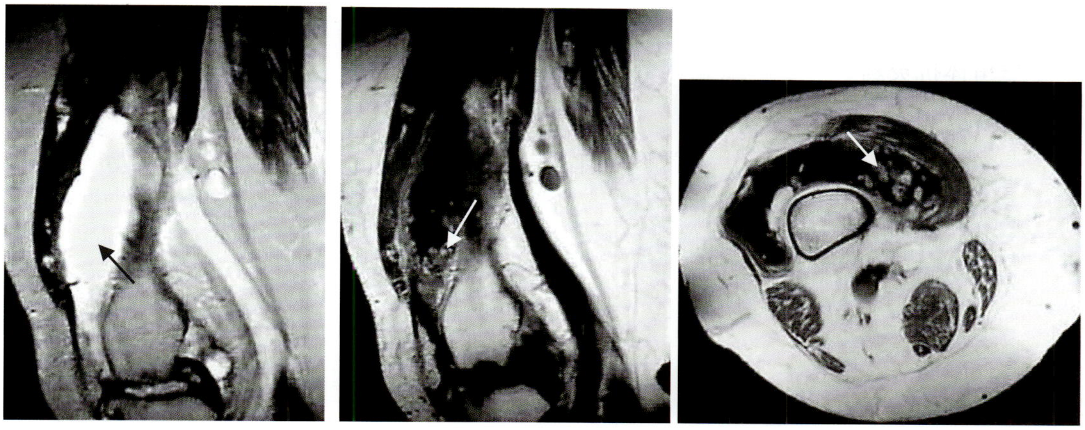

图 8-1-8 MRI：黑色箭头指向髌上囊内大量积液，白色箭头指向囊内有大量大小不等的结节

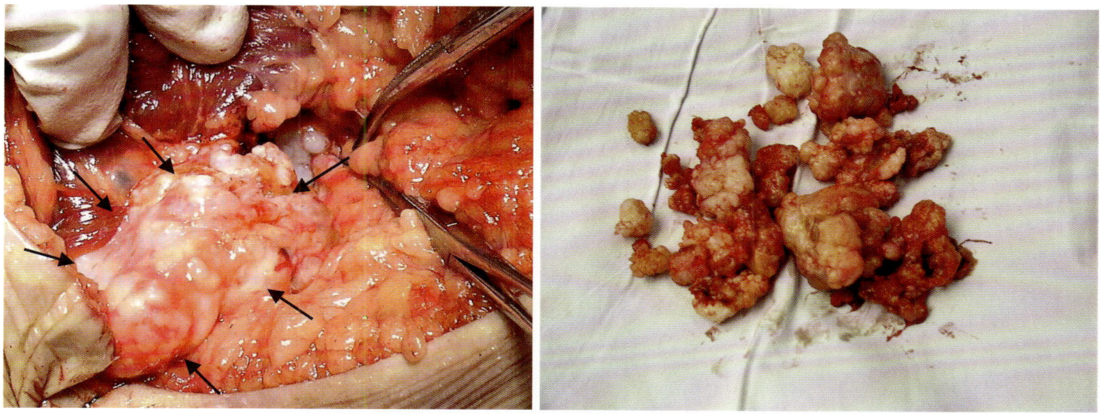

图 8-1-9 术中在膝关节髌上囊内摘除大量软骨样结节，表面光滑、发亮，呈乳白色

出现。

5. 可发生于任何关节和脊柱（图 8-1-10）。发病部位多与原发疾病密切相关。
6. 以关节清理术和关节融合术为主。部分患者选择行全关节置换术。

（四）血友病性关节炎

1. 血友病性关节炎（hemophilic arthritis）主要为男性患者，有阳性家族史。
2. 反复关节内出血，关节软骨退变、破坏，滑膜炎。
3. 急性关节血肿伴有剧烈疼痛。给予凝血因子制剂可控制出血，血肿吸收。
4. 关节内出血越早，症状越重，预后越差。

（五）激素性关节病

1. 关节腔内注射激素类药物虽然可以缓解关节炎疼痛，但是它可以抑制正常关节软骨的基质合成；可以加重关节软骨的破坏，导致激素性关节病（steroid arthropathy）。
2. X 线片显示胫骨内髁负重面塌陷。
3. 胫骨内侧平台塌陷可选择胫骨高位截骨术或单髁关节置换术，双侧平台损害可行全膝关节置换术。

（六）透析性骨关节病

1. 透析相关淀粉样变（dialysis related amyloidosis）是维持性血液透析患者常见的远期并发症。
2. 淀粉样物质沉积可以导致腕管综合征、淀粉样变

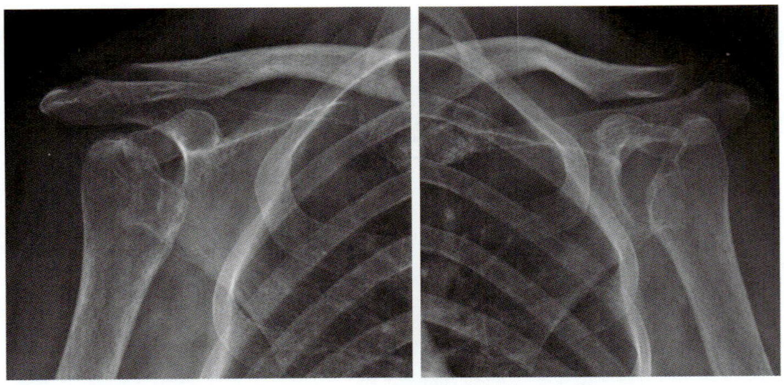
双肩关节：肱骨头、关节盂破坏、吸收，残端硬化、光滑

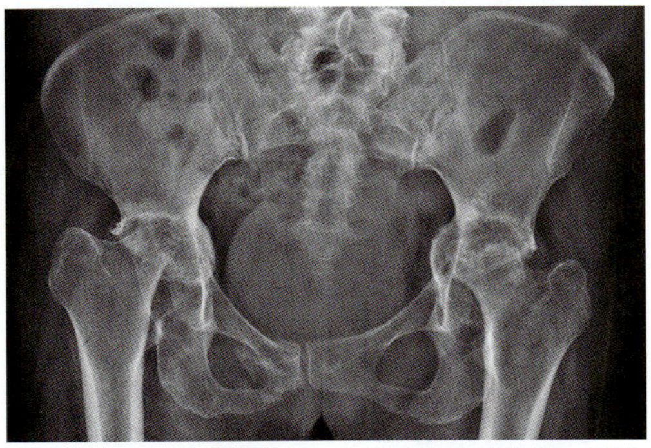
双髋关节：右股骨头全部、左股骨头大部吸收；双侧髋臼关节面不平，髋关节间隙消失，骨质密度不均

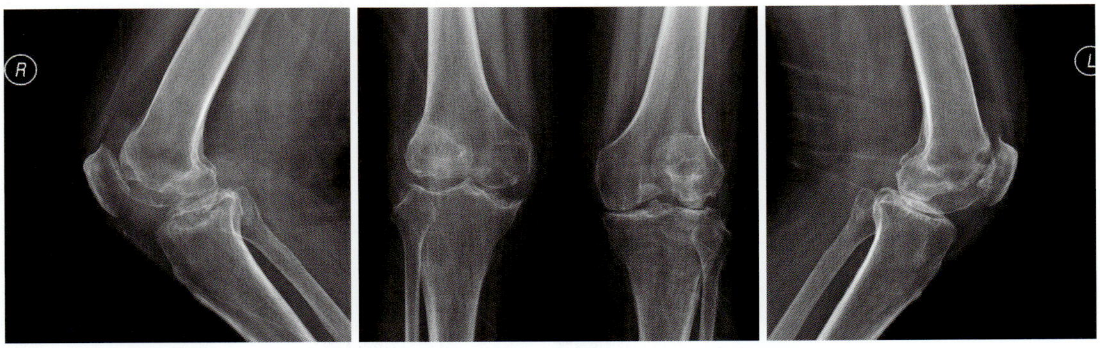

双膝关节：双侧股骨髁及胫骨平台破坏严重，边缘光滑，关节面凹凸不平，间隙变窄

图 8-1-10 夏科氏关节病 X 线片表现

关节病和破坏性脊柱关节病。股骨颈的淀粉样囊肿可出现自发性骨折。

3. 组织学检查：抗 β_2- 微球蛋白染色阳性。骨组织活检：囊性病变中含 β_2- 微球蛋白淀粉样物质。

4. 治疗：非甾体抗炎药可减轻急性炎症。腕管综合征应早期手术。破坏性关节病变可行关节置换术。伴有神经根压迫的脊椎移位需行融合矫形术。

第二节　类风湿关节炎

1. 类风湿关节炎（rheumatoid arthritis，RA）是以持续性滑膜炎侵袭、破坏关节软骨及骨组织为特征的慢性自身免疫性疾病。
2. 40 岁以后女性好发。我国约有 500 万名患者（2015 年统计报道）。
3. 开始手足小关节发病（图 8-2-1、图 8-2-2），之后膝、肘、髋、肩等关节发病。病情进行性加重可波及上颈椎。
4. 不仅严重影响关节功能，还存在自身免疫功能障碍，累及多器官，引起系统性病变，常见的有心包炎、心肌炎、胸膜炎、间质性肺炎、肾淀粉样变、巩膜炎、虹膜炎等。
5. 继发的骨质疏松症、贫血、淀粉样变可引发消化系统以及肾、心功能损害，也可合并恶性肿瘤。
6. 约 25% 的患者经一年左右病情缓解。
7. 进行性加重病例影响寿命，累及上颈椎可危及生命。

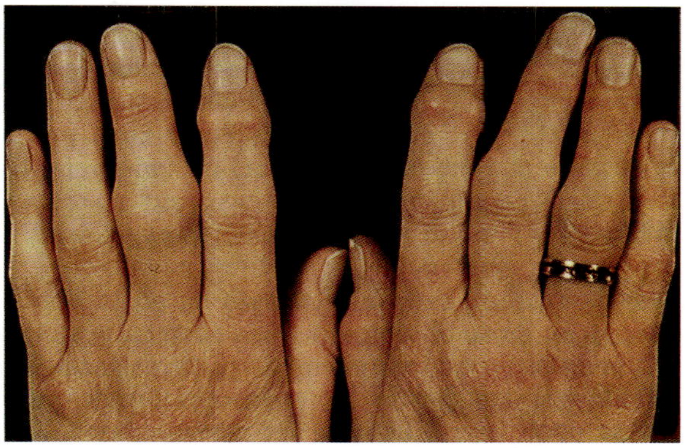

图 8-2-1　类风湿关节炎，指间关节呈对称性梭状肿胀

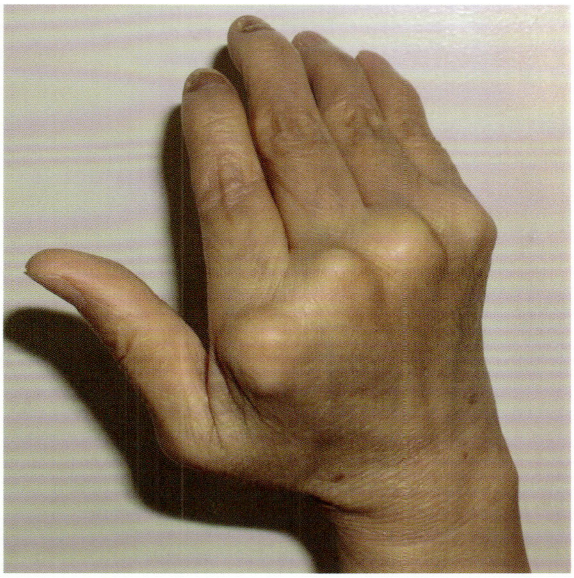

图 8-2-2　类风湿关节炎，鳍形手：掌指关节肿胀，并向尺侧偏斜，形如鱼鳍

一、诊疗要点

1. 类风湿关节炎诊断标准（美国类风湿病学会，1987）见表 8-2-1，病期分类见表 8-2-2，功能分类见图 8-2-3。
2. 早期即出现关节破坏，因此要早期诊断，早期给予抗风湿性药物（DMARDs），甲氨蝶呤（MTX）效果最好，非甾体抗炎药（NSAIDs）镇痛强。激素使用建议限制在 3 个月内，并且只在炎症严重时使用。
3. TNF-α 拮抗剂疗效显著优于传统 DMARDs。早期、长期治疗可显著改善骨侵蚀。主要缺点是可降低人体对结核菌的抵抗力，有诱发结核病的可能。再有就是由于价格过于高昂，使用受到限制。
4. 类风湿关节炎的临床缓解标准见表 8-2-3。
5. 膝类风湿关节炎早期可行镜下滑膜切除术（图 8-2-4）。腕关节：滑膜切除＋尺骨远端切除术（图 8-2-5）。类风湿足畸形：足踇外翻矫形＋跖骨头切除术（图 8-2-6）。
6. 手术治疗：膝、髋关节可行人工关节置换（图 8-2-7，图 8-2-8），但肘、肩关节置换效果不理想。

表 8-2-1 类风湿关节炎诊断标准（美国类风湿病学会，1987）

1. 晨僵：至少持续1小时以上
2. 关节炎：至少3个以上关节肿胀或积液
3. 手关节炎：腕、掌指关节、近端指间关节中至少1个关节肿胀
4. 对称性关节炎：两侧同时出现对称性关节炎（近节指间关节、掌指关节、跖趾关节不要求完全对称）
5. 类风湿结节：伸肌表面或关节周围的皮下结节
6. 手和腕关节X线片显示骨侵蚀或骨质疏松
7. 类风湿因子阳性（效价 ≥1：32）

上述1～4项必须持续超过6周
确定诊断：上述4项以上

第2和第4项指两侧的近节指间关节、掌指关节、腕关节、肘、膝、踝关节和跖趾关节在内的14个关节。

Arnett FC, Edworthy SM, Bloch DA. The American Rheumatism *Association 1987 revised criteria for the classification of rheumatoid arthritis. Arthritis Rheum, 1988; 31: 315-324.

表 8-2-2 类风湿关节炎的 Steinbrocker 病期分类

所见	病期	Ⅰ期（初期）	Ⅱ期（中期）	Ⅲ期（急性发作期）	Ⅳ期（晚期）
X线片所见	骨萎缩	有时+	+	++	+++
	软骨、骨破坏		有时+	+	++
	强直				+
临床所见	肌萎缩		+	++	+++
	结节、腱鞘炎		（+）	（+）	（+）
	关节变形			+	+
	强直				+

（+）：表示可有可无　　空栏：表示无

* Steinbrocker O, Traeger CH, Batterman RC. Therapeutic criteria in rheumatoid arthritis. J AMA, 1949; 140: 659-662.

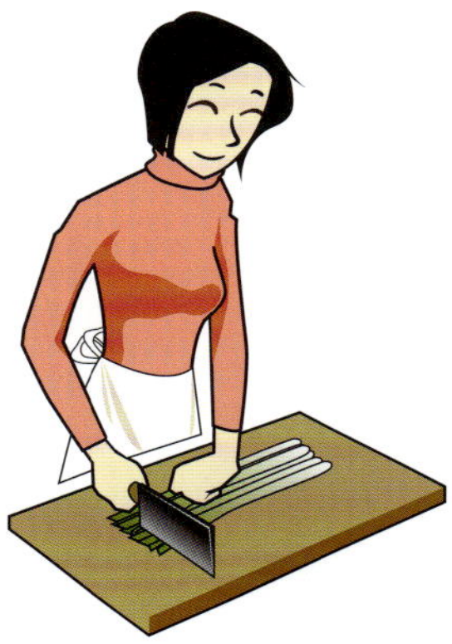

Ⅰ级：基本正常
活动能力无任何限制

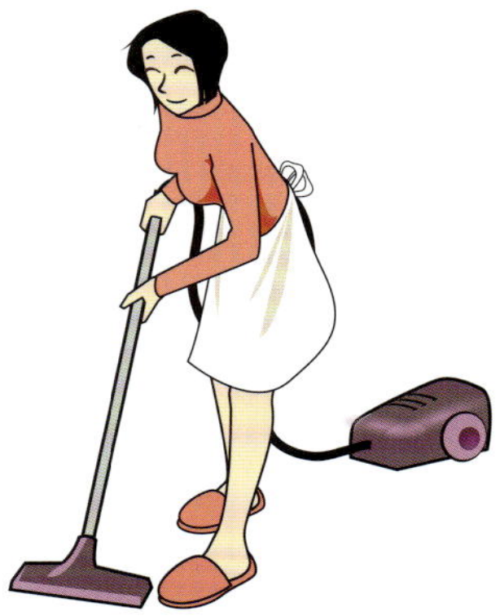

Ⅱ级：日常生活仍可自理
个别关节活动受限

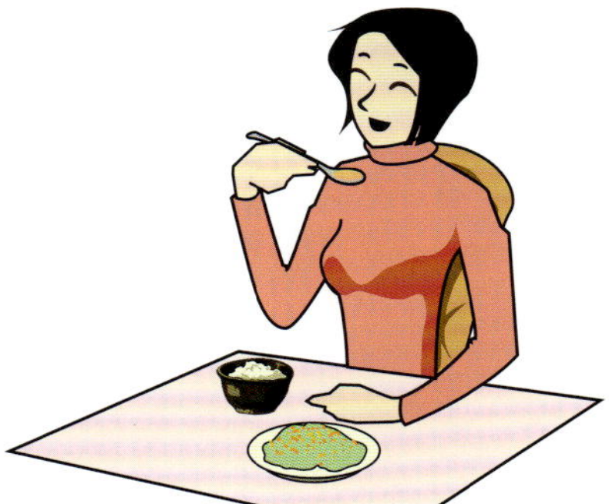

Ⅲ级：生活自理受限
不能完成大部分的日常工作或活动

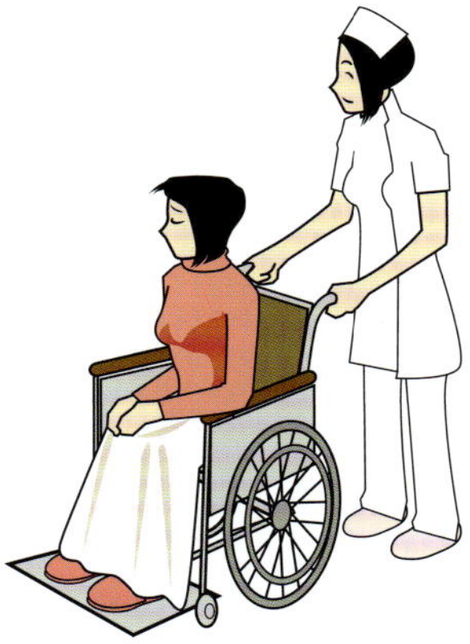

Ⅳ级：生活不能自理
卧床或依靠轮椅活动

图 8-2-3 类风湿关节炎的 Steinbrocker 功能分类（Functional classification of rheumatoid arthritis）

注：功能分类的Ⅰ级~Ⅳ级与病期分类的Ⅰ期～Ⅳ期是相对应的

* Steinbrocker O, Traeger CH, Batterman RC. Therapeutic criteria in rheumatoid arthritis. J AMA, 1949, 140: 659-662.

表 8-2-3　类风湿关节炎的临床缓解标准（美国类风湿病学会）

1．晨僵时间小于15分钟
2．无乏力
3．无关节痛（通过问病史）
4．活动时无关节压痛或疼痛
5．软组织或腱鞘无肿胀
6．红细胞沉降率（魏氏法）：♂ ＜20 mm/h，♀ ＜30 mm/h
以上6条符合5条或5条以上，且至少连续2个月为类风湿关节炎缓解

* Pinals RS, Masi AT, Larsen RA. Preliminary ctiteria for clinical remission in rheumatoid arthritis. Arthritis Rheum, 1981, 24(10): 1308-1315.

二、鉴别疾病

（一）银屑病关节炎（psoriatic arthritis，PsA）

1．近节指间关节炎多为非对称性分布。

2．血清类风湿因子等抗体为阴性。

3．有特征性银屑疹或指甲病变，或伴有银屑病家族史。

（二）强直性脊柱炎

1．强直性脊柱炎（ankylosingspondylitis，AS）青壮年男性多见。

2．以骶髂及脊柱关节受累为主。全脊柱自下而上受侵。

3．外周关节受累较少，多表现为下肢大关节非对称性肿胀和疼痛。

4．无风湿结节。

5．类风湿因子阴性。90% 的患者 HLA-B27 抗原阳性。

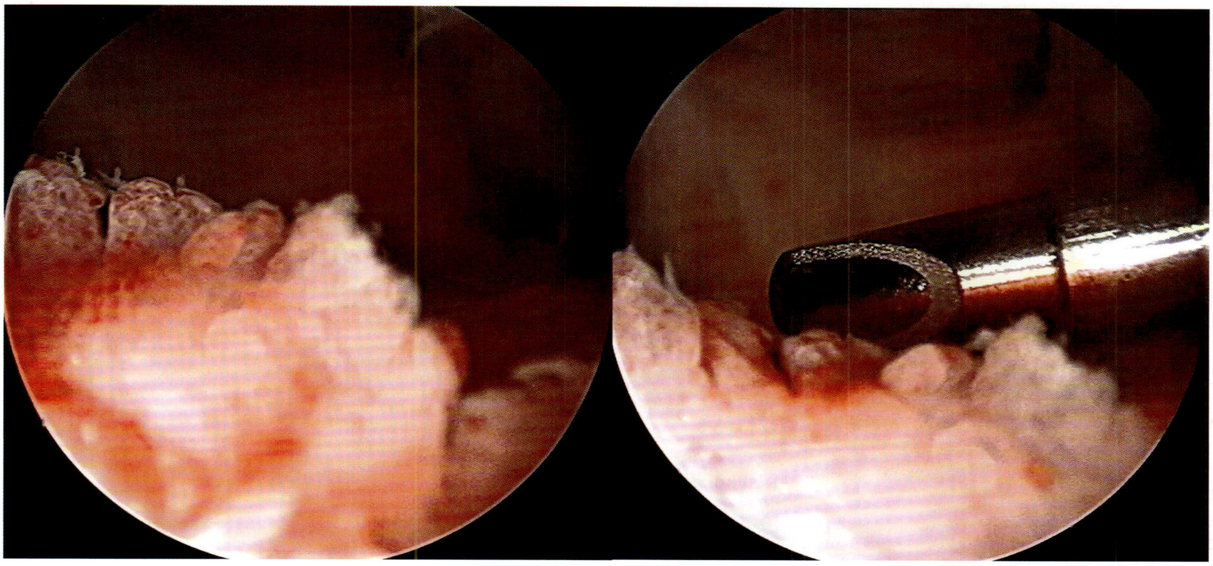

图 8-2-4　膝关节镜下滑膜切除术

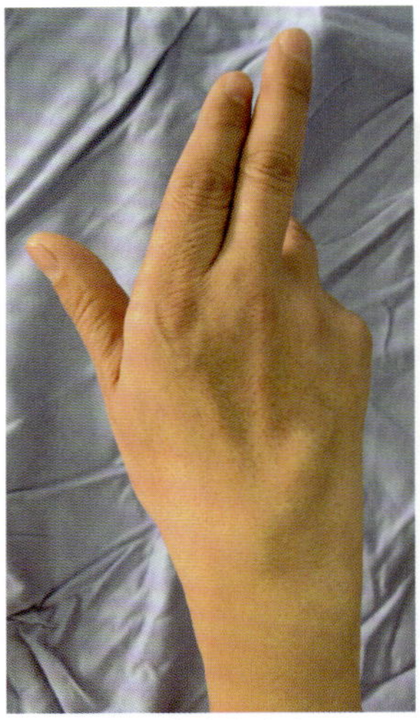

环、小指背伸功能丧失

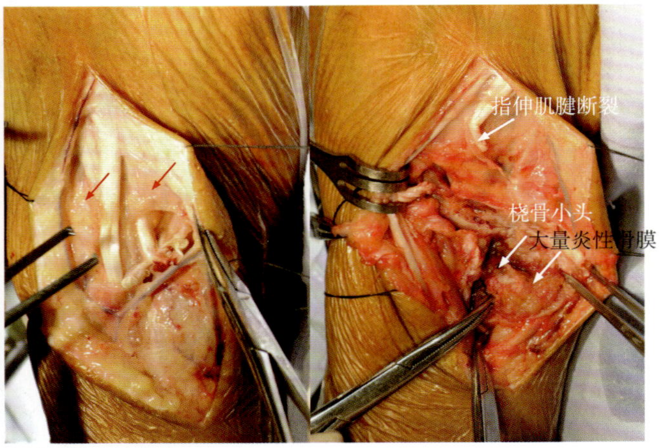

大量腱鞘炎性滑膜

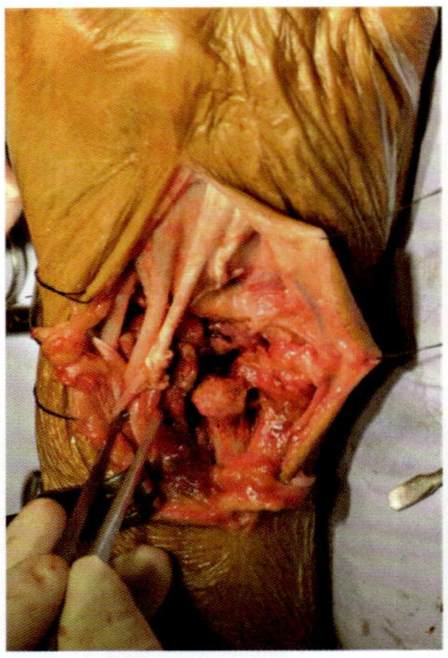

清除全部炎性滑膜后

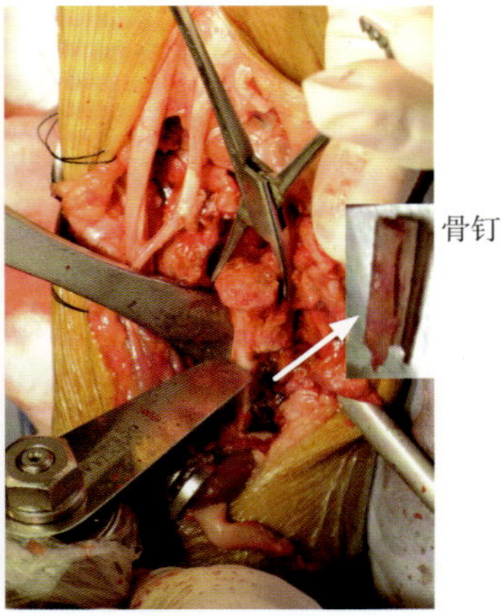

在距尺骨远端 15 mm 处向近端截取 6 mm × 20 mm 的骨块，并修整成骨钉状备用。然后在距尺骨远端 20 mm 处向近侧截骨 10 mm，造成局部缺损

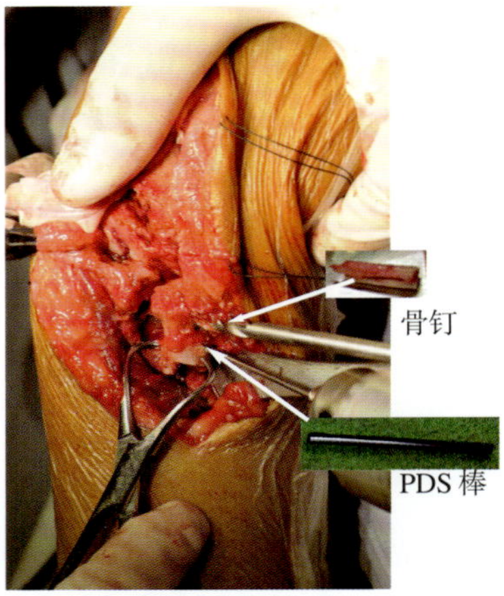

将尺骨头对齐桡骨远端的尺侧，用直径 6 mm 钻贯穿下尺桡关节至桡骨，将自体骨钉打入孔内。然后取 2 枚直径 2 mm 的生物可吸收钉分别打入尺、桡骨

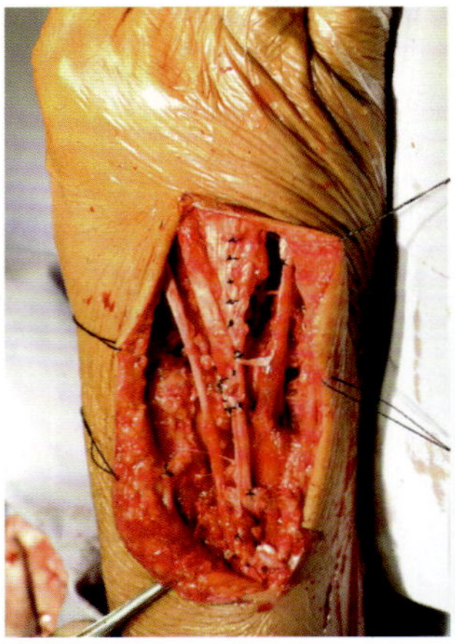

1. 修补缝合中指伸肌腱
2. 将环指伸肌腱近、远断端分别与中指伸肌腱行侧侧吻合
3. 切断食指固有伸肌腱，转移至小指伸肌腱，行编织缝合

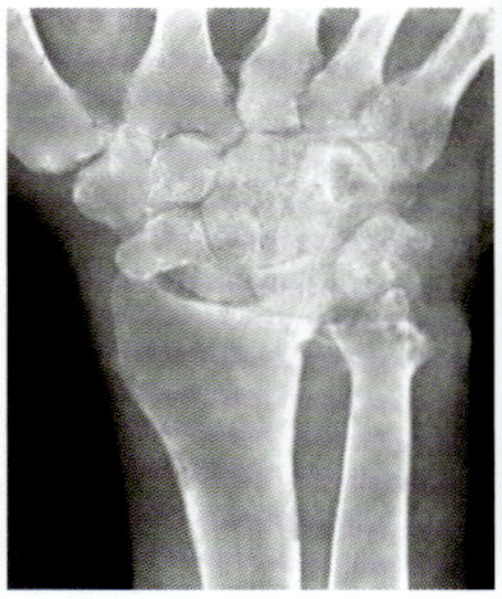

腕关节间隙变窄，桡骨小头破坏变形

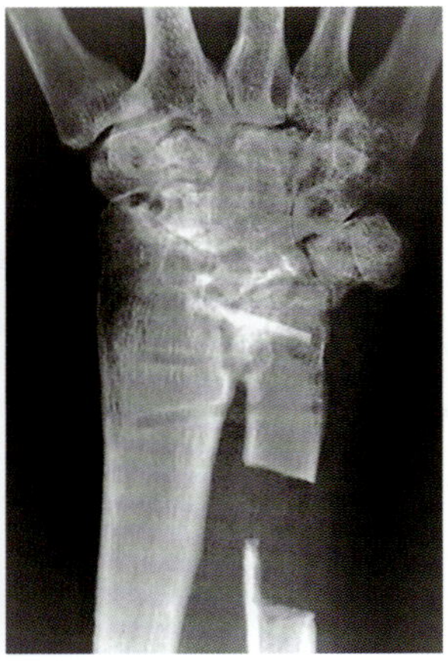

下尺桡关节重建术后

图 8-2-5 病例：腕关节类风湿关节炎合并尺骨头综合征，中指伸肌腱部分断裂，环、小指伸肌腱断裂，小指固有伸肌腱断裂。行下尺桡关节重建、腕关节滑膜清理、肌腱缝合、转移术

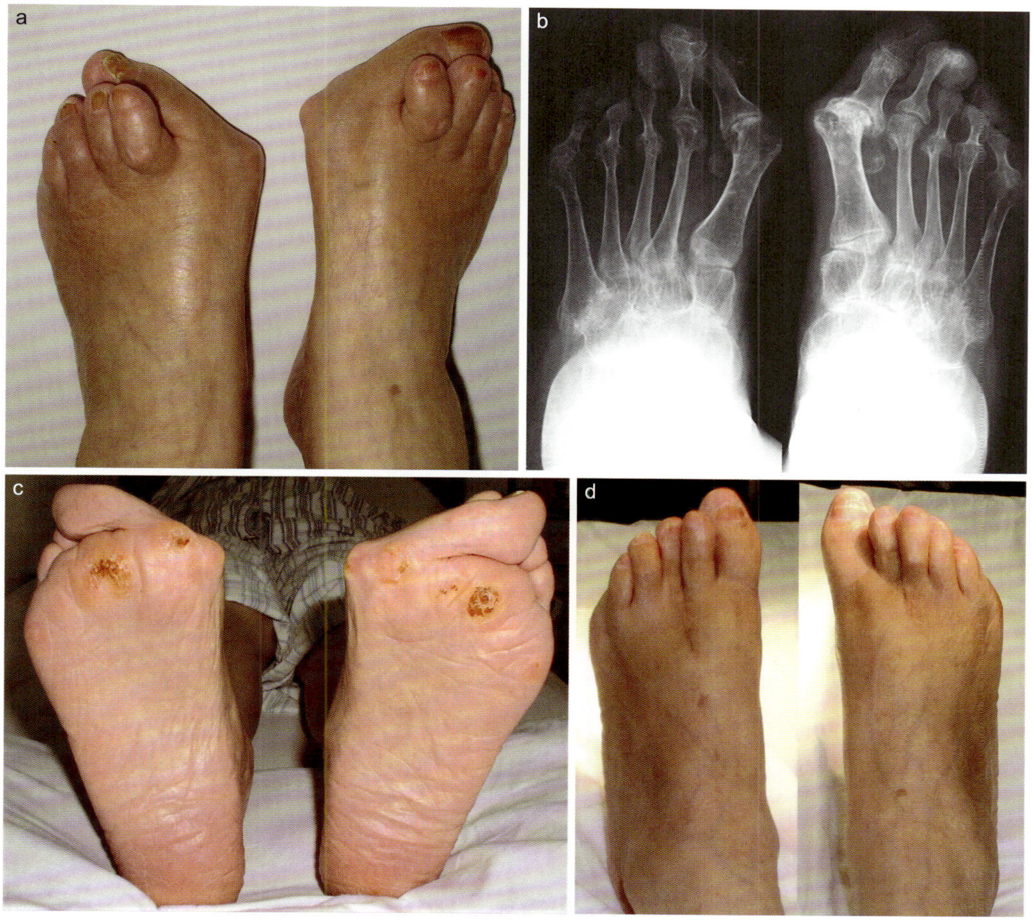

图 8-2-6　a.“类风湿足”：足踇外翻，足趾重叠畸形；b. X线片显示跖趾关节骨质破坏，半脱位畸形；c. 跖骨头偏向跖侧，胼胝形成，行走疼痛；d. 手术后畸形矫正

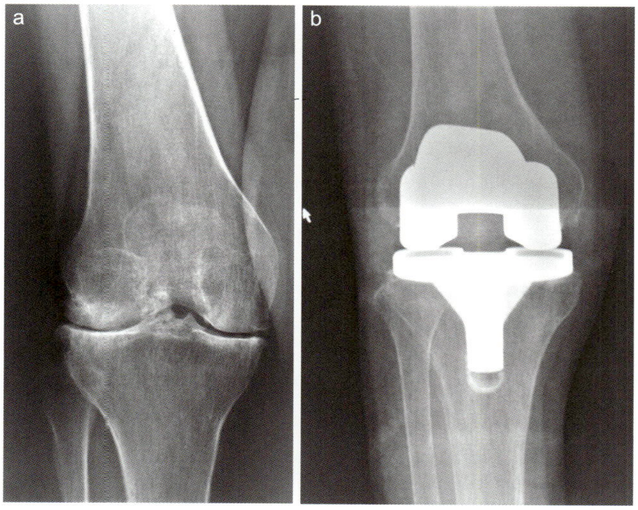

图 8-2-7　RA 膝关节手术。a. X 线片：膝关节面下骨质破坏，关节间隙明显狭窄；b. 全膝人工关节置换术后

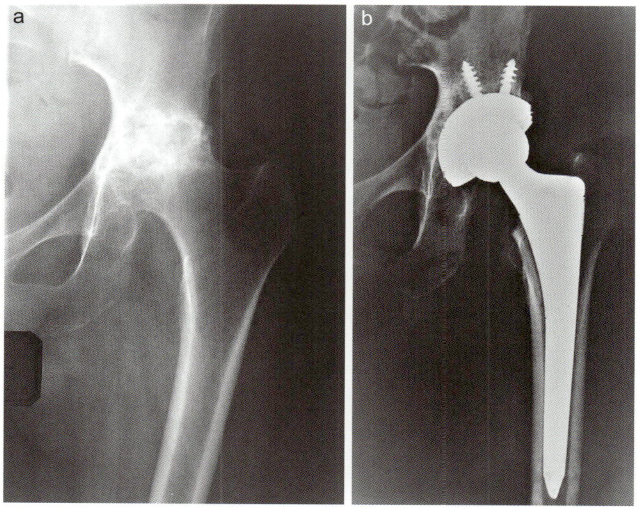

图 8-2-8　RA 髋关节手术。a. X 线片：髋关节面下骨质破坏，关节间隙消失，强直；b. 全髋人工关节置换术后

第三节 肩关节、上臂

一、解剖、功能及体格检查

（一）要点

1. 当肩肱关节运动时肩胛骨也会随之运动，这种协调运动称为肩肱节律（图 8-3-1）。
2. 肩关节上举主要为三角肌的作用。
3. 肩胛骨上提、下降及内收（缩回）为斜方肌的作用。
4. 大结节（冈上肌、冈下肌、小圆肌的止点）、小结节（肩胛下肌止点）、解剖颈及外科颈是肱骨近端的重要解剖结构（图 8-3-2、图 8-3-3）。
5. 肩袖（冈上肌、冈下肌、小圆肌、肩胛下肌）对维持肩关节的稳定和功能起着重要作用（图 8-3-2～图 8-3-4）。

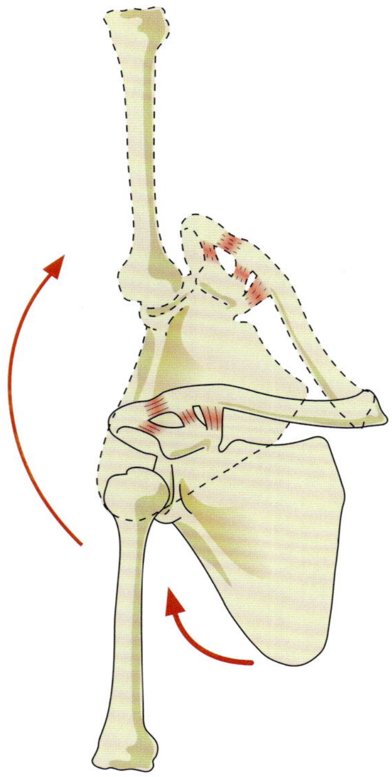

图 8-3-1 肩肱节律

正常的肩胛胸臂有60°活动范围，肩肱关节有120°活动范围，两者总和为180°

（二）体格检查要点

1. 排除肩以外疾患：例如颈椎病引起的肩痛，同时要检查肌腱反射、肌力、痛觉等。
2. 注意观察肩和肩胛骨位置关系有无改变：翼状肩胛（前锯肌瘫痪），方肩（肩关节脱位，三角肌萎缩），垂肩（斜方肌瘫痪），先天性高肩胛，肩锁关节脱位，喙突突起（外伤性肩关节后脱位），肱二头肌肌腹隆起（肱二头肌腱长头断裂）。
3. 肌肉萎缩：斜方肌（副神经麻痹），三角肌（腋神经麻痹），冈上肌、冈下肌（肩胛上神经麻痹，肩袖损伤）。
4. 压痛部位：肩锁关节（肩锁关节脱位等），大结节上方（冈上肌腱损伤），结节间沟（肱二头肌长头腱鞘炎），喙突（肩周炎等）。
5. 活动度：前屈 - 上举 180°，后伸 60°，外展 - 上举 180°，外旋（中立位）70°，内旋（中立位）90°，等。

活动度检查分为主动活动和被动活动。要判别有无关节挛缩。

（三）辅助检查

1. 拍摄 X 线片（图 8-3-5）：X 线片测量，如盂肱指数（肩关节盂发育不良）、肱骨头下降率（肩关节半脱位）（图 8-3-6、图 8-3-7）。
2. 肩关节造影（图 8-3-8）：主要用于诊断肩袖损伤、盂唇撕裂、肩关节不稳及肩周炎引起的关节囊粘连。
3. MRI 检查：有助于肩袖损伤、习惯性肩关节前脱位造成的关节盂唇损伤的诊断。
4. 超声波：有助于肩袖损伤诊断。
5. 关节镜：确诊关节盂唇损伤、肩袖断裂，施行镜下手术。

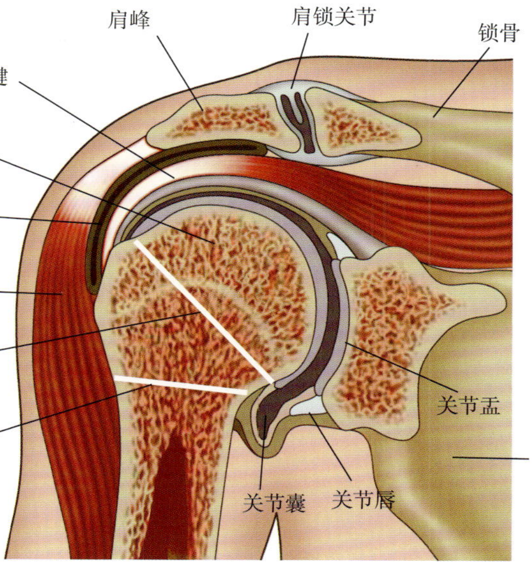

图 8-3-2　肩关节（冠状切面）

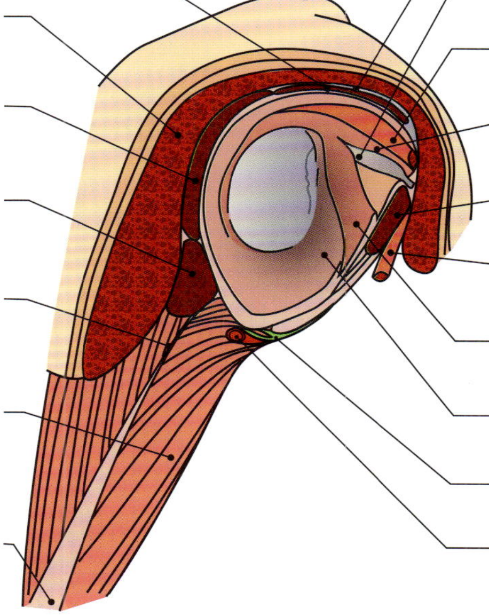

图 8-3-3　肩袖的功能解剖

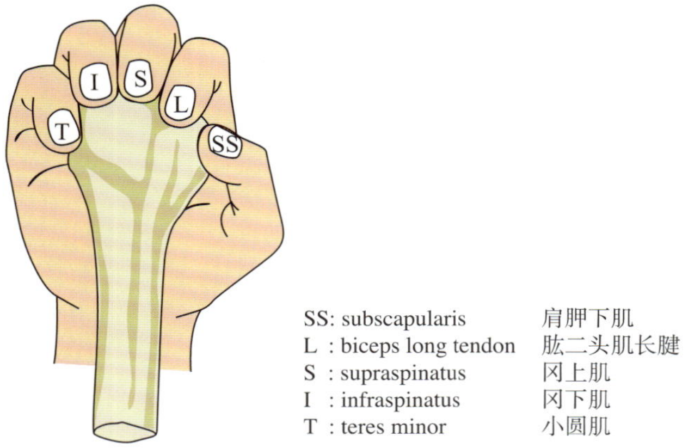

图 8-3-4 肩袖肌群记忆法

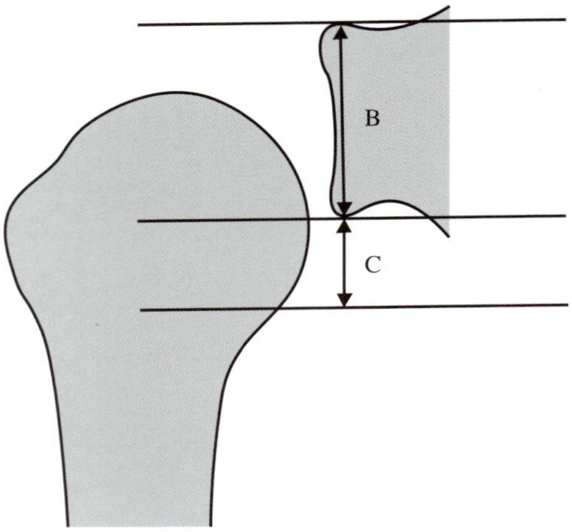

图 8-3-7 肱骨头下降率

注：正常时肱骨头有10%的负重下降率

遠藤寿男. 動揺性肩関節の疫学的調査.中部整災誌, 1973, 16:103-105.

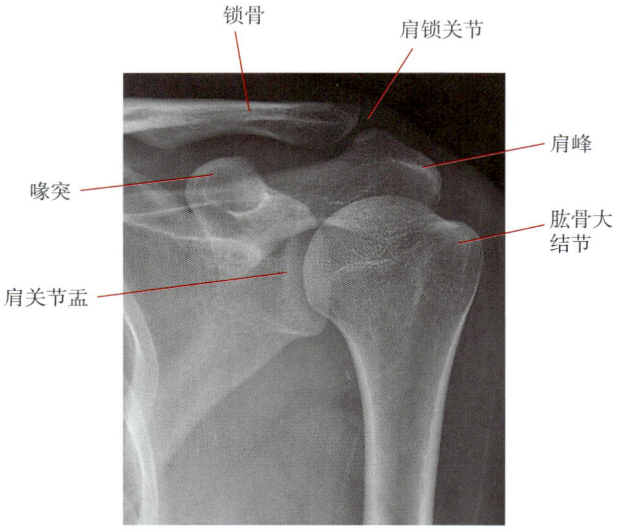

图 8-3-5 肩关节正位 X 线片

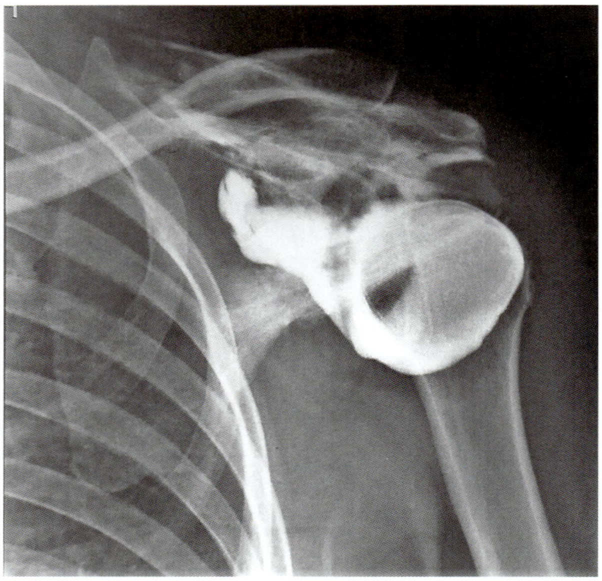

图 8-3-8 肩关节造影：显示关节囊破裂，造影剂自破裂处溢出，在关节外腋窝内呈现不规则影

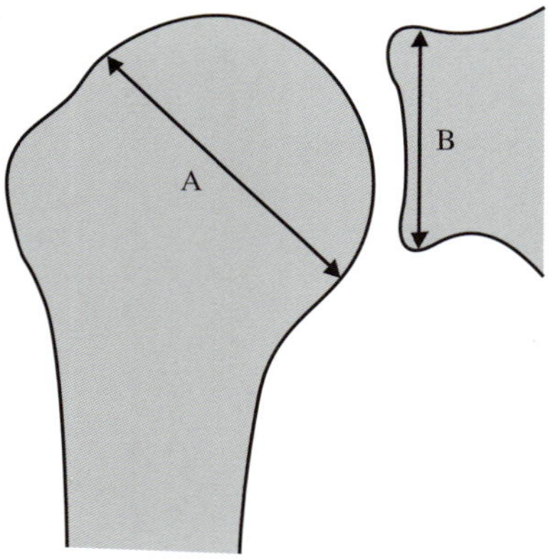

图 8-3-6 盂肱指数

* Saha AK. Dynamic stability of the glenohumeral joint. Acta Orthop Scandinav, 1971, 42: 491- 505.

注 1. 盂肱指数（ glenohumeral index, GHI ）（图 8-3-6 ）

盂肱指数＝肱骨头最大直径（ A ）与肩盂最大径（ B ）的百分比（ B/A × 100 ）。

正常值：纵径指数（正位像）（ 75.3 ± 3.9 ）%

横径指数（轴位像）（ 57.6 ± 5.6 ）%

临床意义：为评价盂肱关节稳定性的指标。

当肩关节盂发育不良时，GHI 变小。

注 2. 肱骨头下降率（decreased rate of humeral head）（图 8-3-7）

站立或坐位，前臂负重物 3～5 kg，拍 X 线正位像，测量肩盂径（B）与向下脱离肩盂的肱骨头长（C）的百分比（C/B × 100）。

正常时在 10% 以内。

Ⅰ型　＞10%～＜30%
Ⅱ型　30%
（Ⅰ型、Ⅱ型）非负重时在正常范围。

Ⅲ型　非负重时肱骨头即向下脱位，负重时脱位加大。

二、肩峰下撞击综合征与肩袖损伤

（一）诊疗要点

1. 肩袖由上方的冈上肌，前面的肩胛下肌，后面的冈下肌和小圆肌组成。
2. 当肩袖和肩峰下滑囊受到喙肩弓、肩锁关节、肱骨头和肱骨大结节反复挤压引起滑囊炎和肌腱炎以致肌腱断裂时出现的症状称为“肩峰下撞击综合征”（subacromial impingement syndrome）。
3. 撞击征并发肩袖断裂（rotator cuff tear）多见于 50 岁以上患者。
4. 临床表现：活动痛，夜间痛，上举力减弱。
5. 查体：痛弧征（painful arc）阳性（图 8-3-9）。Neer 撞击征（impingement sign）阳性（图 8-3-10）。
6. MRI（图 8-3-11）、超声波、关节造影是主要的辅助检查。
7. 肩峰下撞击综合征常被误诊为肩周炎。磁共振检查可以发现肩袖的破裂口。
8. 多数非手术治疗可缓解，无效者手术（关节镜下肩峰下间隙减压术、肩袖修补术）（表 8-3-1、图 8-3-12、图 8-3-13）。

（二）关节镜下肩峰下间隙减压术（图 8-3-12）

1. 经后入路进入肩峰下间隙，肩峰外侧入路入刨刀及射频，切除肩峰下炎性滑囊，暴露肩峰下表面、喙肩韧带及肩锁关节下表面，明确肩峰内缘、前缘及外缘，检查肩袖有无撕裂。
2. 用射频切断或部分切断喙肩韧带。

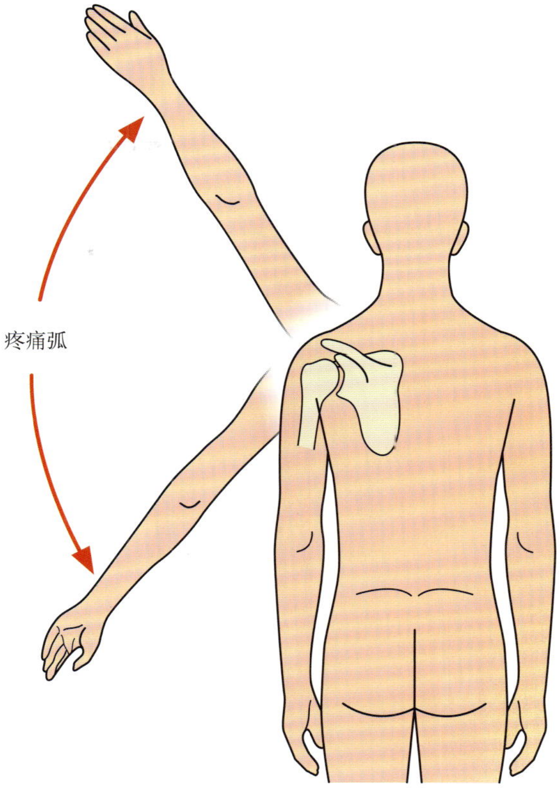

图 8-3-9　痛弧征（painful arc）
患臂外展60°~120°范围内疼痛，再上举则减轻

3. 肩峰外侧入路入磨钻，磨平肩峰前缘。
4. 肩峰外侧入路入关节镜，后入路入磨钻，将已切除部与未切除部之间的嵴磨平。
5. 镜下修补肌腱。

（三）关节镜下肩袖修补术（suture bridge 法）

左肩：图 8-3-13、图 8-3-14。

三、肩关节不稳定

肩关节不稳定（shoulder joint instability）是指包括肩关节脱位、半脱位、不稳后疼痛、松弛在内的一系列疾病。

（一）Bankart 损伤

Bankart 损伤是肩关节盂唇前下方在前下盂肱韧带复合体附着处的撕脱性损伤。

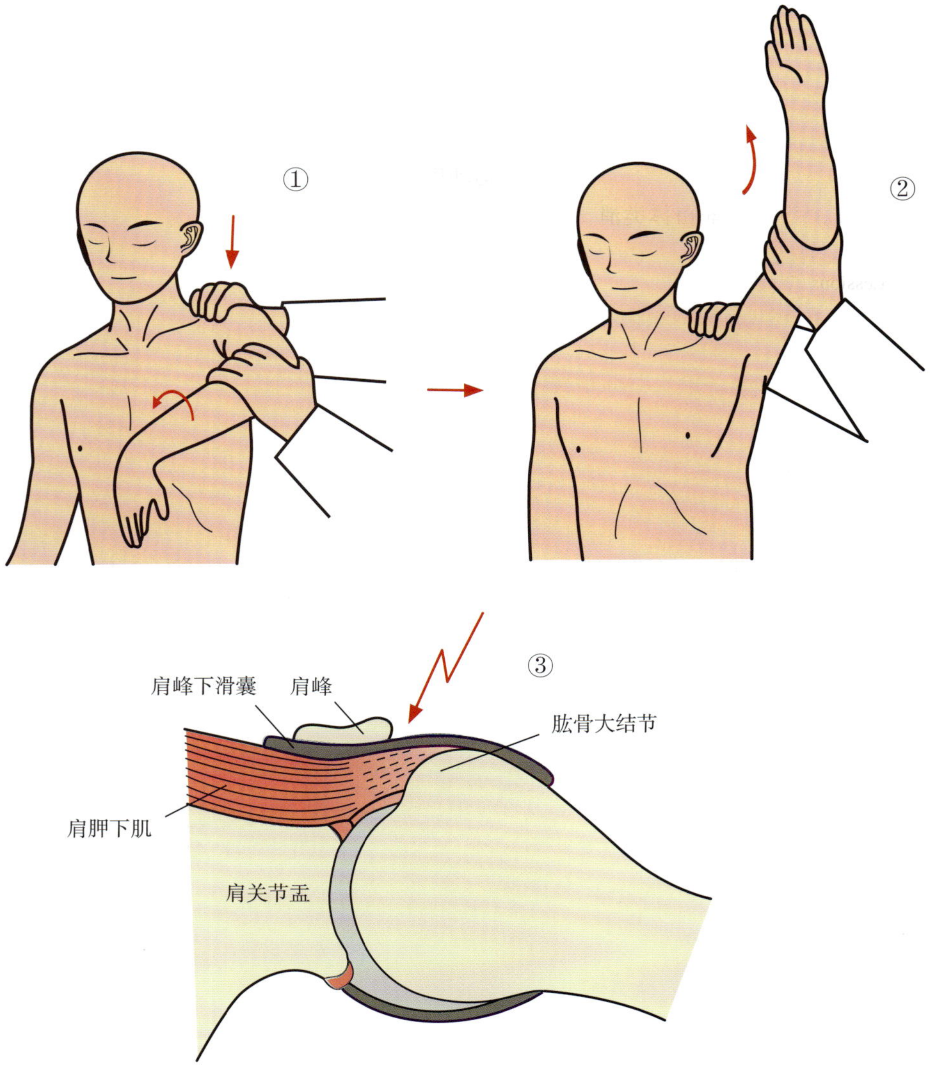

图 8-3-10 Neer 撞击征 (impingement sign)
一手固定肩胛骨，另一手保持肩关节内旋，拇指向下。然后上举上臂过顶，如因肱骨大结节与肩峰前下缘撞击出现疼痛为阳性

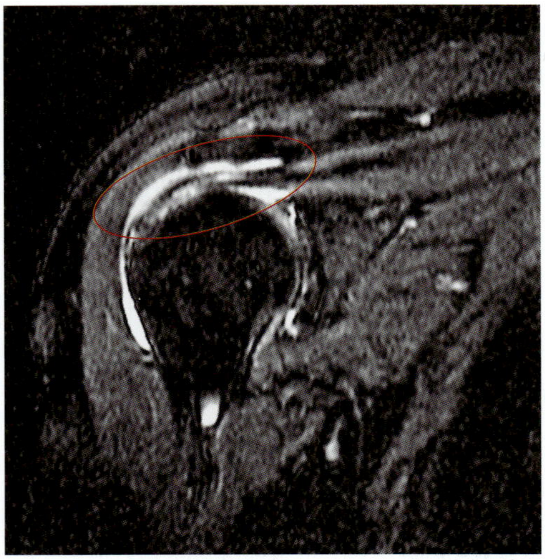

图 8-3-11 MRI 显示冈上肌腱撕裂

非手术治疗：药物和康复治疗。

手术：关节镜下盂唇修复术（图 8-3-15）。骨性 Bankart 损伤可行 Latarjet 手术（在喙突上切取一小块骨头，连同附着的肌腱，一同固定在肩盂骨缺损上）。

（二）SLAP 损伤

SLAP（superior labrum anterior to posterior, SLAP）损伤是指肩胛盂缘上唇自前向后的损伤（图 8-3-16）。

非手术治疗：药物和康复治疗。

手术：开放或关节镜下成形或修复术。

表 8-3-1　肩峰下撞击综合征分期和治疗选择

	Ⅰ期　水肿、出血期	Ⅱ期　滑囊纤维化、肌腱炎期	Ⅲ期　骨赘、肌腱断裂期
年龄	< 25岁	25 ~ 50岁	> 50岁
鉴别诊断	半脱位，肩锁关节炎	肩周炎，钙沉积	颈神经根炎，肿瘤
临床进程	可恢复	反复性运动痛	渐进性功能丧失
治疗	非手术治疗：制动，非甾体类消炎镇痛药	滑囊切除、喙肩韧带切断术	肩袖修补术、关节镜下肩峰下间隙减压术

* Neer CS. II: Impingement Lessions. Clin Orthop, 1983, 173: 70.

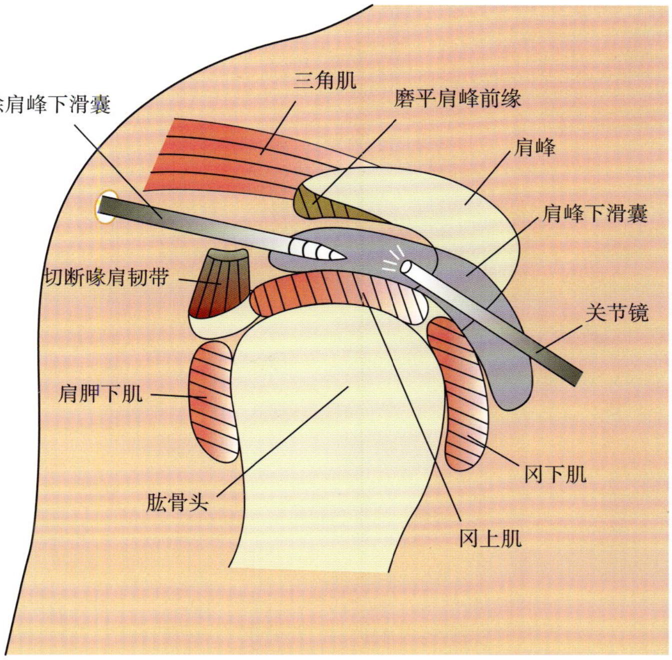

图 8-3-12　关节镜下肩峰下间隙减压术（左肩外侧面）

（三）Hill-Sachs 损伤

当肩关节前脱位时，关节盂前缘撞击肱骨头后外侧，导致肱骨头后外侧压缩性骨折（图 8-3-17）。

Hill-Sachs 损伤的发生率在初次肩关节脱位中占 40% ~ 70%，而在复发性肩关节脱位中达 80% ~ 93%。

治疗：Remplisage 手术（关节镜下将冈下肌肌腱及后方关节囊填充于骨缺损处的方法）。

（四）肩关节松动综合征

肩关节松动综合征（shoulder loose syndrome）是指肩关节的诸骨及支持结构包括肌腱、韧带、关节囊等均无明显解剖学上的异常，但关节运动的范围异常增加，由于关节过度的异常活动引起的关节不稳定症状。近年日本报道本病较多，国内尚未有报道。

四、创伤性肩关节脱位

（一）肩关节前脱位

1. 肩关节前脱位 (anterior dislocation of the shoulder joint) 最多见。“方肩”畸形，Dugas 征（搭肩试验）阳性。
2. 肩关节前脱位分类见图 8-3-18。
3. 可伴随 Bankart 损伤和 Hill-Sachs 损伤。

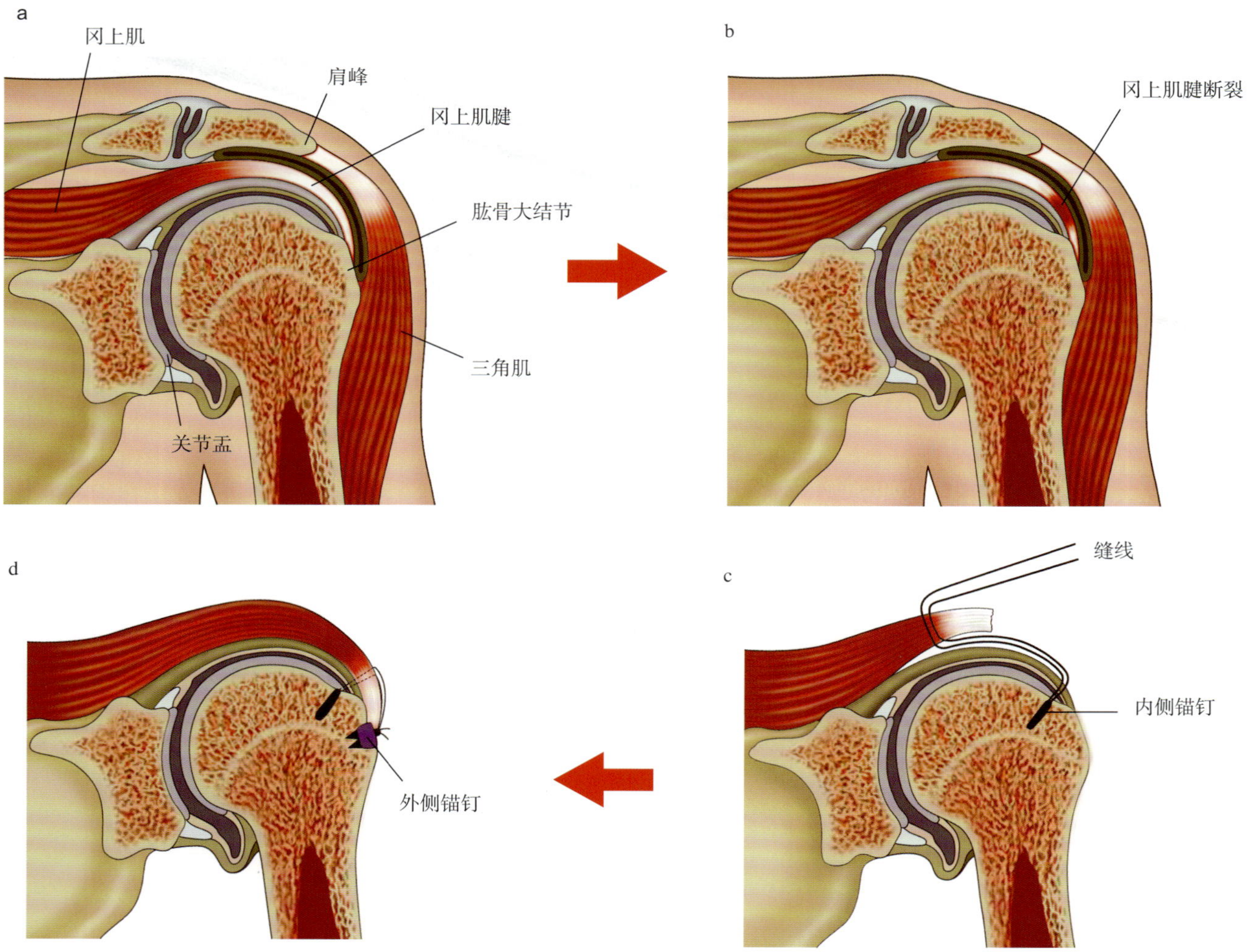

图 8-3-13 关节镜下肩袖修补术

a. 正常肩袖；b. 冈上肌腱断裂；c. 在大结节肌腱止点处拧入带有缝线的锚钉。缝合撕裂的肌腱，拉紧至原骨性止点上；d. 再拧入外侧锚钉，桥式（suture bridge）缝合下压已经缝合的肌腱上

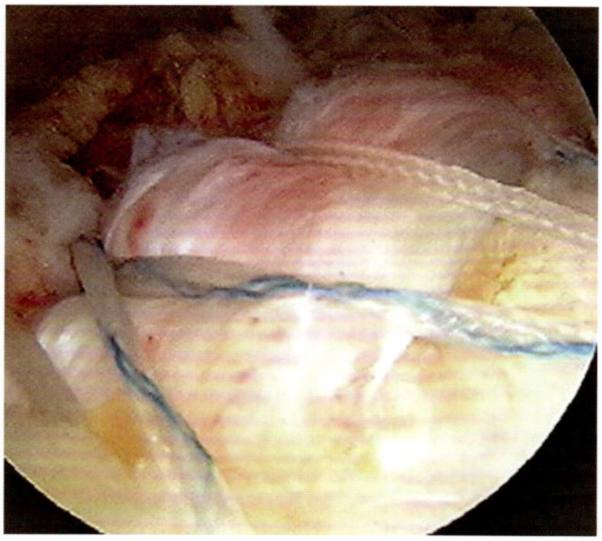

图 8-3-14 关节镜下冈上肌腱缝合术后

4. 治疗不当易形成习惯性脱位，多见于青壮年。
5. 习惯性肩关节脱位频繁宜手术治疗。
6. 可合并腋神经损伤。老年患者易合并肩袖损伤、大结节骨折等。
7. 多数可行手法复位（图 8-3-19、图 8-3-20），上肢贴胸，屈肘位三角巾悬吊固定 3 周。合并有大结节撕脱骨折，当肱骨头复位后骨折也随之复位，无须特殊处理。

（二）肩关节后脱位（图 8-3-21）

1. 肩关节后脱位（posterior dislocation of the shoulder joint）易漏诊，肩部头脚位 X线片可明确诊断。
2. 半脱位多见。习惯性脱位少见。

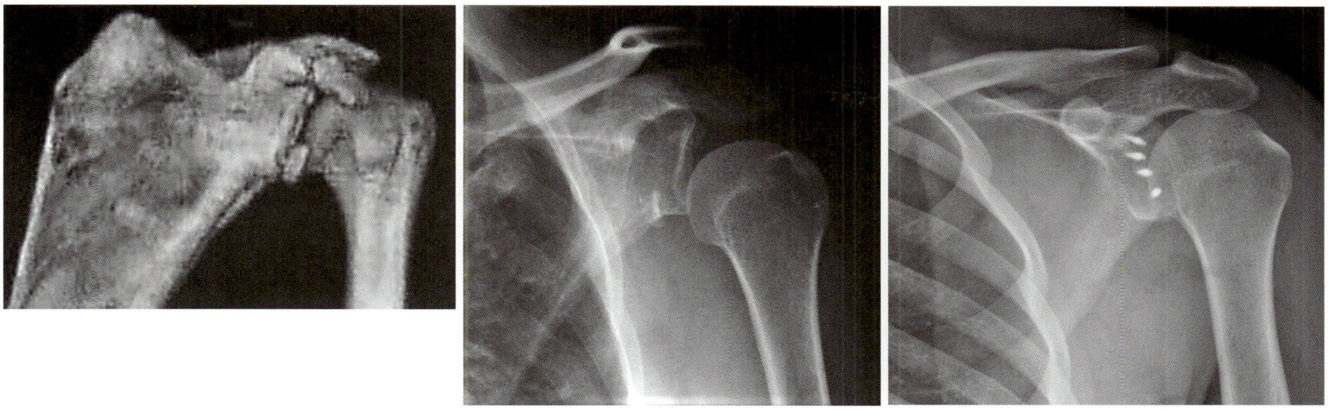

图 8-3-15　Bankart 损伤锚钉修复术

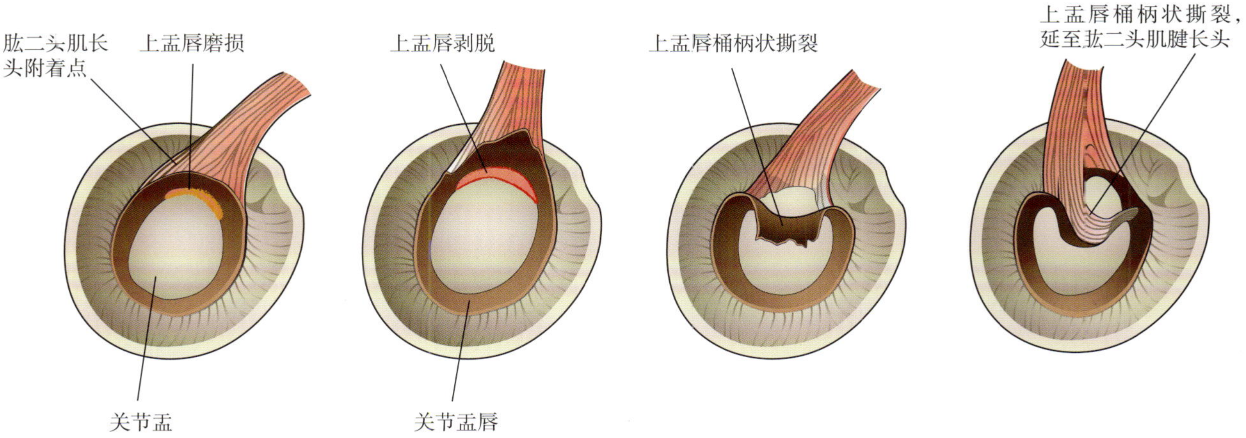

图 8-3-16　SLAP 损伤分型

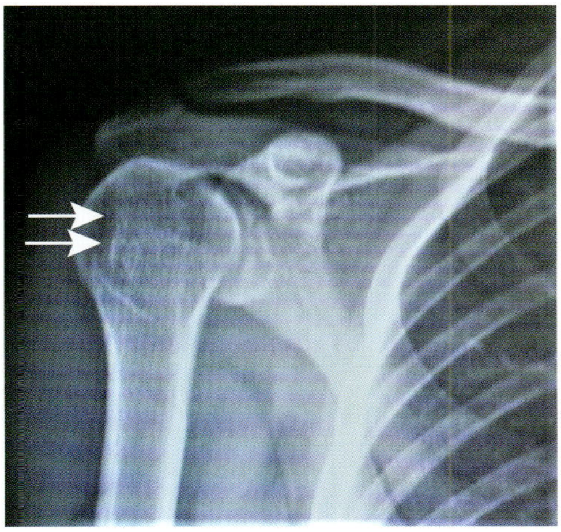

图 8-3-17　白色箭头所指为 Hill-Sachs 损伤

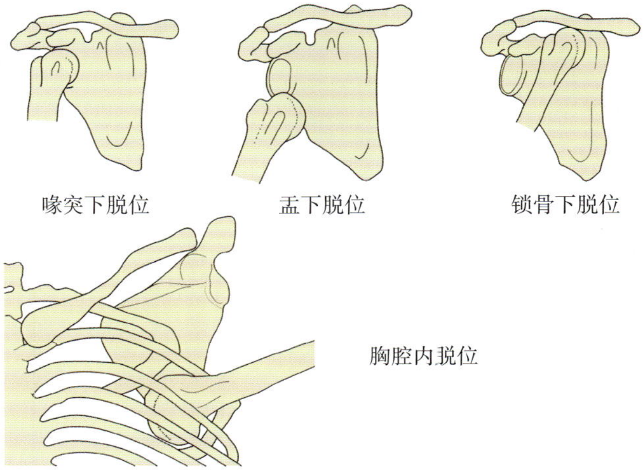

图 8-3-18　肩关节前脱位分类

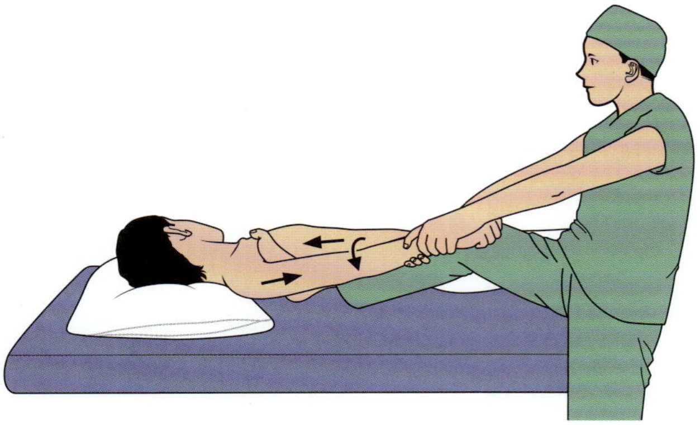

图 8-3-19 肩关节前脱位，手法复位（足蹬法，Hippocrate's 法）

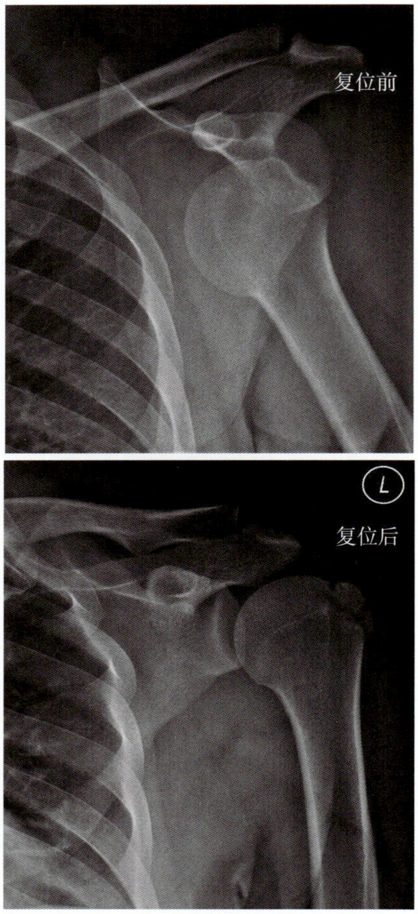

图 8-3-20 肩关节喙突下脱位合并大结节骨折

五、肩胛骨骨折

（一）肩胛骨解剖（图 8-3-22）

肩胛骨骨折 (scapular fracture) 一般指肩胛骨体部骨折。

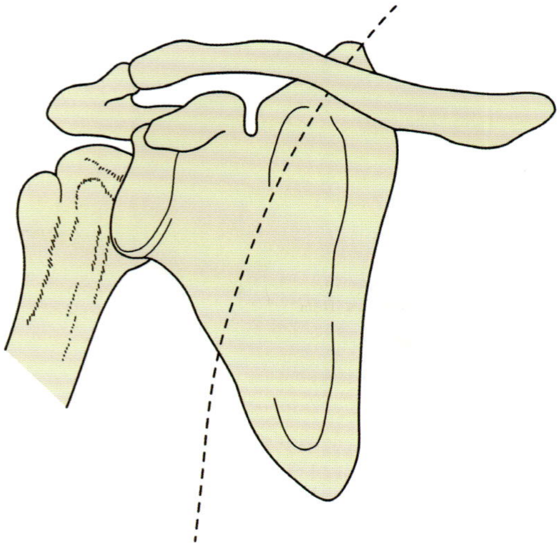

图 8-3-21 肩关节后脱位

（二）诊疗要点

1. 肩胛盂骨折 Ideberg 原始分型见图 8-3-23。
2. 肩胛骨骨折多采用非手术疗法，三角巾悬吊固定 3 周。需要手术复位及固定者仅为个别病例。一般预后均良好，即使骨块有明显移位而畸形愈合者亦多无影响。
3. 移位明显的肩胛骨颈骨折、关节盂骨折可手术切开复位内固定（图 8-3-24、图 8-3-25）。

六、肩锁关节脱位

1. 肩锁关节脱位 (dislocation of acromioclavicular joint) 多为直接暴力引起，肩外侧着力所致。
2. 有时需患者站立位两手提重物，拍摄两侧肩锁关节正位 X 线片，对比检查，方可明确诊断。
3. 半脱位（Rockwood 分型Ⅱ型）（图 8-3-26）一般不需复位内固定，上肢悬吊 2～3 周后开始肩关节功能锻炼。有特殊要求者可行肩锁关节切开复位克氏针固定术。
4. 全脱位（Ⅲ型以上）（图 8-3-27）应早期手术修复。
5. 陈旧性脱位患者有疼痛及肩活动受限者，可行锁骨远端切除或肩锁关节融合术。
6. 老年患者无论何种脱位均不须特殊治疗，上肢悬吊一周后开始肩关节功能锻炼。

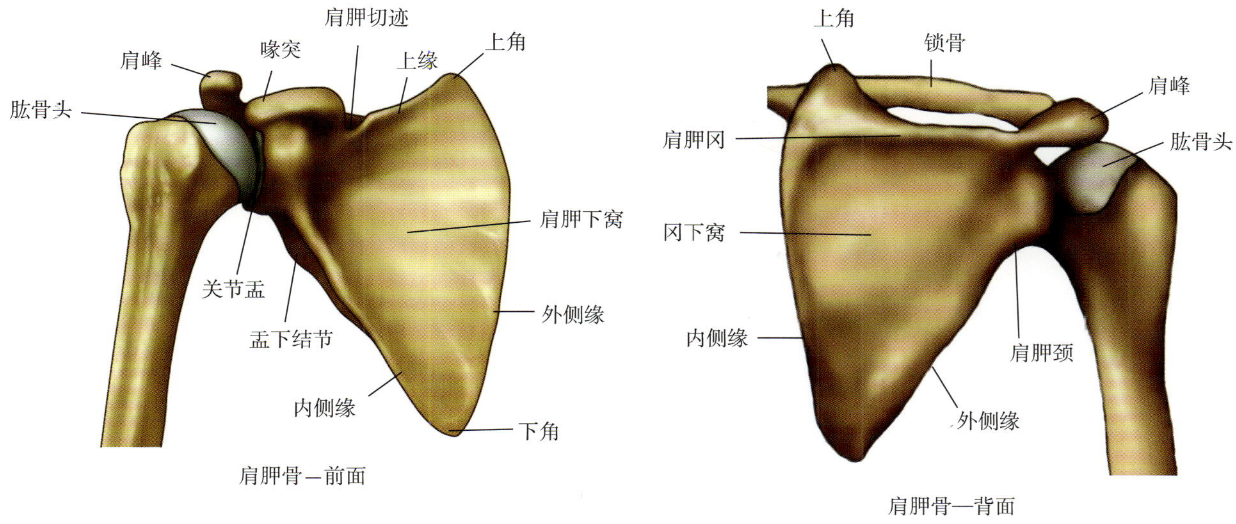

图 8-3-22　肩胛骨解剖

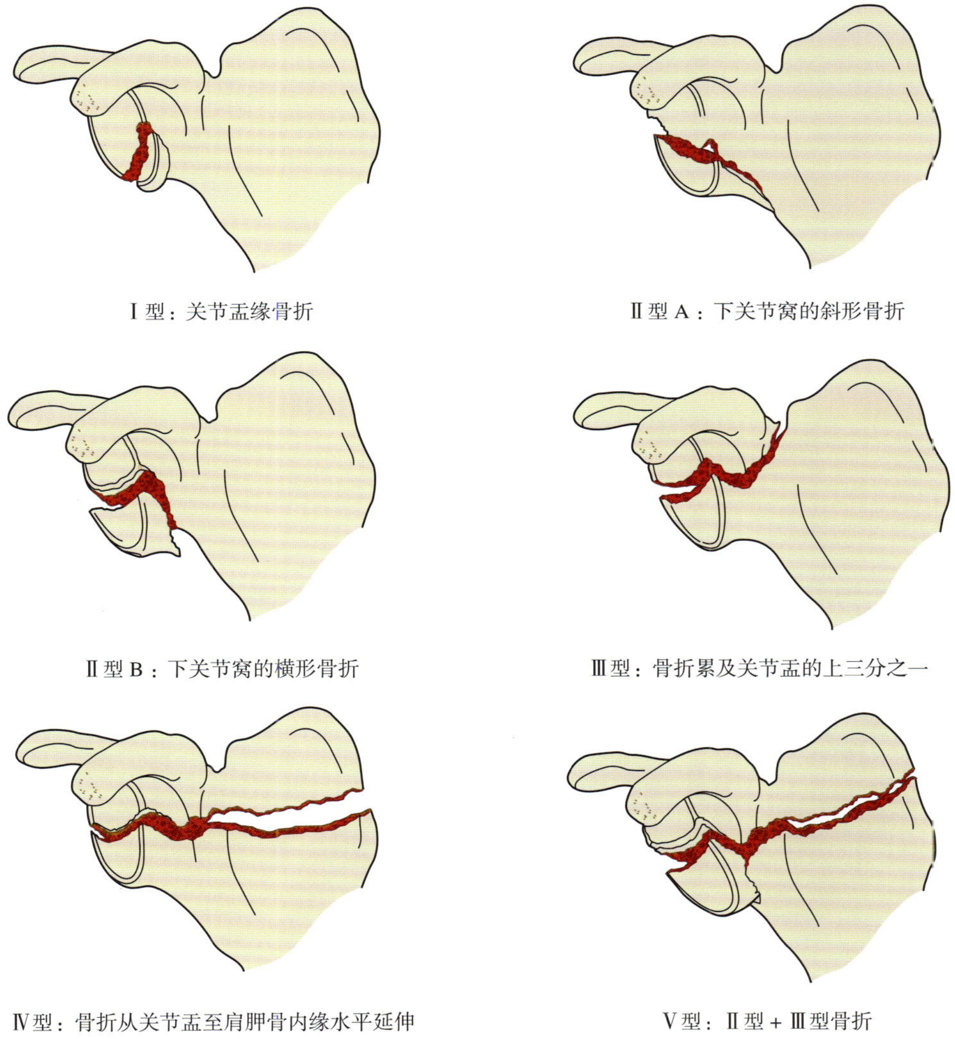

图 8-3-23　肩胛盂骨折 Ideberg 原始分型

* Ideberg R. Fractures of the scapula involzing the glenoid fossa. In: Bateman JE, Welsh RP editors. Surgery of the Shoulder. Philadelphia, BC Decker, 1984.

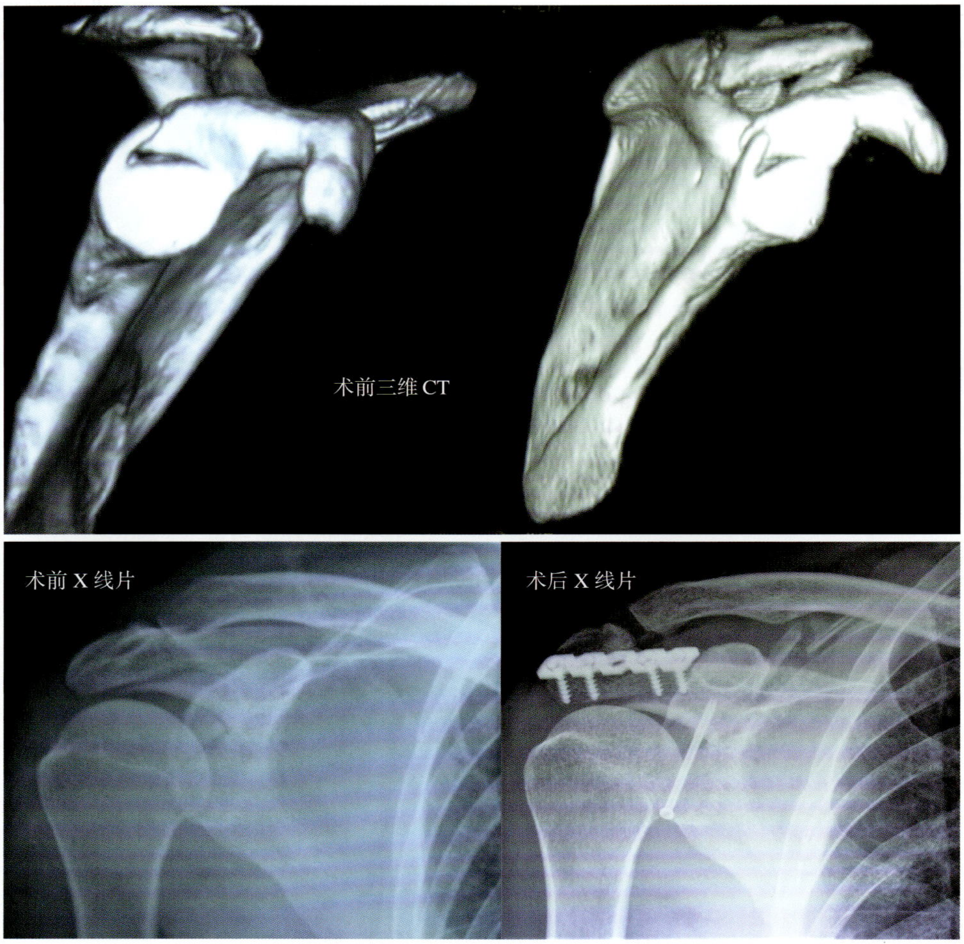

图 8-3-24　肩胛盂骨折 Ideberg 分型Ⅲ型，行切开复位内固定术

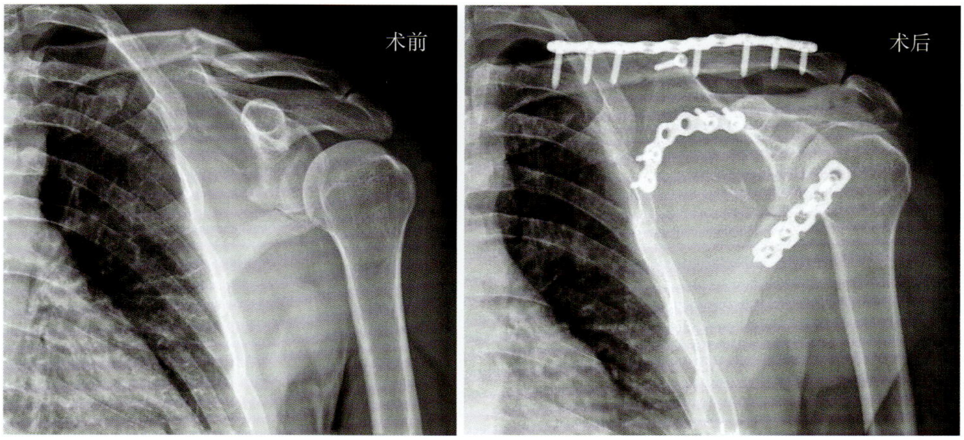

图 8-3-25　Ideberg 分型Ⅳ型骨折，锁骨骨折，行切开复位内固定术

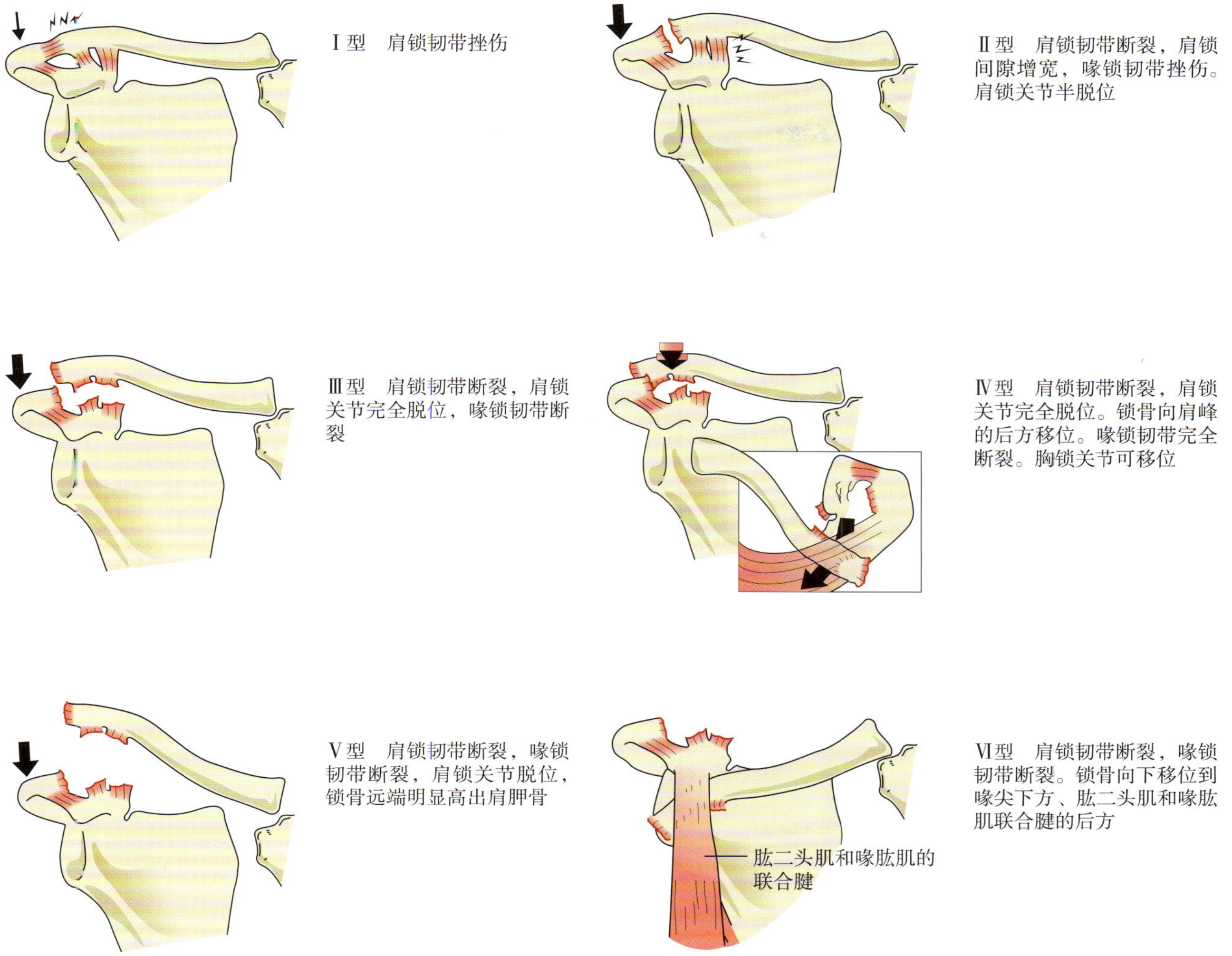

图 8-3-26　肩锁关节脱位 Rockwood 分型

*Rockwood CA. Subluxations and dislocations about the shoulder. Fractures in adults. Ed. By Rockwood CA. et al., JB. Philadelphia: Lippincott, 1984; 2nd ed, Vol 1: 869-872.

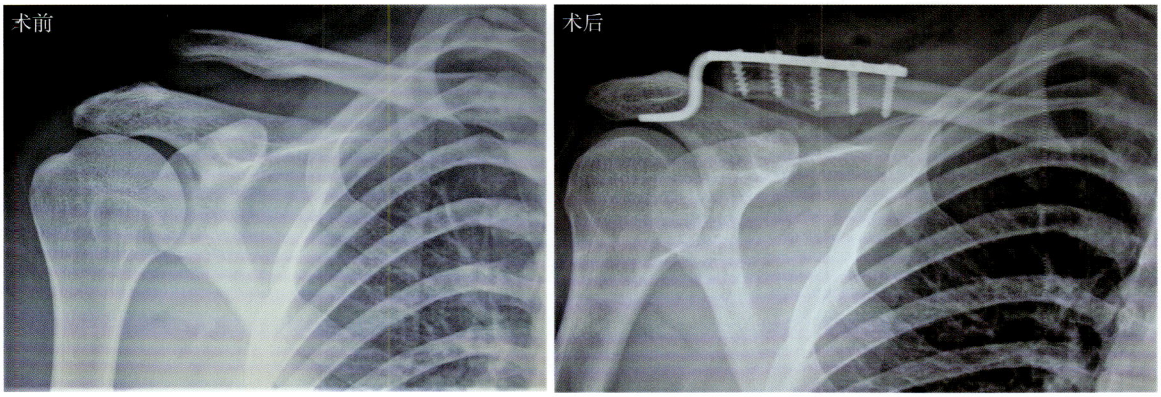

图 8-3-27　肩锁关节脱位 Rockwood 分型Ⅲ型

七、锁骨骨折

（一）锁骨解剖（图 8-3-28）

（二）锁骨远段骨折

1. 锁骨远段 1/3 骨折占锁骨骨折的 10%～15%。16 岁以下原则上采用非手术治疗。
2. 锁骨远段骨折 Rockwood 分型见图 8-3-29。
3. Ⅰ型为稳定型骨折，非手术治疗。
4. Ⅱ型为不稳定型骨折，手术治疗（图 8-3-30）。
5. Ⅲ型容易漏诊，可合并远期创伤性关节炎。

（三）锁骨中段骨折

1. 锁骨中段 1/3 骨折约占锁骨骨折的 80%。
2. 原则采取非手术治疗。手法复位，锁骨固定带或

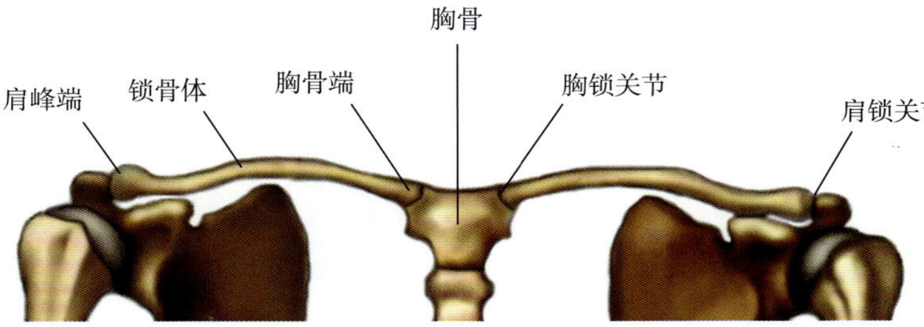

图 8-3-28　锁骨解剖图

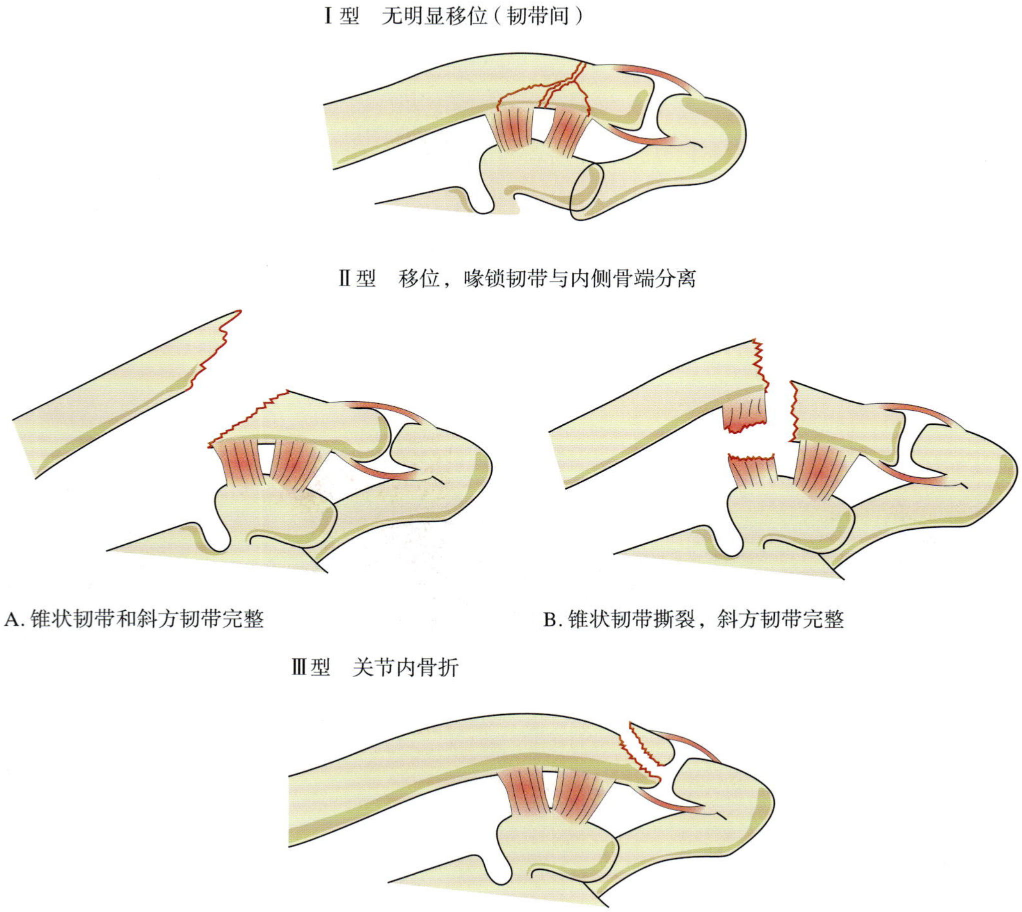

图 8-3-29　锁骨远段骨折 Rockwood 分型

* Rockwood CA. Fractures of the lateral and the clavicle. In: Rockwood CA, Wilins K, King R, eds. Fracture in children. Philadelphia: Lippincott, 1984; 2nd ed, Vol 3: 627-629.

横“8”字绷带固定4周。

3. 开放性骨折，或骨折移位严重高度怀疑臂丛神经、锁骨下血管损伤，采取手术治疗（图8-3-31）。也可根据患者的要求施行手术。

4. 儿童锁骨骨折多为青枝骨折。

（四）锁骨近段骨折

1. 锁骨近段1/3骨折约占锁骨骨折的5%。

2. 一般使用“8”字绷带或悬吊带外固定治疗。

3. 合并神经、血管损伤，胸锁关节脱位，合并同侧肩胛颈骨折，形成浮动肩等采取手术治疗。也可根据患者的要求施行手术（图8-3-32）。

八、肱骨近端骨折

（一）肱骨解剖（图8-3-33）

（二）诊疗要点

1. 肱骨解剖颈骨折较少见，近侧骨折块多因损伤而失去血液供应，易发生肱骨头缺血坏死。

2. 肱骨外科颈骨折多见于中老年骨质疏松患者。

3. 无移位骨折，三角巾或外展支架固定患肢4～6周。

4. 移位骨折，局麻下手法复位，超肩关节夹板或外

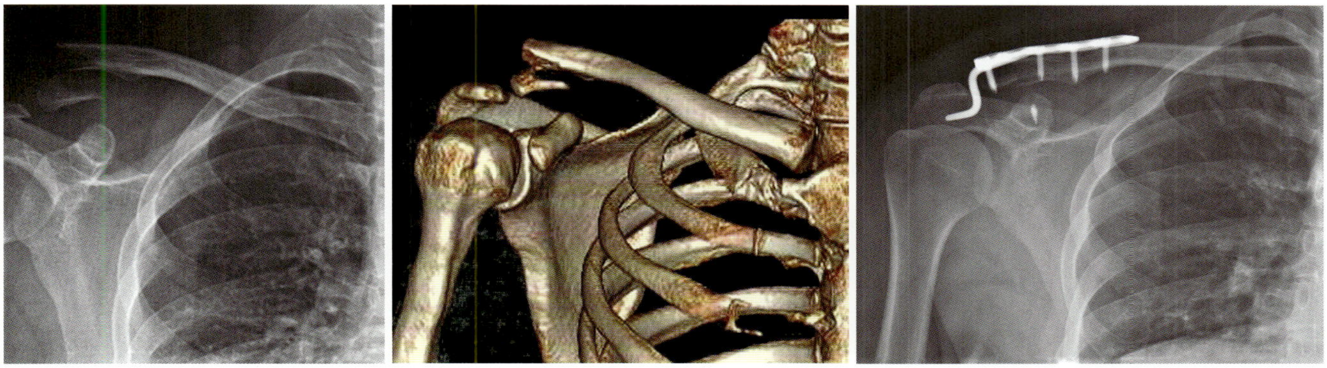

图8-3-30 锁骨远端骨折Rockwood分型Ⅱ型B，切开复位钢板钩内固定

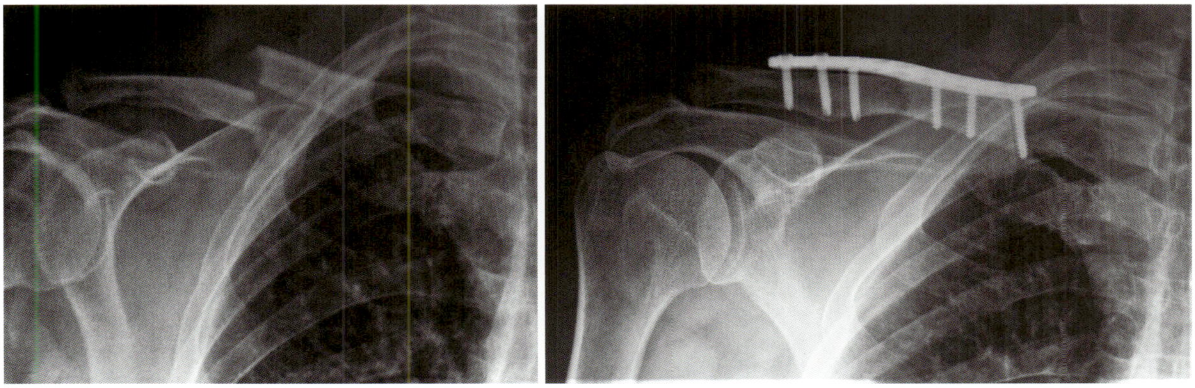

图8-3-31 锁骨中段骨折切开复位钢板内固定

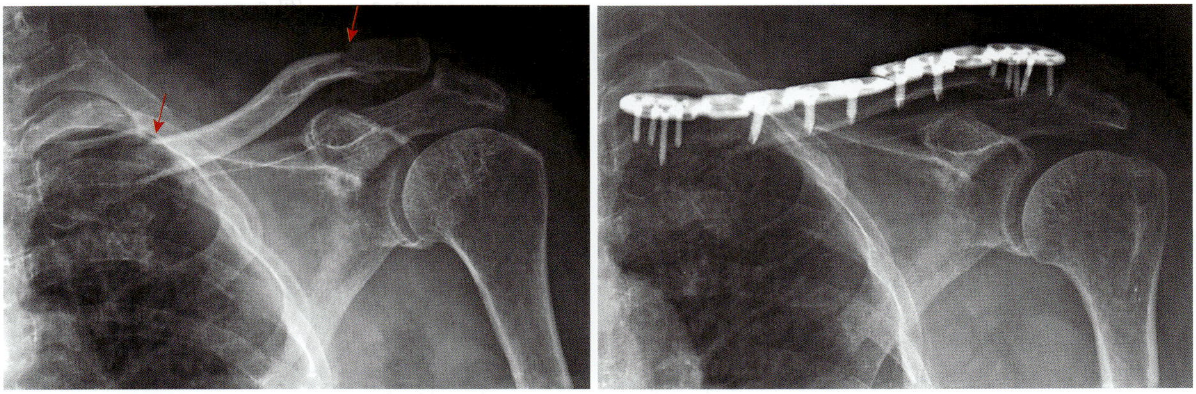

图 8-3-32 锁骨近、远段骨折，切开复位钢板内固定

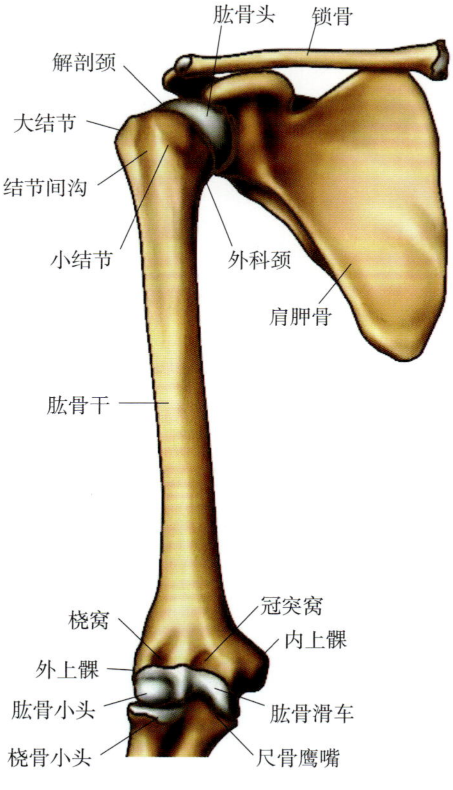

图 8-3-33 肱骨－前面

展支架固定。

5. 移位严重的骨折，行切开复位内固定。

6. 切开复位不能达到稳定的骨折可以选择肱骨头置换术。

7. 肱骨近端骨折 (proximal humeral fracture) 的 Neer 分型见图 8-3-34、图 8-3-35。

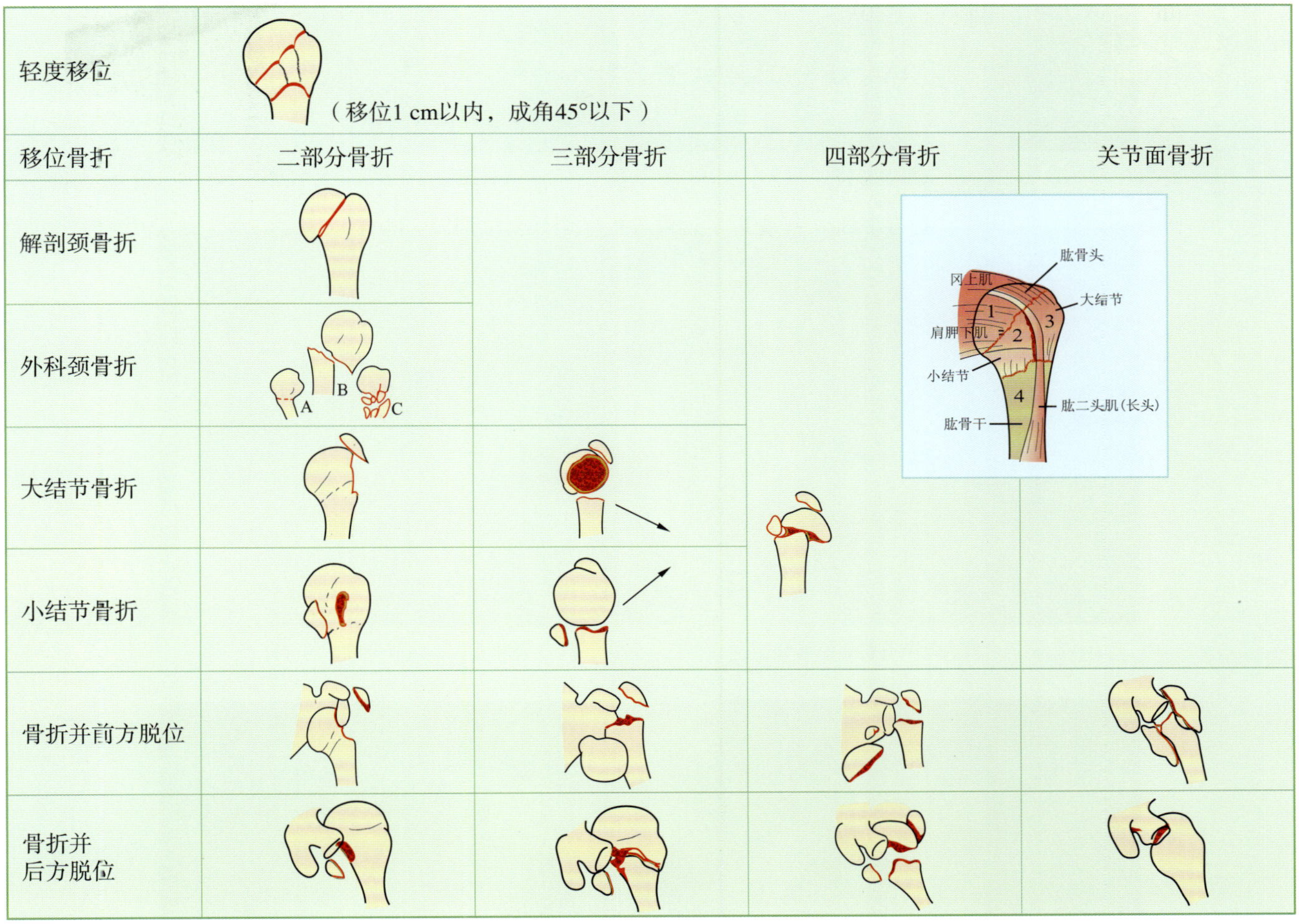

图 8-3-34　肱骨近端骨折的 Neer 分型

注：为临床最常用的分类方法。

Neer CS. Displaced proximal humeral fractures, Part 1. Classification and evaluation. J Bone Joint Surg, 1970, 52- A: 1077-1089.

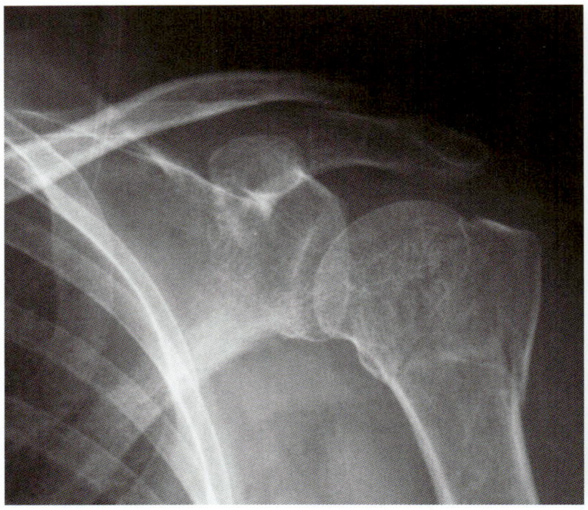
无明显移位

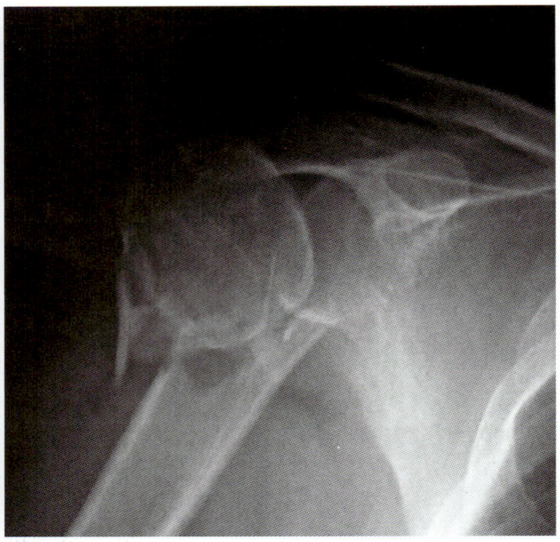
外科颈粉碎性骨折，二部分

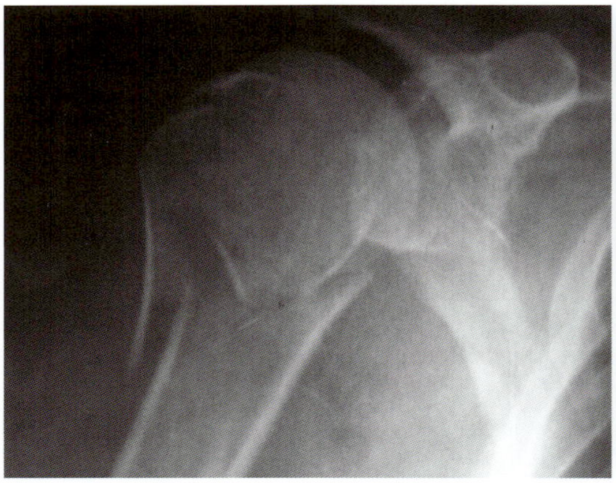
合并大结节骨折，三部分

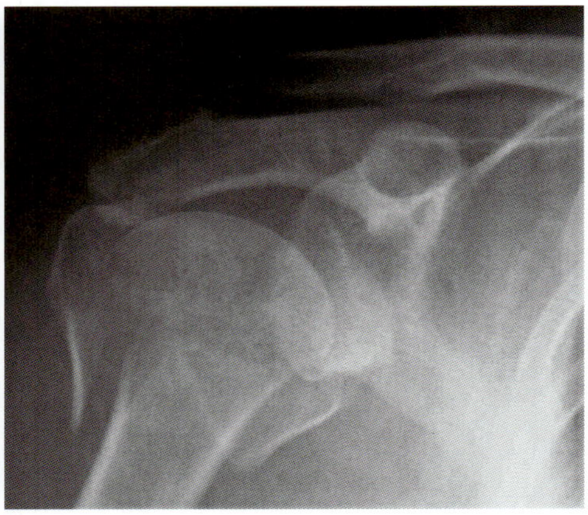
合并大、小结节骨折，四部分

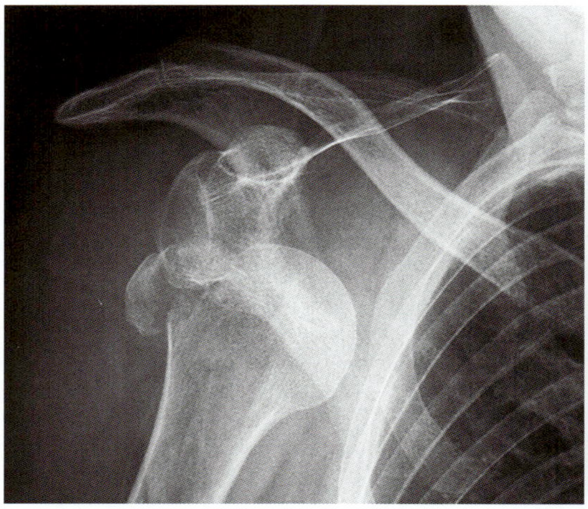
骨折并前方脱位，二部分

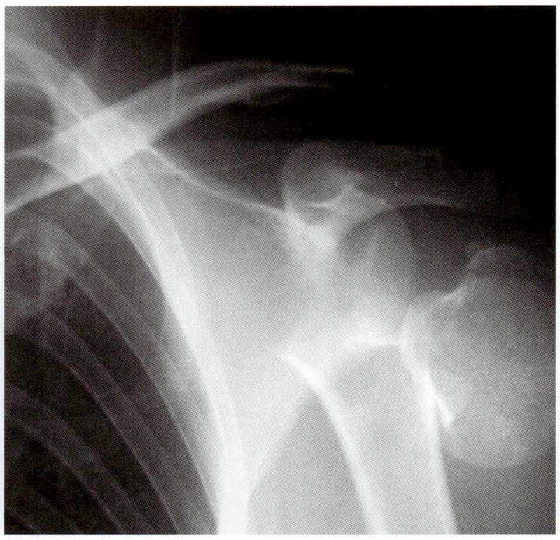
骨折并前方脱位，三部分

图 8-3-35 肱骨近端骨折 Neer 分型的 X 线片

注 1. 肱骨近端骨折的 AO 分型（ AO classification of proximal humeral fracture ）（图 8-3-36 ）

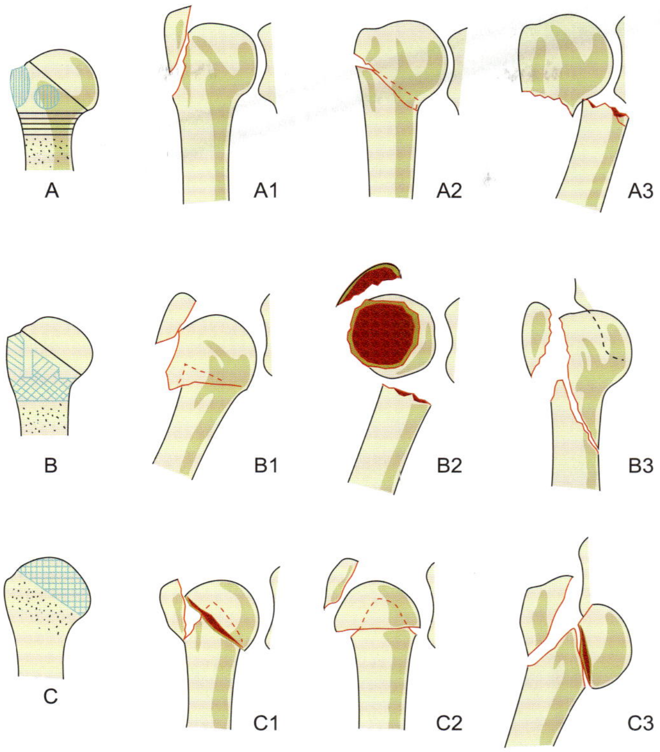

图 8-3-36　肱骨近端骨折的 AO 分型

注：AO分类法系根据肱骨头血运进行分型，目的为了确定骨折后肱骨头缺血坏死的风险程度。分A、B、C三型，每型又分出几个亚型

A. 关节外单一骨折
- A1. 关节外单一骨折，结节
  1. 大结节骨折，无移位
  2. 大结节骨折，有移位
  3. 伴盂肱关节脱位
- A2. 关节外单一骨折，干骺端嵌插
  1. 无向前成角
  2. 伴内翻成角
  3. 伴外翻成角
- A3. 关节外单一骨折，无干骺端嵌插
  1. 简单骨折，成角
  2. 简单骨折，移位
  3. 粉碎骨折

B. 关节外两部分骨折
- B1. 关节外两部分骨折，干骺端嵌插
  1. 外侧+大结节骨折
  2. 内侧+小结节骨折
  3. 后侧+大结节骨折
- B2. 关节外两部分骨折，无干骺端嵌插
  1. 骨骺端无旋转移位
  2. 骨骺端有旋转移位
  3. 干骺端粉碎+大或小结节骨折
- B3. 关节外两部分骨折，伴盂肱关节脱位
  1. 经颈折线近垂直，盂肱关节前内侧脱位
  2. 经颈折线近垂直，盂肱关节前内侧脱位，大结节骨折
  3. 盂肱关节后侧脱位，小结节骨折

C. 关节内骨折
- C1. 关节内骨折，轻度移位
  1. 肱骨头、结节骨折，外翻
  2. 肱骨头、结节骨折，内翻
  3. 解剖颈
- C2. 关节内骨折，嵌插，移位
  1. 肱骨头、结节骨折，外翻
  2. 肱骨头、结节骨折，内翻
  3. 经肱骨头与结节骨折，内翻
- C3. 关节内骨折，脱位
  1. 解剖颈
  2. 解剖颈，结节骨折
  3. 肱骨头、结节粉碎

Muller ME, Nazarian S, Koch P. Classification AO des Fractures: LES Os Longs. Berlin: Springer Verlag, 1987.

【病例】见图 8-3-37、图 8-3-38。

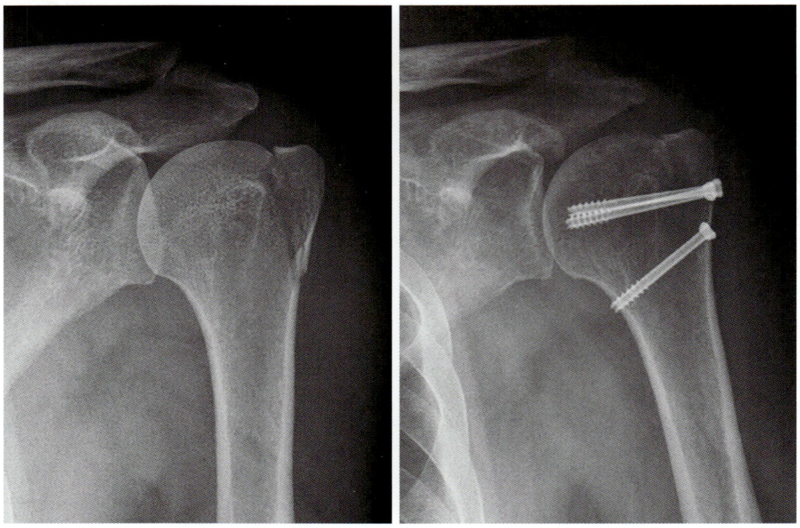

图 8-3-37 病例 1：男，49 岁，肱骨大结节骨折，AO 分型：A1-1，空心钉内固定

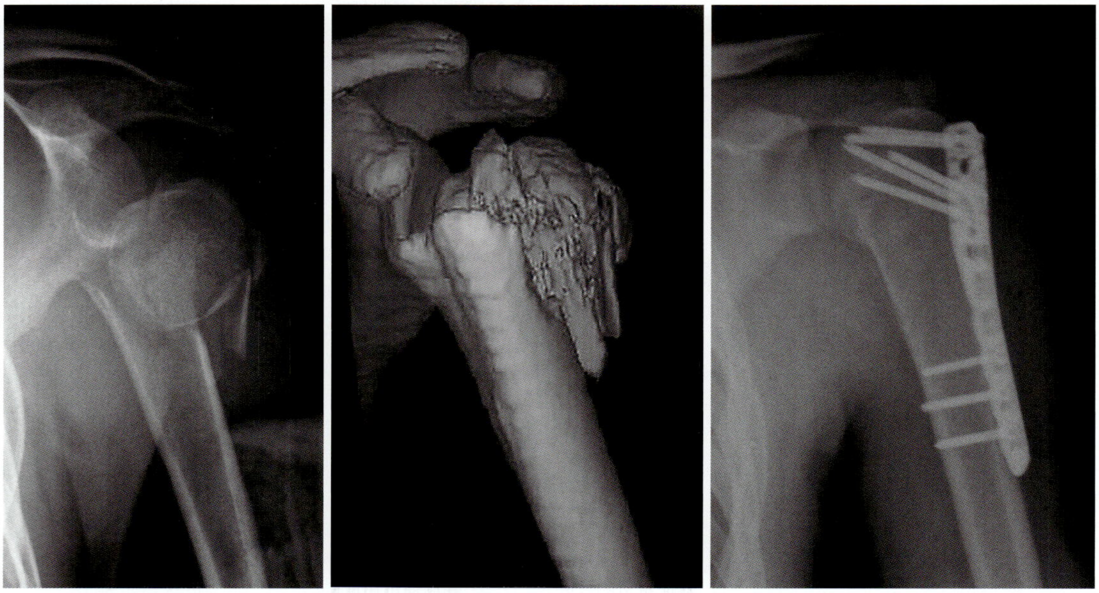

图 8-3-38 病例 2：女，20 岁，肱骨外科颈骨折，Neer 分型：骨折合并前方脱位，AO 分型：B3-3，切开复位接骨板内固定

九、肱骨干骨折

1. 对肱骨干中下 1/3 骨折要特别注意是否伴有桡神经损伤。
2. 骨折复位满意，小夹板、悬垂石膏或 U 型石膏托（2～3 周后改为 Sarmiento 支具）固定。
3. 功能复位的标准为 2 cm 内的短缩、1/3 以内的侧方移位、20° 以内的向前成角、30° 以内的外翻成角以及 15° 以内的旋转畸形。
4. 手法复位失败、粉碎性骨折，或合并肱动脉、桡神经损伤者手术治疗（图 8-3-39～图 8-3-41）。

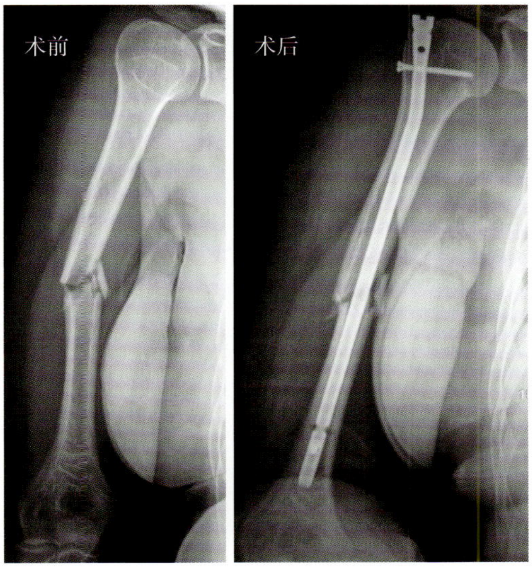

图 8-3-39 肱骨干中 1/3 骨折，髓内针内固定术

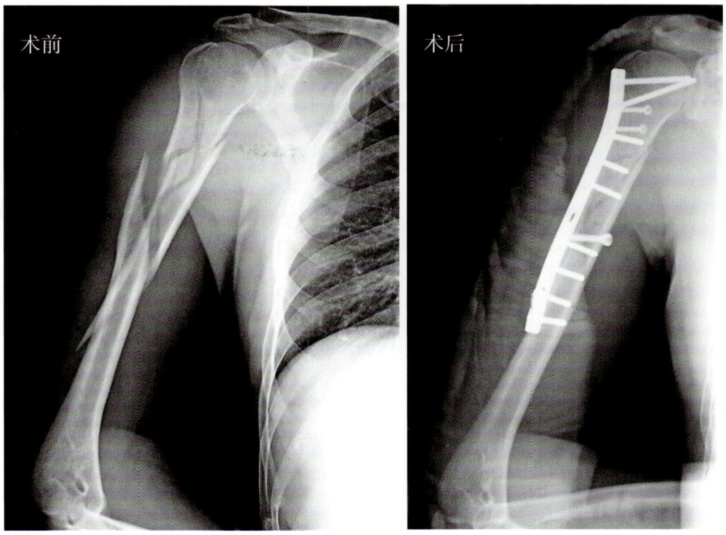

图 8-3-40 肱骨干粉碎性骨折，切开复位钢板内固定术

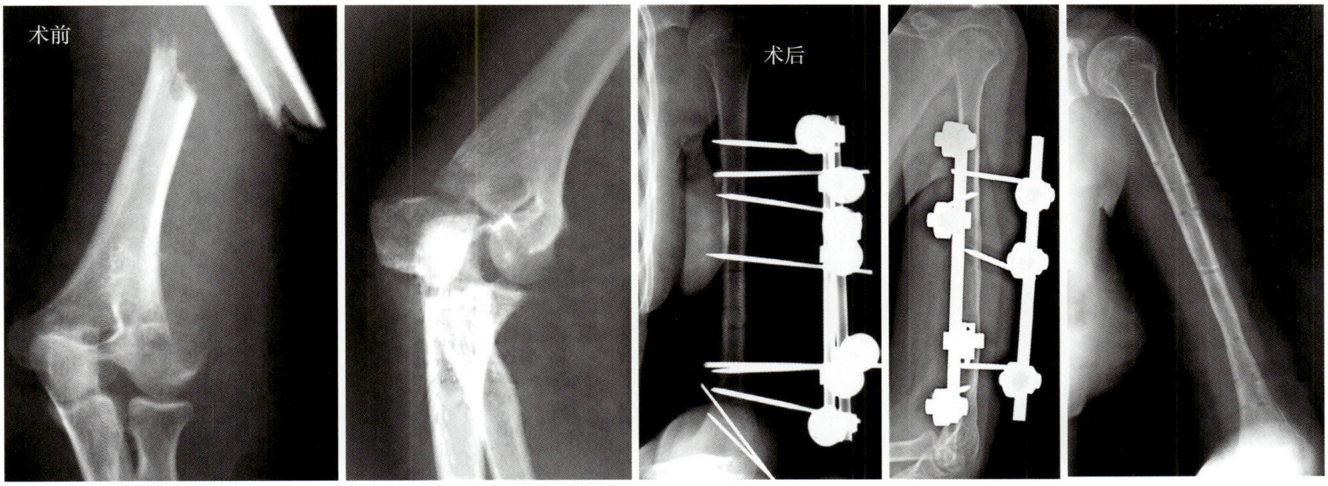

图 8-3-41 肱骨干骨折合并肱骨外髁骨折，行闭合手法复位、肱骨外固定支架固定，肱骨外髁交叉克氏针固定术术后 6 周拔除克氏针，术后 7 个月去除外固定支架，骨折愈合

十、肱骨远端骨折

（一）诊疗要点

1. 肱骨远端骨折 (distal humeral fracture)AO 分型见图 8-3-42。
2. 无移位的肱骨髁上骨折、内外髁骨折、髁间骨折、肱骨小头骨折，可行肘关节功能位石膏固定，3～4 周后进行功能锻炼。对髁上骨折伸直型应功能位固定，屈曲型应伸直位固定。
3. 移位骨折，手法复位不成功应及时切开复位内固定。
4. 术前应准确分析骨折的类型，制订最适宜的手术方法，要求解剖复位。
5. 骨质疏松严重、骨折粉碎、难以复位和固定的高龄患者可行全肘关节置换。
6. 肘后脂肪垫征（fat pad sing of elbow）是骨折等外伤引起的肘关节内积血或积水使关节内压升高，挤压关节囊内和滑膜外的脂肪垫发生移位，在侧位像上显示出的征象（图 8-3-43）。临床意

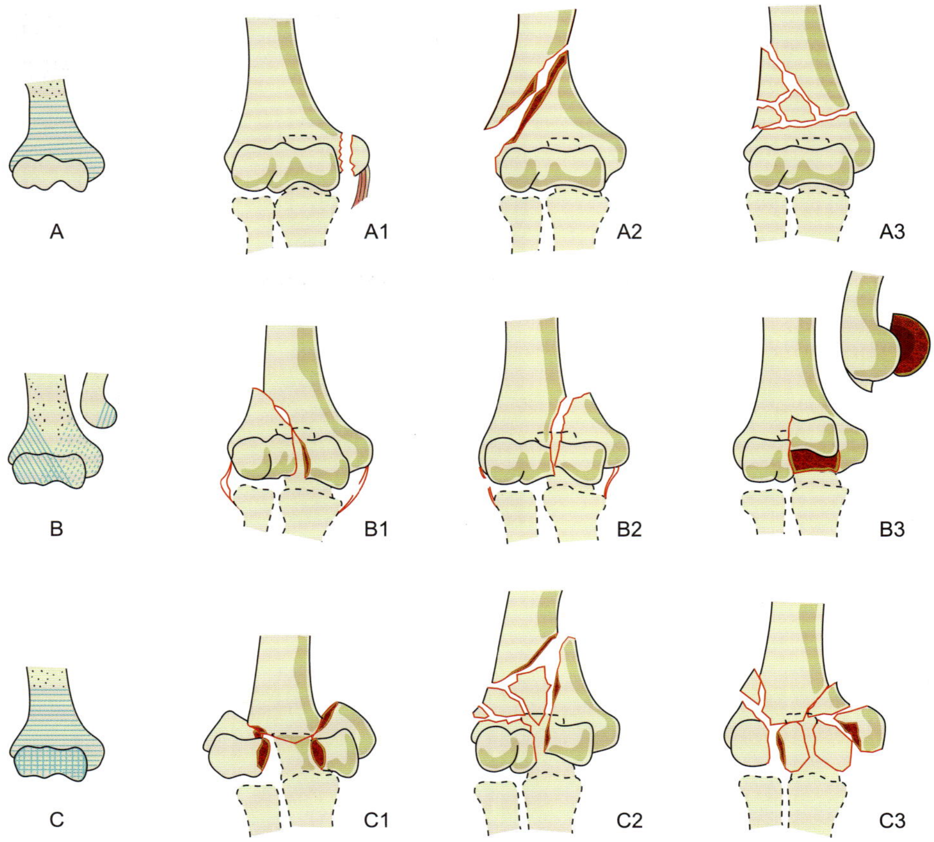

图 8-3-42 肱骨远端骨折 AO 分型

A. 关节外骨折
- A1. 髁部撕脱骨折
  1. 外上髁
  2. 内上髁，无嵌入
  3. 内上髁，嵌入
- A2. 干骺端简单骨折
  1. 斜向内下
  2. 斜向外下
  3. 横行
- A3. 干骺端粉碎骨折
  1. 完整楔形骨块
  2. 粉碎
  3. 复杂骨折

B. 部分关节内骨折
- B1. 外侧矢状面骨折
  1. 肱骨小头
  2. 经滑车的简单
  3. 经滑车的粉碎
- B2. 内侧矢状面骨折
  1. 经滑车的内侧缘，简单
  2. 经滑车沟，简单
  3. 经滑车，粉碎
- B3. 冠状面骨折
  1. 肱骨小头
  2. 滑车
  3. 肱骨小头及滑车

C. 完全关节内骨折
- C1. 简单关节内骨折
  1. 轻度移位
  2. 明显移位
  3. T 形骨骺骨折
- C2. 复杂关节内骨折
  1. 完整楔形骨块
  2. 粉碎
  3. 复杂
- C3. 复杂关节内骨折——粉碎骨折
  1. 干骺端，简单
  2. 干骺端，楔形
  3. 干骺端，复杂

1．正常

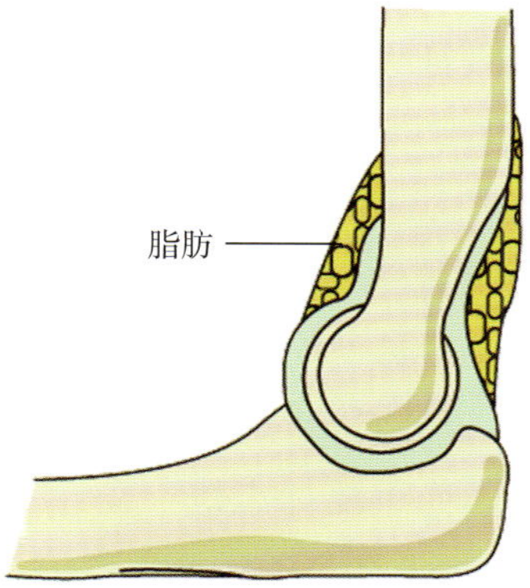

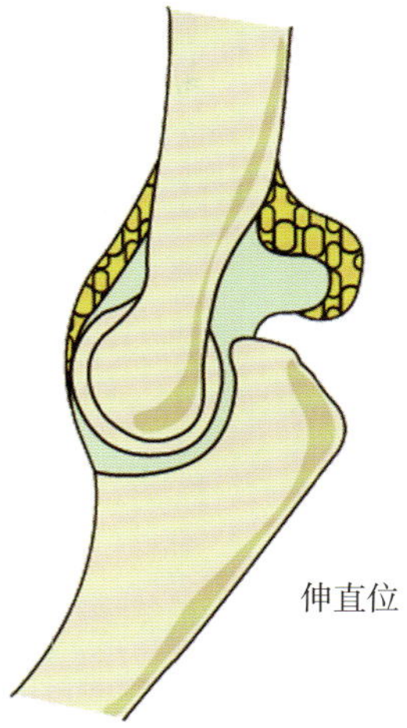

2．关节内积液

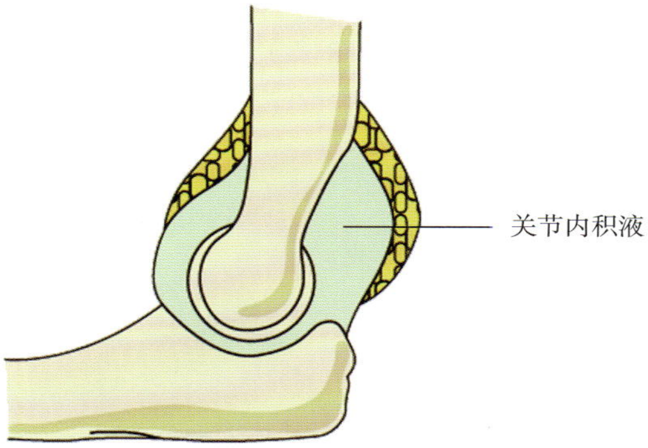

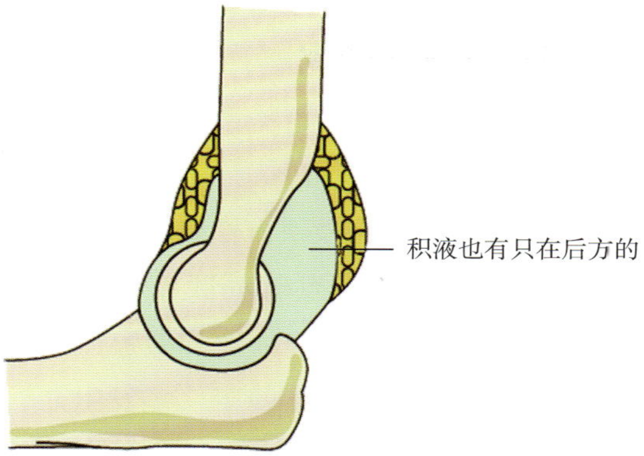

3．关节外骨折的血肿征象

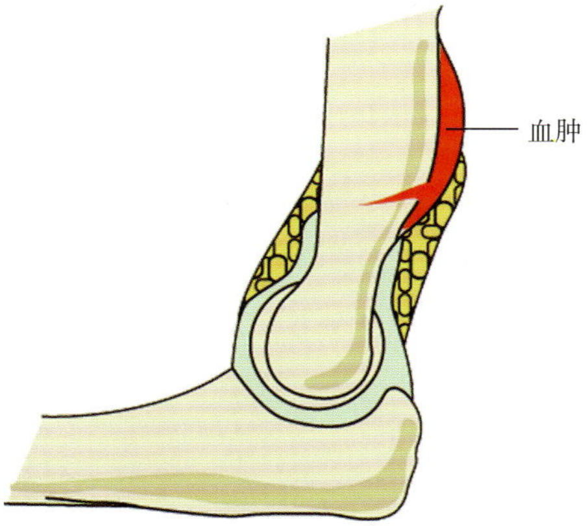

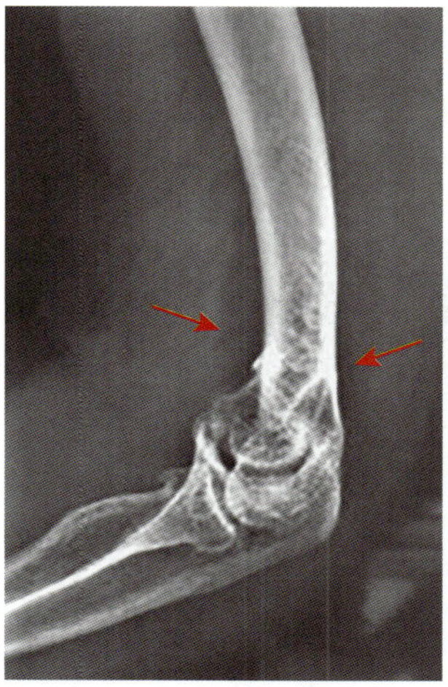

X线片可见肱骨髁间骨折，及肘关节前后侧肿胀阴影（脂肪垫征）

图 8-3-43　肘后脂肪垫征

义：①阳性：关节囊未破裂；②阴性：关节囊破裂，关节内骨折时骨片移位的可能性加大。

肘后脂肪垫征是肱骨远端隐匿骨折最重要的征象，发生骨折概率为 70%。

（二）肱骨髁上骨折

1. 诊疗要点

(1) 肱骨髁上骨折(supracondylar fracture of humerus) 系指肱骨远端内外髁上方 2 cm以内的骨折。

(2) 是儿童最常见的骨折，伸直型占 90% 左右。

(3) 移位骨折应尽早闭合复位，恢复 Baumann 角，长臂石膏托固定，3～4 周后功能锻炼。

(4) 不稳定骨折，复位后经皮细克氏针交叉固定。

(5) 严重移位者注意有否肱动脉损伤。处理不当易引起 Volkmann 缺血性肌挛缩。

(6) 肱骨髁上骨折患者的肘后三角关系正常。肘关节脱位时肘后三角关系改变。

注 . Volkmann's Contracture（福克曼缺血性肌挛缩）

由于骨折移位压迫肱动脉引发骨筋膜室综合征，前臂屈肌坏死或挛缩。又因神经缺血和瘢痕压迫，常有神经部分瘫痪，致肢体严重残废。多发生于肱骨髁上骨折或尺桡骨骨折后。处理关键是早期诊断和预防。对出现"6P"征者，首先解除石膏固定、复位骨折。仍无改善者，即应早期探查、修复血管，必要时行筋膜间室切开减压。

骨筋膜室综合征引发的使骨间肌、蚓状肌缺血挛缩，形成手内在肌阳性位（参见尺神经卡压综合征），指间关节不能屈曲（图 8-3-44）。

- 动脉损伤"6P"征

剧痛(pain)，无脉(pulselessness)，苍白(pallor)，运动麻痹 (paralysis)，感觉异常 (paresthesia)，血运障碍、毛细血管充盈 >2 秒 (prostration)。

- 骨筋膜室综合征（参见创伤概论章节）。

2. 儿童肱骨髁上骨折的 Gartland 分类见图 8-3-45。

3. 儿童肘部 X 线影像重要标志线　在评价儿童肘部损伤时，X 线片上有几条标志线和几个相互关系非常重要。

(1) 儿童肘部 X 线正面影像标志线：

① Baumann 角：肱骨干长轴的垂直线和外髁骨骺的平行线所成的夹角（图 8-3-46）。正常值：72°（64°～81°）。

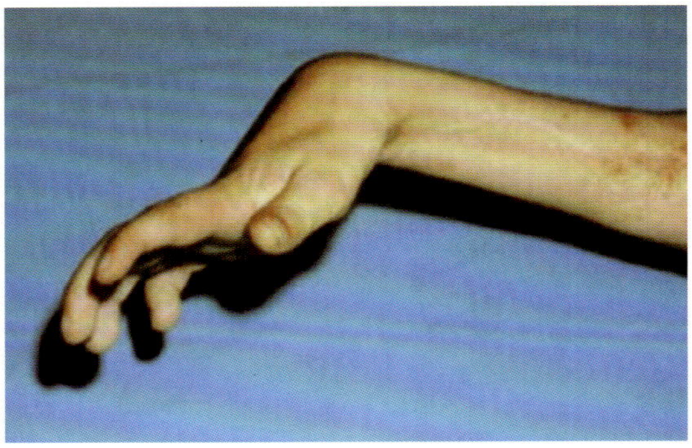

图 8-3-44　Volkmann 缺血性肌挛缩后爪形手畸形

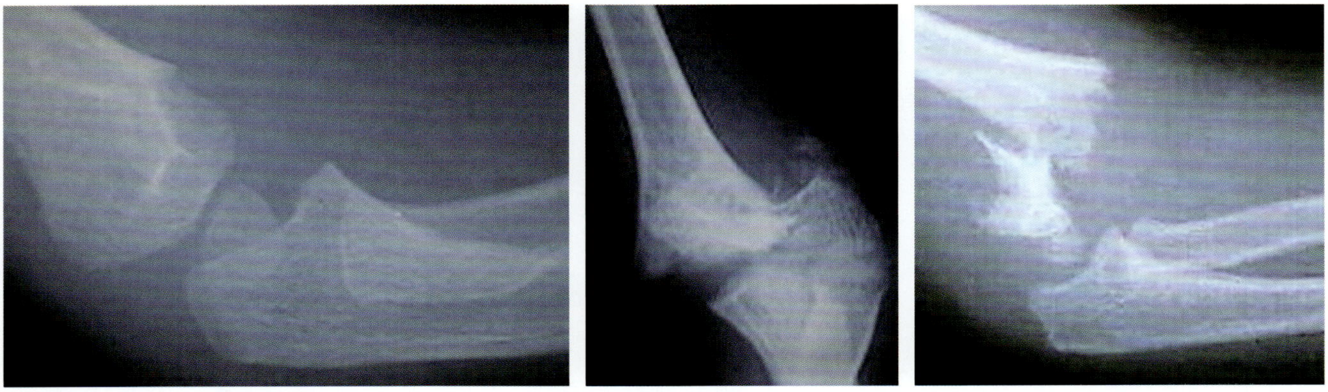

Ⅰ型：骨折无移位

Ⅱ型：后侧皮质完整，骨折断端有成角畸形

Ⅲ型：前后侧皮质均断裂，骨折断端完全移位

图 8-3-45　儿童肱骨髁上骨折的 Gartland 分类

* Gartland JJ. Management of supracondylar fractures of the humerus in children. Surg Gynecol Obstet, 1959, 109: 145-154.

临床意义：Baumann 角是评估肱骨远端骨折复位结果的常用 X 线测量参数。

② 携带角：肱骨干长轴和尺骨干长轴所成的夹角（图 8-3-46）。

临床意义：＜160° 时为肘外翻；＞180° 时为肘内翻

注：Baumann 角和携带角有个体差异，需与对侧比较。

(2) 儿童肘部 X 线侧面影像标志线见图 8-3-47。

① 泪滴影（tear drop）：由肱骨冠状窝后缘、鹰嘴窝前缘及滑车相对区肱骨远端干骺端骺板下骨等三部分围绕形成。

临床意义：为诊断隐匿型或者无移位肱骨髁上骨折的参考指标。

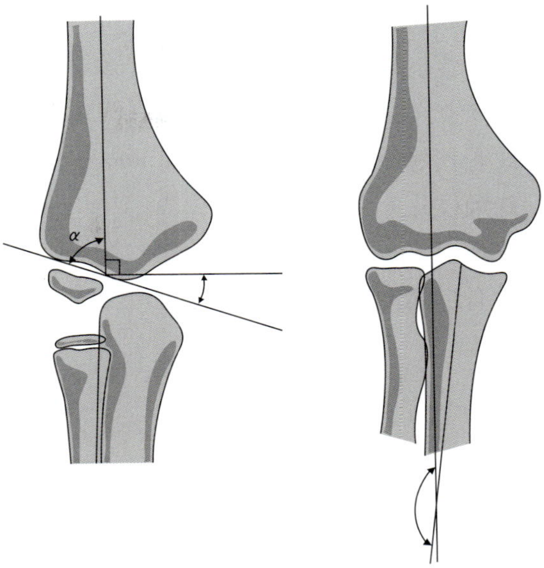

图 8-3-46　Baumann 角和携带角

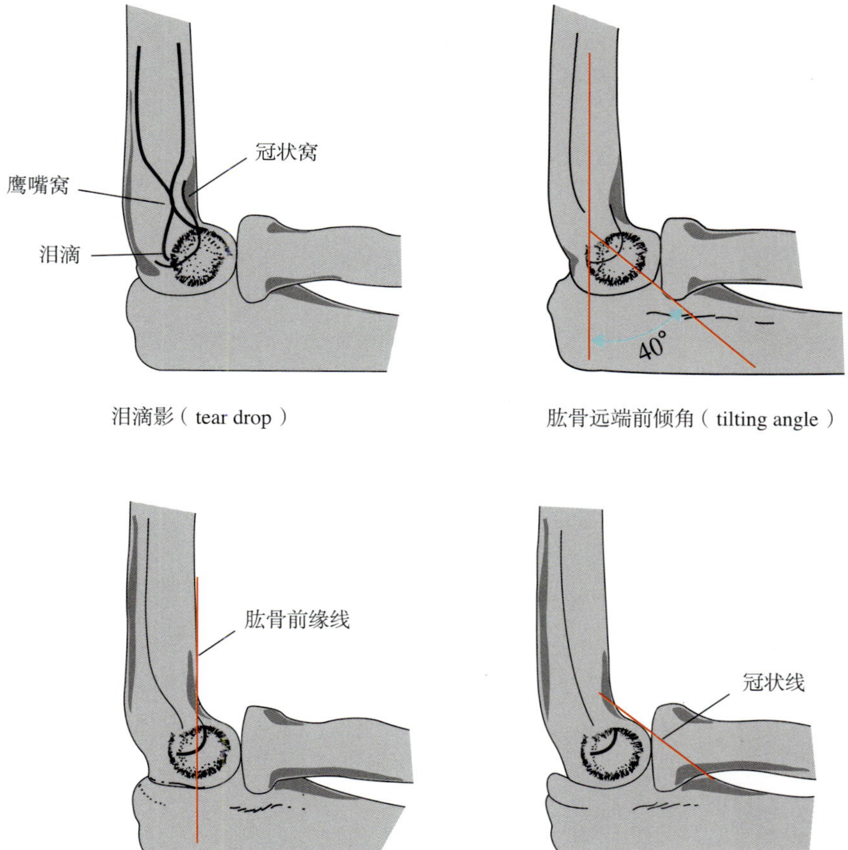

图 8-3-47　儿童肘部 X 线侧面的影像标志

② 肱骨远端前倾角（tilting angle）：肱骨干轴线与肱骨小头中心线的夹角。正常值 25°～45°。临床意义：髁上骨折复位时注意恢复此角。

③ 肱骨前缘线（anterior humeral line）：肱骨前缘通过肱骨小头中心的延长线。

临床意义：该线处在整个肱骨小头前方时，肱骨远端向后明显移位，应闭合复位克氏针固定。

④ 冠状线（coronoid line）：尺骨冠突的前缘线与肱骨外髁前缘相连。

(3) 肱骨髁上骨折内旋内翻移位的 X 线影像（radiograph of internal rotation-varus displacement of supracondylar humeral fracture）见图 8-3-48。

当 X 线显示骨折远端为真正的侧位像时，在骨折近端可见一前侧骨尖，即表示骨折远端有内旋内翻移位。

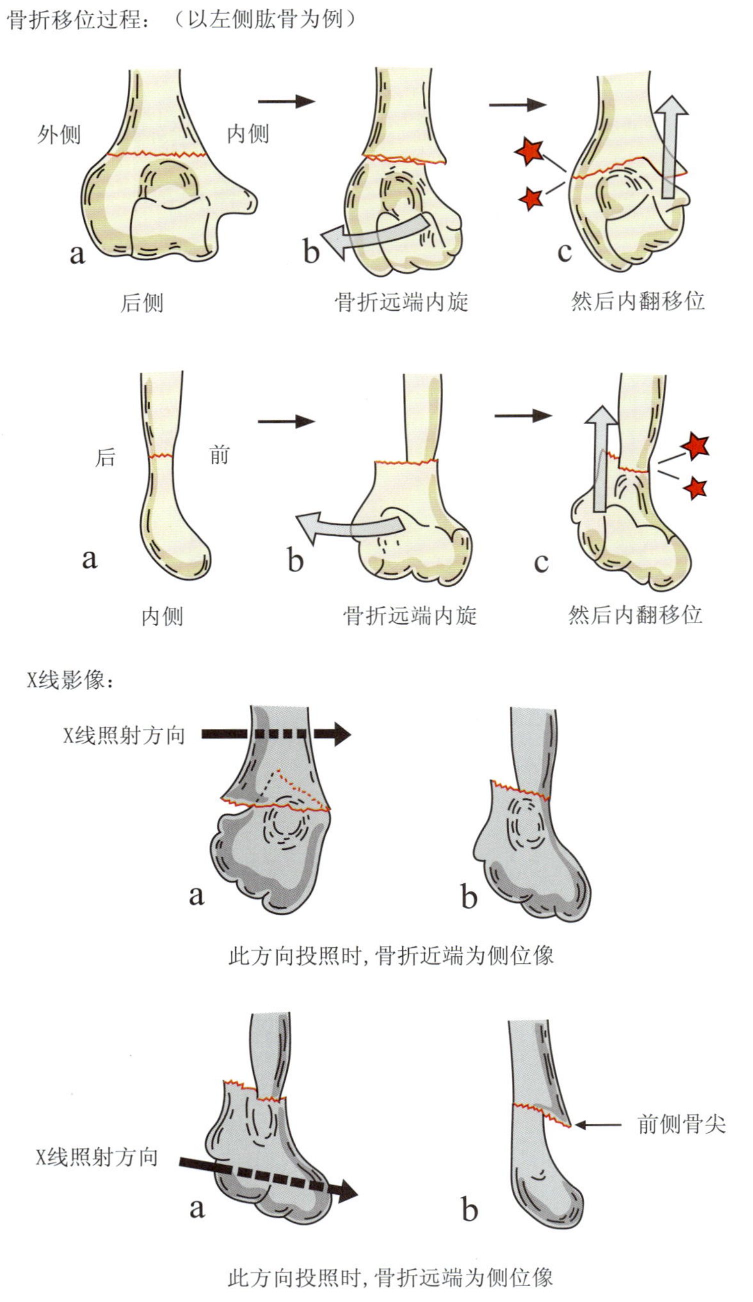

图 8-3-48　肱骨髁上骨折内旋内翻移位的 X 线影像

【病例】见图 8-3-49。

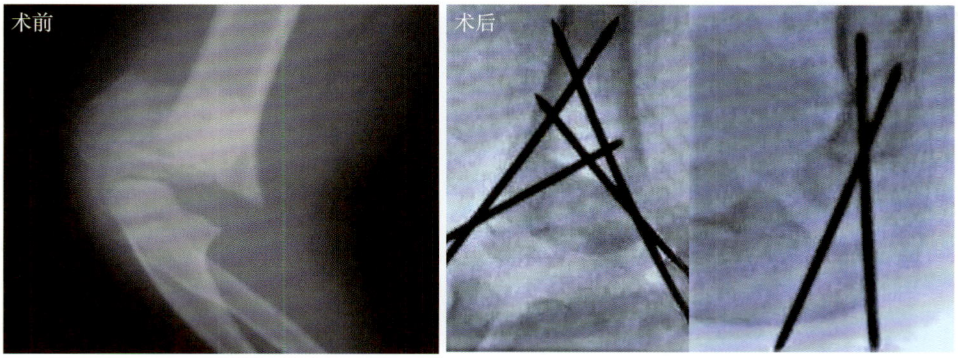

图 8-3-49　病例：Gartland 分类Ⅱ型，切开复位克氏针内固定

（三）肱骨远端全骨骺分离

1. 肱骨远端骨骺由肱骨外髁、滑车、内上髁和外上髁骨骺组成。
2. 肱骨远端全骨骺分离（separation of total epiphysis of distal humeral）临床特点与肱骨髁上骨折相似。骨骺全分离在 X 线片无骨折线，桡骨近端与肱骨外髁对位力线关系正常，与肱骨干关系改变。
3. 诊断不当可引起肘关节畸形，严重肘内翻，影响功能。
4. 治疗：常规闭合复位外固定。切开复位效果不满意。
5. 陈旧性骨折不宜手法复位或切开整复，待日后截骨矫形。

（四）肱骨髁间 T 形骨折 Riseborough 分类

见图 8-3-50、图 8-3-51。

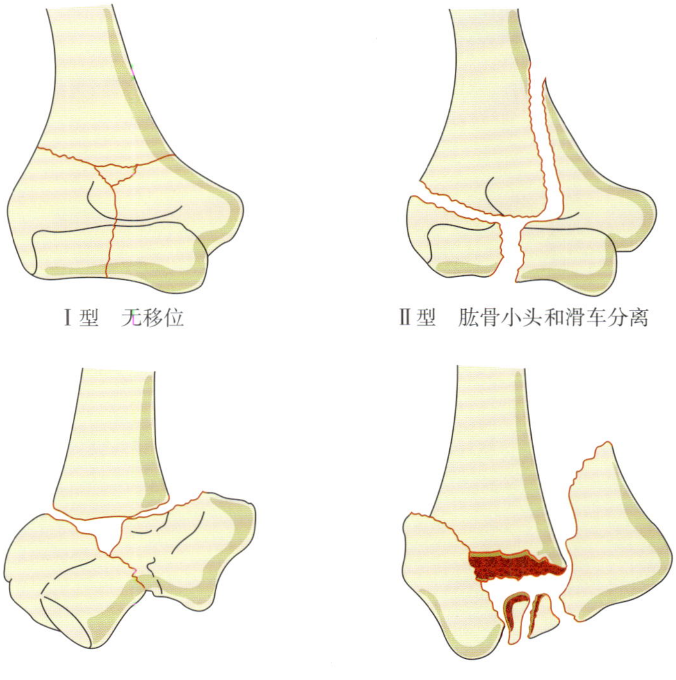

图 8-3-50　肱骨髁间 T 形骨折 Riseborough 分类

Riseborough EJ, Radin EL. Intercondylar T fractures of the humerus in the adult. A comparison of operative and non-operative treatment in twenty-nine cases. J Bone Joint Surg, 1969, 51-A: 130-141.

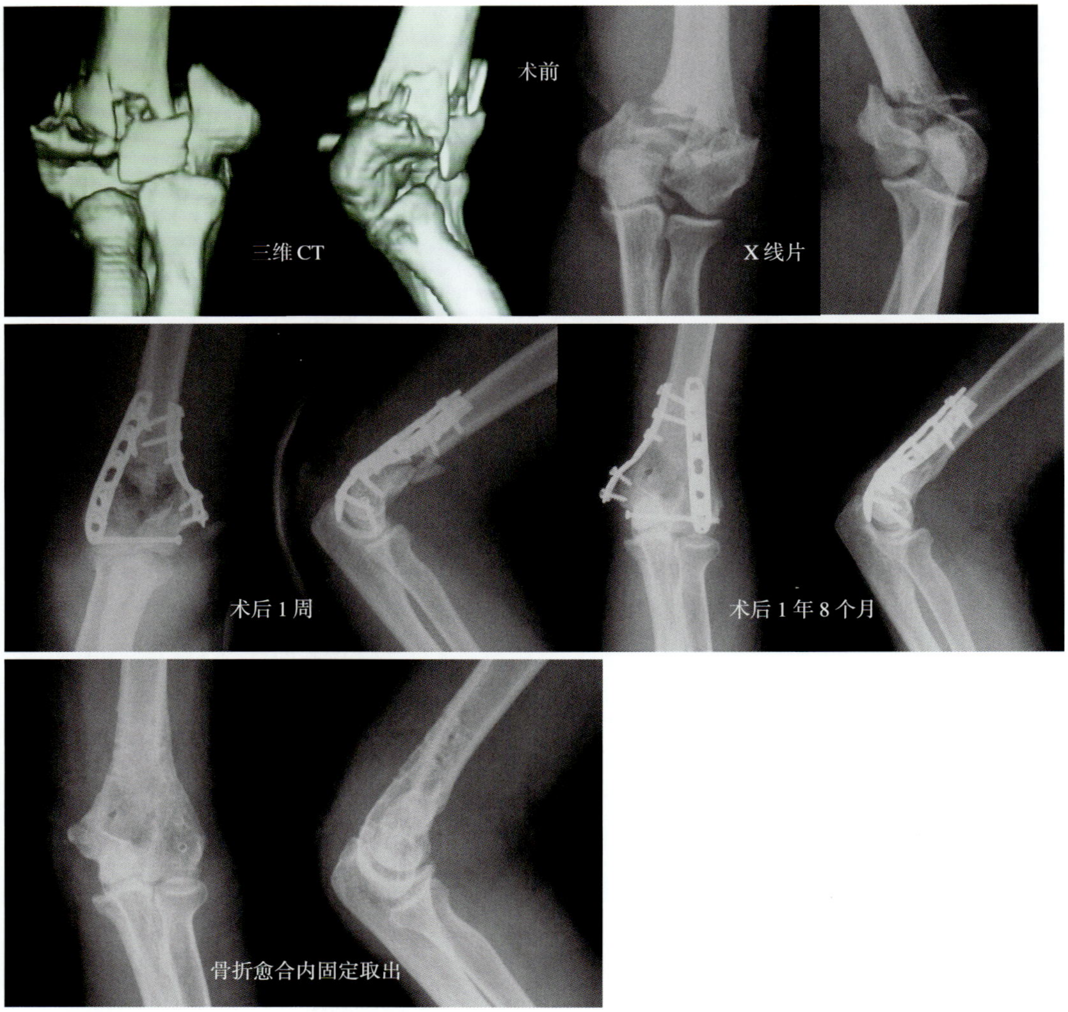

图 8-3-51 男，57 岁，右肱骨髁间骨折。Riseborough 分类：Ⅲ型，AO 分类：C2-2 型。切开复位接骨板内固定术

（五）肱骨内上髁骨折 Watson-Jones 分类

见图 8-3-52~ 图 8-3-54。

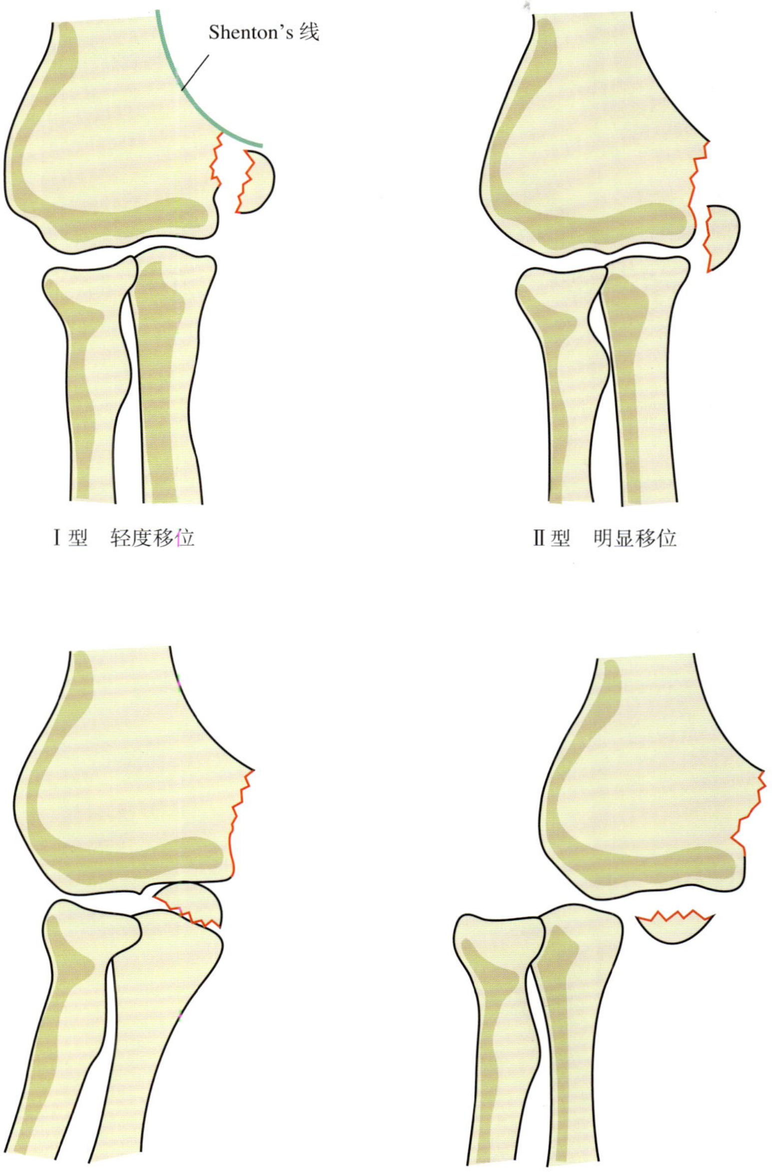

图 8-3-52　肱骨内上髁骨折 Watson-Jones 分类

临床意义：当Shenton’s线中断，并伴有3mm以上的移位为绝对手术指征(Chrestian, 1991)

* Watson-jcnes R, Wilson JM. Watson-Jones Fractures and Joint Injures. 5th ed. Edinburgh; New York: Churchill Livingstone, 1976, 644-646.

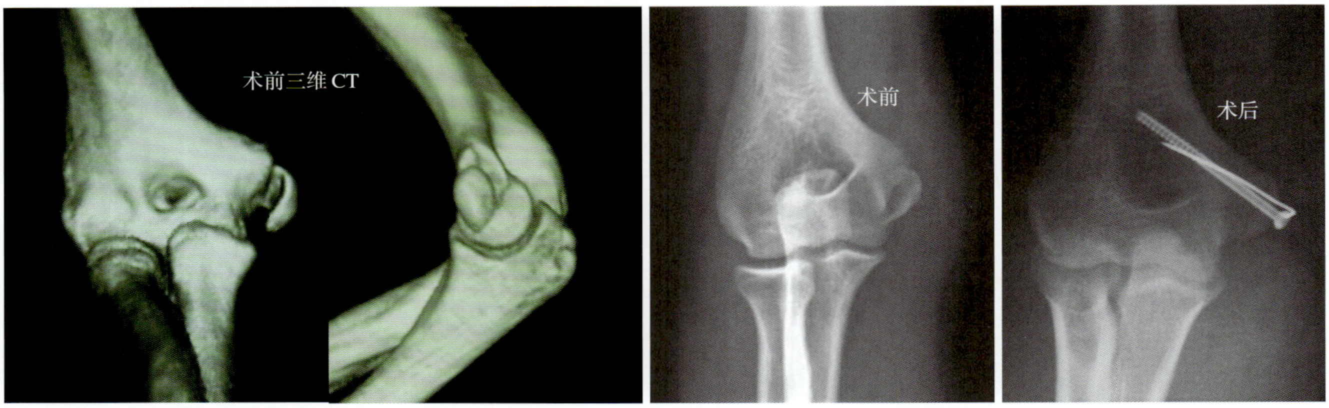

图 8-3-53　男，14 岁，肱骨内上髁骨折。Watson-Jones 分类：Ⅰ型。克氏针、空心钉内固定

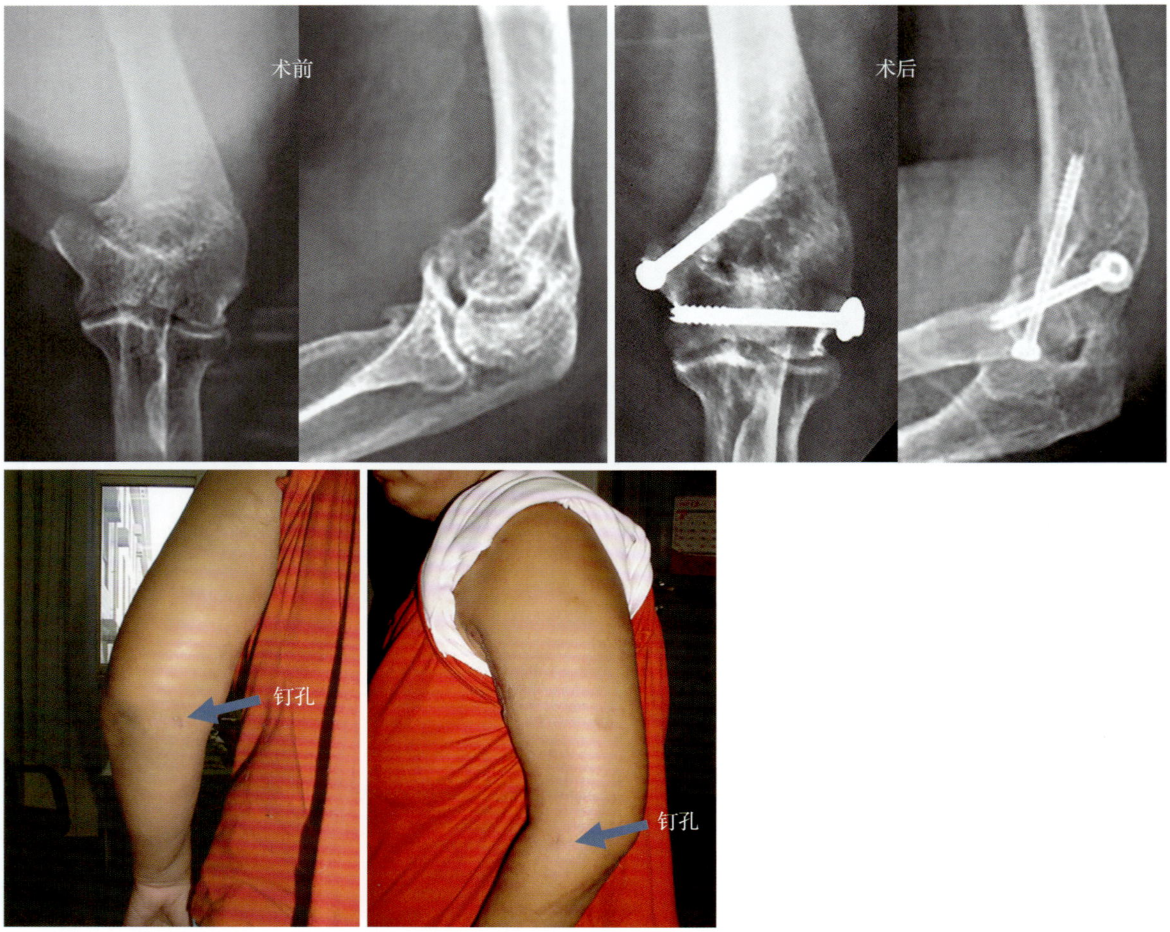

图 8-3-54　女，50 岁，肱骨内髁骨折。AO 分型：B2-2。给予闭合手法复位，经皮空心钉内固定术

（六）儿童肱骨外髁骨折 Wadsworth 分类

见图 8-3-55、图 8-3-56。

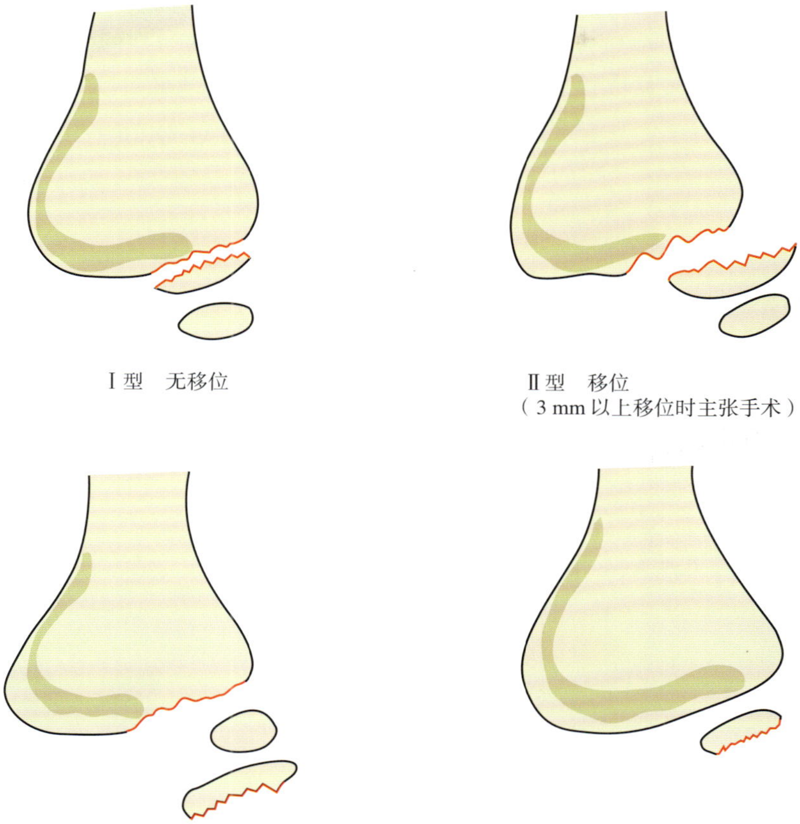

Ⅰ型　无移位

Ⅱ型　移位
（3 mm 以上移位时主张手术）

Ⅲ型　骨折块向外、后下反转移位

Ⅳ型　与一般骨折不同，多见于 13~14 岁。
肱骨小头与桡骨小头反复撞击，发生骨软骨改变

图 8-3-55　儿童肱骨外髁骨折 Wadsworth 分类

Wadsworth TG. Injuries of the capitular（lateral humeral condylar） epiphysis. Clin Orthop, 1972, 85:127-142.

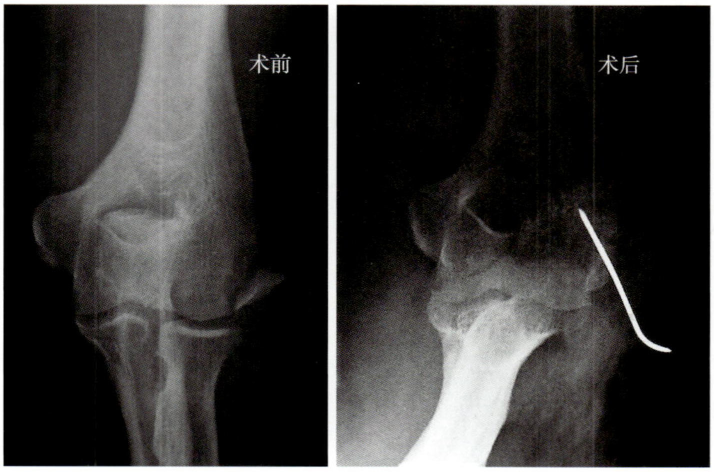

图 8-3-56　男，35 岁，右肱骨外髁骨折，切口复位克氏针内固定

（七）肱骨小头骨折

1. 诊疗要点

(1) 肱骨小头骨折（capitellum fracture）是冠状面的剪切骨折。

(2) 易误诊为肱骨外髁或外上髁骨折。

(3) 多采用早期切开复位，交叉克氏针或松质骨螺钉软骨下固定。

(4) 骨折块较小无法固定应予以切除，有利于肘关节功能锻炼。

2. 分类（图 8-3-57）

Ⅰ型（Hahn-Steinthal 型）：最多见，肱骨小头完全骨折。可用 Herbert 钉固定。

Ⅱ型（Kocher-Lorenz 型）：软骨下骨折，可以切除或用可吸收线缝合固定。

Ⅲ型（Bryan-Morrey 型）：粉碎性骨折。

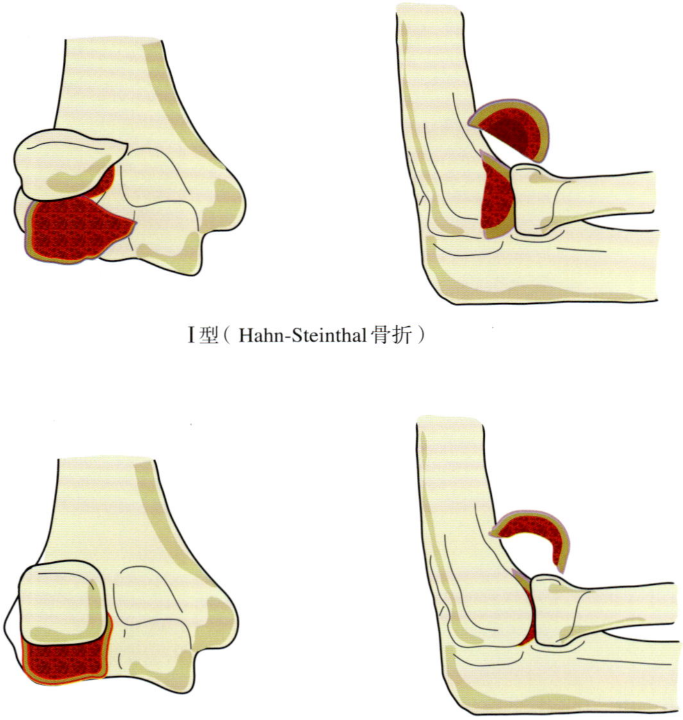

Ⅰ型（Hahn-Steinthal 骨折）

Ⅱ型（Kocher-Lorenz 骨折）

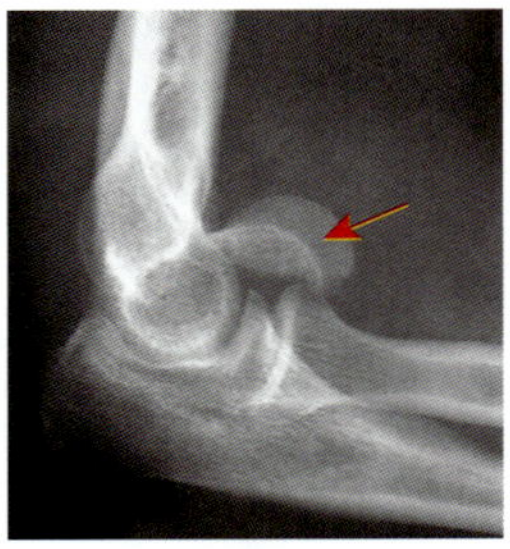

X 线片：Ⅱ型骨折，肱骨小头向上反转移位

图 8-3-57 肱骨小头骨折

第四节 肘关节、前臂

一、解剖、功能及体格检查

（一）要点

1. 肘关节由肱尺关节、肱桡关节以及上尺桡关节组成。
2. 肘关节的稳定由肱尺关节和内、外侧副韧带共同维持。
3. 以尺骨为旋转轴，当桡骨旋至尺骨前方时称前臂旋前（掌心向后内侧），旋至尺骨后方时称旋后

（掌心向前外侧）。

4. 屈肘和前臂旋后时，肱二头肌收缩；伸肘时，肱三头肌收缩。
5. 在上臂，正中神经伴肱动脉走行于肱二头肌内侧沟。
6. 屈指、屈腕的肌群起自肱骨内上髁；伸指、伸腕的肌群起自肱骨外上髁。
7. 在正常肘部正、侧位 X 线片上，桡骨纵轴线通过肱骨小头中心。

（二）肘关节解剖

1. 肘关节、前臂骨骼（图 8-4-1、图 8-4-2）
2. 肘关节韧带（图 8-4-3）
3. 肘关节稳定环（图 8-4-4）
   - 外侧柱：外侧副韧带，肱骨外髁，桡骨小头。
   - 内侧柱：内侧副韧带，尺骨鹰嘴内侧 1/2，肱骨内髁。
   - 前柱：尺骨冠突、关节囊和肱二头肌。
   - 后柱：尺骨鹰嘴、关节囊和肱三头肌。
   - 任何一柱损伤均可导致肘关节的不稳定。

（三）体格检查要点

1. 压痛部位　肱骨外上髁（提示：网球肘，外上髁炎）；肱骨内上髁（提示：高尔夫球肘、肱骨内上髁炎或屈肌总腱损伤、棒球肘）；肱骨内上髁稍远侧（提示：内侧副韧带损伤）；鹰嘴周围（提示：骨性关节炎）；肱骨小头（提示：剥离性骨软骨炎）。
2. 畸形　肘内翻（小儿肱骨髁上骨折畸形愈合）；肘外翻（肱骨外髁骨折不愈合，假关节形成）；肘后隆起（外伤性滑囊炎）。
3. Tinel 征　肱骨内上髁（尺神经炎，肘管综合征）。
4. 稳定性　内、外侧副韧带损伤（肘关节侧方挤压试验阳性），肘关节骨折脱位。
5. 肘关节活动度　正常值：伸 5° ~ 145° 屈。

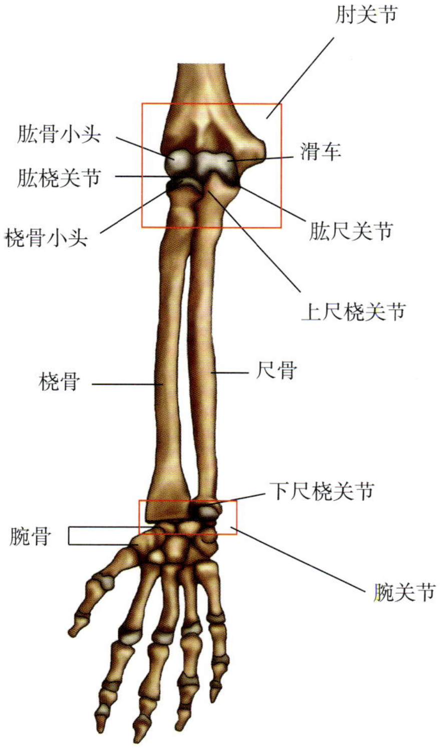

图 8-4-1　肘关节、前臂骨骼—前面

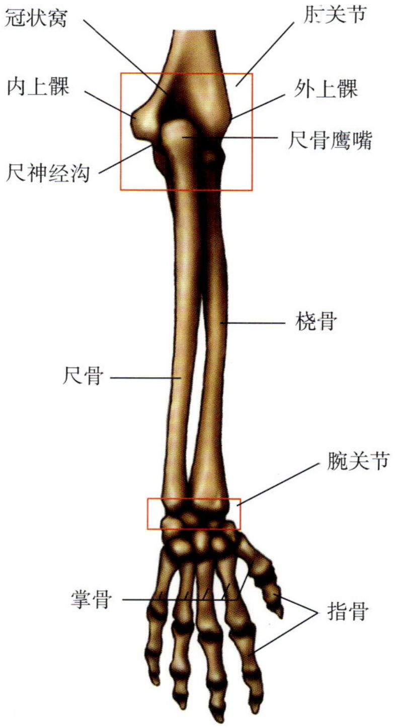

图 8-4-2　肘关节、前臂骨骼—后面

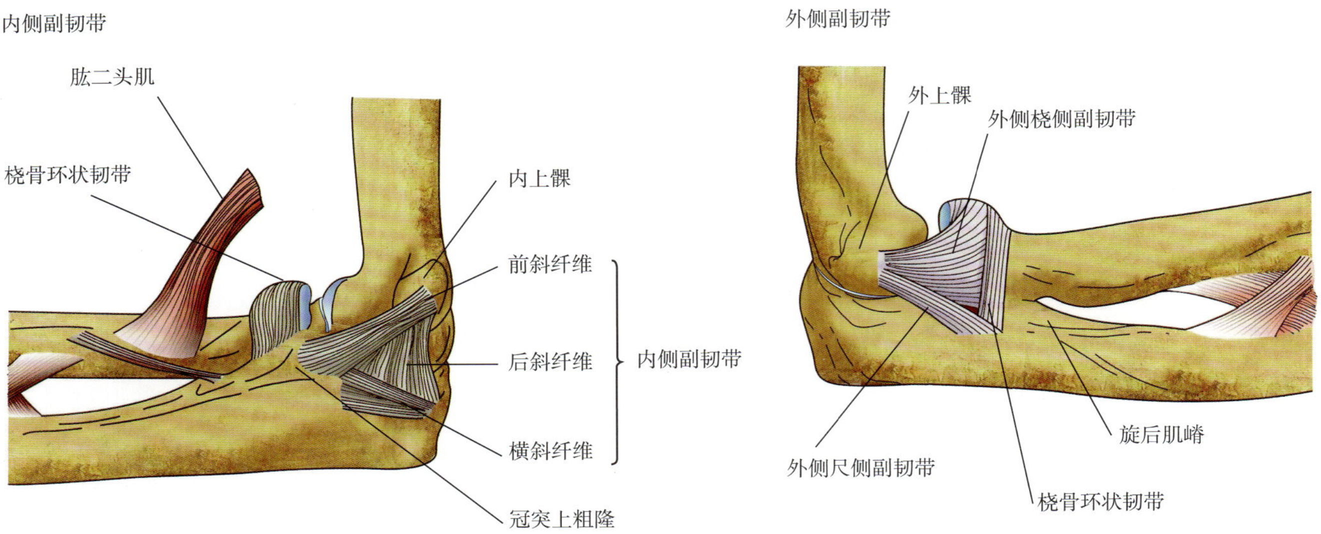

图 8-4-3 肘关节韧带

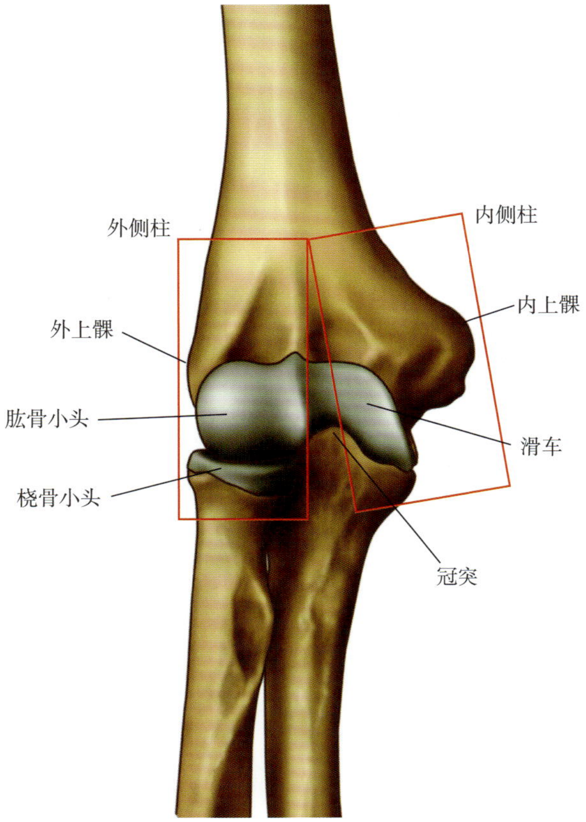

图 8-4-4 肘关节稳定环

（四）影像检查

1. X 线片：骨折、脱位、肘关节不稳定、骨肿瘤。
2. CT：骨折、肘关节不稳定、骨肿瘤。
3. MRI：剥离性骨软骨炎、韧带损伤、肿瘤、囊肿。
4. 超声波：韧带损伤、幼儿骨骺损伤、脱位。

二、肘关节脱位

1. 肘关节后脱位 (posterior dislocation of elbow joint) 最常见，大多发生于青壮年。
2. 常合并肘部其他骨结构或软组织的严重损伤。注意有无正中神经、尺神经及肱动脉损伤。
3. Hüter 三角（即肘后三角）(图 8-4-5）关系改变，鹰嘴后凸畸形。
4. 手法复位均能成功（图 8-4-6、图 8-4-7），石膏托屈肘 90° 位固定 3 周。主动活动肘关节，防止被动牵拉，以免引起骨化性肌炎（图 8-4-8）。
5. 创伤性骨化性肌炎(myositis ossificans traumatica）指因创伤引起关节及其周围组织钙化或骨化。好发于肘关节(图 8-4-8)。临床以预防为主，避免反复多次手法复位、强力被动活动及粗暴按摩。一旦形成骨化，应等待其成熟之后手术切除。

三、肘关节恐怖三联征

1. 1996 年 Hotchkiss 将肘关节后脱位同时伴有桡骨小头和尺骨冠突骨折，称为“肘关节恐怖三联征”(terrible triad of elbow)。
2. 多发生于年轻人，是肘部严重的高能量创伤。暴力越大，损伤会越重，肘关节稳定性会越差，预后越差。
3. 治疗多主张手术切开复位内固定。保留桡骨头，必要时假体置换。修复外侧或内侧副韧带。术后外固定 3 周，早期活动（图 8-4-9）。

四、桡骨小头半脱位

1. 桡骨小头半脱位 (radial head subluxation)5 岁以下幼儿多见，牵拉上肢造成，又称牵拉肘（图 8-4-

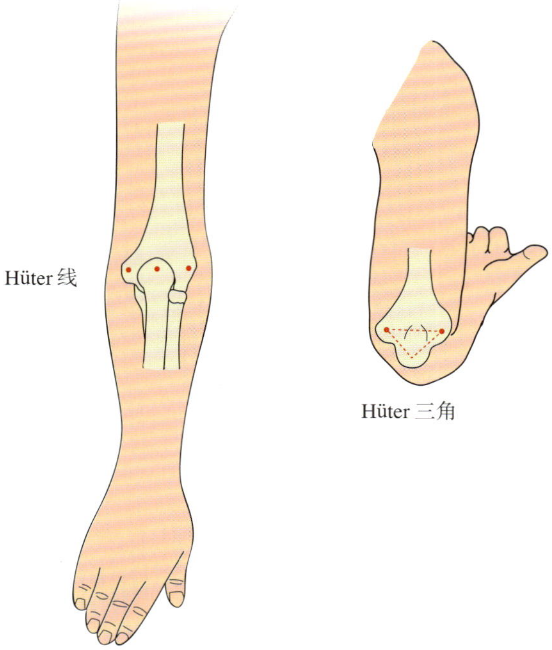

图 8-4-5　Hüter 三角、Hüter 线

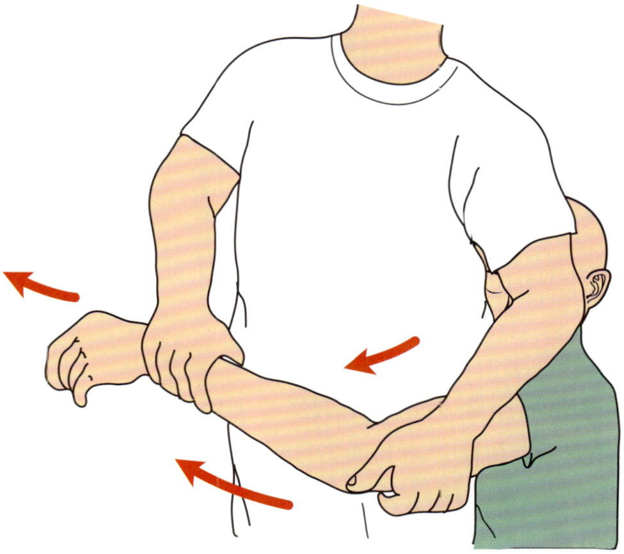

图 8-4-6　单人手法复位

患者取坐位，术者背对患者，先纠正侧方移位，然后术者身体顶住患者上臂，一手牵引前臂，另一手拇指推挤鹰嘴，肘关节复位

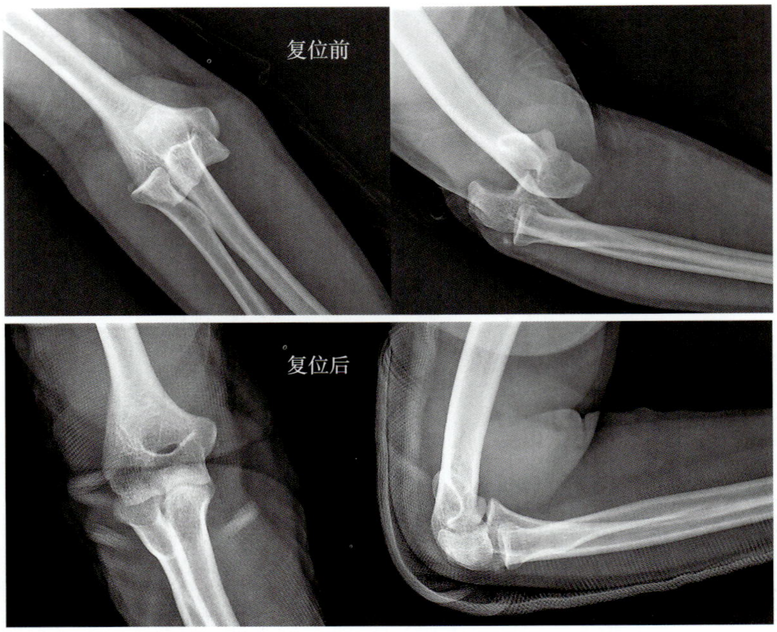

图 8-4-7 肘关节后脱位手法整复 X 线片

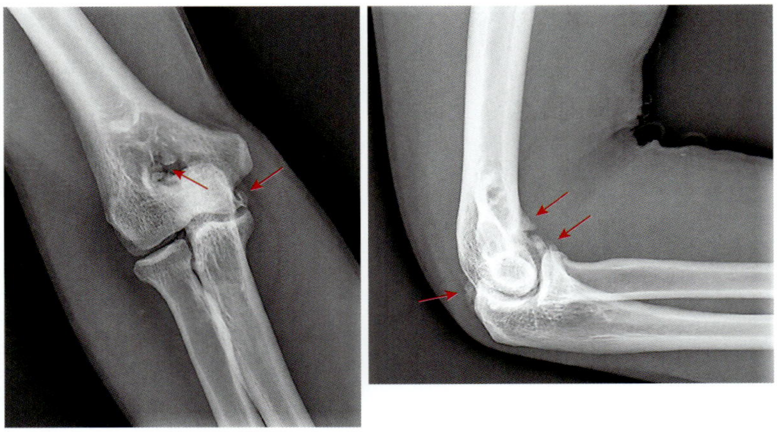

图 8-4-8 肘关节骨化性肌炎

X线片：冠状窝、鹰嘴尖端及尺神经沟处骨化块形成（红色箭头）

10）。

2. 患侧手不能握物，前臂呈轻度旋前位。
3. X 线片排除肘部骨折。
4. 手法复位（图 8-4-11）后疼痛即刻消失，肘及前臂恢复活动，能上举患肢。复位后功能位悬吊 3 天。

五、尺骨冠突骨折

（一）Regan-Morrey 分型*

Ⅰ型：冠突尖部骨折（骨折块高度 ＜10% 冠突高度）。

Ⅱ型：冠突体部骨折（骨折块高度 10%～50%

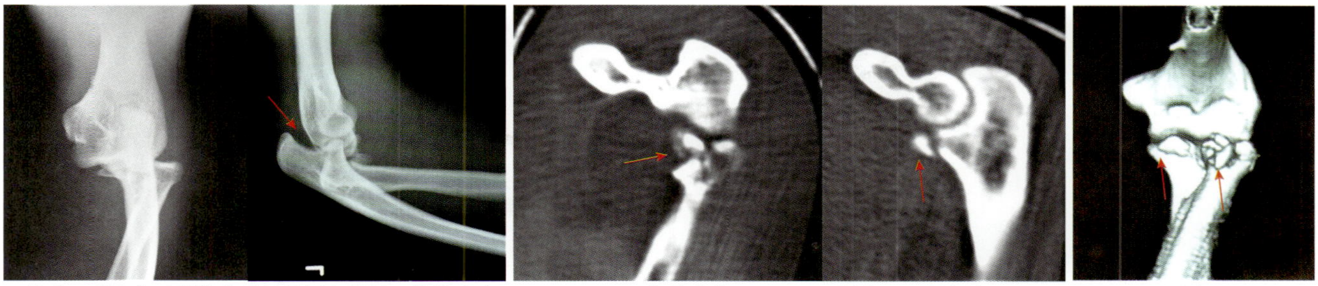

X 线片：肘关节后脱位合并尺骨冠突骨折，桡骨小头骨折

CT：桡骨小头 Mason Ⅲ型骨折，尺骨冠突 Regan-Morrey Ⅱ型骨折

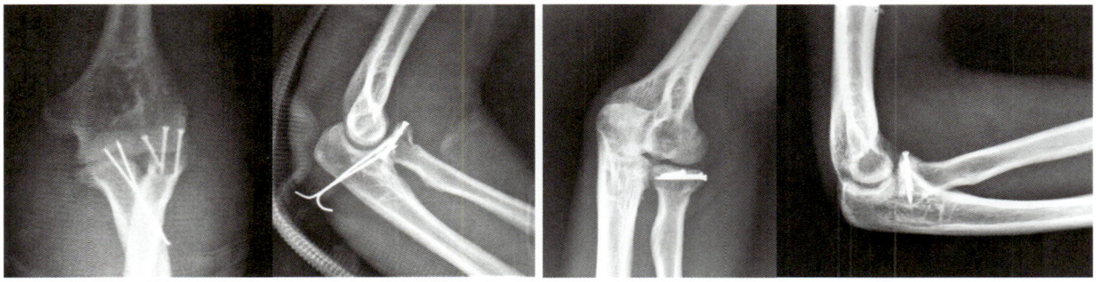

行切开复位克氏针、螺钉内固定，外侧副韧带修复术，术后 X 线片显示肘关节完全复位

术后 3 周开始功能锻炼，4 周拔出克氏针

图 8-4-9　男，29 岁，左肘关节恐怖三联征

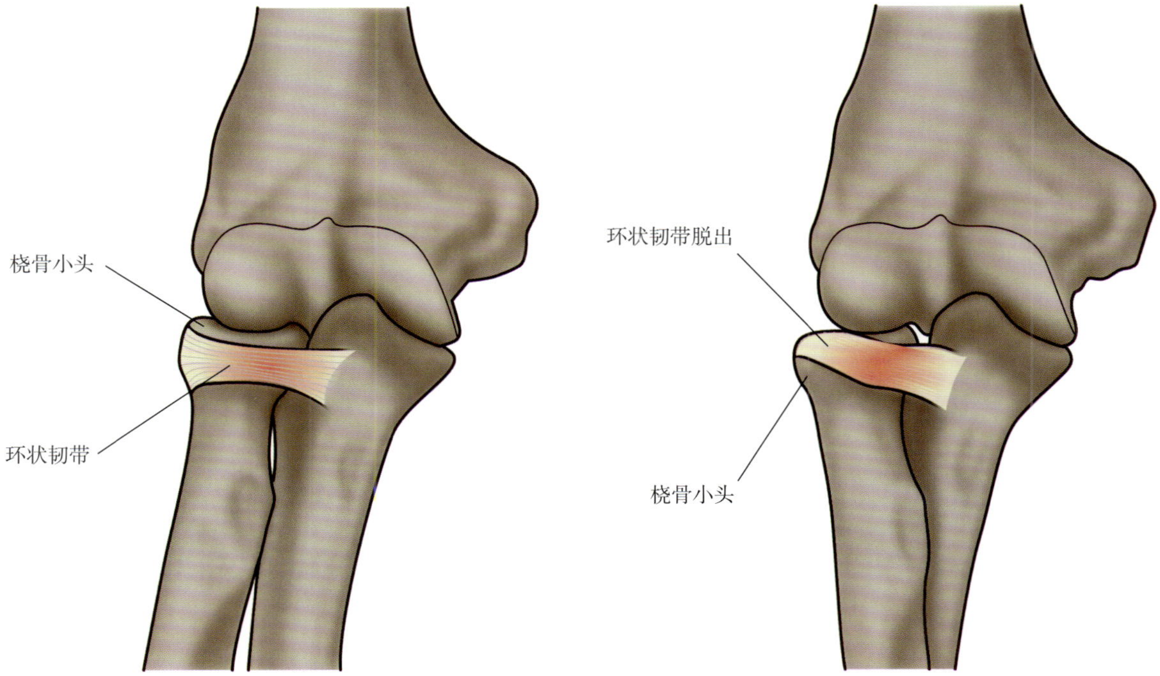

桡骨小头与环状韧带正常关系

桡骨小头处于半脱位状态

图 8-4-10　桡骨小头半脱位示意图

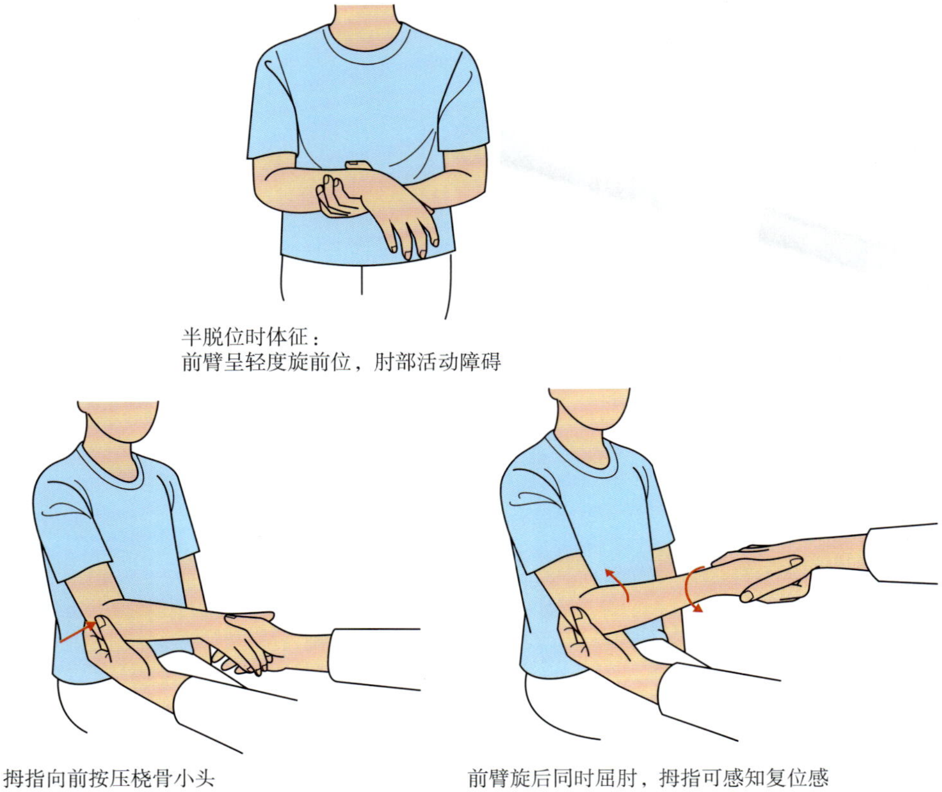

图 8-4-11　桡骨小头半脱位手法整复法

冠突高度）。

Ⅲ型：冠突基底骨折（骨折块高度 >50% 冠突高度）（图 8-4-12）。

*Regan W, Morrey B. Fractures of the coronoid process of ulna. J Bone Joint Surg (Am), 1989, 71(9):1348-1354.

（二）治疗

Ⅰ型骨折：可摘除骨片或“拉索”方式缝合固定于冠突基底上。

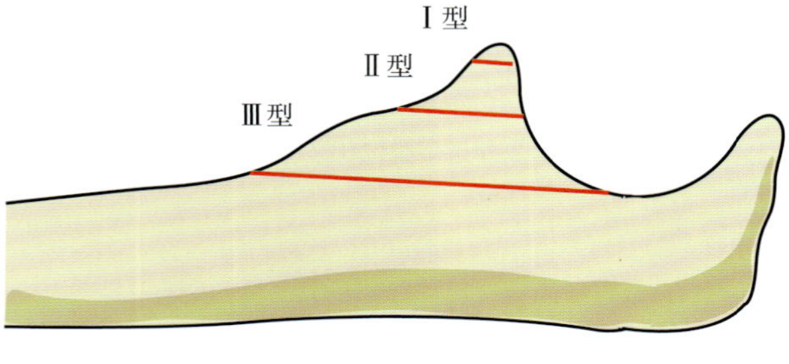

图 8-4-12　尺骨冠突骨折分类图

Ⅱ ～ Ⅲ型骨折：空心拉力螺钉或钛板螺钉固定（图 8-4-13）。

六、桡骨小头骨折

1. 桡骨小头骨折 (radial head fracture)Mason 分型和 McRae 分类见图 8-4-14。
2. 治疗

   Ⅰ型：肘关节石膏托固定 3～4 周。

   Ⅱ型：骨折块占桡骨头的 1/4 以上手术治疗（图 8-4-15）。

   Ⅲ型：尽量保留桡骨小头，如果无法复位和内固定，则行桡骨小头置换。

七、桡骨颈骨折

1. 桡骨颈骨折 (fracture of neck of radius) 不多见，常与桡骨小头骨折伴发。

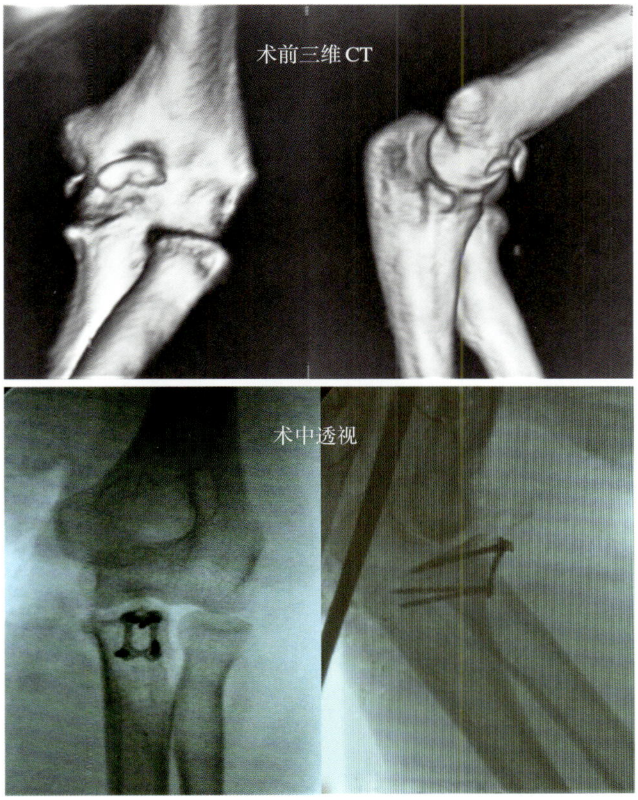

图 8-4-13　Regan-Morrey 分型Ⅱ型骨折，行切开复位微型钛板内固定

Mason 分型	McRae 分类	
I型	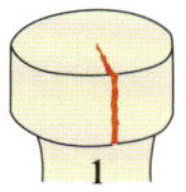	裂纹
	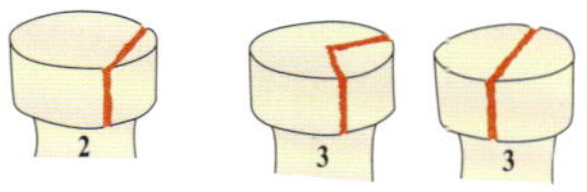 边缘骨折　节段性骨折	无移位
Ⅱ型	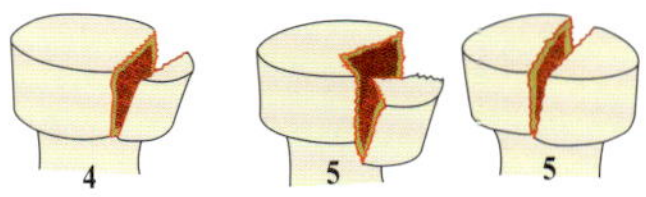 边缘骨折　节段性骨折	有移位
Ⅲ型	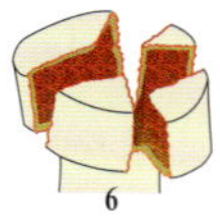	粉碎性

图 8-4-14　桡骨小头骨折 Mason 分型和 McRae 分类

注：按Mason的分型**，第Ⅲ型不分边缘和节段性骨折

* Mc Rae R. Practical fracture treatment. Edinburgh: Churchill Livingstone, 1981, 121.

** Mason ML. Some observations on fractures of the head of the radius with a review of one hundred cases. Brit J Surg, 1954, 42: 123-132.

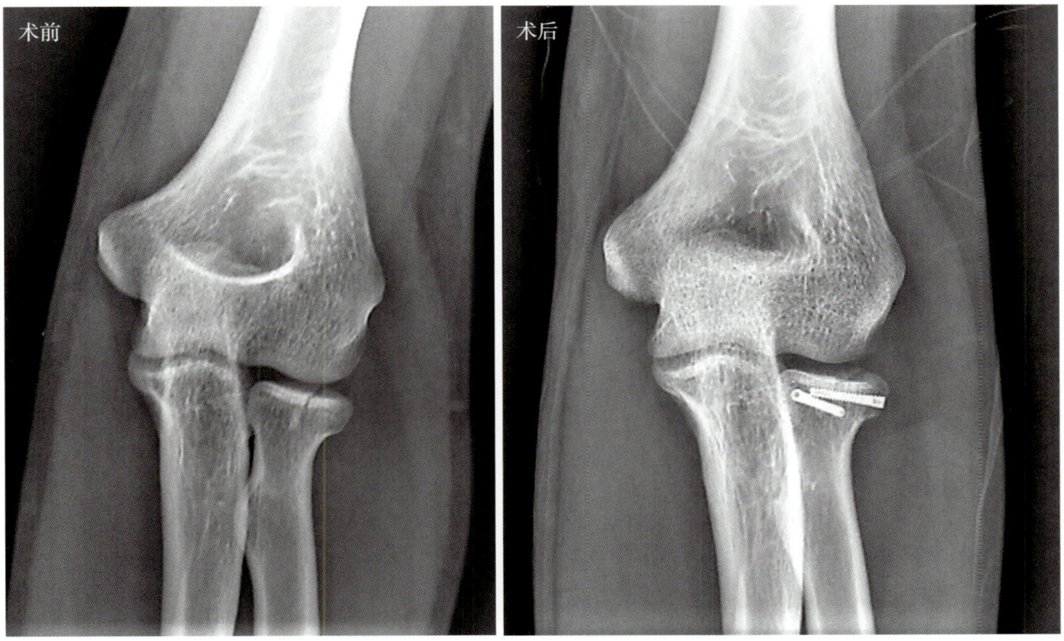

图 8-4-15　McRae 分类Ⅱ型骨折切开复位螺钉内固定

2. 桡骨颈骨折 Judet 分类见图 8-4-16。
3. 儿童：倾斜 ＜30°（Ⅱ型）非手术治疗较好。
4. 成人：倾斜 ＞20° 需要手法整复。
5. 粉碎性骨折，则需行桡骨头置换术。
6. 桡骨小头不要轻易切除，否则会引起肘关节外侧不稳定，产生肘外翻畸形。

八、尺骨鹰嘴骨折

1. 尺骨鹰嘴骨折 (fracture of olecranon) 是波及半月切迹的关节内骨折。解剖复位是防止关节不稳、预防骨性关节炎及其他合并症发生的有效措施。
2. 无移位骨折，伸直位石膏托固定 3 周后练习肘关节活动。
3. 移位的横断或斜形骨折应尽量采用切开复位。
4. 骨折粉碎严重，冠突与半月切迹远端完整，可行骨折块切除及肱三头肌肌腱成形术，术后固定于伸直位，3～4 周即去除外固定，主动进行屈伸活动。
5. 尺骨鹰嘴骨折 Wadsworth 分类：见图 8-4-17、图 8-4-18。

九、尺桡骨骨折

1. 骨干部骨折注意上、下尺桡关节有无脱位。拍摄 X 线片范围应包括肘、腕关节。
2. 无移位的尺桡骨骨折(fracture of ulna and radius)、尺骨鹰嘴骨折、桡骨小头或桡骨颈骨折、尺桡骨远端骨折，可行石膏托固定。
3. 移位骨折，尤其是孟氏骨折、盖氏骨折、尺桡骨双骨折、Colles 骨折、Smith 骨折、Barton 骨折，经多次复位仍不满意者；或不稳定的粉碎性骨折、开放性骨折合并有血管神经损伤，应行手术切开复位内固定。

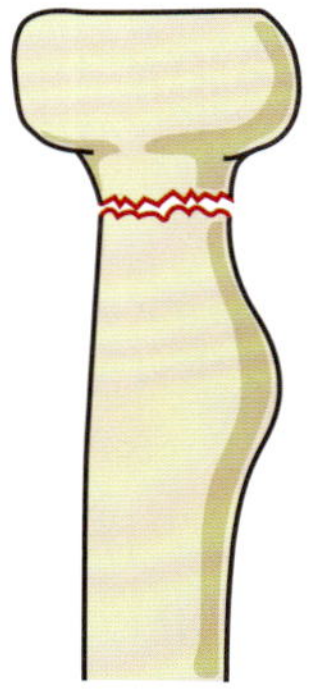

Ⅰ型　无移位，无倾斜

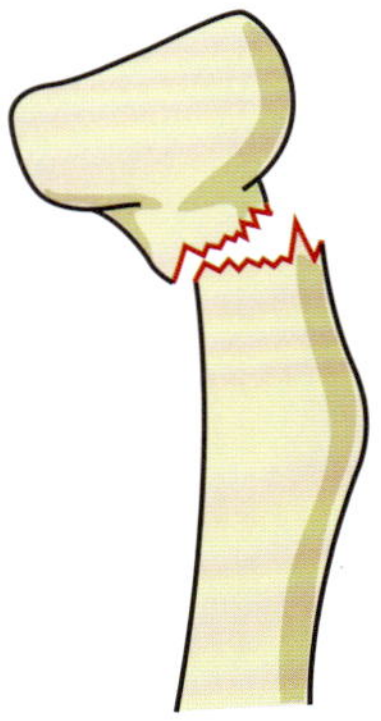

Ⅱ型　移位 ＜ 横径 1/2，倾斜 ＜30°

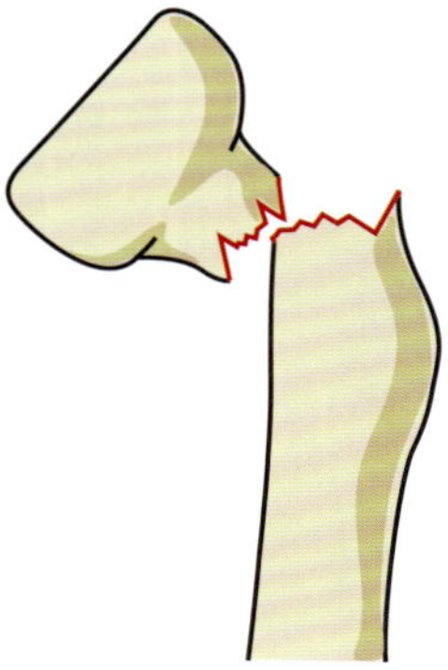

Ⅲ型　移位 ＞ 横径 1/2，倾斜 30° ～60°

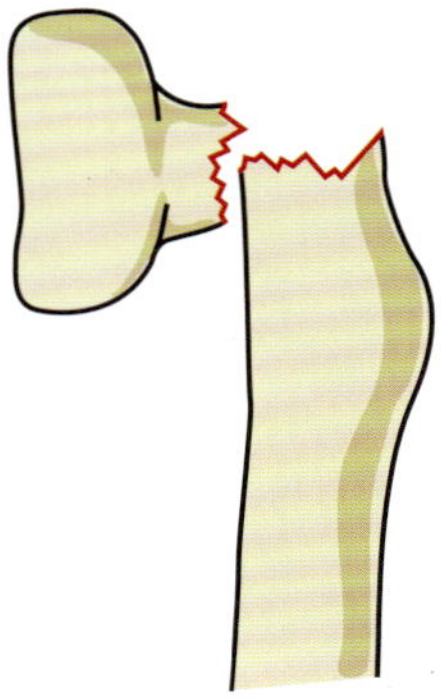

Ⅳ型　完全移位，倾斜 60° ～90°

图 8-4-16　桡骨颈骨折 Judet 分类

* van Vugt AB. Surgical treatment of fractures of the proximal end of the radius in childhood. Arch Orthop Trauma Surg, 1985, 104: 37-41.

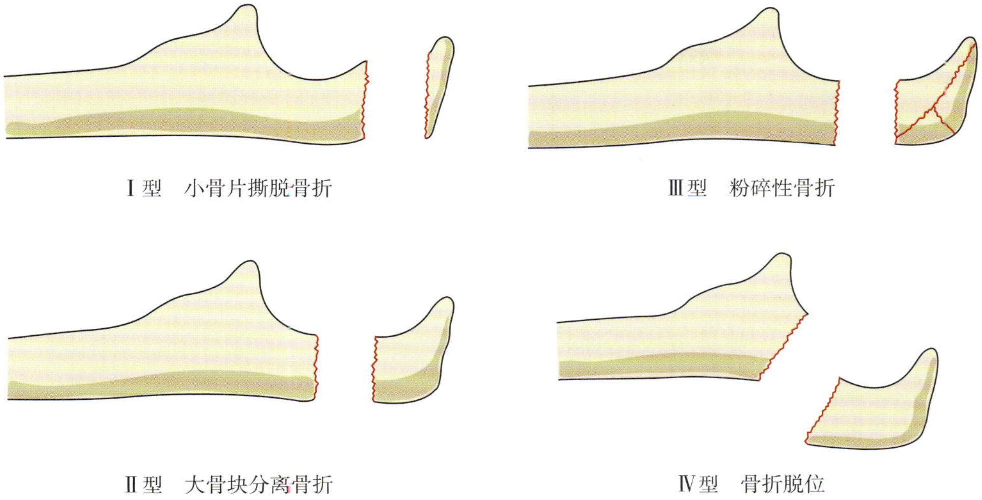

图 8-4-17 尺骨鹰嘴骨折 Wadsworth 分类

* Wadsworth TG. The Elbow. Churchill Livingstone, 1983, 203-204.

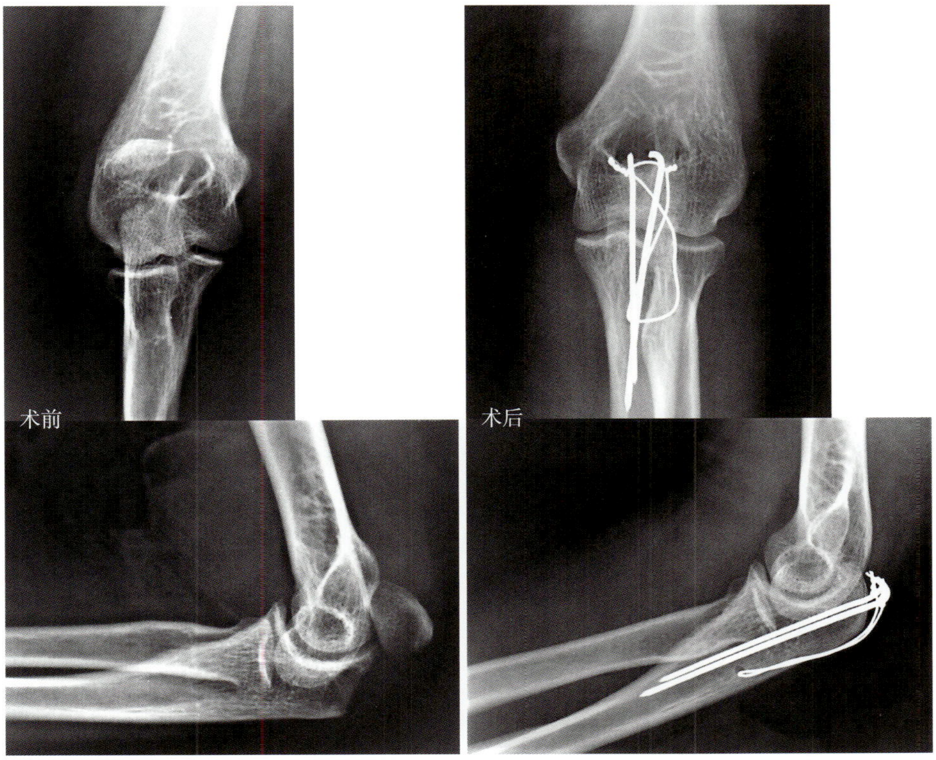

图 8-4-18 尺骨鹰嘴 Wadsworth Ⅱ型骨折，切开复位克氏针钢丝张力带内固定术

4. 孟氏骨折、尺骨鹰嘴骨折、桡骨小头或桡骨颈骨折、尺桡骨上 1/3 骨折可有不同程度的肘关节功能障碍。盖氏骨折、Colles 骨折、Smith 骨折、Barton 骨折、尺桡骨下 1/3 骨折，可有不同程度的腕关节功能障碍。

十、尺桡骨近端骨折

尺桡骨近端骨折 (fracture of proximal ulna and radius) 包括桡骨小头骨折、桡骨颈骨折、尺骨冠突骨折、尺骨鹰嘴骨折及各种组合的复杂骨折。

尺桡骨近端骨折 AO 分类（AO classification of proximal ulna and radius fracture）见图 8-4-19、图 8-4-20。

十一、尺桡骨干骨折

1. 尺桡骨干骨折 (ulna and radius shaft fractures) 甚常见，多发生于青少年。
2. 手法复位比较困难，复位后容易移位。要求整复前，根据受伤机制及 X 线片分析骨折类型、部位和移位方向，确定整复步骤及手法。
3. 前臂保持旋后 20° 位外固定，骨间膜紧张利于维持骨折对位。
4. 切开复位内固定适用于手法复位失败、上肢多处骨折、开放性骨折、骨不连或畸形愈合者。
5. 术中操作轻柔，尽可能少剥离骨膜。骨质缺损时尽量选择自体松质骨植骨。
6. 密切观察有否出现前臂肌间隔综合征（参见创伤概论章节）。

尺桡骨干骨折 AO 分类（AO classification of ulna andradius shaft fractures）见图 8-4-21、图 8-4-22。

十二、孟氏骨折

1. 孟氏骨折 (Monteggia fracture) 指尺骨上 1/3 骨折合并桡骨头脱位的骨折。多发生于青壮年及小儿。
2. 儿童孟氏骨折，手法整复桡骨小头回位，屈肘 80° 位石膏托固定。
3. 成人孟氏骨折原则上切开复位，选择高强度的钢板内固定，以使前臂应对来自轴向、旋转双重负荷。
4. 术中先复位尺骨骨折，恢复尺骨长度，此时桡骨小头多半已复位，透视再确认桡骨小头的位置。

孟氏骨折 Bado 分类（Bado classification of monteggia fracture）见图 8-4-23、图 8-4-24。

十三、盖氏骨折

1. 盖氏骨折 (Galeazzi fracture) 指桡骨中下 1/3 骨折合并下尺桡关节脱位。其较孟氏骨折更为多见，发生率约高于后者 6 倍。
2. 骨折复位不难，但不易维持对位。因此，桡骨骨折必须切开复位接骨板内固定。
3. 术中先复位桡骨骨折，恢复桡骨长度，此时，下尺桡关节多半已回位。需透视再确认。术后辅以前臂石膏前后托旋后位固定 3 ~ 4 周（图 8-4-25）。

十四、尺桡骨远端骨折

（一）诊疗要点

1. 尺桡骨远端骨折 (fractures of distal ulna and radius) 包括 Colles 骨折、Smith 骨折、Barton 骨折。
2. 受伤机制常为跌倒时手着地所致，多发生于老年妇女，是最常见的骨折。
3. 多数患者手法复位满意，石膏或夹板固定 4 周。
4. Colles 骨折复位手法：术者双手握住骨折远端，持续牵引下猛力牵抖，同时迅速尺偏掌屈，小夹板或石膏托固定于掌屈位。Smith 骨折复位手法及固定与 Colles 骨折相反。
5. 多次复位不成功者，以及 Barton 骨折，需切开复位，克氏针、钛板或外固定支架固定。
6. 掌侧 Barton 骨折、移位的 Colles 骨折和 Smith 骨折都可应用掌侧钛板固定。
7. 背侧 Barton 骨折、腕关节脱位、单纯桡骨茎突骨折、背侧关节面无塌陷型关节内骨折、掌侧皮质无移位型骨折以及严重的骨质疏松且功能明显

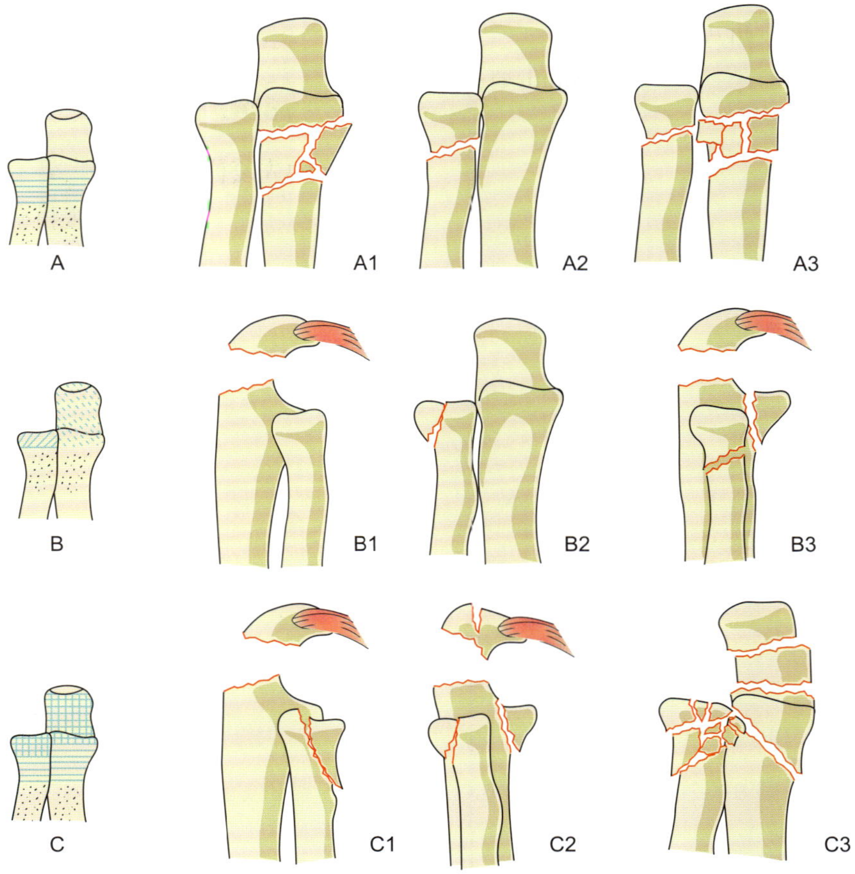

图 8-4-19　尺桡骨近端骨折 AO 分类

A. 关节外骨折
- A1. 尺骨骨折，桡骨完整
  1. 尺骨鹰嘴撕脱骨折
  2. 干骺端简单骨折
  3. 干骺端粉碎骨折
- A2. 桡骨骨折，尺骨完整
  1. 桡骨二头肌结节撕脱骨折
  2. 桡骨颈简单骨折
  3. 桡骨颈粉碎骨折
- A3. 尺、桡骨双骨折
  1. 简单双骨折
  2. 一简单，一粉碎
  3. 双骨粉碎

B. 单骨关节内骨折
- B1. 尺骨骨折，桡骨完整
  1. 单处
  2. 双处简单
  3. 双处粉碎
- B2. 桡骨骨折，尺骨完整
  1. 简单
  2. 粉碎，无塌陷
  3. 粉碎，有塌陷
- B3. 一骨关节内骨折，一骨关节外骨折
  1. 尺骨关节内，简单
  2. 桡骨关节内，简单
  3. 关节内，粉碎

C. 双骨关节内骨折
- C1. 尺、桡骨简单骨折
  1. 尺骨鹰嘴及桡骨小头
  2. 尺骨冠突，桡骨小头
- C2. 一简单骨折，一粉碎骨折
  1. 尺骨鹰嘴粉碎，桡骨小头简单
  2. 尺骨鹰嘴简单，桡骨小头粉碎
  3. 尺骨冠突简单，桡骨小头粉碎
- C3. 尺、桡骨粉碎骨折
  1. 每骨各三折块
  2. 尺骨多于三折块
  3. 桡骨多于三折块

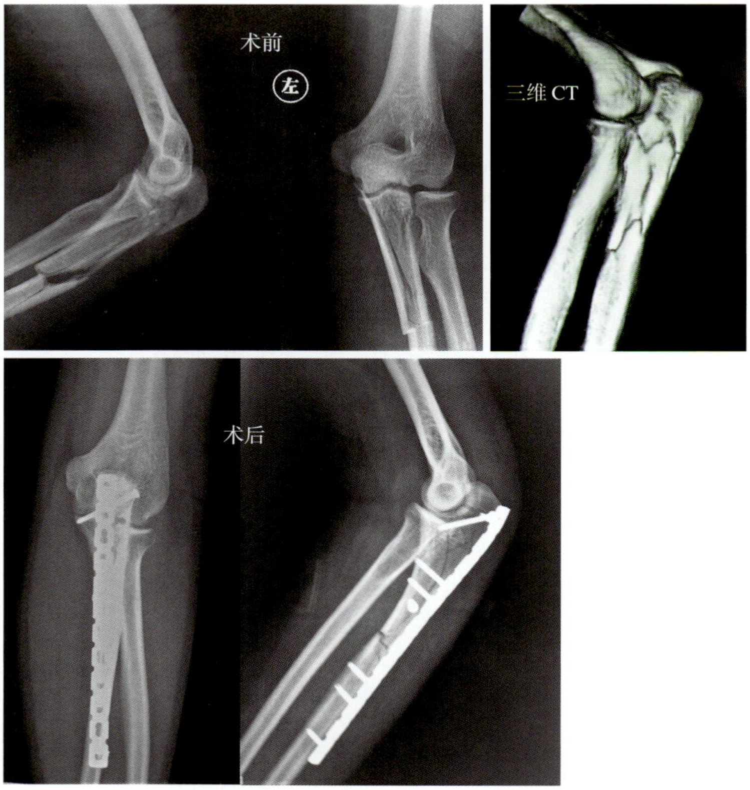

图 8-4-20　病例：AO 分类 C3-2 型骨折，切开复位重建钛板内固定

受限者是掌侧接骨板内固定的禁忌证。

8. 注意：掌侧钛板的锁定螺钉勿穿透背侧皮质，背侧钛板远端的螺钉未完全拧入螺钉孔，均可能激惹肌腱甚至导致肌腱断裂。

9. 注意有无正中神经损伤（拇指、示指麻木）。

注．背侧 Barton 骨折闭合整复方法（图 8-4-26）

（二）桡骨远端的 X 线测量 (radiographic measurement of distal radius)（图 8-4-27）

注．尺骨变异（ulnar variance）（图 8-4-28）

尺骨变异就是尺骨远端相对于桡骨远端的长短比较。在 X 线正位像上，测量尺骨小头关节面延线与桡骨远端关节面延线之间的距离。

- 尺骨远端长——正向变异；
- 尺、桡骨远端等长——中性变异（零变异）；
- 尺骨远端短——负向变异。

临床意义：

- 对于桡骨远端骨折，尺骨变异程度是放射学上评价尺桡骨远端骨折预后最常用的一项指标。
- 一般认为，明显的正向或负向变异是引发腕部疼痛的原因之一。

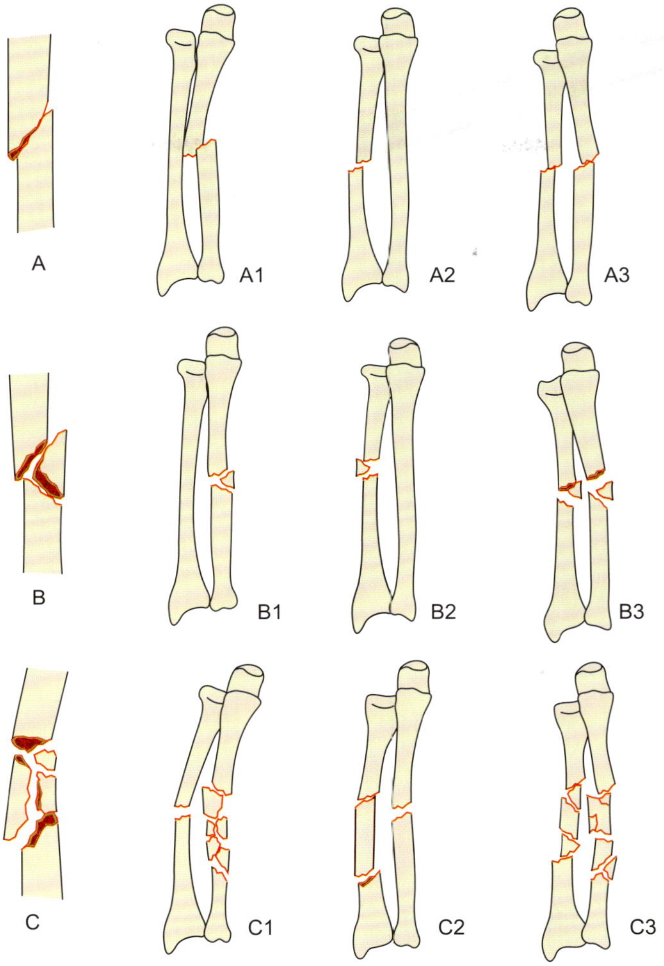

图 8-4-21　尺桡骨干骨折 AO 分类

A. 简单骨折
- A1. 尺骨简单骨折，桡骨完整
  - 1. 斜形
  - 2. 横形
  - 3. 伴桡骨小头脱位（Monteggia）
- A2. 桡骨简单骨折，尺骨完整
  - 1. 斜形
  - 2. 横形
  - 3. 伴下尺桡关节脱位（Galeazzi）
- A3. 双骨简单骨折
  - 1. 桡骨近端
  - 2. 桡骨中段
  - 3. 桡骨远端

B. 楔形骨折
- B1. 尺骨楔形，桡骨完整
  - 1. 完整楔形
  - 2. 粉碎
  - 3. 伴桡骨小头脱位（Monteggia）
- B2. 桡骨楔形，尺骨完整
  - 1. 完整楔形
  - 2. 粉碎
  - 3. 伴下尺桡关节脱位（Galeazzi）
- B3. 一骨楔形，一骨简单或楔形
  - 1. 尺骨楔形，桡骨简单
  - 2. 桡骨楔形，尺骨简单
  - 3. 双骨楔形

C. 复杂骨折
- C1. 尺骨复杂骨折
  - 1. 两处，桡骨完整
  - 2. 两处，桡骨骨折
  - 3. 不规则骨折
- C2. 桡骨复杂骨折
  - 1. 双处，尺骨完整
  - 2. 双处，尺骨骨折
  - 3. 不规则骨折
- C3. 双骨复杂骨折
  - 1. 双处
  - 2. 一骨双处，一骨不规则
  - 3. 不规则骨折

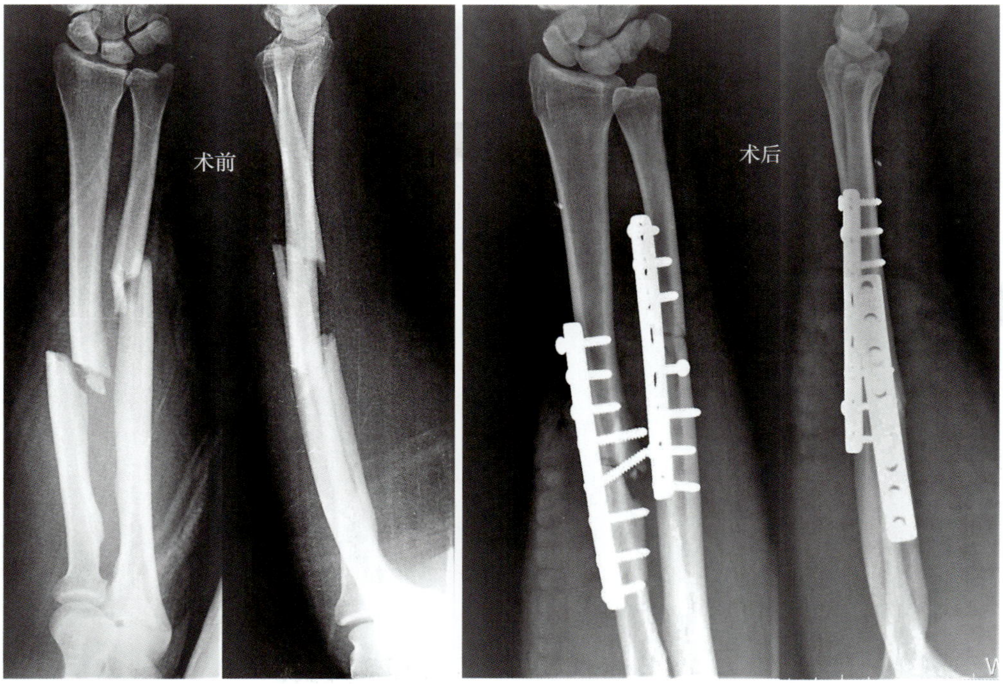

图 8-4-22　病例：AO 分类 B3 型尺桡骨干骨折，切开复位钢板内固定

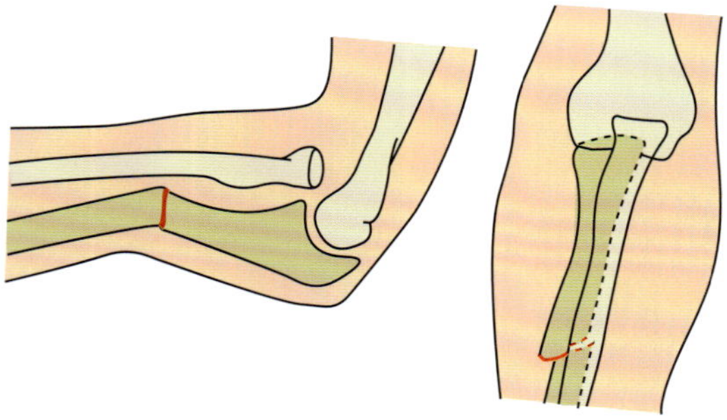

Ⅰ型（占 60%）：尺骨干骨折，向掌侧成角，桡骨小头向前脱位

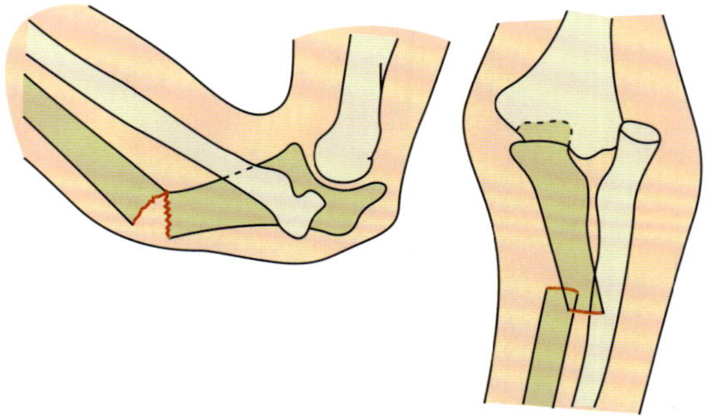

Ⅱ型（占 15%）：尺骨干骨折，向背侧成角，桡骨小头向后或后外侧脱位

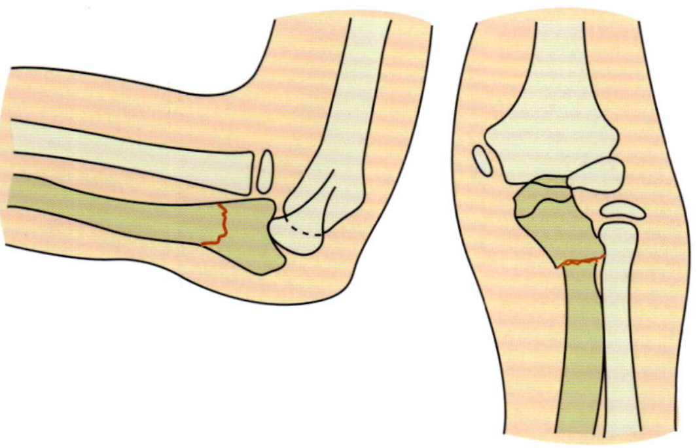

Ⅲ型（占 20%）：尺骨近端骨折，桡骨小头向外或前外侧脱位

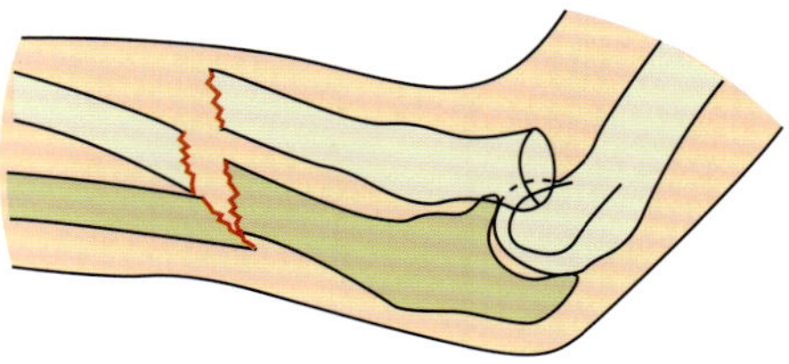

Ⅳ型（占 5%）：尺、桡骨近 1/3 骨折，桡骨小头向前侧脱位

图 8-4-23　孟氏骨折 Bado 分类

Bado JL. The Monteggia lesion. Clin Orthop, 1967, 50: 71-86.

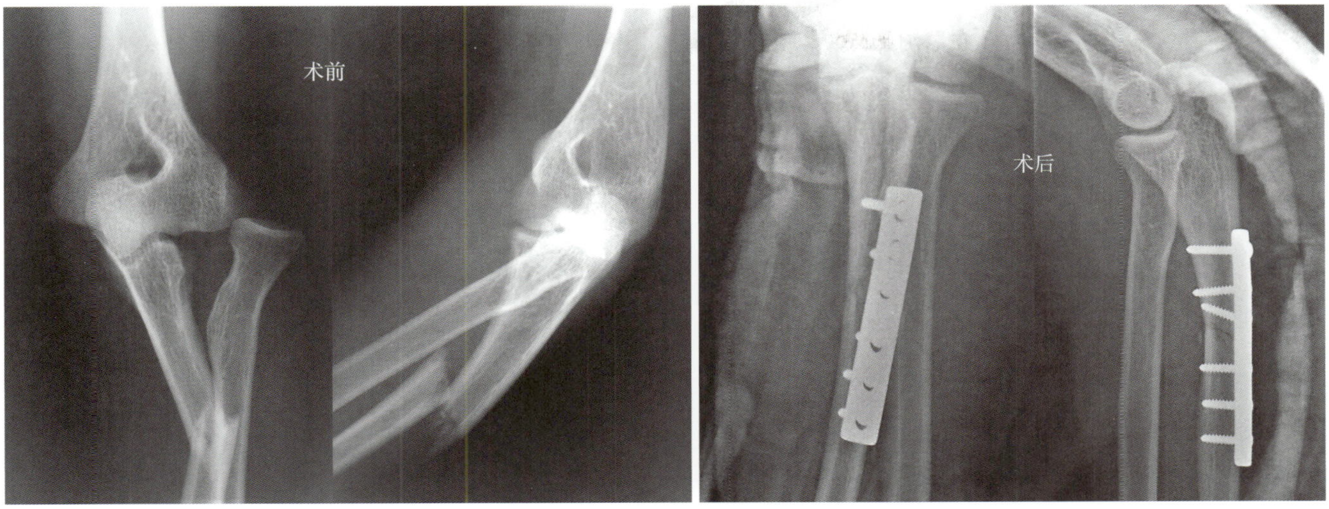

图 8-4-24　孟氏骨折 Bado 分类Ⅱ型，切开复位钢板内固定术

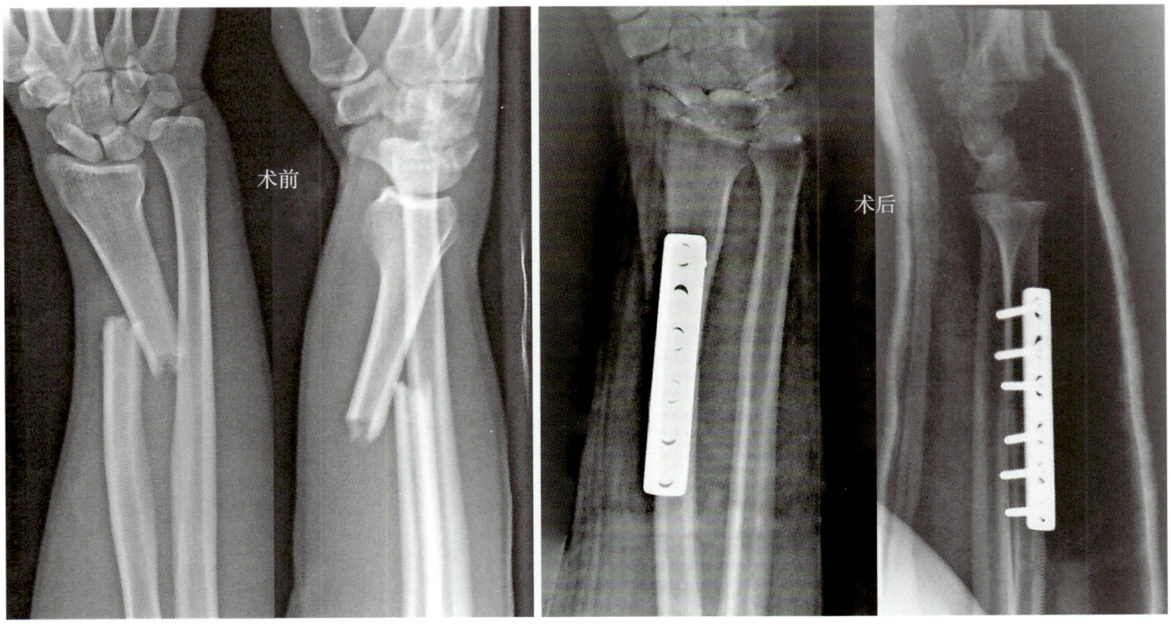

图 8-4-25　盖氏骨折，切开复位钛板内固定

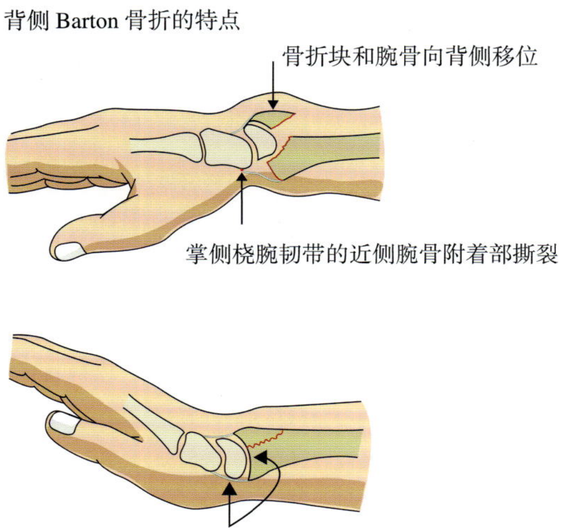

图 8-4-26 复位方法

腕关节背伸，前臂旋前位，使掌侧桡腕韧带绷紧，保持该姿势行石膏或支具外固定

掌倾角（volar tilt）：
在侧位像上，桡骨长轴的垂线与桡骨远端关节面所成的夹角

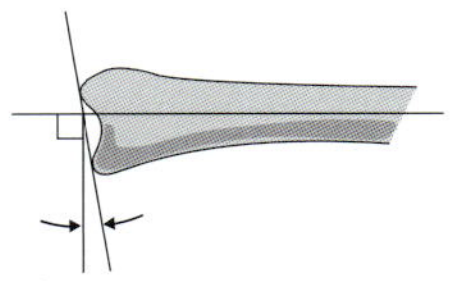

正常值：1° ~21°（平均 11°）

临床意义：Colles 骨折时关节面向背侧倾斜

尺偏角（桡倾角，radial tilt）：
在正位像上，桡骨长轴的垂线与桡骨远端关节面所成的夹角

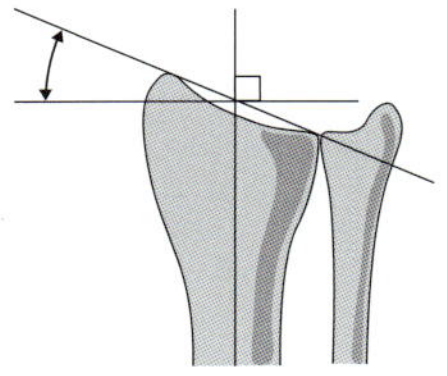

正常值：13° ~30°（平均23°）

桡骨长度（radial length）：
在正位像上，与桡骨长轴垂直的桡骨茎突尖端的连线和尺骨关节面连线间的距离

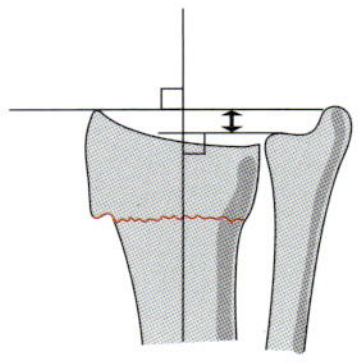

平均12 mm，应与健侧比较

与健侧比较相差的数值为桡骨短缩的数值

图 8-4-27 桡骨远端的 X 线测量

Gartland JJ. Evaluation of bealed colle's fractures. J Bone Joint Surg, 1951, 33-A: 895-907.

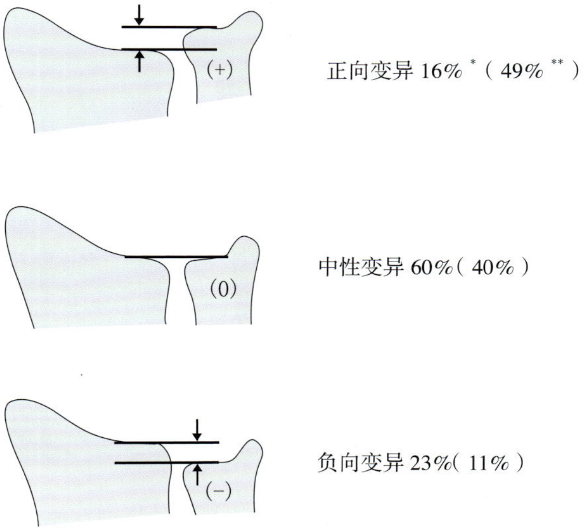

图 8-4-28 尺骨变异

* 百分数是400例正常人的统计（Hultén, 1928）
** （ ）内的百分数是200例中国正常人（309个关节）的统计（刘杰，2008）
* Hultén O. Über anatomische vaniationen der Hand-Gelenkknochen. Acta Radiol, 1928, Ⅸ: 155-169.
** 刘杰. 尺骨变异在健康人群中的分布. 中国矫形外科杂志, 2008, 16(21): 1637-1640.

（三）尺桡骨远端骨折 AO 分类（图 8-4-29）

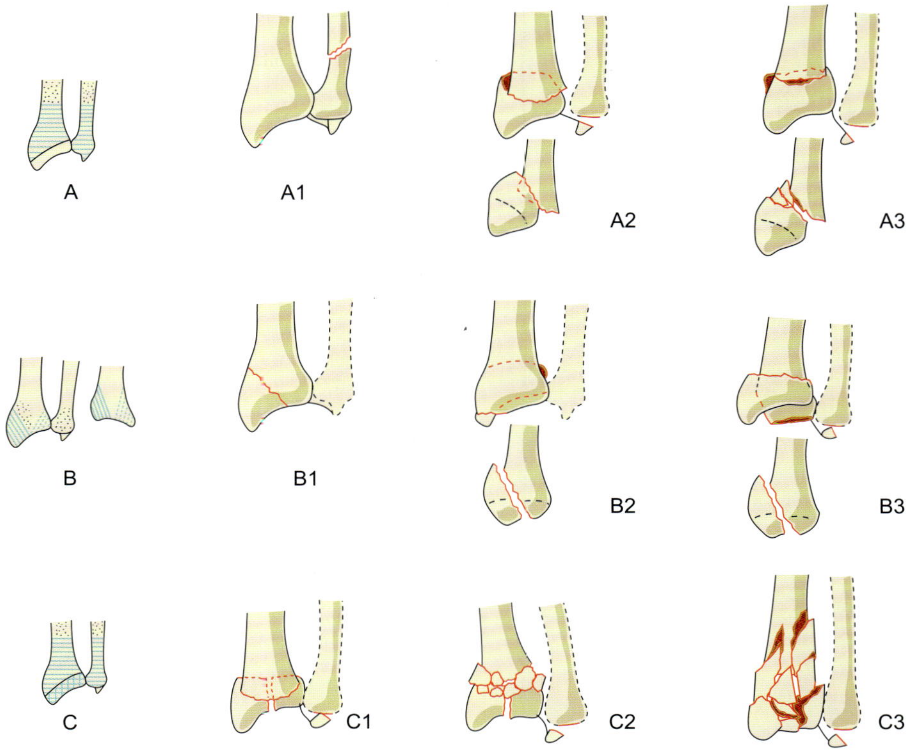

图 8-4-29 尺桡骨远端骨折 AO 分类 (AO classification of distal ulna and radius fractures)

A. 关节外骨折

A1 尺骨关节外骨折，桡骨正常

1. 尺骨茎突骨折
2. 干骺端简单骨折
3. 干骺端粉碎骨折

A2 桡骨关节外简单骨折，无嵌插

1. 无倾斜
2. 向背倾（Pouteau-Colles）
3. 向掌倾（Goyrand-Smith）

A3. 桡骨关节外骨折，粉碎

1. 嵌插，轴向短缩
2. 楔形
3. 复杂

B. 部分关节内骨折

B1. 桡骨矢状面骨折

1. 外侧，简单
2. 外侧，粉碎
3. 内侧

B2. 桡骨背侧缘骨折（Barton）

1. 简单
2. 伴外侧矢状面骨折
3. 合并腕骨脱位

B3. 桡骨掌侧缘骨折（反 Barton, Goyrand-Smith Ⅱ）

1. 简单，小折块
2. 简单，大折块
3. 粉碎

C. 完全关节内骨折

C1. 简单关节内和干骺端骨折

1. 后内关节
2. 矢状面
3. 冠状面

C2. 简单关节内骨折，干骺端粉碎骨折

1. 矢状面
2. 冠状面
3. 延伸至骨干

C3. 桡骨关节内粉碎骨折

1. 干骺端简单骨折
2. 干骺端粉碎骨折
3. 延伸至骨干

（四）Colles 骨折 Frykman 分类（图 8-4-30）

Ⅰ型、Ⅱ型为关节外骨折	Ⅰ型 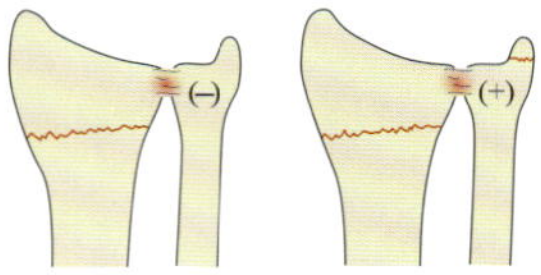 Ⅱ型
Ⅲ型、Ⅳ型为桡腕关节内骨折	Ⅲ型 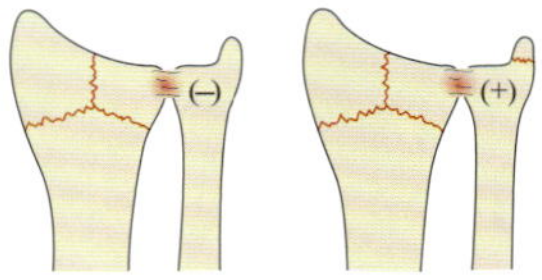 Ⅳ型
Ⅴ型、Ⅵ型为下尺桡关节内骨折	Ⅴ型 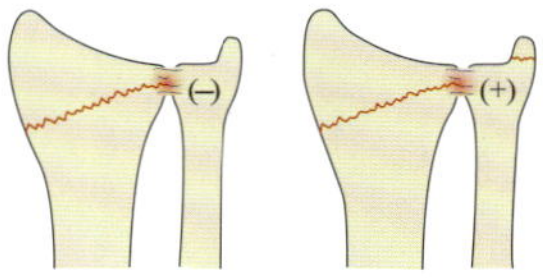 Ⅵ型
Ⅶ型、Ⅷ型为桡腕关节合并下尺桡关节内骨折	Ⅶ型 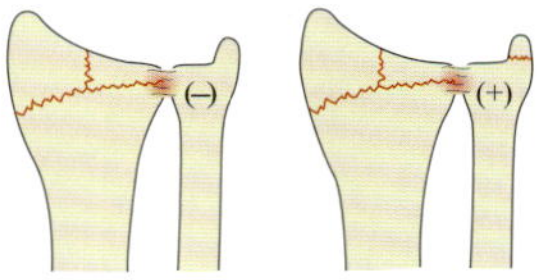 Ⅷ型

图 8-4-30　Colles 骨折 Frykman 分类（Frykman classification of Colles fracture）

图中的（+）和（—）表示有无尺骨茎突骨折

Frykman G. Fractures of the distal radius, including sequelae-shoulder-hand–finger syndrome, disturbance in the distal radioulnar joint and impairment of nerve function. A clinical and experimental study. Acta Orthop. Scand, 1967; (supple), 108: 1-153.
Trumble TE, Hanel DP, Geissler WB. Intra-articular fractures of the distal aspect of the radius. J Bone Joint Surg, 1998; 80-A: 582-600.

（五）桡骨远端关节内骨折的 Melone 分类（图 8-4-31）

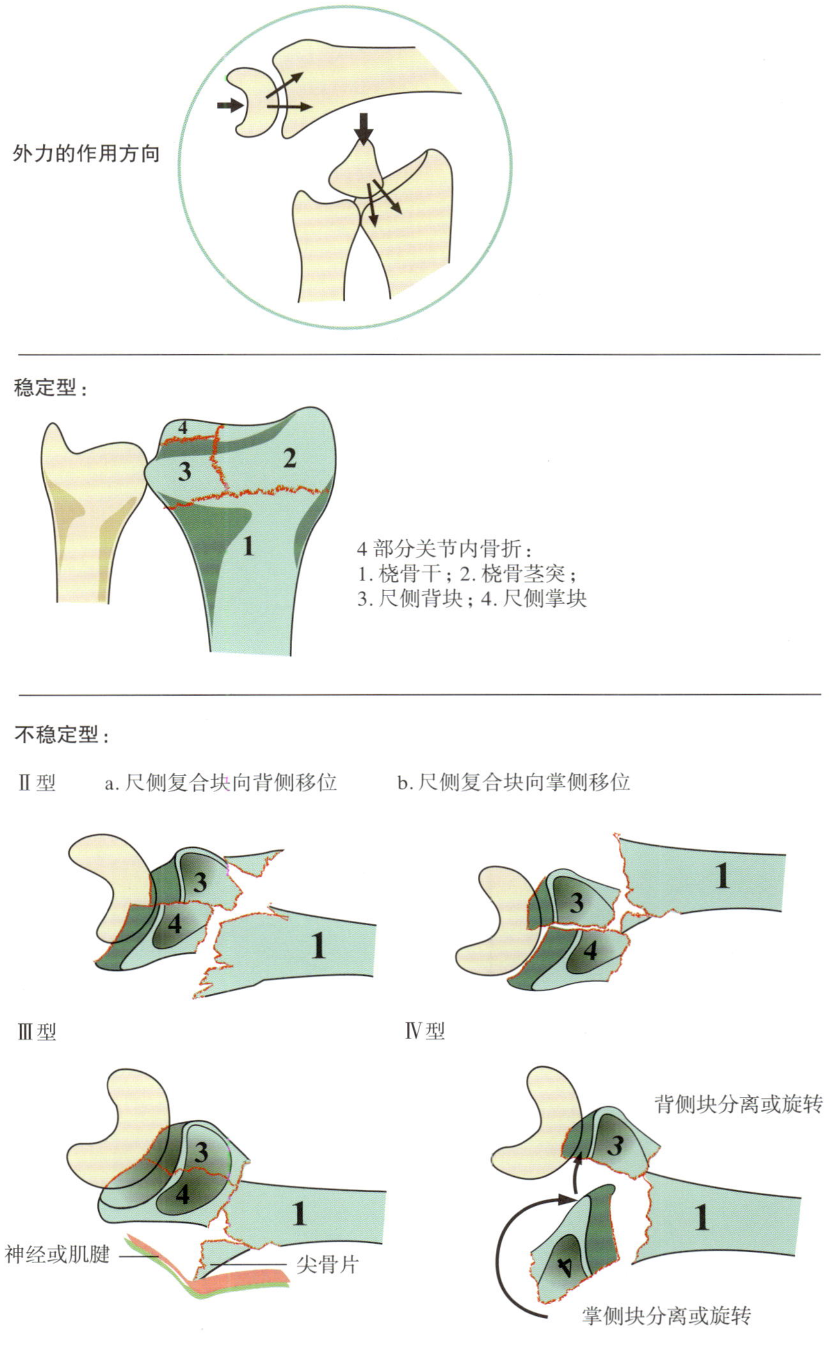

图 8-4-31　桡骨远端关节内骨折的 Melone 分类（Melone classification of intra-articular fracture of distal radius）

Melone CP. Articular fractures of the distal radius. Orthop Clin, North Am, 1984, 15: 217-236.

Melone CP. Open treatment for displaced articular fractures of the distal radius. Clin Orthop, 1986, 202: 103-111.

（六）桡骨远端关节内骨折的 Saitou 分类（图 8-4-32）

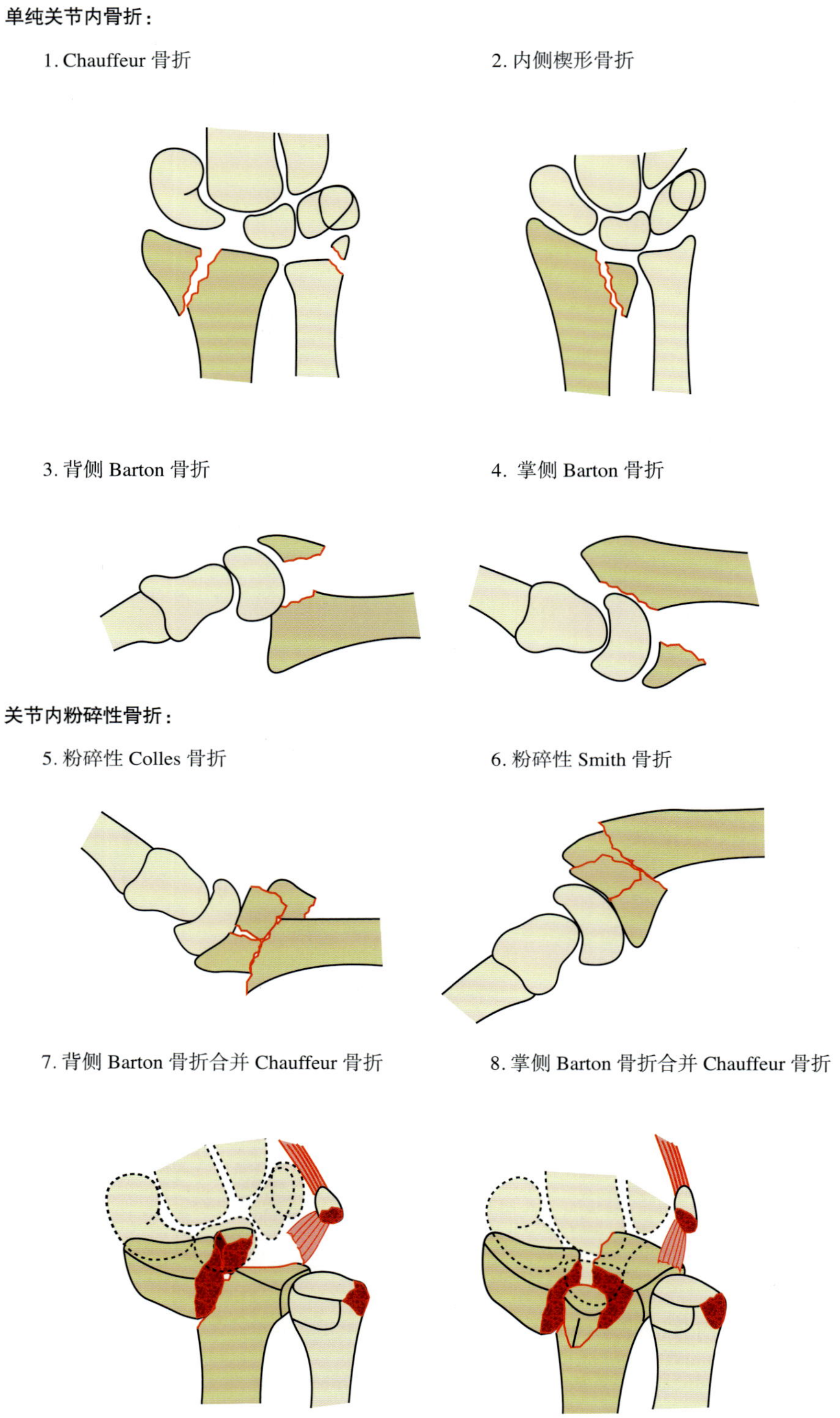

图 8-4-32 桡骨远端关节内骨折的 Saitou 分类（Saitou classification of intra-articular fracture of distal radius）
齐藤英彦.橈骨遠位端骨折—解剖学的特徴と分類、治療法.整·災外, 1989, 32:237-248.

（七）病例

图 8-4-33~8-4-36。

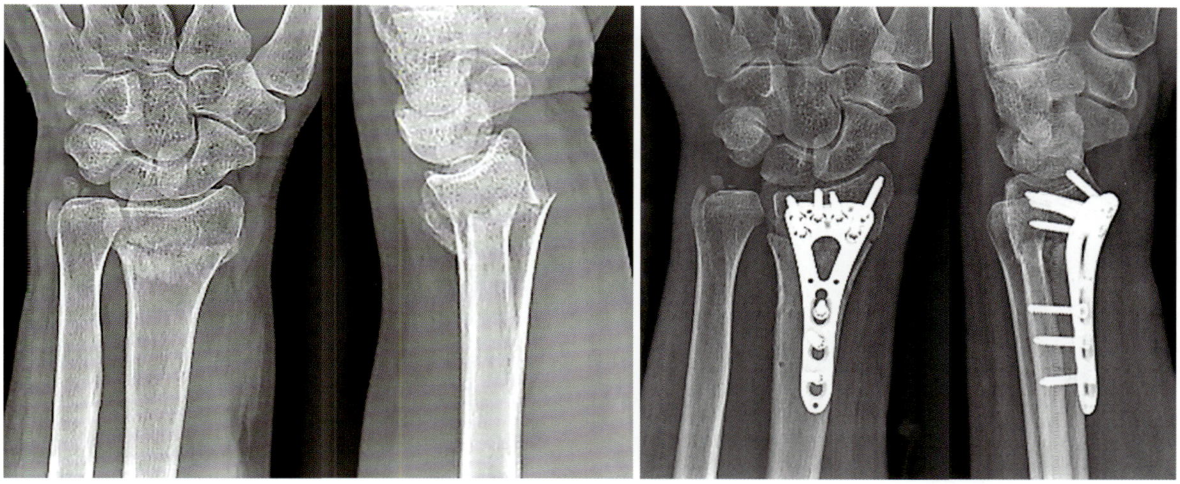

图 8-4-33 Colles 骨折，掌侧钛板内固定术

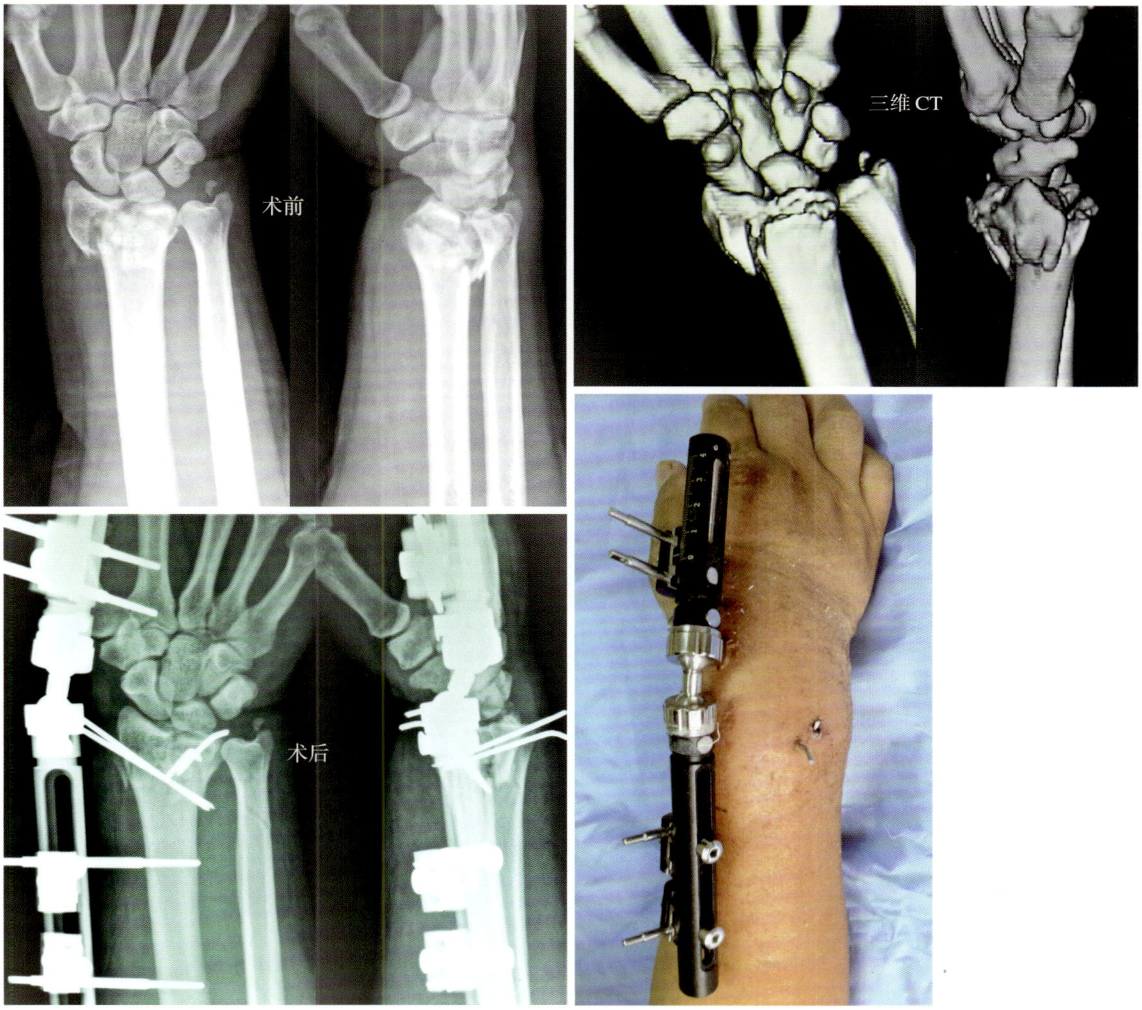

图 8-4-34 粉碎性 Colles 骨折，行闭合复位，克氏针、外固定支架固定术

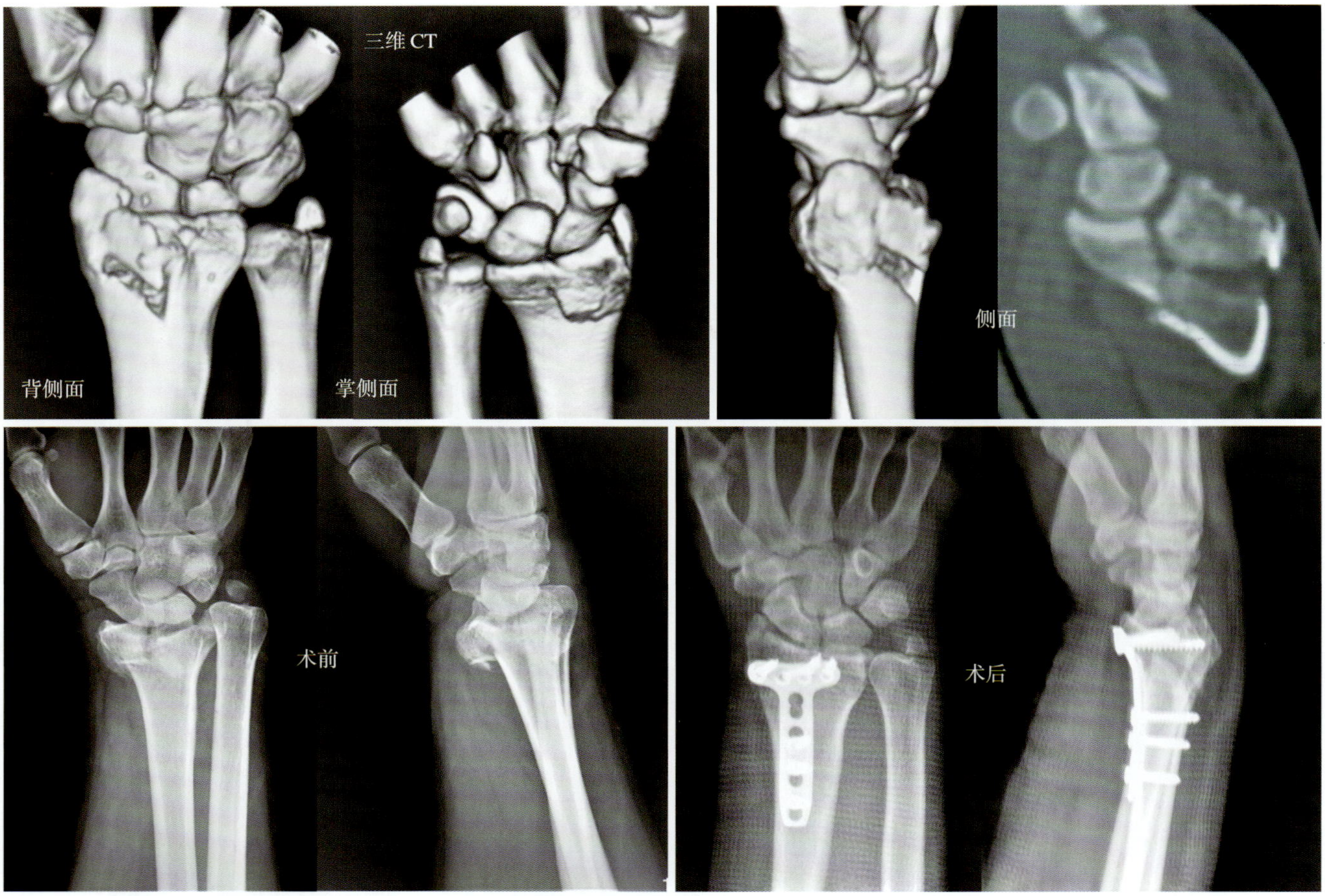

图 8-4-35　粉碎性 Smith 骨折，掌侧钛板内固定

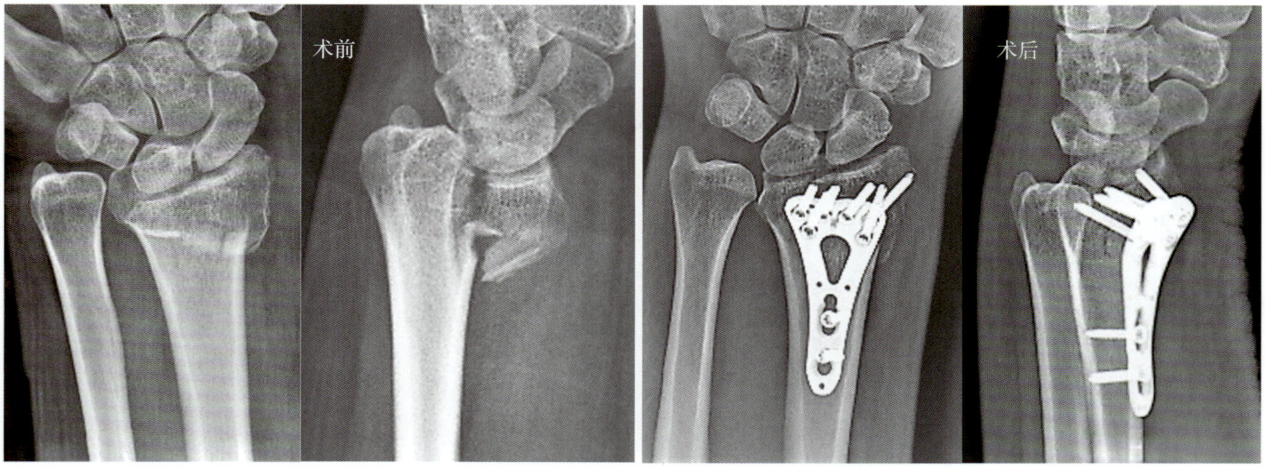

图 8-4-36　掌侧 Barton 骨折，掌侧钛板内固定

第五节　腕关节、手部

一、解剖、功能及体格检查

（一）要点

1. 腕关节由8块形状各异而不规则的腕骨组成，彼此互相交错接触，有韧带互相连接，活动幅度不等（图8-5-1）。
2. 在腕部，桡动脉、正中神经、尺动脉及尺神经均在桡侧腕屈肌（FCR）、掌长肌（PL）及尺侧腕屈肌（FCU）的桡侧走行（图8-5-2、图8-5-3）。

- 腕伸肌支持带（extensor retinaculum）也称作腕背侧韧带（dorsal carpal ligament）。即腕背侧

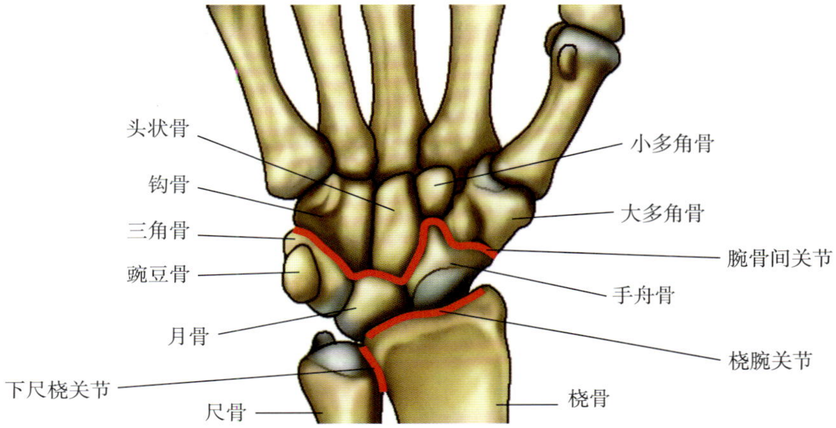

图8-5-1　腕骨解剖

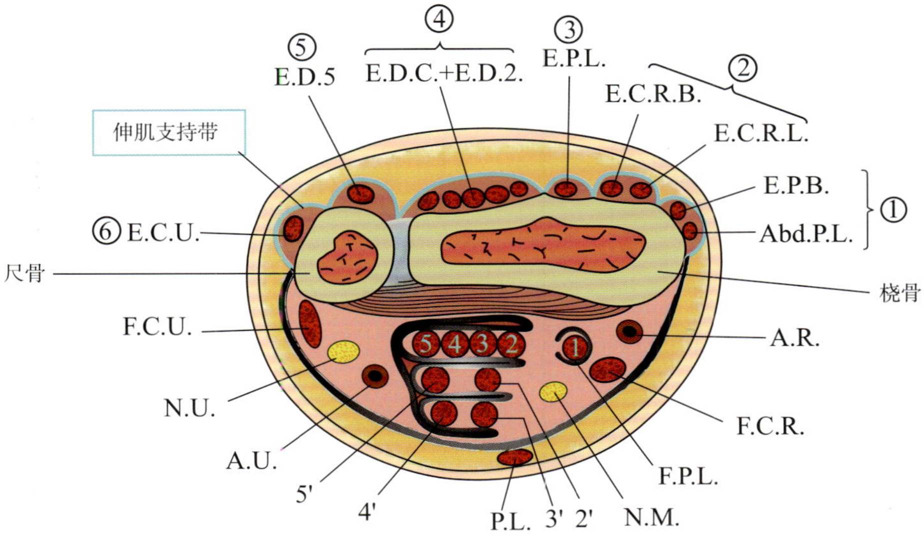

图8-5-2　腕部的肌腱、血管、神经之间解剖关系

1：拇长屈肌腱；2，3，4，5：示、中、环、小指的指深屈肌腱；2'，3'，4'，5'：指浅屈肌腱；Abd.P.L.：拇长展肌；E.P.B.：拇短伸肌；E.C.R.L.+E.C.R.B.：桡侧腕长+短伸肌；E.P.L.：拇长伸肌；E.D.C.+E.D.2：指伸肌+示指伸肌；E.D.5：小指伸肌；E.C.U.：尺侧腕伸肌；F.C.U.：尺侧腕屈肌；N.U.：尺神经；A.U.：尺动脉；P.L.：掌长肌；N.M.：正中神经；F.P.L.：拇长屈肌；F.C.R.：桡侧腕屈肌；A.R.：桡动脉

一宽 2～3 cm 的韧带，从桡骨远端的外侧缘至尺骨茎突及其远端，附着于豌豆骨和三角骨上。在此伸肌支持带的深面发出许多纵隔，至桡、尺骨嵴上，形成 6 个骨纤维性管腔（图 8-5-2、图 8-5-4）。

3. 指总伸肌伸展掌指关节（metacarpophalangeal point，MP）；骨间肌和蚓状肌辅助伸展指间关节（proximal interphalangeal point，PIP 和 distal interphalangeal point，DIP）（图 8-5-5）。

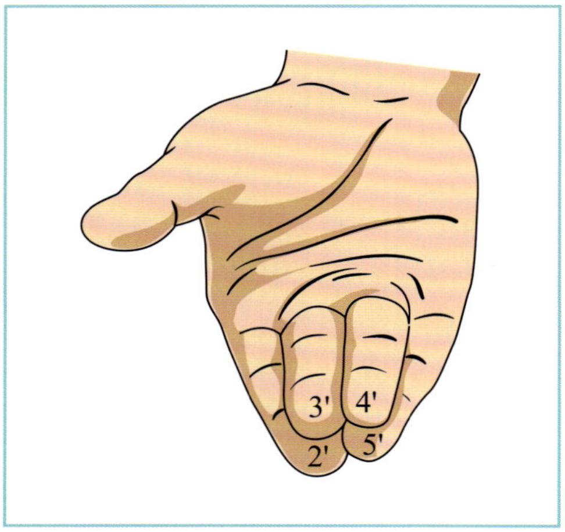

图 8-5-3　腕关节部位的指浅屈肌腱记忆方法：2'、3'、4'、5' 分别代表示、中、环和小指的指浅屈肌腱

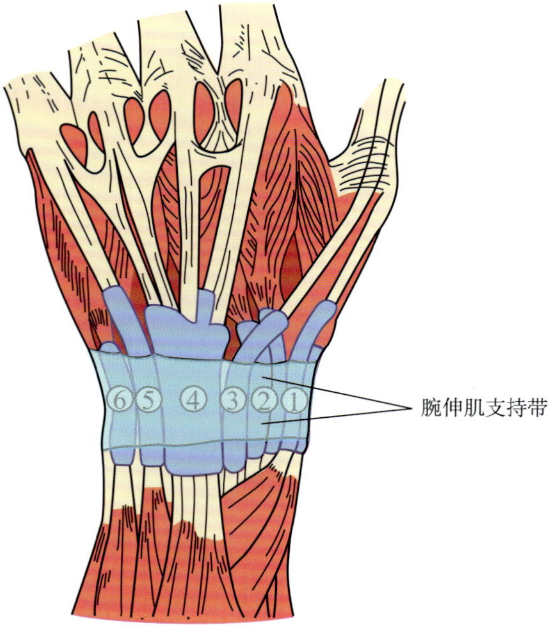

图 8-5-4　腕伸肌支持带下 6 个骨纤维性管腔内的肌腱为：① 拇长展肌、拇短伸肌；② 桡侧腕长、短伸肌；③ 拇长伸肌；④ 指伸肌、示指伸肌；⑤ 小指伸肌；⑥ 尺侧腕伸肌

4. 指浅屈肌（FDS）屈曲近侧指间关节（PIP），指深屈肌（FDP）屈曲远侧指间关节（DIP）（图 8-5-6）。

（二）体格检查要点

1. 压痛部位：腕关节尺侧 [尺侧伸腕肌腱腱鞘炎，三角纤维软骨复合体（TFCC）损伤]，腕关节桡侧（桡骨茎突狭窄性腱鞘炎），鼻烟窝（舟状骨骨折），腕关节掌侧中央（Kienböck 病），MP 关节掌侧（弹响指）。
2. 不稳定性：下尺桡关节分离（钢琴键指），拇指掌腕（CMC）关节炎，指关节（侧副韧带断裂，掌板损伤），类风湿关节炎。
3. 活动范围：前臂（旋前、旋后），腕关节（掌屈、背伸、桡偏、尺偏），拇指（掌屈、背伸、外展、内收、对掌），指（屈、伸）。
4. 各种检查法：见图 8-5-7～图 8-5-10。

（三）辅助检查

1. X 线片：检查有无骨折、脱位、不稳定性、骨肿瘤（图 8-5-11、图 8-5-12）。
2. CT 检查：确定有无月骨脱位、CM 关节骨折脱位、类骨肿瘤疾病。
3. MRI 检查：确定有无 Kienböck 病、舟状骨假关节、三角纤维软骨复合体损伤、肿瘤、囊肿。
4. 肌电图：神经传导速度改变（腕管综合征、腕尺管综合征）。

二、手部创伤

（一）接诊伤者要点

1. 病史采集：受伤时间、地点、原因、伤口就诊前的情况、处理经过及患者对手部感觉、运动的主诉等。
2. 专科检查：一般检查顺序是由近到远、由非损伤到损伤区。

(1) 检查创口位置、形态、大小、深浅、皮肤缺

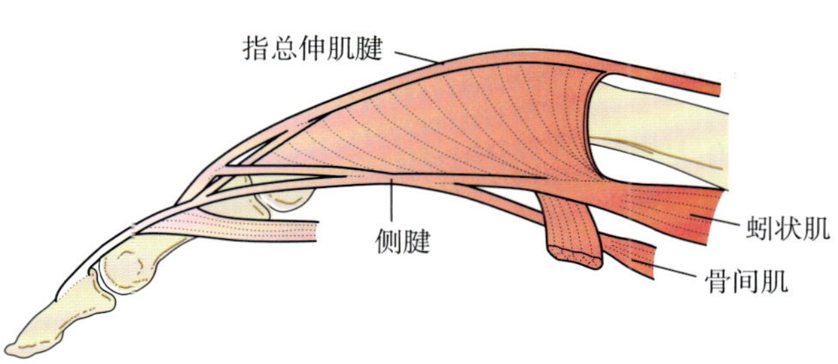

图 8-5-5　指伸肌腱

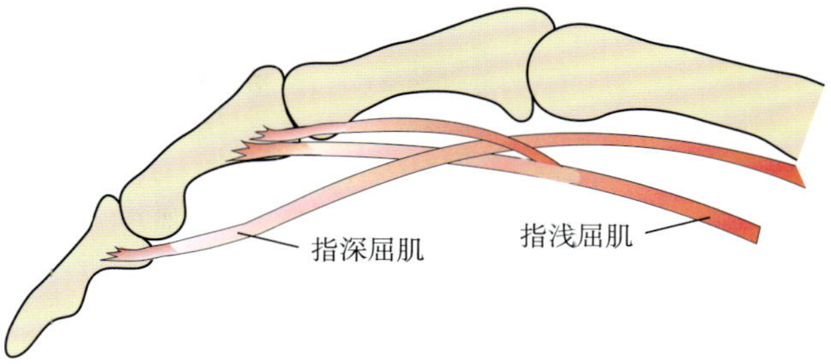

图 8-5-6　指屈肌腱

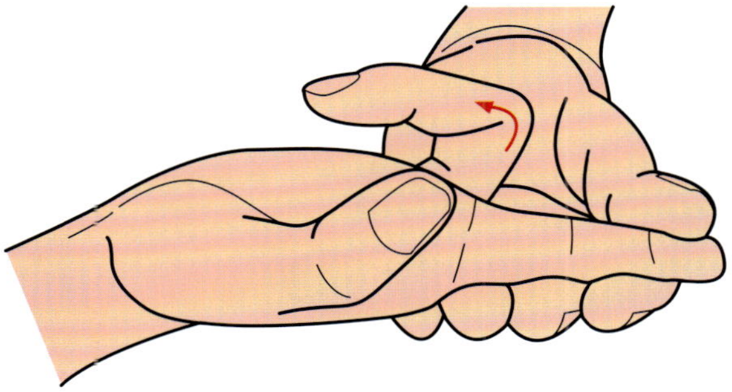

图 8-5-7　指浅屈肌试验
他指伸直位，被检指如能主动屈曲PIP关节，表明指浅屈肌功能正常

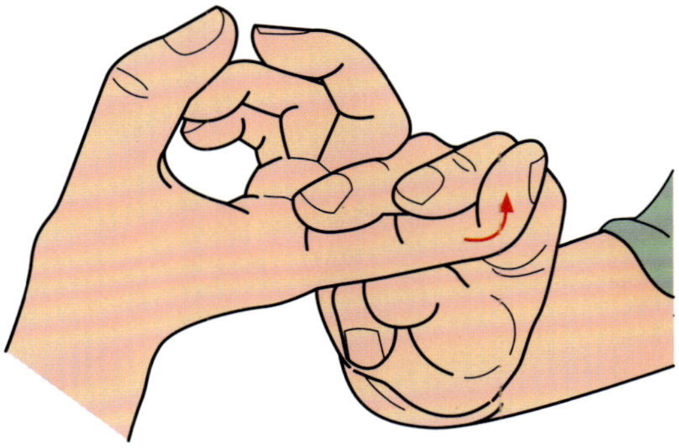

图 8-5-8　指深屈肌试验
被检指MP关节、PIP关节伸直位，如能主动屈曲DIP关节，表明指深屈肌功能正常

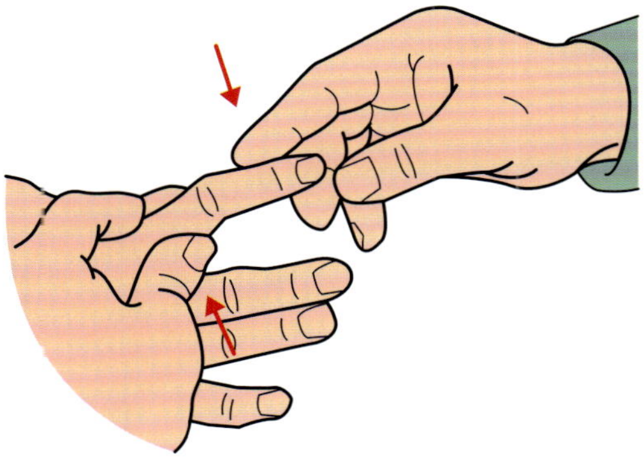

图 8-5-9　指关节侧方不稳定试验
被检指PIP、DIP关节伸直位，MP关节屈曲90° 位，按压手指侧方如不稳定，表示可能有侧副韧带损伤

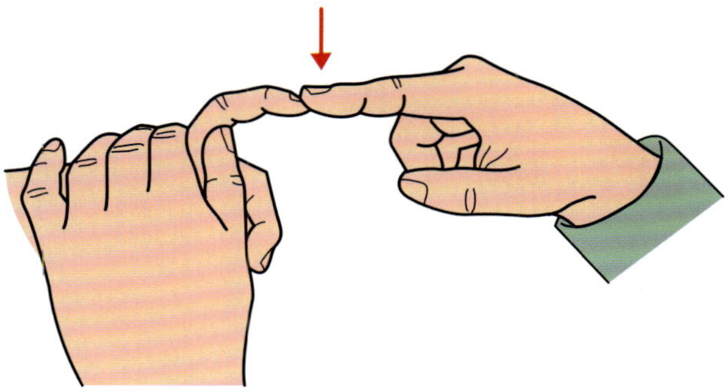

图 8-5-10　手内在肌按压试验
被检指MP关节过伸位，PIP、DIP关节被动屈曲时，如有明显抵抗感表示可能有骨间肌萎缩

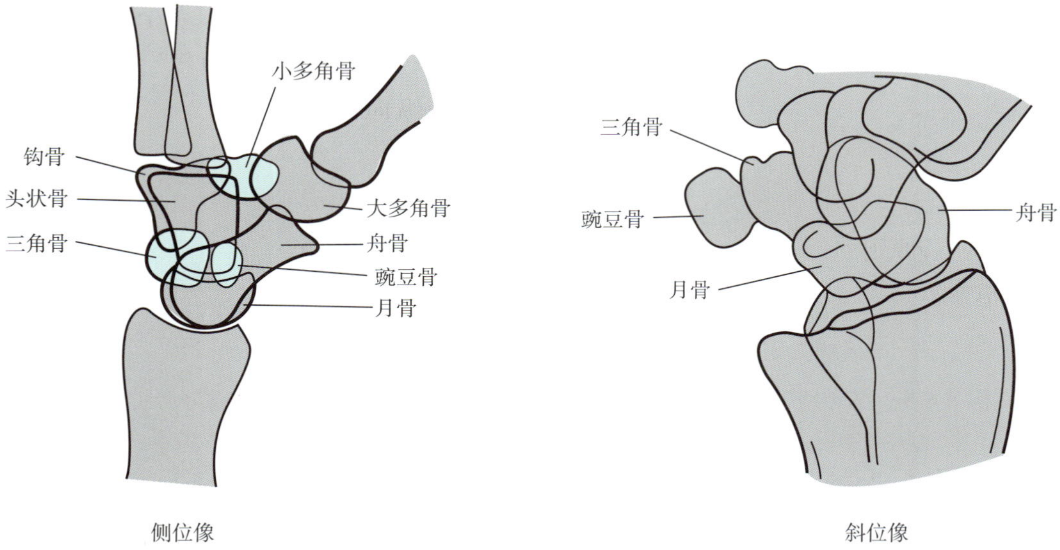

图 8-5-11 腕骨正常的 X 线影像（radiograph of carpal bone）

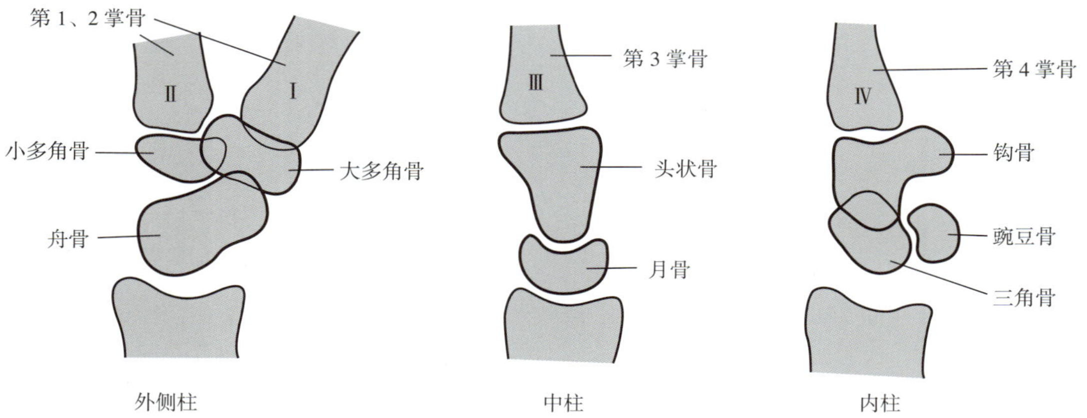

图 8-5-12 腕骨 X 线侧位片构成的 Destot 三柱结构（Destot's three column structure of the carpal bone lateral radiograph）

* 加藤富三訳. 図説X線解剖学. Desgrez H. 東京: 医歯薬出版(株), 1964, 27-28.

损程度、手的姿势等。

(2) 检查手部周围神经、血管、骨、关节、肌肉、肌腱是否损伤。

（二）治疗原则

1. 早期处理：尽早施行清创术，正确修复各重要组织，尽可能地恢复解剖连续性，闭合伤口，预防感染，争取创口一期愈合，最大限度地恢复手的功能。

(1) 麻醉：选择臂丛阻滞、神经阻滞、局部浸润麻醉。

(2) 创伤较广泛者可使用气压止血带，压力 40 mmHg，每次不应超过 1 小时。

(3) 彻底清创后，修复损伤组织。

(4) 术后处理：

① 伤口用无菌敷料包扎（多个指损伤应分别包扎），指端外露以观察血运；如需用石膏托或夹板固定，应将手指或手固定于功能位。

② 应用抗生素，预防注射破伤风抗毒素。

③ 适当抬高患肢，并严密观察指端血运和全身情况。

④ 如有感染，应及时检查和处理。

⑤ 术后 12～14 天拆线。

⑥ 功能锻炼：肌腱修复 24 小时后，神经修复固定 3 周后，手指指骨开放性骨折固定 6 周、掌骨 12 周、腕关节 3 周后。

2. 晚期处理

(1) 单独损伤的处理原则

① 皮肤：瘢痕挛缩，切瘢游离植皮。

② 肌腱：在关节被动活动良好的基础上做肌腱移植。

③ 神经：无张力下缝合或游离移植。

④ 骨关节缺损：植骨或各种关节功能重建。

(2) 复杂损伤处理原则

① 须有完整计划：手术次数、目的、可能出现的问题及注意事项。

② 再次手术的时机选择

- 肌腱、神经：伤口一期愈合后 1 个月。
- 骨关节损伤：骨折愈合后 3 个月，主动或被动功能锻炼后手术。
- 损伤合并感染：感染控制，伤口愈合后，再待 5 个月以上时间。
- 晚期治疗包括两次以上手术。两次手术的间隔除以上原则外，还应注意在一次手术已经取得效果且稳定后，再进行下一次手术。

③ 治疗计划应以改进或重建手的功能为主，不应单纯矫正畸形和修复外观。

（三）疗效标准

1. 手外观与解剖

(1) 肢体周径：用 cm 表示。

(2) 肩、肘、腕及手部各关节的周径：用 cm 表示。

(3) 截肢（指）平面及其失能程度：用 % 表示。

2. 感觉与运动

(1) 感觉失能：任何原因引起的感觉障碍必须是持续的，且其范围必须明确。

① 感觉完全丧失：手掌感觉完全丧失即等于丧失 50% 的手功能。拇指感觉障碍为丧失 20% 的手功能，示、中指各为 10%，环、小指各为 5%。

② 横向型感觉丧失：各个手指不同平面的感觉丧失等于相同平面截肢指数的 50%。

③ 纵向型感觉丧失：拇指的失能指数为尺侧 60%，桡侧 40%。示、中、环指失能指数尺侧均为 40%，桡侧均为 60%，小指尺侧为 60%，桡侧为 40%。

(2) 运动失能：是各种手部疾患的最终临床表现，其原因为关节、肌腱、肌肉、神经、血管的各种疾患所致。手的运动失能是一个多因素的综合临床评定。

① 手指：包括背伸失能、屈曲失能、关节强直。

② 拇指：包括 MP 与 IP 关节的屈与伸、内收与外展、对掌。

③ 腕关节：包括背伸与掌屈、桡偏、尺偏。

三、皮肤损伤的处理

（一）植皮术

植皮术包括皮肤组织单独移植的游离植皮和皮肤及皮下组织同时移植的带蒂皮瓣或皮管的移植。

常用的游离植皮术包括中厚皮片和全厚皮片游离植皮（表 8-5-1）。

1. 游离植皮术

游离植皮皮片用 5-0 丝线间断缝合，留几对长线做打包用。挤出皮下积血后，用含有大量松软纱布的凡士林纱布包置于皮片上，加压打包结扎。术后 1 周拆线，更换敷料，再加压包扎 1 周。术后 3 周开始肢体被动活动。

表 8-5-1　中厚皮片和全厚皮片区别

	中厚游离植皮	全厚游离植皮
受皮区与成活	皮片薄易成活，应用范围广泛	仅能在新鲜创面生长
植皮片	易收缩	收缩小
色素沉着	色泽深暗	色泽变化小
抗感染性	有	无
供皮区	可自愈，常有增厚的瘢痕遗留	不能自行愈合，需要紧缩缝合或植皮
适宜部位	四肢	手、足
不适宜部位	负重及易摩擦部位	血运差受皮区，大范围皮缺损

供皮区：供皮区选择皮肤质地、颜色与植皮区相近似的部位，以不妨碍局部功能与外观为原则。常用的供皮区为锁骨上、上臂内侧、胸侧壁或腹股沟等处（图 8-5-13）。

皮片切取方法：切取全厚皮片时，将皮片连同脂肪从深膜上方取下，然后再进行修剪。

2. 带蒂皮瓣移植术

(1) 适应证

① 皮肤及软组织缺损，骨、肌腱外露。

② 瘢痕挛缩严重区域。

③ 慢性顽固性溃疡。

(2) 带蒂皮瓣按供血模式分为任意型皮瓣和轴型皮瓣（图 8-5-14）。

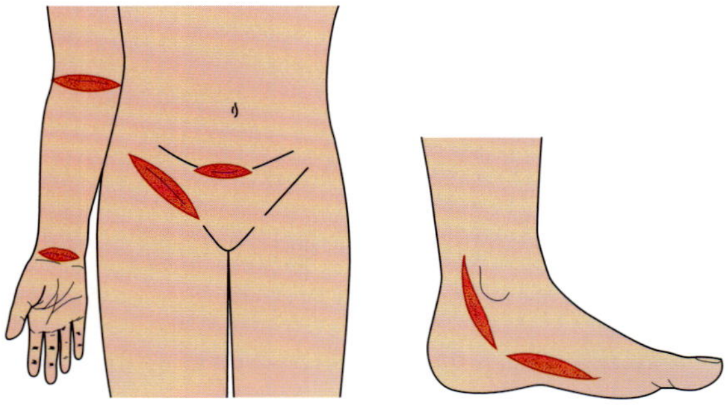

图 8-5-13 骨科常用的全厚皮片供皮区

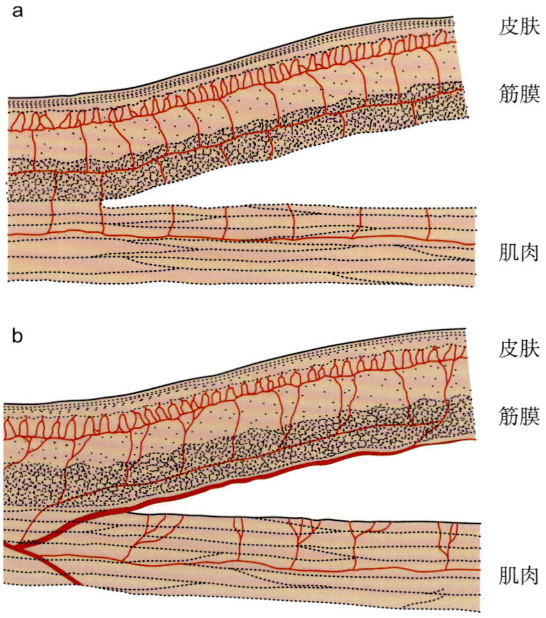

图 8-5-14 任意型和轴型筋膜皮瓣

a.不带有知名动脉的任意型筋膜皮瓣；b.带有知名动脉分出的一条皮动脉支形成的轴型筋膜皮瓣

1) 任意型皮瓣分为：

① 局部皮瓣（又称邻近皮瓣），包括：

• 推进皮瓣（又称滑行皮瓣或推进皮瓣）（图 8-5-15）。

• 旋转皮瓣。

• 易位皮瓣（例如 Z 成形术）。

② 邻位皮瓣（图 8-5-16）。

③ 远位皮瓣（直接皮瓣、直接携带皮瓣）（图 8-5-17）。

2) 轴型皮瓣分为：

① 一般轴型皮瓣。

② 岛状皮瓣（图 8-5-18）。

③ 肌皮瓣。

④ 游离皮瓣（又称吻合血管的皮瓣移植）。

⑤ 含血管蒂的复合组织移植。

(3) 植皮成功关键是创面的无菌、防止出血和加压固定。特别是保证植皮区的无菌状态，因此：

① 新鲜创面要彻底去除异物和坏死组织。

② 陈旧创面要切除不良肉芽及坏死组织，含抗生素纱布条湿敷 2～7 日净化创面。

③ 瘢痕部位尽可能地切除瘢痕组织。

（二）手部瘢痕的处理

1. 诊疗要点

(1) 瘢痕对手部功能的影响，为首先要考虑的因素。

(2) 不影响手部功能的瘢痕，则应在瘢痕形成后 3～5 个月，待其相对稳定后方考虑手术治疗。

2. 手术方法

(1) 瘢痕处理

• 瘢痕单纯切除术。

• 瘢痕松解术。

(2) 创面处理

• 局部皮肤直接缝合术

• “Z”字整形术。

• 皮瓣整形术。

(3) 植皮术。

(4) 皮瓣修复术。

3. 疗效标准

(1) 治愈：经治疗后，伤口愈合，症状消失，因

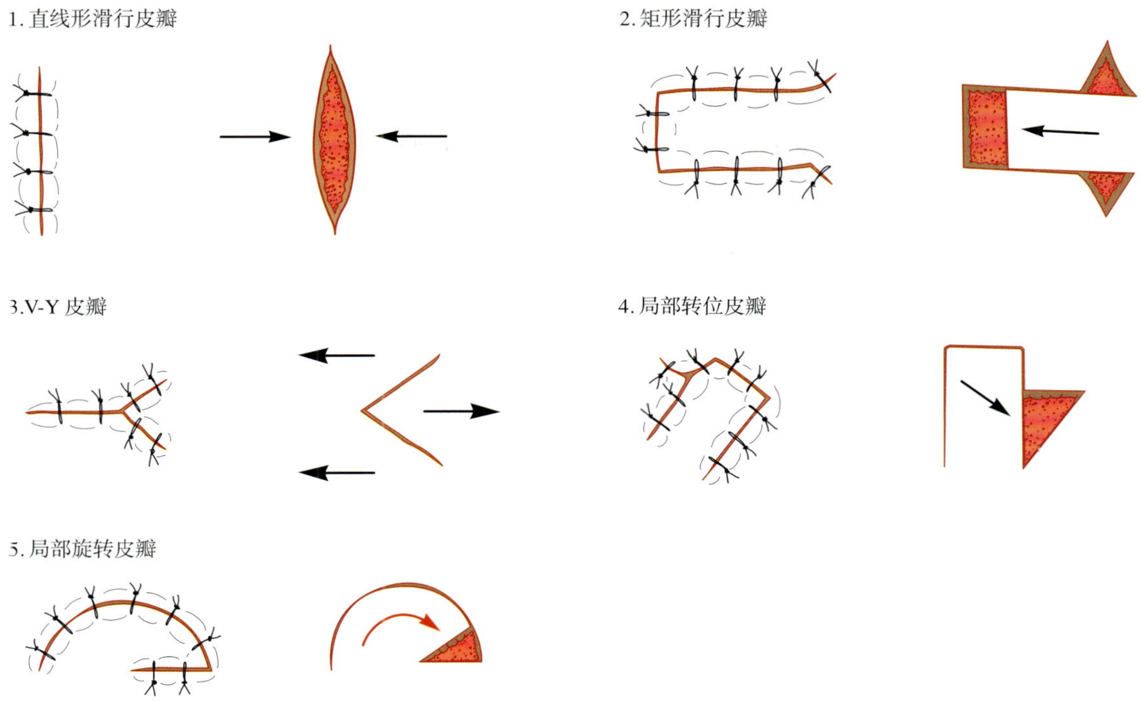

图 8-5-15　各种滑行皮瓣

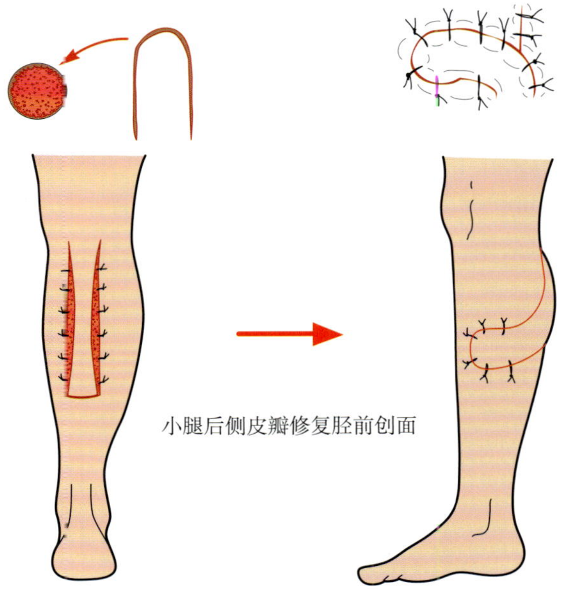

图 8-5-16　邻位皮瓣

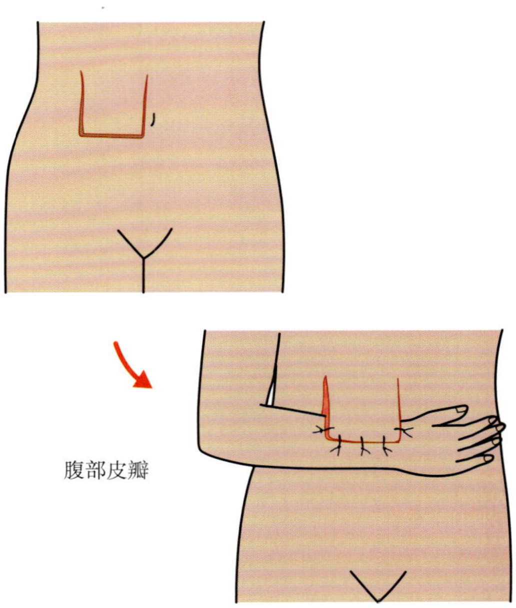

图 8-5-17　远位皮瓣

瘢痕而受影响的手或腕部功能有 ≥ 60% 功能恢复者。

(2) 好转：经治疗后，伤口愈合，但受影响的手或腕部功能恢复不及 60% 者。

(3) 未愈：未治，或治疗后瘢痕更加增生或影响手、腕功能更甚者。

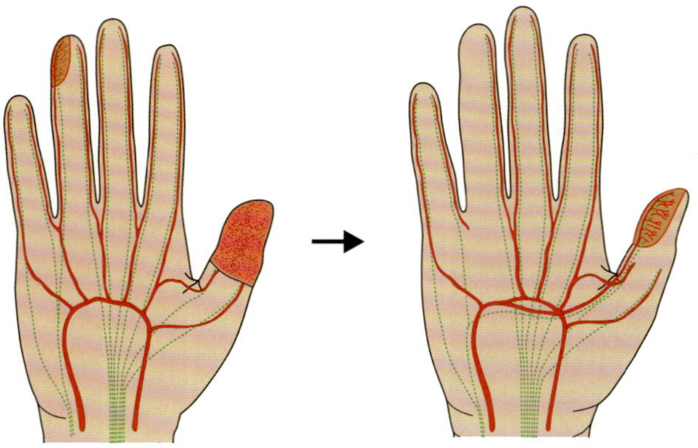

图 8-5-18 环指固有神经、动脉蒂岛状皮瓣修复拇指软组织缺损

（三）掌腱膜挛缩症 (Dupuytren's contracture)

1. 诊疗要点

(1) 手指的进行性屈曲挛缩。病因不明，与糖尿病、长期服用巴比妥类药物有关。

(2) 多见于中年以上男性，男 ∶ 女＝(7 ~ 8) ∶ 1，两侧同时挛缩多见。

(3) 皮下可触及一硬结，逐渐关节挛缩。

(4) PIP 关节 30° 以上屈曲挛缩给予手术治疗。

2. 掌腱膜挛缩症的 Meyerding 分级（Meyerding classification of Dupuytren contracture）

0 度：掌腱膜异常肥厚，皮肤皱褶形成，无手指屈曲挛缩。

Ⅰ度：0 度所见并伴 1 指的屈曲挛缩，关节挛缩程度在 60° 以下。

Ⅱ度：2 指以上屈曲挛缩，其中 1 指挛缩在 60° 以上。

Ⅲ度：2 指以上屈曲挛缩，其中 1 指挛缩在 90° 以上。

Ⅳ度：所有手指屈曲挛缩（与程度无关），手不能伸直，拇指不能完全展开（数个关节可在最大屈曲位强直，指尖可触到手掌）。

3. 掌腱膜切除术：指轻度挛缩者做“Z”字成形术，严重者以挛缩线做纵轴，设计多个“Z”字切口。手掌部挛缩多采用 Skoog 法（图 8-5-19、图 8-5-20）。手术中充分暴露神经血管和病变掌腱膜，保护神经血管束，彻底切除病变掌腱膜（图 8-5-21）。

四、手部骨关节损伤

治疗原则为早期准确复位和牢固地固定，闭合伤口，防止感染引起关节功能障碍，早期功能锻炼。

（一）三角纤维软骨复合体损伤

1. 三角纤维软骨复合体（triangular fibrocartilage complex，TFCC）是手掌尺侧的软骨、韧带复合体结构，位于尺骨远端和尺侧腕骨之间，具有缓

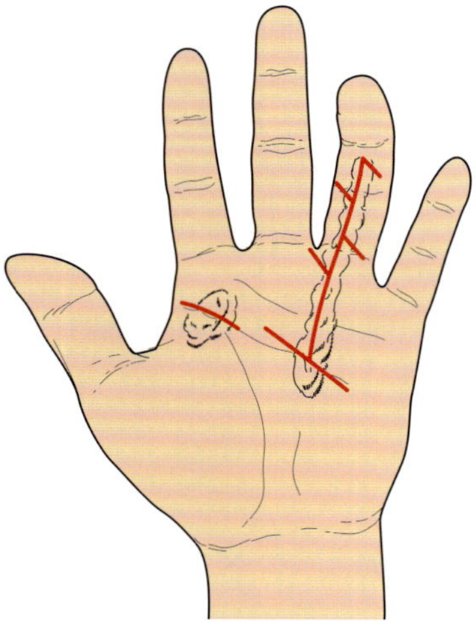

图 8-5-19 掌腱膜挛缩症手术切口：Skoog 法

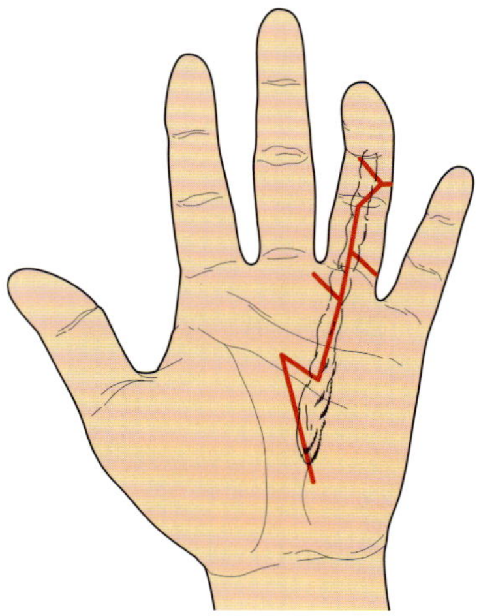

图 8-5-20 掌腱膜挛缩症手术切口：Skoog 法的改良

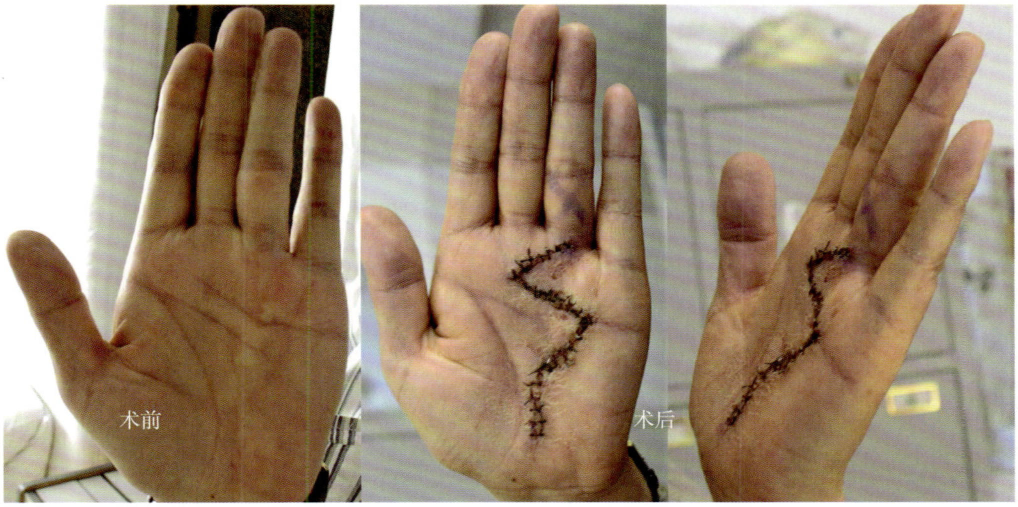

图 8-5-21 男，50 岁，掌腱膜挛缩症，给予掌腱膜切除术

冲暴力、稳定下尺桡关节和尺侧腕骨的作用（图 8-5-22）。

2. 损伤后出现腕关节尺侧压痛及下尺桡关节不稳定。
3. 尺腕应力试验阳性，即腕关节背伸、尺偏及旋转时加重（图 8-5-23）。
4. 非手术治疗：腕关节护具或支具固定。
5. 手术治疗：包括撕裂区清创、TFCC 修复或切除、尺骨小头切除和尺骨短缩术等。

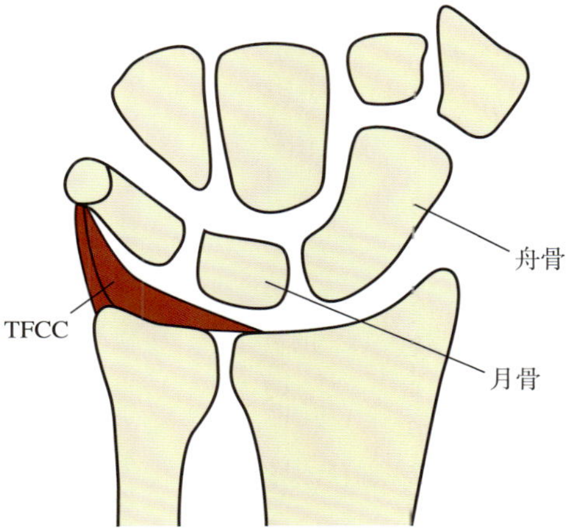

图 8-5-22 三角纤维软骨复合体（TFCC）

（二）舟骨骨折

1. 舟骨骨折（scaphoid fracture）多因跌倒时腕关节背伸手掌着地所致，多见于年轻人。
2. 疑有骨折应拍摄正位、侧位、舟骨位和斜位 X 线片，必要时行 CT、MRI 检查以确诊。
3. 鼻烟窝部位肿胀、压痛明显可疑为骨折（图 8-5-24）。
4. 舟骨骨折 Herbert 分类（Herbert classification of scaphoid fracture）见图 8-5-25。
5. 非手术治疗：拇人字石膏管型固定（图 8-5-26），愈合难或形成假关节。
6. 手术治疗：切开复位内固定（图 8-5-27）。

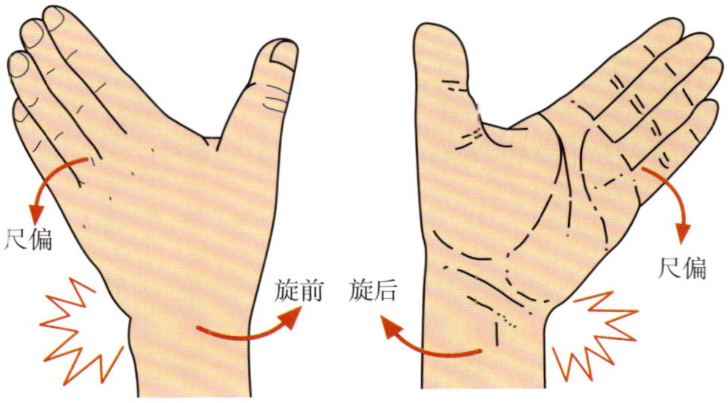

图 8-5-23 尺腕应力试验

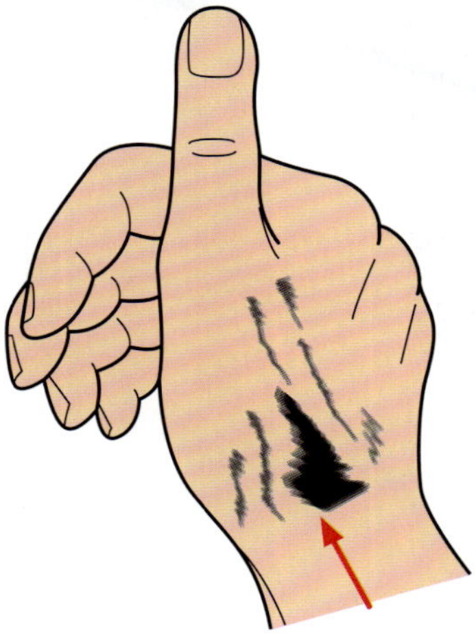

图 8-5-24 鼻烟窝

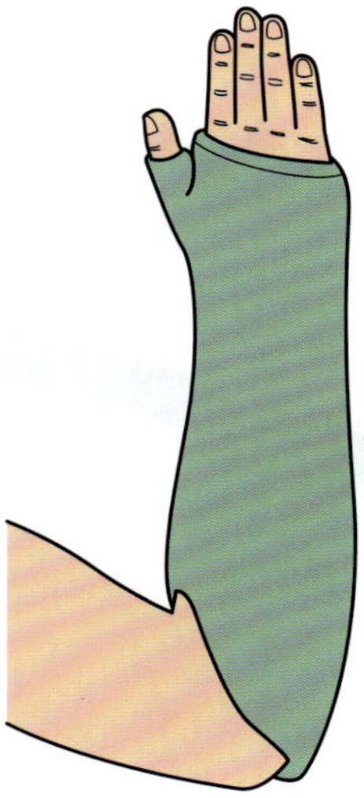

图 8-5-26 手舟状骨骨折拇人字石膏管型固定
注：示指～小指的掌指关节可伸屈活动

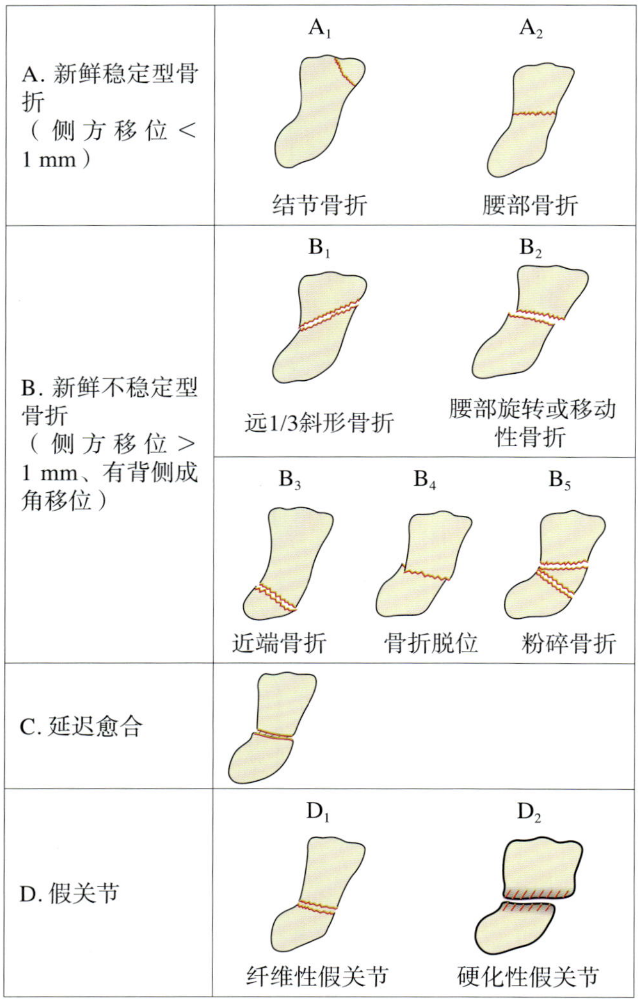

图 8-5-25 舟骨骨折 Herbert 分类
注：不稳定型骨折较易发生骨不愈合和骨坏死
* Herbert TJ, Fisher WE. Management of the fractured scaphoid using a new bone screw. J Bone Joint Surg, 1984, 66-B: 114-123.

（三）月骨脱位和月骨周围脱位

1. 系跌倒手掌着地，腕部处于极度背伸位所致。
2. 月骨脱位（lunar dislocation）：月骨和桡骨远端关系异常，月骨向掌侧脱位。
3. 月骨周围脱位（lunar perilunar dislocation）：月骨和桡骨远端关系正常，而月骨周围腕骨向掌侧或者背侧脱位。
4. X 线正位片：腕骨弧线中断（图 8-5-28）。X 线侧位片：桡骨、月骨及头状骨不在同一轴线上。
5. 尽早手法整复。向远侧牵拉患手，腕关节背伸，再将月骨压回原位。
6. 复位失败或复位后不能维持对位者手术治疗。

（四）月骨缺血性坏死

1. 月骨缺血性坏死（ischemic necrosis of lunar bone）也称月骨软化症或 Kienböck病，是腕部疼痛的常见原因。年轻人中男性较多，老年人中女性较多。
2. 病因与慢性损伤、骨折有关。普遍认为月骨滋养动脉损伤、月骨血运障碍继发骨缺血性坏死。
3. 临床表现为腕关节胀痛、压痛、活动范围受限，握力较健侧减弱。
4. X 线片显示早期骨密度增高，晚期囊性变（图

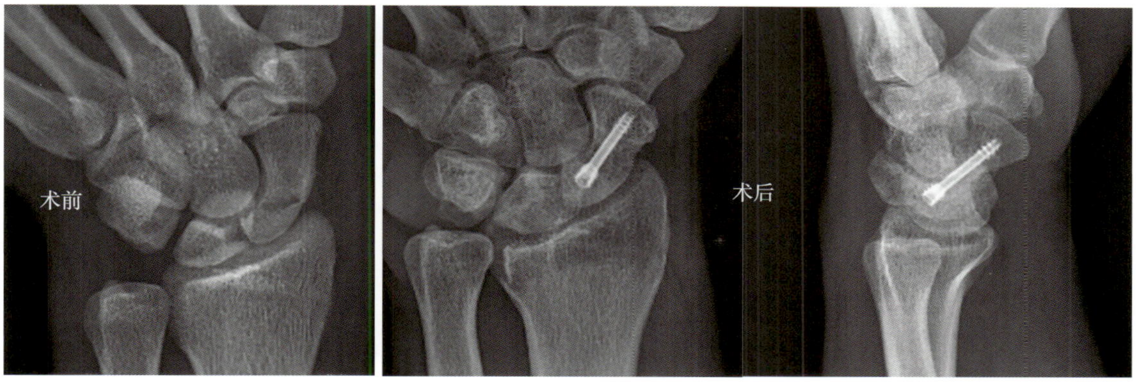

图 8-5-27　男，40 岁，手舟骨骨折，切开复位 Herbert 钉内固定术

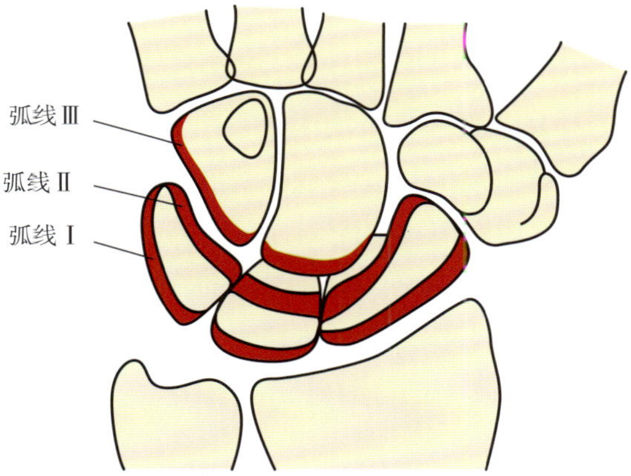

图 8-5-28　腕骨 Gilula 线
如果三条弧线连续中断，表明腕骨间的位置异常

8-5-30）。MRI 显示月骨缺血病变。

5. 月骨缺血性坏死的 X 线分期见图 8-5-31。
6. 非手术治疗：Ⅰ期腕关节背伸 20°～30° 位固定 3～6 个月。
7. 手术：桡骨短缩、桡腕关节融合术等。

（五）腕关节不稳定

1. 腕关节不稳定（carpal instability）是指腕骨正常序列消失引起的腕部疼痛，活动受限，握力减弱。
2. 诱发因素：舟骨假关节、月骨（周围）脱位、Keinböck 病、类风湿关节炎、月三角分离等可导致。
3. 腕关节不稳定指标

   (1) 桡月角 *（radiolunate angle）：在侧位像上，桡骨长轴与月骨上缘连线的垂线所成的夹角。

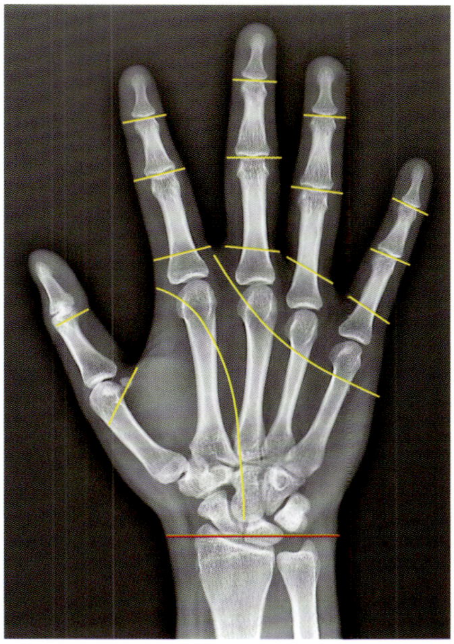

图 8-5-29　手部横纹与各关节的对应关系
其中腕横纹横跨月骨上方（红线）

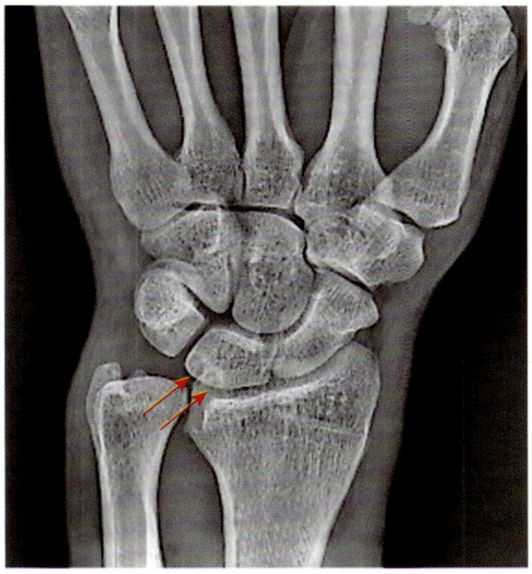

图 8-5-30　月骨囊性改变

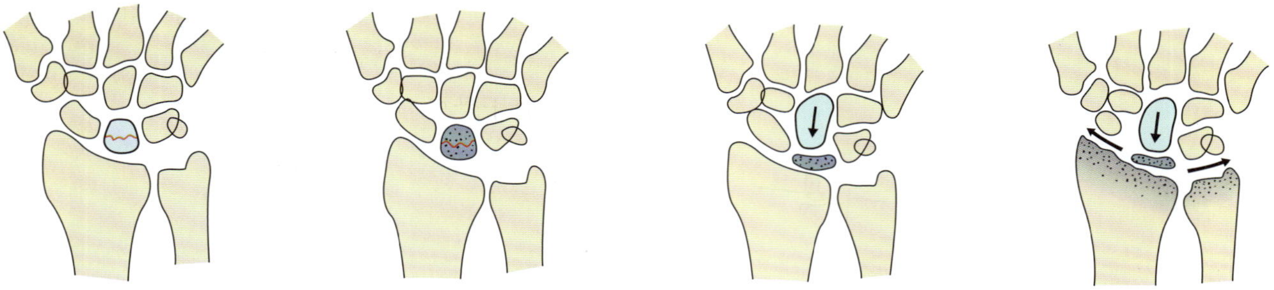

Ⅰ期：骨结构和骨密度正常，有裂纹或压缩骨折

Ⅱ期：骨密度增高。大小、形状及解剖关系基本正常。该期末月骨桡侧的高度减小

Ⅲ期：月骨塌陷，头骨向近侧移位。（舟月骨间分离，舟骨旋转，三角骨向尺侧偏移）。在侧位片上，月骨呈带状拉长。腕骨排列异常

Ⅳ期：除Ⅲ期改变外，关节间隙变窄，骨赘形成，软骨下骨硬化，骨囊肿形成

图 8-5-31　月骨缺血性坏死的 Lichtman X 线分期

准确区分Ⅲ期和Ⅳ期在临床上有重要意义

Lichtman DM, Mack GR, MacDonald RI. Kienböck's disease: The role of silicone replacement arthroplasty .J Bone Joint Surg, 1977, 59-A: 899-908.

正常值：11° ± 7°

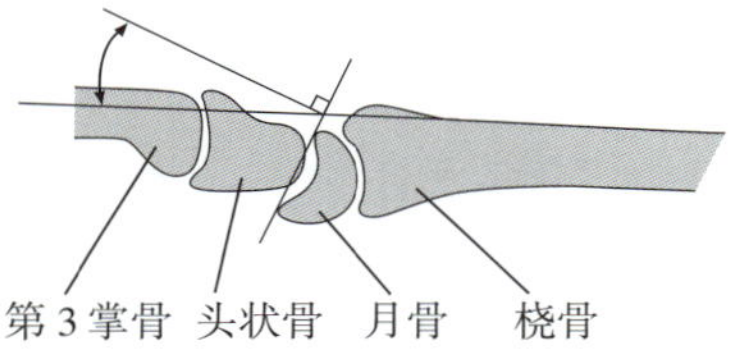

临床意义：当月骨背伸 ＞20°，为中间体背伸不稳定（dorsal intercalated segment instability, DISI）。当月骨掌屈 ＞20°，为中间体掌屈不稳定（Voral intercalated segment instability，VISI）。

(2) 头月角[*]（capitolunate angle）：在侧位像上，月骨水平轴的垂线与头状骨长轴所成的夹角。

临床意义：＞20° 提示腕关节不稳。

正常值：11° ± 7°

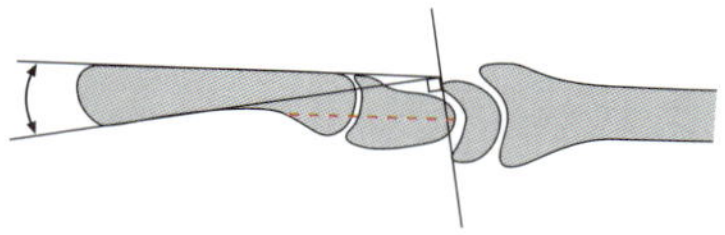

(3) 桡舟角[*]（radioscaphoid angle）：在侧位像上，桡骨长轴与舟骨长轴所成的夹角。

临床意义：＞75° 提示腕关节不稳。

正常值：64° ± 4°

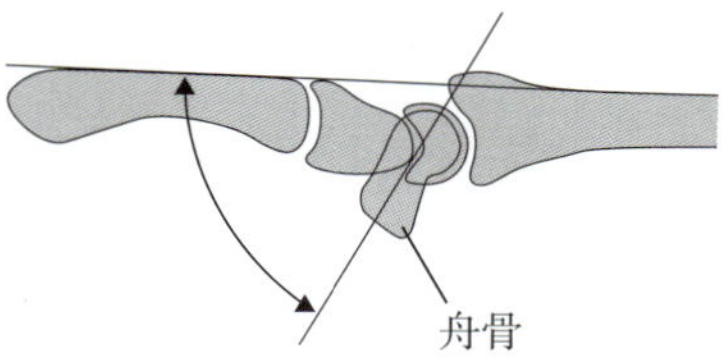

注：因 X 线摄片带来的误差很小，所以桡骨长轴以桡骨背侧皮质的切线替代；头状骨的长轴以第 3 掌骨背侧皮质的切线替代。

(4) 腕高比值[**]（carpal height ratio C，HR）：在正位片上，测量腕骨的高度（L2）与第 3 掌骨长度（L1）的比。

N = L2/L1

临床意义：为判定腕骨破坏的指标。

正常值：0.54 ± 0.03

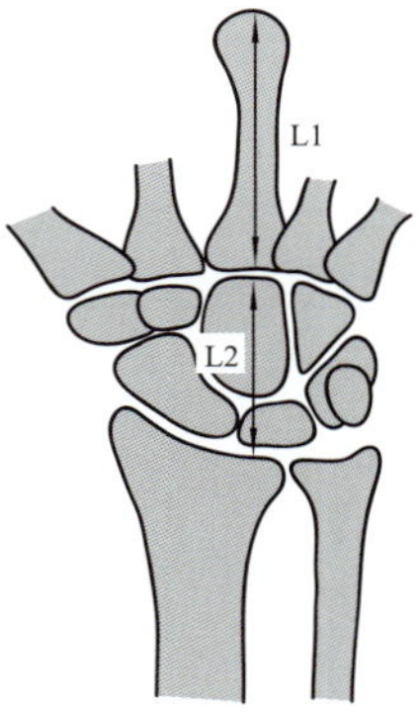

(5) 掌侧半脱位比值[***]（volar subluxation rate，VSR）：在侧位片上，测量头状骨近端中点到桡骨背侧缘延长线的距离（H）与第 3 掌骨长度（L1）的比。

N = H/L1

临床意义：为判定腕骨掌侧脱位的指标。

[*] 中村蓼吾: 手関節機能撮影における手根骨間角度の意義. 整·災外, 1985; 28: 1481-1493.

[**] Youm Y, Mc Murtry RY, Flatt AE, et al. Kinematic of the wrist: I. An experimental study of radial-ulnar deviation and flexion-extension. J Bone Joint Surg, 1978, 60A: 423-431.

[***]橋本節男, 友保洋三, 龍順之助等, RA手関節に対するDarrach操作のX線学的検討.関節の外科, 1990, 17(4): 167-171.

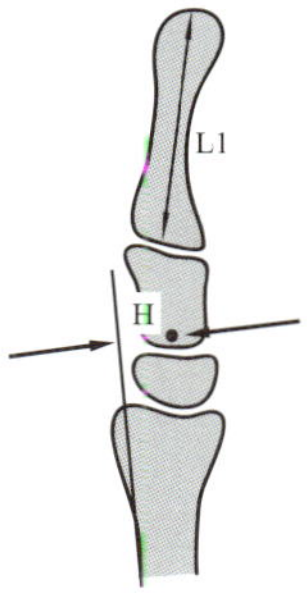

(6) 尺侧移位指数[****]（ulnar translation index，UTI）：在正位片上，测量头状骨纵轴的近1/3点到桡骨桡侧缘延长线的距离（L3）与第3掌骨长度（L1）的比。

N=L3/L1

临床意义：为判定腕骨尺侧偏移的指标。

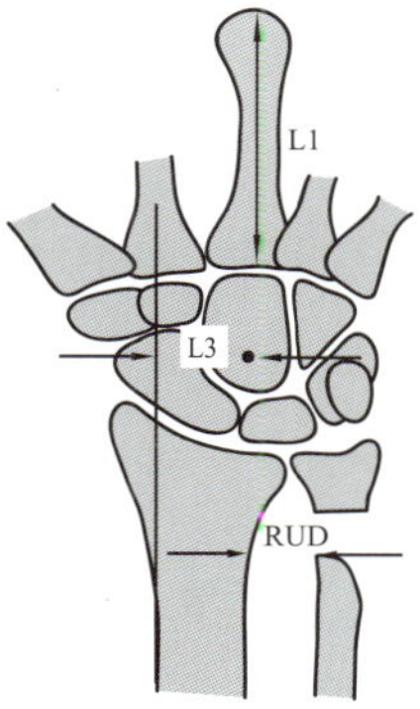

(7) 桡尺间距[*****]（radio-ulnar distance，RUD）：在正位片上，测量尺骨截骨近端的桡尺骨间的距离，与手术前相同位置的桡尺骨间距离的测定值相比较。

临床意义：为判断尺骨远端截骨断端不稳定性的指标。

（六）掌骨骨折（metacarpal fracture）

1. 第5掌骨颈部骨折（也称拳击手骨折，boxer's fracture）较常见，少有功能障碍。
2. 复位方法：牵引下，屈曲掌指关节和近侧指间关节，从掌侧推挤掌骨头向上，另一拇指按压骨折近端背侧使骨折复位（图 8-5-32）。复位后掌指关节屈曲 60°、指间关节屈曲 30° 外固定 4 周。
3. 复位后不能维持对位者手术治疗。
4. 掌骨干骨折多向背侧成角，复位时一手纵向牵拉患指，纠正重叠畸形，用拇指从掌侧推挤骨折远端向背侧，另一拇指按压骨折近端背侧，纠正背侧成角（图 8-5-33）。复位后外固定 4～6 周。
5. 不稳定性掌骨干骨折以切开复位为宜。克氏针内固定手术，在相邻掌骨的远端，加用 1 根克氏针横行固定（图 8-5-34），可防止旋转畸形。

（七）Bennett 骨折及反 Bennett 骨折

(1) Bennett 骨折是第 1 掌骨基底关节内斜形骨折。

(2) 多由指端传导下来的轴向暴力所致。受拇长

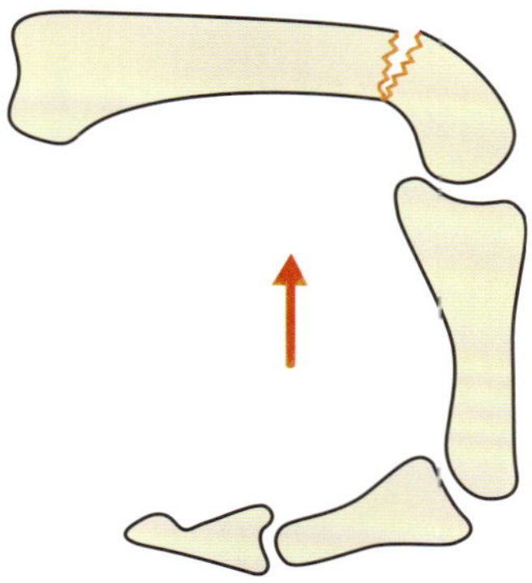

图 8-5-32　掌骨颈部骨折复位手法

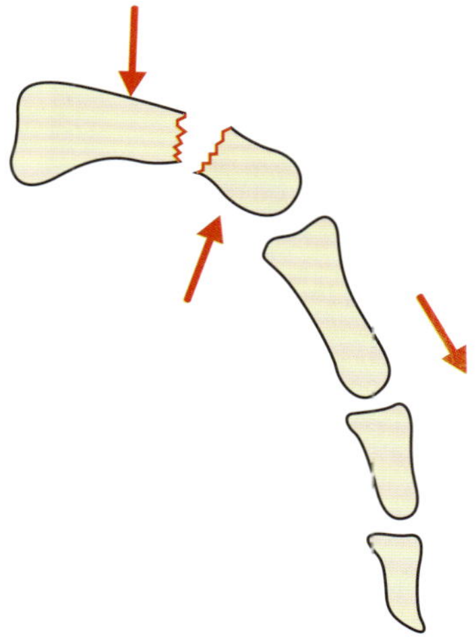

图 8-5-33　掌骨干部骨折复位手法

[****] Chamay A, Della Santa D, Vilaseca A. Radiolunate arthrodesis, factor of stability for the rheumatoid wrist. Ann Chir Main, 1983, 2: 5-17.

[*****] Nakamura R, Tsunoda K, Walanabe K, et al. The Sauvé–Kapandji procedure for chronic dislocation of the distal radio-ulnar joint with destruction of the articular surface. J. Hand Surg, 1992, 17B: 127-132.

展肌牵拉骨折远端向桡、背侧移位（图 8-5-35）。

(3) 第 1 掌骨基底骨折 Green 分类见图 8-5-36。

(4) 复位手法：将拇指纵向牵引，然后压迫第 1 掌骨基底而将拇指外展即可复位（图 8-5-37）。

(5) 多数病例复位容易，固定难。

(6) 手术采用克氏针、外固定支架固定或微接骨板固定（图 8-5-38、图 8-5-39）。

(7) 第 5 掌骨基底部骨折伴腕掌关节脱位称为反 Bennett 骨折，其发生机制、临床表现、治疗与 Bennett 骨折相似（图 8-5-40）。

（八）掌指关节背侧脱位

1. 掌指关节由近节指骨基底、掌骨头、掌板、侧副韧带、副侧副韧带及关节囊组成。
2. 掌指关节背侧脱位（dorsal dislocation of metacarpophalangeal joint）除了拍摄 X线斜位像外，要加拍 X线侧位像以免漏诊。
3. 复杂性脱位时，掌板随指骨一起背移、紧紧地嵌顿在掌骨头背侧（图 8-5-41），手法很难复位。应施行手术治疗（图 8-5-42）。
4. 半脱位时近节指骨基底过伸，按压基底部向远侧，屈曲掌指关节即可使之复位（图 8-5-43）。

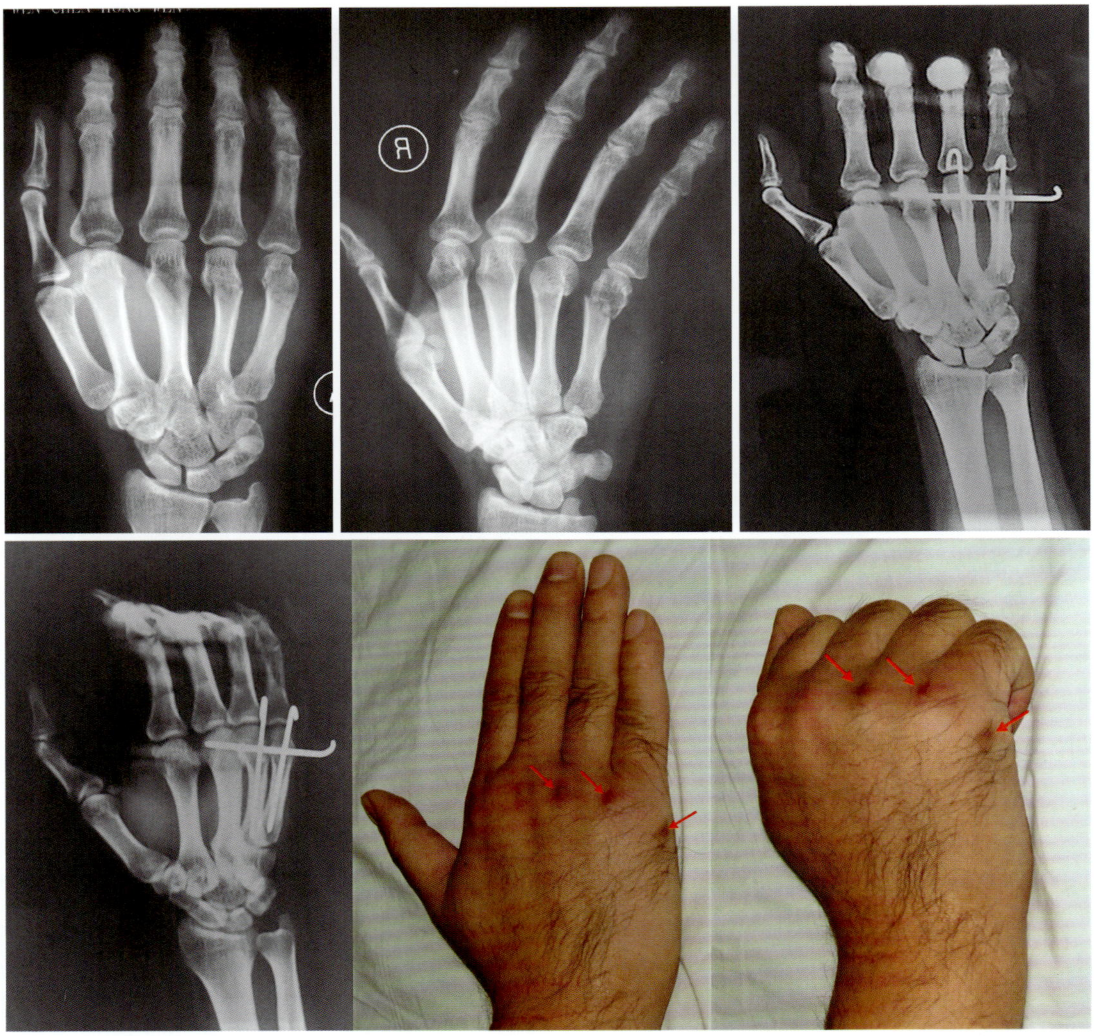

图 8-5-34 男，34 岁，右第 4、5 掌骨颈部骨折，手法闭合复位，经皮克氏针内固定（红色箭头为经皮克氏针入孔）

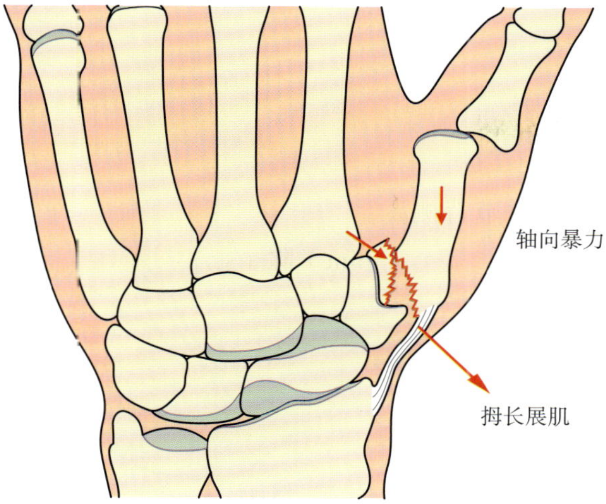

图 8-5-35　Bennett 骨折受伤机制
受拇长展肌牵拉，骨折远端向桡、背侧移位

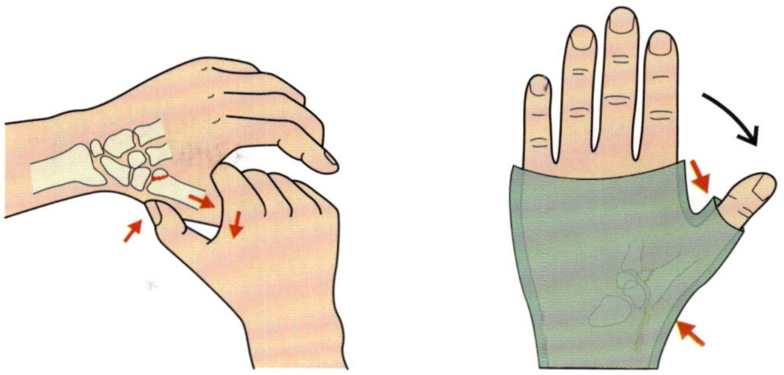

图 8-5-37　Bennett 骨折复位手法及石膏固定
拇指纵向牵引，然后压迫第1掌骨基底而将拇指外展即可复位。拇指维持背伸外展位石膏外固定

关节内骨折	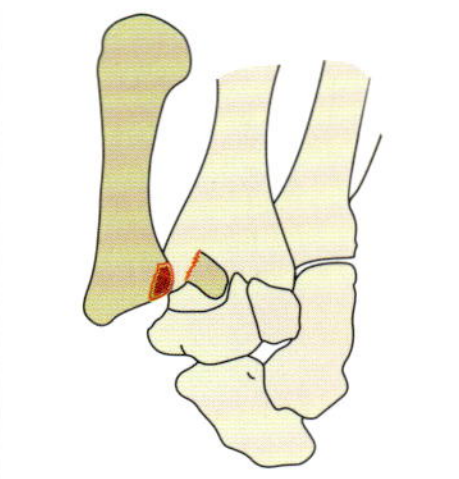	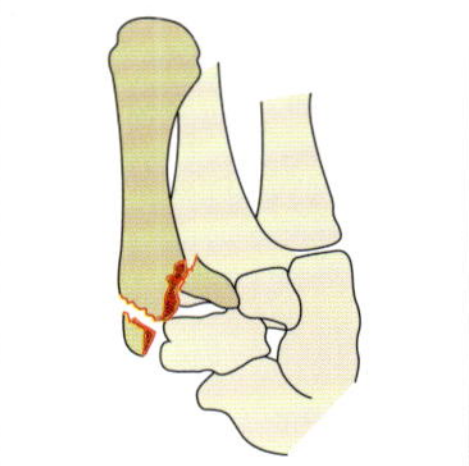
	Ⅰ型：Bennett骨折（骨折脱位）	Ⅱ型：Rolando骨折（Y形或T形骨折脱位）
关节外骨折	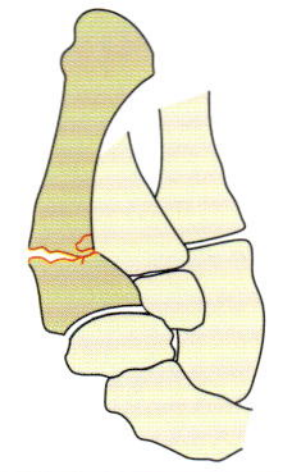	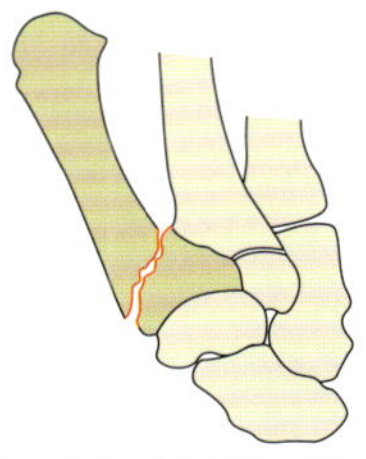
	Ⅲ型A：横形骨折	Ⅲ型B：斜形骨折
干骺端骨折	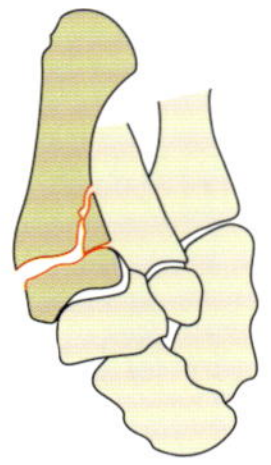	
	Ⅳ型	

图 8-5-36　第 1 掌 骨 基 底 骨 折 Green 分 类（Green classification of thumb metacarpal base fracture）
Green DP. Fractures of the metacarpat. Southern Med J, 1972, 65: 807-814.

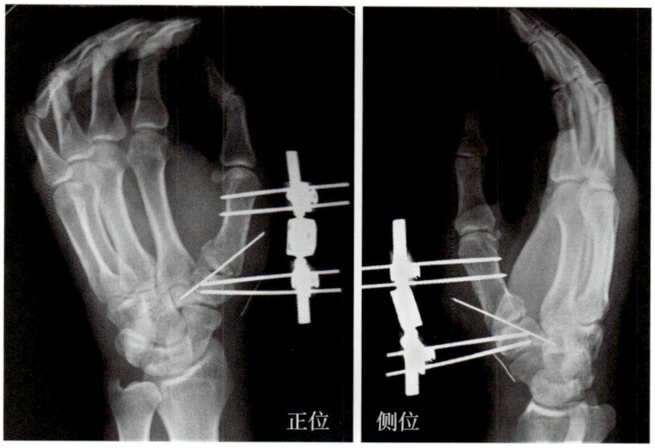

图 8-5-38　Bennett Ⅱ型骨折，闭合复位，克氏针 + 外固定支架固定

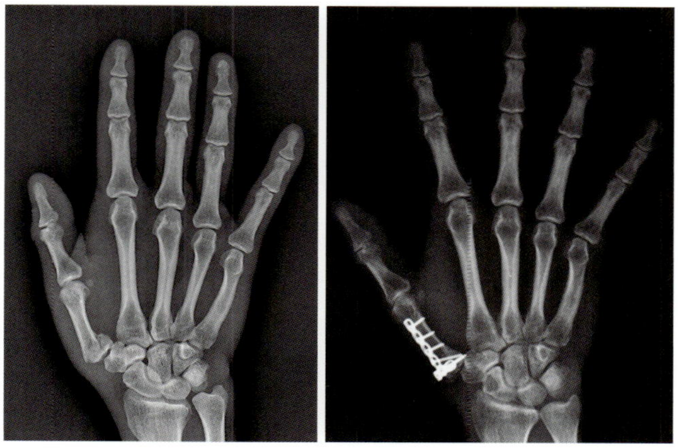

图 8-5-39　男，37 岁，右 Bennett Ⅲ型 B 骨折，切开复位微钢板内固定

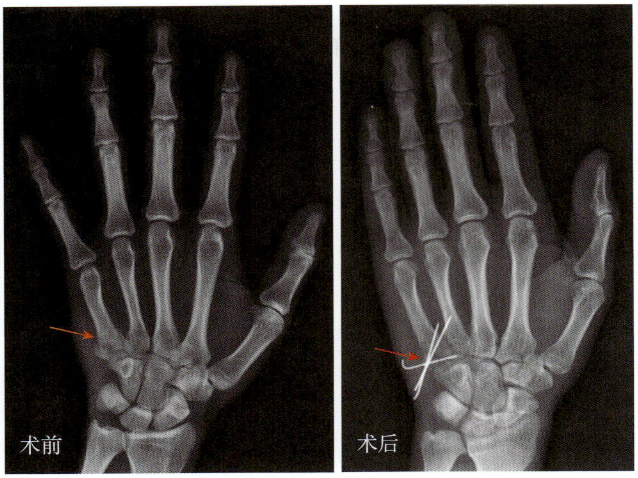

图 8-5-40 反 Bennett 骨折切开复位克氏针固定

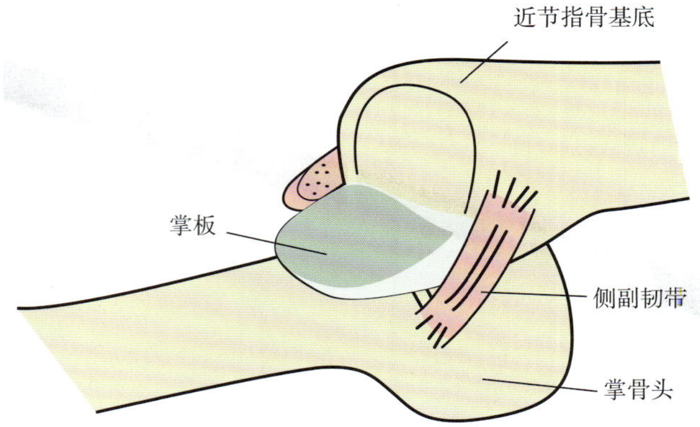

图 8-5-41 掌指关节背侧脱位，掌板嵌顿在掌骨头背侧

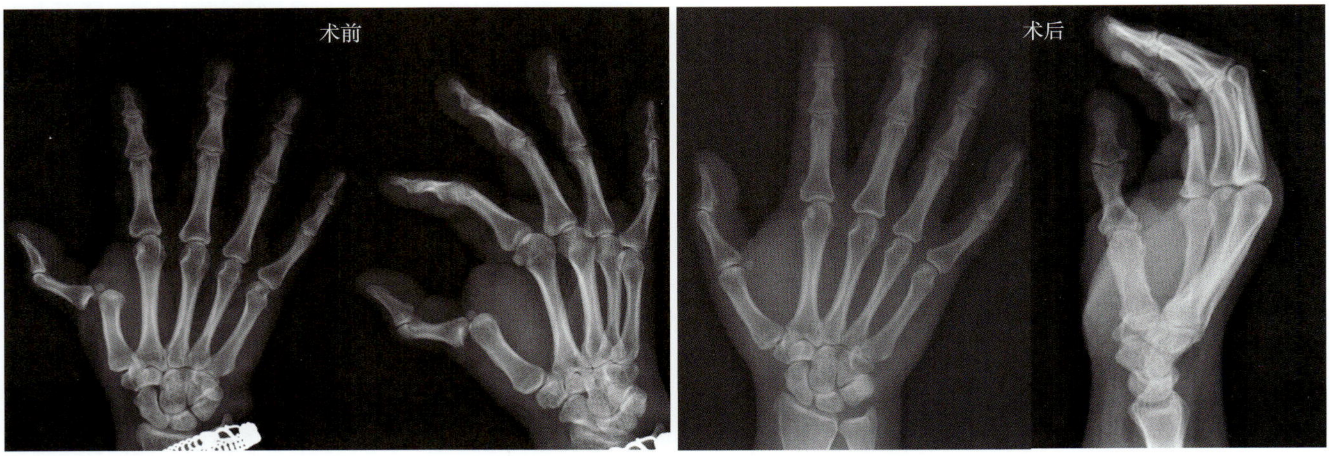

图 8-5-42 女，41 岁，第 1 掌指关节脱位，籽骨嵌入拇指掌指关节腔内，手法复位不成功，行手术切开复位

（九）近节指骨骨折

1. 近节指骨骨折（proximal interphanlangeal fracture）常向掌侧成角，正、侧位 X线片可确定。
2. 手法复位：纵向牵引，从掌侧按压骨折部向背侧使骨折复位，屈曲位固定（图 8-5-44）。
3. 复位后不能维持对位者手术治疗（图 8-5-45、图 8-5-46）。
4. 注意防止旋转移位。

（十）近指间关节背侧骨折脱位

1. 近指间关节背侧骨折脱位（dorsal fracture dislocation of PIP joint）骨折块小可采用手法整复、支具外固定（图 8-5-47）或经皮克氏针固定（图 8-5-48）。
2. 手法整复方法：大多向背侧脱位。一手拇指推挤中节指骨基底部向前方，示指上推近节指骨头向背侧，同时，另一手握住指远端，牵引下逐渐屈曲近指间关节即可复位。限制背伸支具固定 4 周（图 8-5-47）。
3. 骨折块大、复位困难采用切开复位内固定（图 8-5-49）。

（十一）远节指骨骨折与锤状指（图 8-5-50）

1. 腱性锤状指：I 区指伸肌腱断裂所致（图 8-5-51A）。
2. 骨性锤状指：远节指骨基底部背侧的撕脱骨

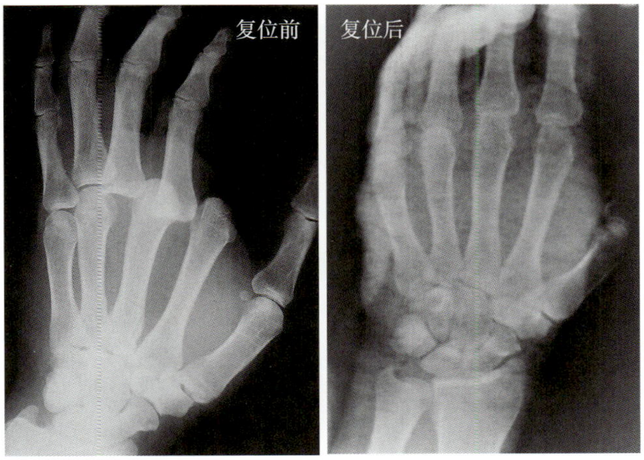

图 8-5-43 男，43 岁，左第 2、3 掌指关节背侧脱位，手法复位石膏外固定

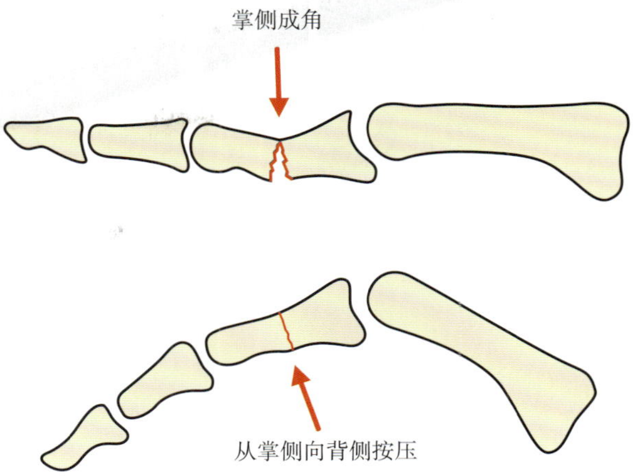

图 8-5-44 近节指骨骨折手法复位

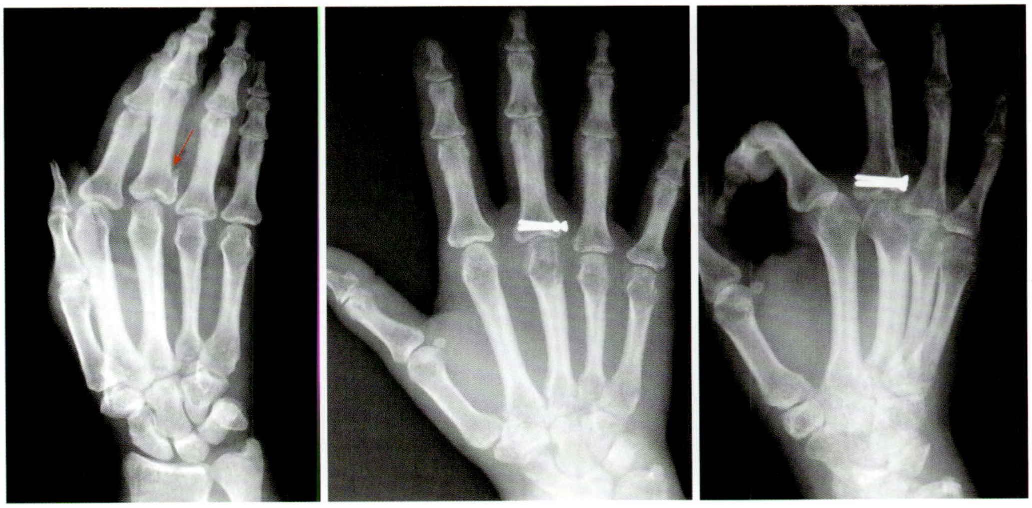

图 8-5-45 女，38 岁，右手中指近节基底骨折，切开复位微螺钉内固定

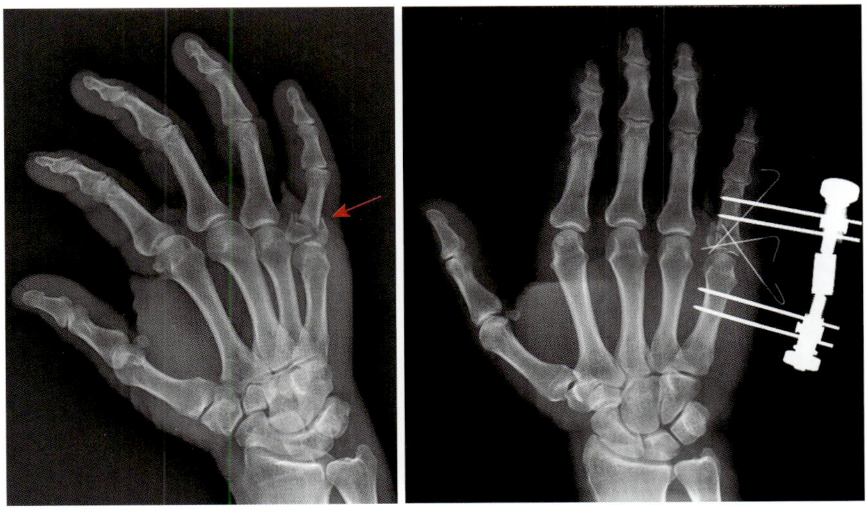

图 8-5-46 男，61 岁，右手小指近节基底粉碎性骨折，切开复位克氏针 + 支架外固定

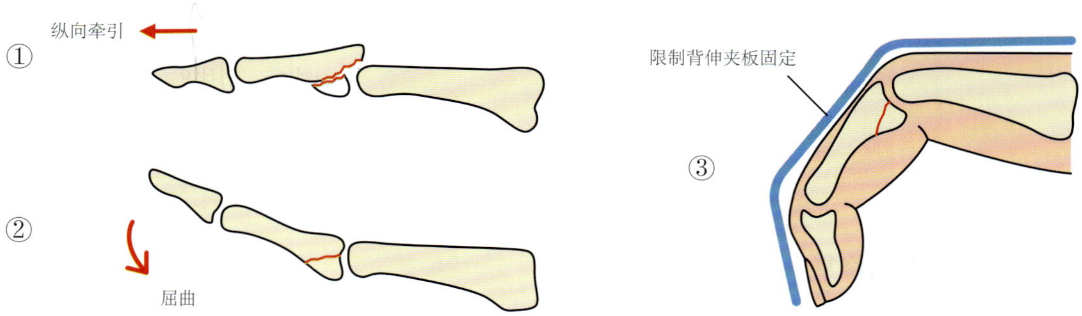

图 8-5-47 近指间关节背侧骨折脱位手法整复固定

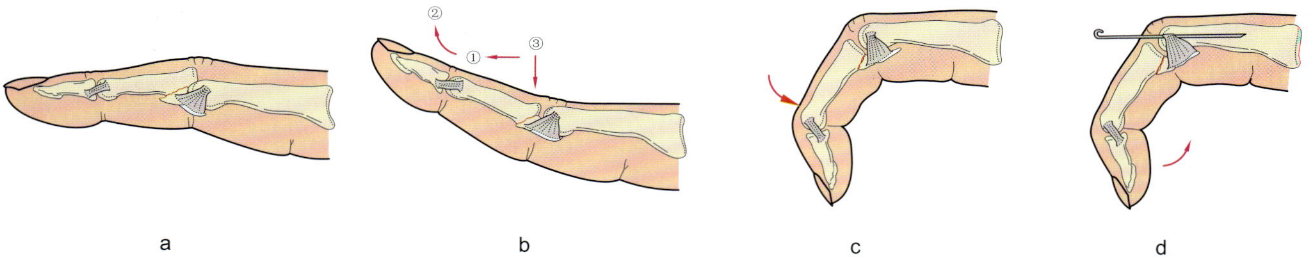

图 8-5-48 PIP 关节背侧骨折脱位，闭合复位跨关节克氏针固定法
a. 中节指骨骨基底骨折并向背侧半脱位；b. 按步骤施行手法整复；c. 屈曲PIP关节，骨折复位；d. 取一根克氏针于近节指骨头背侧，避开伸肌腱斜形穿入以阻挡背侧半脱位

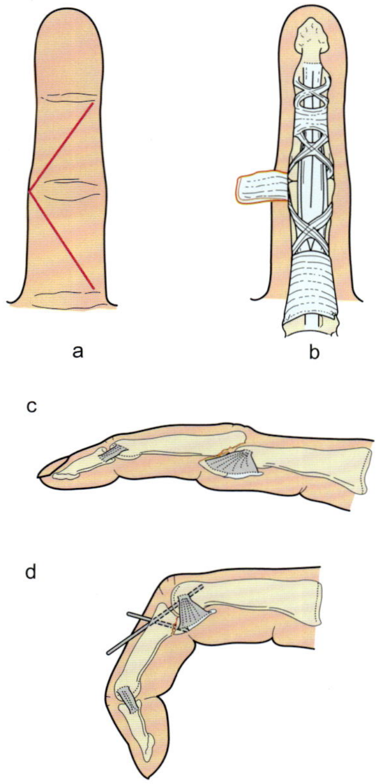

图 8-5-49 PIP 关节背侧骨折脱位切开整复克氏针固定
a. 多采用掌侧切口；b. 部分切开腱鞘，牵开屈肌腱直达骨折部位；c. 显露骨折断端；d. 切断侧副韧带，整复骨折，用交叉克氏针固定，再缝合侧副韧带

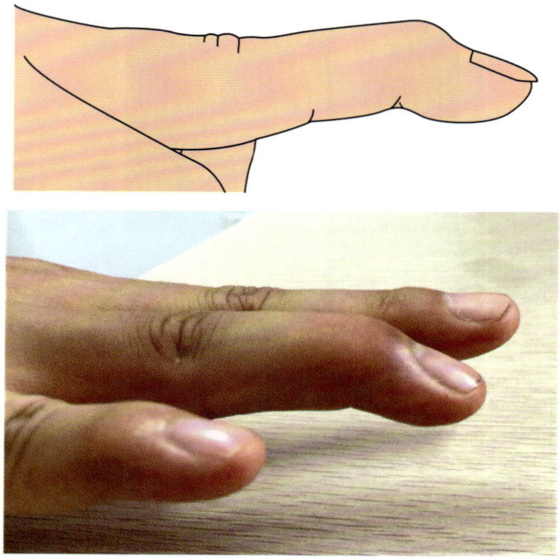

图 8-5-50 锤状指（mallet fingers）

折所致（图 8-5-51B）。

3. 骨折所致锤状指的 Wehbé 分类图 8-5-52。
4. 腱性锤状指给予背伸支具固定 6～8 周（图 8-5-53）。
5. 骨性锤状指，无移位者给予背伸支具固定。移位者行切开复位内固定（图 8-5-54)。

五、周围血管损伤

1. 治疗原则

(1) 周围血管损伤 (peripheral vascular trauma) 尽量在伤后 6～8 小时内修复血管，恢复血流。

(2) 应修复所有大的或主要的血管。病情危重无法进行血管修复时，或肢体缺血时间过长肢体不能存活时，为保全生命，可行主要动脉结扎术。

(3) 大静脉如股静脉和腘窝静脉损伤，宜行修复。

2. 血管吻合术：端端血管吻合术（最常用）（图 8-5-55、图 8-5-56、图 8-5-57）、端侧血管吻合术（图 8-5-58）和自体静脉移植术。

3. 缝合技术：连续缝合和间断缝合。中、小血管采用二点间断缝合，大血管做三点（图 8-5-59）连续缝合。缝合线宜选用 8-0～12-0 带针无创伤缝线，断肢再植常选用 8-0～9-0 缝线，断指再植常选用 9-0～12-0 缝线。

4. 手术步骤：钳夹两端血管，剪除血管两端外膜，肝素盐水冲洗，去除血凝块，缝合。

5. 自体静脉移植术：吻合断裂血管时，如有缺损或估计端端吻合处会有张力，即应采用自体静脉移植术。浅静脉用于移植的有大隐静脉和头静脉等，移植静脉的直径应尽量接近损伤血管的直径。由于有静脉瓣存在，需将静脉倒转后与动脉吻合。

6. 术后处理

(1) 制动，固定关节于半屈曲位 4～5 周。

(2) 肢体保温，密切观察伤肢血运。

(3) 预防感染。

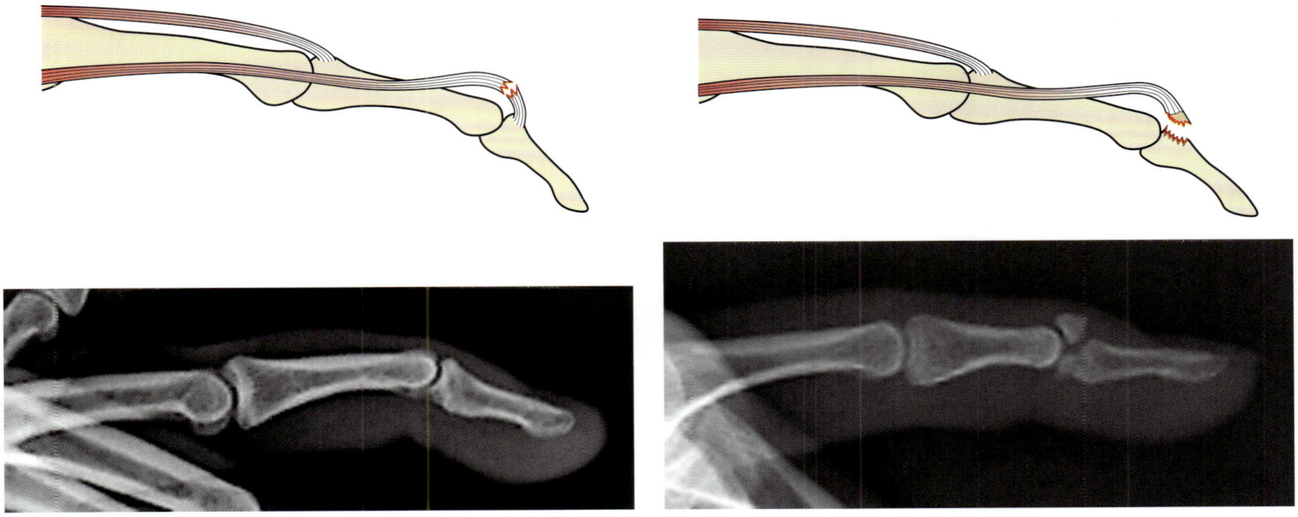

a. 腱性锤状指　　b. 骨性锤状指

图 8-5-51 腱性和骨性锤状指

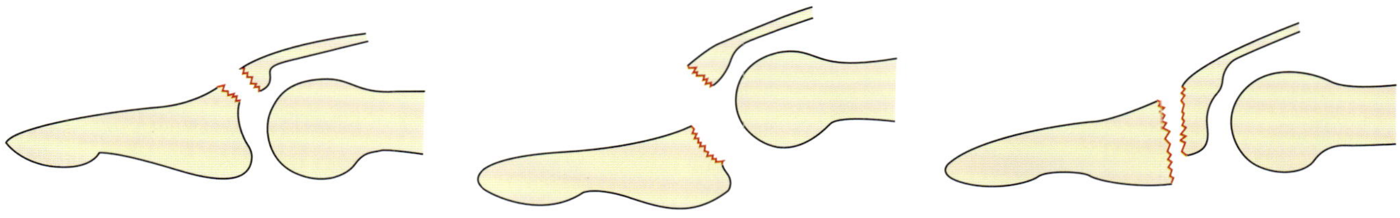

Ⅰ型：无脱位　　Ⅱ型：半脱位　　Ⅲ型：干骺端损伤

图 8-5-52 骨折所致锤状指的 Wehbé 分类

各型又分为三个亚型：亚型A. 骨折片＜关节面1/3；亚型B. 骨折片为关节面的1/3~2/3；亚型C. 骨折片＞关节面的2/3.

Wehbé MA, Schneider LH. Mallet fractures. J. Bone Joint Surg, 1984, 66-A: 658-669.

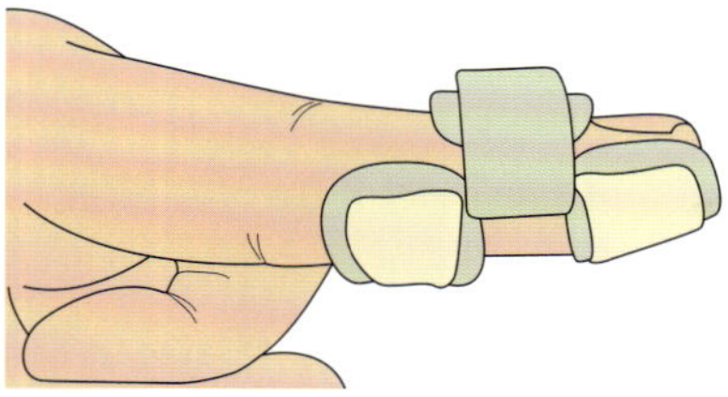

图 8-5-53 过伸位外固定

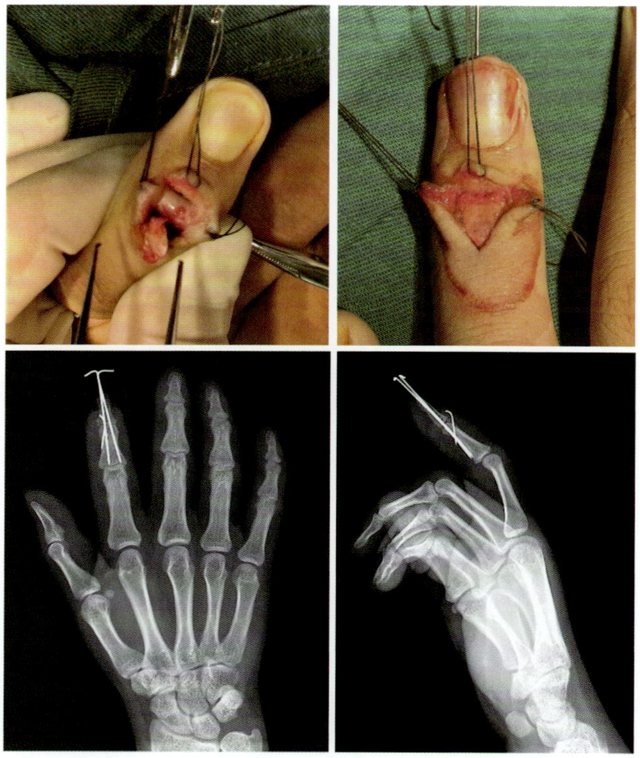

图 8-5-54 女，32 岁，右示指远节指骨基底背侧撕脱性骨折并锤状指畸形，行切开复位、克氏针内固定

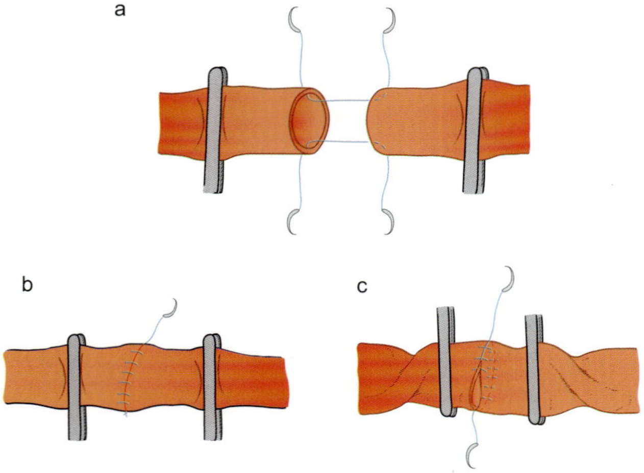

图 8-5-55 大血管缝合术

a. 在0° 和180° 方向各缝一针定点线；b. 连续缝合前壁；c. 翻转血管夹，连续缝合后壁

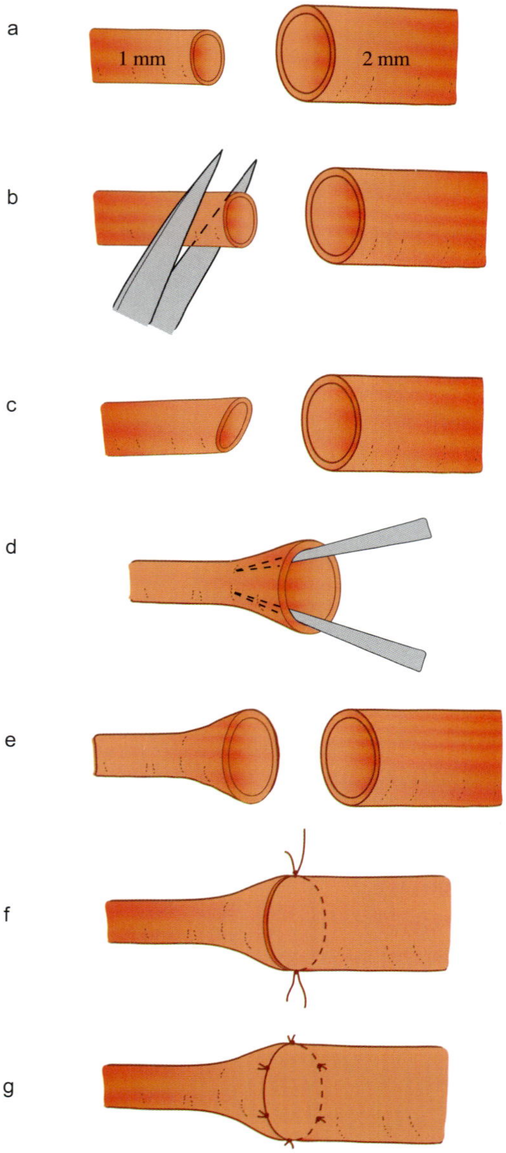

图 8-5-56 不同管径血管的缝合技术

a. 管径相差2倍的血管；b、c. 将较细的血管吻合口剪成斜面；d、e. 用显微镊将较细血管吻合口扩张制成喇叭口形；f.0° 及180° 的部位，各缝一针，分别打结，留一长线作牵引；g.端端间断吻合

注：动脉的分类（根据动脉的重要程度分类）

(1) 第 1 类动脉：结扎后必会引起严重并发症的动脉，如主动脉、头臂干、颈总动脉、肾动脉、髂总动脉、股动脉等，损伤后绝对不能结扎，一定要给予修复。

(2) 第 2 类动脉：结扎后有时也会产生严重后果的动脉，应力争给予修复，而不要轻易结扎，如锁骨下动脉、腋动脉、肱动脉及大部分腹腔内的动脉等。

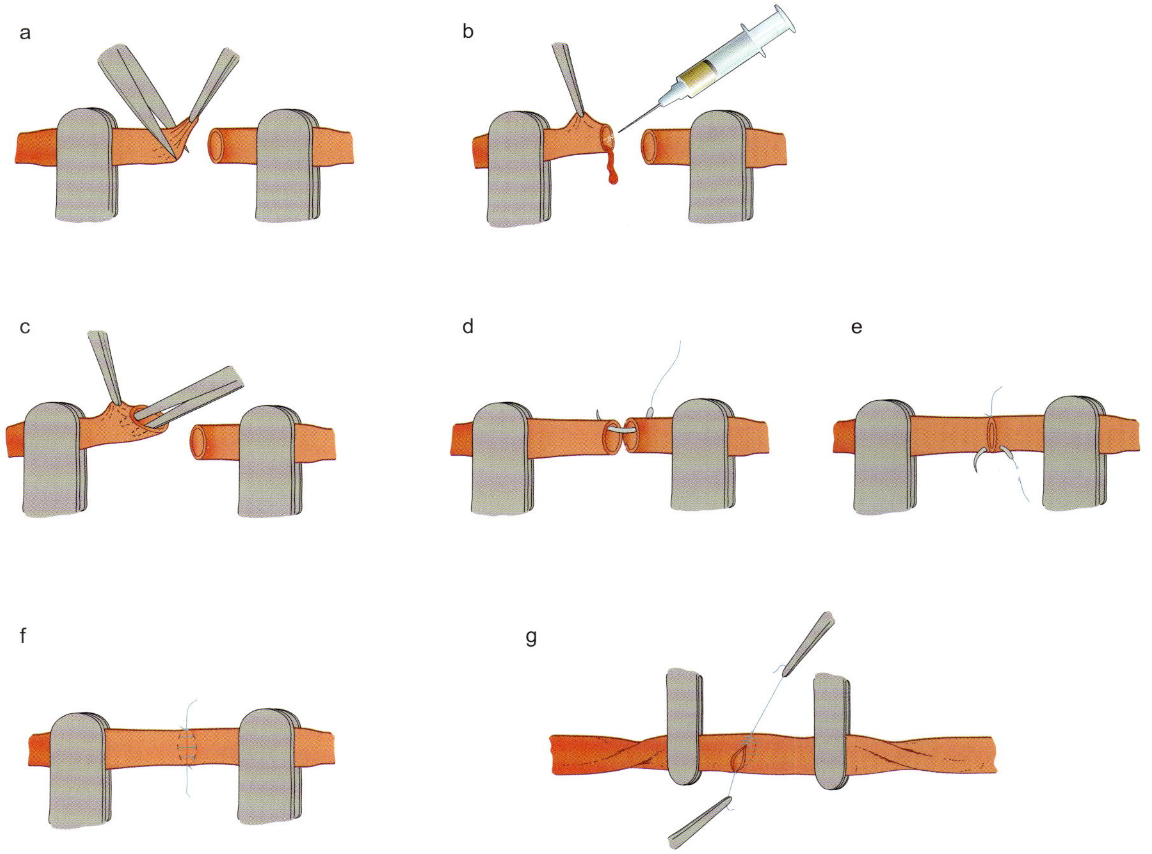

图 8-5-57　微小血管吻合技术（显微镜下血管缝合）

a. 剪除血管外膜；b. 肝素盐水冲洗管腔；c. 用显微镊轻柔地扩张血管内腔；d、e. 先在0° 和180° 方向各缝一针（图中第1、2针）；f. 在前壁的中间缝第3 针（Carrel三点法），之后在第3针的两侧各缝一针（第4、5针）；g. 将血管翻转，在后壁的正中缝第6针，再在其两侧各缝一针，完成吻合。管径 在1.5 ~ 2.5 mm 的动脉大多可以用8针完成

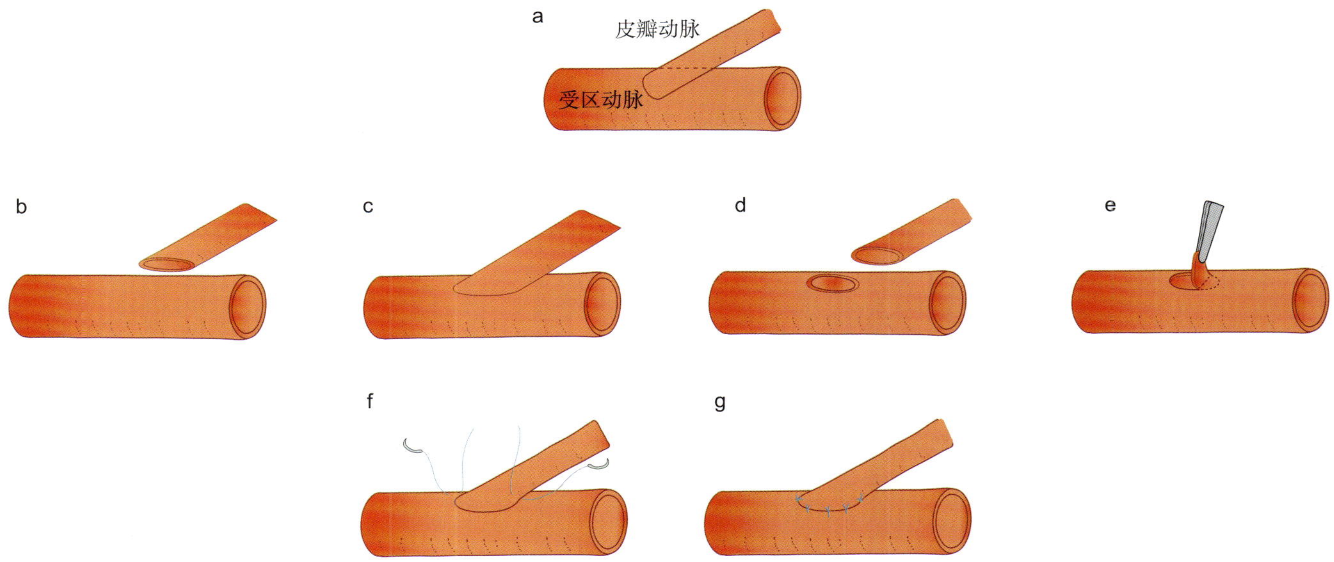

图 8-5-58　端侧血管吻合技术

a. 皮瓣血管的末端与受区血管的侧壁吻接；b ~ e. 先将皮瓣血管端剪成45° ~ 60° 夹角的斜面，用显微血管镊子提起受区血管壁，先去除外膜，再用显微血管剪刀在侧壁上剪出椭圆形裂孔，与皮瓣的动脉匹配；f、g. 二点缝合法间断缝合动脉。静脉大多是连续缝合

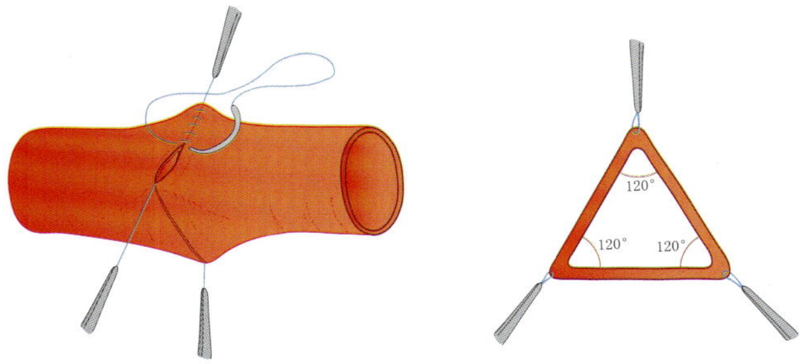

图 8-5-59 “三点法”血管吻合术

在吻合的两端血管横截面上做等距离的3针缝合将血管壁分成等边三角（120°），然后在此三点之间分别做连续或间断缝合。此方法可有效防止缝线穿过对侧壁。20世纪初,法国医生Alexis Carrel，源于对刺绣前对布料固定的灵感，发明了血管三点吻合技术

(3) 第 3 类动脉：除上述各类动脉以外的动脉，如单纯的尺或桡动脉、胫前或胫后动脉等损伤，因条件所限可以行单纯结扎术。

六、周围神经损伤

1. 闭合神经损伤经非手术治疗 3 个月无恢复征象即行手术探查。

2. 手术治疗

(1) 修复时机：

① 开放神经损伤尽量一期修复。

② 急性伤时较长范围神经损伤或神经缺损应行延迟或二期修复。二期修复最好在伤后 3 个月内进行，1～1.5 年内的损伤仍可尝试修复。

(2) 手术治疗基本原则：

① 采用显微外科技术。

② 神经断端应在无张力下缝合。

③ 神经缝合或移植应安置在血运丰富的基床。

④ 神经瘤切除必须彻底。

⑤ 神经断端对位要准确，防止扭曲错对。

⑥ 行束膜缝合时，远近两侧应按功能相同的神经束配对缝合。

(3) 手术方式选择：

① 神经为裂伤可行神经缝合术（图 8-5-60）。术后处理：神经缝合术后，要保持无张力状态，关节屈曲位石膏固定 4 周。

② 有神经缺损不能直接缝合时应行神经移植术（图 8-5-61）。

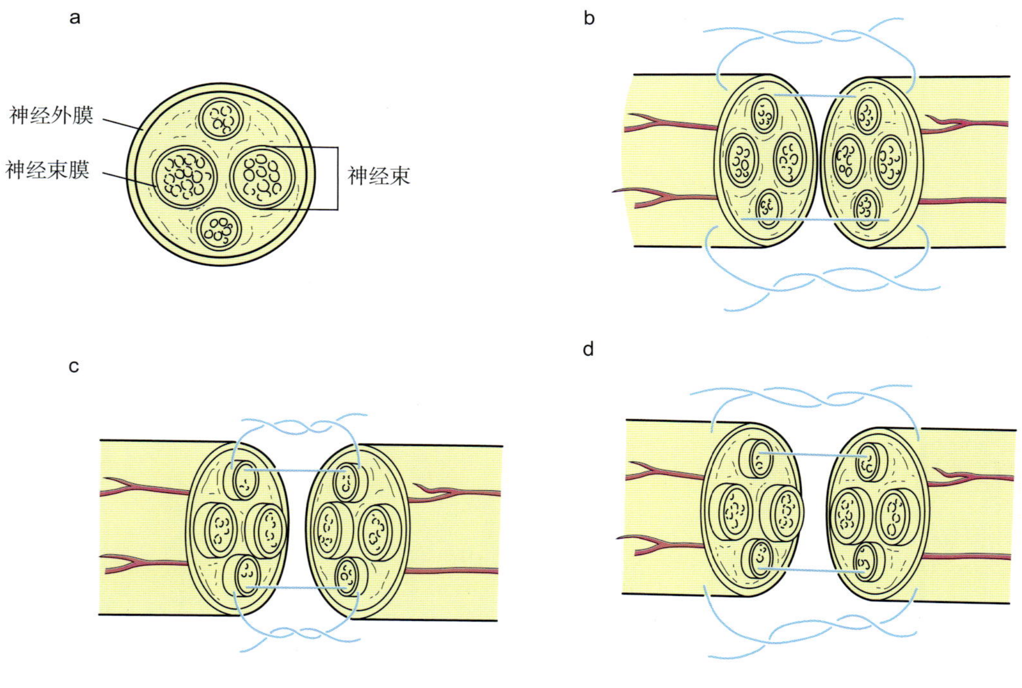

图 8-5-60 神经缝合术

a. 神经横断面解剖；b. 神经外膜缝合法：用7-0或8-0无创尼龙线，只缝合神经外膜，不缝神经质。根据表面血管和断面神经束的位置，准确对位，不可扭转；c. 神经束膜缝合法：在显微镜下，用10-0尼龙线将各对应神经束做束膜缝合，只缝合神经束膜，不缝神经质；d.神经外膜、束膜缝合法：在显微镜下，用9-0或10-0无创尼龙线，通过一端的神经外膜及某一神经束膜缝至另一端相对应的神经束膜及神经外膜。神经中央部分，行间断束膜缝合

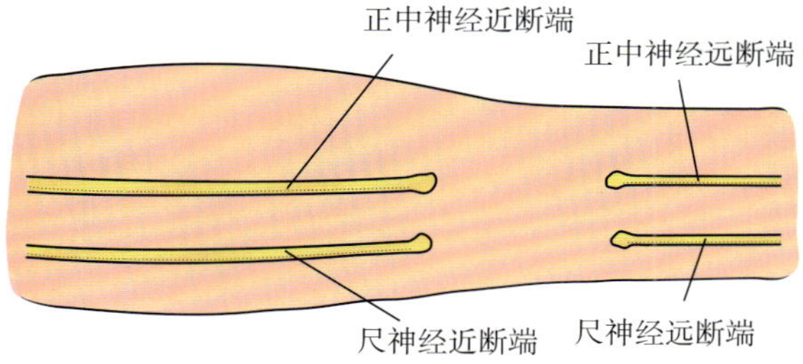

a 前臂正中神经和尺神经缺损超过 5 cm 长

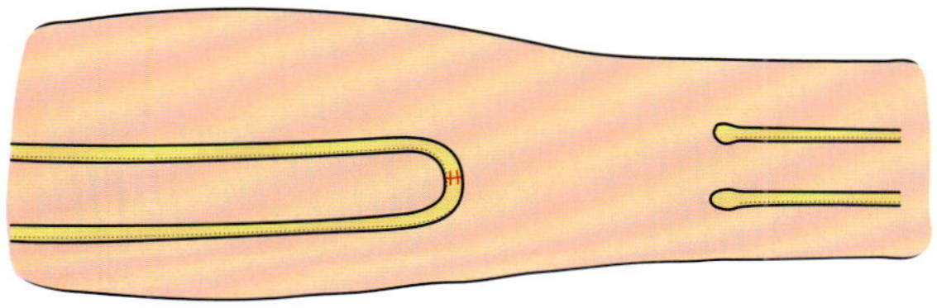

b 两神经近侧断端行端端缝合

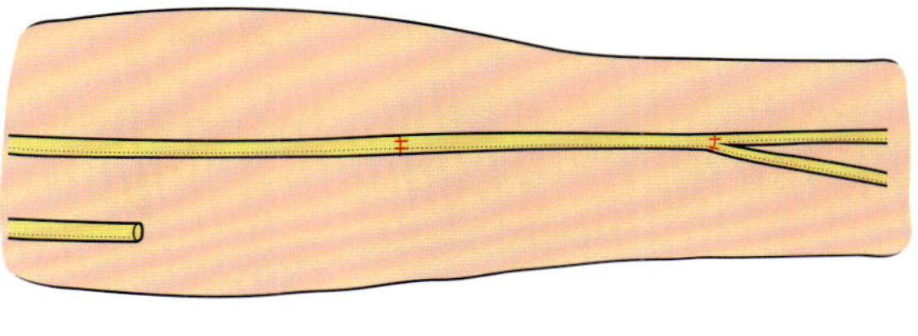

c 测量缺如等长段，自尺神经近侧切离反转与正中神经远断端吻合。同时吻合尺神经远断端分离出的感觉神经束

图 8-5-61 Strange 法（带蒂神经移植术）

当前臂的正中神经，尺神经损伤造成长段缺损，无法端端吻合情况下，采用Strange法（带蒂神经移植术）牺牲尺神经近断端与正中神经远端吻合（c）。同时，将尺神经远断端能分离出的感觉神经束一同吻合（c），可期待尺神经支配区感觉恢复

③ 若神经近端毁损无法缝合可行神经转位缝合术。

④ 若神经远端毁损无法缝合可行神经植入术。

⑤ 非一期手术者发现神经结构连续性存在，但有神经内外纤维化，可行神经松解后功能重建。

(4) 对一些肯定不能恢复的神经损伤，可行肌腱移位或关节固定术来改善功能。

3. 神经功能恢复需时较长，这取决于神经损伤的水平和严重程度。神经修复疗效评价以 3 年为限较好。

4. 神经断裂修复术后的预后与患者的年龄、损伤的位置、损伤后修复的时间和手术方法有关。例如：儿童术后恢复良好，40 岁以后疗效较差。神经损伤位置越高，疗效越差。腋窝以上的神经损伤，手内在肌、指总伸肌恢复无望。

注： 神经损伤分类（表 8-5-1、图 8-5-62）

七、手部肌腱损伤

（一）要点

1. 手部肌腱损伤 (hand tendon injury) 多为开放性，以切割伤较多，常合并指神经伤或骨折等。

2. 指深屈肌腱断裂表现远侧指间关节屈曲受限；指深、浅屈肌腱均断裂则远、近侧指间关节均屈曲受限。

3. 对 12 小时以内的伤口，如伤口较整齐，污染不重，肌腱缺损很小，都应争取早期缝合肌腱。

表 8-5-1 神经损伤分类

Seddon 分类*	Sunderland 分类**	损伤类型	按预后分类
神经震荡	Ⅰ度	脱髓鞘损伤	暂时神经传导阻滞，1～2天内可恢复
神经轴索断裂	Ⅱ度	轴突损伤	神经完全再生，恢复需几周或几个月
神经断裂	Ⅲ度	神经内膜损伤	神经可以再生，恢复不理想
	Ⅵ度	神经束膜损伤	神经自发再生不理想，导致神经瘤形成
	Ⅴ度	神经干断裂	神经不能自发再生，需手术治疗

Sunderland分类法中的Ⅲ度、Ⅵ度、Ⅴ度损伤与Seddon分类法中的神经断裂相当，只是神经损伤程度上有所差异.

*Seddon HJ Ed. Peripheral nerve injuries. Medical Research Report. London: HMSO,1954, 282.

**Sunderland S. Nerves and nerve injuries. Edinburgh and London: Livingstone, 1968.

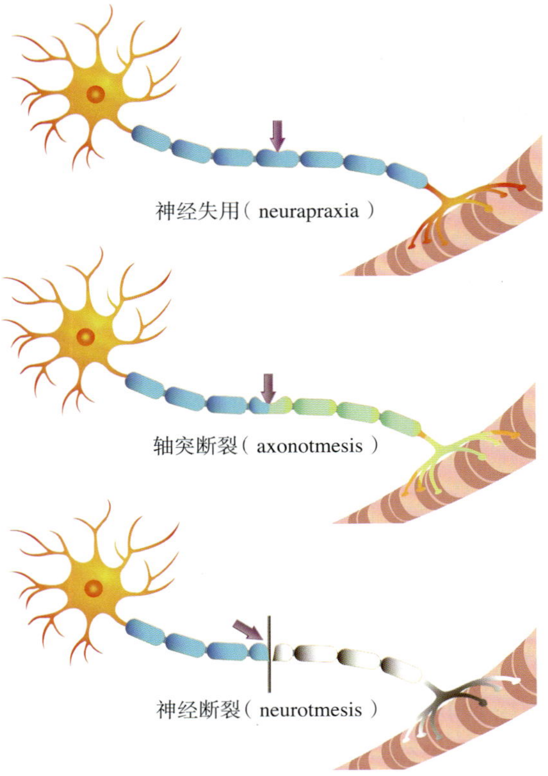

图 8-5-62　周围神经损伤分类示意图

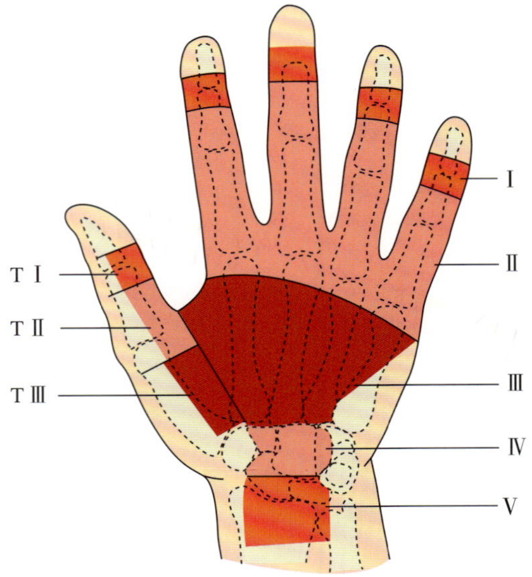

Ⅰ区（深肌腱抵止区）：只含有指深屈肌腱
Ⅱ区（腱鞘区，也称“无人区”）：含有深、浅屈肌腱
Ⅲ区（手掌区）
Ⅳ区（腕管区）：腕管内含有 9 条肌腱和正中神经
Ⅴ区（前臂区）

图 8-5-63　屈指肌腱的分区（美国手外科学会）

（二）肌腱的分区及修复原则

1. 屈肌腱分区及处置（图 8-5-63）

(1) Ⅰ区：指深、拇长屈肌腱断裂应一期修复。

(2) Ⅱ区：若缝合器械、技术良好，可先切除远、近两断端之指浅屈肌腱及部分鞘管后，再一期修复指深屈肌腱。若整齐而污染不重的切割伤，可显微镜下一期修复指浅、深屈肌腱及鞘管。

(3) Ⅲ区：当指浅、深屈肌腱单独或同时损伤时，原则上应同时一期修复，但注意防粘连。

(4) Ⅳ区：位于腕管内，若单纯指浅屈肌腱断裂，应一期缝合，若指浅、深肌腱同时断裂，应一期缝合指深及拇长屈肌腱，指浅屈肌腱于断端远近各剪除一段，以防粘连。

(5) Ⅴ区：应一期修复。

(6) 屈肌腱断裂，除发生在Ⅱ区外，余区皆应一期修复。采用无创伤尼龙单线缝合材料进行缝合，术后早期功能锻炼，可减少粘连。

2. 伸肌腱分区及处置（图 8-5-64）：伸肌腱断裂，均应一期修复。Ⅳ区内伸肌腱断裂，修复时应将相应的纤维鞘管切除，以减少粘连。

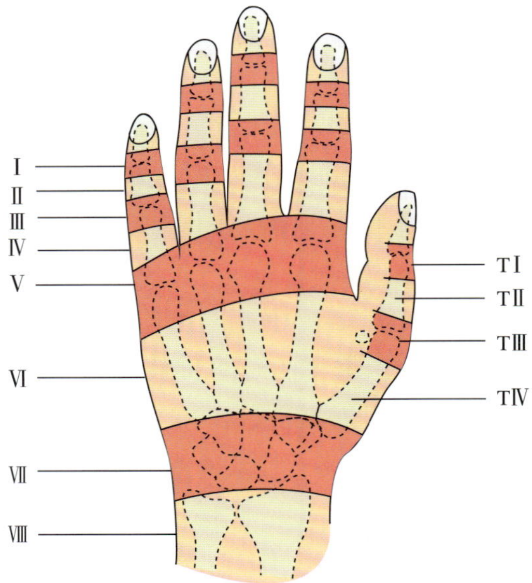

Ⅰ区（远侧指间关节区）　Ⅱ区（中节指骨区）
Ⅲ区（近侧指间关节区）　Ⅳ区（近节指骨区）
Ⅴ区（掌指关节区）　Ⅵ区（第一掌骨区）
Ⅶ区（腕背横韧带区）　Ⅷ区（前臂远端）

图 8-5-64　伸指肌腱的分区（美国手外科学会）

（三）手腕部皮肤切口（图 8-5-65）

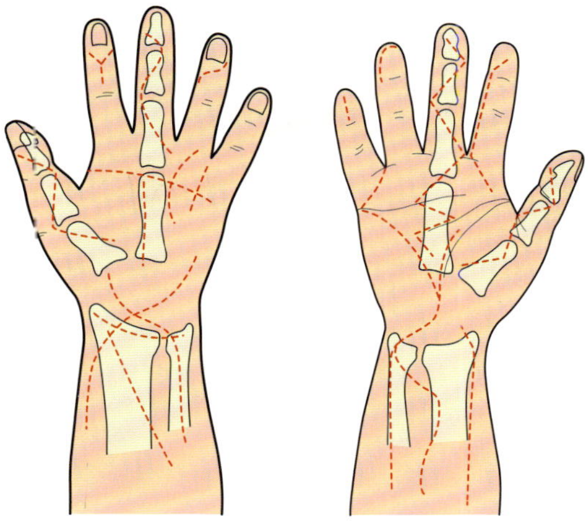

图 8-5-65　手腕部切口原则：切口要与皮肤纹平行，或用斜形、弧形切口，显露肌腱要充分

（四）肌腱缝合法

根据通过肌腱断端的缝合线数分有 2 股线缝合法、4 股线缝合法和 6 股线缝合法，缝合线数越多腱缝合的张力越强。6 股线的张力可达到 6 ~ 8 kg。2 股或 4 股线缝合法术后早期要被动屈曲。4 ~ 6 股线缝合法术后早期可以主动屈曲活动。该法主要以 6 股线缝合为主，术前要充分考虑术后功能锻炼（图 8-5-66）。

1. 屈肌腱缝合法：见图 8-5-67 ~ 图 8-5-69。
2. 伸肌腱缝合法：见图 8-5-70。

（五）肌腱移植术

开放性损伤不做肌腱移植，如有肌腱缺损，应

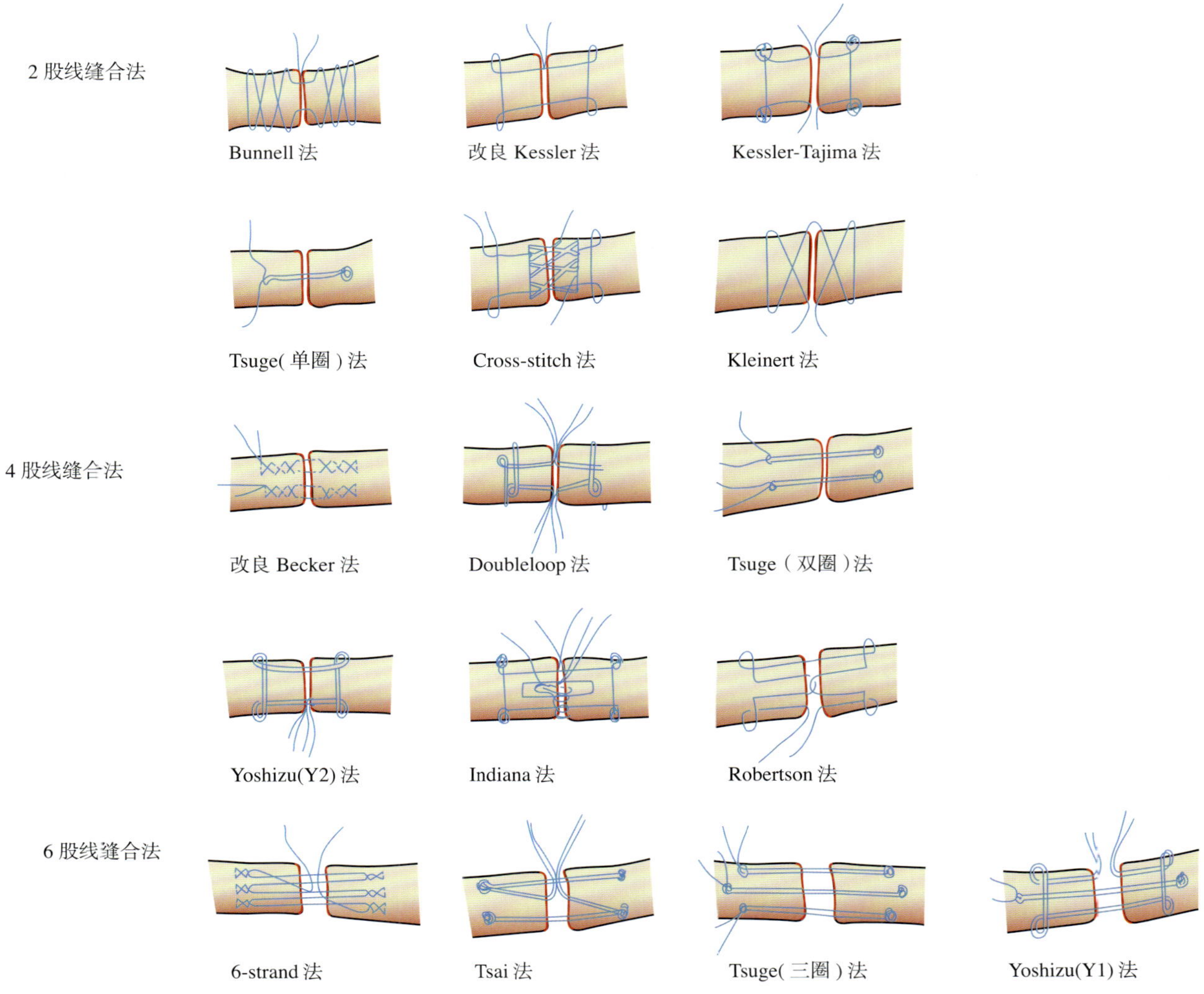

图 8-5-66　肌腱缝合法

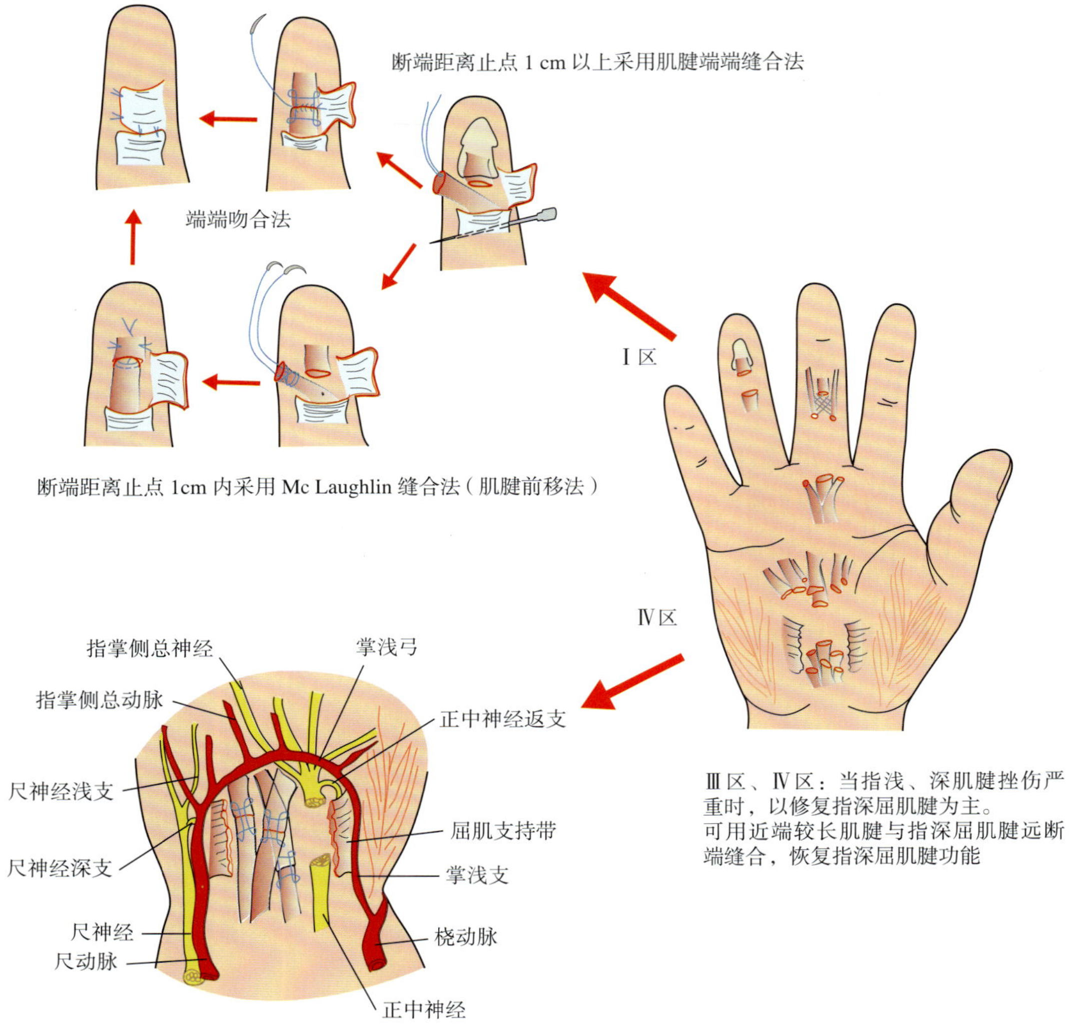

图 8-5-67　屈肌腱缝合法

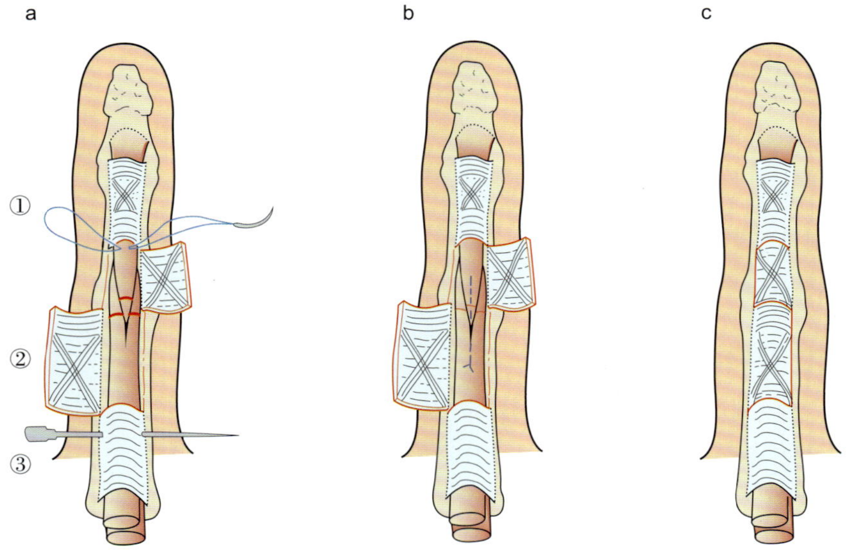

图 8-5-68　Ⅱ区屈肌腱断裂缝合法

a. 切开部分腱鞘显露断裂肌腱；b. 吻合指深、浅屈肌腱；c. 修补腱鞘。①Tsuge法缝合；②切开、翻转的腱鞘；③临时固定用注射针头

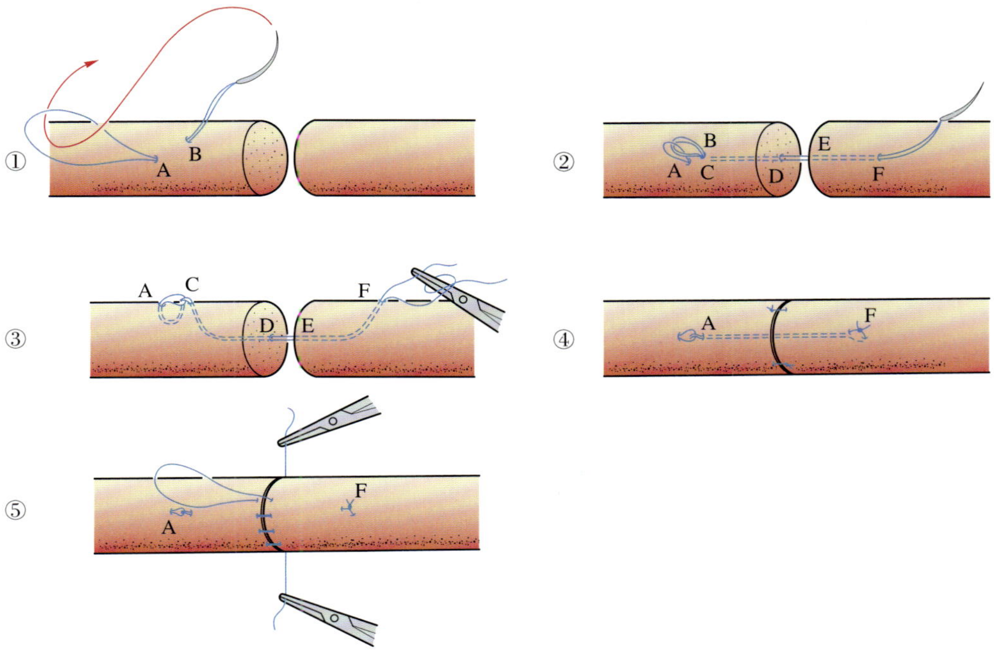

图 8-5-69 Tsuge 缝合法

① 单针圈形无创伤缝合线距腱断面约1 cm横穿1针，再将针套入线圈内拉紧；② 将针纵向刺入肌腱，穿过对侧腱断端，距断面约1 cm处引出，牵引拉紧使其断面对合；③ 将线圈一端剪断，在近旁处再横穿1针，出针后与剪断线打结；④ 5-0涤纶线间断缝合；⑤ 或用6-0涤纶线连续加强缝合

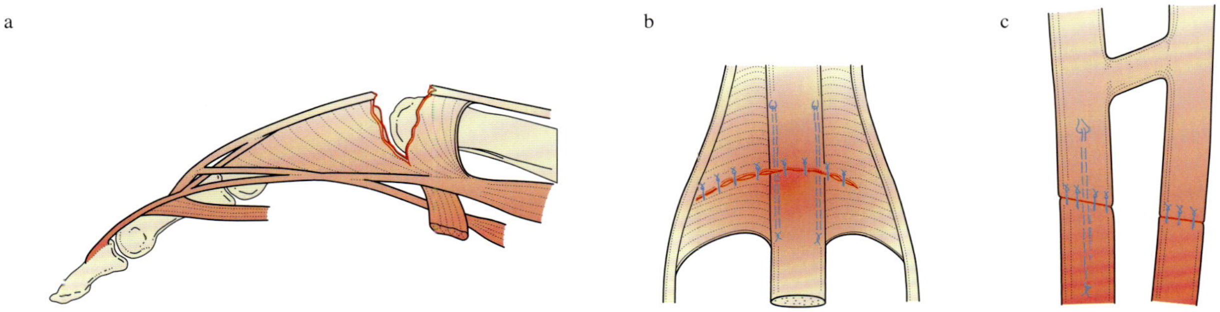

图 8-5-70 指伸肌腱断裂缝合法

a. MP关节水平指伸肌腱断裂合并腱帽损伤；b. 采用Tsuge法及间断缝合法进行缝合；c. 手背部位的指伸肌腱断裂缝合术后

在伤愈 1 个月后进行移植。如伤口有感染，应在感染治愈、炎症完全消退、关节被动活动正常时进行肌腱移植手术。一般在伤愈合 2～3 个月进行（图 8-5-71）。

（六）术后功能锻炼

一般肌腱修复术后固定 3～4 周开始活动关节，6 周恢复正常功能锻炼。应用动力支具术后第 2 天即可活动伤指。例如，指屈肌腱吻合术后使用 Kleinert 限制性活动夹板（图 8-5-72），患者可主动

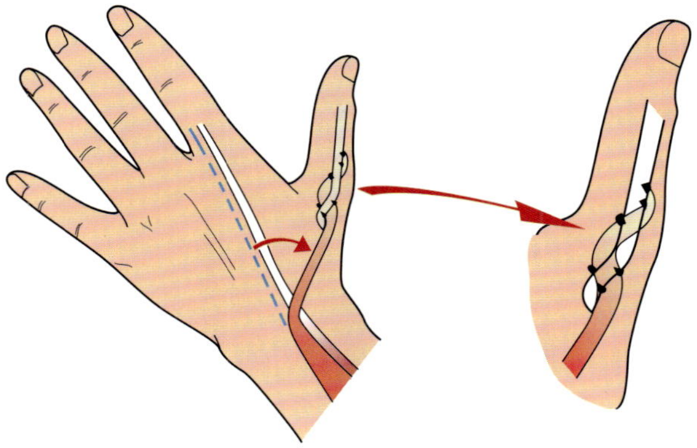

图 8-5-71 示指固有伸肌腱移植术重建拇长伸肌功能

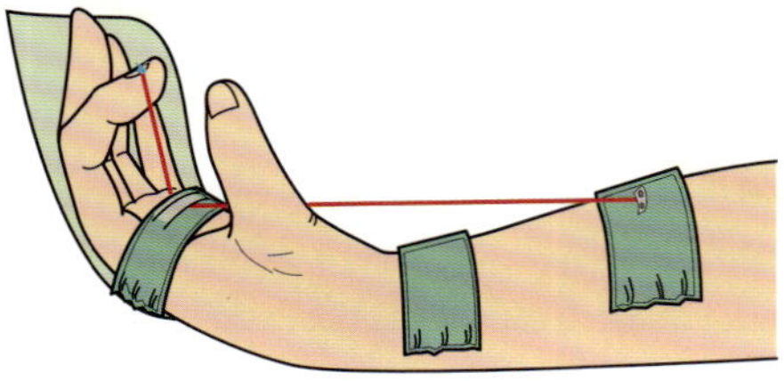

图 8-5-72 Kleinert 限制性活动夹板
指屈肌腱吻合术后早期在橡皮筋牵引保护下主动伸指锻炼

伸展掌指关节和指间关节，减少了肌腱粘连发生的概率。

八、断肢、断指再植

（一）诊疗要点

1. 伤指和断指用生理盐水洗净。断指用湿纱布包裹放入塑料袋中，并在冰中保存（图 8-5-73）。
2. 记录下受伤时间、受伤机制、切断部位、断端损伤轻重，直接运送伤者去能做再植手术的医院。
3. 断肢、断指再植 (replantation of amputated limbs and fingers) 手术适应证
   (1) 拇、示、中三指的单指离断应尽力再植，环、小指离断应根据患者的年龄、职业及患者的意愿决定再植与否。
   (2) 一手多指离断，有条件者，应力求全植，但应首先再植主要功能的手指。
   (3) 末节断指，对于拇、示、中指末节只要在手术显微镜下能找到适于吻合血管的动、静脉，且软组织无明显挫伤，应予再植。

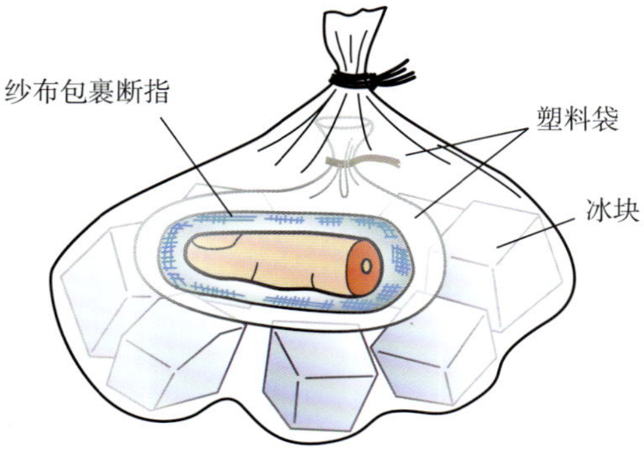

图 8-5-73 断指不能直接在水或冰中保存

   (4) 小儿断指，只要条件允许，均应尽力再植。
   (5) 拇指旋转撕脱性离断，可采用血管、神经、肌腱转位的方法再植。
   (6) 拇、示、中指的单指多段离断，均宜再植。
   (7) 离体肢、指体必须有一定的完整性，血管床无严重破坏。
4. 禁忌证
   (1) 断指常温缺血时间超过 24 h，指体不可逆变性。
   (2) 断肢常温缺血时间超过 10 h，肢体组织不可逆变性。
   (3) 断指经浸泡等不恰当处理，致使血管受损伤或指体变性。
   (4) 预计再植成功也无实用功能恢复者。
5. 操作步骤见表 8-5-2。

表 8-5-2 断肢、断指再植操作步骤

断肢再植	断指再植
断端清创标记	断端清创标记
固定骨支架	骨、关节内固定
吻合血管（血运重建）	修复伸屈肌腱
缝合肌肉与肌腱	吻合 2 ～ 4 条指背静脉
缝合神经	吻合 1 ～ 2 条指固有动脉
缝合皮肤	缝合指固有神经
	缝合皮肤

6. 术后抗凝治疗。
7. 疗效标准
   (1) 完全成活：再植指组织存活，骨折获骨性连接，恢复保护性感觉和良好运动功能（图 8-5-74）。
   (2) 部分成活：再植指部分指体存活，获部分功能。
   (3) 存活和部分存活：再植指指体完全或部分生存，无功能恢复。

（二）无再植可能情况下的伤指处置

掌侧正中 V-Y 成形术（图 8-5-75）：适用于指端缺损 $<1.0\ cm^2$ 的骨外露创面。

(1) 指掌侧 V 形切开皮肤，在指两侧真皮层下游

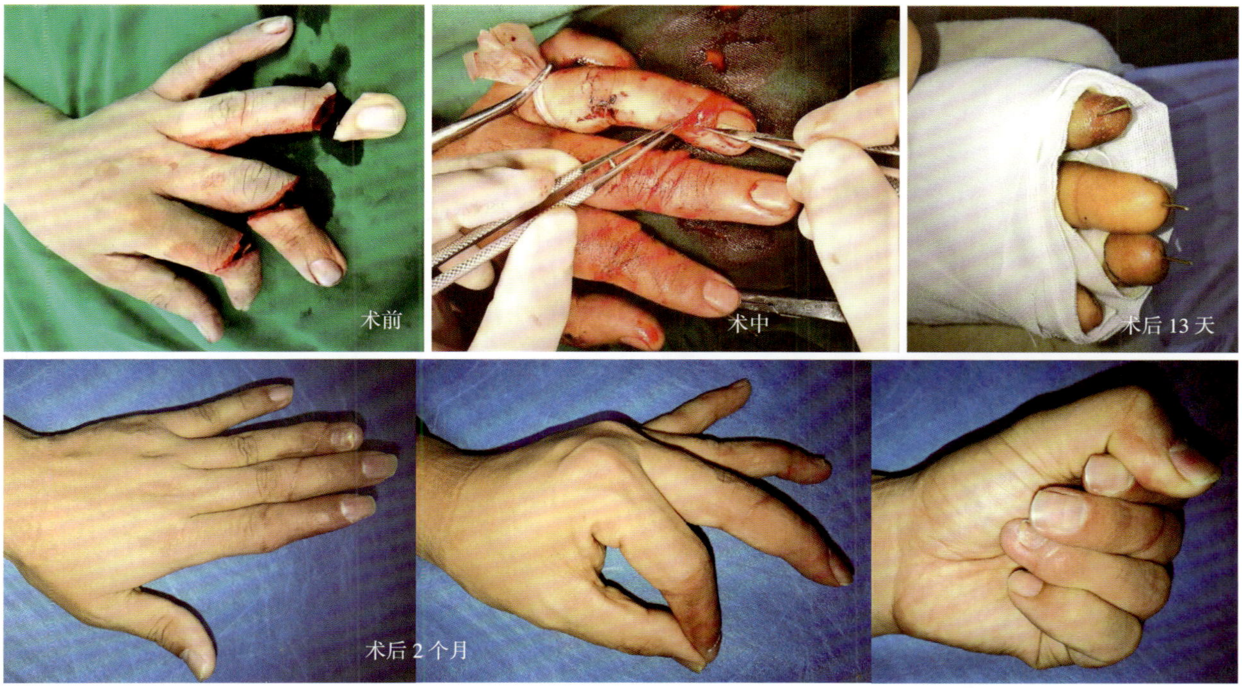

图 8-5-74 病例：左手示、中、环指离断，行再植术，伤指全部成活，功能良好

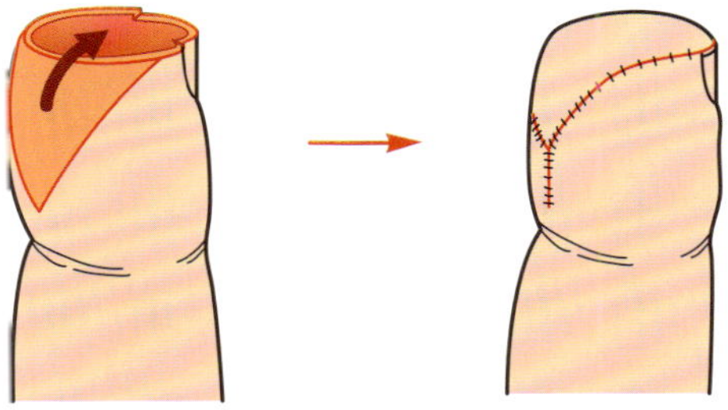

图 8-5-75 指末端 V-Y 皮瓣

离含有指神经血管束的软组织，并小心保护。

(2) 在指骨掌面切断纤维隔。

(3) 将 V 形皮瓣向创面推进覆盖残端，与甲缘及皮缘缝合。

九、截肢术

（一）要点

1. 截肢 (amputation) 目的：①截除病变肢体，促进伤口愈合。②通过残肢的训练、假肢的安装，最大程度地发挥残肢体的功能。
2. 截肢部位的选择要考虑患者的病因、年龄、职业、生活习惯、全身状况、截肢后克服意欲等。同时，医生要对患者截肢后的康复能力做出评估。例如患者能否佩戴假肢，能否进行康复训练，能否恢复到独立的活动和生活自理。
3. 截肢部位原则上均应保留较长残肢。但是，肢体残端必须与假肢实现最大程度的适配。
4. 下肢缺血性疾病截肢部位的选择，可以借助静息 ABI（踝肱比值）测量、彩色多普勒超声、磁共振血管成像（MRA）和数字减影血管造影（DSA）等检查。但是，手术中皮瓣边缘出血则是伤口愈合、截肢手术成功的重要要保证。
5. 上肢截肢部位的选择与假肢的安装参见图 8-5-76。
6. 下肢截肢部位的选择与假肢的安装参见图 8-5-77。

（二）缺血性疾病小腿截肢术

糖尿病患者的下肢血管病变最严重的是胫动脉和腓动脉及其分支。当坏疽患者有持续性疼痛及广泛的组织变性坏死一般手术无法控制情况下，应给予及时有效的截肢。

手术操作：

1. 体位：仰卧位，小腿稍垫高，不使用止血带。

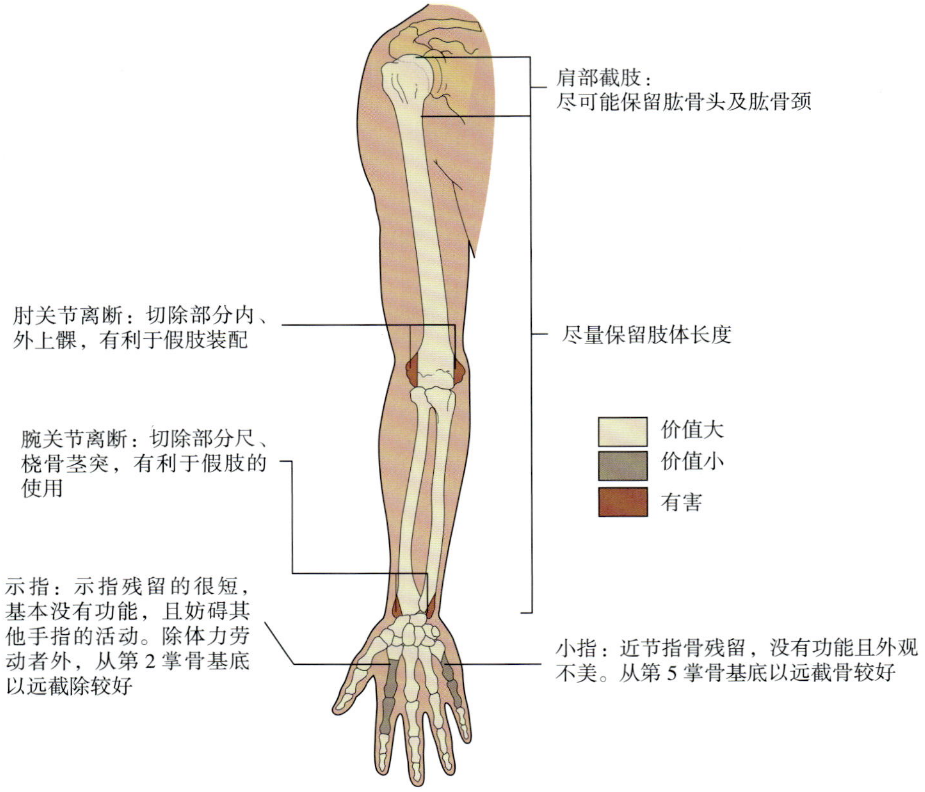

图 8-5-76　上肢截肢平面的选择

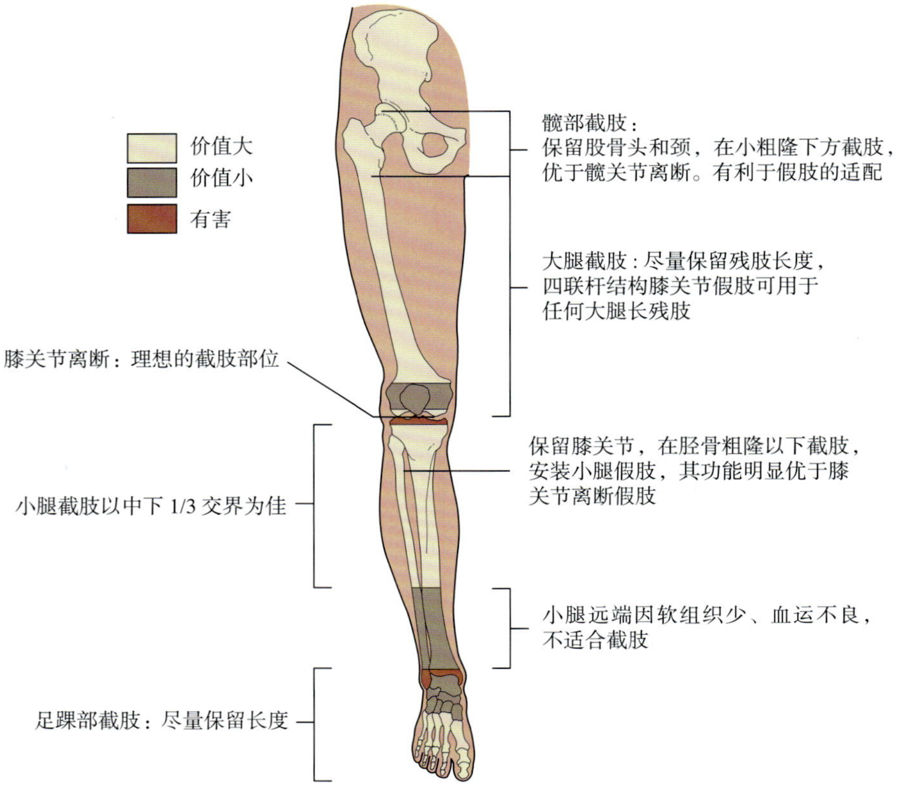

图 8-5-77　下肢截肢平面的选择

2. 切口：在下肢缺血性疾患中，小腿后侧皮肤的血液循环比前侧好。因此，推荐采用长的后侧皮瓣（图 8-5-78）。从胫骨预计截断平面开始至远侧 12 ~ 14 cm 为止，呈长舌状皮瓣。
3. 自胫骨平台前内缘向远侧测量 12 cm 处横形截断胫骨，并斜形截去前嵴。与胫骨截面等长截断腓骨（图 8-5-78）。胫、腓骨端用骨锉磨光滑，用骨脂封堵髓腔口。
4. 自胫骨截骨平面的稍远方切断小腿外侧的肌肉，切断和双重结扎胫前动、静脉。尽量高位，用快刀切断腓浅神经、胫前神经。皮肤、皮下组织和深筋膜之间尽量不分离，形成肌皮瓣（图 8-5-79）。
5. 在胫骨残端下 0.5 cm 处斜向远侧切断比目鱼肌、腓肠肌，在适当张力下缝合到胫骨上或对侧肌群上。双重结扎胫后动、静脉和腓动、静脉，锐性切断胫神经（图 8-5-80）。
6. 深筋膜深面放置硅胶管引流，缝合深筋膜和全层皮肤。包扎截肢残端，胶布固定敷料防止滑脱（图 8-5-81 ~ 图 8-5-84）。

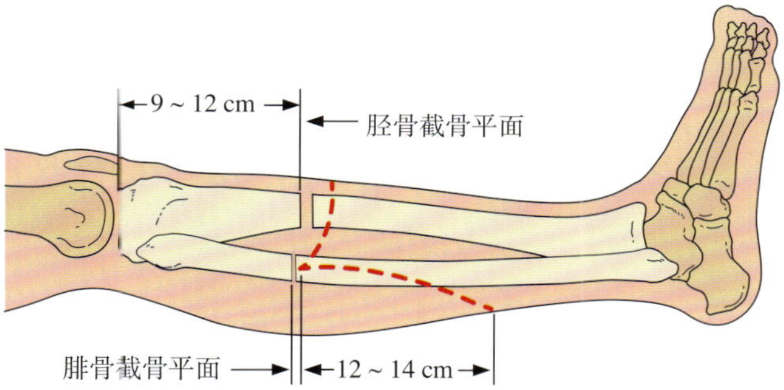

图 8-5-78 小腿后侧长皮瓣设计

后侧皮瓣从胫骨预计截断平面开始，至远侧12~14 cm为止，呈长舌状皮瓣。骨端的处理：成年人，在同一水平面截断胫、腓骨，残端为圆柱状，与假肢接受腔的全面接触，可实现最大程度的负重。在儿童，截断后的腓骨，要比胫骨生长快，故应适当短缩腓骨

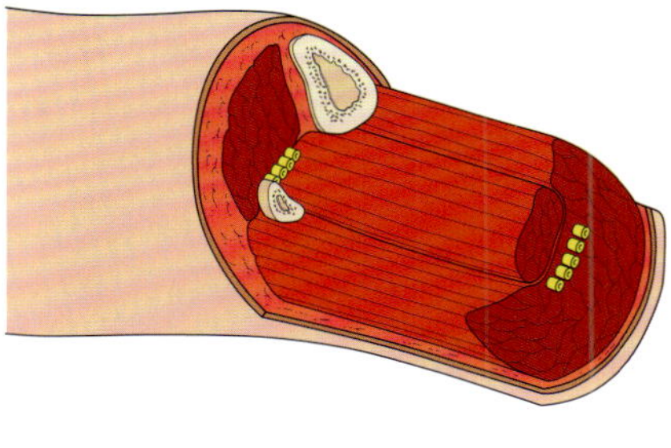

图8-5-79 为了保留皮肤与肌肉的血管连接，避免剥离各层组织，使之成为一个肌皮瓣

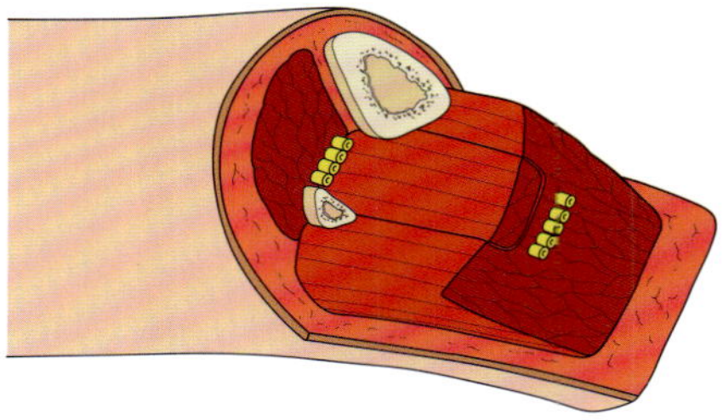

图8-5-80 将后侧血运差的肌肉群斜形切断，修剪形成一长瓣，将其与胫骨前端骨膜、腓骨长肌、胫前肌缝合。长度正好覆盖胫骨残端。或将两侧的筋膜断端相互缝合，肌肉断端即得到新的附着点

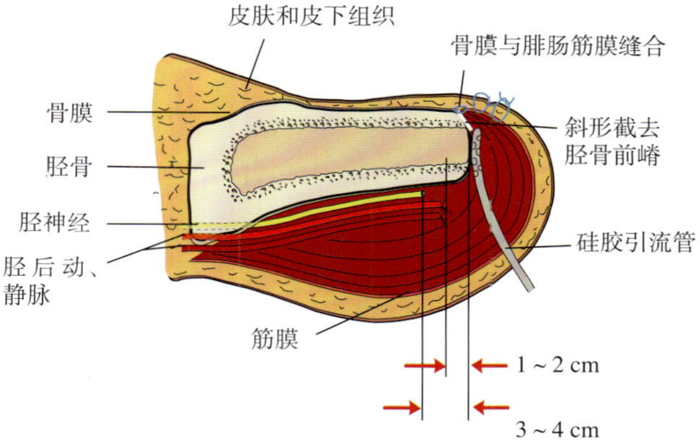

图 8-5-81 血管的处理

手术时禁止应用气囊止血带。不吸收的缝线双重结扎所有较大的血管断端。小血管可用电烙或细丝线结扎。神经的处理：轻轻地将神经干向远侧牵出，用最锋利的刀片切断，任其自然回缩至未被分离的组织间隙

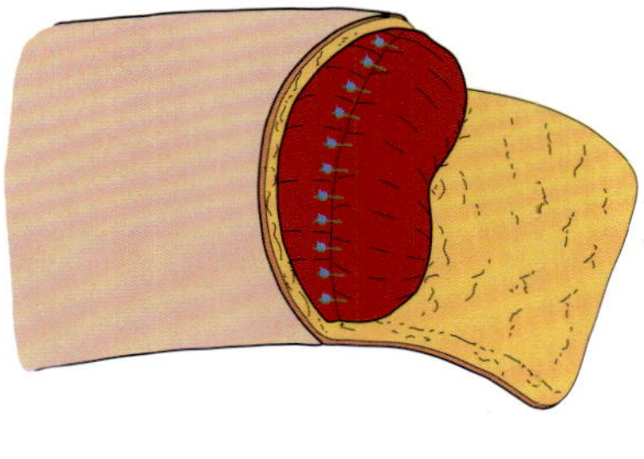

图 8-5-82 缝合筋膜瓣

先做肌层缝合，如盖过骨端，则需将对抗肌交错缝合。否则仅缝合双侧筋膜

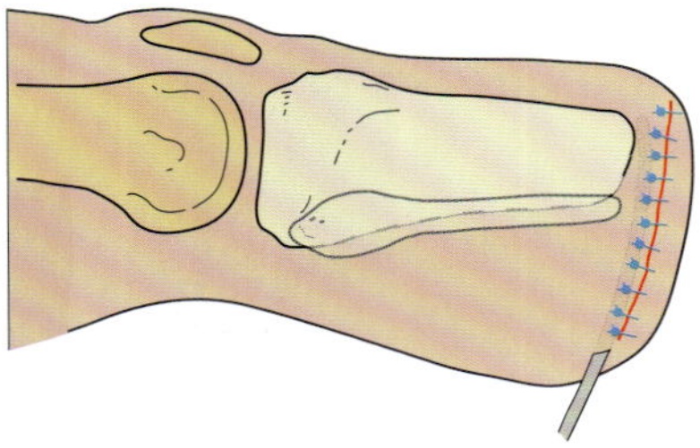

图 8-5-83 缝合皮瓣

最后缝合皮瓣，张力应适度。少修剪皮肤的褶皱（俗称狗耳朵），以避免影响局部的血液循环

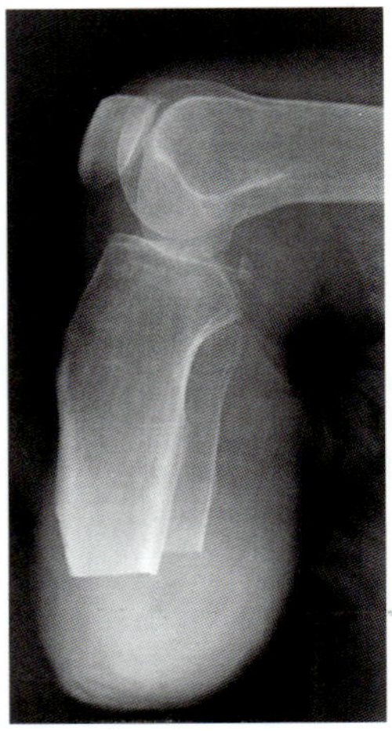

图 8-5-84 小腿截肢术后 X 线片

第六节 髋关节

一、解剖、功能及体格检查

（一）解剖要点

1. 髋关节由股骨头与髋臼相对构成，属于杵臼关节（图 8-6-1）。
2. 关节囊厚而坚韧。髋关节囊近端附着于髋臼缘，远端前侧附着于股骨颈基底，后侧附于粗隆间嵴的内侧（约 1 cm），因此，股骨颈的后面有一部分处于关节囊外（图 8-6-2）。
3. 髋关节的主要伸展肌是臀大肌，止于股骨臀肌粗隆和髂胫束（图 8-6-3）。

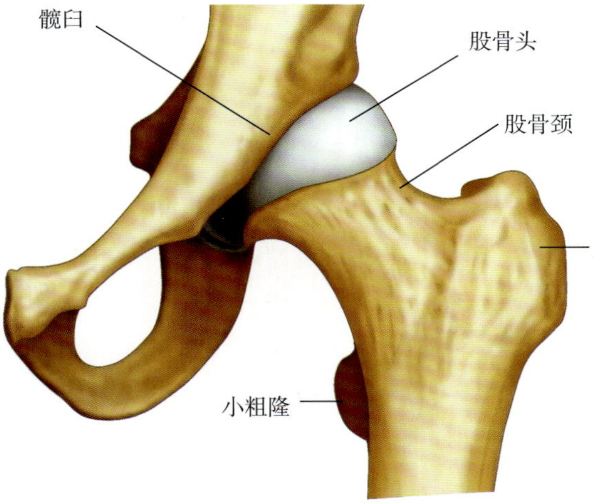

图 8-6-1 髋关节骨性结构

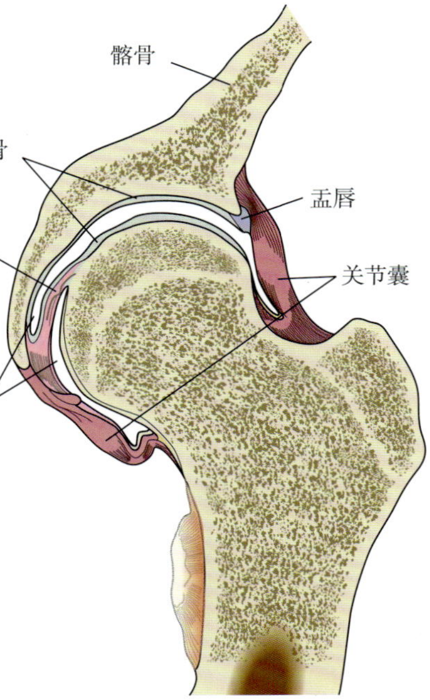

图 8-6-2 髋关节冠状面

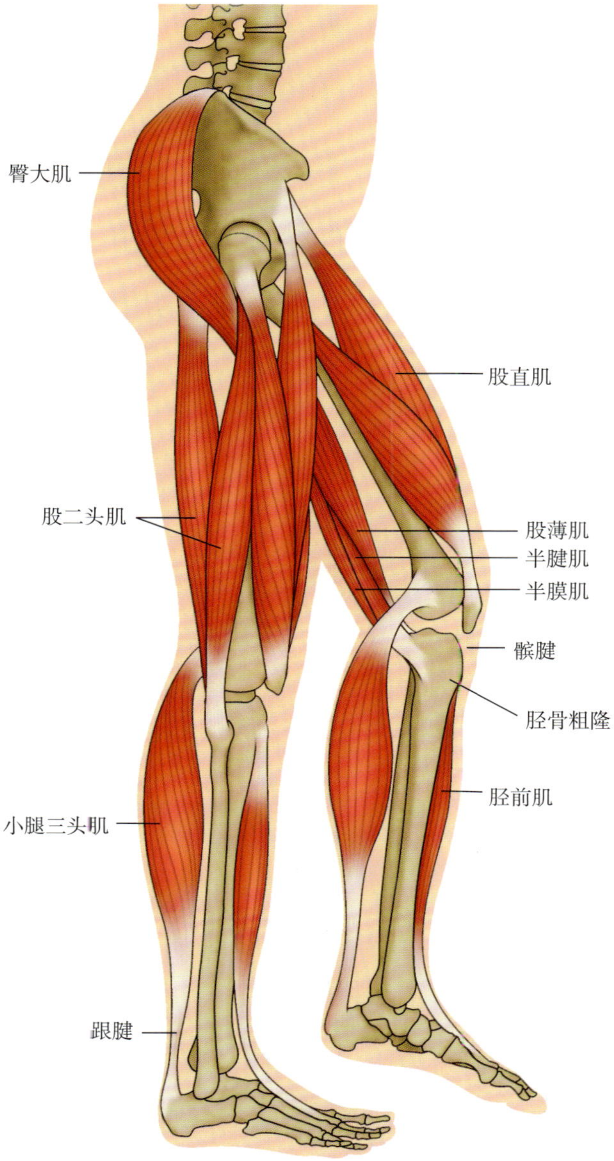

图 8-6-3　下肢肌肉图

4. 髋关节的主要外展肌是臀中肌，止于股骨大粗隆后上方（图 8-6-4）。
5. 髋关节的主要屈肌是髂腰肌，止于股骨小粗隆。
6. 股直肌起自髂前下棘，止于胫骨粗隆（图 8-6-5）。
7. 髂前上棘附着有腹股沟韧带和缝匠肌（图 8-6-5）。
8. 单腿站立时，臀中肌可在侧面保持骨盆的稳定，防止其向对侧倾斜。此时，髋关节承重约为体重的 3 倍（图 8-6-6）。
9. 股骨头的血供主要来源于关节囊动脉和圆韧带动脉（成年后股骨头圆韧带动脉闭塞）（图 8-6-7）。
10. 成人颈干角平均 130°，前倾角为 15°（图 8-6-8）。

（二）体格检查要点

1. 排除髋关节以外疾病：腰部疾病、膝关节疾病、盆腔疾病等都可引起髋关节痛。
2. 步态观察，步态异常：
   (1) 髋外展肌无力性跛行。
   (2) 防痛步态（患侧足刚一踏地便抬起，而健侧足落地重而时间长）。
   (3) 长短腿引起的跛行。
3. 髋关节活动范围：屈曲，后伸，外展，内收，外旋，内旋。
4. 长短腿的测量
   (1) 下肢长度测量法：自髂前上棘至胫骨内踝下缘的距离（真性长度）（图 8-6-9）。

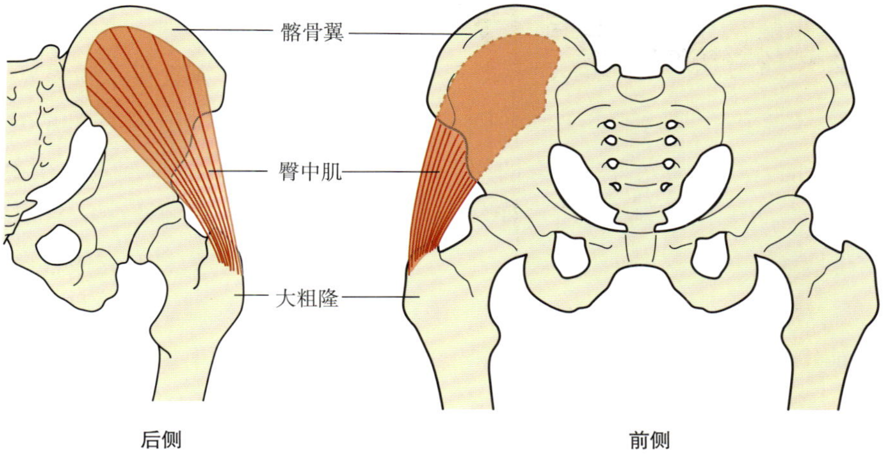

图 8-6-4　臀中肌应用解剖图

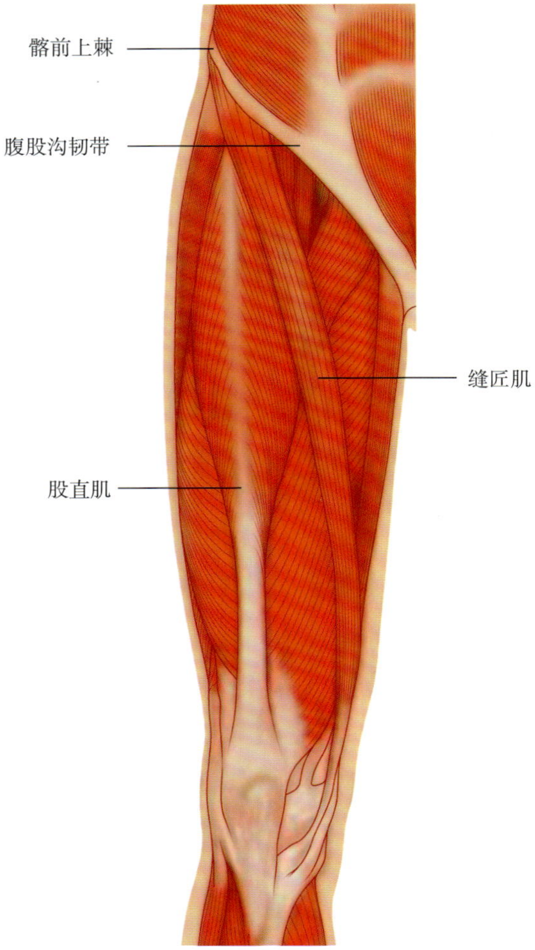

图 8-6-5 大腿前侧肌肉

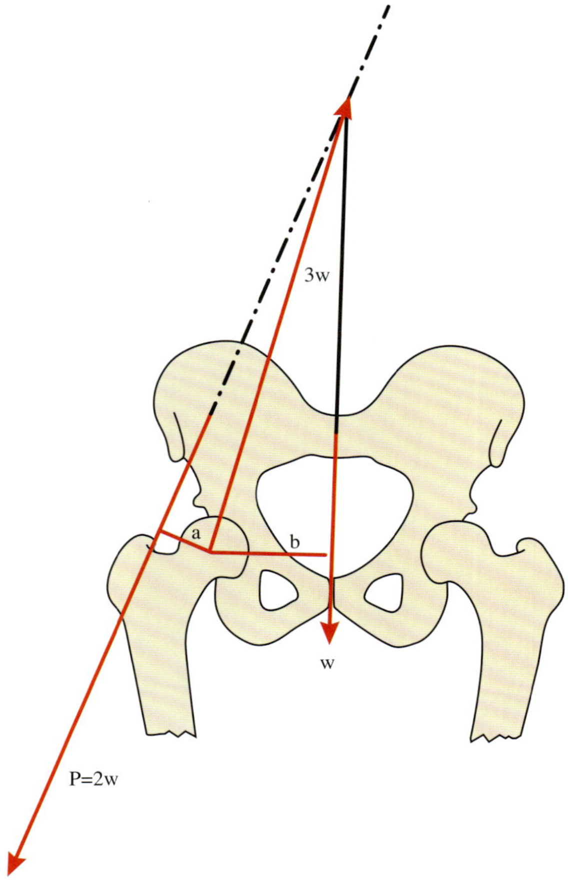

图 8-6-6 单腿站立静力学分析

人体在单腿站立时可认为是一个类似杠杆的结构。股骨头是杠杆的支点，在冠状面，由股骨头到髋外展肌附着点的力臂（a）与其到骨盆侧的重力臂（b）的比约为1：3，故两端的承重比为3：1，即外展肌（P）需承受3倍于体重的重量（w）

(2) 实用性长短腿测量法：测量被检查者在站立时骨盆保持水平位的足底板厚度（图 8-6-10）。

(3) 外观性长短腿：患侧髋内收，患侧膝向健侧靠拢（图 8-6-9）。

注：长短腿分为结构性（真正性双腿不齐）和功能性（外观性双腿不齐）。前者是因为先天或后天的原因造成某一长骨短缩；后者是由于脊椎侧凸或骨盆倾斜等原因引发的双腿不齐。

5. 特殊检查

(1) 托马斯（Thomas）征（图 8-6-11）（髋关节屈曲挛缩试验）：患者仰卧，双下肢伸直，检查是否存在过度脊柱前凸。检查者屈曲患者一侧髋关节至紧贴胸部，如果没有屈曲挛缩，则受试髋部仍位于检查床上；如果存在挛缩，则患者的患腿将要抬高，肌肉有牵张感，为阳性。如果下肢被压至床上，则患者可呈现腰椎前凸增加，这个结果再次提示试验阳性。托马斯征阳性提示髋关节病变或腰大肌脓肿。

(2) Trendelenburg 征（图 8-6-12）（单足站立试验）：在正常情况下，用单足站立时，臀中小肌收缩，对侧骨盆抬起，才能保持身体平衡，如果站立侧患有先天性髋关节脱位时，因臀中小肌松弛，对侧骨盆不但不能抬起，反而下降，为单足站立试验阳性。

(3) Patrick 征（图 8-6-13）（“4”字试验）：患者仰卧，一侧膝屈曲并将足跟放置到对侧伸直的膝上。检查者用一只手下压屈曲的膝（此

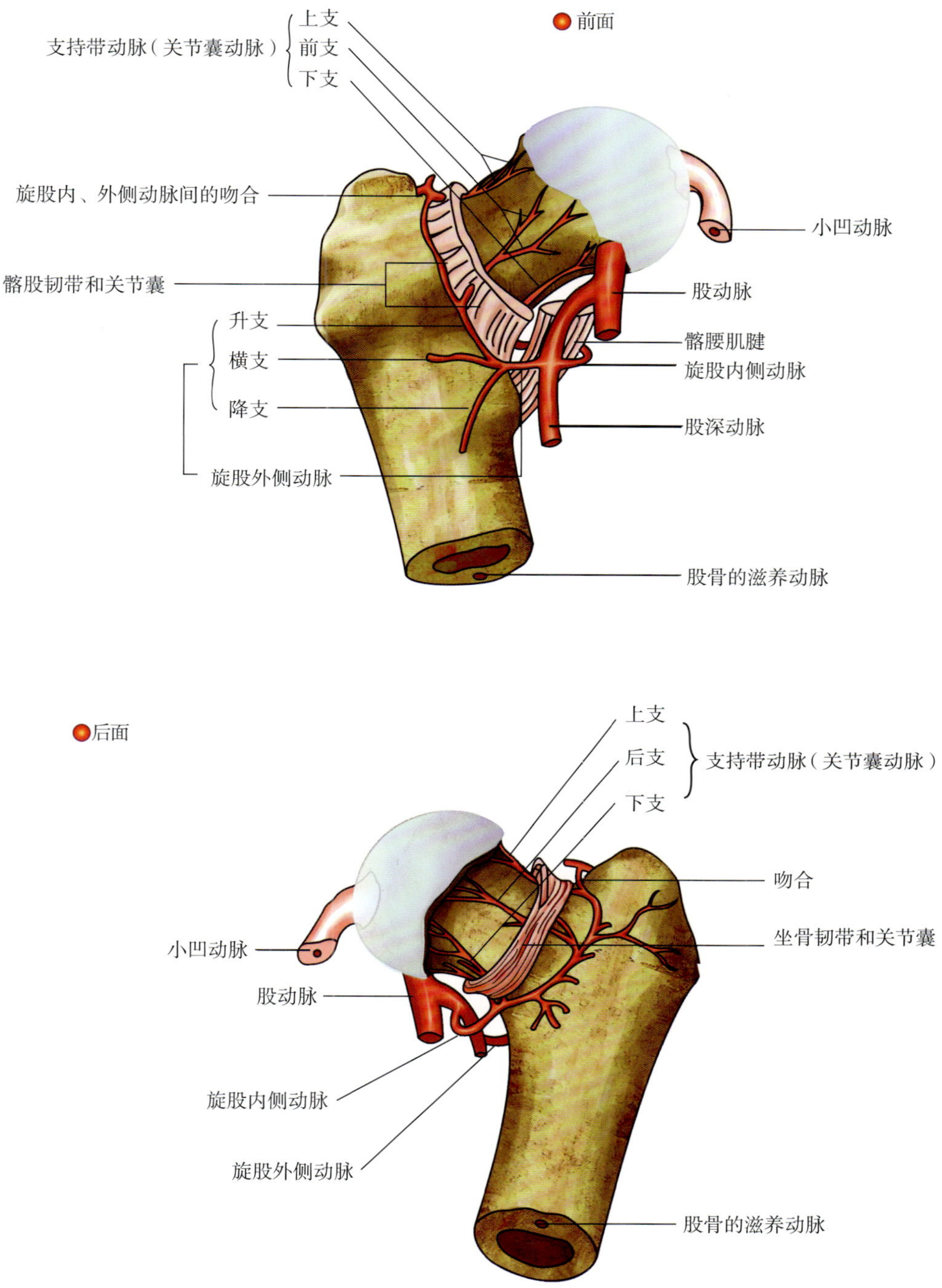

图 8-6-7　股骨头的血供（blood supply of femoral head）

时髋关节在屈曲、外展和外旋位），并用另一只手压对侧骨盆，可引出对侧骶髂关节疼痛则视为阳性。提示骶髂关节病变。

(4) Drehmann 征：患者屈髋时，出现被动的髋关节外旋为 Drehmann 征阳性。

（三）辅助检查

1. X 线检查。
2. MRI 检查（参见股骨头坏死章节），可明确股骨头坏死、髋臼盂唇损伤的诊断。
3. CT 检查、关节镜、超声波检查、关节造影等。

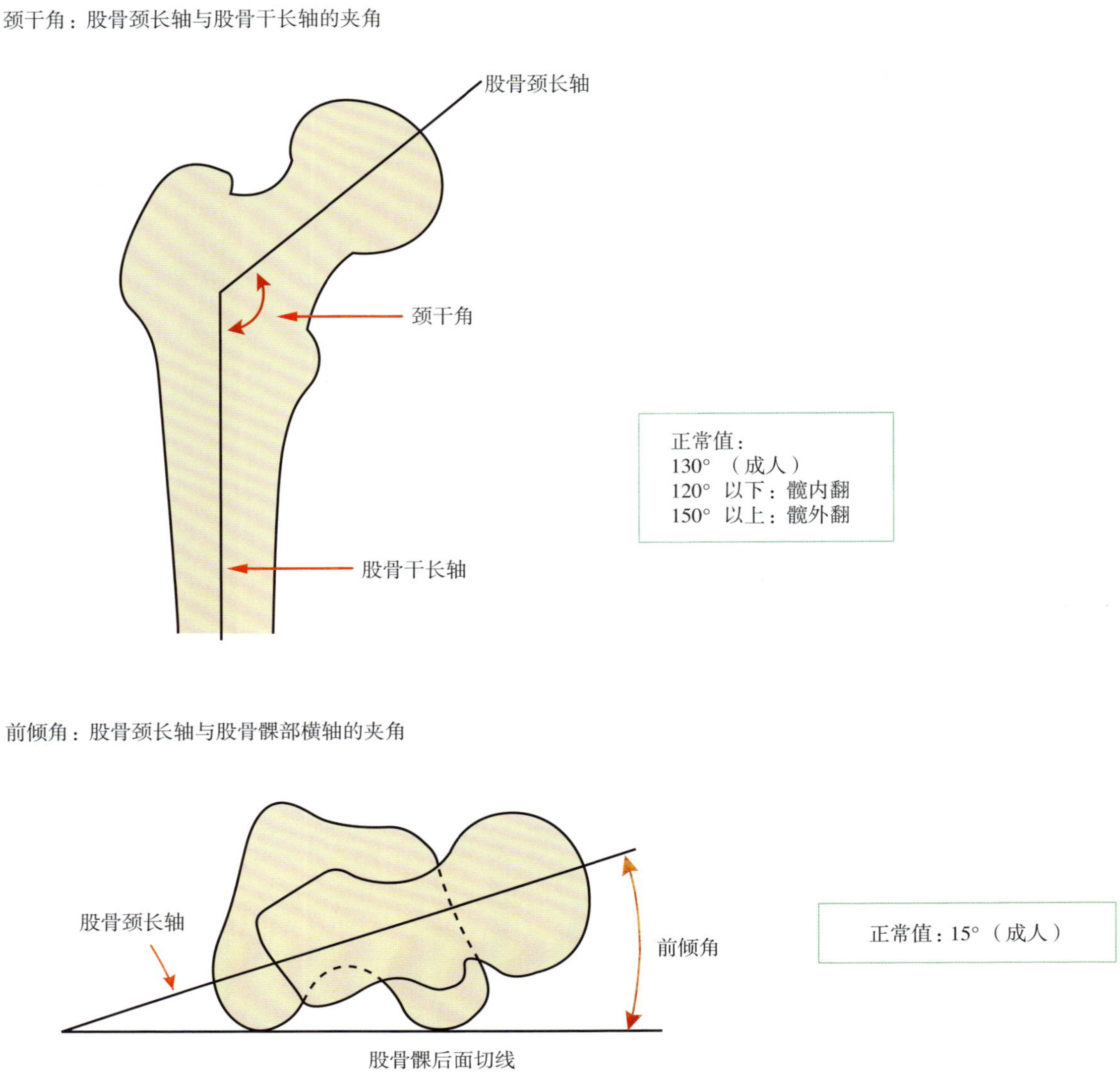

图 8-6-8 颈干角和前倾角（neck-shaft angle & antetorsion angle）

* Lang J, Wachsmuth W. von Lanz. Wachsmuth Praktische Anatomie, Bein und Statik. Springer-Verlag, Berlin, Heidelberg & New York, 2 Auflage, 1972, 153-159.

二、髋关节骨性关节炎

（一）诊疗要点

1. 我国原发性髋关节骨性关节炎 (osteoarthritis of hip joint) 较少，病因为高龄、关节退变。继发性多见于先天性髋关节发育不良、股骨头缺血性坏死、创伤等原因。男性多于女性。单侧多于双侧。
2. 髋部疼痛。疼痛可发生在髋外侧腹股沟区、大腿内侧、臀部以及有膝的牵涉性疼痛。髋内旋和伸直活动受限，跛行。典型表现为屈曲外旋位畸形。
3. 髋关节骨性关节炎临床分为四期见图 8-6-14、表 8-6-1。
4. X 线片可见软骨下骨质硬化、关节间隙变窄、骨赘及骨囊肿等改变（图 8-6-15）。
5. 髋臼发育不良时 CE 角（center-edge angle）和 Sharp 角（acetabular angle）可见异常（图 8-6-16）。

(1) Sharp 角 *：泪点下缘与髋臼外缘的连线与水

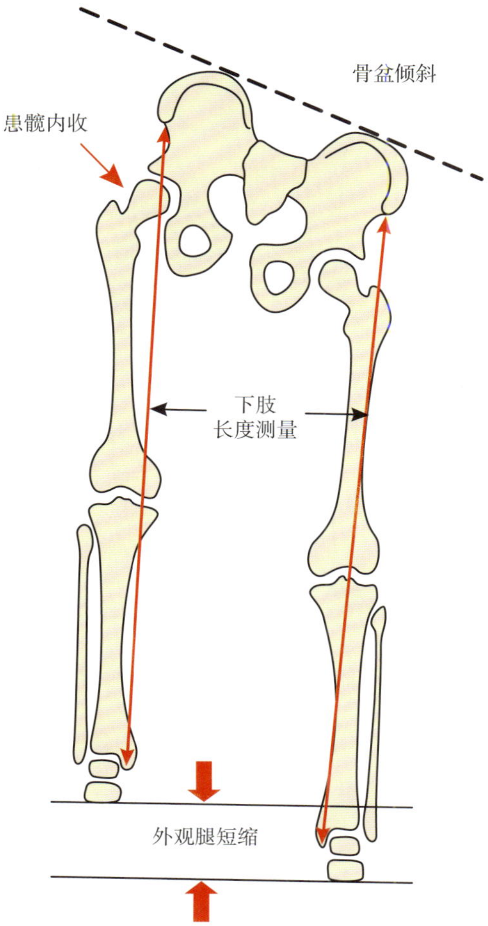

图 8-6-9 下肢长度测量与外观性长短腿

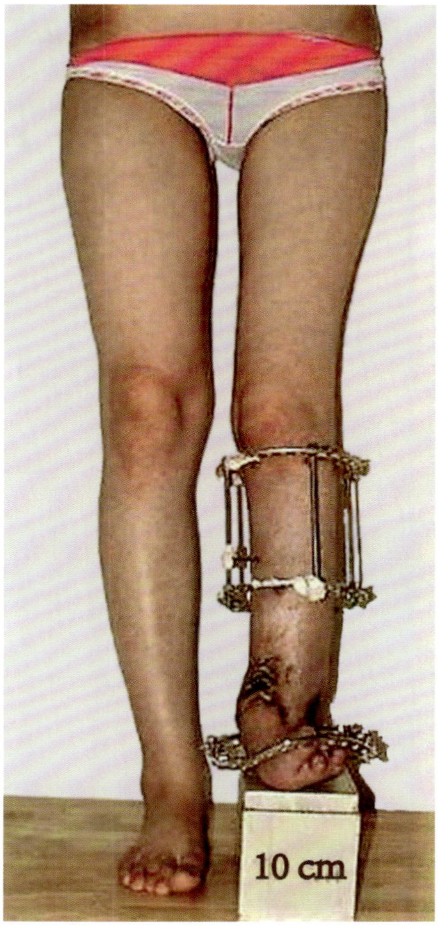

图 8-6-10 实用性长短腿测量法

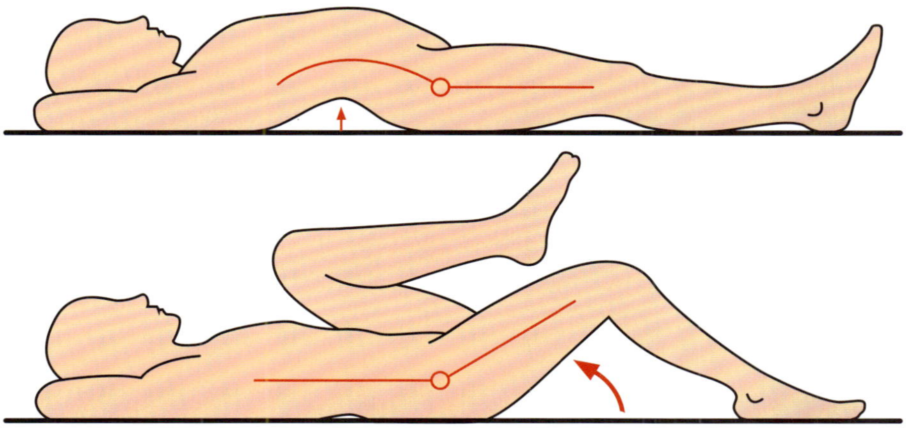

图 8-6-11 托马斯（Thomas）征

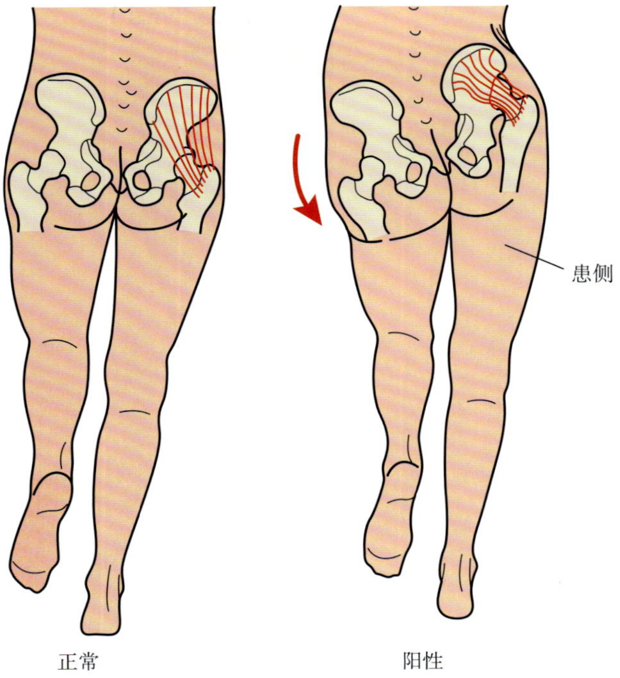

图 8-6-12 单足站立试验（Trendelenburg 征）

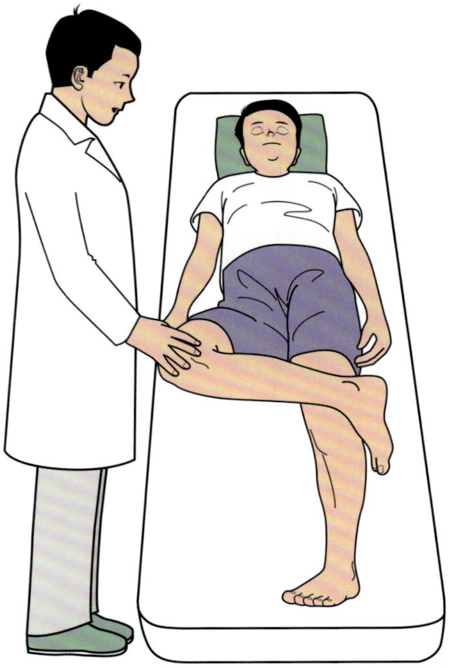

图 8-6-13 “4”字试验（Patrick 征）

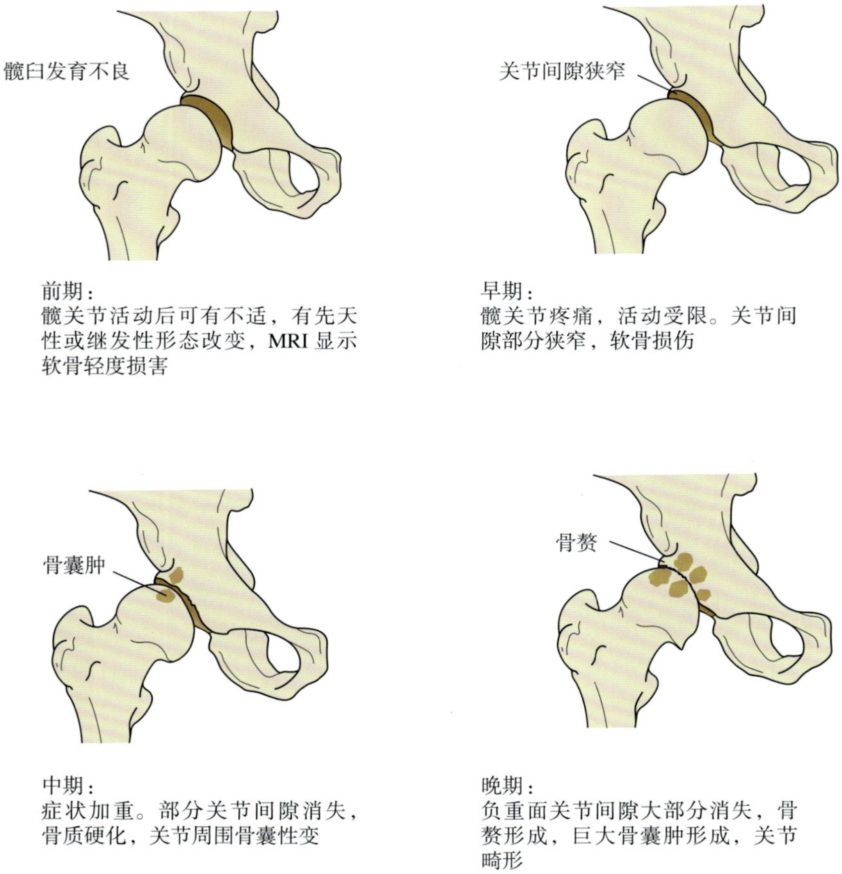

图 8-6-14 髋关节骨性关节炎病期分期

表 8-6-1 髋关节骨关节炎的 JOA（日本骨科学会）X 线分期（JOA radiographic stage of hip osteoarthritis）

分期	4	3	2	1	0
关节间隙	大致正常 50	关节面轻度不匹配；无狭窄 40	关节面不匹配；部分狭窄 30	关节面不匹配；部分软骨下骨接触 20	关节面不匹配；负重面关节间隙大部消失 10
骨结构的改变	无改变 25	骨小梁纹理改变 20	髋臼骨质硬化 15	髋臼骨质硬化；髋臼或股骨头内囊性改变 10	广泛骨质硬化；巨大骨囊肿形成 5
髋臼及股骨头的改变	形态基本正常 25	有先天性、后天性的形态改变 20	轻度骨赘形成 15	骨赘形成；髋臼底骨质增厚 10	明显的骨赘形成；髋臼底二重影像；髋臼破坏 5
病期	基本正常	前期	早期	中期	晚期

注：满分100分

* 上野良三. 变形性股関節症—X線像からの評価. 日整会誌, 1971, 45: 826-828.

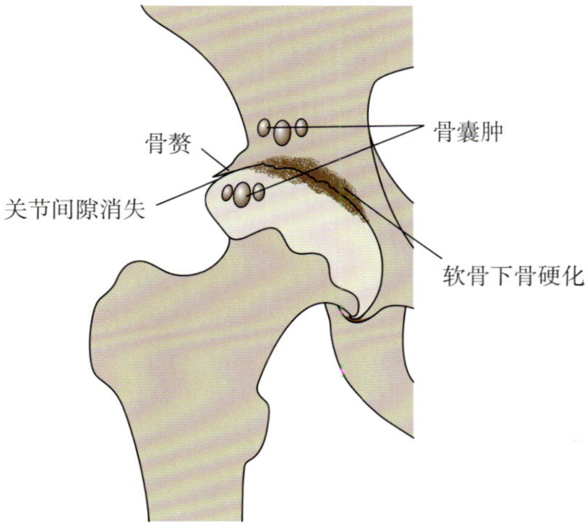

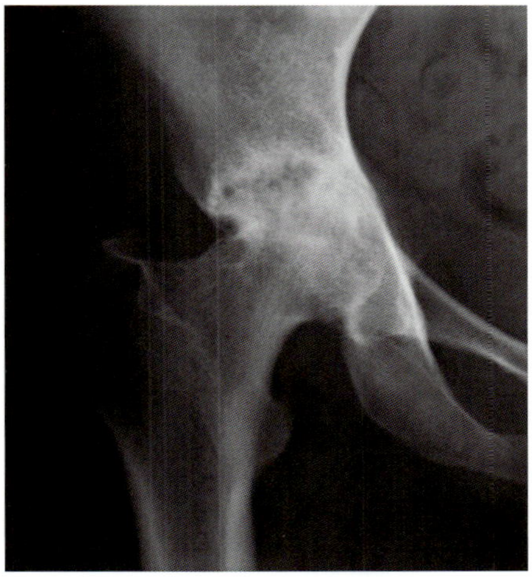

图 8-6-15 晚期髋关节骨性关节炎

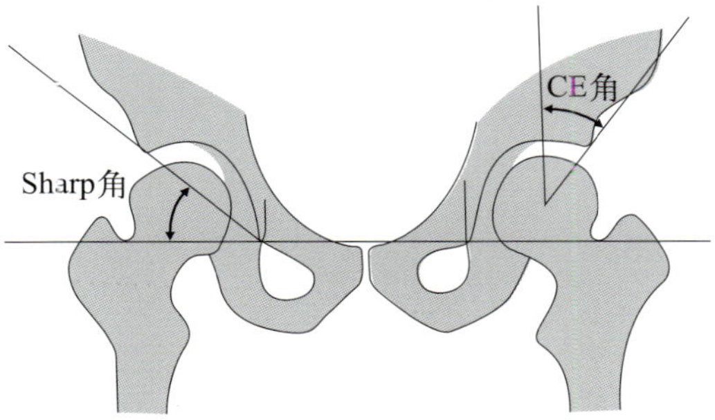

图 8-6-16 Sharp 角和 CE 角

平线（左、右泪点下缘的连线）之间的夹角。

> 成人 **：男 38° ~ 42°，女 43° ~ 45°

(2) CE 角 ***：股骨头中心的垂线与髋臼外缘连线的夹角。

> 成人 ***：正常值：＞25°
> 边缘值：20 ~ 25°
> ＜20° 表示髋臼发育不良

* Sharp IK. Acetabular dysplasia. The acetabular angle. J Bone. Joint Surg, 1961, 43-B: 268-272.

** 松葉健. Sharp角（acetabular angle）について. 整形外科, 1976, 27: 41-44.

*** Wiberg G. Studies on dysplastic acetabular and congenital subluxation of the hip joint. With special reference to the complication of osteoarthrosis. Acta chir Scandinav, 1939, Supplementum 58: 29-38.

6. 治疗上，对于较年轻的髋臼发育不良患者，早期治疗目的是保存关节，改善症状，控制疾病进展。
   (1) 髋臼侧可考虑髋臼旋转截骨术（图 8-6-17、图 8-6-18）、Chiari 骨盆内移截骨术。
   (2) 股骨侧：股骨头向内倾斜给予股骨内翻截骨术（图 8-6-19），股骨头向外倾斜给予股骨外翻截骨术（图 8-6-20）。
7. 50 岁以上晚期骨性关节炎患者，适宜全髋人工关节置换术（图 8-6-21、图 8-6-22）。

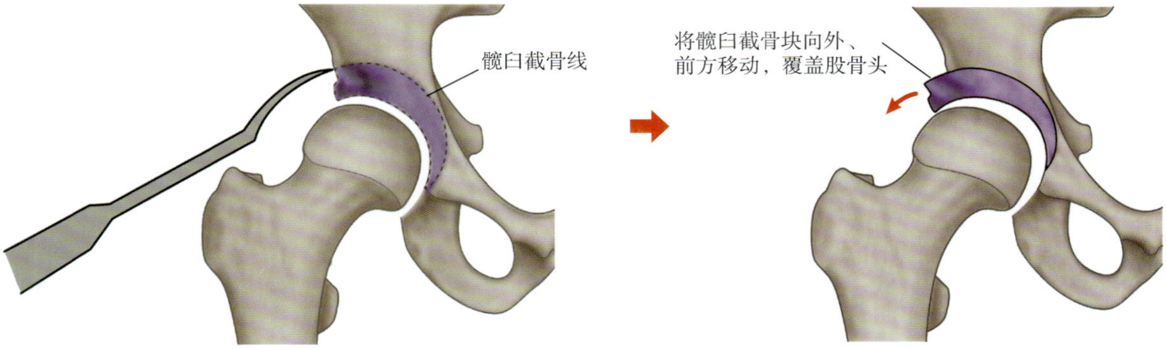

图 8-6-17 髋臼旋转截骨术

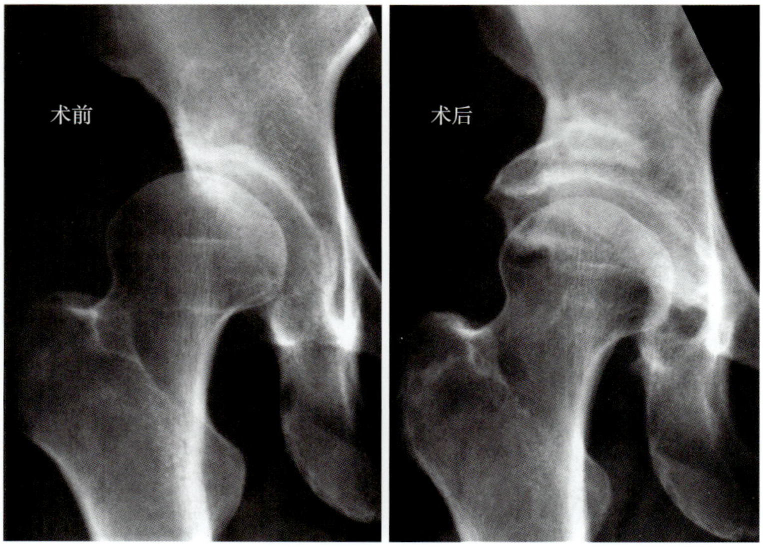

图 8-6-18 女，41 岁，先天性髋臼发育不良，髋臼旋转截骨术后 4 年

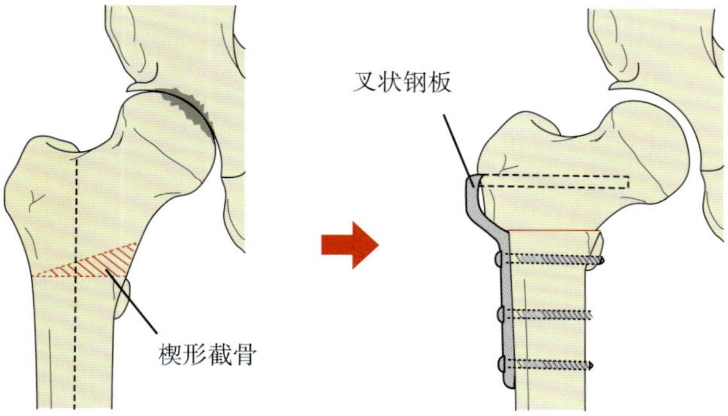

图 8-6-19 股骨内翻截骨术

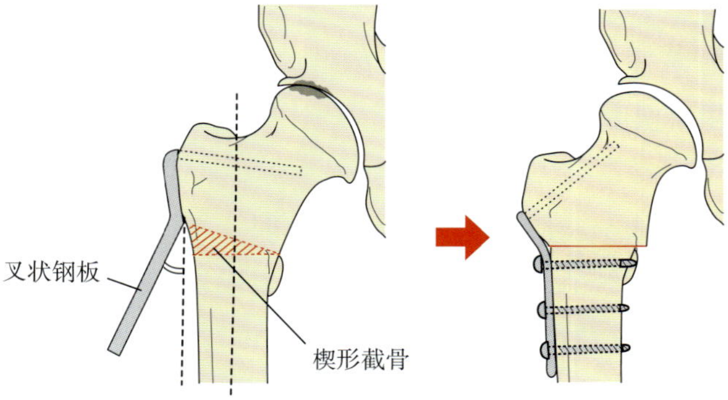

图 8-6-20 股骨外翻截骨术

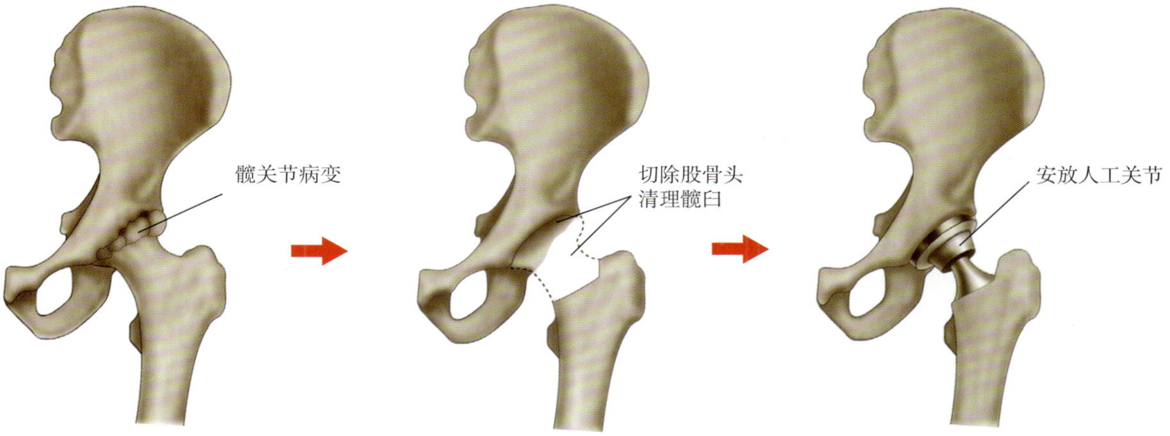

图 8-6-21　全髋人工关节置换术示意图

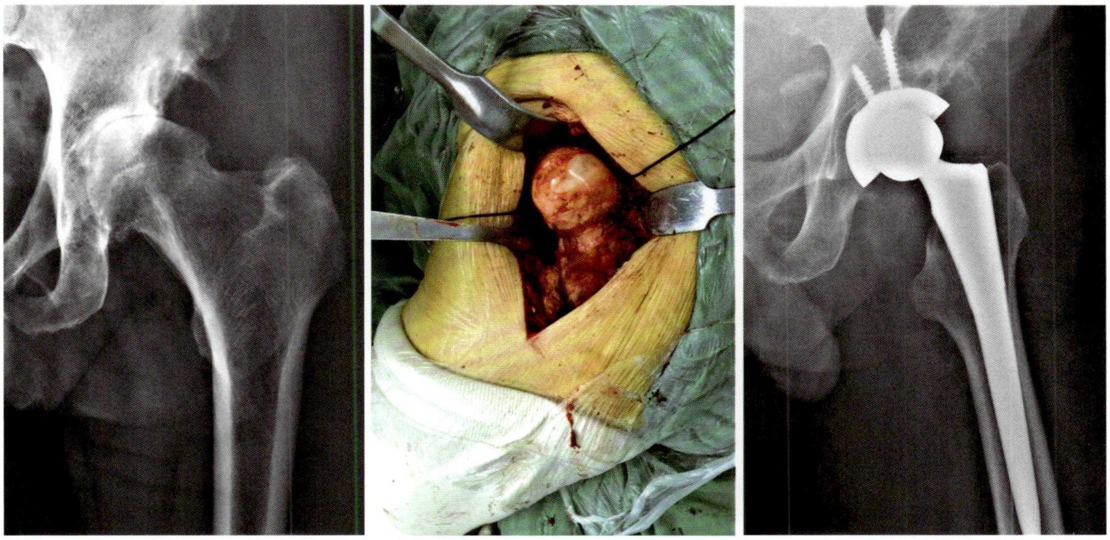

晚期髋关节骨性关节炎　　术中可见股骨头关节面软骨大面积消失，软骨下骨外露，硬化　　全髋人工关节置换术后

图 8-6-22　晚期髋关节骨性关节炎

三、股骨头无菌性坏死

（一）诊疗要点

1. 股骨头无菌性坏死 (osteonecrosis of femoral head) 又称股骨头坏死、股骨头缺血性坏死。非创伤性股骨头无菌性、缺血性坏死时，股骨头塌陷变形，继发髋关节退行性炎（图 8-6-23）。
2. 病因确定、病理机制尚未解明的股骨头坏死，最主要危险因素是使用皮质激素和酗酒。
3. 病因及病理机制已明确的股骨头坏死包括创伤（供血障碍）、骨盆部位的放射线照射（放射线损伤血管壁致管壁增厚狭窄）、潜涵病（减压形成气泡）和镰状红细胞病等引起血管阻塞、股骨头骺滑脱症等手术造成的血管损伤等。
4. 病理改变：股骨头的血液循环障碍引起骨细胞及骨髓成分死亡，并随之出现骨修复反应，坏死骨组织逐渐为新生骨所替代。由于新生骨硬度较低，受应力作用后负重区股骨头发生塌陷、变形。股骨头塌陷导致关节面不光整，关节软骨的应力集中，软骨细胞坏死，软骨碎裂脱落，软骨下骨质外露，继发髋关节骨性关节炎（图 8-6-24）。

5. 年轻患者多见，半数以上与服用激素有关。

6. MRI 可见“双线征”“新月体”等骨坏死表现（图 8-6-25）。放射性核素骨扫描（ECT）也有助于早

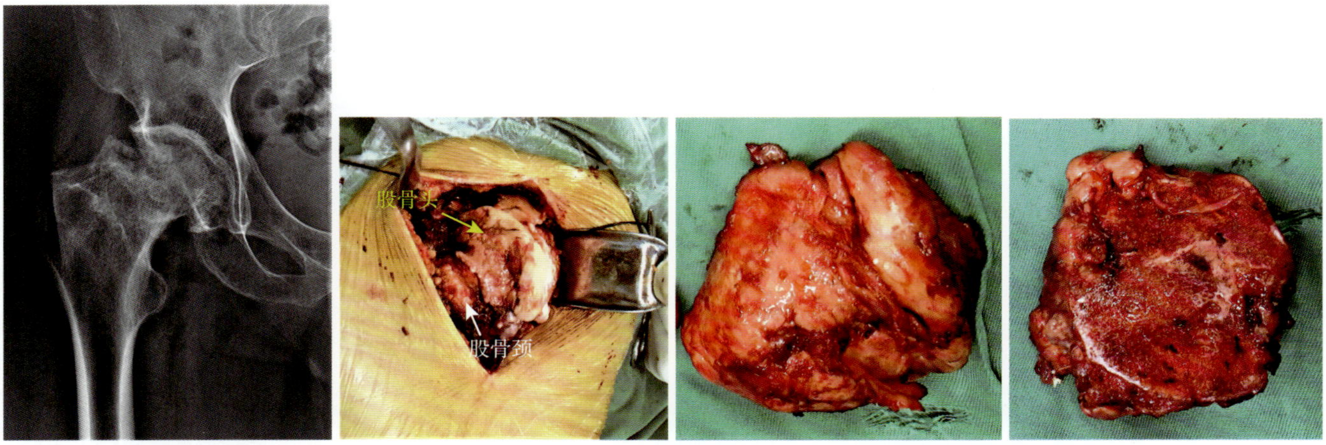

X 线片：股骨头明显塌陷变形　　术中可见股骨头塌陷，头内骨坏死，关节面软骨大面积剥脱

图 8-6-23 男，53 岁，右股骨头无菌性坏死

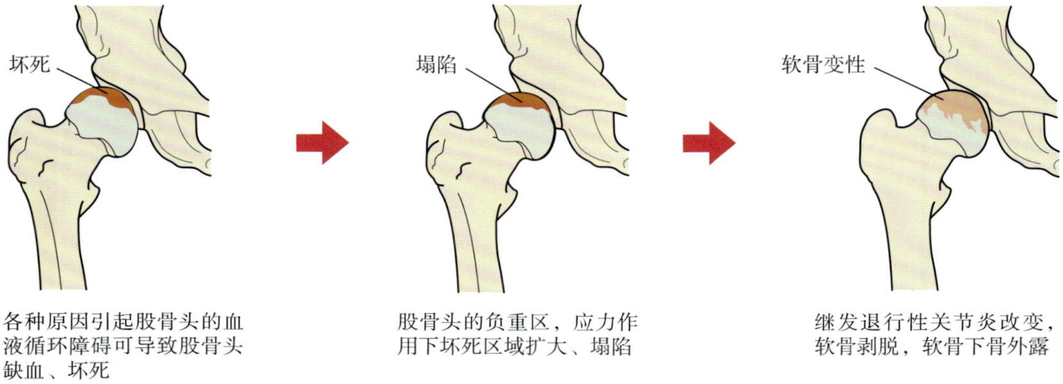

图 8-6-24 股骨头坏死病理演变过程

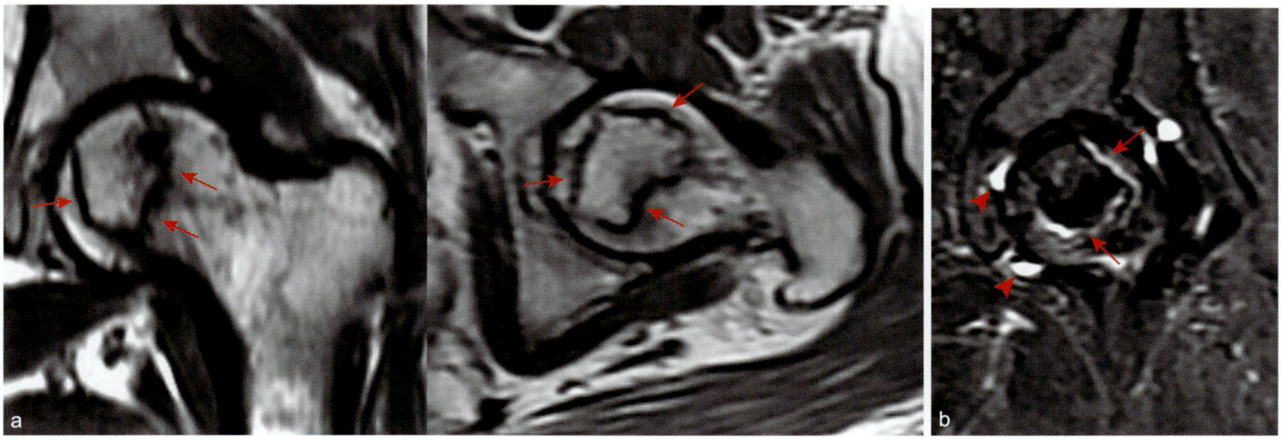

图 8-6-25 股骨头坏死 MRI
a. T_1W_1：股骨头内病灶区带状低信号；b. T_2W_1：股骨头内病灶区带状高信号，关节内积液

期诊断。

7. 诊断标准见表 8-6-2。
8. 根据病期（表 8-6-3）和病型（图 8-6-26）阶段选择不同的治疗方案。
9. 手术治疗可首先考虑保存关节面，改变股骨头主要负重区，选择经粗隆股骨头旋转截骨术（图 8-6-27）、股骨内翻截骨术等。
10. 股骨头变形严重选择人工股骨头置换、全髋关节置换术（图 8-6-28、图 8-6-29）。

（二）股骨头坏死诊断标准（表 8-6-2）

表 8-6-2　股骨头坏死诊断标准

X 线片
1. 股骨头塌陷
股骨头软骨下骨出现的“新月征”（crescent sign）
2. 股骨头内有带状硬化形成
1、2项中无关节间隙变窄，无髋臼异常改变
其他检查
3. 骨扫描：股骨头热像内有冷区
4. MRI：股骨头内带状低信号区（T_1W_1）
5. 骨组织活检显示骨坏死区伴随骨修复像
判定
确定诊断：上述5项中2项
除外项目：除外明确的肿瘤、肿瘤样疾病及炎性病变

松岡洋一. 厚生省特定疾患, 特発性大腿骨頭坏死調査研究班. 平成2年度研究報告. 1991.

（三）股骨头坏死病期分类（表 8-6-3）

表 8-6-3　股骨头坏死病期分类

病期分类	
Ⅰ期	X线像前期： X线片无异常，需骨扫描、MRI、骨活检等方法作出诊断
Ⅱ期	早期： X线片可见骨坏死影像。基本无关节面塌陷，如有也在2 mm以内
Ⅲ期	进行期： 出现股骨头塌陷破坏改变
Ⅳ期	晚期： 关节间隙变窄，髋臼侧等呈现继发性骨性关节炎改变

松岡洋一. 厚生省特定疾患, 特発性大腿骨頭坏死調査研究班. 平成2年度研究報告. 1991.

（四）股骨头坏死区域的病型分类（X 线学）（图 8-6-26）

病型分类：

Ⅰ型，带状硬化型：股骨头坏死区域带状硬化形成，

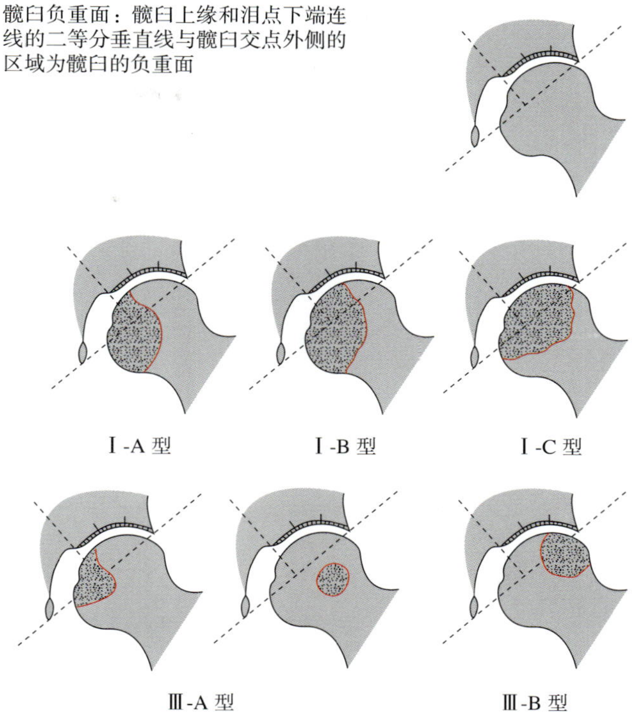

图 8-6-26　股骨头坏死区域的病型分类（X 线学）

小野啓郎. 大腿骨頭壊死症の診断基準.病型分類、病期. 厚生省特定疾患. 特発生性大腿骨頭壊死症調査研究班. 昭和61年度研究報告書. 1987, 331-336.

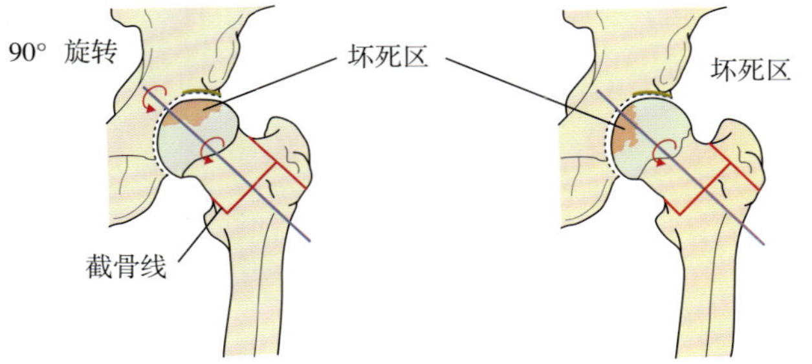

图 8-6-27　经粗隆股骨头旋转截骨术

截骨后，以股骨颈纵轴为中心向前旋转90°。将坏死区移向内侧，股骨头后方正常关节面移向负重区

其靠关节面侧新骨增生活跃。

Ⅰ-A 型：股骨头正常范围占髋臼负重面的外侧 2/3。由于股骨头发生塌陷危险性非常小，可行 X 线片定期观察。

Ⅰ-B 型：股骨头正常部分占髋臼负重面的外侧 1/3~2/3。股骨头发生塌陷的危险性在 20%以下，可部分负重，密切观察。如发生塌陷应尽早手术治疗。

Ⅰ-C 型：股骨头正常部分占髋臼负重面的外侧 1/3

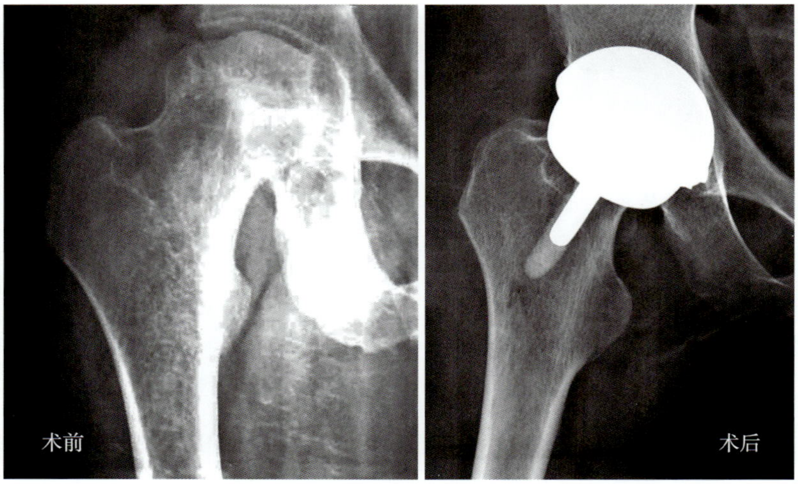

图 8-6-28　男，51 岁，股骨头无菌性坏死，施行全髋关节置换术

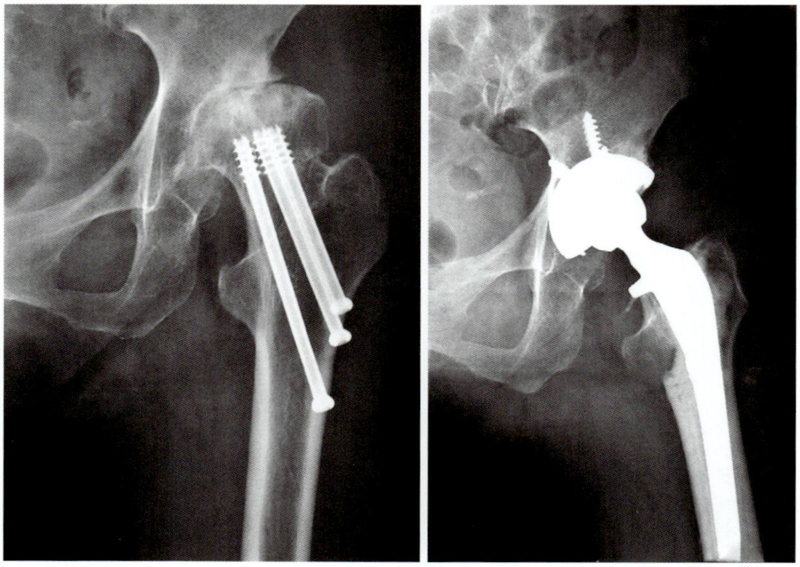

图 8-6-29　女，71 岁，股骨颈骨折，空心钉内固定术后股骨头坏死，施行全髋关节置换术

以下。股骨头发生塌陷变形危险性高，应尽早采取适宜的处理措施。

Ⅱ型，关节面不平整型：X 线显示坏死区域不明显，股骨头负重面扁平化。特征为关节面不平整或软骨下骨小梁骨折（新月征或新月线）。该型在坏死区域少有新骨增生修复反应，多见于皮质激素性骨坏死。多数迅速发生塌陷坏死，预后不良。

Ⅲ型，囊性改变型：特征为圆形或楔形透亮阴影。在组织学上，有血管伴行的纤维组织增生形成早期修复活动。但是，在负重部位塌陷的危险性高，故又分为 A、B 两型。

Ⅲ-A 型：坏死区域在股骨头的非负重部位或在股骨头中心附近。该型出现股骨头塌陷的危险性少，免负重等处理下，定期观察。

Ⅲ-B 型：股骨头坏死区域在髋臼负重面的外侧 2/3。该型因为出现股骨头塌陷的危险性高，需要尽快给予适宜的手术治疗。

（五）鉴别疾病

髋关节骨性关节炎：好发于 40 岁以上中老年。

X 线片显示髋臼与股骨头受累程度基本一致，关节端骨质不均匀、硬化、赘生、关节间隙变窄，可有囊性变（图 8-6-30）。

四、髋关节脱位

（一）诊疗要点

1. 髋关节脱位 (dislocation of hip joint) 超过 70% 为交通事故所致。
2. 后脱位约占 90%，下肢呈内收、内旋、屈曲位（图 8-6-31A）。常见于屈膝、屈髋位汽车仪表盘损伤（dash-board injury）（图 8-6-31B）。股骨头压迫可致坐骨神经损伤，体格检查勿疏忽。
3. 前脱位约占 10%，下肢呈外展、外旋、屈曲位。
4. 中心型脱位：无明显畸形，肢体可短缩，有轴心叩击痛等。
5. 治疗原则：立即复位，避免继发股骨头坏死。不能闭合复位就切开复位。复位后均需行患肢外展牵引 3～4 周。

(1) 复位常用手法有：

- Allis 法（提拉法）：适用于前、后脱位，且安全易复位。
- Bigelow 法（“？”号法）：适用于后脱位。

(2) 中心型脱位：不需手法复位，伤侧关节外展 30°、中立位股骨髁上大重量牵引，同时固定骨盆将股骨头从盆腔内拉出，便于髋臼底骨折复位愈合。

6. 手术治疗

(1) 手术适应证：伴有盂缘骨折、关节间隙有碎骨片影响复位或活动，应切开取出碎骨片并

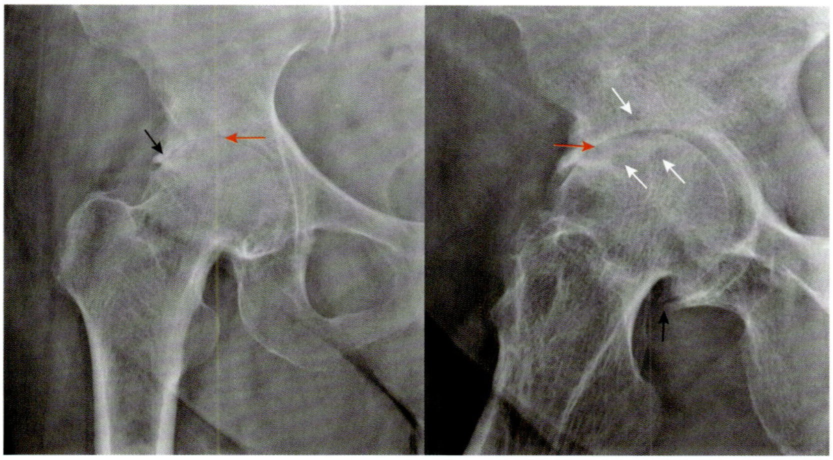

图 8-6-30 髋骨性关节炎
X线片显示负重区关节间隙变窄（红色箭头），髋臼及股骨头内囊肿形成（白色箭头），髋臼缘骨赘增生

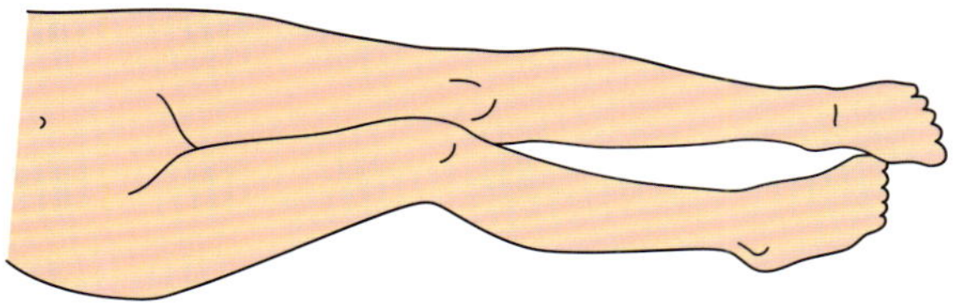

图 8-6-31a 髋关节后脱位：伤肢呈轻度屈曲、内收、内旋位畸形

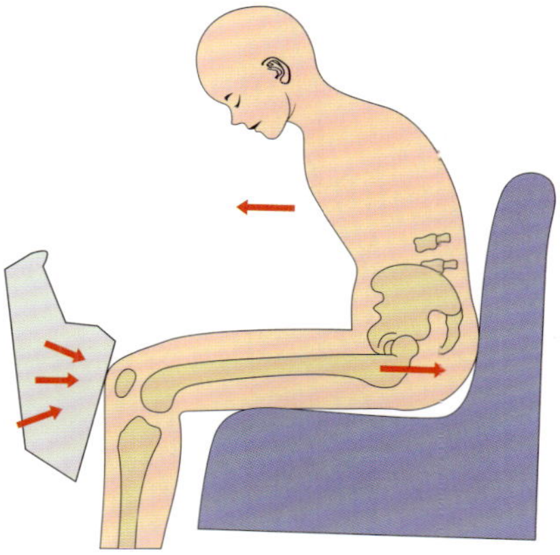

图 8-6-31b 仪表盘损伤（dash-board injury）

骨折复位内固定；术后维持下肢外展位皮牵引 3 ~ 4 周，后扶拐不负重行走，每 2 个月复查 X 线片，约 1 年左右，证明股骨头血运良好，可恢复正常活动。

(2) 后脱位常选 Kocher-langenbeck 入路，前脱位常选 Watson-Jones 入路。

- 后脱位（Thompson-Epstein Ⅱ型、Ⅲ型），多为软组织、软骨片、小骨块嵌入股骨头与髋臼间，术中彻底清除，关节复位后可稳定。
- 后脱位，伴有髋臼骨折（Thompson-Epstein Ⅳ型）：后壁骨折缺损超过关节面 30%，需要行重建钢板螺钉内固定修复，以复位关节形状和稳定。
- 后脱位，伴有股骨头或股骨颈骨折（Thompson-Epstein Ⅴ型）：股骨头可予空心螺钉固定恢复解剖复位，存在大骨块则予清除。

（二）髋关节后脱位 Thompson-Epstein 分类（图 8-6-32）

（三）髋关节后脱位伴股骨头骨折的 Pipkin 分类

Pipkin 将 Thompson & Epstein 分类中的Ⅴ型分为 4 个亚型（图 8-6-33）。

该类创伤属严重损伤，应积极慎重处理。Ⅰ型、Ⅱ型常见。

【病例】见图 8-6-34、图 8-6-35。

五、股骨近端骨折

（一）股骨解剖

见图 8-6-36。

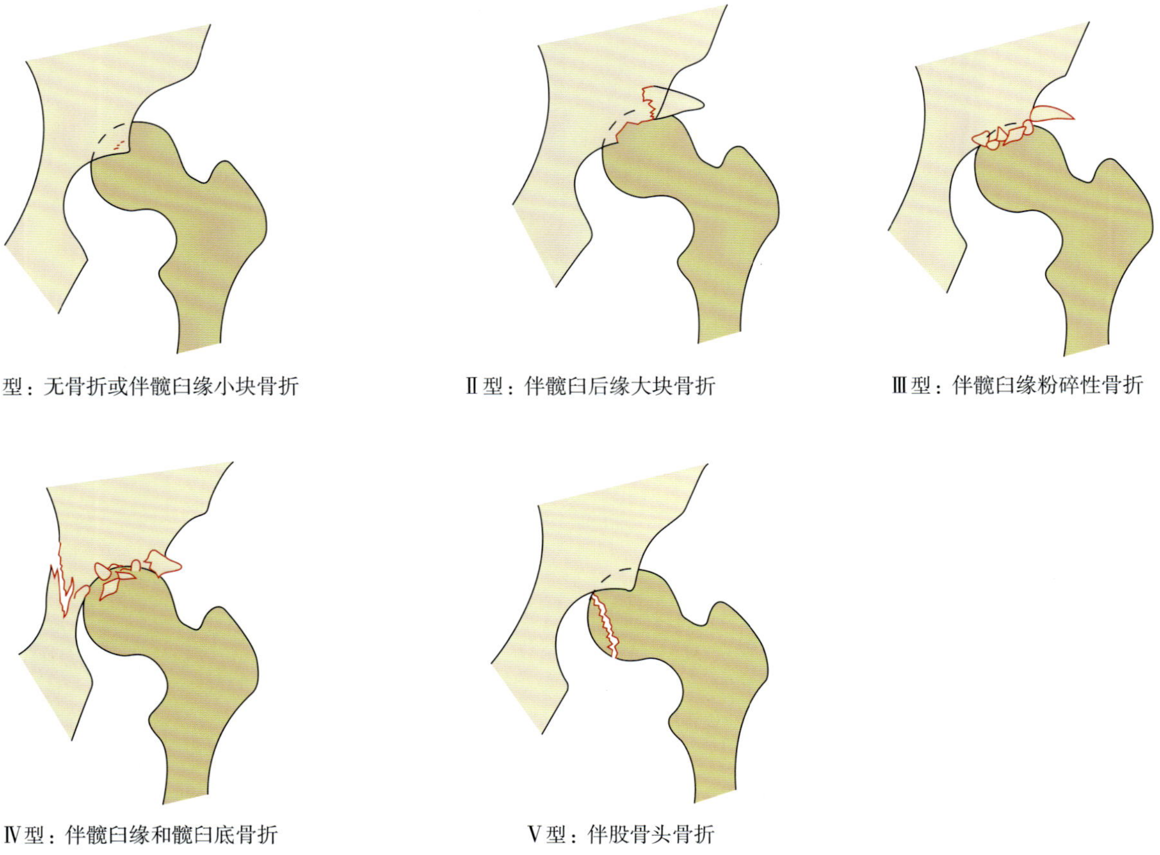

图 8-6-32 髋关节后脱位 Thompson & Epstein 分类（Thompson & Epstein classification of posterior hip dislocation）
Thompson VP, Epstein HC. Traumatic dislocation of the hip. A survey of two hundred and four cases covering a period of twenty-one years. J Bone Joint Surg, 1951, 33-A: 746-777.

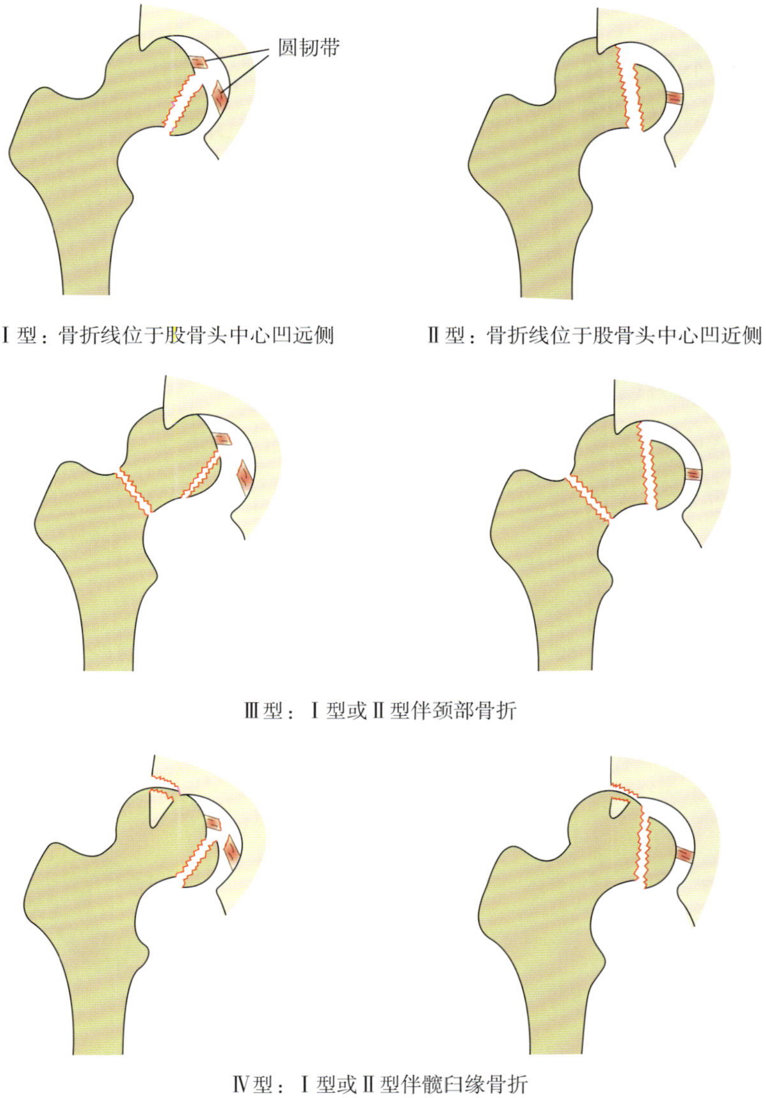

图 8-6-33　髋关节后脱位伴股骨头骨折的 Pipkin 分类（Pipkin classification of posterior hip dislocation with femoral head fracture）

Pipkin G. Treatment of grade VI fracture dislocation of the hip. A review. J. Bone Joint Surg, 1957, 39-A: 1027-1042.

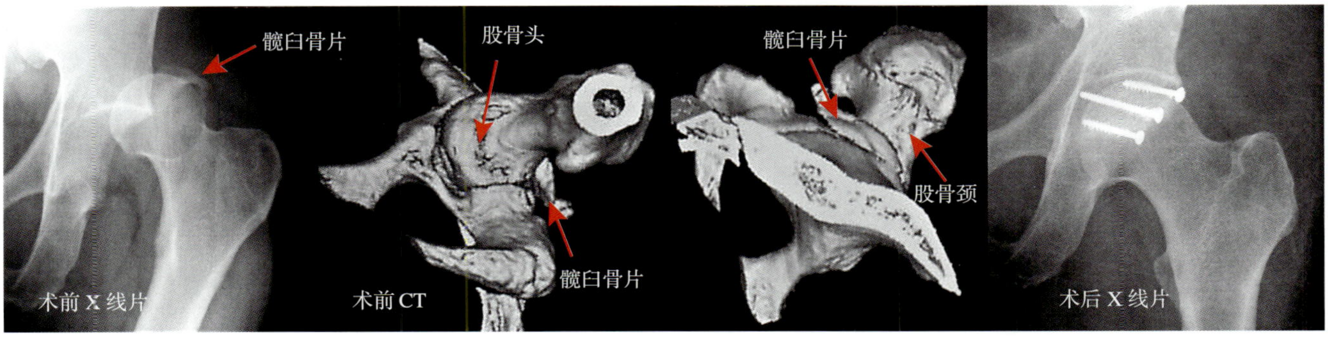

图 8-6-34　男，32 岁，左髋关节后脱位，Thompson-Epstein 分类Ⅱ型，行切开复位螺钉内固定术

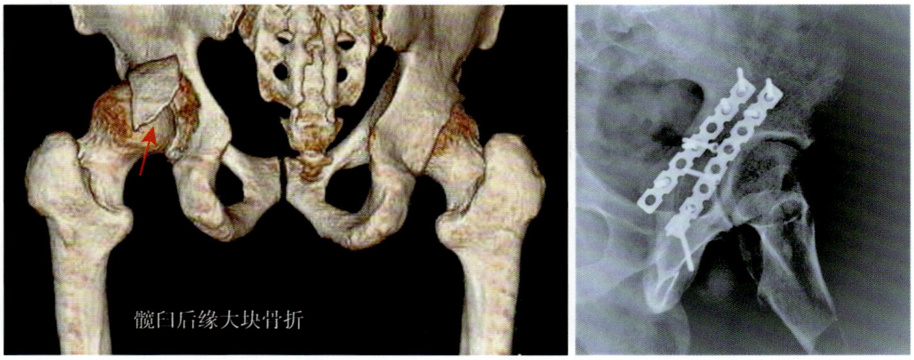

图 8-6-35 男，30 岁，左髋关节后脱位 Thompson-Epstein 分类Ⅱ型，切开复位重建钢板内固定

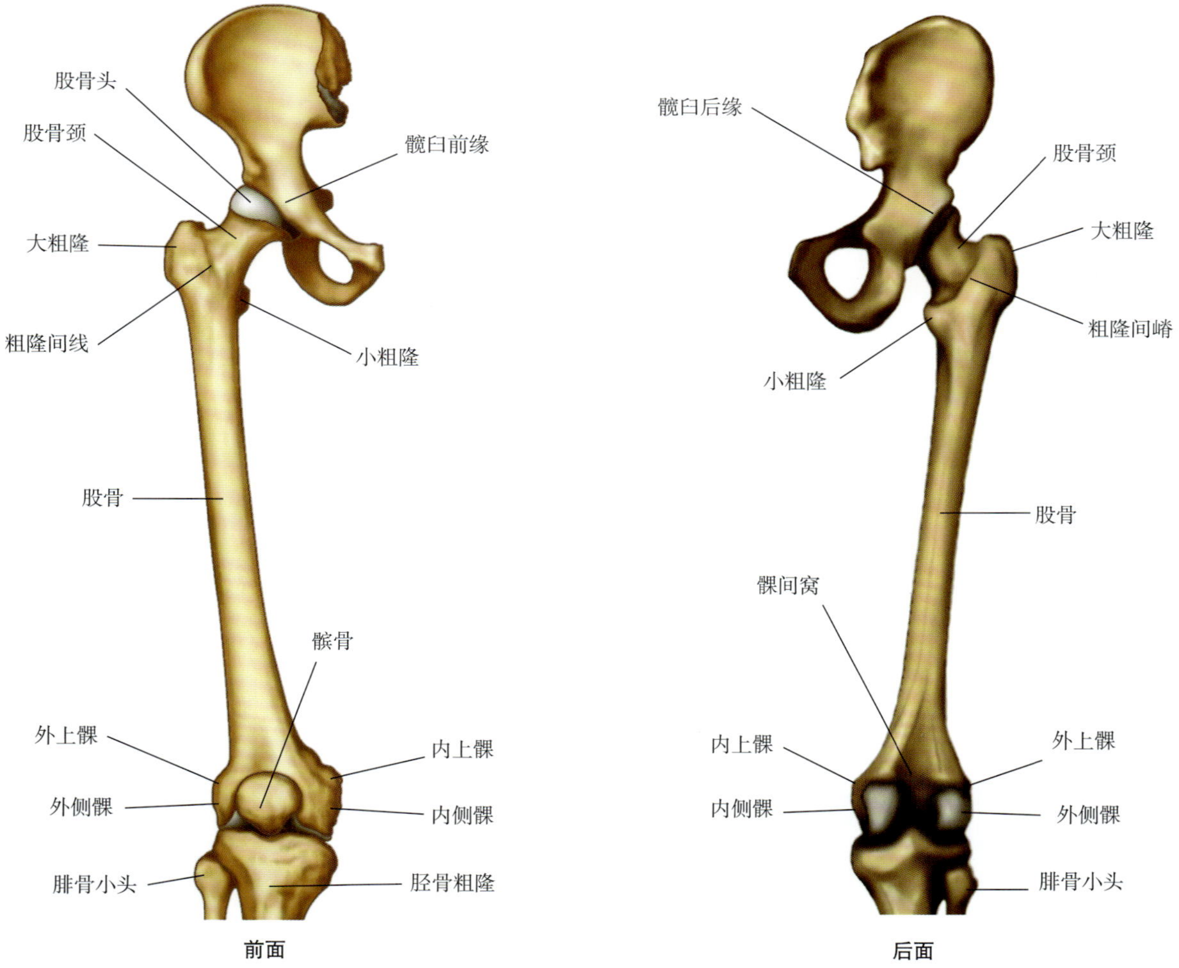

图 8-6-36 髋关节、股骨解剖

（二）诊疗要点

1. 股骨近端骨折（proximal femoral fractures）包括股骨头骨折、股骨颈骨折、股骨颈基底骨折、股骨粗隆间骨折和股骨粗隆下骨折。股骨头骨折和股骨粗隆下骨折多为交通事故等高能量损伤所致。股骨颈骨折、股骨颈基底骨折和股骨粗隆间骨折常见于高龄患者跌到所致，多合并骨质疏松症。
2. 关节囊外骨折出血多，注意观察失血量。骨折较易愈合。关节囊内骨折出血少，血运差，骨折不易愈合。滋养动脉损伤后易发生股骨头坏死（图8-6-37）。
3. 股骨近端骨折AO分类（AO classification of proximal femur fracture）共分为3型9组27个亚组，其中关节囊外粗隆部骨折为A型，关节囊内胺骨颈骨折为B型，关节内股骨头骨折则归为C型（图8-6-38）。
4. 治疗原则：手术为主。非手术治疗并发症发生率和死亡率较高。早期手术，早期功能锻炼，早期下地行走。
5. 半髋关节置换及全髋关节置换（年轻患者）常用于治疗囊内型股骨颈骨折（图8-6-39）。
6. 不稳定型的粗隆间骨折选择动力性髋螺钉是最佳的固定方式（图8-6-40）。稳定型骨折较适合带锁髓内钉固定（图8-6-41）。
7. 股骨近端骨折治疗后的功能评价，多选用Harris髋关节功能评分（1969）、Sanders髋关节创伤临床功能评分（1988）（见附录）。

六、股骨颈骨折

（一）诊疗要点

1. 股骨颈骨折(fractures of the femoral neck)常见于老年人，多伴骨质疏松，女性多于男性。
2. 股骨颈血运较差，处理不当会导致骨折不愈合或股骨头缺血性坏死。
3. 无移位的股骨颈骨折首选空心钉内固定（图8-6-42），适用于基底和经颈型骨折、头下型骨折中Garden分型Ⅰ、Ⅱ及部分Ⅲ型患者。
4. Garden分型Ⅲ、Ⅳ型患者选用人工关节置换术。
5. 儿童股骨颈骨折：多因高处坠落、交通事故等高能量损伤所致。股骨头缺血性坏死，骨不连、髋内翻、骺板早闭等并发症多见。无移位者可用髋“人”字石膏外固定；有移位者牵引复位多根克氏针内固定。

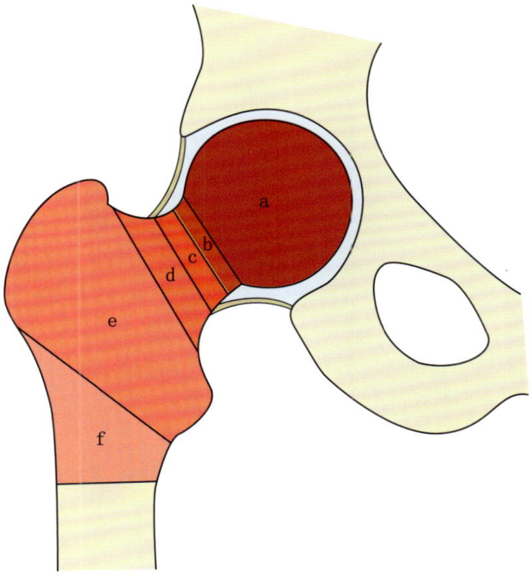

图8-6-37　股骨近端骨折的部位分类（classification of proximal femoral fractures）

Ⅰ型：关节囊内骨折：a. 头部；b. 头下型；c. 经颈型

Ⅱ型：关节囊外骨折：d. 基底型；e. 粗隆间骨折；f. 粗隆下骨折

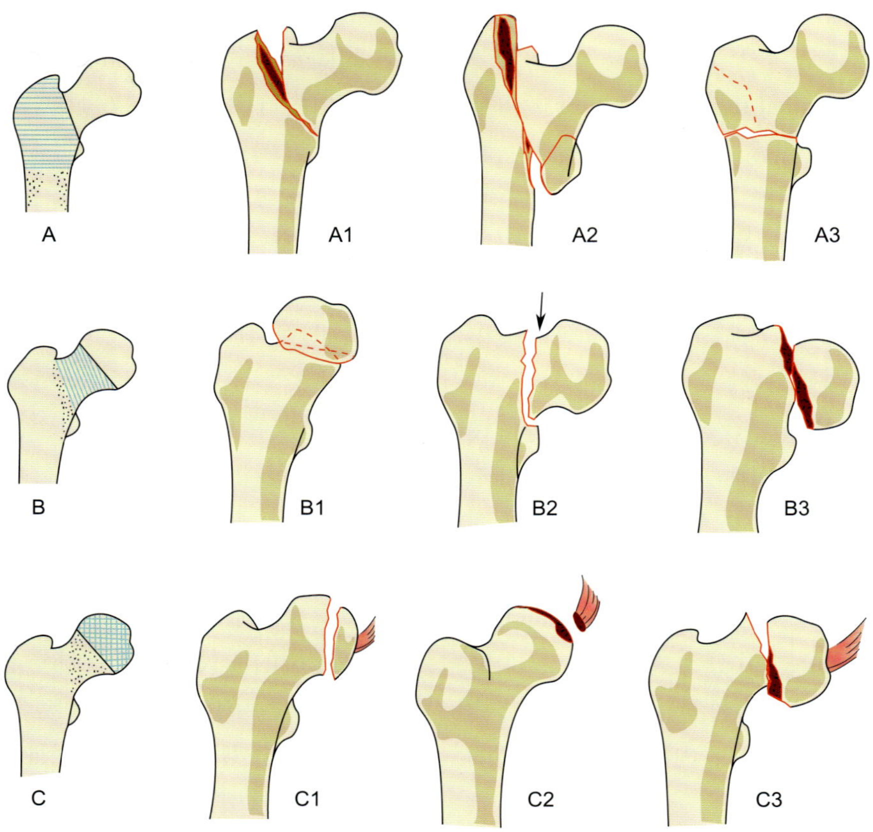

图 8-6-38 股骨近端骨折 AO 分类

A. 股骨粗隆部骨折

A1. 经粗隆简单骨折

1. 沿粗隆间线
2. 经大粗隆
3. 经小粗隆下

A2. 经粗隆粉碎骨折

1. 内侧有一骨折块
2. 内侧有数块骨折块
3. 骨折延伸至小粗隆下，超过 1 cm

A3. 粗隆间骨折

1. 斜形
2. 横形
3. 粉碎

B. 股骨颈骨折

B1. 头下型，轻度移位

1. 外展嵌入，≥15°
2. 外展嵌入，<15°
3. 无嵌入

B2. 经颈型

1. 股骨颈基底
2. 股骨颈中部，内收
3. 股骨颈中部，剪切

B3. 头下，移位，无嵌入

1. 中度移位，内收，外旋移位
2. 中度移位，垂直，外旋移位
3. 重度移位

C. 股骨头骨折

C1. 劈裂骨折

1. 圆韧带撕脱
2. 圆韧带断裂
3. 大块骨折

C2. 压缩骨折

1. 后上方
2. 前上方
3. 劈裂 - 压缩

C3. 头 - 颈部骨折

1. 劈裂及经颈骨折
2. 劈裂及头下骨折
3. 压缩及颈部骨折

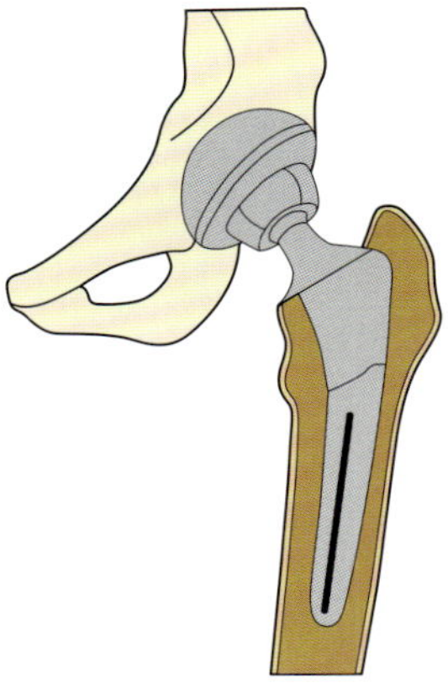

图 8-6-39　全髋关节置换术

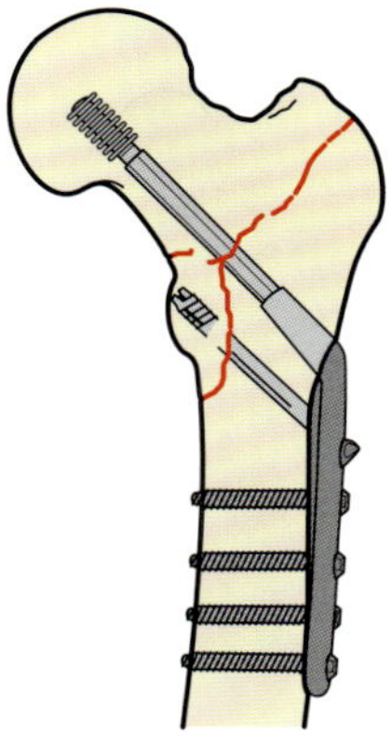

图 8-6-40　动力髋螺钉固定

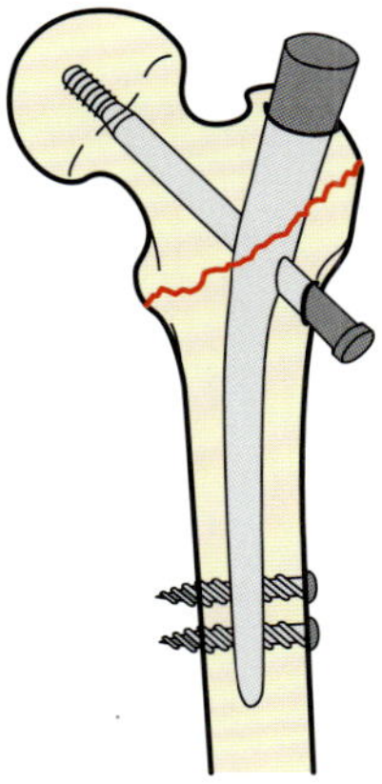

图 8-6-41　带锁髓内钉固定

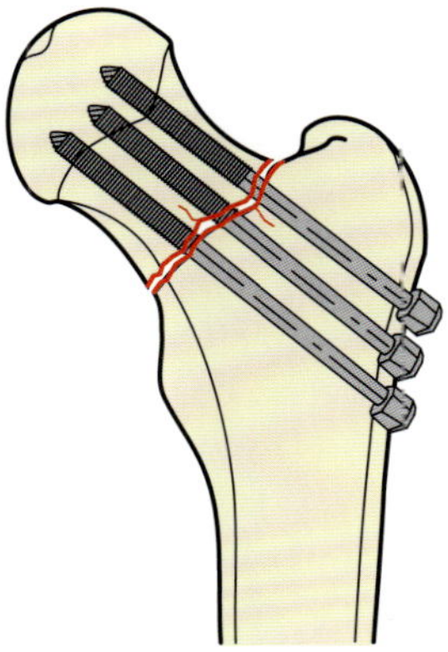

图 8-6-42　空心钉内固定

（二）股骨颈骨折 Garden 分类

见图 8-6-43~ 图 8-6-47。该分类方法在国内外广泛使用。

七、股骨粗隆间骨折

1. 股骨粗隆间骨折 (fracture of the femoral intertrochanteric) Evans 分类见图 8-6-48、图 8-6-49。该分类方法在国内外广泛使用。
2. 股骨粗隆下骨折分类见图 8-6-50。
3. 动力性髋螺钉（dynamic hip screw，DHS）适用于 AO 股骨近端骨折分类中 A1 型、部分 A2 型和 A3 型骨折，其中 A1 型是最佳适应证。
4. 股骨近端髓内钉（proximal femoral nail，PFN）适用于股骨粗隆间骨折、逆粗隆间骨折和高位股骨粗隆下骨折。

八、股骨干骨折

（一）诊疗要点

1. 股骨干骨折 (fracture of the femoral shaft) 多由于严重的外伤引起，出血量可达 1000 ~ 1500 ml。注意出血性休克。
2. 股骨下 1/3 骨折，受腓肠肌的牵拉，骨折远端向后成角可压迫或刺激腘动脉、腘静脉和坐骨神经。
3. 儿童股骨干骨折的愈合能力强，骨质塑建的潜力大，治疗重点是恢复力线，纠正旋转畸形，不强调解剖复位。
4. 儿童股骨干骨折以牵引等非手术治疗为主，不同

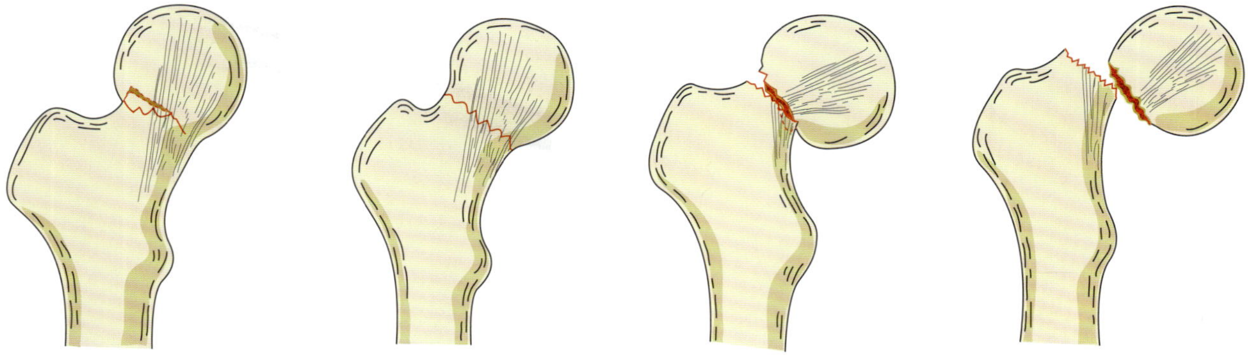

Ⅰ型：不全骨折，股骨颈下方骨小梁部分完整，该型包括“外展嵌插型”

Ⅱ型：完全骨折，无移位

Ⅲ型：完全骨折，部分移位股骨头呈内收位

Ⅳ型：完全骨折，完全移位

图 8-6-43 股骨颈骨折 Garden 分类（Garden classification of femoral neck fracture）

Garden RS. Low-angle fixation in fractures of the femoral neck. J Bone Joint Surg, 1961, 43-B: 647-663.

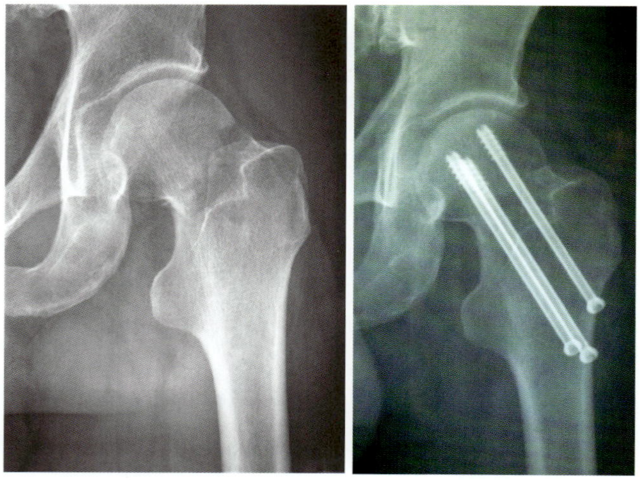

图 8-6-44 病例：男，50 岁，Garden Ⅱ型骨折，空心钉内固定

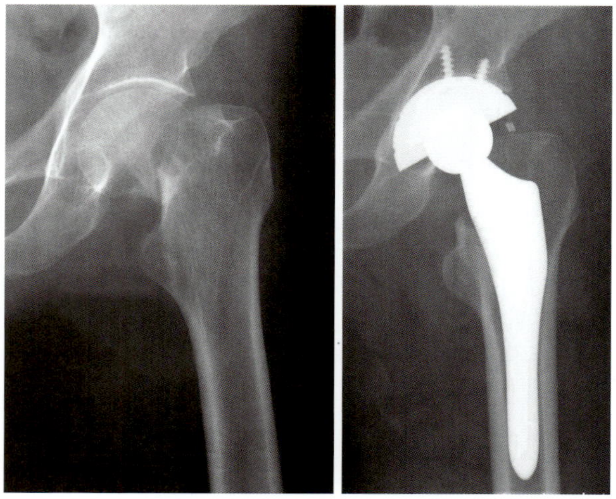

图 8-6-45 病例：男，65 岁，Garden Ⅲ型骨折，全髋关节置换术

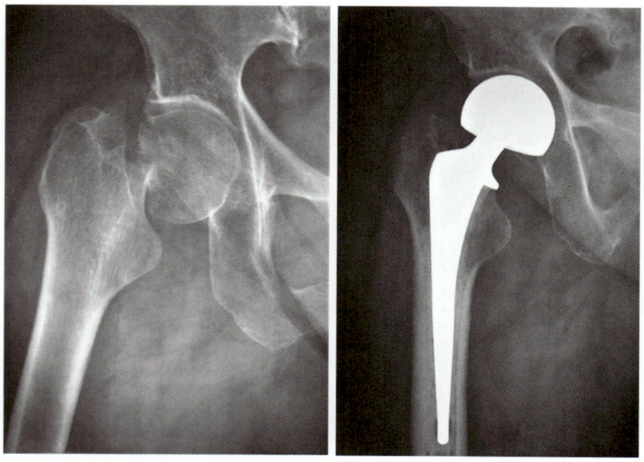

图 8-6-46 病例：女，75 岁，Garden Ⅵ型骨折，人工股骨头置换术

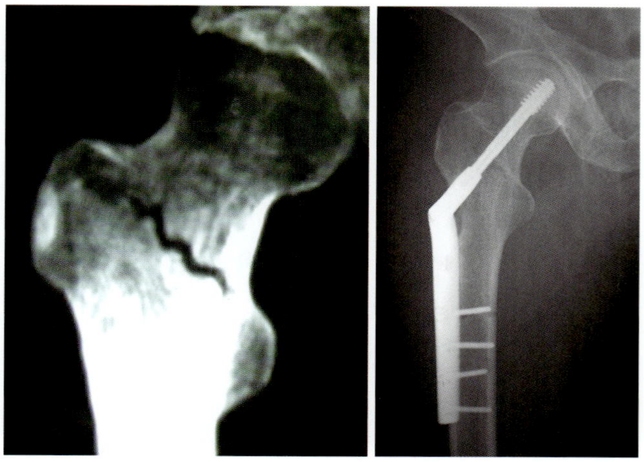

图 8-6-47 病例：男，38 岁，股骨颈基底骨折，DHS 内固定术

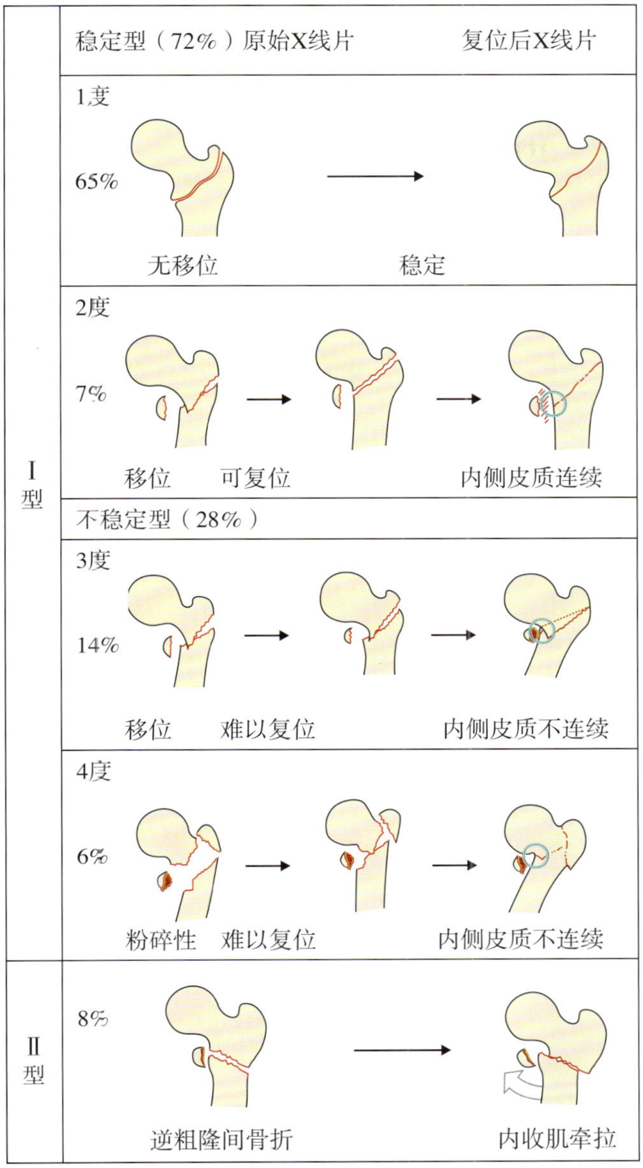

图 8-6-48 股骨粗隆间骨折 Evans 分类（Evans classification of femoral intertrochanteric fracture）

Evans EM. The treatment of trochanteric fractures of the femur. J Bone Sug, 1949, 31-B: 190-203

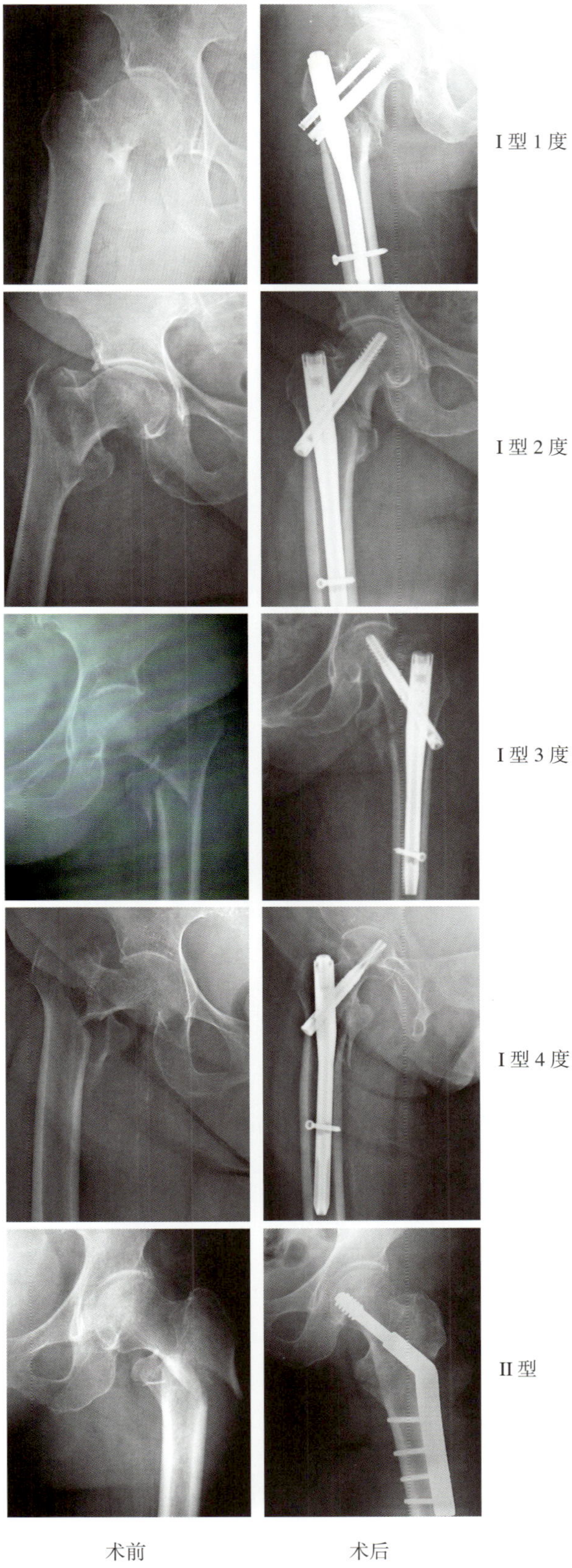

图 8-6-49 股骨粗隆间骨折 Evans 分类 X 线片

年龄段方法有些不同（图 8-6-51、图 8-6-52）。3 岁以下选择垂直悬吊皮牵引 3～4 周。5～11 岁患儿适宜采用弹性髓内针固定。

5. 成人股骨干骨折选择带锁髓内钉等内固定。

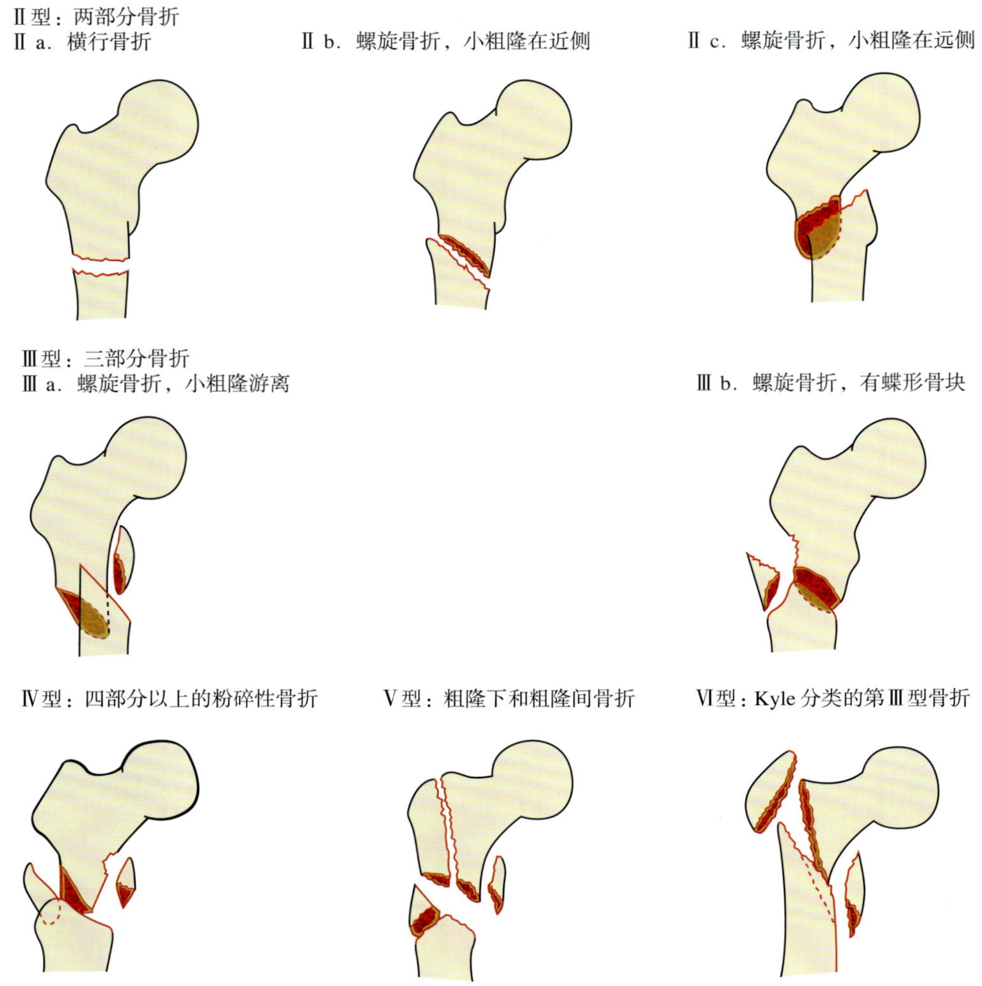

图 8-6-50　股骨粗隆下骨折 Seinsheimer & Bergman 分类（Seinsheimer & Bergman classification of femoral subtrochanteric fracture）

Seinsheimer F III. Subtrochanteric fractures of the femur. J. Bone Joint Surg, 1978, 60-A: 300-306.

Bergman GD, Winquist RA, Mayo KA. Subtrochanteric fractures of the femur. Fixation using the Zickel nail. J Bone Joint Surg, 1987, 69-A: 1032-1040.

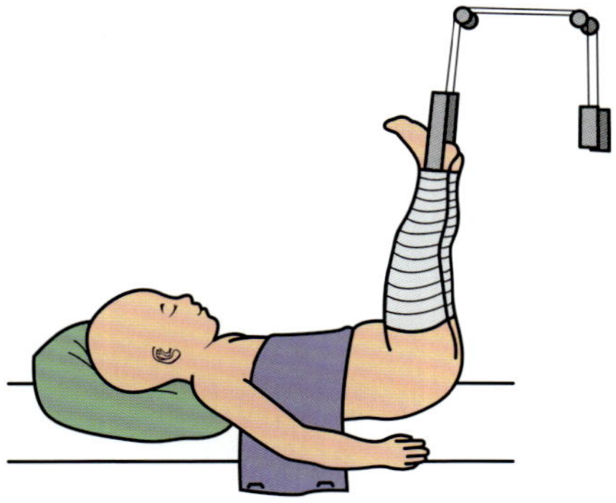

图 8-6-51　3 岁以下儿童首选垂直悬吊皮牵引

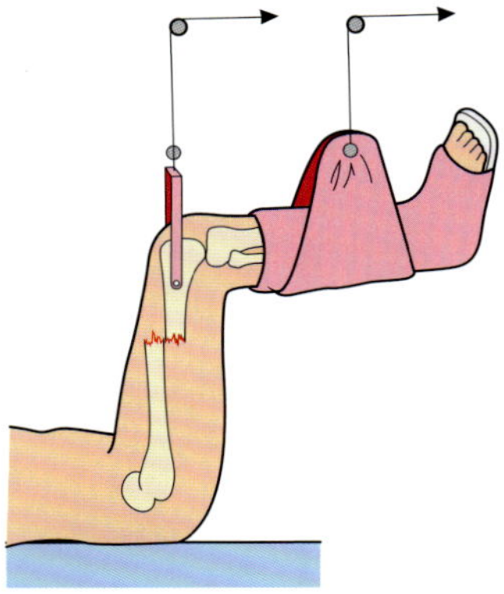

图 8-6-52　4 岁以上儿童可选择 90°-90° 骨牵引

（二）股骨干骨折 AO 分类（图 8-6-53）

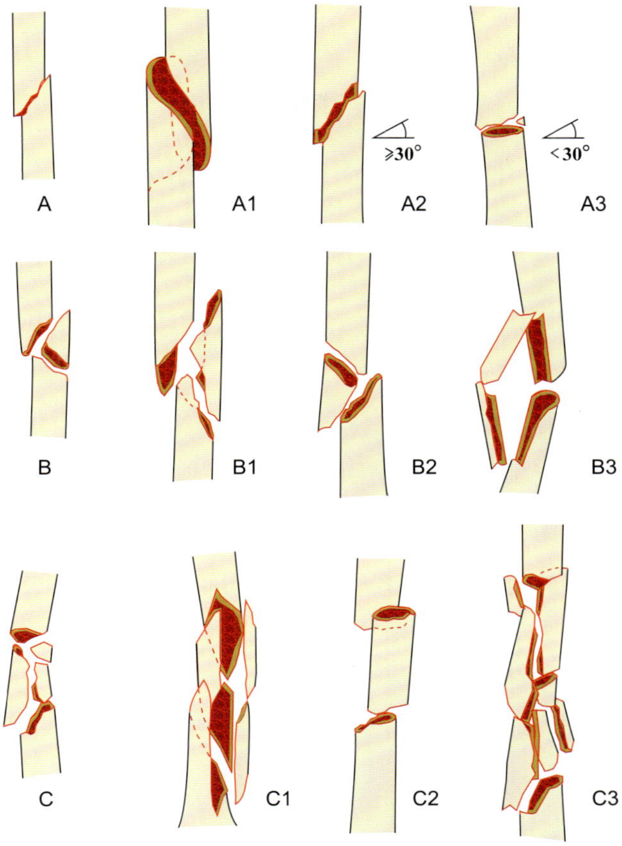

图 8-6-53 股骨干骨折 AO 分类（AO classification of femoral shaft fracture）

A. 简单骨折

A1. 螺旋形
1. 粗隆下
2. 中段
3. 远段

A2. 斜形（≥30°）
1. 粗隆下
2. 中段
3. 远段

A3. 横形（<30°）
1. 粗隆下
2. 中段
3. 远段

B. 楔形骨折

B1. 螺旋楔形
1. 粗隆下
2. 中段
3. 远段

B2. 弯曲楔形
1. 粗隆下
2. 中段
3. 远段

B3. 粉碎楔形
1. 粗隆下
2. 中段
3. 远段

C. 复杂骨折

C1. 螺旋形
1. 两块中间骨折块
2. 三块中间骨折块
3. 三块以上中间骨折块

C2. 多段形
1. 一块中间骨折块
2. 一块中间骨折块，合并楔形骨块
3. 两块中间骨折块

C3. 不规则形
1. 两或三块中间骨折块
2. 有限粉碎（<5 cm）
3. 广泛粉碎（≥5 cm）

【病例】见图 8-6-54~ 图 8-6-56。

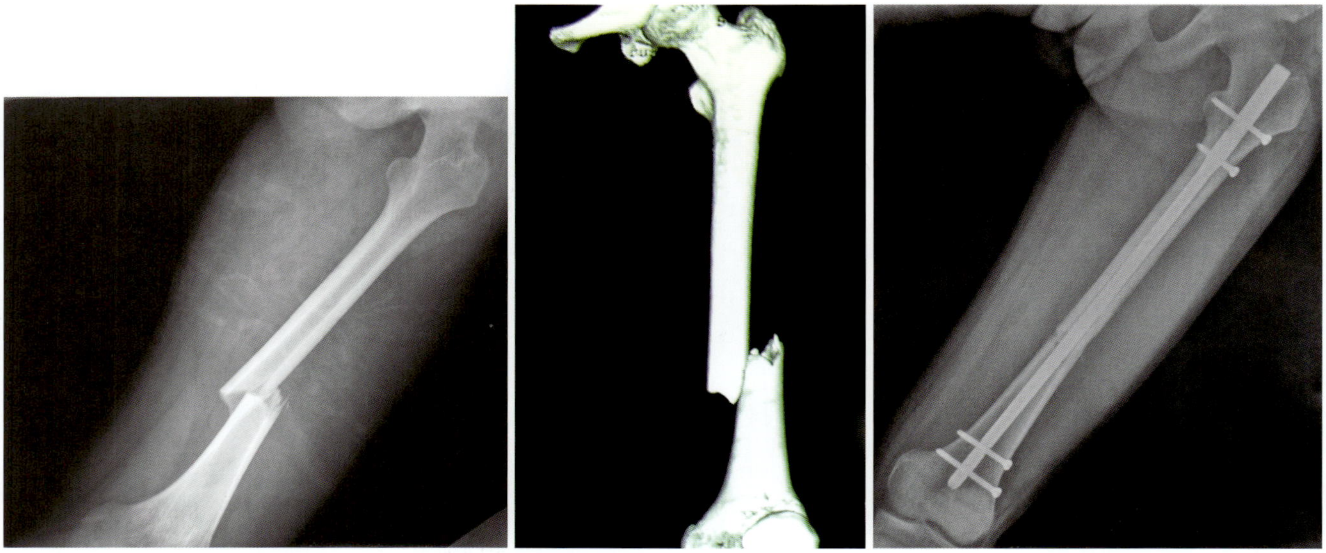

图 8-6-54 股骨干中下段骨折，闭合复位带锁髓内钉固定术

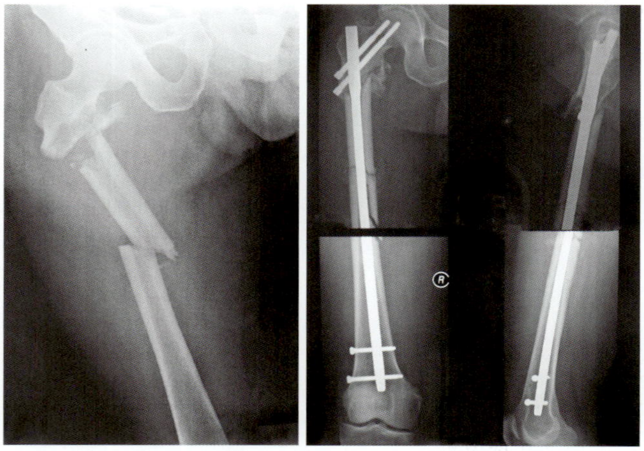

图 8-6-55 股骨多段骨折，闭合复位带锁髓内钉固定术

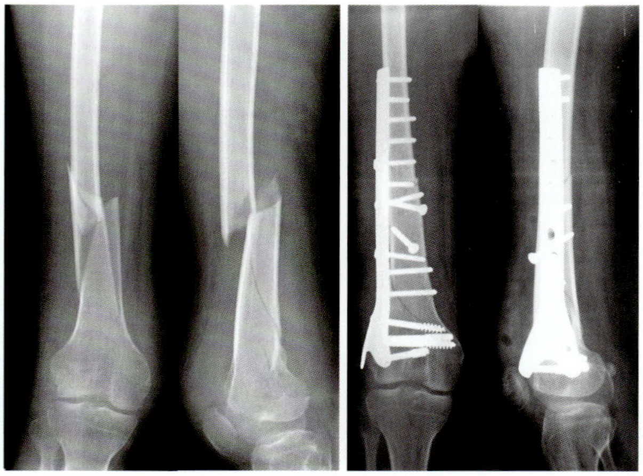

图 8-6-56 股骨干中下 1/3 粉碎性骨折，切开复位钢板内固定术

九、股骨远端骨折

（一）诊疗要点

1. 股骨远端骨折 (distal femoral fracture) 是指股骨髁上、髁间以及股骨单髁的骨折。
2. 通常发生在高能量损伤的年轻人，或低能量损伤伴骨折疏松的老年人。随着人工关节置换的数目增多，假体周围骨折的发生率也在增加。
3. 检查足、趾活动情况，足背感觉、足背动脉搏动情况。排除神经、血管损伤的可能。应同时检查膝部侧副韧带及交叉韧带有否损伤（参见膝韧带损伤章节）。
4. 应尽早切开复位内固定，根据骨折类型选择 LISS 钛板、动力髁螺钉或逆行交锁髓内钉。
5. Hoffa 骨折为股骨远端单髁或双髁后方的冠状位骨折。普通 X 线检查有时会漏诊，CT 可明确诊断。手术选择空心螺钉等内固定，必要时配合应用抗滑动钢板。注意术中少剥离，术后晚负重。

（二）股骨远端骨折 AO 分类（图 8-6-57）

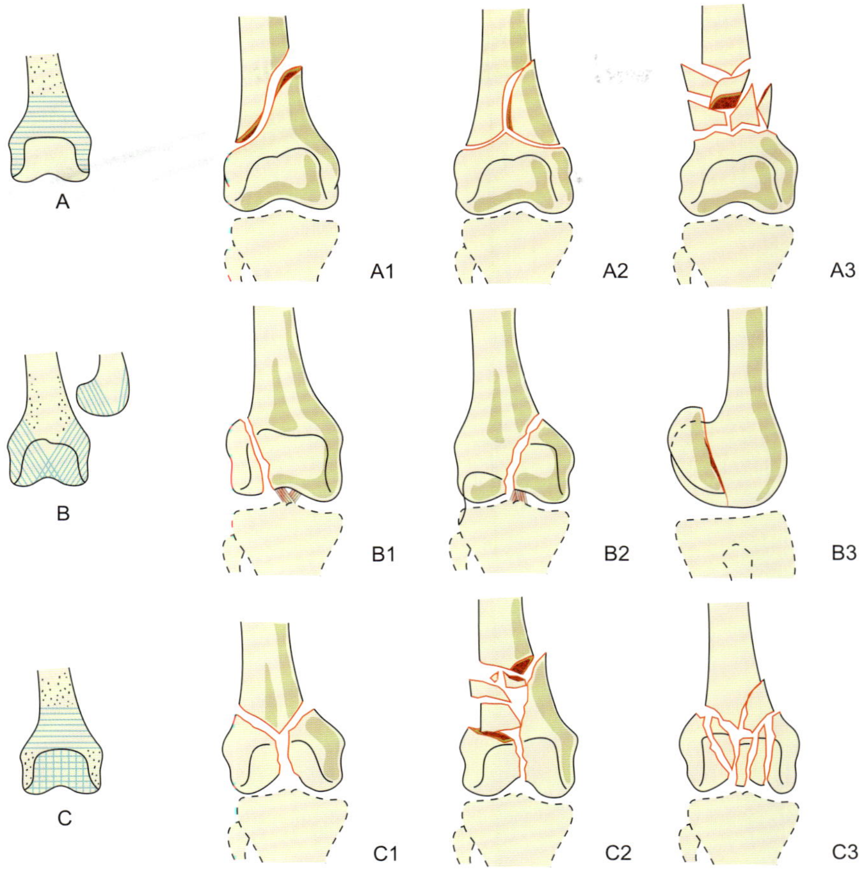

图 8-6-57　股骨远端骨折 AO 分类（AO classification of distal femoral fracture）

A. 关节外骨折
- A1. 简单骨折
  1. 骨突部骨折
  2. 干骺端斜形或螺旋形
  3. 干骺端横形
- A2. 干骺端楔形
  1. 完整楔形
  2. 外侧骨折块
  3. 内侧骨折块
- A3. 干骺端复杂骨折
  1. 伴有内侧劈裂骨折块
  2. 不规则，局限于干骺端
  3. 不规则，延伸至骨干

B. 部分关节内骨折
- B1. 外髁矢状面骨折
  1. 经髁间窝，简单
  2. 经负重面，简单
  3. 粉碎骨折
- B2. 内髁矢状面骨折
  1. 经髁间窝，简单
  2. 经负重面，简单
  3. 粉碎骨折
- B3. 冠状面部分骨折
  1. 前外侧片状骨折
  2. 后侧单髁骨折（Hoffa）
  3. 后侧双髁骨折（Hoffa）

C. 完全关节内骨折
- C1. 干骺端简单骨折
  1. T 或 Y 形骨折，轻度移位
  2. T 或 Y 形骨折，明显移位
  3. T 形骨骺骨折
- C2. 简单干骺端粉碎骨折
  1. 完整楔形
  2. 粉碎楔形
  3. 复杂骨折
- C3. 粉碎性骨折
  1. 干骺端简单
  2. 干骺端粉碎
  3. 干骺端及骨干粉碎骨折

AO 分类应用最为广泛，依据形态特征分为关节外骨折、部分关节内骨折（单髁）和完全关节内骨折（双髁），分别以 A、B、C 分组，每组再根据骨折严重程度分为 3 个亚型，分别以 1、2、3 表示。

（三）股骨髁部及髁上骨折 Neer- 角南分类（图 8-6-58）

Ⅰ型：轻微移位骨折

Ⅱ型 a：股骨髁内侧移位

Ⅱ型 b：股骨髁外侧移位

Ⅲ型：髁上和骨干部骨折

Ⅳ型 a：髁上粉碎性骨折，无或轻度移位

Ⅳ型 b：髁上粉碎性骨折，内侧移位

Ⅰ～Ⅲ型为 Neer 分类。Ⅳ型 a 和 b 为角南的补充分类。

（四）病例

见图 8-6-59、图 8-6-60。

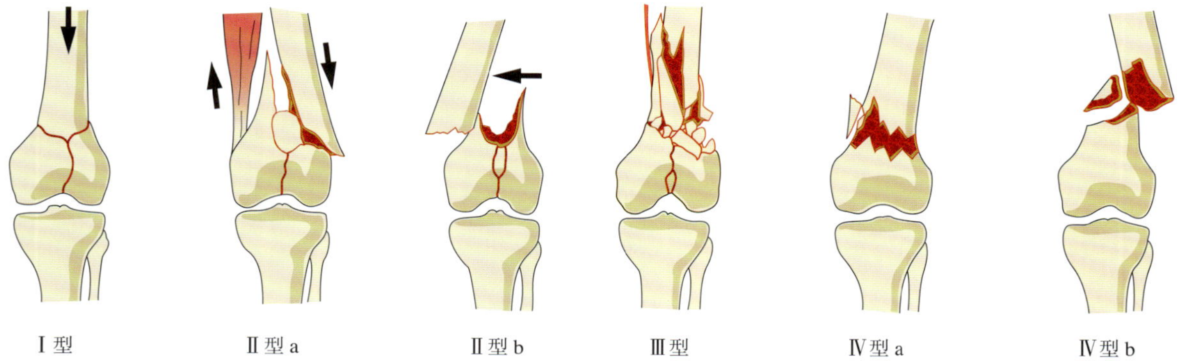

图 8-6-58 股骨髁部及髁上骨折 Neer- 角南分类 (Neer- 角南 classification of condylar and supracondylar fracture of femur)

Neer CS, Grantham SA, Shelton ML. Supracondylar fracture of the adult femur. A study of one hundred and ten cases. J Bone Joint Surg, 1967, 49-A: 591-613.
角南義文. N式プレートによる大腿骨末端部骨折の治療について. 整形外科, 1978, 29：437-443.

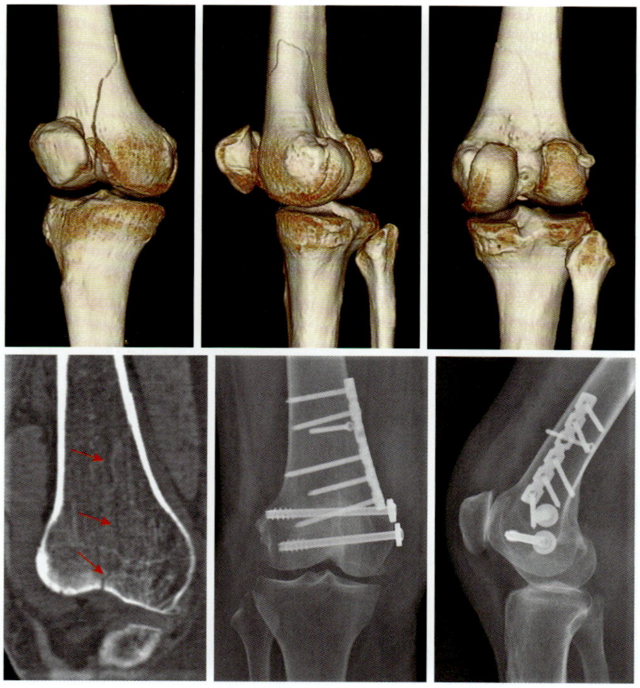

图 8-6-59 女，59 岁，右股骨内髁骨折，AO 分类 B2 型，Neer- 南角分类Ⅱ型 a，施行切开复位螺钉、接骨板内固定

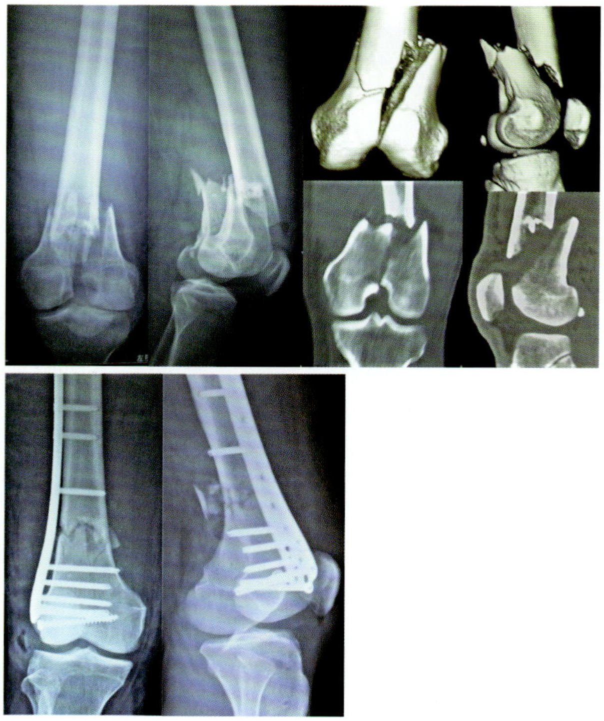

图 8-6-60 男，39 岁，左股骨髁间骨折，AO 分类 C2 型，Neer- 南角分类Ⅱ型 a，施行切开复位接骨板内固定

十、浮膝损伤

1. 浮膝损伤 (floating knee injury) 指同侧股骨和胫骨骨折造成膝关节两侧连续性中断，失去稳定的一种高能量损伤。治疗困难。

2. 早期处理原则以治疗重要脏器损伤、抢救生命为主，同时对伤肢行有效制动，待生命体征平稳后，尽可能一期完成股骨和胫骨的固定。合并血管、神经、肌肉损伤者及时进行修复（图 8-6-61）。

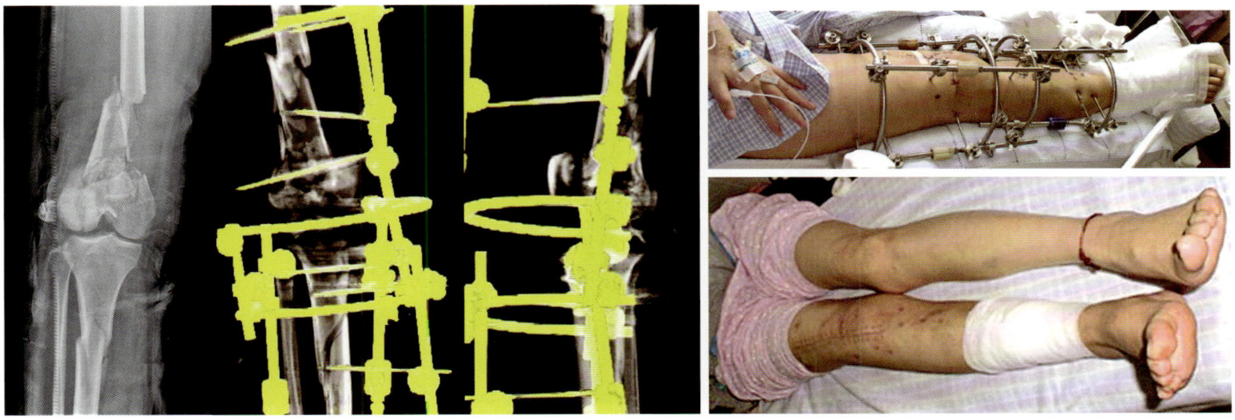

图 8-6-61　女，25 岁，车祸致右股骨髁间、髁上开放性粉碎性骨折，右胫腓骨中上 1/3 骨折。急诊行清创，股骨、胫骨骨折闭合复位，超膝关节支架外固定，膝关节制动。术中探查腘静脉挫裂伤，给予人工血管移植吻合。股骨内髁、干部部分骨缺损。股直肌和股内侧肌部分断裂，行修补缝合。术后 3 个半月随访，外观伤肢无畸形，无短缩，膝关节功能良好

第七节　膝关节

一、解剖、功能及体格检查

（一）膝关节、小腿解剖

见图 8-7-1~ 图 8-7-5。

（二）要点

1. 膝关节骨性结构由股骨下端、胫骨上端和髌骨构成。属于双轴关节（图 8-7-1、图 8-7-2）。
2. 膝关节屈曲主动肌是股二头肌、半腱肌、半膜肌。膝关节伸展主动肌是股四头肌（图 8-7-3）。
3. 内外侧副韧带、前后交叉韧带、半月板和附着于关节周围的肌腱提供了膝关节稳定性（图 8-7-4）。
4. 由于形态复杂以及韧带、半月板和肌肉的作用膝关节可有三维空间的运动。它具有 6 个自由度（degrees of freedom）。三个平移自由度对应于前后抽屉运动（5 ~ 10 mm）、内外平移运动（1 ~ 2 mm）和压缩与分离运动（2 ~ 5 mm）。三个旋转自由度对应于膝关节的伸屈、内外旋转和内外翻旋转。
5. 膝前侧动脉有膝内上动脉、膝内下动脉、膝外上动脉、膝外下动脉、膝横动脉和胫前返动脉等相互吻合而成动脉网（图 8-7-5）。
6. 下肢生物力学
   (1) 股胫角（外翻角）和胫骨平台后倾角的测量。

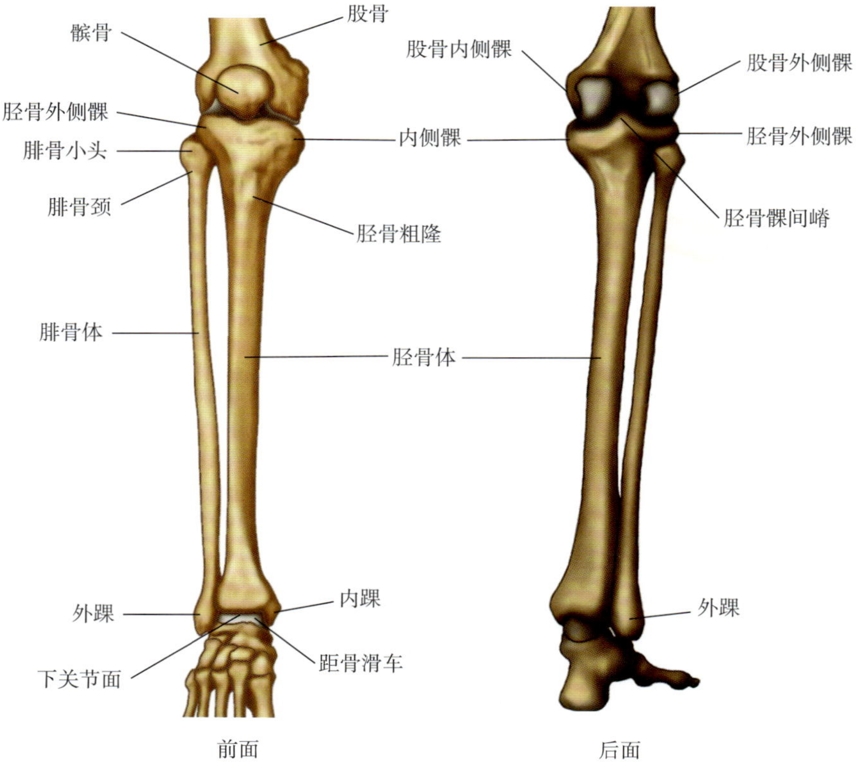

图 8-7-1 膝关节、小腿骨骼

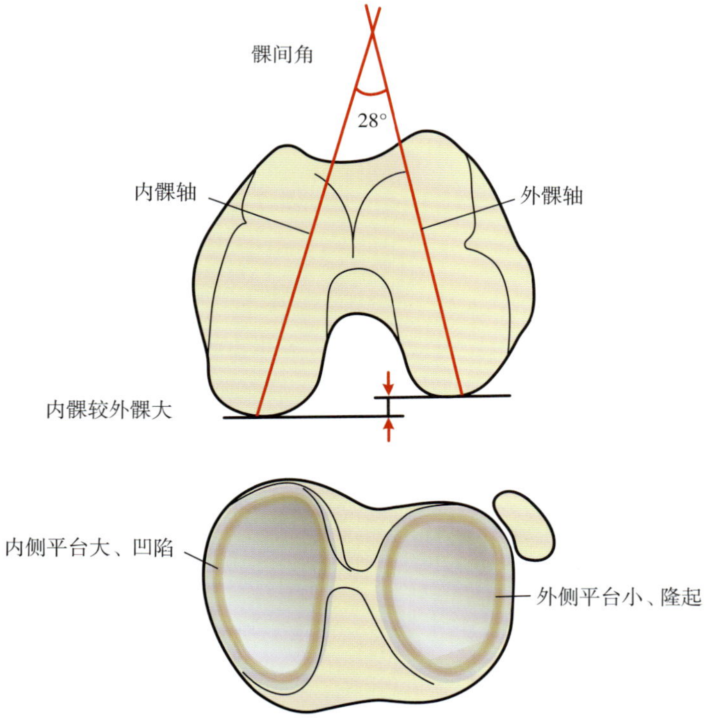

图 8-7-2 膝关节关节面形态特征

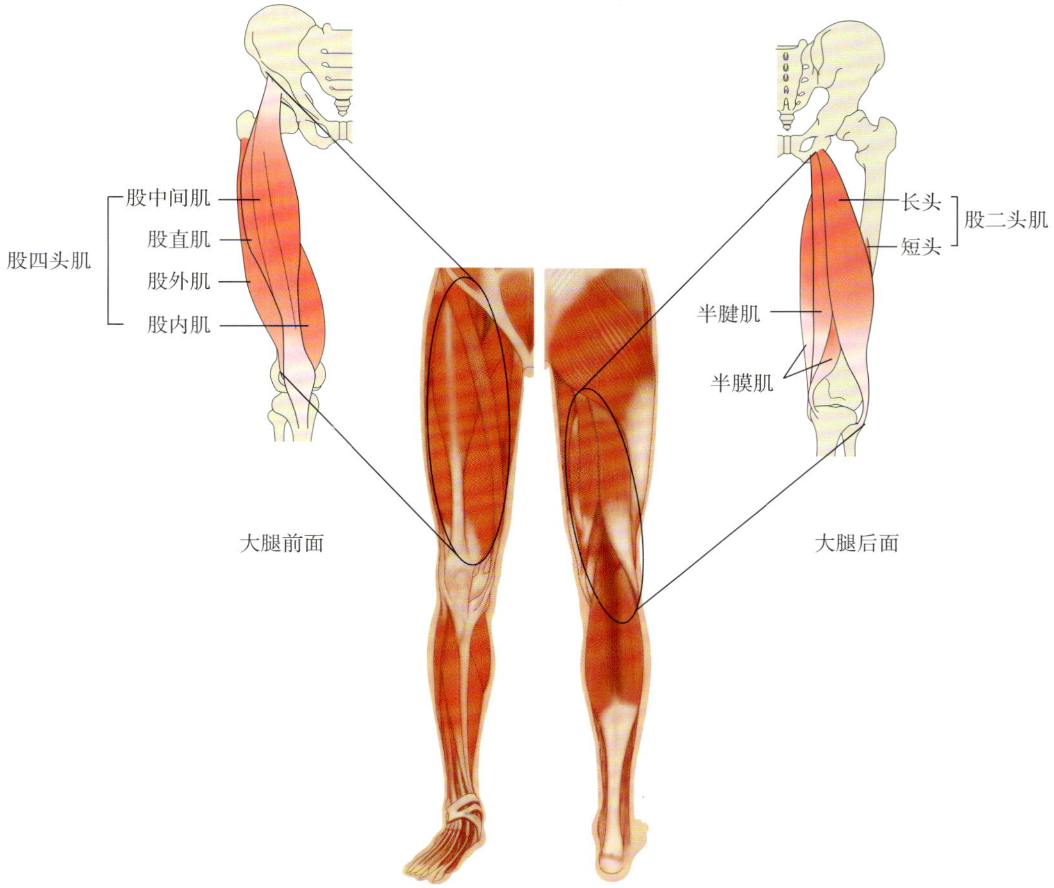

图 8-7-3　下肢主要伸屈肌

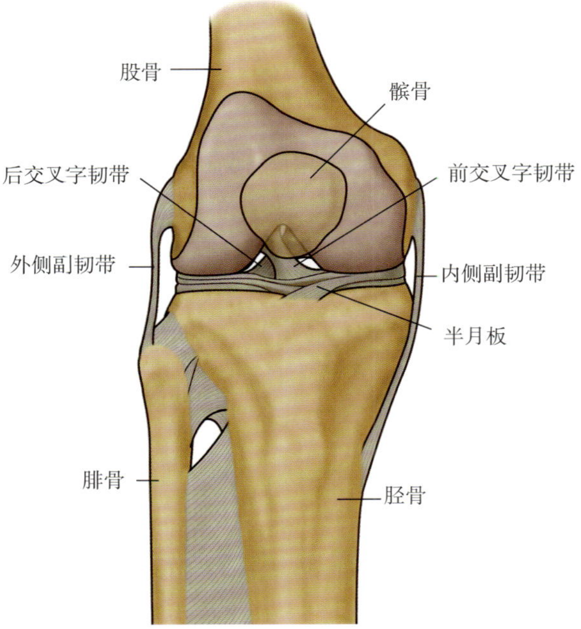

图 8-7-4　膝关节结构图

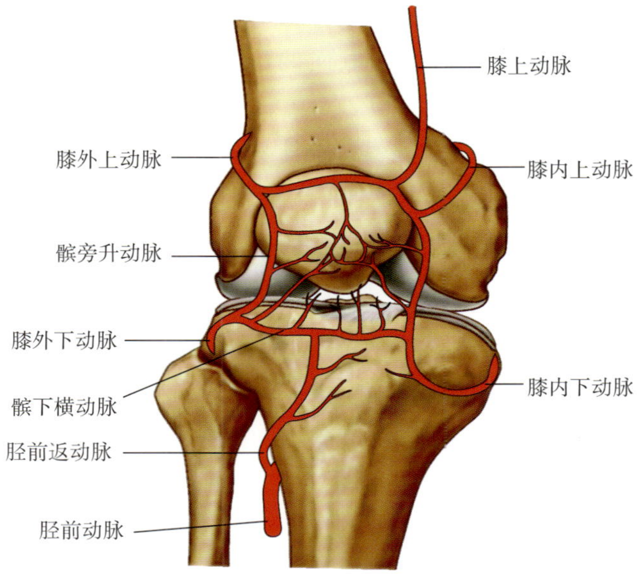

图 8-7-5　膝前侧动脉网

① 股胫角（femorotibial angle，FTA）：在 X 线前后位片上，股骨长轴和胫骨长轴相交的外侧角（图 8-7-6）。也称膝外翻角。

② 胫骨平台后倾角（tibial plateau angle）：胫骨骨干长轴垂直线与胫骨平台后斜坡切线之间的夹角（图 8-7-7）。

临床意义：可维持膝关节前、后交叉韧带的张力，提高膝关节屈曲活动度，使股骨髁在膝关节屈曲运动时能正常地滑动及滚动。在高位胫骨截骨术以及膝关节单髁及全膝关节置换中，胫骨平台后倾角可以改变膝关节机械力线，是影响全膝关节置换术后关节活动度的重要因素。

- 胫骨内侧关节面后倾角分为前方、中央、后方三等分。后倾角分别为 M_1、M_2 和 M_3。
- 胫骨外侧关节面后倾角分为前方、中央、后方三等分。后倾角分别为 L_1、L_2 和 L_3。

(2) 下肢机械轴线：在正常生理情况下当人体站立位时，股骨头中心、膝关节中心、踝关节中心应处于同一条直线（图 8-7-8）。

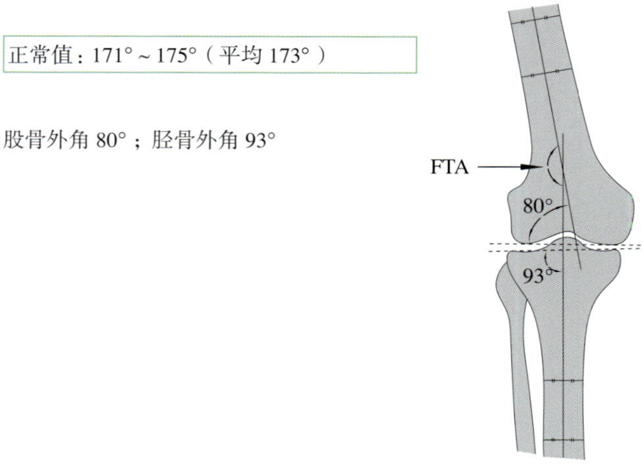

图 8-7-6　股胫角

腰野富久.变形性膝関節症に対する高位胫骨骨切り術の問題点.臨整外，1971, 6: 597-606.
腰野富久. 变形性膝関節症的手術的治療(High Tibial Osteotomyについて).日整会誌, 1971, 45: 1121-1133.

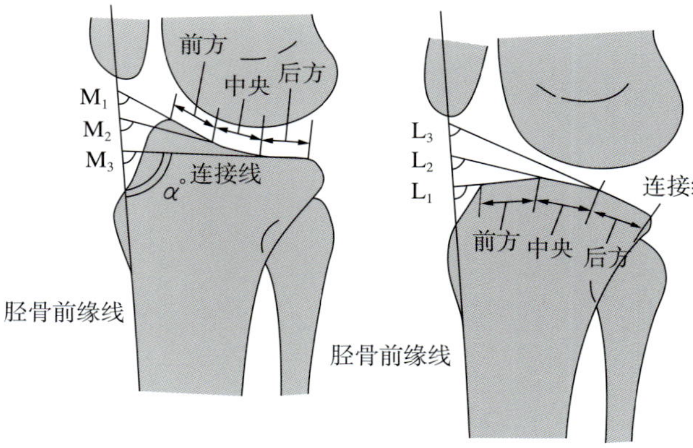

图 8-7-7　胫骨平台后倾角

胫骨平台后倾角正常值（286 例统计）

部位		平均值
内侧	M_1	19.4°
	M_2	12.0°
	M_3	5.7°
外侧	L_1	-6.0°
	L_2	8.3°
	L_3	18.7°

注：角度通常用（90－a）°来计算。内侧后倾角用M_2表示。外侧后倾角用L_2表示

蒋垚，腰野富久. 正常膝における内、外側脛骨関節面後傾角—前方部、中央部、後方部関節面後傾角の比較. 整形外科, 1988, 39: 1969-1972.

（三）体格检查要点

1. 站立位观察

(1) 膝内翻（也称 O 型腿）：站立位时，两足内踝能接触而两膝内髁不能靠拢（图 8-7-8）。

(2) 膝外翻（也称 X 型腿）：站立位时，两侧膝关节内髁接触而两足内踝不能靠拢（图 8-7-8）。

注：多数幼儿都有轻微生理性内翻，学会走路后，慢慢会变为外翻。7 岁后便同成人一样。

(3) 膝反张（也称膝过伸）：正常时膝伸直接近 0°，超过者为膝反张（图 8-7-9）。临床上反张在 20° 以下而膝关节稳定者不需特殊治疗。

2. 疼痛性质和程度：骨性关节炎主要是运动痛。类风湿关节炎是持续的静息痛。痛风、假性痛风、感染为剧痛。

3. 肿胀与关节积液

(1) 关节肿胀：慢性无菌性炎症、半月板损伤、轻度外伤性血肿。

(2) 肿胀波及大腿以至小腿：皮下血肿、静脉炎、骨髓炎、蜂窝组织炎。

(3) 膝一侧肿胀：滑囊炎、半月板囊肿、骨软骨瘤、胫骨结节骨骺炎（Osgood - Schlatter 病）。

(4) 腘窝肿胀：腘窝囊肿（Baker's 囊肿）、血管瘤。

(5) 膝关节囊肥厚感（滑膜增厚）：类风湿关节炎、色素沉着绒毛结节性滑膜炎（pigmented villonodular synovitis，PVNS）。

4. 股四头肌萎缩：失用性，慢性病。

5. 压痛部位：韧带或肌腱附着处、关节间隙、髌骨周围、胫骨结节等。

6. 活动度：屈曲受限、过伸、屈由挛缩。

7. 其他

(1) 膝关节紊乱：关节内游离体、韧带受伤、半月板损伤、髌骨软化症、滑膜软骨瘤病、囊肿、滑膜皱襞综合征。

(2) 交锁现象：关节内游离体、半月板损伤。

(3) 关节弹响：盘状半月板、滑膜皱襞综合征。

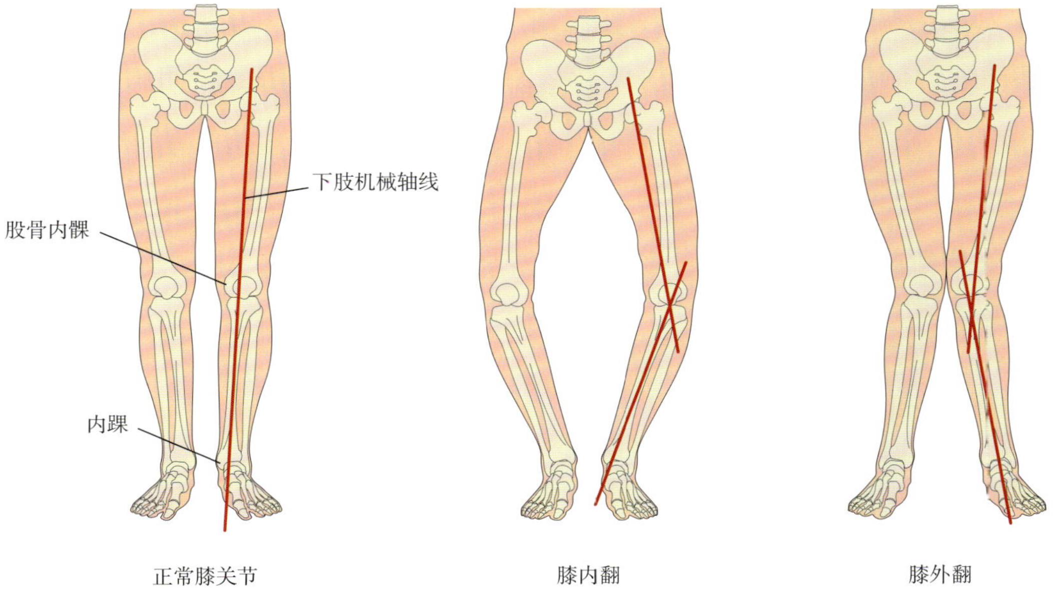

图 8-7-8 下肢机械轴线

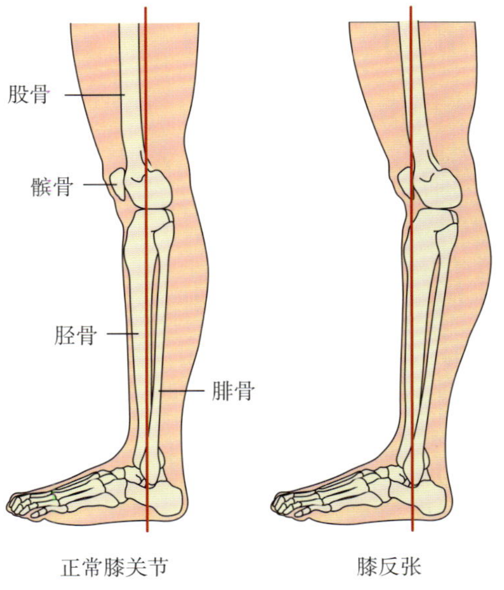

图 8-7-9 膝反张

(4) 不稳定：韧带受伤、骨性关节炎（侧方不稳）、髌股关节不稳定（Q 角）。

Q 角（quadriceps-angle）：分别由髂前上棘和胫骨结节至髌骨中点的连线的夹角（图 8-7-10）。

拍摄 X 线片时，最好在髌骨中央和胫骨结节处放置金属标记。

正常值：20° 以内（平均 14°）

临床意义：用于判定髌骨向外移位的程度。

当 Q 角增大超过 25° 时，髌骨有脱位倾向。

(5) 伸膝装置损伤：受伤后伸膝无力伴有疼痛。闭合性损伤常伴有膝部撕裂样疼痛（图 8-7-11）。

（四）辅助检查

1. X 线检查：单脚站立负重 X 线正侧位片，股骨髁间窝 X 线正位片，髌骨轴位 X 线片，内、外侧副韧带损伤 X 线正位片，前、后交叉韧带损伤 X 线侧位片。
2. 膝关节造影：有助于诊断半月板损伤、滑膜皱襞综合征、髌骨软化症、腘窝囊肿。
3. 骨扫描：骨显像对于骨肿瘤、骨坏死有很高的灵敏度。
4. MRI（图 8-7-12）：有助于诊断半月板损伤、韧带损伤、类风湿关节炎、剥脱性骨软骨炎、色素沉着绒毛结节性滑膜炎。
5. CT：CT 检查能够对关节内钙化、游离体、膝关节骨质增生等予以清楚显示。
6. 关节液检查

(1) 白细胞增高：类风湿关节炎、化脓性关节炎、痛风。

(2) 血性关节液：关节内骨软骨骨折及前交叉韧带损伤（鲜红色、纯鲜血）、色素沉着绒毛结节性滑膜炎（巧克力或褐红色）、血友病、血管瘤（慢性出血有持续性和间歇性）。

(3) 结晶体：偏光镜下可见尿酸结晶（痛风），或焦磷酸钙结晶（假痛风）。

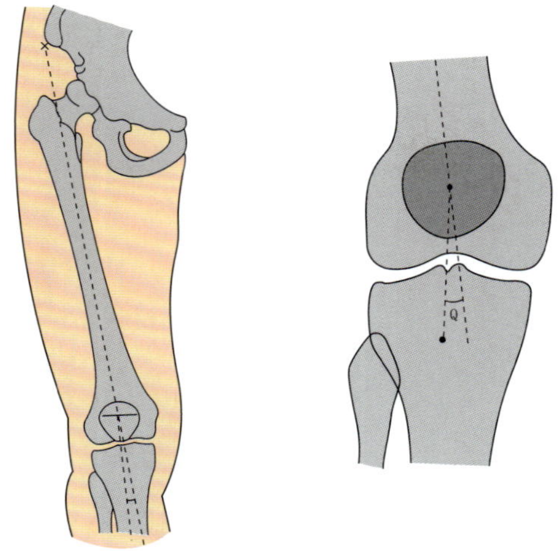

图 8-7-10 Q 角

Insall J, Falvo KA, Wise DW. Chondromalacia patellae-a prospective study. J Bone Joint Surg, 1976, 58-A: 1-8

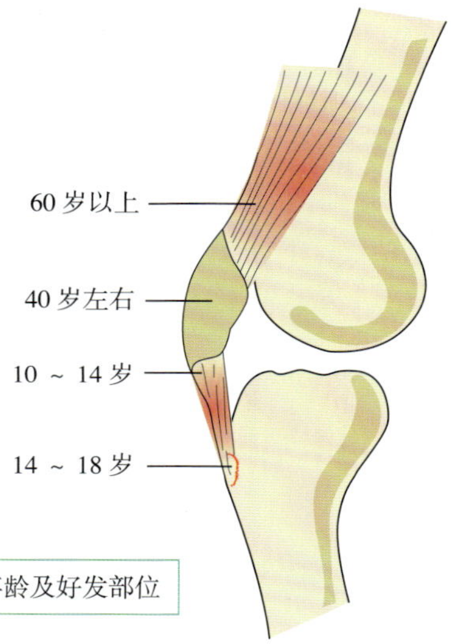

图 8-7-11 伸膝装置损伤

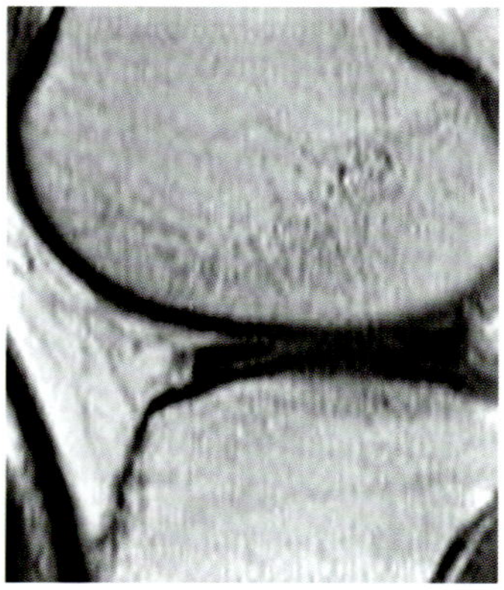

图 8-7-12 T_1W_1 自旋回波序列 (SE 序列) 清晰显示软骨下骨为低信号，软骨为中等信号

7. 关节镜检查：可直接观察半月板损伤、滑膜皱襞综合征、髌骨软化症、骨性关节炎、骨坏死的软骨改变情况，以及类风湿关节炎滑膜增生及游离体的位置。

二、膝关节骨性关节炎

1. 膝关节骨性关节炎 (osteoarthritis of knee joint) 以原发性关节炎多见。多发于中老年女性。以膝关节软骨变性、磨损和骨质增生为主要病变。
2. 行走痛，尤其是上下楼梯痛。常表现为开始活动时痛明显，活动后减轻，活动过多又加重（图 8-7-13）。
3. 由于屈曲挛缩膝关节活动受限，膝内侧压痛，股四头肌萎缩，下肢无力，晚期出现膝内翻畸形（图 8-7-14）。

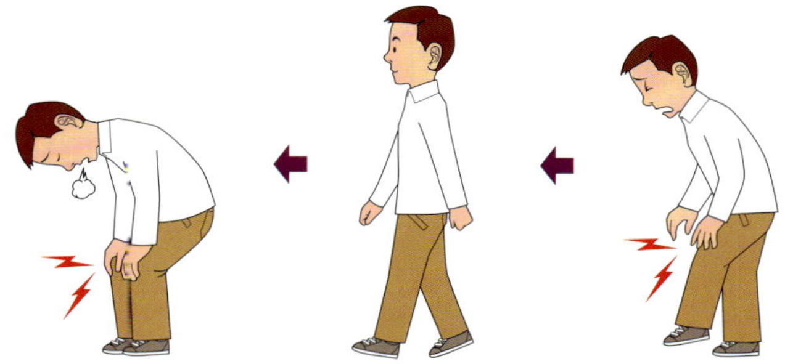

图 8-7-13 膝关节行走痛

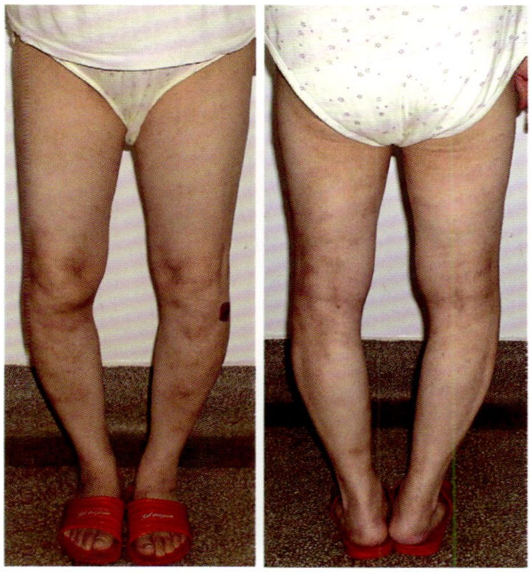

图 8-7-14 膝内翻畸形

4. 病理改变：关节软骨退变、磨损，软骨下骨硬化，骨囊肿，关节缘骨赘增生及滑膜炎（图 8-7-15）。
5. 膝关节骨性关节炎的分期：见表 8-7-1。
6. 手术

(1) 关节镜下清理术：清除纤维素、软骨碎片及碎骨，以减轻症状。

(2) 胫骨高位截骨术（图 8-7-16）：改善关节力线平衡，缓解关节疼痛。

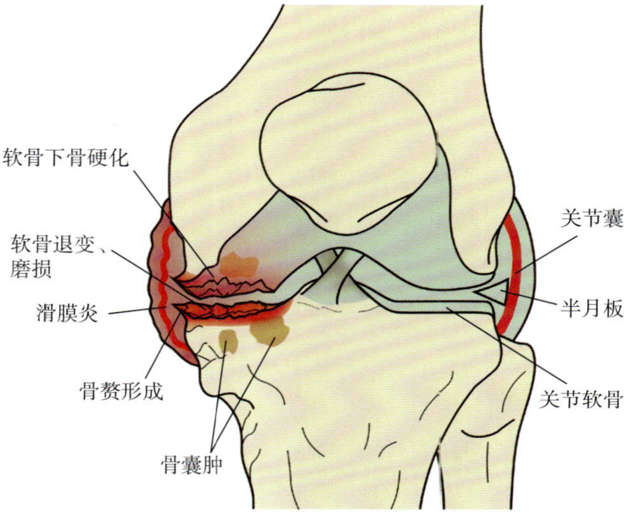

图 8-7-15 膝关节骨性关节炎的病理改变

表 8-7-1 膝关节骨性关节炎的腰野分期

分期	X 线片表现	关节软骨的改变
0	正常（关节间隙5 mm）	关节软骨面呈白色，由平滑的软骨覆盖
1	骨硬化像或骨赘增生	关节软骨表面变黄，不光滑
2	关节间隙变窄（3 mm以下）	关节软骨表面磨损，纤维化，有多处软骨下骨外露
3	关节间隙消失，或半脱位	大面积关节软骨下骨外露，呈象牙样硬化
4	负重面磨损，或骨缺损（5 mm以下）	关节软骨下骨破坏
5	负重面磨损，或骨缺损（5 mm以上）	更大的骨缺损破坏

注：X线表现与实际的关节软骨改变可能不一致

腰野富久. 膝診療アニュアル. 第2版. 東京: 医歯薬出版（株）, 1988:166.
腰野富久. 膝蓋大腿関節障害の病態と治療. 日関外誌, 1987; 6: 173-180.
町田治郎. 腰野富久. 手術時所見よりみた変形性膝関節症の軟骨変性の分類. 日関外誌, 1988; 7: 619-626.

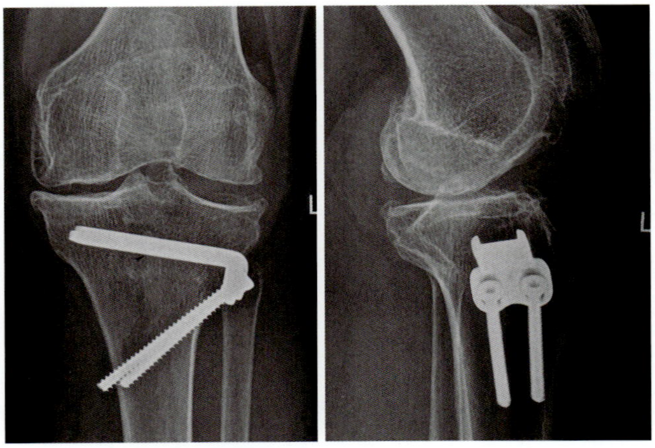

图 8-7-16 膝内翻，胫骨高位截骨术

(3) 人工膝关节置换术（图 8-7-17～图 8-7-20）：消除疼痛、矫正畸形、改善功能，大大提高患者生活质量。

三、膝关节脱位

1. 膝关节脱位 (dislocation of knee joint) 少见。是由强大的直接或间接暴力所致的一种严重的膝关节损伤，可合并骨折、韧带、血管、神经损伤。
2. 治疗：即行手法复位，较易。重点是恢复膝关节的稳定性。

手术适应证：

(1) 伴有韧带损伤，需手术修复重建。但一般不宜急诊手术。

(2) 伴有骨折时，小块取出，大块需内固定。术后石膏固定 6～8 周。

(3) 合并多韧带损伤治疗原则：

① 对于 ACL、PCL 损伤合并 MCL 或 LCL 联合损伤，先给予交叉韧带重建。包括切开重建

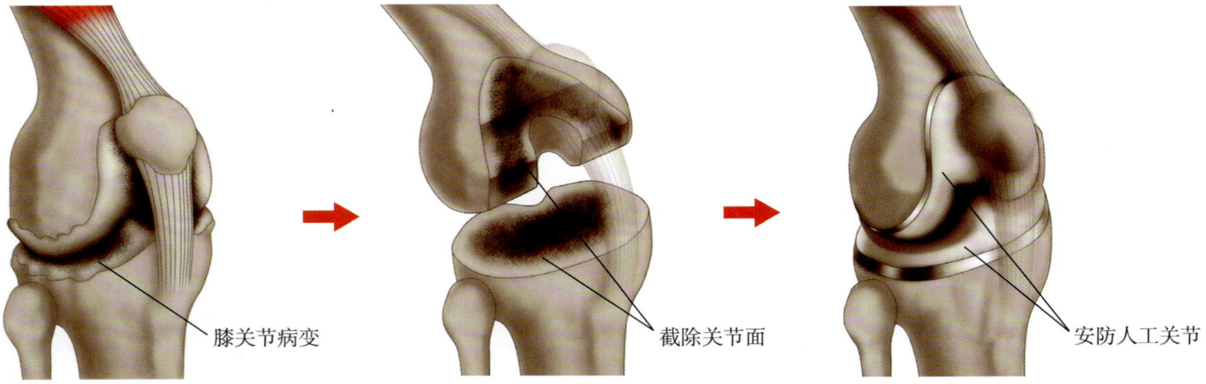

图 8-7-17 全膝人工关节置换术示意图

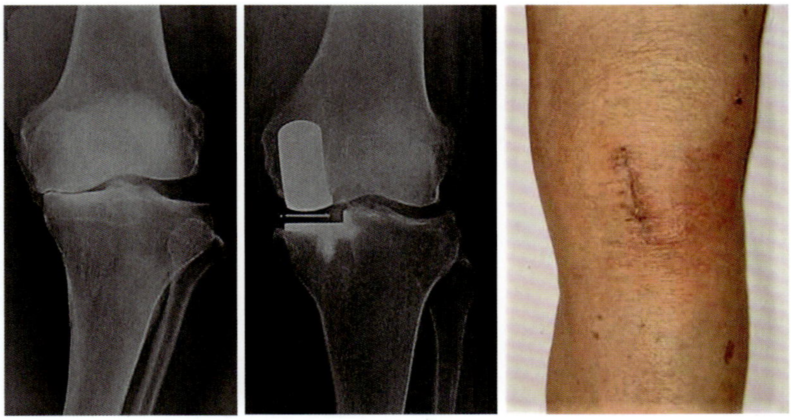

图 8-7-18 膝内翻，膝关节单髁置换术

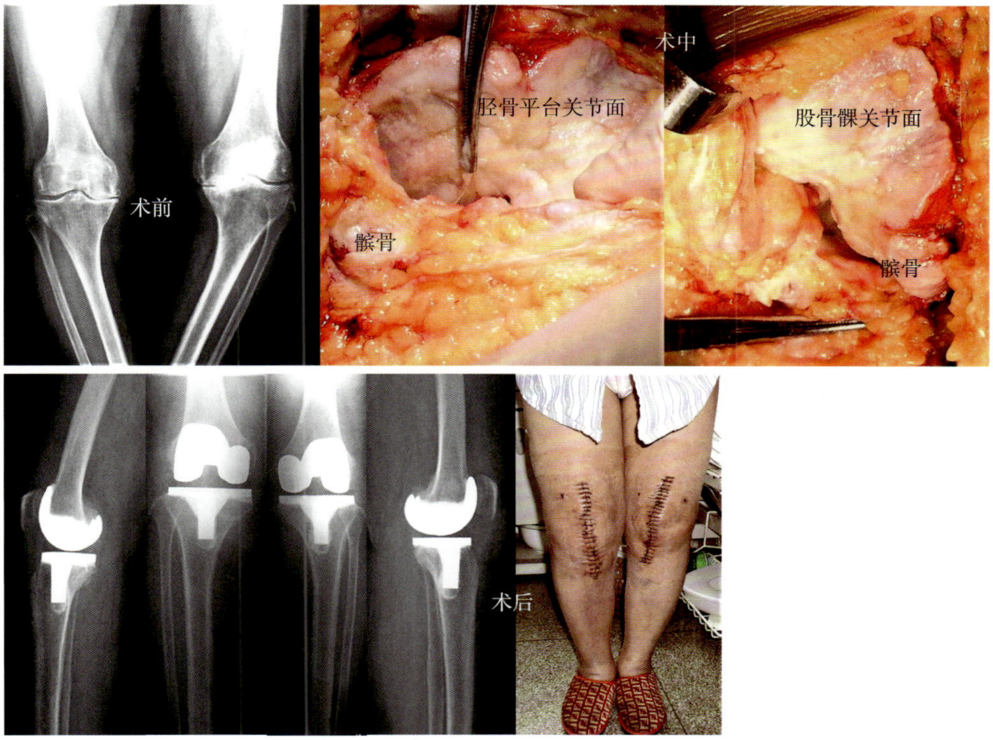

图 8-7-19　女，65 岁，双膝关节内翻畸形，行全膝人工关节置换术
术中可见胫、股关节面软骨大面积退变、消失，软骨下骨外露，大量骨赘增生

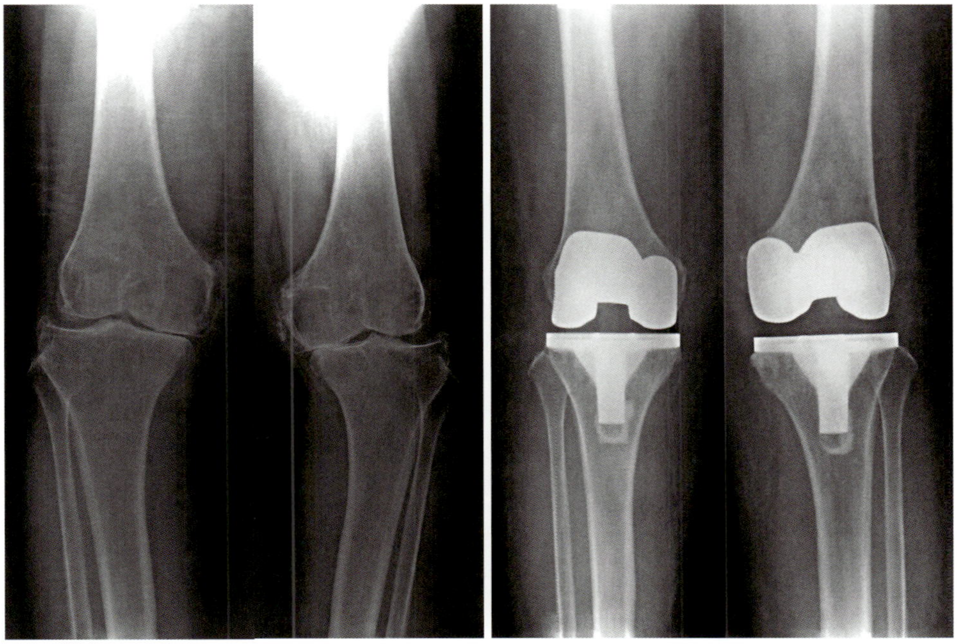

图 8-7-20　女，60 岁，双膝内翻伴胫骨侧方半脱位，行全膝人工关节置换术
术中根据软组织在张力状态下膝内翻的程度确定手术矫正畸形的程度

和关节镜下重建。然后切开修复内、外侧副韧带的损伤。

② 对于采用自体腘绳肌肌腱重建的病例，多采用可吸收界面螺钉及带袢钢板进行固定。对于选择骨-髌腱-骨进行韧带重建的病例，多采用钛合金界面螺钉固定。

③ ACL、PCL 同时重建时，先引入肌腱移植物，固定股骨端。在两根韧带移植物均已穿过骨隧道后，再进行胫骨端的固定。首先屈膝 70° 拉紧并固定 PCL 胫骨端。然后伸直膝关节，保持胫骨平台前后向正常时，再固定 ACL 胫骨端（图 8-7-21）。

四、髌骨不稳定

（一）诊疗要点

1. 髌骨不稳定 (unstable patella) 是髌股关节失去正常的结构，导致作用于髌骨的外翻应力异常，或出现髌骨运动轨迹异常，使髌骨处于不稳定状态。例如：髌骨偏移、髌骨倾斜、高位髌骨、髌骨半脱位等。

2. 髌骨不稳定是前膝痛的常见原因，多见于年轻女性。

3. 分类：髌骨半脱位、髌骨倾斜及两者的结合型。

4. 病因

(1) 股四头肌及其扩张部的异常：包括股内侧肌的萎缩或发育不良，内侧支持韧带松弛、断裂或撕裂，外侧支持韧带的紧张和高位髌骨。

(2) 膝关节力线异常：包括 Q 角增大，以及膝内、外翻和膝反屈。

(3) 髌骨形状异常：如分裂髌骨、异形髌骨。

(4) 先天性因素：主要指股骨髁的发育不良、继发变形或股骨外髁形状异常等。

5. 治疗：对病情较轻者可试行股四头肌练习、避免髌股关节负荷运动，适当应用非甾体药物。

注 1：髌骨轴位像的摄影方法（图 8-7-22）

注 2：沟角和髌骨适合角（图 8-7-23）

（1）沟角（sulcus angle，SA）：在髌骨轴位像上，股骨内外髁的最高点（B、C）与髁间窝的最低点（A）所成的夹角。

临床意义：股骨外髁发育不良时，该角增大。

（2）髌骨适合角（congruence angle，CA）：沟

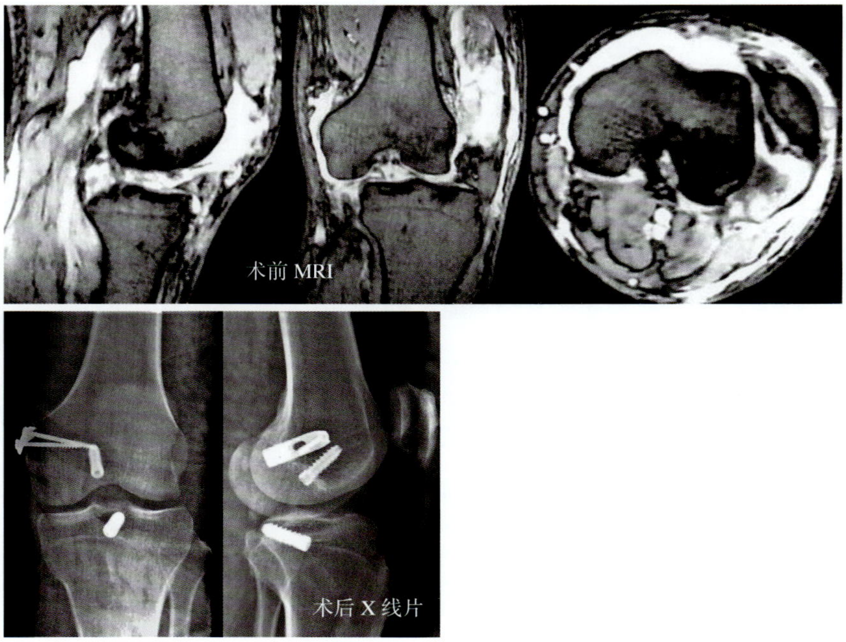

图 8-7-21 男，42 岁，左膝关节外伤性脱位，膝后交叉韧带、内侧副韧带损伤

术前MRI：胫骨内侧移位，髌骨外侧脱位，股骨内髁撕脱骨折，前后交叉韧带未显影，关节内积液。施行左膝关节探查，骨-髌腱-骨后交叉韧带重建，前交叉韧带、内侧副韧带修补，股骨内髁螺钉固定术

角的等分线 OA 与髌骨的关节面最低点 D 和 A 点的连线所成的夹角。

若 D 点位于沟角的等分线 OA 的外侧为正角（+），内侧为负角（—）。正常时适合角为负角。

临床意义：该角反映髌股关节对合不良的程度。

注 3：髌骨的 Wiberg形态分类（Wiberg classification of morphometry of patella）（图 8-7-24）

（膝关节屈曲 45° 位时髌骨轴位像的分类）

临床意义：正常人Ⅱ型最多见。Ⅰ型和Ⅱ型为稳定型；Ⅲ型容易发生髌骨外移和软骨软化，此型内侧面发育不良可能与股内侧肌，尤其斜束纤维发育不良有关。

（二）双极髌骨的 Saupe-Schaer分型（图 8-7-25）

（三）髌骨脱位

1. 髌骨脱位（dislocation of the patella）是一种先天性的发育障碍。屈膝时髌骨向外侧移位，当髌

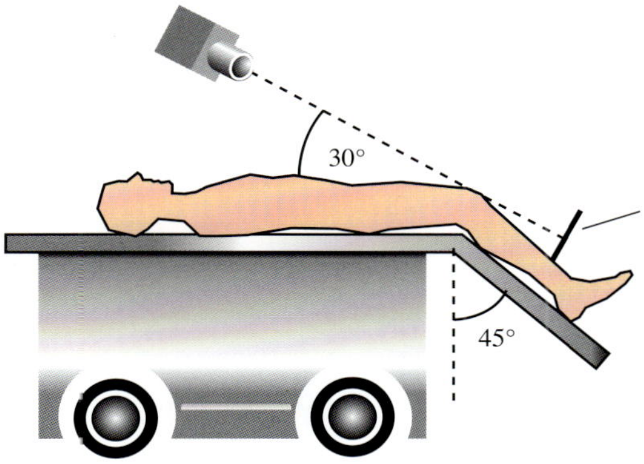

图 8-7-22　髌骨轴位 X 线投照体位

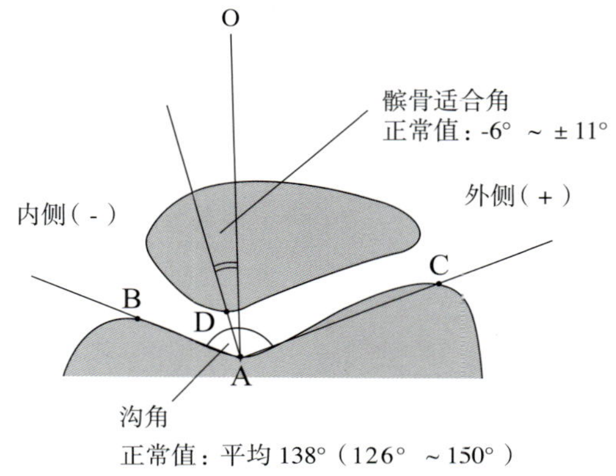

图 8-7-23　沟角和髌骨适合角

Merchant AC, Mercer RL, Jacobsen RH. Roentgenographic analysis of patellofemoral congruence. J Bone Joint Suarg, 1974, 56-A:1391-1396.

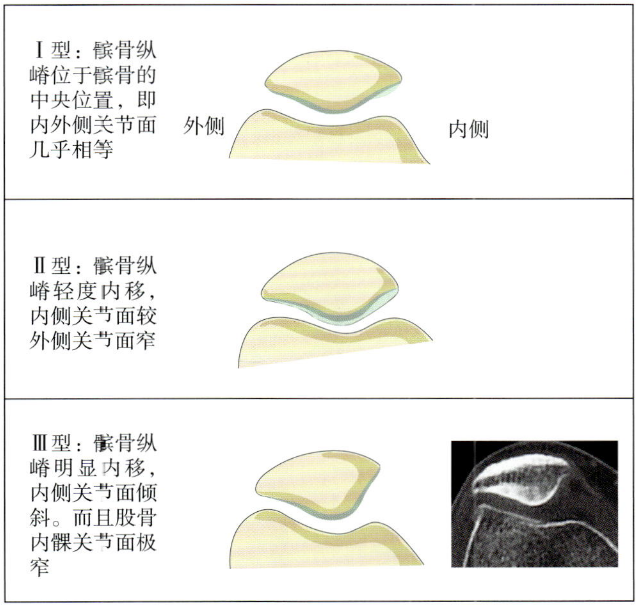

图 8-7-24　髌骨的 Wiberg 形态分类

Wiberg G. Roentgenographic and anatomic studies on the femoropatellar joint. With special reference to chondromalacia patellae. Acta Orthop Scand, 1941, 2: 319-410.

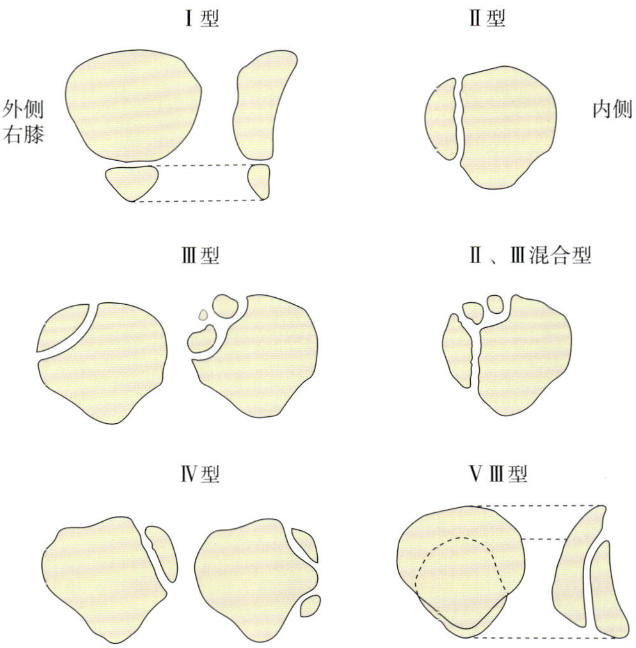

图 8-7-25　双极髌骨的 Saupe-Schaer 分型（Saupe-Schaer classification of bipartite patella）

Saupe E. Beitrag zur patella bipartita. Fortschr Röntgenstr, 1921, 38: 37-41.
Schaer H. Die patella partita. Ergebnisse der Chirurgie, 1934, 27: 1-53.

骨纵嵴超越股骨外侧髁时称之为髌骨脱位（图 8-7-26）。

2. 习惯性髌骨脱位，一般都需手术治疗。原则是骨骺未闭患者，选择软组织手术为主。骨骺闭合患者，考虑骨性手术。

（四）髌骨半脱位

1. 髌骨外倾角度增大，但髌骨纵嵴没有超越股骨外侧髁，称为髌骨半脱位（subluxation of the patella）（图 8-7-27）。
2. 屈膝 30° 或 45° 髌骨轴位片（Merchant 位）、CT 及 MRI 可确诊。
3. 有症状的髌骨半脱位，应早期采取手术治疗。根据病因及病理改变选择髌骨外侧支持带松解、股内侧肌头移位、髌骨外侧部分切除、胫骨结节前内侧移位等恰当的手术方式（图 8-7-28～图 8-7-30）。

（五）高 / 低位髌骨

髌骨高度异常的病因可分为先天性和获得性。

1. 对髌骨高度的判断受到各种髌股关节骨性畸形、骨刺和膝关节位置的影响。
2. 高位髌骨（high patella）可伴随不稳，而低位髌骨（low patella）通常伴随纤维化和脂肪垫，髌腱或支持带的挛缩。
3. 高 / 低位髌骨的 X 线测量（图 8-7-31、图 8-7-32）

A．Insall-Salvati 法 *

从髌骨下极到胫骨结节附着点的顶部为髌腱

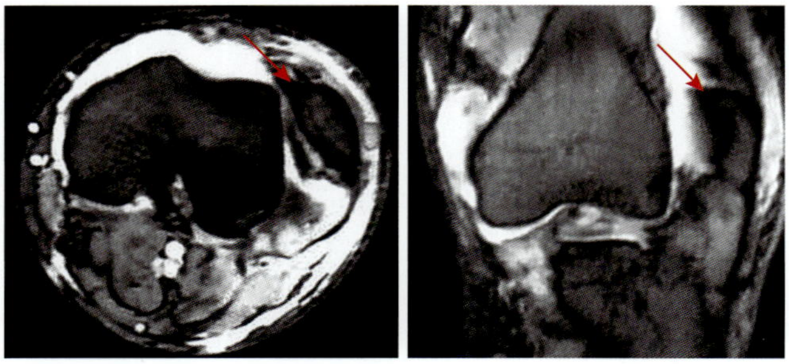

图 8-7-26 髌骨向外侧脱位（红色箭头指向）

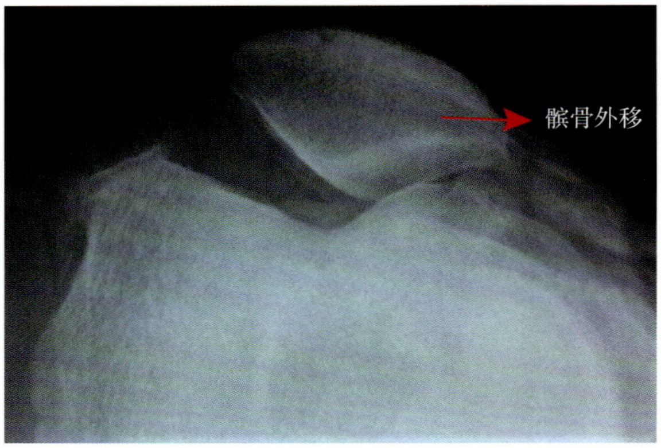

图 8-7-27 髌骨半脱位

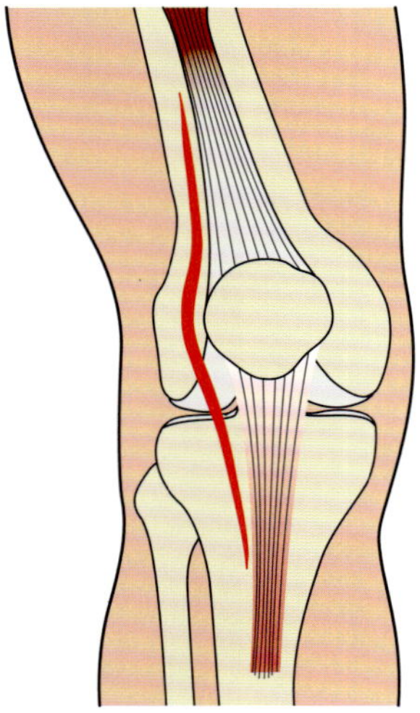

图 8-7-28 髌骨外侧支持带松解术

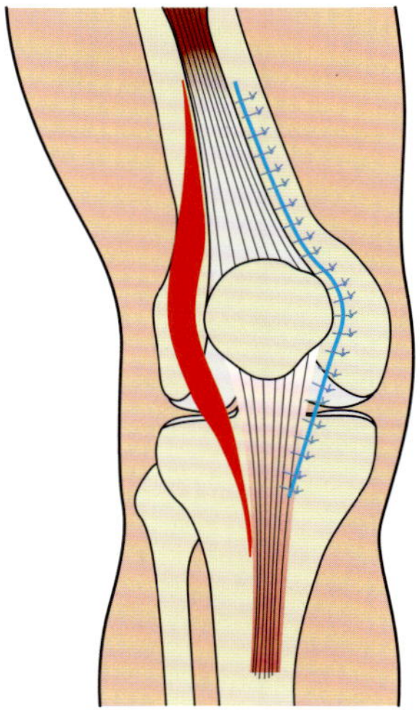

图 8-7-29 髌骨外侧支持带松解术 + 内侧支持带紧缩术

* Insall JN, Salvati E. Patella position in the normal knee joint. Radiology, 1971, 101: 101-104.

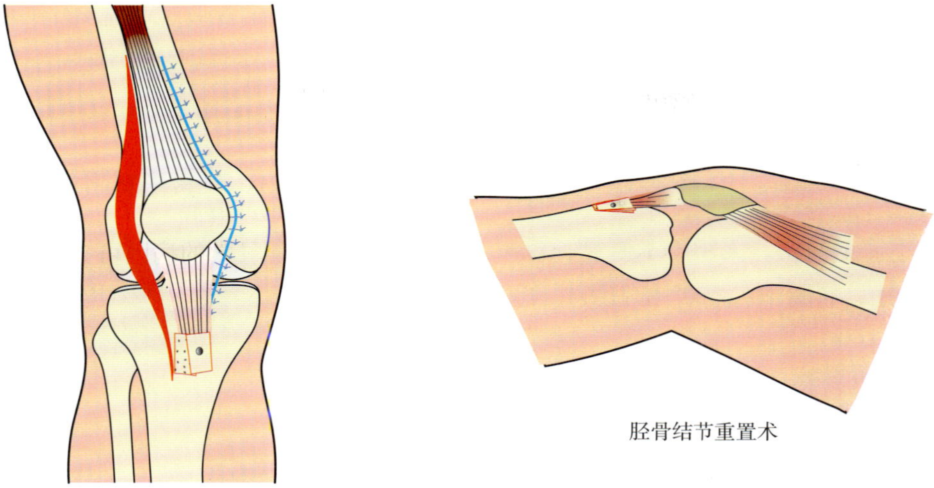

图 8-7-30 髌骨外侧支持带松解术 + 内侧支持带紧缩术 + 髌韧带止点内移术

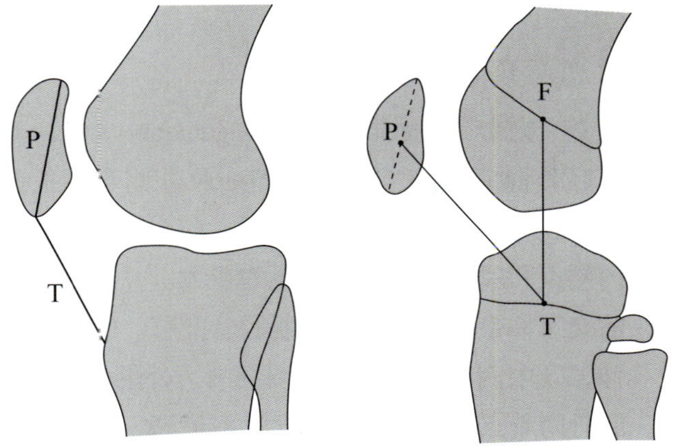

图 8-7-31 高位髌骨 X 线测量

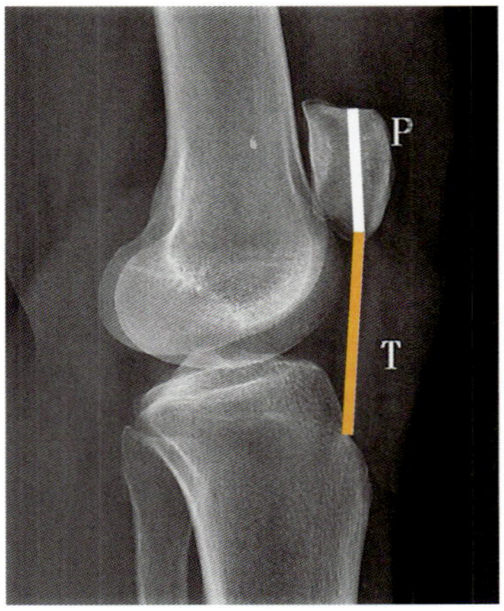

图 8-7-32 例：高位髌骨 T / P=1.43

的长度（T）与髌骨对角线的最大长度（P）的比：T/P

成人正常值[**]：男性：0.93 ± 0.009
女性：0.99 ± 0.012

B. 对于儿童采用 Insall-Salvati 法不准确，可用中点法测量。

中点法[***]：PT/FT

F：股骨远端的骨骺线两端连线的中点。

T：胫骨近端的骨骺线两端连线的中点。

P：髌骨长轴对角线的中点。

儿童正常值：0.9 ~ 1.10
（膝屈曲 50° ~ 150°）

上述两种方法的测量值在 1.2 以上时称为高位髌骨；在 0.8 以下时称为低位髌骨。

[**]腰野富久. スポーツ選手の膝レ線所見——とくに膝の外反度と膝蓋骨高位について——臨整外，1974, 9：994-1002.
[***]杉本康三, 腰野富久. 小児の膝蓋骨的高さの测定法. 関節外科, 1983, 2：65-70.

五、膝关节韧带损伤

（一）诊疗要点

1. 侧副韧带损伤

(1)"孤立性"不完全损伤，无须手术修复，可用弹性绷带包扎，屈膝 10°～20° 位石膏托固定 4 周。

(2) 有撕脱性骨折并移位或侧副韧带完全断裂者，须手术分层修复韧带，骨折复位内固定。

2. 前后交叉韧带断裂，大多数均需手术修复。如为韧带附着处的髁间嵴撕脱骨折，复位、穿钢丝固定于胫骨结节旁。如为韧带完全断裂，常用半腱肌肌腱代韧带通过骨隧道固定在股骨内或外髁处，术后石膏固定 6 周左右。

（二）膝内侧副韧带损伤

1. 膝内侧副韧带（medial collateral ligament of knee）解剖见图 8-7-33。

2. 诊疗要点

(1) 膝内侧副韧带由浅、深、斜三部分组成（图 8-7-33）。

(2) 恢复膝内侧副韧带的连续性对稳定膝关节极为重要。

(3) 膝内侧副韧带损伤最多见，其次是膝内侧副韧带损伤合并前交叉韧带损伤。

(4) 部分断裂：石膏固定膝关节于屈曲 30° 位，4～6 周。完全断裂：必须及时手术修复，石膏固定 6 周。

（三）膝外侧副韧带损伤

1. 膝外侧副韧带（lateral collateral ligament of knee）解剖见图 8-7-34。

2. 诊疗要点

(1) 膝外侧副韧带起自股骨外髁上方，止于腓骨头，呈圆索状，与外侧半月板不相连（图 8-7-34）。

(2) 不完全断裂：石膏固定膝关节于屈曲 20° 位，4～6 周。完全断裂：应早期手术修复，术后石膏固定 6 周。

注 1： 膝内、外侧副韧带损伤的分类（classification of injury of collateral ligament of knee）见表 8-7-2。

表 8-7-2　膝内、外侧副韧带损伤的分类（American Medical Association）

	膝屈曲位的不稳定性 0°	膝屈曲位的不稳定性 30°	韧带损伤的程度	治疗
Ⅰ度（轻度）	－	－	轻微	对症治疗
Ⅱ度（中度）	－	＋	部分	非手术治疗
Ⅲ度（重度）	＋	＋	完全断裂	手术治疗

注 2： 膝关节不稳定的分类（classification of knee instability）见表 8-7-3。

（四）膝前交叉韧带损伤

1. 前交叉韧带（anterior cruciate ligament，ACL）起于胫骨髁间嵴前方偏外凹陷处及外侧半月板前角，止于股骨外髁内侧面后部。前交叉韧带分前内侧束和后外侧束，后者更为粗大。

2. 前交叉韧带的作用：①限制胫骨前移，②限制过伸，③限制内、外旋，④限制内、外翻活动。

3. 胫骨附着点撕脱性骨折的发病率最高。

4. 新鲜不全断裂可用长腿石膏外固定膝关节于屈曲 30° 位，6 周。合并内侧副韧带损伤、撕脱性骨折、内侧半月板破裂可一期修复或重建。

5. 陈旧性韧带断裂可行前交叉韧带重建手术，包括：①骨 - 髌腱 - 骨游离移植重建术，可获得骨性愈合，效果满意。②半腱肌、股薄肌重建术。③髂胫束重建术。

（五）膝后交叉韧带损伤

1. 后交叉韧带（posterior cruciate ligament，PCL）起于胫骨髁间嵴的后方，斜向止于股骨内髁的外侧面。后交叉韧带的强度为前交叉韧带的 2 倍。

2. 后交叉韧带的作用：①限制胫骨上端后移，②限制过伸，③限制旋转，④限制侧方活动。

3. 新鲜单纯后交叉韧带损伤用长腿石膏固定患膝于屈曲位，6 周，加强股四头肌锻炼。合并内侧副

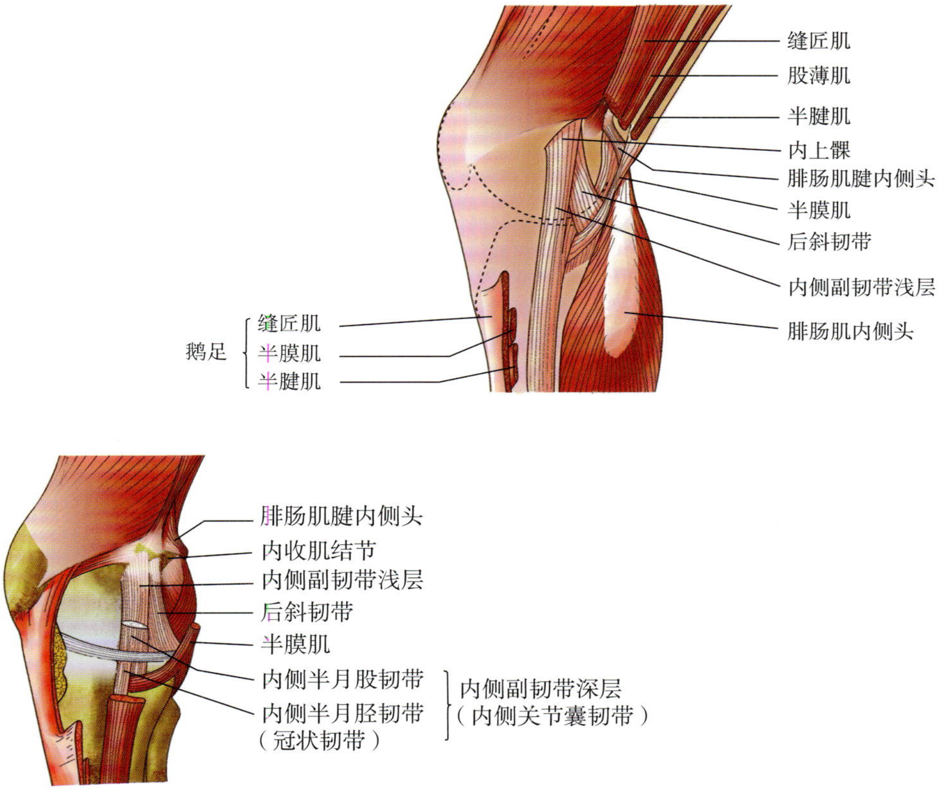

图 8-7-33　膝内侧副韧带解剖

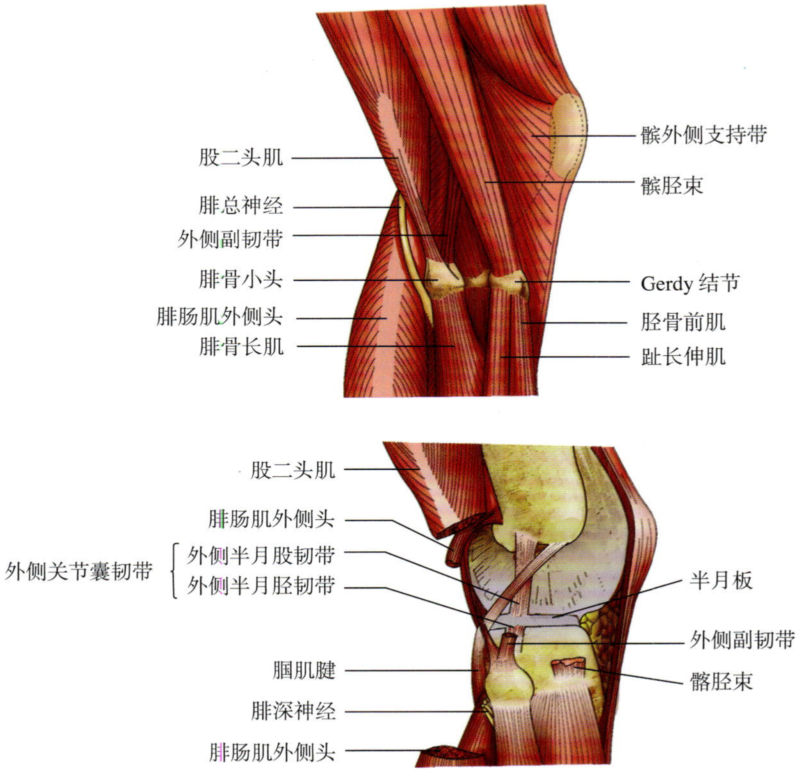

图 8-7-34　膝外侧副韧带解剖

表 8-7-3 膝关节不稳定的分类

不稳定性质	方位	表现方式	检查方式
直向不稳定	内侧直向	外翻	外翻应力试验（0°, 30°）
	外侧直向	内翻	内翻应力试验（0°, 30°）
	前直向	前移	前抽屉试验
	后直向	后移	后抽屉试验
旋转不稳定	前内侧	胫骨内髁向前半脱位	前抽屉试验（外旋15°）
	前外侧	胫骨外髁向前半脱位	前抽屉试验（内旋30°）
	后外侧	胫骨外髁向后半脱位	后抽屉试验（外旋15°）
	后内侧	胫骨内髁向后半脱位	后抽屉试验（内旋30°）

Scott WN. Ligament and extensor mechanism injuries of the knee: diagnosis and treament. St. Louis: Mosby-Year Book, 1991.

韧带或前交叉韧带断裂、膝内外侧副韧带断裂、撕脱性骨折、半月板损伤可一期修复或重建。

4. 陈旧性后交叉韧带断裂的修补手术包括：①半腱肌重建术，②骨 - 髌腱 - 骨重建术，③腘肌腱重建术。
5. 术后长腿石膏固定 6 周，由于血运重建及胶原的强度恢复缓慢，常需 10 个月以上才能达到最大抗张强度，因此短期内避免剧烈运动。

注 3：膝前、后交叉韧带损伤 X 线测量

膝屈曲 90°，向前或向后推拉小腿时，拍摄侧位 X 线片。

1. 野沢法（图 8-7-35、表 8-7-4）
   (1) 胫骨长轴 A。
   (2) 在胫骨髁的前、后缘引出与 A 平行的直线 C、B。

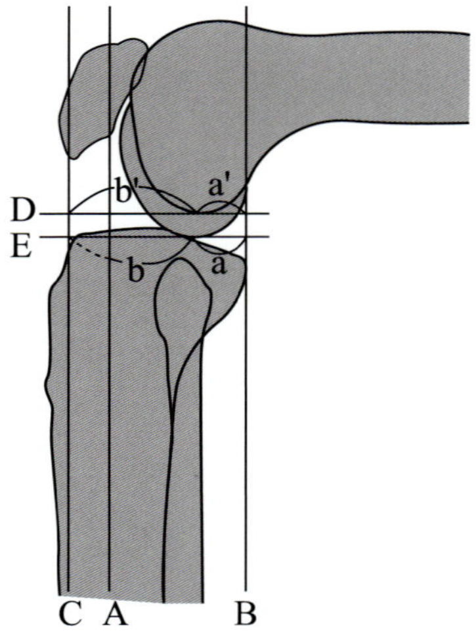

图 8-7-35 膝前、后交叉韧带损伤 X 线测量（野沢法）

表 8-7-4 膝前、后交叉韧带损伤 X 线测量

	野沢法	中央点测量法
正常值	20% ~ 80%	45% ~ 70%
前交叉韧带断裂	20%以下	70%以上
后交叉韧带断裂	80%以上	45%以下

野沢進. 膝関節十字靱帯損傷時の異常可動性の計測法とその意義. 整形外科, 1973, 24:797-802.
村瀬研一ほか. 膝関節前後方向強制位のX線計測法. 第4回東京膝関節研究会会誌, 1983, 179-184.

   (3) A、B、C 与股骨内、外髁下端点连线 D、E 垂直相交。
   (4) 从 B、C 和 D、E 相交的各点到内、外髁下端点间的距离，分别为 a′、b′、a、b。
   (5) 按公式求移动比：

$$\text{移动比} = \frac{\frac{a}{b} + \frac{a'}{b'}}{2} \times 100\%$$

2. 中央点测量法（图 8-7-36、表 8-7-4）
   (1) 胫骨髁前后缘的连线 AB。
   (2) 在股骨内、外髁下缘引出与 AB 平行的直线，画其相交的两点与 AB 的垂线。
   (3) 确定两垂线交点间的中央点。
   (4) 求从 A 点到该中央点的长度 y 与 AB 线长度 x 的比 M：

$$M = \frac{y}{x} \times 100\%$$

注 4. 膝前、后交叉韧带重建术手术操作

1. 手术体位和皮肤切口（图 8-7-37、图 8-7-38）。
2. 切取肌腱，重建韧带制作（图 8-7-39、图 8-7-40）。
3. 建立胫骨隧道和股骨隧道（图 8-7-41、图 8-7-42）。
4. 重建韧带固定（图 8-7-43、图 8-7-44）。
5. 缝合切口，加压包扎。

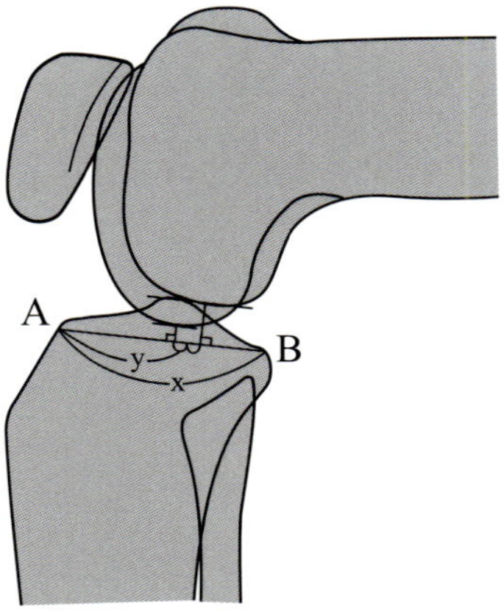

图 8-7-36　膝前、后交叉韧带损伤 X 线测量（中央点测量法）

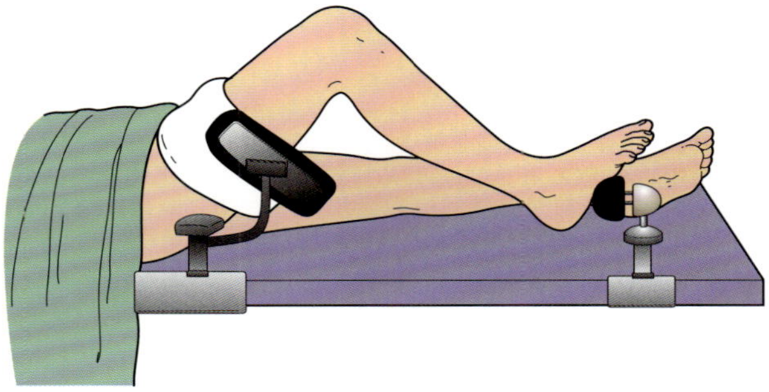

图 8-7-37　手术体位：取仰卧位，使用气囊止血带。著者习惯将髋屈曲 45° 、膝屈曲 90° 位，用托架置于足底及大腿外侧，保持此体位。术中肢体不用来回移动，方便操作

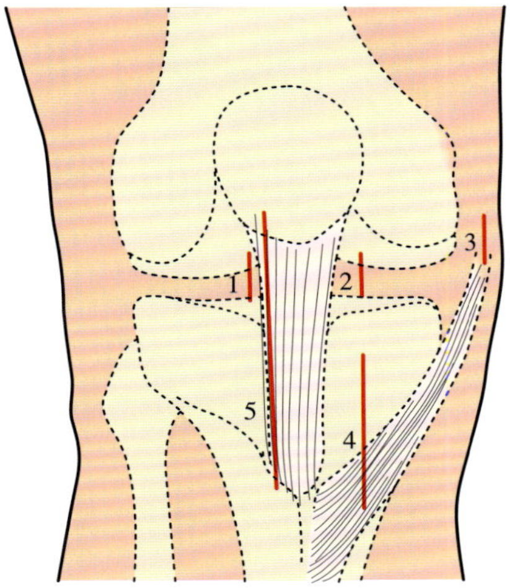

图 8-7-38　皮肤切口

1，2：膝前外侧、前内侧入口；3（PCL重建股骨隧道入口）：股骨内髁内后方2 cm纵切口；4（获取腘绳肌肌腱入口）：在胫骨结节内侧1.5 cm，远侧0.5 cm，向远侧做2~3 cm纵切口。韧带重建时也利用此切口，制作胫骨隧道；5（获取BTB腱入口）：自髌骨下极至胫骨结节的髌腱外缘纵切口（相比较髌腱内缘切口，该切口术后皮肤麻木范围小）

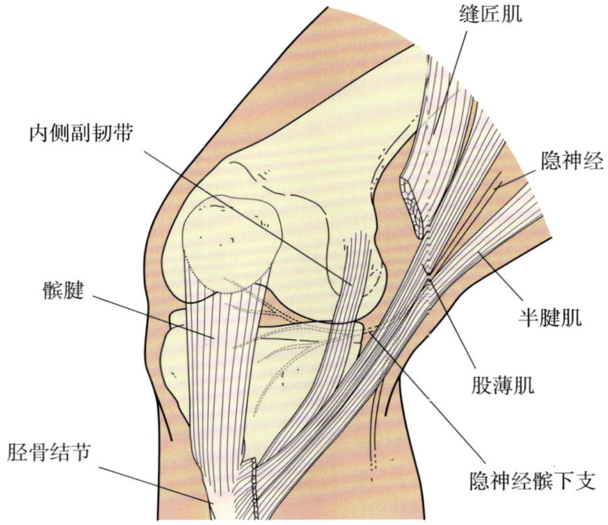

图 8-7-39　髌腱、腘绳肌腱示意图

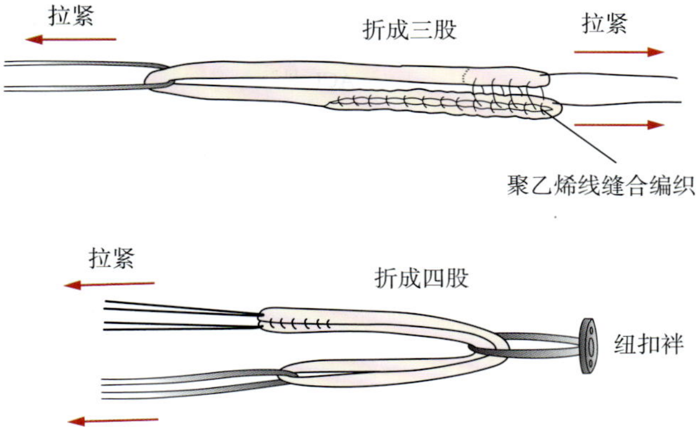

切取腘绳肌腱：胫骨结节内侧 1.5 cm 处纵切 3 cm，显露鹅足腱，分离出半腱肌、股薄肌腱并套入剥离器取出肌腱，两条肌腱长度 20～30 cm。对折成三或四股编织，直径 7～9 mm、长度 8～10 cm。用于重建 PCL 和 ACL。切取腘绳肌腱时，注意勿损伤隐神经髌下支。优点是腘绳肌腱的横截面积大于 BTB，无髌前痛等并发症。但骨性愈合较髌 - 骨韧带差，影响强度。

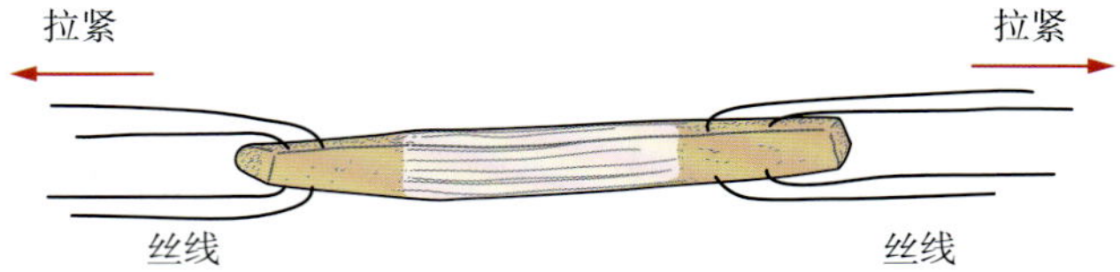

切取腱 - 髌骨 - 腱（BTB）：髌骨下极至胫骨结节内侧纵切口，显露髌韧带，用摆锯切取约 20 mm × 10 mm × 8 mm 大小的胫骨结节端骨块和髌骨端骨块，切取髌韧带中 1/3。在两端的骨块用细克氏针钻两孔，穿入引导牵引线。优点是可以形成骨隧道愈合。缺点易引发膝前痛，偶有股四头肌的肌力减弱。

图 8-7-40 移植腱制作及优缺点

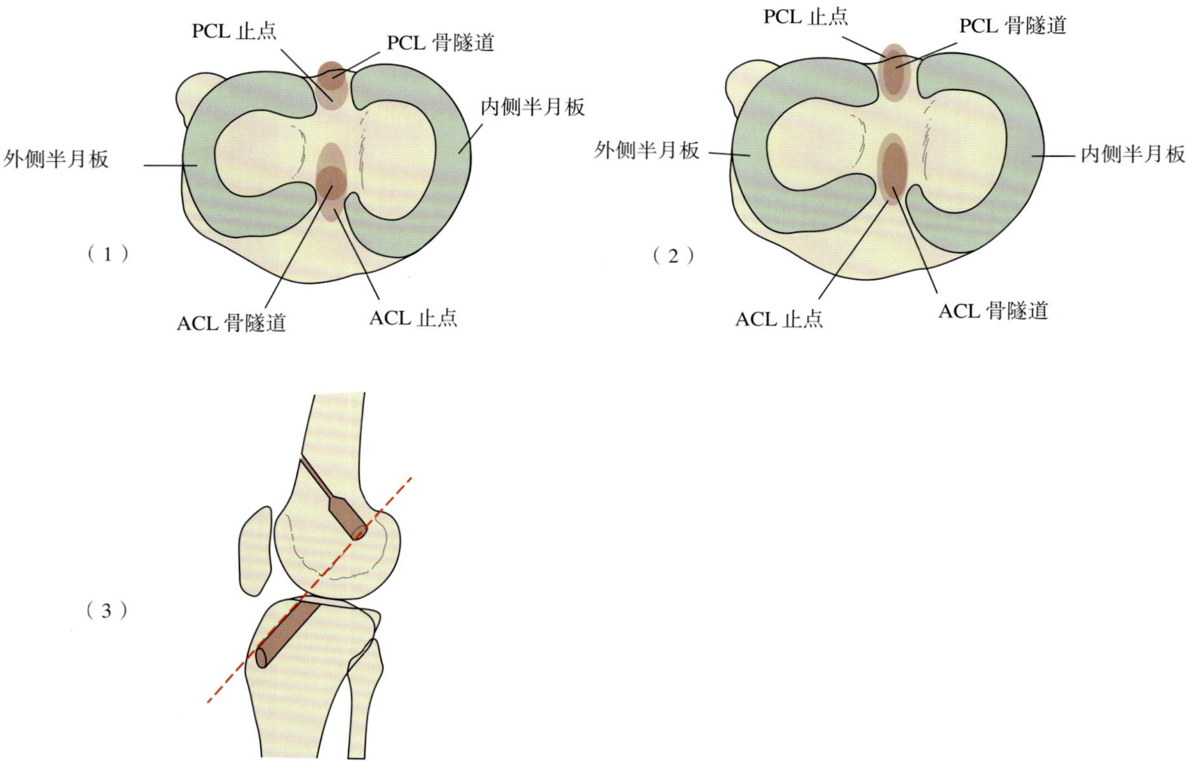

图 8-7-41 建立胫骨隧道

1. ACL重建术：屈膝90°，自胫骨结节内侧放置胫骨定位器，对准ACL止点中心，40°～45°斜向外侧钻入用2.5 mm克氏针。然后用与移植肌腱直径相同的空心钻沿克氏针扩大胫骨隧道（1）。
2. PCL重建术：屈膝90°，在鹅足腱止点稍远处放置PCL定位器，对准胫骨PCL止点（胫骨后窝，关节线平面下1 cm处），呈45°角钻入2.5 mm克氏针。然后用与移植肌腱直径相同的空心钻沿克氏针扩大胫骨隧道（1）。
   双束重建时，以ACL止点类似足印（foot print）的中心定位骨隧道（2）。

注：在膝伸直位时，胫骨隧道的前缘与Blummensaat线（髁间窝线）成一直线（3）。

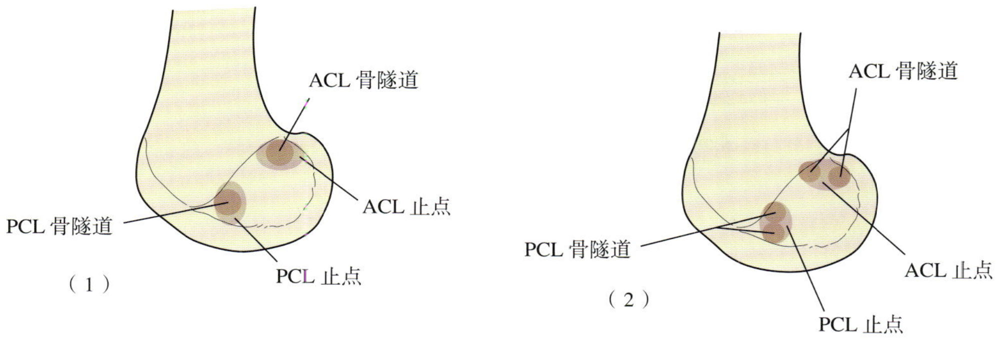

图 8-7-42 建立股骨隧道

1. ACL重建术：屈膝90°，自胫骨隧道置入ACL股骨定位器(由内向外定位器)，其定位于左膝1~2点，右膝10~11点，髁间窝后缘（1），由股骨外髁为侧壁钻入4mm克氏针,自股骨外髁上缘穿出皮肤。然后用与移植肌腱股骨端直径相同的空心钻扩大股骨隧道，深度2~3 cm。双束重建时，投骨侧制作两个骨隧道（2）。
2. PCL重建术：从膝外侧切口置入PCL股骨定位器于股骨髁间窝内侧壁（左膝1:30~2点，右膝10~10:30点），距关节软骨缘8 mm位（1），自股内髁前侧钻入导针。然后用与移植肌腱股骨端直径相同的空心钻扩大股骨隧道，深度2~3 cm。双束重建时，股骨侧制作两个骨隧道（2）。

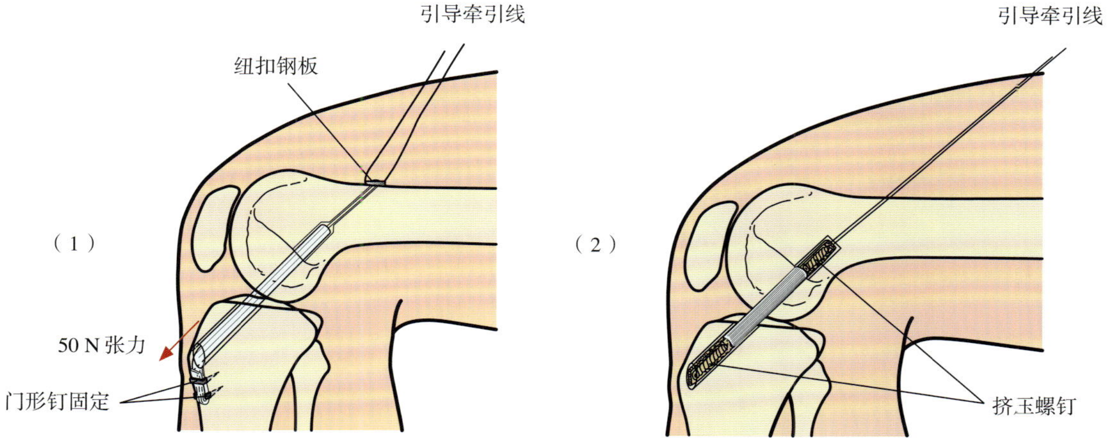

图 8-7-43 移植腱的植入和固定

1. 腘绳肌腱：测量肌腱胫骨端和股骨端的直径，用带尾孔导针自胫骨隧道将移植肌腱拉入关节内，股骨端至少需2.5 cm位于骨道内，股骨端缝线穿过带袢纽扣钢板，拉出引导牵引线，将钢板横架固定于股骨隧道外口。在胫骨隧道端，拉紧移植肌腱以门形钉固定于胫骨前面皮质上（1）。
2. 腱-髌骨-腱（BTB）：与腘绳肌腱同法于骨隧道内导入移植腱后，调整BTB张力后，用2枚挤压螺丝钉分别拧入股骨和胫骨隧道中固定两端的骨块（2）。

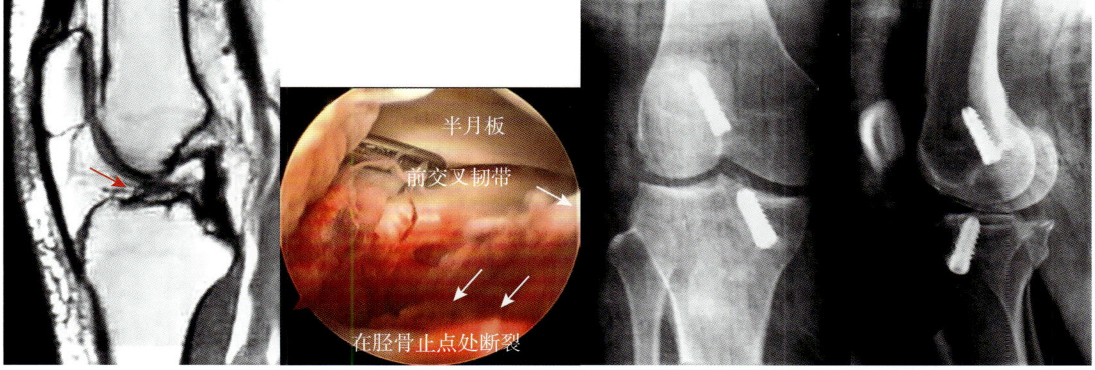

图 8-7-44 女，40 岁，右膝前交叉韧带断裂，行骨 - 髌腱 - 骨重建术

六、膝半月板损伤

（一）膝半月板和交叉韧带解剖（图 8-7-45）

（二）诊疗要点

1. 膝半月板（meniscus）是一种纤维软骨，有稳定膝关节及载荷作用。膝半月板本身无血液供应，损伤后几乎无修复能力。
2. 膝半月板损伤 10～20 岁男性好发。半月板中部至后角损伤较多。损伤的形状可为横裂、纵裂、水平裂、桶柄型、边缘型或不规则型（图 8-7-46）。
3. 受伤机制：当承重小腿处于固定状态时，膝关节强力内外旋或内外翻，半月板受到旋转碾压而致撕裂。

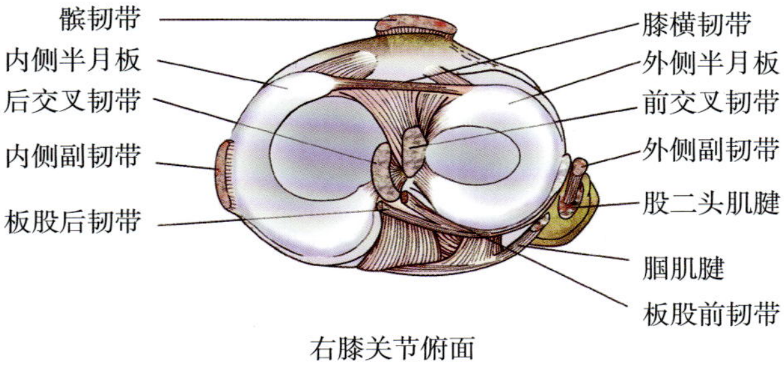

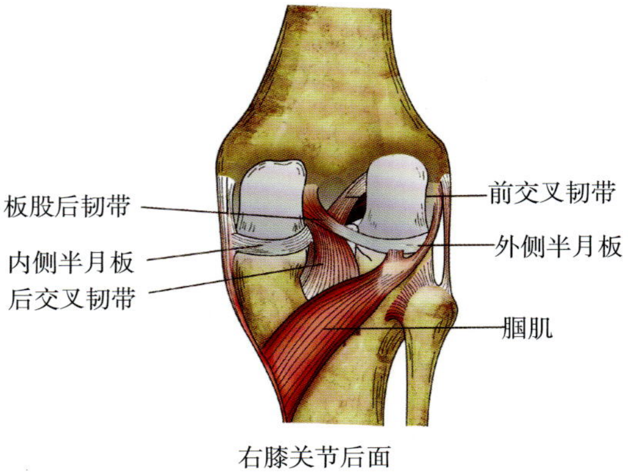

图 8-7-45 膝关节半月板和交叉韧带解剖

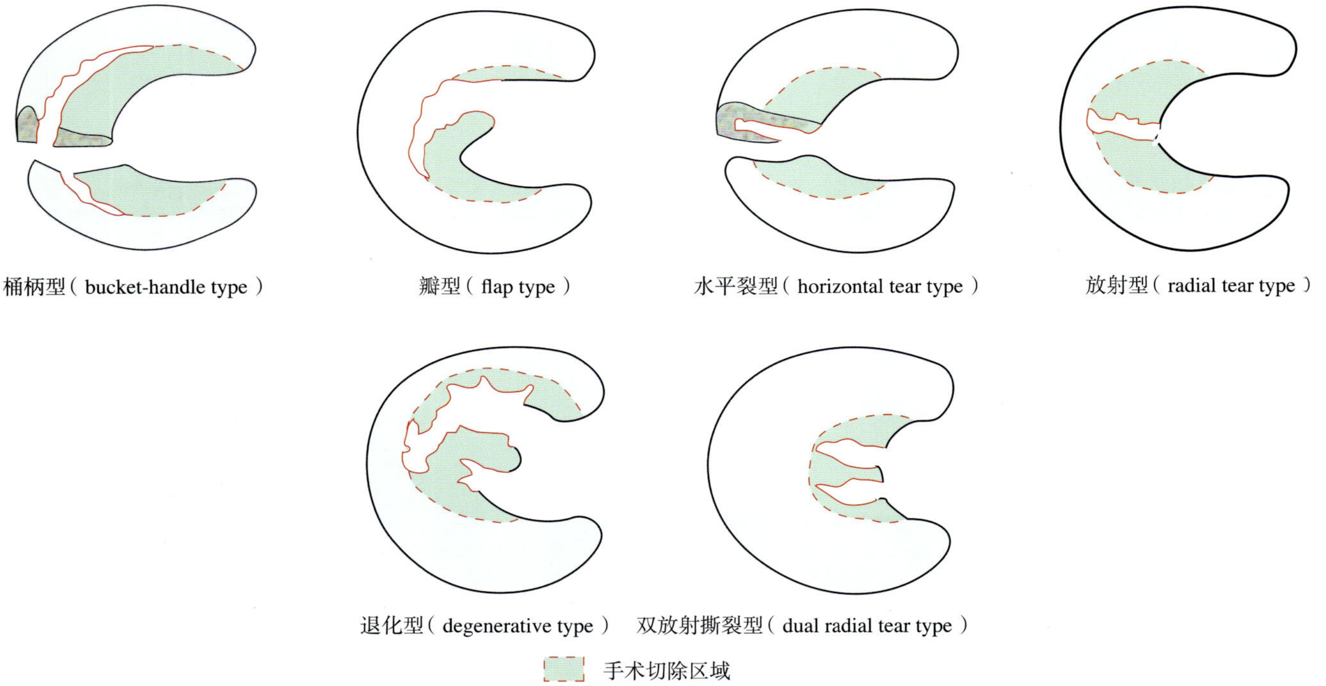

图 8-7-46 膝半月板损伤 Rosenberg-Kolowich 分类

Rosenberg TD, Kolowich PA. Arthroscopic diagnosis and treatment of meniscal disorders. In: Scott WN, eds. Arthroscopy of the knee, Philadelphia. WB Sauders Co, 1990, 67-82.

Savory CG, Polly DW, Sikes RA, Callaghan. A prospective comparison study of magnetic resonance imaging and arthroscopy of the knee [abstract]. Am J Sports Med, 1987, 15: 389.

4. 关节间隙(膝眼处)有压痛、弹响及绞锁现象。
5. McMurray 征及 Apply 试验阳性，膝关节过伸和过屈试验阳性。
6. MRI(图 8-7-47)、关节镜检查确诊。
7. 膝半月板损伤治疗原则
   (1) 有条件者尽量行关节镜下手术，不要做切开手术。
   (2) 绝大多数的半月板损伤需要作部分切除术。尽可能多的保留健康，稳定的半月板组织，尽量不做全切除术。
   (3) 少数位于滑膜边缘型的新鲜损伤可行关节镜下半月板缝合术。

(三)半月板损伤手术治疗

1. 关节镜下半月板缝合术
   (1) 适应证：
   ① 半月板周围附着部 5 mm 内撕裂，前后角完好者。
   ② 半月板的撕裂或损伤部位在半月板滑膜返折处至外缘的 1/3 处。
   (2) 缝合法：
   ① 由内向外缝合法：
   - 单套管缝合技术
   - 双套管缝合技术
   ② 内缝合法。
2. 关节镜下半月板部分切除术
   (1) 一般选用前内、外侧入路。
   (2) 尽可能整块切除活动性半月板裂片，用刨刀将半月板边缘修整光滑。

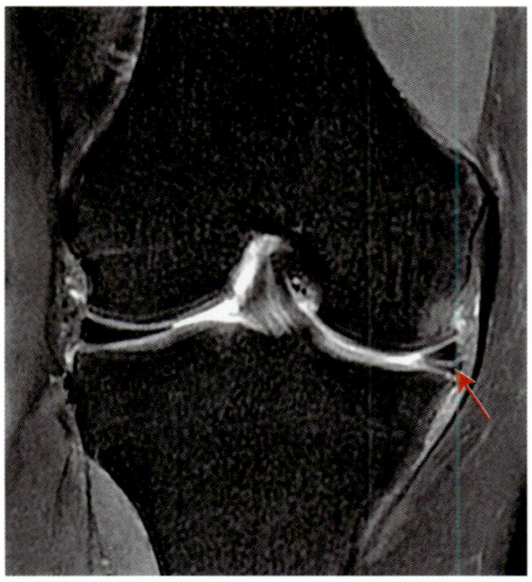

图 8-7-47 MRI 冠状面，T_2W_1 显示内侧半月板水平状断裂

七、盘状半月板

1. 盘状半月板 (discoid meniscus) 是一种少见的半月板畸形，外侧多于内侧。
2. 盘状半月板未损伤前，一般不主张手术切除。
3. MRI 为确定诊断首选检查方法(图 8-7-48)。

八、髌骨骨折

1. 髌骨骨折(patellar fracture)是较常见的损伤。
2. 髌骨纵形骨折容易漏诊，必要时拍摄髌骨轴位片或 CT 检查以确诊。
3. 开放性骨折；关节面不平整；超过 2 mm 关节面移位；合并伸膝支持带撕裂的髌骨骨折，多采用手术治疗。
4. 经典手术为克氏针张力带钢丝内固定术。对于严重粉碎性骨折，先复位用钢丝或双 10 号丝线进

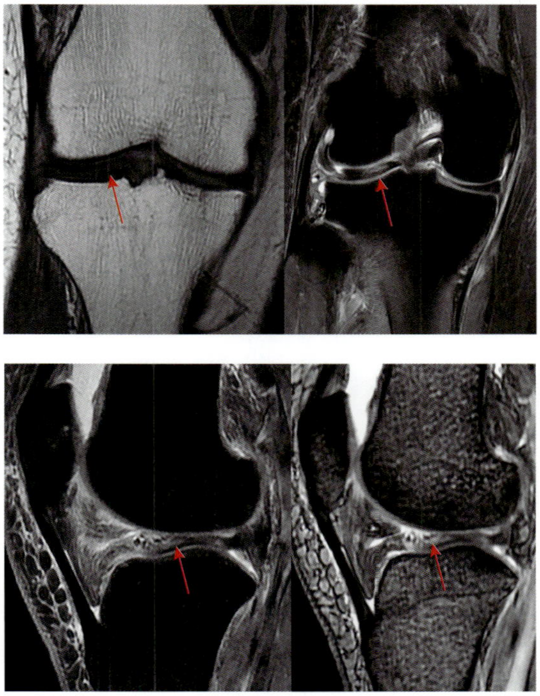

图 8-7-48 盘状半月板诊断标准：MRI 矢状面显示 3 个以上层面半月板前后角相连成“领结”样改变

行环扎，再用张力带钢丝固定骨折（图 8-7-49~图 8-7-51）。

九、胫骨平台骨折

（一）胫骨近端解剖（图 8-7-52）

（二）诊疗要点

1. 胫骨平台骨折 (fracture of tibial platea) 常并发韧带及半月板的损伤。同时注意有无腘动脉、腓总神经损伤。
2. 胫骨平台骨折 Hohl 分类（图 8-7-53、表 8-7-5），胫骨髁间嵴骨折 Meyers 分类（图 8-7-54）及胫 / 腓骨近端骨折 AO 分类（图 8-7-55）。
3. 治疗原则：准确复位，可靠固定，早期功能锻炼。
4. 手术技巧（图 8-7-56~ 图 8-7-59）

(1) 劈裂骨折：由后向前上推挤整复劈裂骨折块，复位钳临时固定，用松质骨螺钉沿平台关节面软骨下至内侧皮质固定。

(2) 塌陷骨折：在胫骨上端的前外侧凿开“骨窗”，用骨冲击器插入“骨窗”，向上至塌陷骨折片下面抬起骨折块。在塌陷区空腔植骨，用一枚松质骨螺钉由外向内沿塌陷骨块的下方穿过至内侧皮质骨固定。

(3) 劈裂塌陷骨折：先将劈裂骨折片向外翻转，显露塌陷骨折块，用骨膜起子抬起塌陷骨折片复位，塌陷空腔植骨，再将劈裂骨折复位，用 L 形支撑钢板固定。

(4) 内外髁的 T 形和 Y 形骨折：同单侧平台劈裂

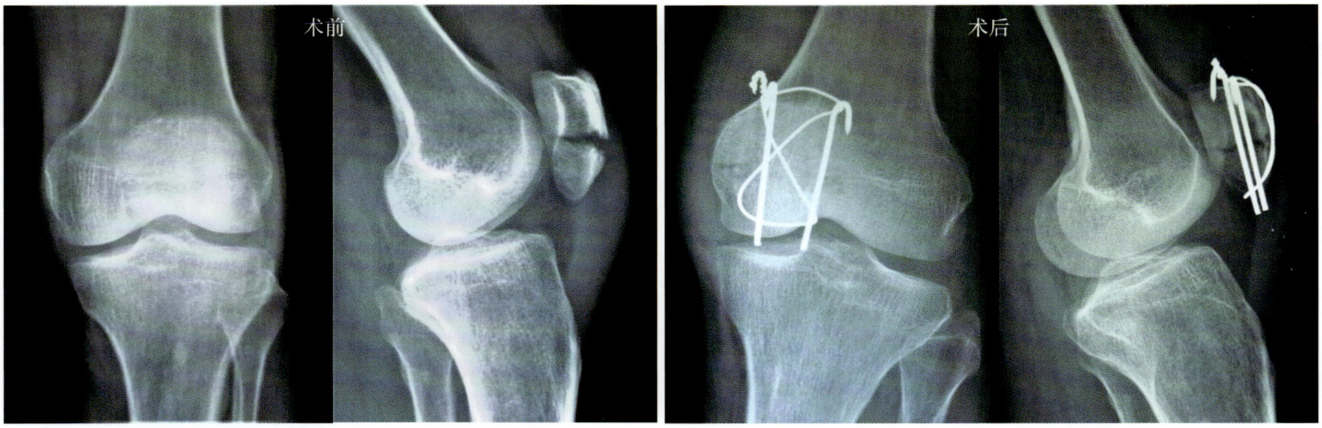

图 8-7-49 男，46 岁，左髌骨骨折，切开复位克氏针张力带钢丝内固定术

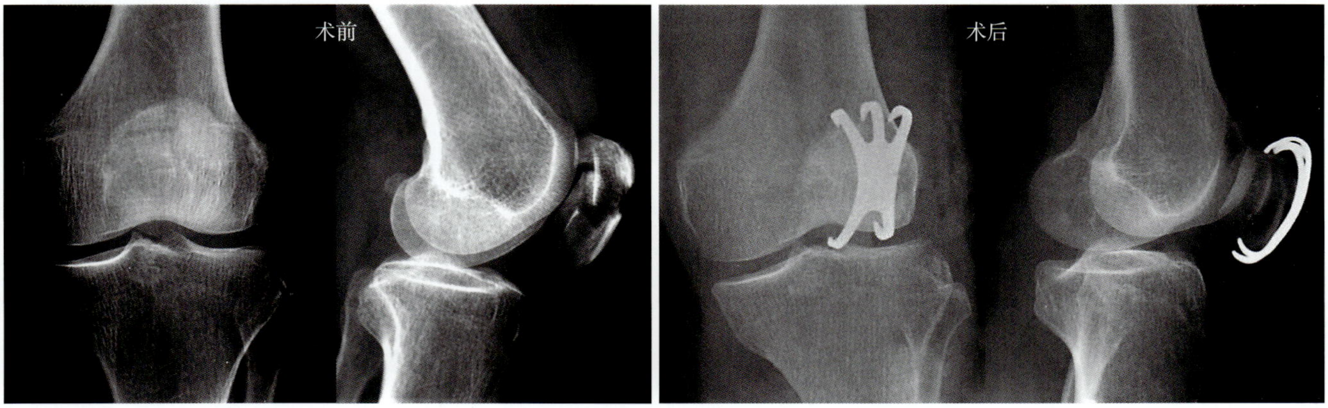

图 8-7-50 女，50 岁，左髌骨骨折，切开复位记忆合金髌骨抓内固定术

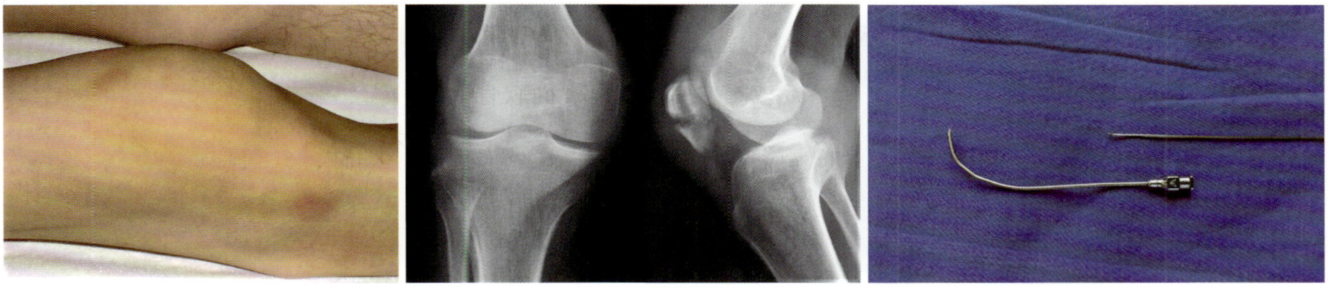

术前　　　　穿刺导引针、钢丝

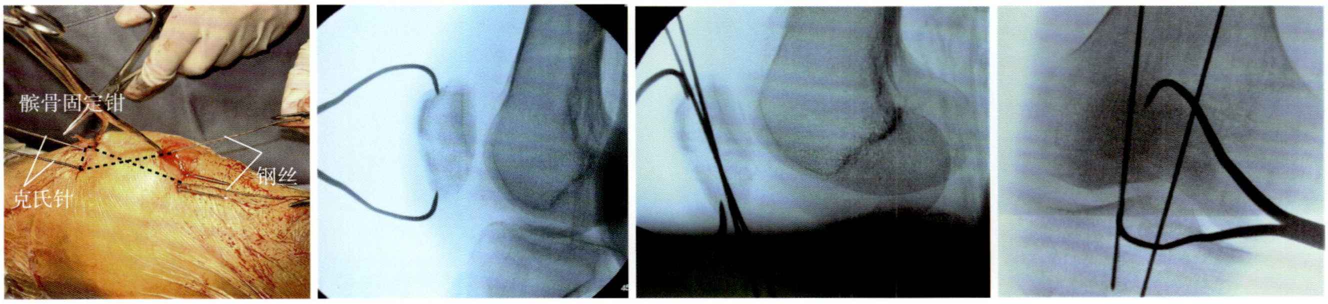

先行闭合复位，复位钳钳夹固定。再用 2 根克氏针沿髌骨纵轴钻出。C 臂机透视下确认骨折解剖复位，克氏针穿入位置良好

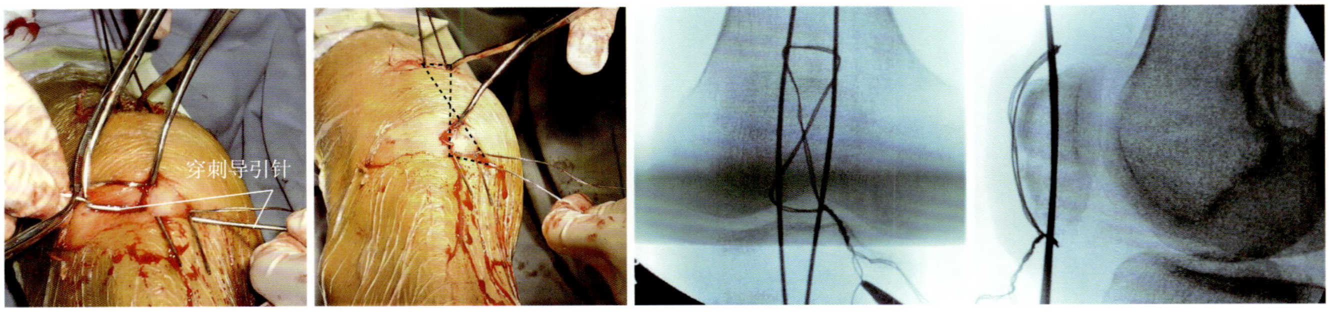

然后，围绕克氏针在穿刺针导引下穿入钢丝成“8”字形，拉紧钢丝、打袢。透视下确认张力带固定稳固、可靠

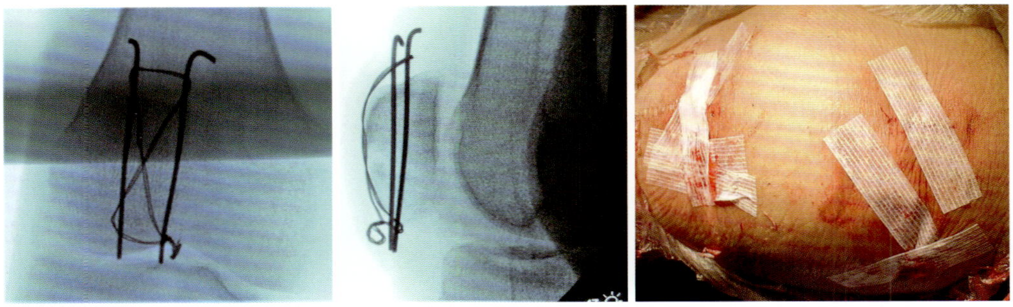

剪断钢丝及克氏针。缝合针孔，术毕

图 8-7-51　微创手术：左髌骨骨折，闭合复位经皮克氏针张力带钢丝内固定术

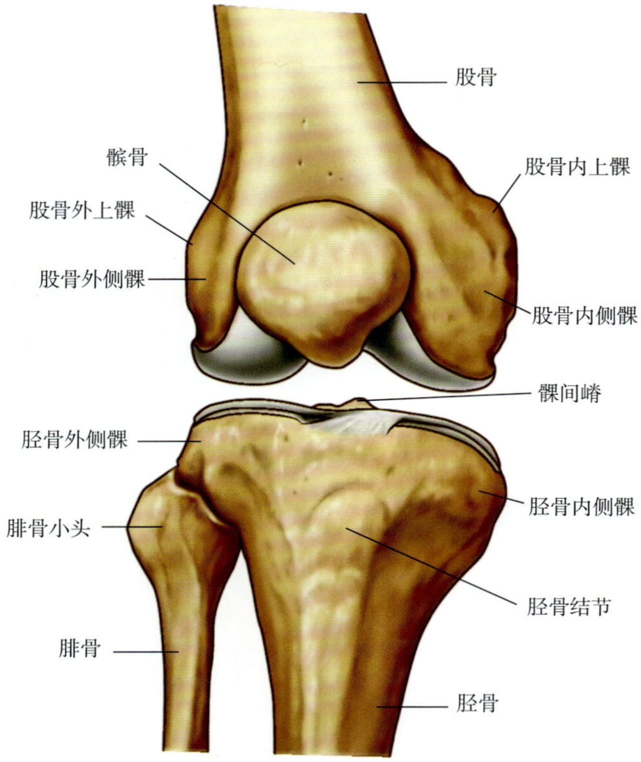

图 8-7-52 胫骨近端解剖

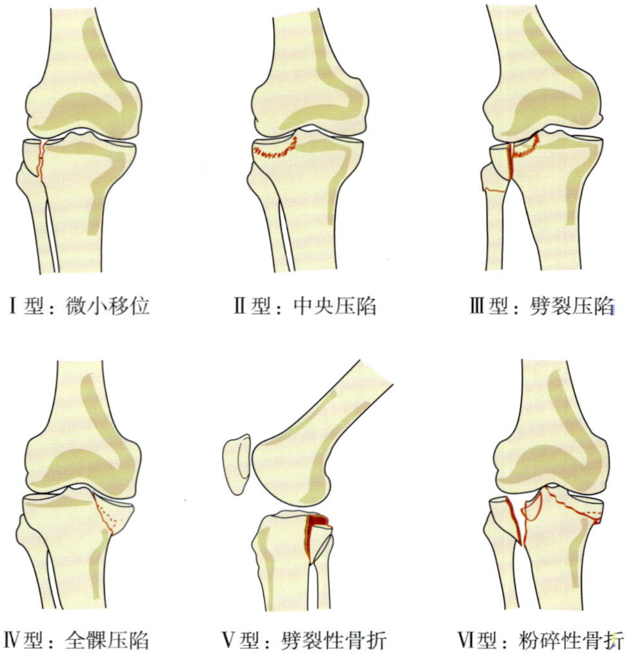

图 8-7-53 胫骨平台骨折 Hohl 分类（Hohl classification of tibial plafond fracture）

表 8-7-5 胫骨平台骨折 Hohl 分类

无移位	Ⅰ型		24%
移位	局部压陷	中央压陷（Ⅱ型）	26%
		劈裂压陷（Ⅲ型）	26%
	全髁压陷（Ⅳ型）		11%
	劈裂性（Ⅴ型）		3%
	粉碎性（Ⅵ型）		10%

（805例骨折统计）

Hohl M. Tibial condylar fractures. J Bone Joint Surg, 1967; 49-A: 1455-1467.

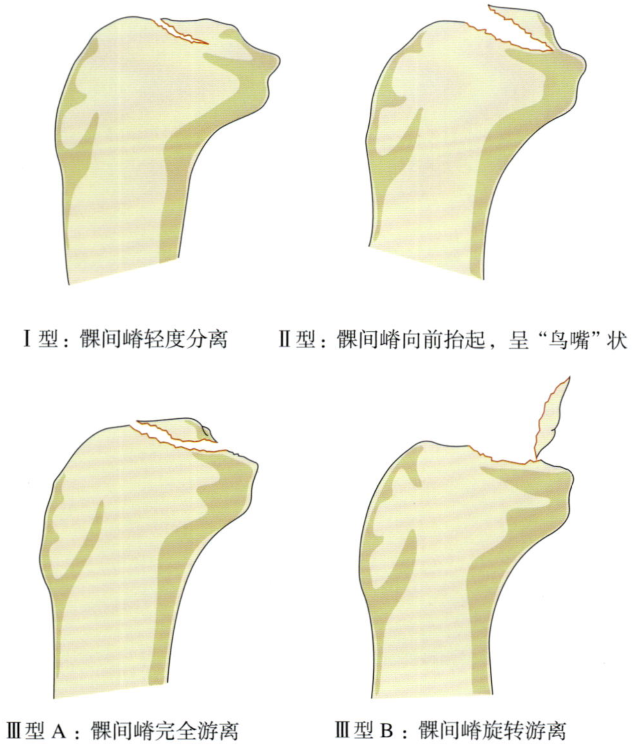

图 8-7-54 胫骨髁间嵴骨折 Meyers 分类（Meyers classification of fracture of intercondylar eminence of tibia）

Meyers MH, McKeever F. Fracture of the intercondylar eminence of the tibia. J Bone Joint Surg, 1959, 41-A: 209-222.

塌陷骨折复位方法相似。但先整复较重侧平台骨折，后再整复较轻侧平台骨折。在移位重侧用L形钢板固定，移位轻的一侧用短钢板固定。

(5) 合并前交叉韧带中部断裂给予缝合修复，半月板完全断裂给予切除，边缘断裂给予缝合。胫骨髁间嵴骨折移位，经骨性隧道将其用钢丝固定。

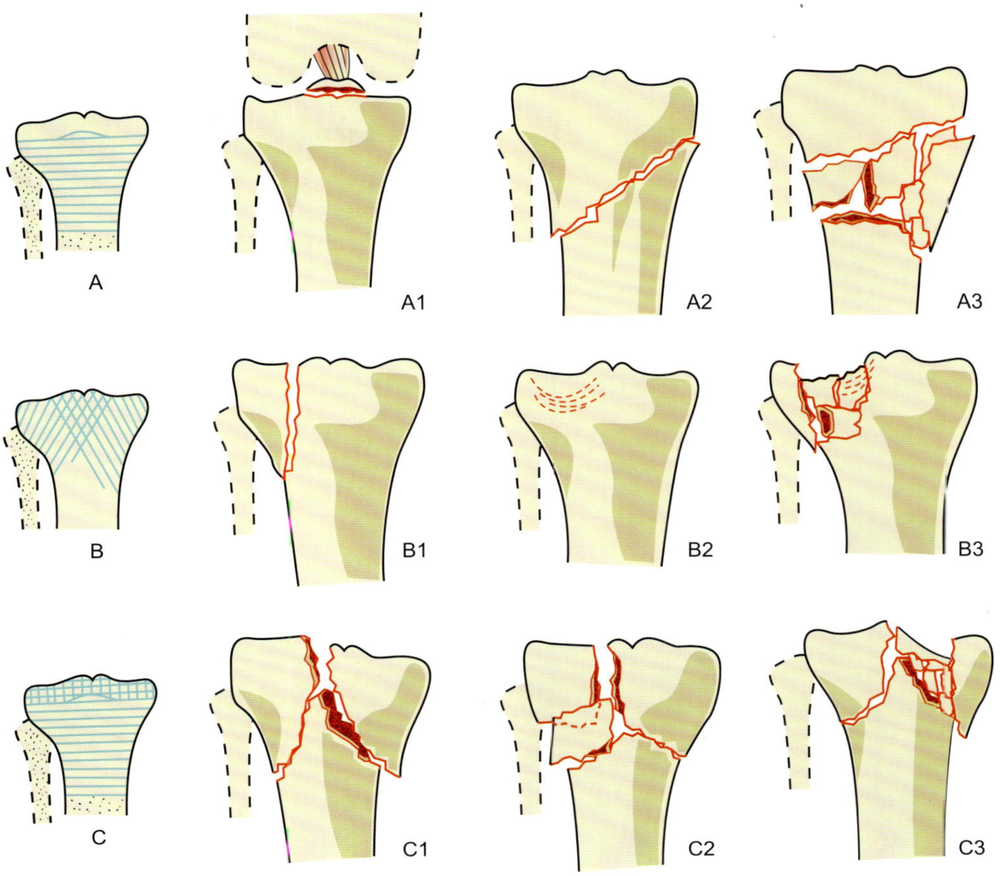

图 8-7-55　胫 / 腓骨近端骨折 AO 分类（AO classification of proximal tibia and fibula fractures）

A. 关节外骨折

A1. 撕脱骨折

1. 腓骨头
2. 胫骨结节
3. 交叉韧带附着点

A2. 干骺端简单骨折

1. 冠状面斜形
2. 矢状面斜形
3. 横形

A3. 干骺端粉碎骨折

1. 完整楔形
2. 粉碎楔形
3. 复杂骨折

B. 部分关节内骨折

B1. 单纯劈裂骨折

1. 外侧面
2. 内侧面
3. 斜形，累及胫骨棘及一侧关节面

B2. 单纯压缩骨折

1. 外侧完全压缩
2. 外侧部分压缩
3. 内侧

B3. 劈裂压缩骨折

1. 外侧面
2. 内侧面
3. 斜形，累及胫骨棘及一侧关节面

C. 完全关节内骨折

C1. 关节、干骺端简单

1. 轻度移位
2. 单髁移位
3. 双髁移位

C2. 关节简单，干骺端粉碎

1. 完整楔形
2. 粉碎楔形
3. 复杂骨折

C3. 粉碎骨折

1. 外侧
2. 内侧
3. 外侧 + 内侧

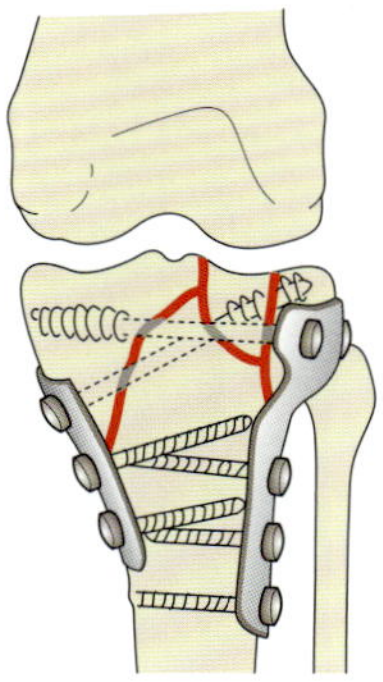

图 8-7-56 胫骨平台内、外髁骨折切开复位螺钉接骨板固定示意图

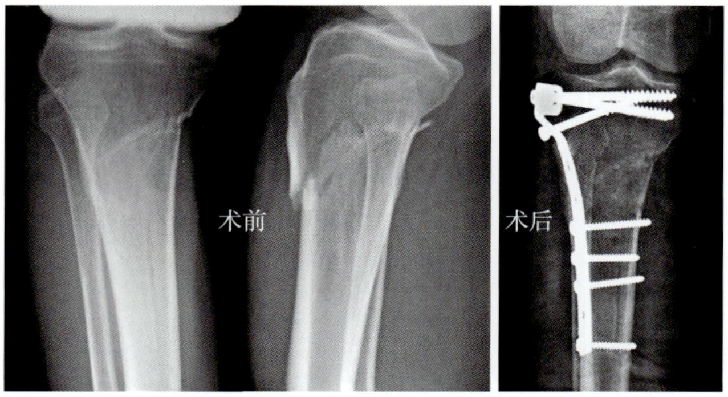

图 8-7-57 胫骨近端 AO 分类 A3 型骨折，行切开复位钢板螺钉内固定

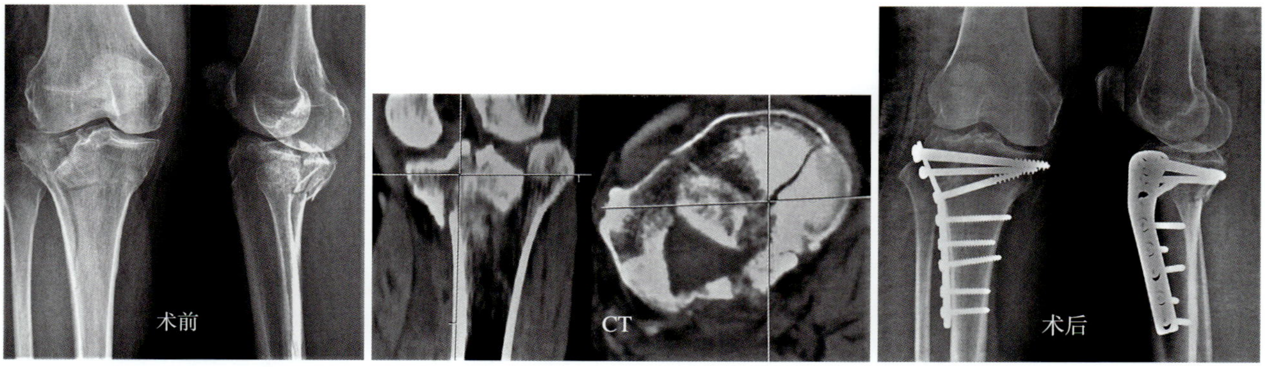

图 8-7-58 Hohl 分类Ⅳ型，AO 分类 B3 型骨折，行切开复位支撑钢板固定

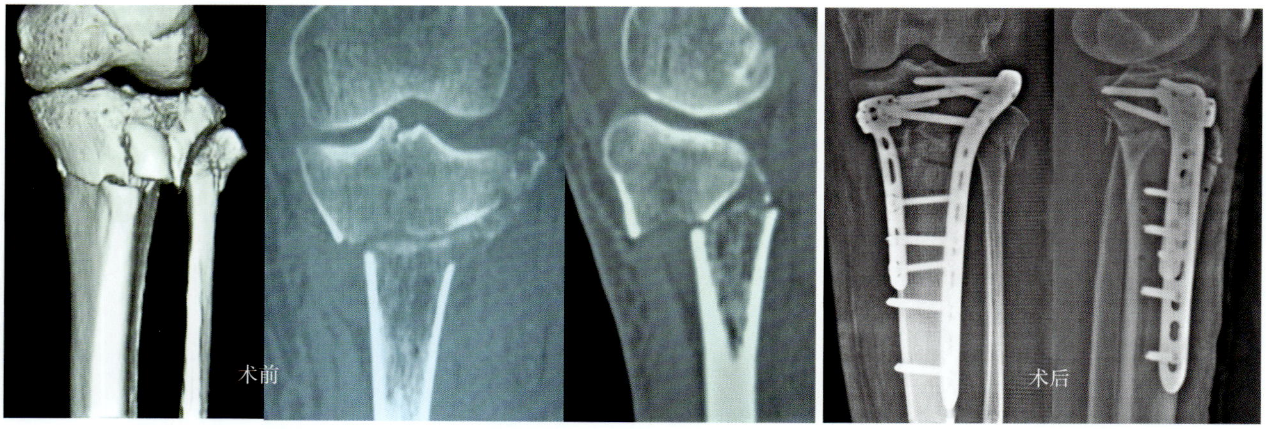

图 8-7-59 胫骨近端 AO 分类 C2 型骨折，行切开复位双钢板内固定

十、胫腓骨干骨折

1. 胫骨下 1/3 骨折因局部血运欠佳，易发生延迟愈合甚至不愈合。

2. 胫/腓骨干骨折 (fracture of tibiofibular shaft)AO 分类见图 8-7-60。

3. 单纯腓骨骨折愈合良好。中下 1/3 以上近端骨折行石膏托固定 4～6 周。中下 1/3 以下远端骨折对踝关节稳定有影响，可行钢板内固定。

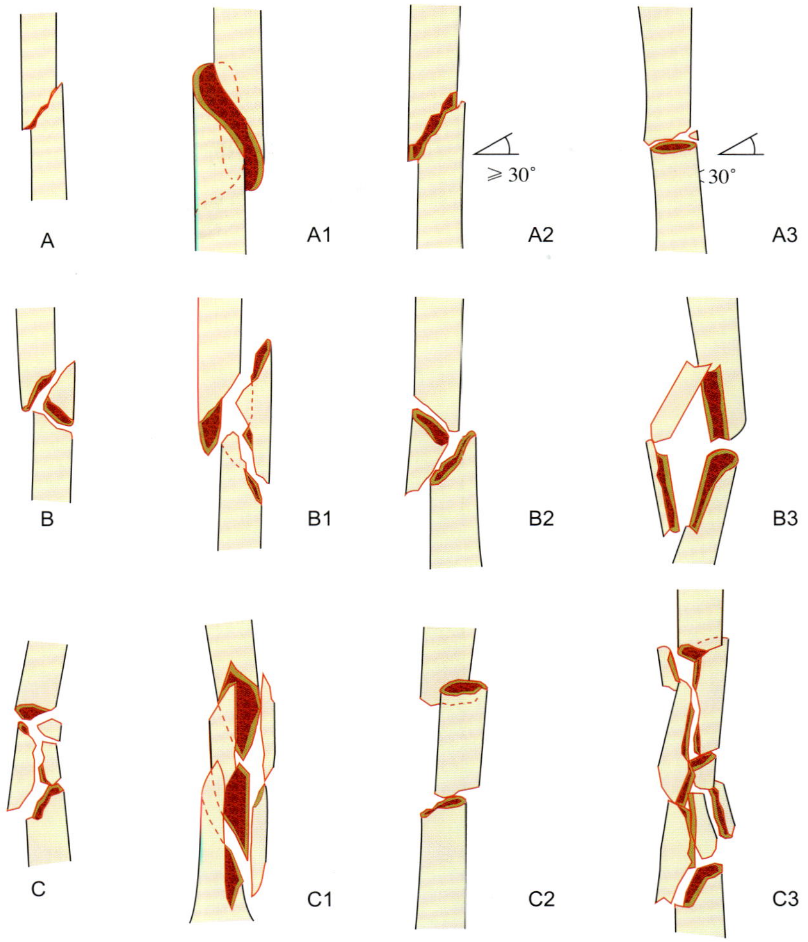

图 8-7-60　胫 / 腓骨干骨折 AO 分类（AO classification of tibia and fibula shaft fractures）

A. 简单骨折

A1. 螺旋形
1. 腓骨完整
2. 腓骨在不同水平骨折
3. 腓骨在同一水平骨折

A2. 斜形（≥30°）
1. 腓骨完整
2. 腓骨在不同水平骨折
3. 腓骨在同一水平骨折

A3. 横形（<30°）
1. 腓骨完整
2. 腓骨在不同水平骨折
3. 腓骨在同一水平骨折

B. 楔形骨折

B1. 螺旋楔形
1. 腓骨完整
2. 腓骨在不同水平骨折
3. 腓骨在同一水平骨折

B2. 弯折楔形
1. 腓骨完整
2. 腓骨在不同水平骨折
3. 腓骨在同一水平骨折

B3. 粉碎楔形
1. 腓骨完整
2. 腓骨在不同水平骨折
3. 腓骨在同一水平骨折

C. 复杂骨折

C1. 螺旋形
1. 中间两块骨折块
2. 中间三块骨折块
3. 中间三块以上骨折块

C2. 多段形
1. 中间一块骨折块
2. 中间一块骨折块，合并楔形骨块
3. 中间两块骨折块

C3. 不规则形
1. 中间两或三块骨折块
2. 有限粉碎（<5 cm）
3. 广泛粉碎（≥5 cm）

4. 稳定、微小移位的骨折可石膏或者支具外固定。不稳定骨折，根据骨折不同类型，选取钢板螺钉内固定、交锁髓内钉内固定、外固定支架治疗（图 8-7-61 ~ 图 8-7-63）。
5. 软组织损伤严重，肿胀明显，应警惕小腿骨筋膜室综合征发生的可能。

十一、Pilon骨折

1. Pilon 骨折 (Pilon fracture) 由法国医生 Destot 于 1911 年首次提出，是指胫骨远端波及关节面的骨折。

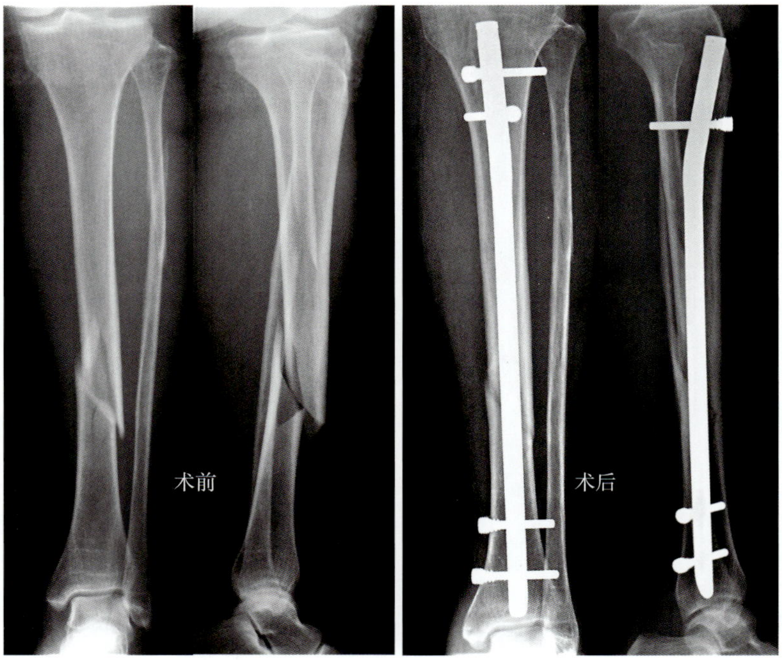

图 8-7-61 女，41 岁，左胫骨中 1/3 骨折，腓骨上 1/3 骨折，行闭合复位，交锁髓内钉内固定术

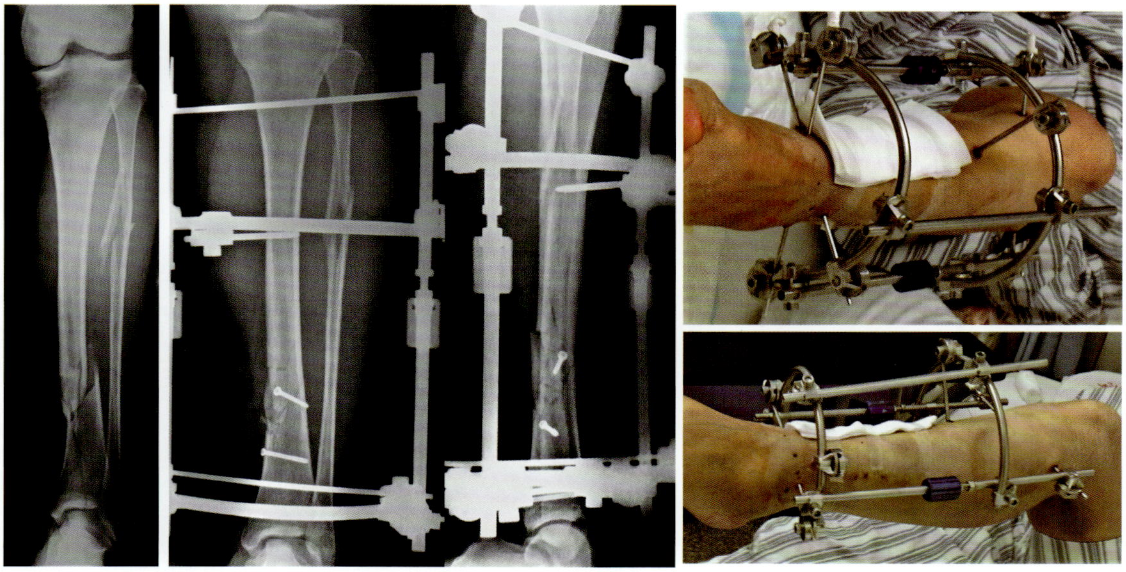

图 8-7-62 女，51 岁，左胫骨中下段、腓骨中上段开放性粉碎性骨折行清创缝合、切开复位、外固定支架 + 螺钉固定术

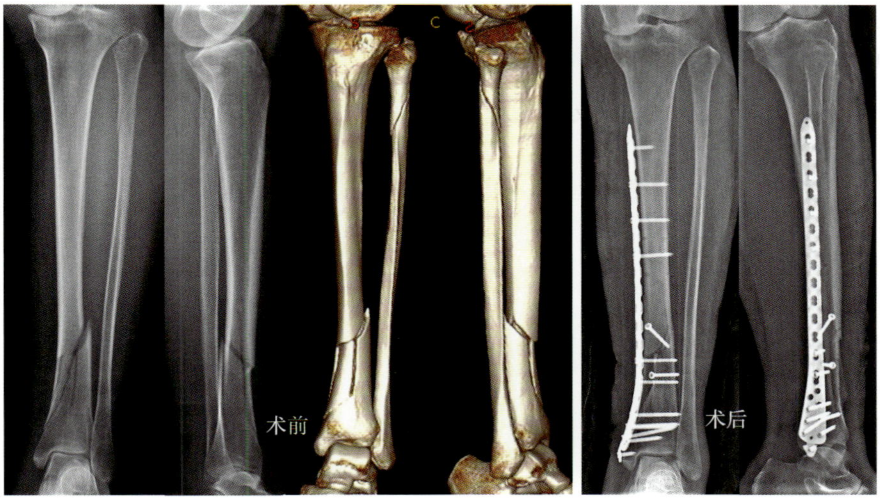

图 8-7-63　女，56 岁，左胫、腓骨中下 1/3 粉碎性骨折闭合复位，Liss 板、螺钉内固定

2. 主要为交通伤、扭转暴力及高处坠落伤导致胫骨远端爆裂骨折。
3. Pilon 骨折分类见图 8-7-64、图 8-7-65。
4. 治疗原则：解剖复位，稳定踝关节，早活动，晚负重。
5. 手术时机：对大多数骨折可以早期施行切开复位内固定术（伤后 8 ~ 12 h 内）。如果软组织损伤严重，可先行跟骨牵引、超关节外固定支架临

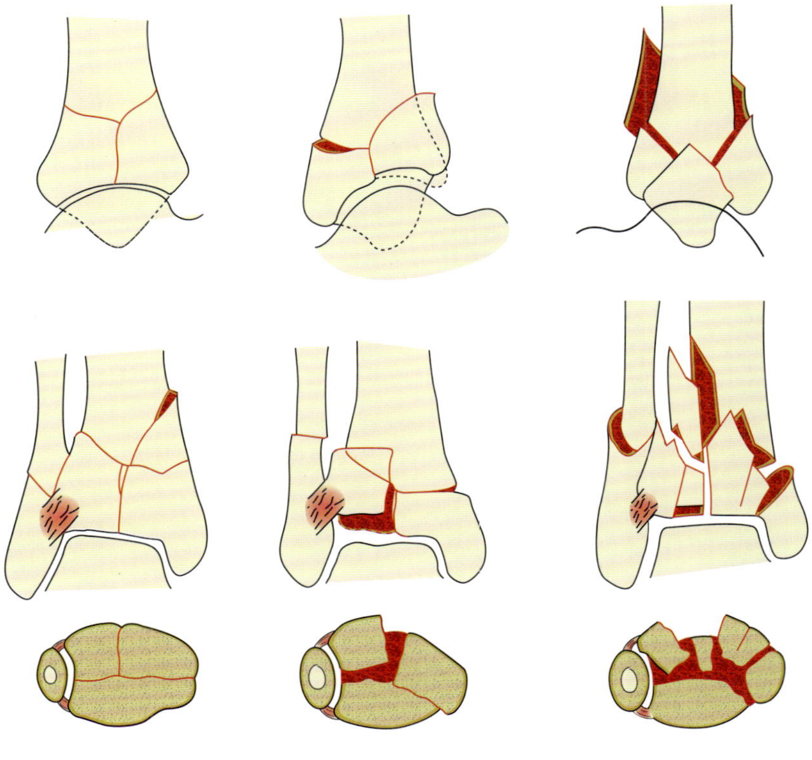

Ⅰ型：波及关节面，无移位；Ⅱ型：关节面骨块轻度移位，无粉碎；Ⅲ型：胫骨远端粉碎性骨折，伴压陷

图 8-7-64　Pilon 骨折 Rüedi-Allgower 分类（Rüedi-Allgower classification of Pilon fracture）
Rüedi TP, Allgower M. The operative treatment of intraarticular fractures of the lower end of the tibia. Clin. Orthop, 1979, 138: 105-110.

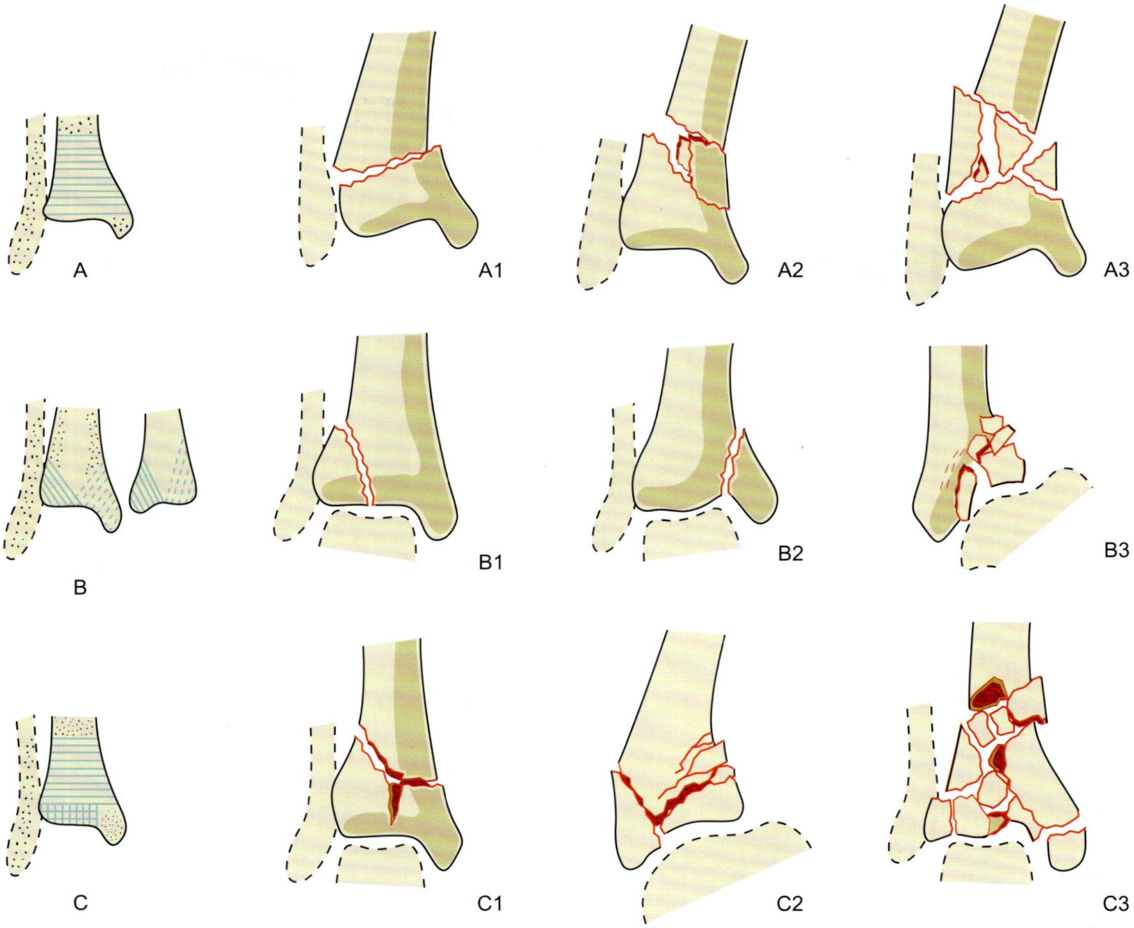

图 8-7-65 胫／腓骨远端骨折 AO 分类（AO classification of distal tibia and fibula fracture）

A. 关节外骨折

A1. 干骺端，简单
- 1. 螺旋形
- 2. 斜形
- 3. 横形

A2. 干骺端，楔形
- 1. 后外侧嵌压
- 2. 前内楔形
- 3. 延伸至骨干

A3. 干骺端，复杂
- 1. 中间三块骨折
- 2. 中间三块以上骨折
- 3. 延伸至骨干

B. 部分关节内骨折

B1. 单纯劈裂
- 1. 冠状面
- 2. 矢状面
- 3. 干骺端粉碎

B2. 劈裂＋压缩
- 1. 冠状面
- 2. 矢状面
- 3. 中央区

B3. 粉碎压缩
- 1. 冠状面
- 2. 矢状面
- 3. 干骺端粉碎

C. 完全关节内骨折

C1. 关节及干骺端简单骨折
- 1. 无压缩
- 2. 有压缩
- 3. 延伸至骨干

C2. 关节简单，干骺端粉碎骨折
- 1. 有非对称性嵌压
- 2. 无非对称性嵌压
- 3. 骨折延伸至骨干

C3. 关节粉碎骨折
- 1. 骨骺区
- 2. 骨骺＋干骺端
- 3. 骨骺＋干骺端＋骨干

时固定，待软组织条件好转，再行手术（图 8-7-66~8-7-68）。一般在骨折 1 ~ 2 周内。

6. 手术步骤

(1) 恢复腓骨长度。

(2) 重建胫骨远端关节面。

(3) 干骺端骨缺损填充植骨。

(4) 胫骨内侧支持钢板固定。

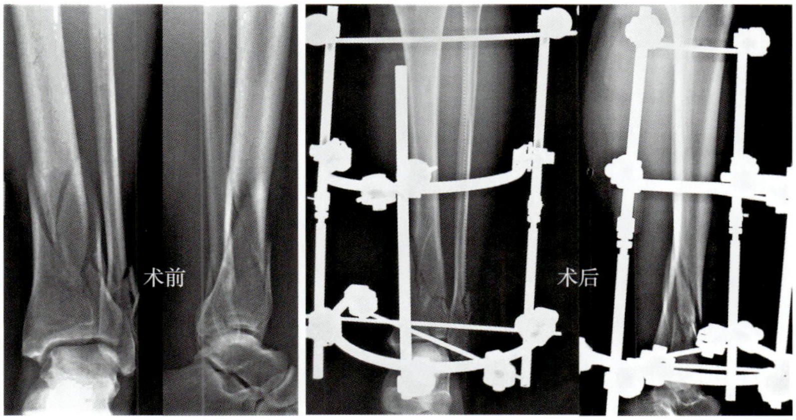

图 8-7-66　Pilon 骨折 Rüedi-Allgower 分类Ⅰ型、AO 分类 A3 型，行闭合复位、外固定支架固定术

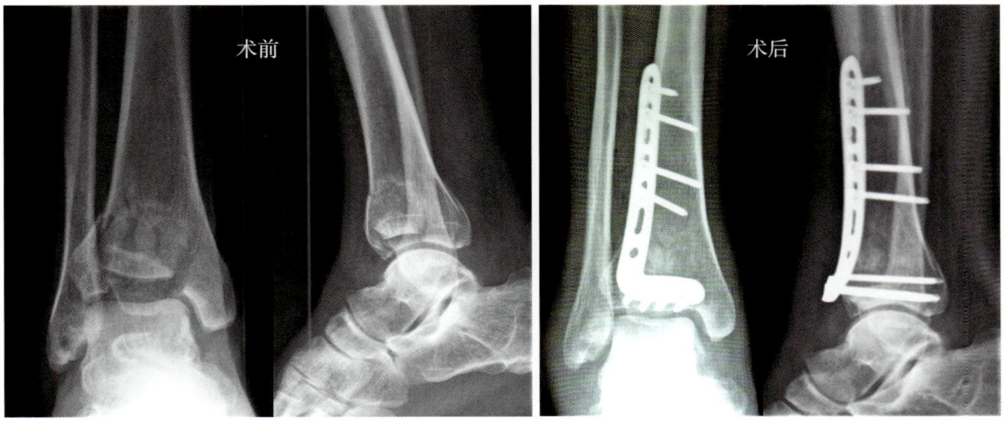

图 8-7-67　Pilon 骨折 Rüedi-Allgower 分类Ⅱ型、AO 分类 C2 型，行切开复位、LCP 钢板内固定术

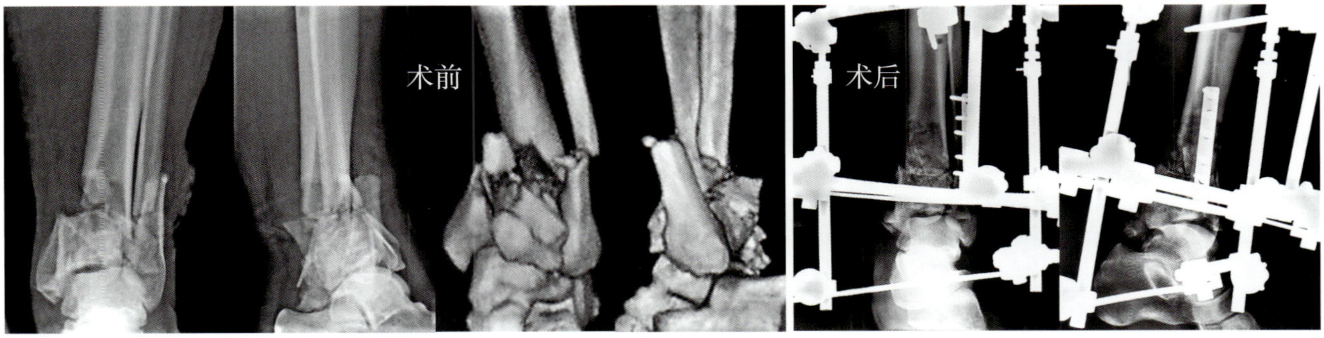

图 8-7-68　Pilon 骨折 Rüedi-Allgower 分型Ⅲ型、AO 分类 C3 型，行切开复位、超关节外固定支架固定术

第八节　足踝部

一、解剖、功能及体格检查

（一）要点

1. 踝关节（ankle joint）由胫骨远端、内、外踝及距骨滑车组成（图 8-8-1）。
2. 足骨包括跗骨 7 块、跖骨 5 块、趾骨 14 块，共 26 块骨。足的构造分为前足部（跖骨和趾骨）、中足部（足舟骨、骰骨和楔骨）和后足部（跟骨和距骨）。三个部分的构造及功能都不一样（图 8-8-2）。
3. 踝关节周围韧带有外侧副韧带复合体（主要为距腓前韧带、跟腓韧带）、内侧韧带（三角韧带）和胫腓联合韧带（图 8-8-3、图 8-8-4）。踝扭伤中最常见的是踝的旋后损伤，即踝外侧副韧带损伤。
4. 足运动时，踝关节、距跟关节(距下关节，subtalar joint）和跗横关节(Chopart's joint）往往联合活动。当足部旋前时，表现为踝背屈、距下关节外翻、跗横关节外展(表 8-8-1)。
5. 足有两个纵弓和一个横弓（图 8-8-5、图 8-8-6），可承受压力和缓冲行走、跑、跳时对身体所产生的震动。任何原因引起足弓塌陷，均可导致踇外翻和扁平足的出现。当足纵弓塌陷或弹性消失引起足痛，称为扁平足（图 8-8-5）。
6. 跖腱膜是足底的深筋膜，起自跟骨结节，呈扇形分布止于各跖骨头和近节趾骨基底（图 8-8-7）。维持足的纵弓，缓冲震荡，同时保护足底的血管、神经。足趾背屈运动时跖腱膜紧张，使足纵弓向上抬高（即“卷扬机”效应）(图 8-8-7)。

表 8-8-1

足部的综合运动	旋前时	旋后时
踝关节	背屈伸	跖屈
距跟关节（距下关节）	外翻	内翻
跗横关节（跟骰关节+距舟关节）	外展	内收

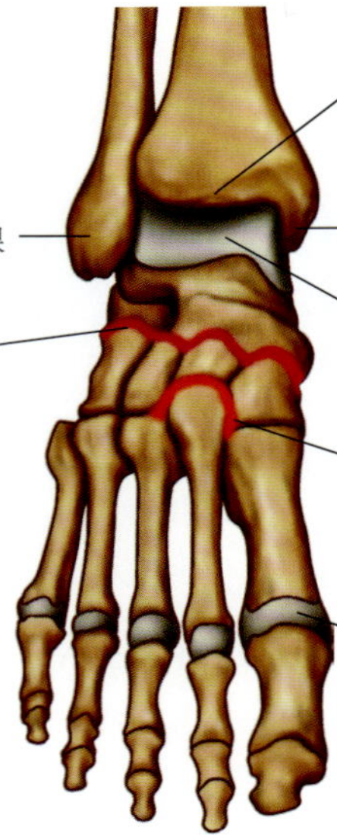

图 8-8-1　足、踝骨解剖

（二）诊查要点

1. 排除足部以外疾病：除外腰部疾患、下肢血管引起的足部疼痛。除外 I 型复合性局部疼痛综合征。检查：肌力、腱反射、痛觉、血管舒缩功能等。
   - 复合性局部疼痛综合征（complex regional pain syndrome，CRPS）是一组病因和病理机制复杂的多因素症候群。原发性 CRPS 罕见；典型 CRPS 继发于轻微组织损伤或肢体外伤。分为两个亚型：CRPS 1 型，无主要神经病损；CRPS 2 型，有神经病损。临床表现为感觉异常、自主神经异常和运动异常。所有症状和体征在肢体远端分布。治疗较困难。
2. 足部运动和足部畸形：踝关节背屈受限，主要为小腿三头肌，跟腱痉挛、短缩，以及踝关节后方

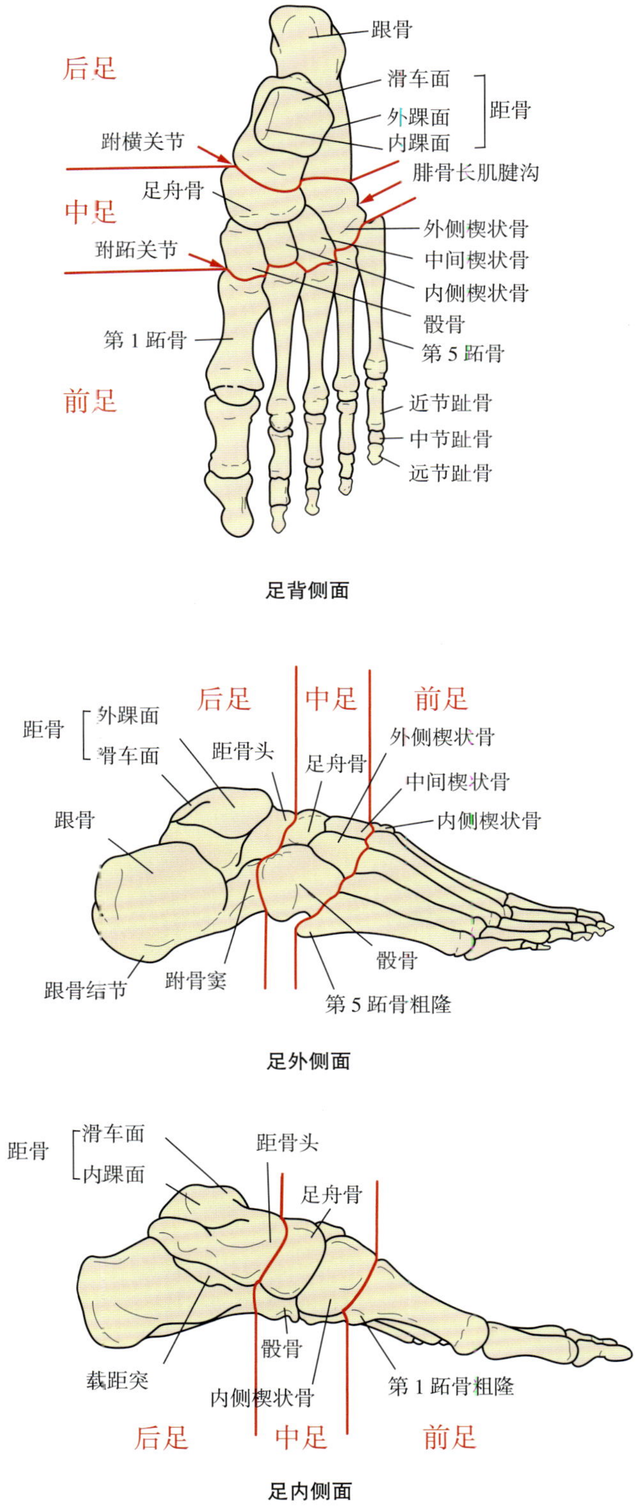

前足：跖骨，趾骨
中足：足丹骨，骰骨，内侧、中间、外侧楔骨
后足：距骨，跟骨

图 8-8-2　前足、中足、后足图

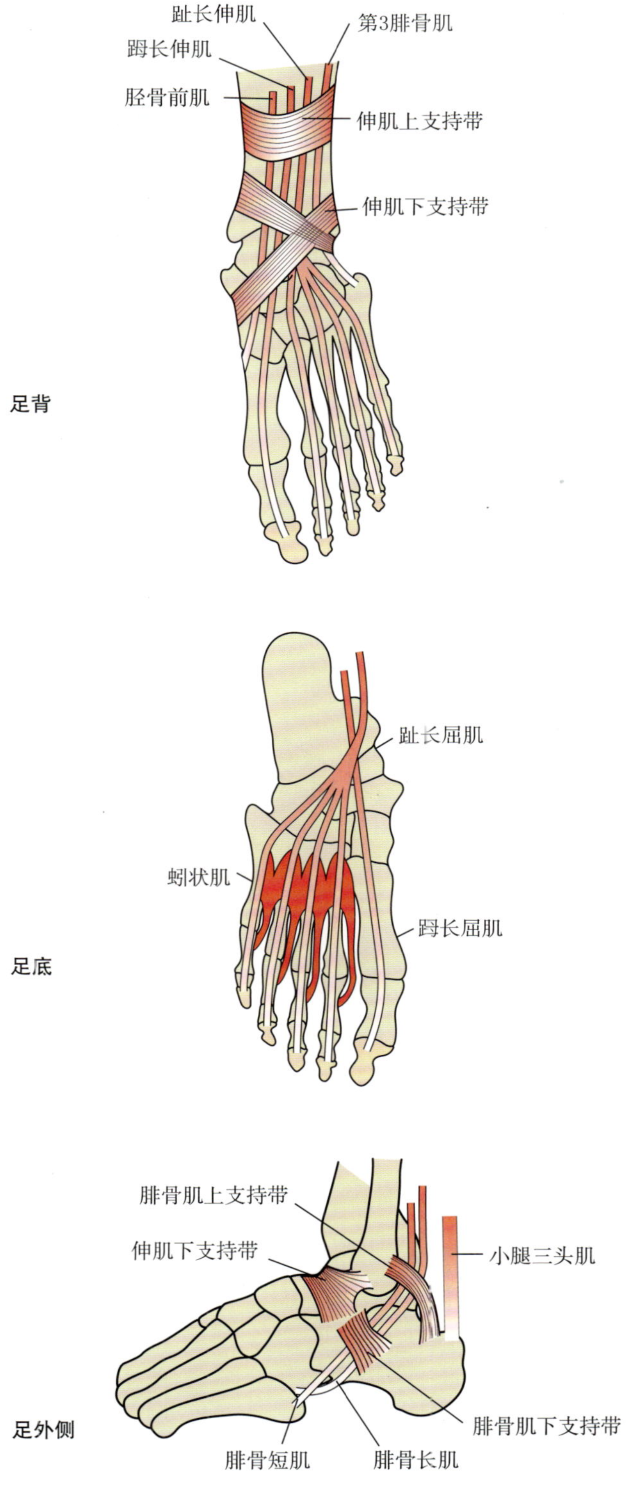

足、踝伸屈肌：
背伸肌：胫骨前肌，踇长伸肌，趾长伸肌
跖屈肌：小腿三头肌，胫骨后肌，踇长屈肌，趾长屈肌，腓骨长短肌

图 8-8-3　足、踝伸屈肌

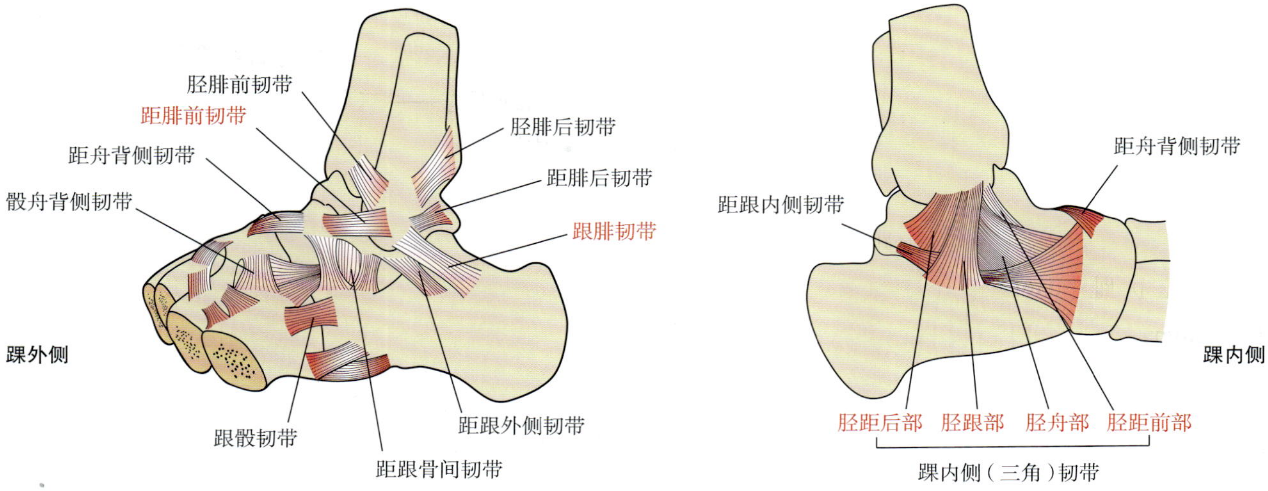

图 8-8-4 足、踝的韧带

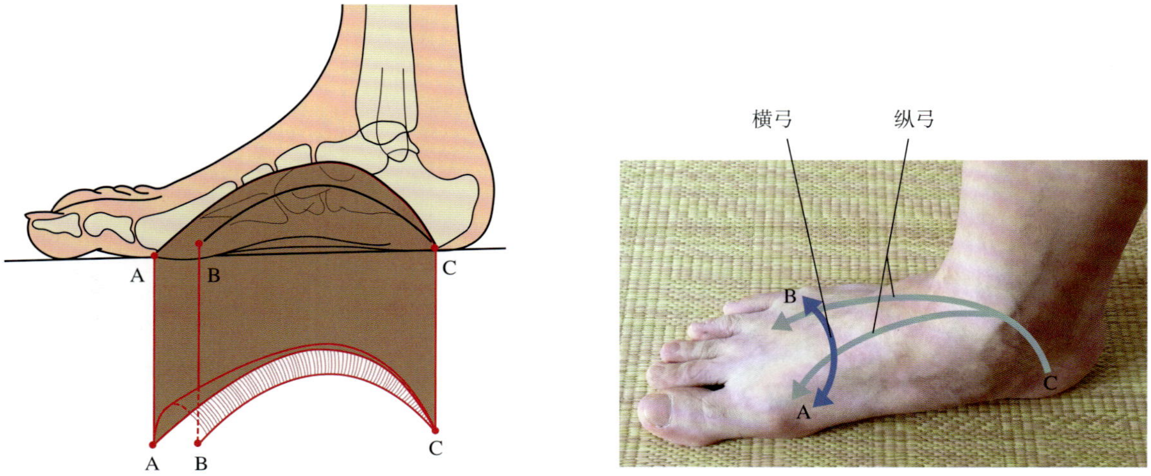

图 8-8-5 足部有三个足弓，分别是内侧纵弓 (A-C)、外侧纵弓（B-C）及横弓（A-B）。当足纵弓塌陷或弹性消失引起足痛，称为扁平足

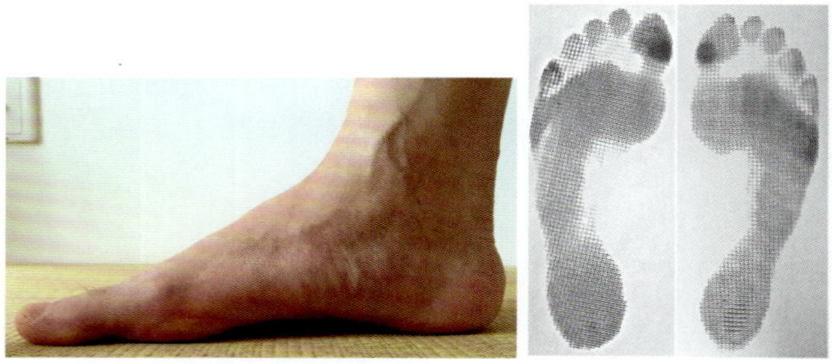

图 8-8-6 正常足弓及跖印

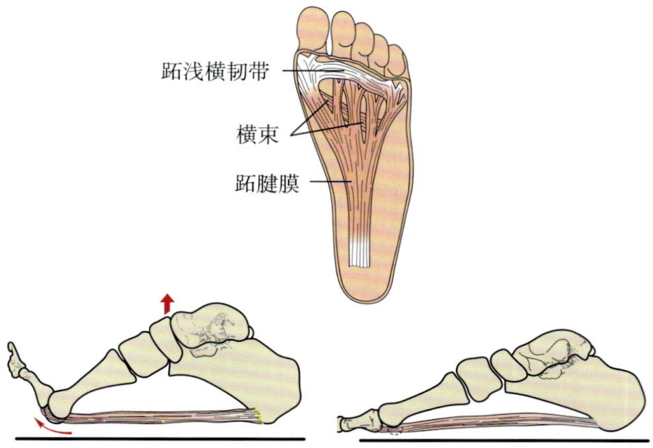

图 8-8-7 跖腱膜的卷扬机效应（windlass effect）：在步态后期，足趾背屈运动（脚尖向上翘起）时使附着在足趾上的跖腱膜产生张力，牵拉跟骨被动向前收缩，由于坚硬的跖腱膜的长度不变，使足纵弓向上抬高

软组织病变所致。背屈位挛缩时呈仰趾足（跟足）畸形；跖屈位挛缩时呈马蹄足（下垂足）畸形；类风湿关节炎、骨样骨瘤、跗骨间融合等可使足外翻受限、疼痛。足下垂、内翻常见于先天性马蹄内翻足（图 8-8-8）。

3. 足趾畸形：跗外翻，内翻小趾，爪形趾（claw toe），锤状趾（camel toe），槌状趾，短趾症（brachymetatarsia），返祖性长趾畸形（图 8-8-9）。
4. 压痛部位
   - 外踝前方——距腓前韧带损伤
   - 外踝尖下方——距腓后韧带损伤、腓骨肌腱鞘炎
   - 跟腱——跟腱炎、跟腱断裂
   - 跟骨跟腱止点——滑囊炎、Haglund 病（跟骨骨骺骨软骨病）等
   - 距骨后结节——三角籽骨综合征等
   - 内踝下方——三角韧带损伤、胫后肌腱鞘炎等
   - 内踝前下方——胫前肌腱炎
   - 内踝后方——踝管综合征等
   - 距骨滑车——剥脱性骨软骨炎等
   - 跗骨窦——距跟关节病变、跗骨窦综合征等
   - 舟状骨——痛性足副舟骨、疲劳骨折等
   - 跖骨干部——跖骨疲劳性骨等
   - 跖骨头部——Freiberg 病（跖骨头骨骺坏死症）等
   - 跗趾 MD 关节——跗外翻、痛风等
   - 跖骨头间——Morton 病（跖间神经瘤）等
   - 跖腱膜——跖筋膜炎等

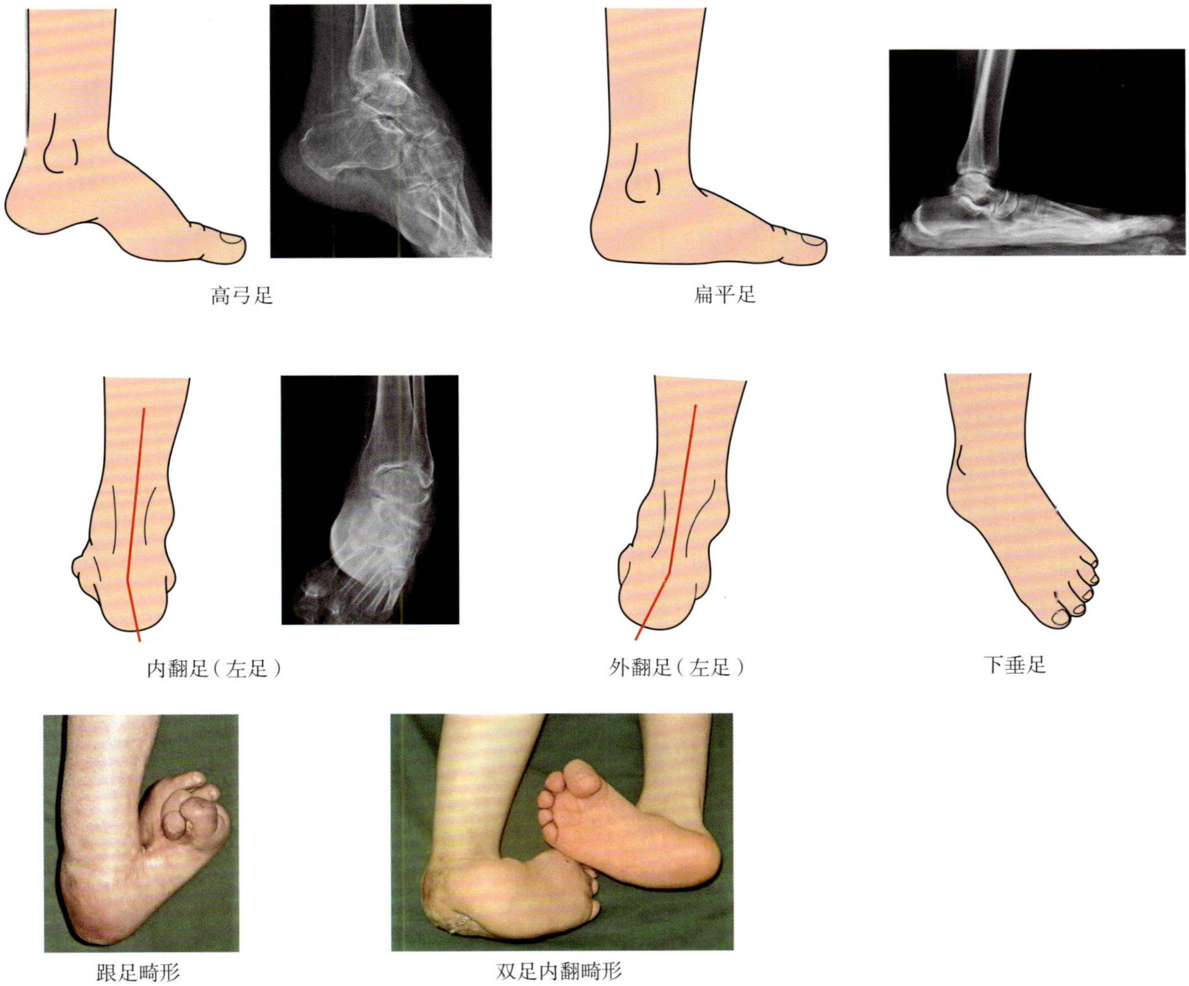

图 8-8-8 各种足部畸形

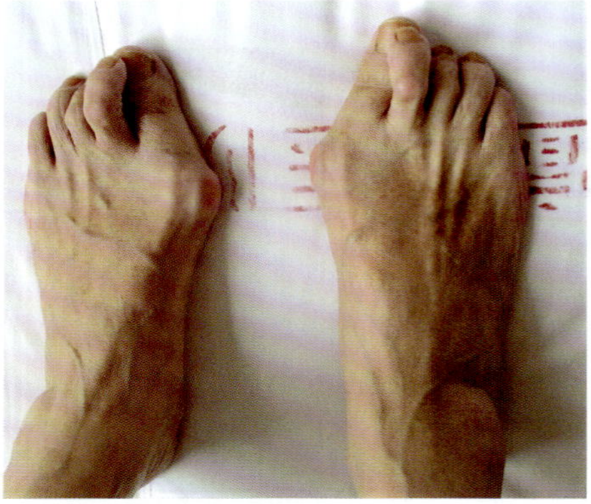
双足踇外翻、第2趾爪形趾畸形

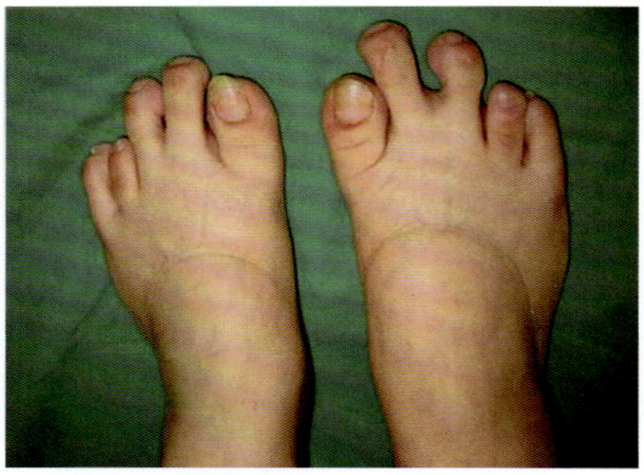
双足第2、3趾长趾畸形

图 8-8-9 足趾畸形

（三）辅助检查

1. X线检查：排除是否有关节部位骨折、脱位、骨破坏等。

(1) 踝关节：拍摄正（前后）位、侧位像。

(2) 踝关节应力试验检查踝部有无韧带损伤。

• 踝关节应力试验的X线测量（radiographic measurement of stress test of ankle）（适用于踝关节损伤情况下）

A. 距骨倾斜角度[*]（talar tilt angle）（图 8-8-10）

踝关节被动跖屈30°，强力内翻，拍X线正位像。

正常值[*]：0～5°

异常时表示：

• 距腓前韧带损伤
• 跟腓韧带损伤
• 前方关节囊的撕裂

（以此顺序损伤）

B. 前抽屉试验[**]（anterior drawer）（图 8-8-11）

正常值[***]：0～3 mm

(3) 足和足趾：拍摄足部正、侧位像。原则上在站立负重体位拍片。跖骨骨折要加拍斜位像。

2. MRI（图 8-8-12）：确定有无踝关节、距跟关节内软骨改变，韧带、关节囊等软组织病变，跗骨、跖骨损伤等，以及病灶范围。

确认先天性足部畸形引起的病变。例如舟骨变异，胫后肌腱直接止于副舟骨，引起胫后肌生物力学的改变，导致肌腱病变。

读片要点

• T_1W_1 和 T_2W_1 对照比较。确认炎症还是肿瘤、病变范围及周围的反应性变化，如关节软骨改变等。

3. CT检查（图 8-8-13）

读片要点

• 前足部：观察横弓形状。
• 中足部：观察骰骨、楔骨的形态。

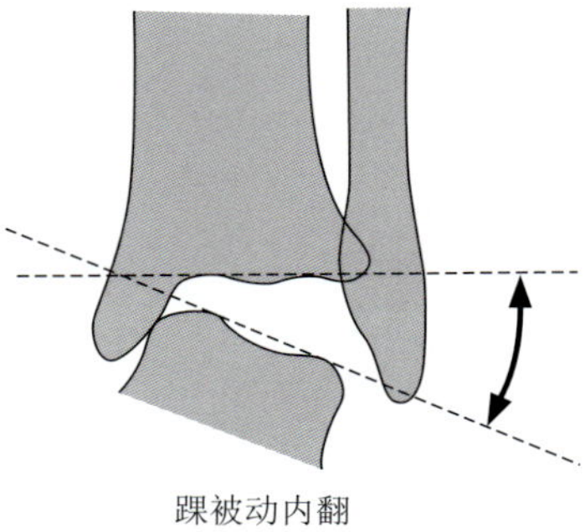

图 8-8-10 距骨倾斜角度

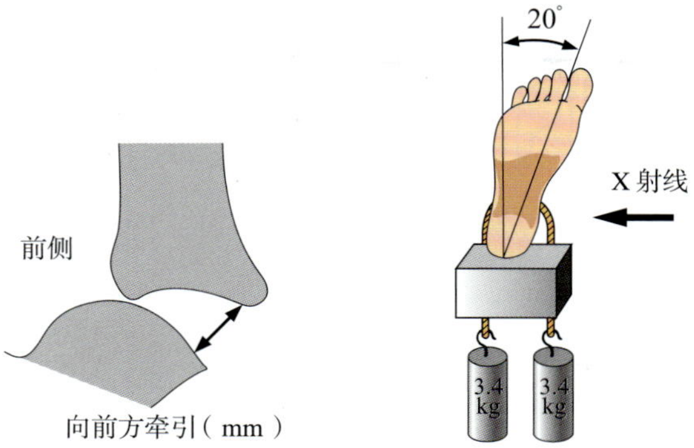

图 8-8-11 前抽屉试验

[*]Cox CJS, Hewes TF. "Normal" talar tilt angle. Clin Orthop, 1979, 140: 37-41.
[**]Seligson D, Gassman J, Pope M. Ankle instability: Evaluation of the lateral ligaments. Am J Sports Med, 1980, 8: 39-42.
***Grace DL. Lateral ankle ligament injuries. Inversion and Anterior Stress Radiography. Chin Orthop, 1984, 183: 153-159.

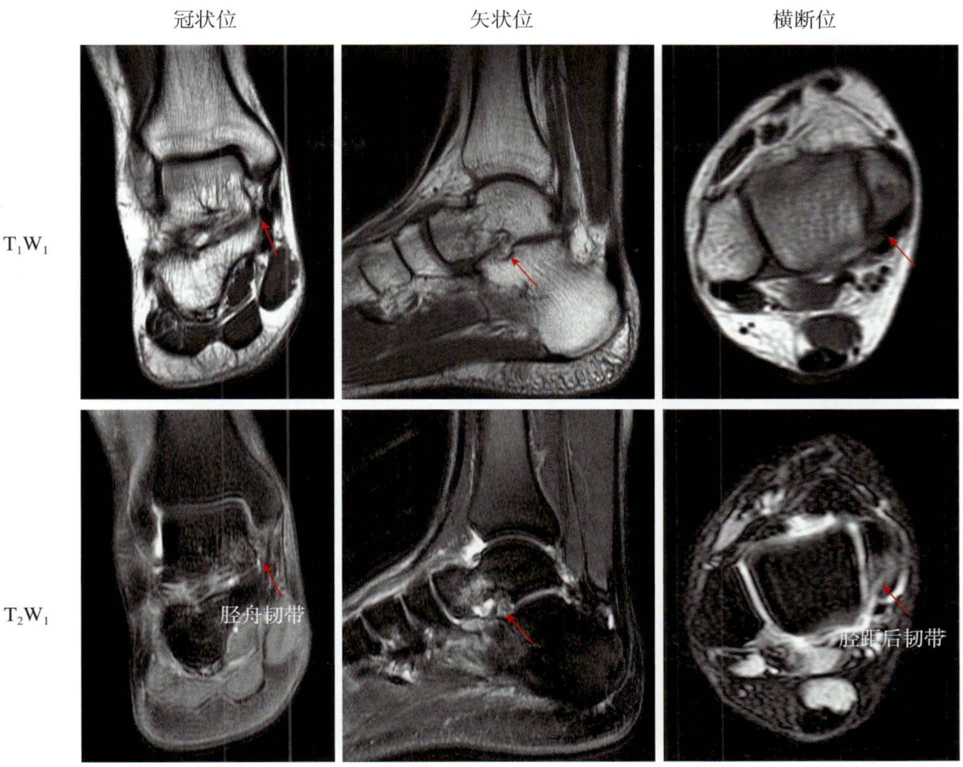

图 8-8-12 足踝部 MRI 显示：右踝内侧副韧带损伤，距骨撕脱性骨折

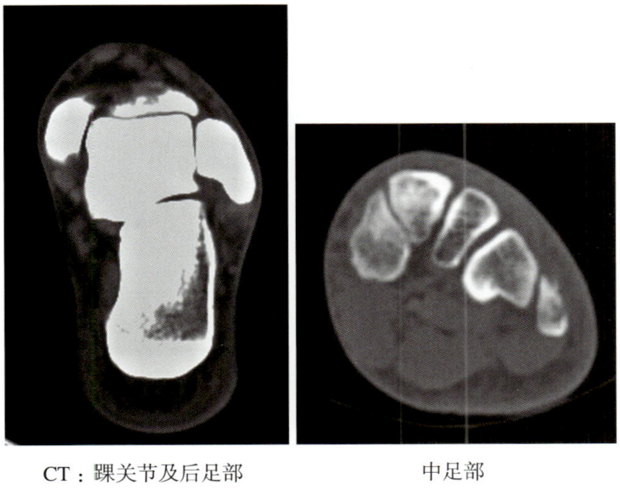

图 8-8-13 CT：踝关节及后足、中足部

- 后足部：观察踝关节、距跟关节及其周围的形态等。
- 踝关节平面：确认有无关节内或距骨内病变；有无胫骨远端、距骨后突骨折，关节内骨折片，游离体等。
- 距骨头颈部和足舟骨平面：确认有无骨折及移位。
- 跟骨平面：确认有无肿瘤、炎症、骨折及骨折移位。

二、踝部骨折

（一）诊疗要点

1. 踝部骨折 (ankle fracture) 是最常见的关节内骨折，多见于青壮年。
2. 治疗原则：踝穴解剖复位，稳固的内固定，早期功能锻炼。
3. 无移位踝部骨折，石膏固定 6～8 周。
4. 有移位或复位不稳定的骨折及脱位，多需要切开复位内固定。
5. 双踝骨折、三踝骨折及内踝骨折（或三角韧带断裂）合并下胫腓韧带损伤的患者，主要行切开复位内固定。
6. 后踝骨折块超过关节面的 1/4 时需螺钉内固定。
7. 下胫腓韧带断裂者，在踝关节背伸位用拉力螺钉固定并修补断裂的韧带。

(二)踝部骨折的 Lauge-Hansen 分类*

根据受伤时足部所处的位置和距骨相对于小腿所移动的方向，将踝部骨折分为 4 型。按损伤程度分为 4 度（图 8-8-14~ 图 8-8-21）。

A. 旋后 - 内收型（supination-adduction）

1 度：外踝韧带断裂或外踝横断骨折，骨折线低于踝关节水平间隙

2 度：1 度＋内踝垂直骨折

B. 旋后 - 外旋型（supination-exteral rotation）

1 度：下胫腓前韧带断裂或胫骨前结节撕脱性骨折（又称 Tillaux 骨折）

2 度：1 度 + 腓骨远端螺旋形骨折

3 度：2 度 + 后踝撕脱骨折

4 度：3 度 + 内踝骨折或三角韧带断裂

C. 旋前 - 外展型（pronation-abduction）

1 度：内踝横形骨折或三角韧带断裂

2 度：1 度 + 小骨片伴下胫腓前韧带断裂；下胫腓后韧带断裂，或后踝骨折

3 度：2 度 + 下胫腓联合水平或稍上的外踝斜形骨折

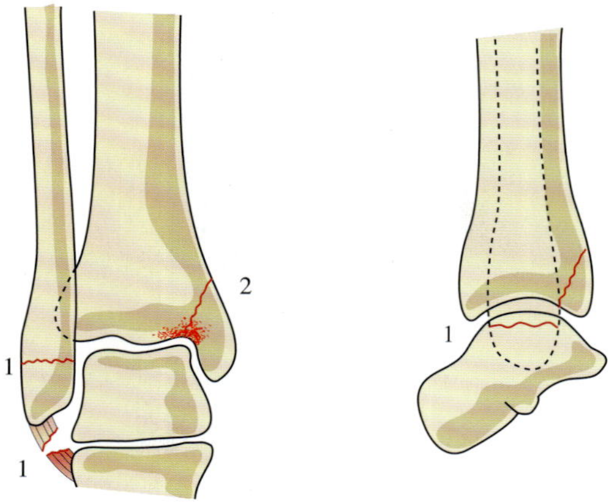

图 8-8-14　踝部骨折的 Lauge-Hansen 分类：旋后 - 内收型

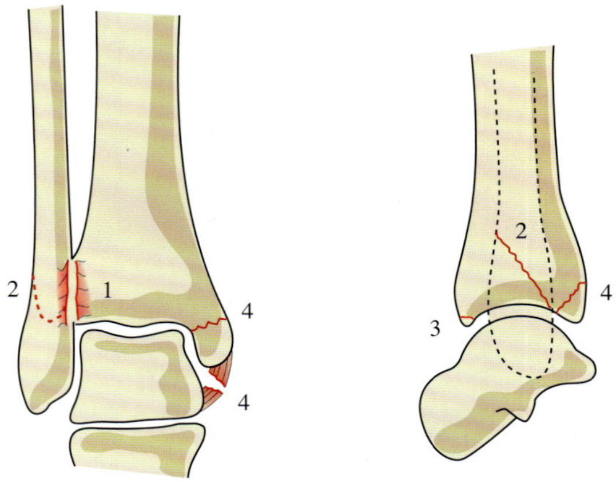

图 8-8-15　踝部骨折的 Lauge-Hansen 分类（Lauge-Hansen classification of ankle fracture）：旋后 - 外旋型

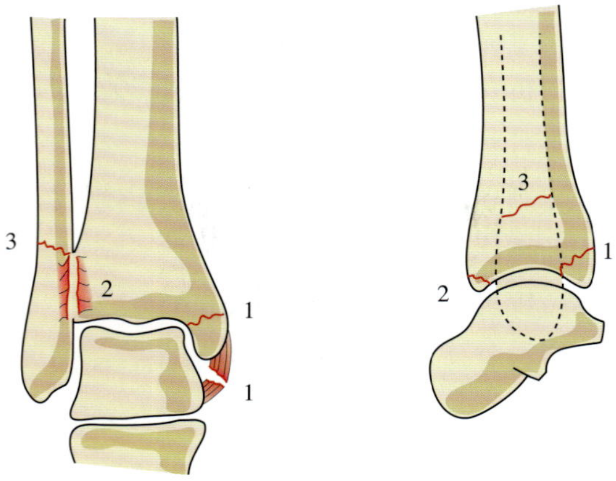

图 8-8-16　踝部骨折的 Lauge-Hansen 分类：旋前 - 外展型

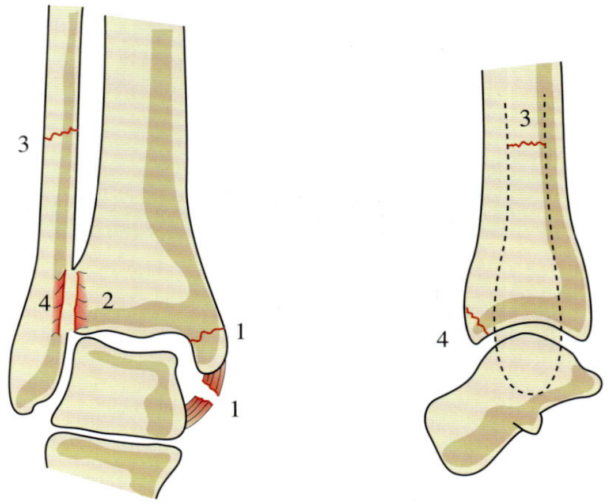

图 8-8-17　踝部骨折的 Lauge-Hansen 分类：旋前 - 外旋型

* Lauge-Hansen N. Fractures of the ankle. II: Combined experimental-surgical and experimental-roentgenologic investigations. Arch Surg, 1950, 60: 957-985.

* Lauge-Hansen N. Fractures of the ankle. IV: Clinical use of genetic roentgen diagnosis and genetic reduction. Arch Surg, 1950, 64: 488-500.

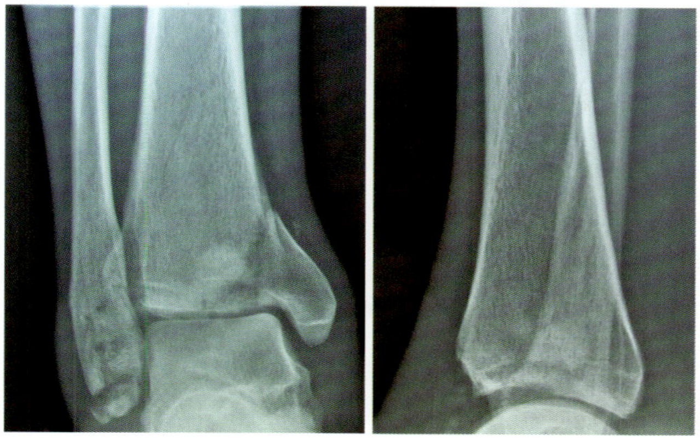

图 8-8-18　Lauge-Hansen 分类：旋后 - 内收型 2 度

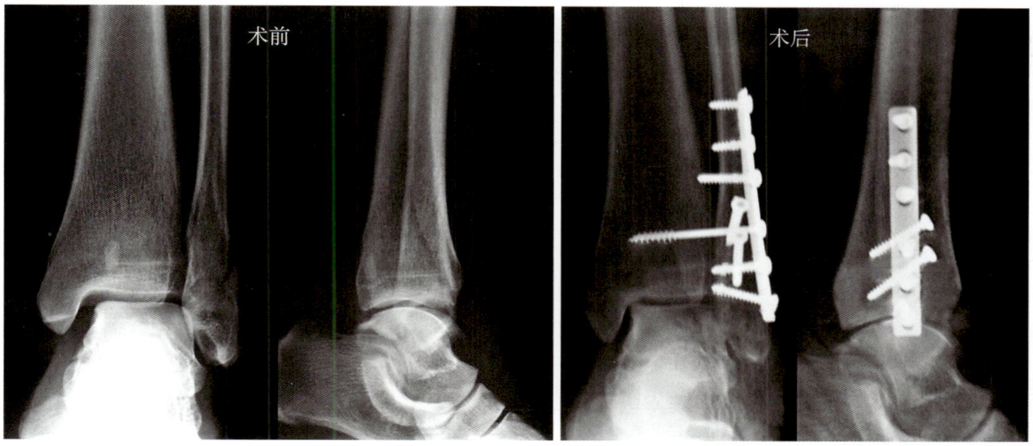

图 8-8-19　Lauge-Hansen 分类：旋后 - 外旋型 2 度

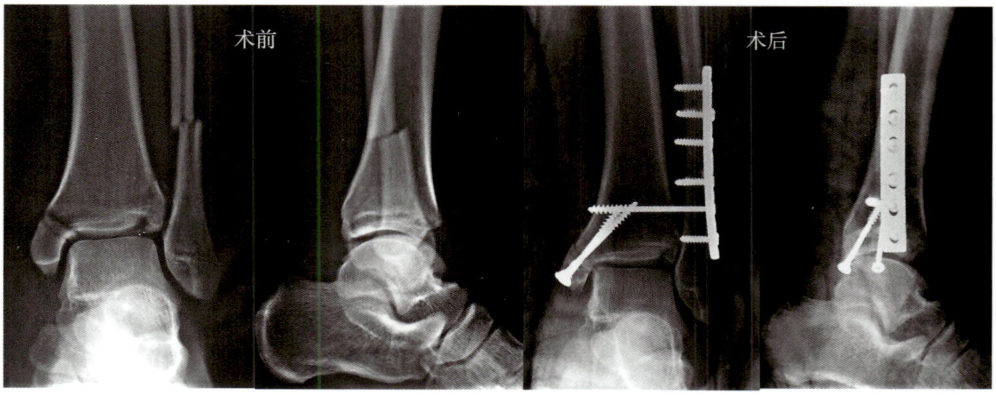

图 8-8-20　Lauge-Hansen 分类：旋前 - 外展型 3 度

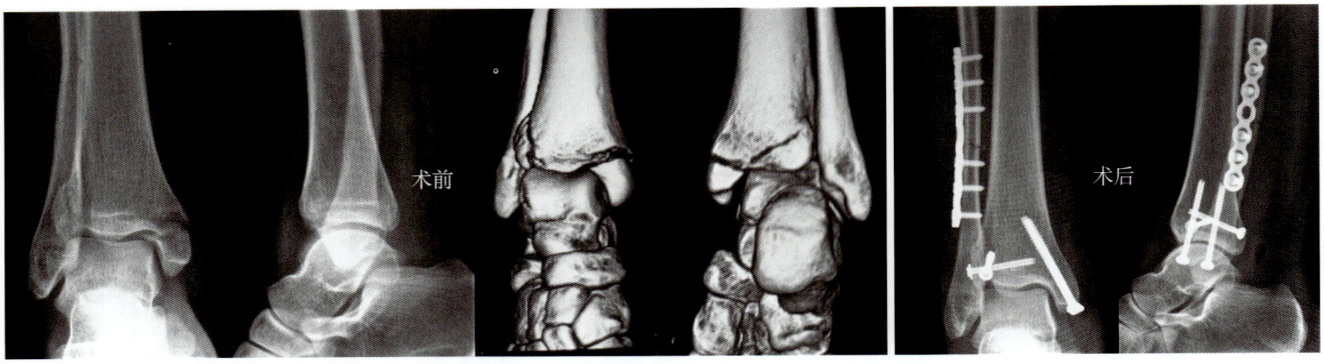

图 8-8-21 Lauge-Hansen 分类：旋前 - 外旋型 4 度

D. 旋前 - 外旋型（pronation-external rotation）

1 度：内踝骨折或三角韧带断裂

2 度：1 度 + 下胫腓前韧带断裂，也可出现 Tillaux 骨折

3 度：2 度 + 外踝上方 6 ~ 10 cm 斜形或螺旋形骨折，或腓骨上段骨折

4 度：3 度 + 下胫腓后韧带断裂，后踝骨折

（三）踝部骨折的 AO 分类（图 8-8-22）

（四）下胫腓联合损伤

下胫腓联合（distal tibiofibular syndesmosis）分别由下胫腓前、后韧带，骨间韧带，下胫腓横韧带组成。下胫腓联合韧带断裂时，距骨外旋，向外侧偏移，距骨 - 内踝间隙增大。

1. 受伤机制：①旋后、外旋；②旋前、外旋；③外旋。

2. 诊断

(1) 临床表现（无骨折时有意义）：①外踝前上方压痛；②足外旋时疼痛；③挤压内外踝时疼痛。

(2) X 线检查：

- X 线正位片显示下胫腓间隙增大（增大不明显时，与健侧比较）
- 拍摄 0 ~ 20° 内旋位 X 线正位片（图 8-8-23），当具备以下条件时，可疑下胫腓联合韧带断裂：
  - ■bc＜ab
  - ■ab 5 mm 以上
  - ■bc 10 mm 以下
- 拍摄应力位 X 线正位片：外展、外旋足部时，距骨 - 内踝间隙 >5 mm，表明下胫腓联合韧带断裂。
- 踝关节造影：X 线正位片显示下胫腓联合间隙内造影液外溢。

3. 治疗

(1) 下胫腓联合损伤固定指征

- 内踝三角韧带损伤未修复，腓骨骨折线高于踝关节水平间隙上方 3 cm 以上。
- 不行固定的腓骨近端骨折合并下胫腓联合损伤。
- 陈旧性的下胫腓分离。
- 下胫腓联合复位不稳定。

(2) 内固定方法

- 最佳固定位置：胫距关节间隙上方 2 cm。
- 进钉方向：踝关节背伸 5° 位，平行于胫距关节面且从后向前倾斜 25°~30°。
- 内固定物取出时间：一般认为术后 10~12 周取出螺钉较合适。

三、跟骨骨折

（一）诊疗要点

1. 跟骨骨折 (calcaneal fracture) 多为高处跌下，足跟着地压缩所致。约 10% 伴有胸腰椎骨折，勿漏诊。

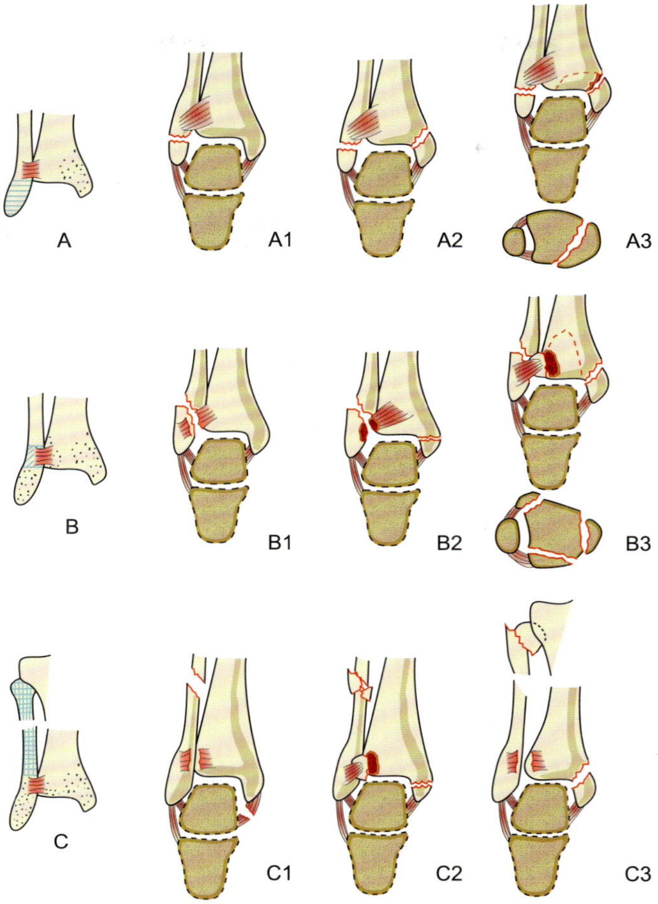

图 8-8-22　踝部骨折的 AO 分类（AO classification of ankle fracture）

A. 下胫腓联合以下区损伤

A1. 单独下胫腓联合损伤

1. 外踝韧带撕裂
2. 外踝尖端撕脱
3. 外踝横断

A2. 下胫腓联合损伤，伴内踝骨折

1. 外踝韧带撕裂
2. 外踝尖端撕脱
3. 外踝横断

A3. 下胫腓联合损伤，伴后 - 内踝骨折

1. 外踝韧带撕裂
2. 外踝尖端撕脱
3. 外踝横断

B. 经下胫腓联合的腓骨骨折

B1. 单独腓骨骨折

1. 简单
2. 简单，合并下胫腓前韧带撕裂
3. 粉碎骨折

B2. 合并内侧损伤

1. 简单，合并内侧副韧带及下胫腓前韧带撕裂
2. 简单，合并内踝骨折及下胫腓前韧带撕裂
3. 粉碎骨折

B3. 合并内侧损伤及后外缘骨折（Volkmann 骨折）

1. 腓骨简单，合并内侧副韧带撕裂
2. 腓骨简单，合并内踝骨折
3. 腓骨粉碎，合并内踝骨折

C. 下胫腓联合以上区域损伤

C1. 简单腓骨干骨折

1. 合并内侧副韧带断裂
2. 合并内踝骨折
3. 合并内踝骨折，及 Volkmann（=Dupuytren）骨折

C2. 腓骨干骨折，粉碎

1. 合并内侧副韧带损伤
2. 合并内踝骨折
3. 合并内踝骨折，及 Volkmann（=Dupuytren）骨折

C3. 腓骨近端骨折

1. 无短缩及 Volkmann 骨折
2. 有短缩，无 Volkmann 骨折
3. 合并内侧损伤及 Volkmann 骨折

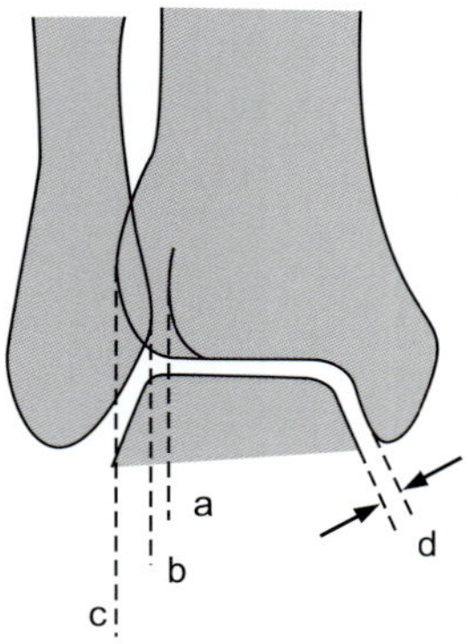

图 8-8-23 下胫腓联合损伤 X 线检查

a. 胫骨后结节；b. 胫骨内缘；c. 胫骨前结节；d. 距骨-内踝间隙

[*] Pettrome FA, Gail M, Pee D. Quantitative criteria for prediction of the results after displaced fracture of the ankle. J Bone Joint Surg, 1983, 65-A: 667-377.

[**] 小糸博文.骨傷を伴わない遠位脛腓靱帯損傷.整·災外, 1990,33:811-817.

[***] 小糸博文.遠位脛腓靱帯損傷における線学的診断法.整形外科，1993; 44:367-371.

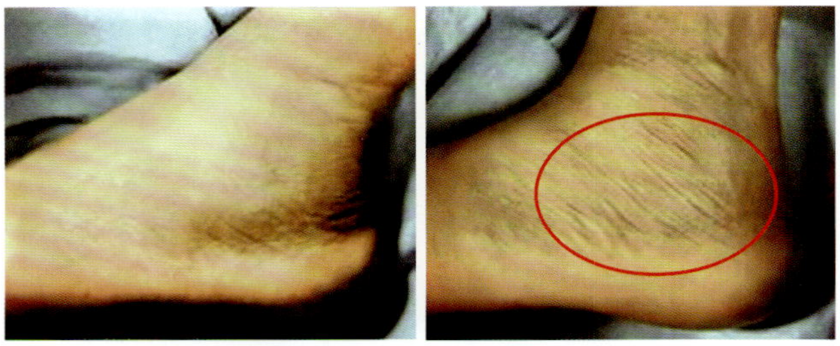

图 8-8-24 皱褶试验

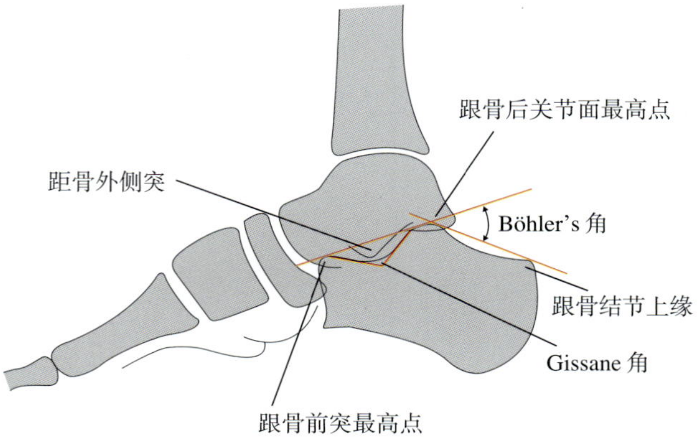

图 8-8-25 Böhler's 角和 Gissane 角

2. 治疗原则是恢复整个关节的外形，尤其是跟骨的高度（Böhler's 角）、长度和宽度。
3. 非手术治疗适用于关节外骨折移位小，手法整复复位；无移位的关节内骨折，例如 Sanders 分类Ⅰ型骨折（图 8-8-29）；及有相关禁忌证患者。
4. 手术治疗适用于关节外骨折移位明显，手法整复不能复位者；距跟关节面明显塌陷者，Sanders 分类Ⅱ型以上骨折。
5. 手术时间建议伤后 10～14 天，肿胀消退，术区皮肤出现皱褶时实施手术。常用外侧 L 形切口，切口宜长不宜短，保护腓肠神经，术中克氏针协助撬拨复位，复位后跟骨大块缺损可予植骨。
   - 皱褶试验（wrinkle test）：足轻度背伸、外翻时，轻压跟骨外侧皮肤出现皱褶为阳性（图 8-8-24）。此时手术较好。

（二）Böhler's 角和 Gissane 角（图 8-8-25）

1. Böhler's 角（Böhler's angle）[*]

自跟骨后关节面的最高点分别向跟骨前突和跟骨结节的最高点做连线，两线相交的角称为 Böhler's（贝累氏）角或结节关节角。

正常值[**]：20°～40°

临床意义：该角减小提示跟骨骨折或扁平足；增大提示高弓足。

2. Gissane 角（Gissane's angle）[***]

跟骨后关节面与跟骨沟至前突的连线所形成的夹角。也称跟骨交叉角。

正常值：120°～145°

临床意义：跟骨骨折时该角度发生改变。

（三）跟骨骨折的 Essex-Lopresti 分类

见图 8-8-26、图 8-8-29～31。

（四）跟骨骨折的 Stephenson 分类

根据足的侧位、轴位及正位 X 线片进行分类（图 8-8-27）。是目前国内外普遍使用的方法。

[*] Böhler L. Diagnosis, pathology and treatment of fractures of the oscalcis. J Bone Joint Surg, 1931, 13: 75-89.

[**] 横倉城次郎.骨のレ線診断指針.東京: 南江堂, 1963, 78.

[***] Sarrafian SK. Biomechanics of the subtalar joint complex. Clin orthop, 1993, 290: 17.

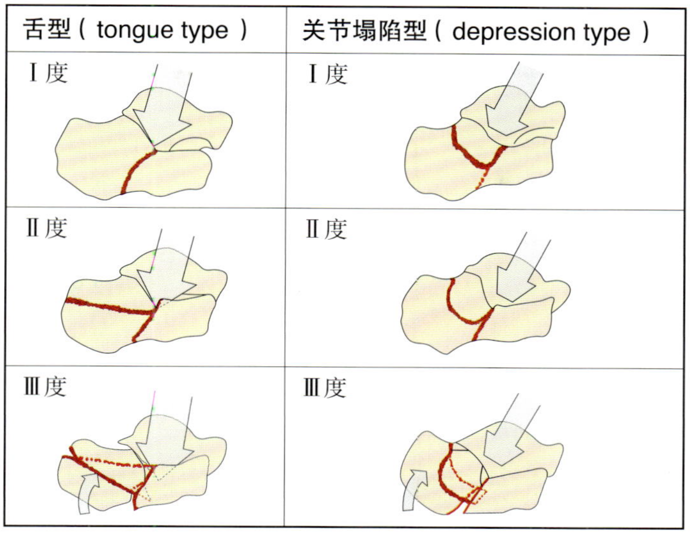

图 8-8-26　跟骨骨折的 Essex-Lopresti 分类（Essex-Lopresti classification of calcaneus fracture）

注：该分类方法描述了继发骨折线的部位，在临床被使用多年

* Essex-Lopresti P. The mechanism, reduction technique and results in fractures of the os calcis. Brit. J Surg, 1952, 39: 395-419.

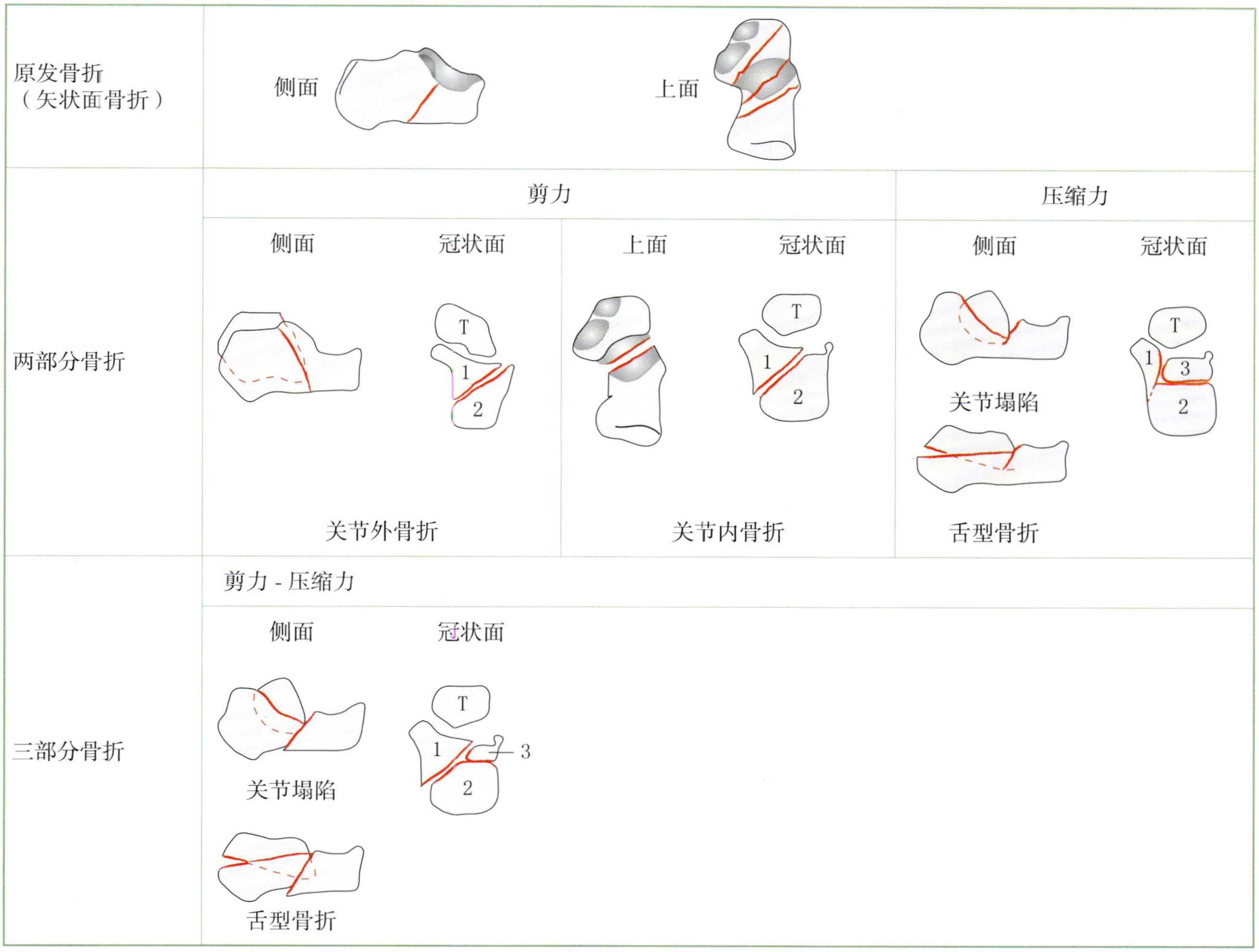

图 8-8-27　跟骨骨折的 Stephenson 分类（Stephenson classification of calcaneus fracture）

注：T.距骨（Talus）1.内上骨块；2.跟骨结节骨块；3.后关节面骨块

Stephenson JR. Treatment of displaced intra-articular fractures of the calcaneus using medial and lateral approaches, internal fixation and early motion. J. Bone Joint Surg (Am), 1987, 69A:115-130.

Ⅰ型：无移位骨折（≤2 mm）

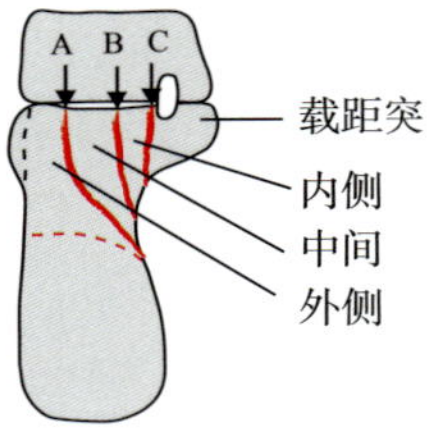

Ⅱ型：有 1 条骨折线，2 个骨折块，骨折明显移位（≥2 mm）

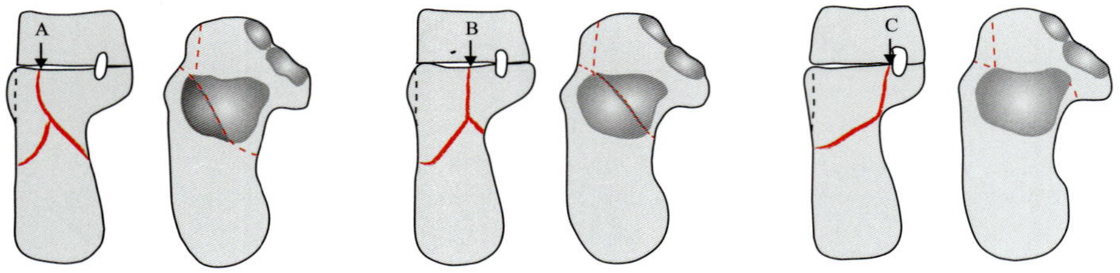

Ⅲ型：有 2 条骨折线，3 个骨折块

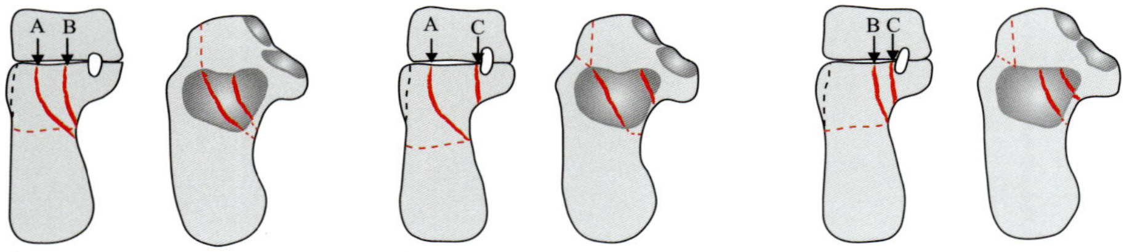

Ⅳ型：有 3 条骨折线，4 个骨折块及以上的粉碎性骨折

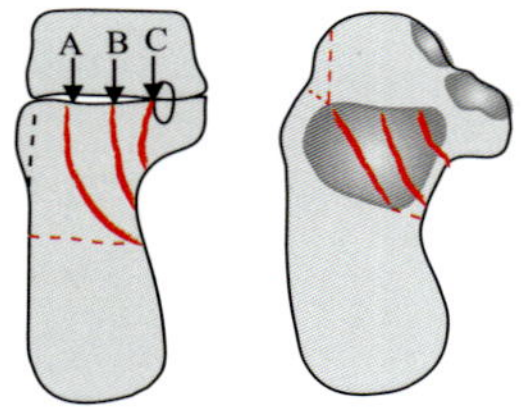

图 8-8-28 跟骨骨折的 Sanders 分类（Sanders classification of calcaneus fracture）

注：撬拨复位适用于舌型骨折和SandersⅣ型骨折。有限切开复位适用于关节塌陷型骨折和SandersⅡ型骨折。切开复位适用于SandersⅡ型、Ⅲ型骨折。

Sanders R. Radiological evaluation and Cr classification of calcaneal fractures. In: Jahss M. Disorder of the foot and ankle. Philadelphia: WB Saunders, 1990, 2326-2354.

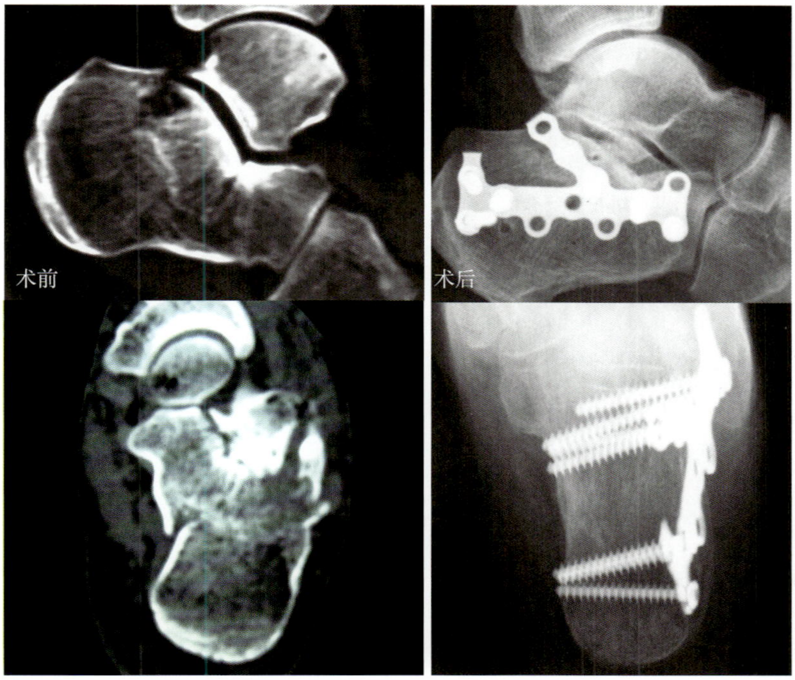

图 8-8-29 跟骨骨折 Essex-Lopresti 分类Ⅱ度，Sanders 分类Ⅱ型骨折，切开复位钢板螺钉内固定

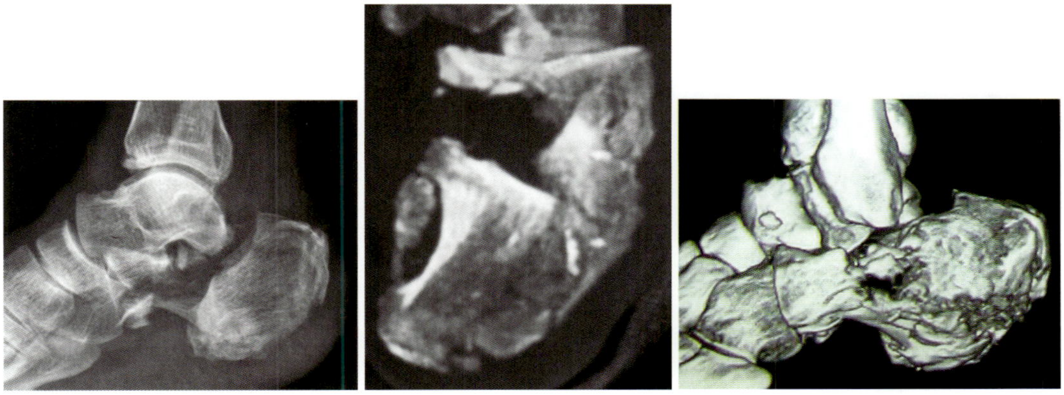

图 8-8-30 跟骨骨折 Essex-Lopresti Ⅲ度，Sanders Ⅳ型骨折

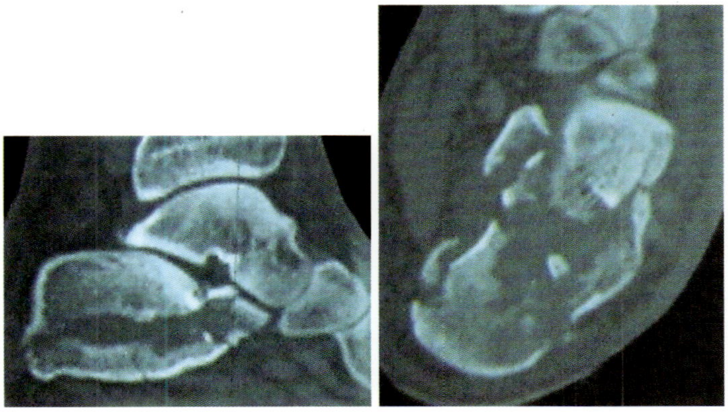

图 8-8-31 跟骨骨折 Essex-Lopresti Ⅲ度，Sanders Ⅳ型骨折

（五）跟骨骨折的 Sanders 分类

在 CT 片冠状面上选择距骨后关节面最宽处，将其分成三等份。根据跟骨骨折线和其相对应的 A、B、C 点进行分类（图 8-8-28、图 8-8-29~31）。

四、距骨骨折

（一）距骨的血供（图 8-8-32）

（二）诊疗要点

1. 距骨骨折（fracture of talus）是足部的严重损伤，多为交通事故、高处坠落等强大暴力所致。
2. 距骨表面无肌腱肌肉直接附着，其血运主要通过关节囊和滑膜进入。一旦骨折移位，很易损伤血运，造成距骨缺血性坏死。
3. 无移位的颈部骨折，石膏固定 8 ~ 12 周。移位的骨折给予切开复位螺钉内固定。
4. 体部骨折术中仔细辨别骨折对位，正确解剖复位，给予坚强的内固定。

（三）距骨体骨折 Sneppen 分类（图 8-8-33）

（四）距骨颈骨折 Hawkins-Canale 分类*（图 8-8-34、图 8-8-35）

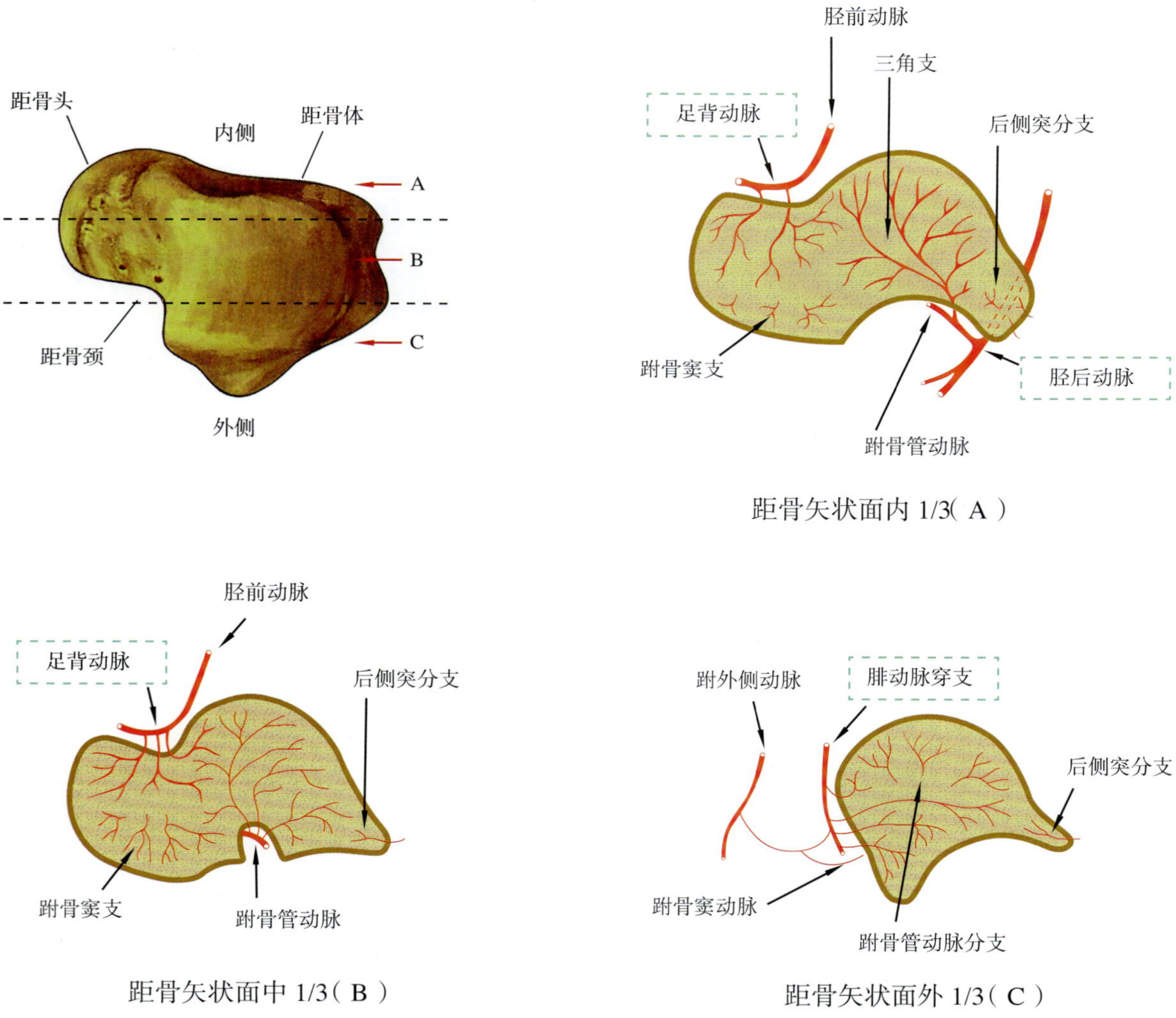

图 8-8-32 距骨的血供（blood supply of talus）

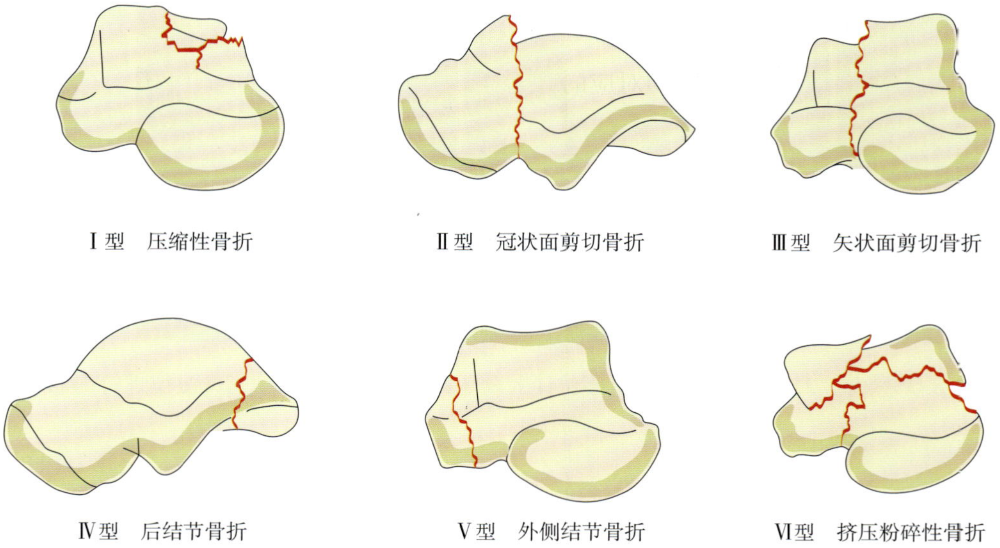

图 8-8-33　距骨体骨折 Sneppen 分类
（Sneppen classification of talar body fracture）
Sneppen O, Christensen B, Krogsoe O. Fracture of the body of the talus. Acta Orthop Scand , 1977, 48: 317-324.

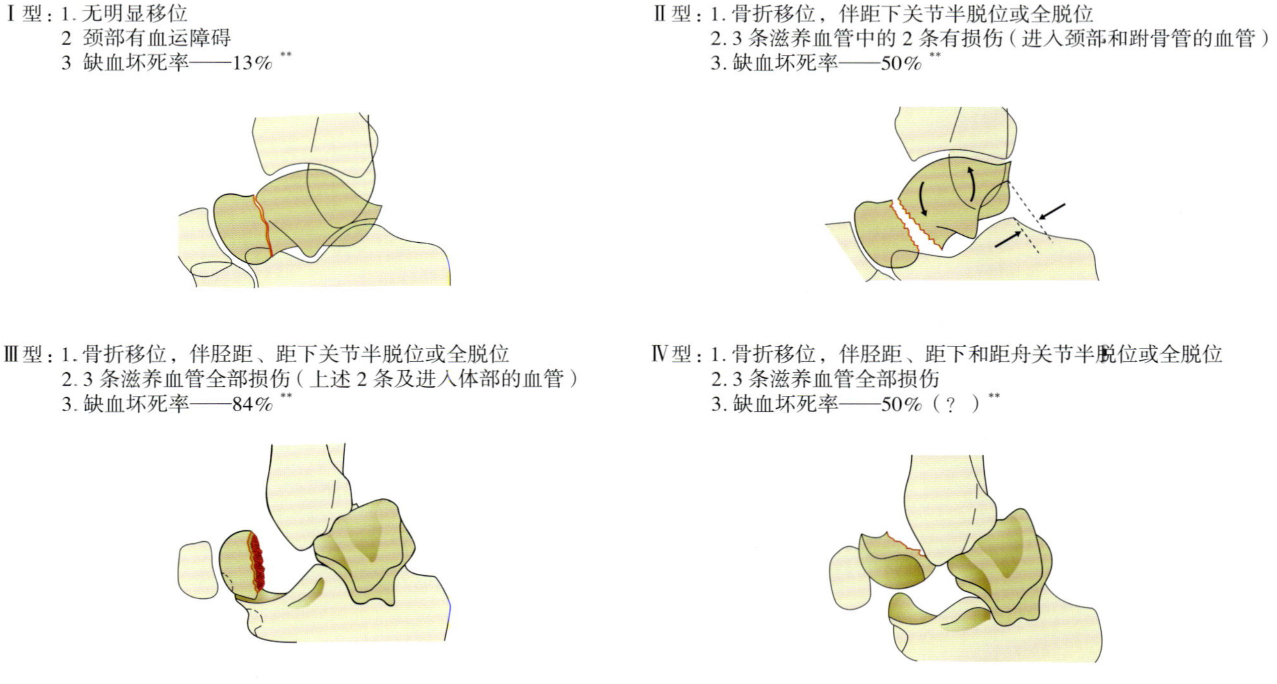

图 8-8-34　距骨颈骨折 Hawkins-Canale 分类
（Hawkins-Canale classification of talar neck fracture）
* Hawkins LG. Fractures of the neck of the talus. J Bone Joint Surg, 1970, 52-A: 991-1002.
**Canale ST, Kelly FB. Fractures of the neck of the talus. J Bone Joint Surg, 1978, 60-A: 143-156.

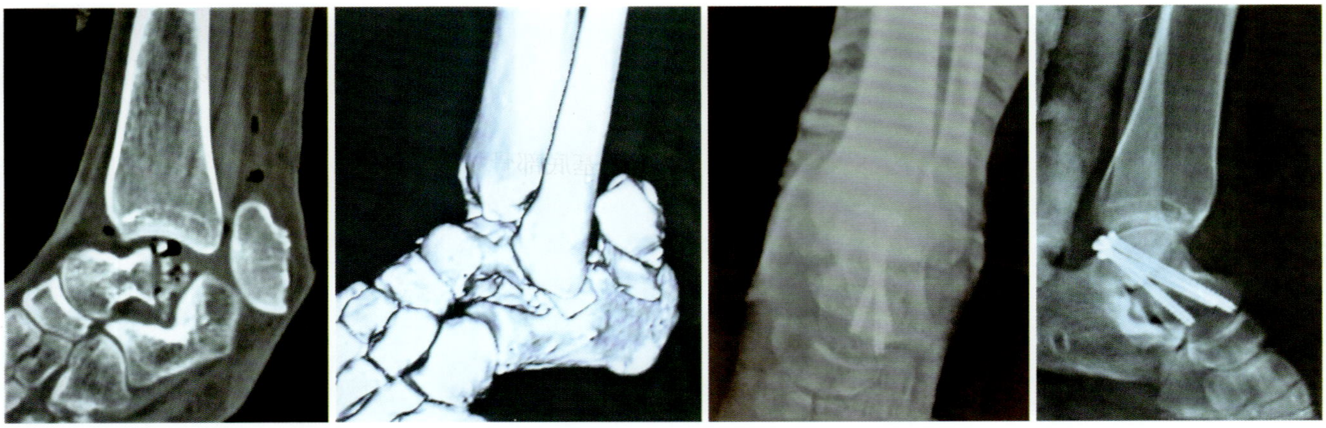

图 8-8-35 女，25 岁，距骨体骨折移位伴胫距、距下关节脱位，行切开复位螺钉内固定术

五、中足骨折与脱位

包括：Chopart 损伤和 Lisfranc 损伤。

1. Chopart 关节又称跗横关节，由跟骰关节和距舟关节组成（图 8-8-36）。
2. Lisfranc 关节广义是指跖跗关节复合体（图 8-8-36），是足纵弓和横弓的关键结构。狭义是指第 2 跖骨基底内侧关节面与内侧楔骨的外侧关节面之间的关节。
3. Lisfranc 关节复合体的损伤不常见，Chopart 关节损伤更是极为罕见，临床上漏诊及误诊率高（图 8-8-37）。
4. 通常是由于低能量运动损伤造成。
5. 治疗原则：解剖复位、稳定内固定。必要时可将第 1、2、3 跖骨与邻近的楔骨进行融合以恢复其

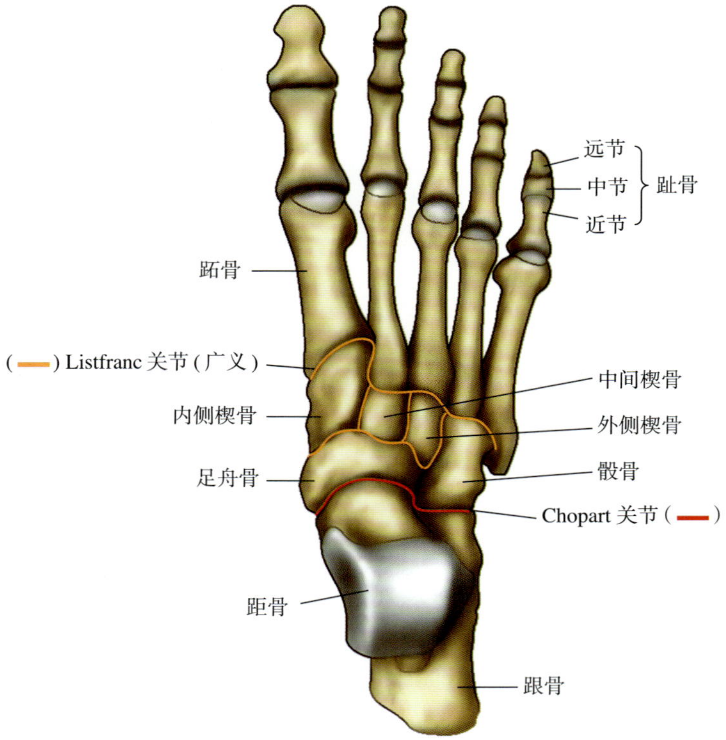

图 8-8-36 足的骨骼解剖

稳定。而第 4、5 跖骨与骰骨和距舟关节的活动必须保留。

6. 对移位小于 2 mm 的损伤可采用石膏固定。但多数损伤伴有骨折及脱位，常需要内固定螺钉或外固定架固定（图 8-8-38 ~ 图 8-8-40）。
7. 内固定最好选择闭合复位经皮固定，螺钉固定效果好于克氏针固定。

六、跖骨骨折

1. 第 2、3 跖骨干易发生疲劳骨折，也称行军骨折（march fracture）。
2. 跖骨颈骨折，跖骨头易向跖侧移位。
3. 因 X 线投照角度问题，注意辨认跖骨基底部裂纹骨折。
4. 基底部骨折以第 5 跖骨多见（图 8-8-41）。分为：
   - 1 型：粗隆部撕脱性骨折
   - 2 型：干骺端与骨干连接部（Jones 骨折）
   - 3 型：近端骨干应力性骨折
5. 由于血供比较差，易发生骨不连或者骨不愈合（图 8-8-42），因此 Jones 骨折治疗以手术内固定为主（图 8-8-43）。
6. 跖骨干骨折一般不需手术。当有明显移位，且复位仍不稳定时则考虑手术（图 8-8-44、图 8-8-

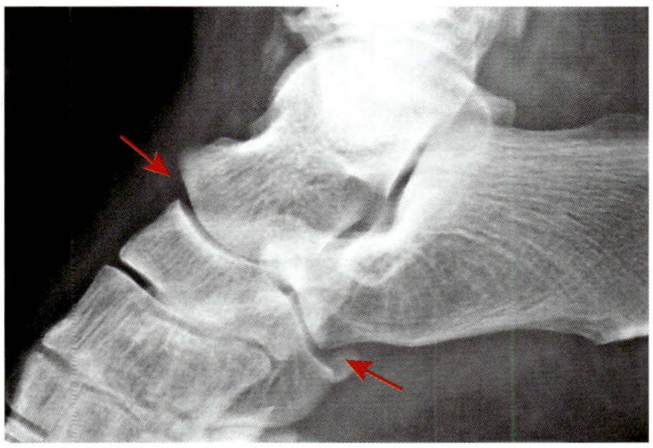

图 8-8-37 Chopart 损伤

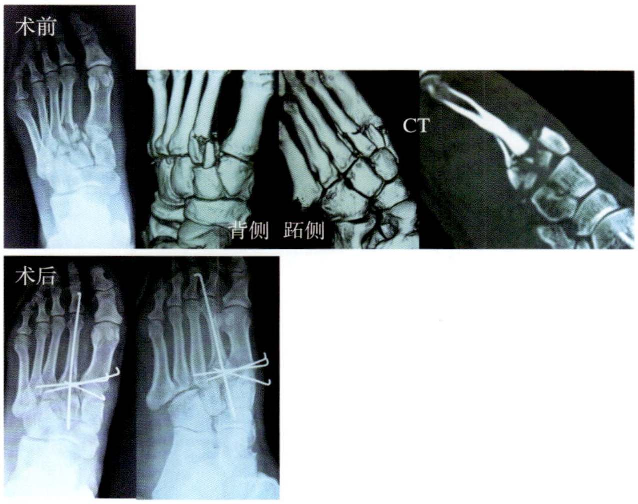

图 8-8-38 Lisfranc 损伤，闭合复位克氏针内固定

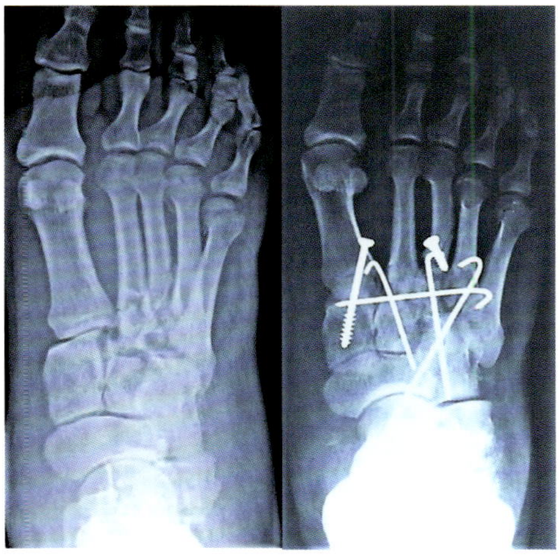

图 8-8-39 Lisfranc 损伤，切开复位克氏针螺钉内固定

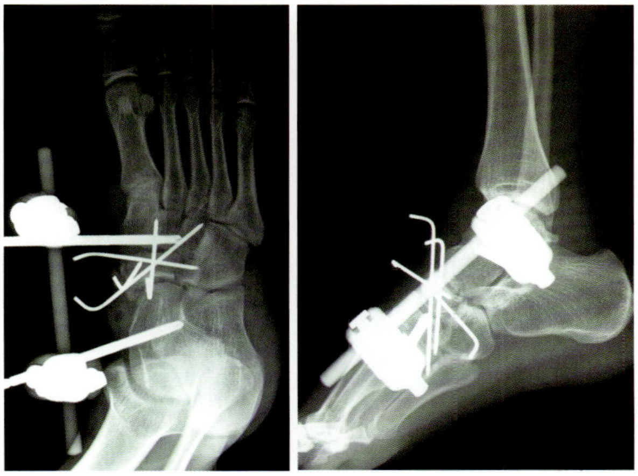

图 8-8-40 足舟骨骨折，闭合复位，克氏针 + 外固定支架固定

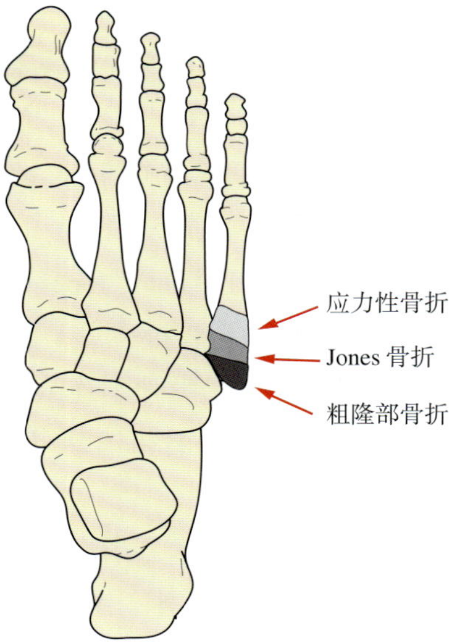

图 8-8-41 基底部骨折分类

45)。

7. 闭合性趾骨骨折可行邻趾固定，注意趾间用纱布隔开。趾骨骨折波及关节面，可用克氏针、微型螺钉内固定（图 8-8-46)。

七、足跗外翻

1. 足跗外翻 (hallux valgus) 是指 MP 关节外翻，第 1 跖骨头内突畸形。俗称脚孤拐、大脚骨（图 8-8-47、图 8-8-48)。多见于女性。
2. 内因：第 1 跖骨内翻，足横弓塌陷，跗趾比第 2 趾长（埃及脚）。

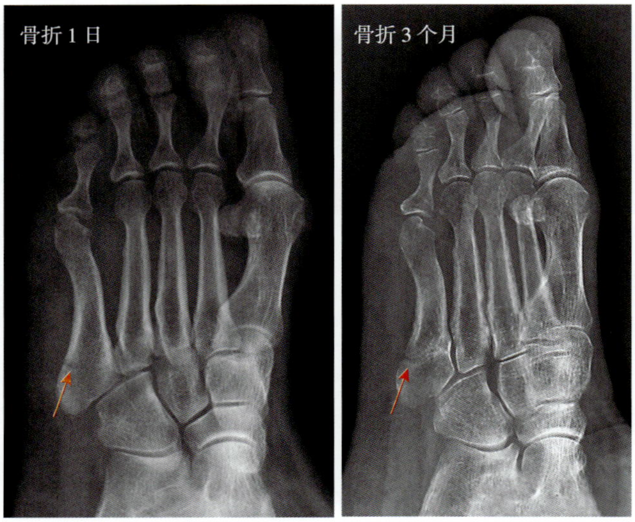

图 8-8-42 Jones 骨折 3 个月后，X 线片显示骨折线仍清晰，骨折边缘硬化

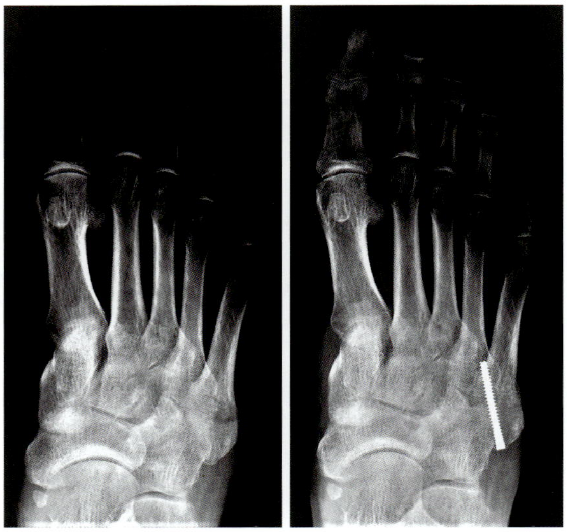

图 8-8-43 右 Jones 骨折，螺钉内固定术

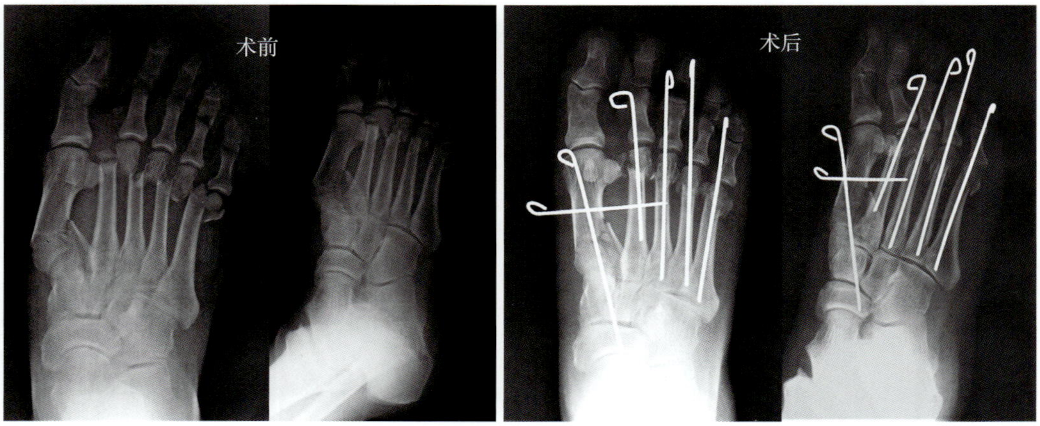

图 8-8-44 右第 1 跖骨基底粉碎性骨折，右第 2、3、4、5 跖骨颈部骨折，闭合复位经皮克氏针内固定术

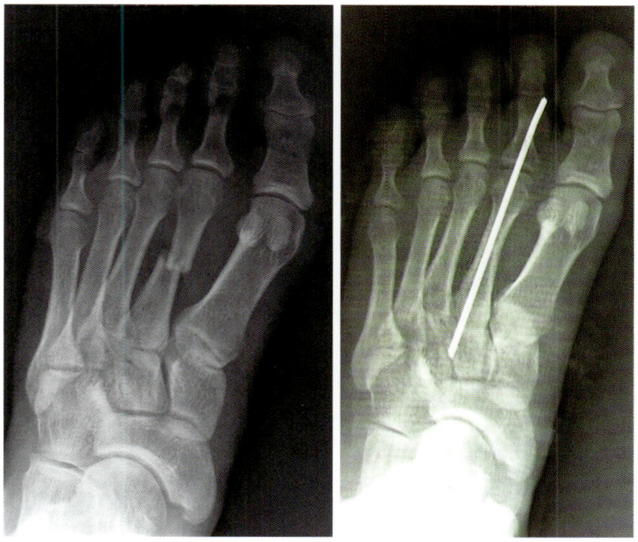

图 8-8-45 左第 2 跖骨干骨折，闭合复位经皮克氏针内固定术

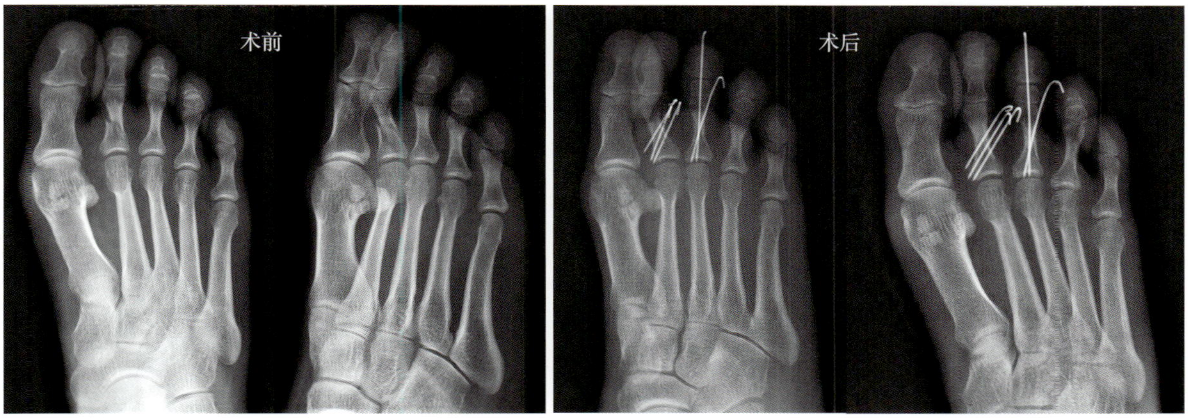

图 8-8-46 右足第 2、3 趾骨中节骨折，切开复位克氏针内固定

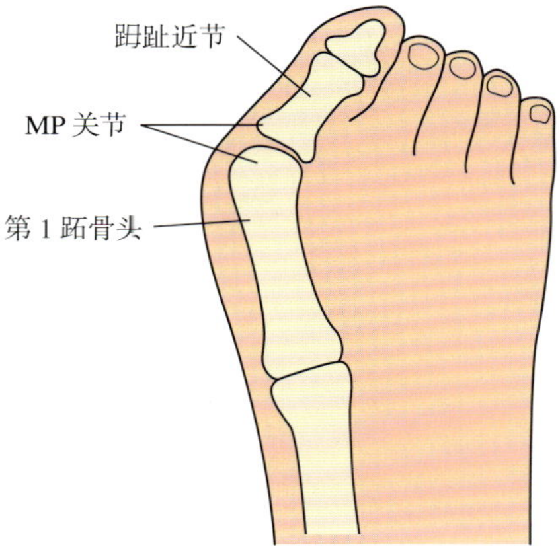

图 8-8-47 足踇外翻畸形

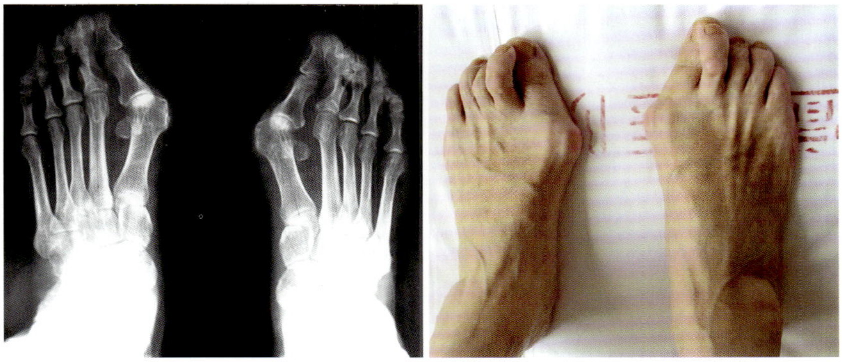

图 8-8-48 双侧足踇外翻畸形

外因：经常穿足前部窄小的尖头鞋、类风湿关节炎合并症。

3. 临床表现：初期为第 1 跖骨头向内侧隆起，跗趾 MP 关节跗囊炎症状。晚期跗趾外翻畸形加重，第 2 趾 MP 关节脱位，跗趾 MP 骨性关节炎症状。
4. 负重位 X 线片：跗外翻角和跖骨间夹角增大（图 8-8-49）；籽骨外侧移位（图 8-8-50）；跗趾 MP 骨性关节炎改变等。
5. 非手术治疗：穿着宽头的鞋子，应用跗外翻垫及足趾间垫等。
6. 手术疗法：疼痛严重、畸形明显的患者可行手术矫正（图 8-8-51）。

(1) 轻、中度的跗外翻，第 1、2 跖间角小于 15°时，可采用跖骨头内侧骨赘切除，跗收肌腱切断或切除。跗收肌腱断端移位至跖骨头颈部外侧或采用跖骨头颈部截骨外移。
(2) 第 1、2 跖间角大于 15°，一般更多采用第 1 跖骨干或基底截骨术。
(3) 第 1 跖趾关节骨性关节炎：年轻患者可行第 1 跖趾关节融合术；高年患者，可行 Keller 手术或人工关节置换术。

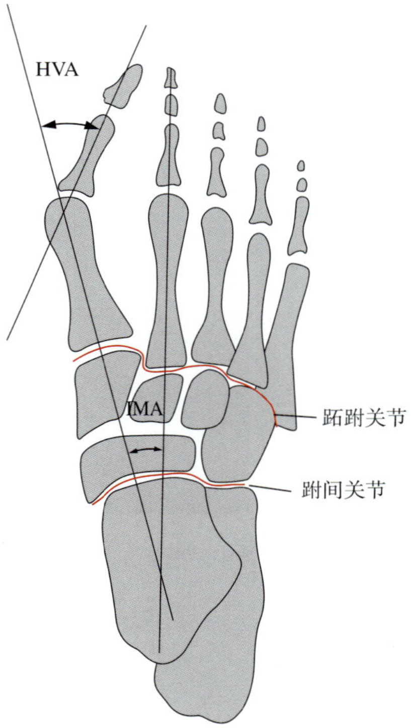

跗外翻角（Hallux valgus angle, HVA）：第 1 跖骨长轴和第 1 近节趾骨长轴的夹角
第 1、2 跖骨间夹角（Intermetatarsal angle, IMA）：第 1、2 跖骨长轴的夹角（M1M2 角）

正常值*		
	跗外翻角	第1、2跖骨间夹角
青少年（9~21岁）	15.4°	8.6°
成人（23~68岁）	19.3°	9.1°

图 8-8-49 跗外翻角，跖骨间夹角

* Antrobus JN. The primary deformity in hallux valgus and metatarsus primus varus. Clin Orthop, 1984, 184: 251-255.

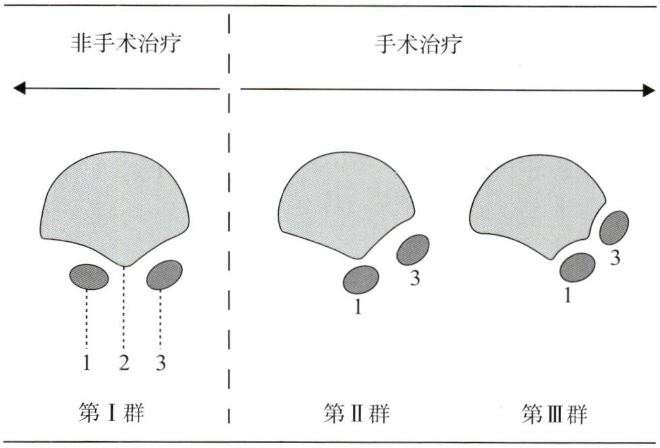

图 8-8-50 第 1 跖趾关节籽骨偏移的分类

1. 腓侧籽骨；2. 嵴；3. 胫侧籽骨

注：第Ⅰ群和第Ⅱ群首选非手术治疗；第Ⅱ群超过1年仍痛考虑手术。

加藤正. 外反母趾. 整形外科, 1986, 37: 371- 375.

加藤正. 外反母趾シリーズ5私の治療方針. マルホ整形外科セミナー放送内容集，1995, 111: 33-35.

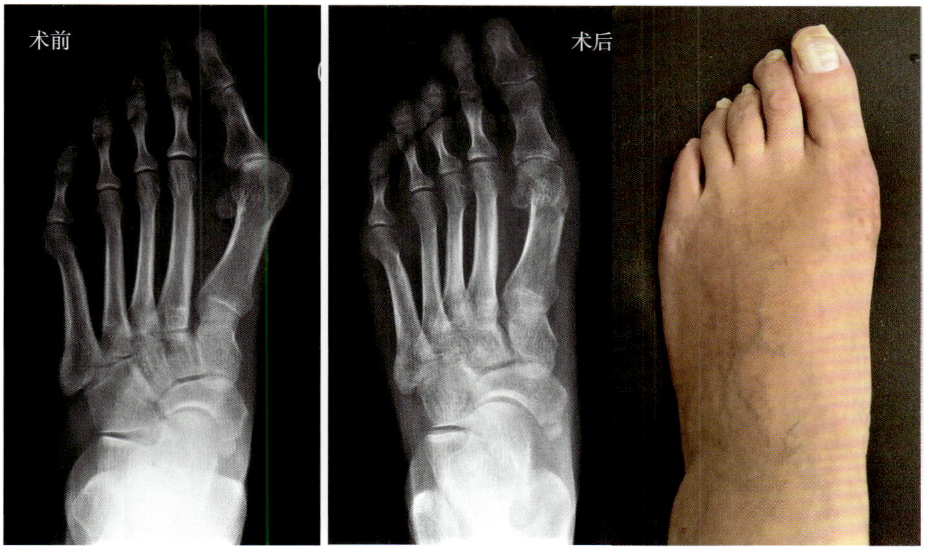

图 8-8-51 右足踇外翻，改良 Mitchell 术后 3 个月

第九章

脊柱、脊髓疾病

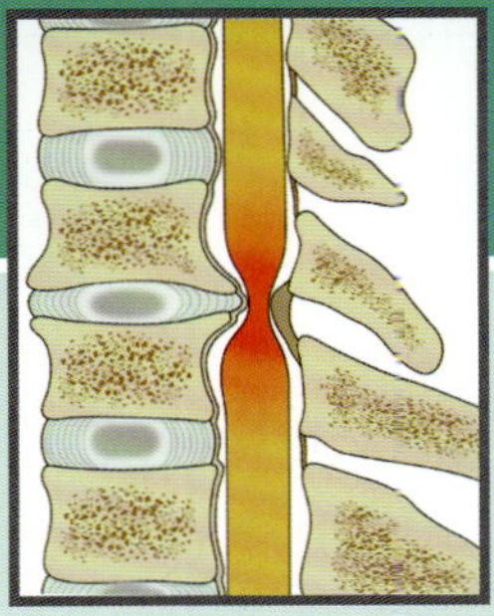

第一节　脊柱、脊髓的解剖、功能及体格检查

一、解剖要点

1. 脊柱是由7个颈椎、12个胸椎、5个腰椎、5个骶骨（融合）和4个尾骨相互连结而组成（图9-1-1~图9-1-3）。脊柱有支撑体重、运动、保护脊髓和神经根的作用。

2. 第3～7颈椎骨形态基本相似，椎管内的脊髓

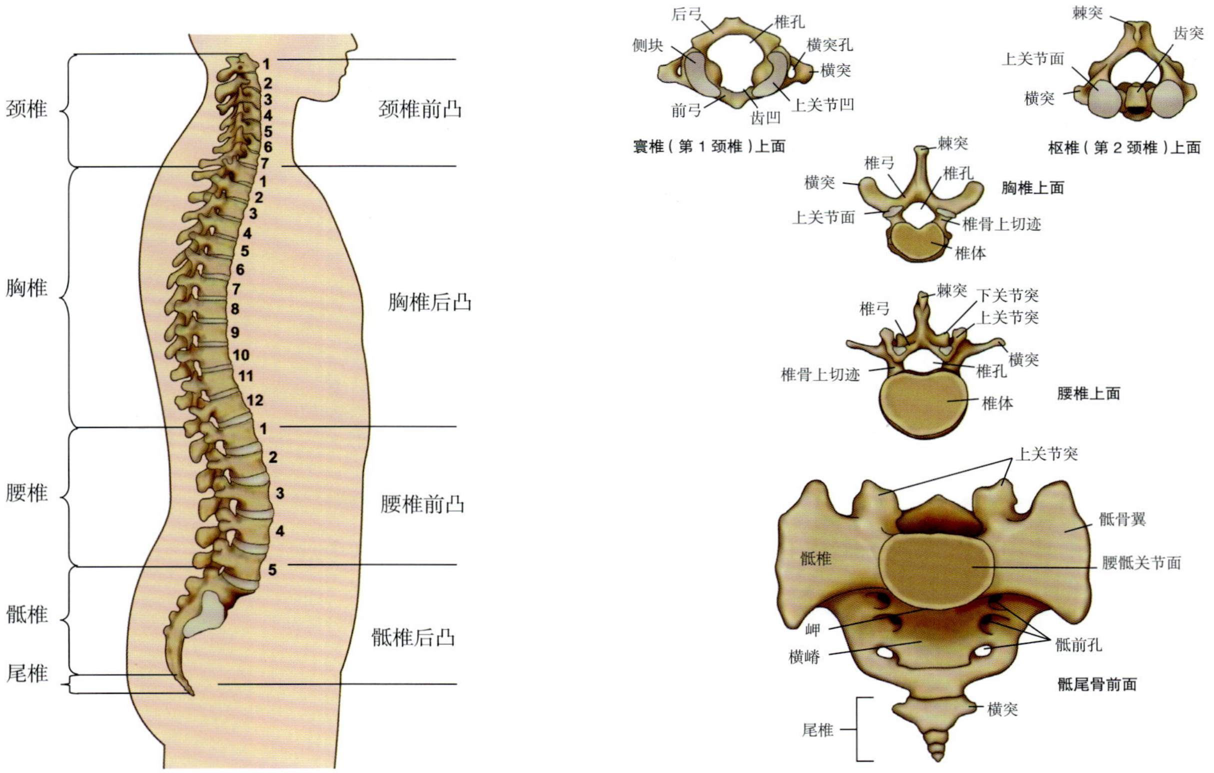

图 9-1-1　脊柱的结构

1. 脊柱有33个椎骨（$C_{1\sim7}$，$T_{1\sim12}$，$L_{1\sim5}$，$S_{1\sim5}$融合，$Co_{1\sim4}$）；2. 脊柱有4个生理性弯曲，从侧面看呈S形，即颈椎前凸、胸椎后凸、腰椎前凸和骶椎后凸；3. 根据形态特点第一颈椎（C_1）称为寰椎，第二颈椎（C_2）称为枢椎

向两侧分出脊神经支配上肢的感觉和运动（图 9-1-4）。

3. 由于腰椎承受压力最大，所以腰椎的椎体大于胸椎和颈椎（图 9-1-5）。
4. 椎管的形状、前后径和椎间孔的大小具有重要的临床诊断意义。
5. 中枢神经系统与周围神经系统（图 9-1-6）。
   (1) 中枢神经系统包括脊髓和脑（包括大脑、小脑和脑干）。主要功能为反射、传导。
   (2) 周围神经系统包括 12 对脑神经、脊神经和交感神经。主要功能为接受刺激，产生刺激。
   (3) 脊髓共分 31 个节段（$C_{1\sim8}$，$T_{1\sim12}$，$L_{1\sim5}$，$S_{1\sim5}$，Co_1），各脊髓节段向左右分出一对脊神经。
   (4) 脊髓有两个梭形膨大部分，一个叫颈膨大（$C_4\sim T_1$ 节段），发出的神经支配上肢。另一个叫腰骶膨大（$L_2\sim S_1$ 节段），发出的神经主要支配下肢。
   (5) 约平 L_1 椎体下缘，脊髓末端变细形成脊髓圆锥。
   (6) 软脊膜在脊髓圆锥向下移行为细长的终丝，在 S_2 以下止于尾骨的背面，有固定脊髓作用。
   (7) 在 L_2 水平以下，腰、骶、尾神经根在椎管内几乎垂直下行，围绕着终丝集聚成束，称为马尾。
6. 脊髓节段平面与椎骨平面不一致（图 9-1-6）。
7. 脊髓的下端止于成人第 1 腰椎体的下缘，新生儿平第 3 腰椎。马尾神经起自第 2 腰椎的骶脊髓，支配下肢、会阴部和泌尿生殖器（图 9-1-5、图 9-1-6）。马尾神经损伤常引起下肢感觉障碍、大小便功能障碍等。
8. 脊柱脊髓类疾病多数发生在颈椎和腰椎。
9. 脊髓、神经根、马尾神经损伤的程度和临床表现取决于原发性损伤的部位和性质。熟知脊柱的功能解剖很重要。

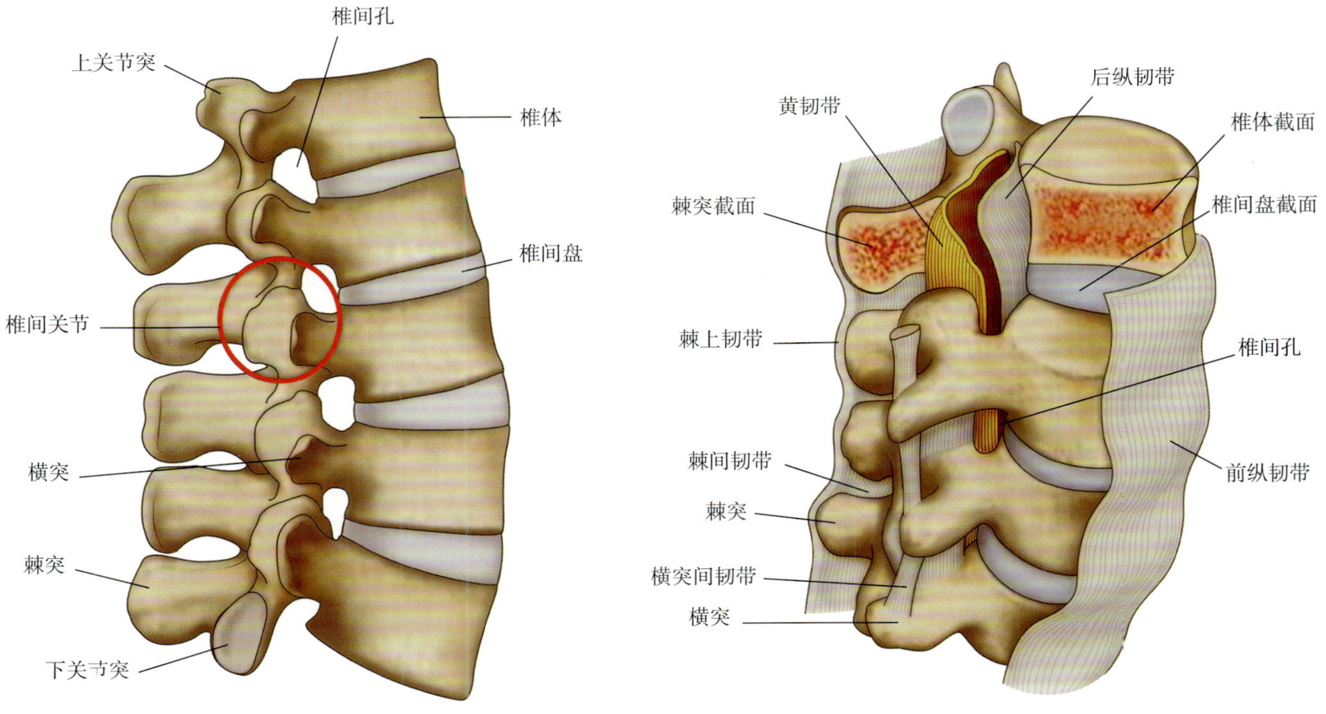

图 9-1-2　脊柱的椎间关节和韧带结构

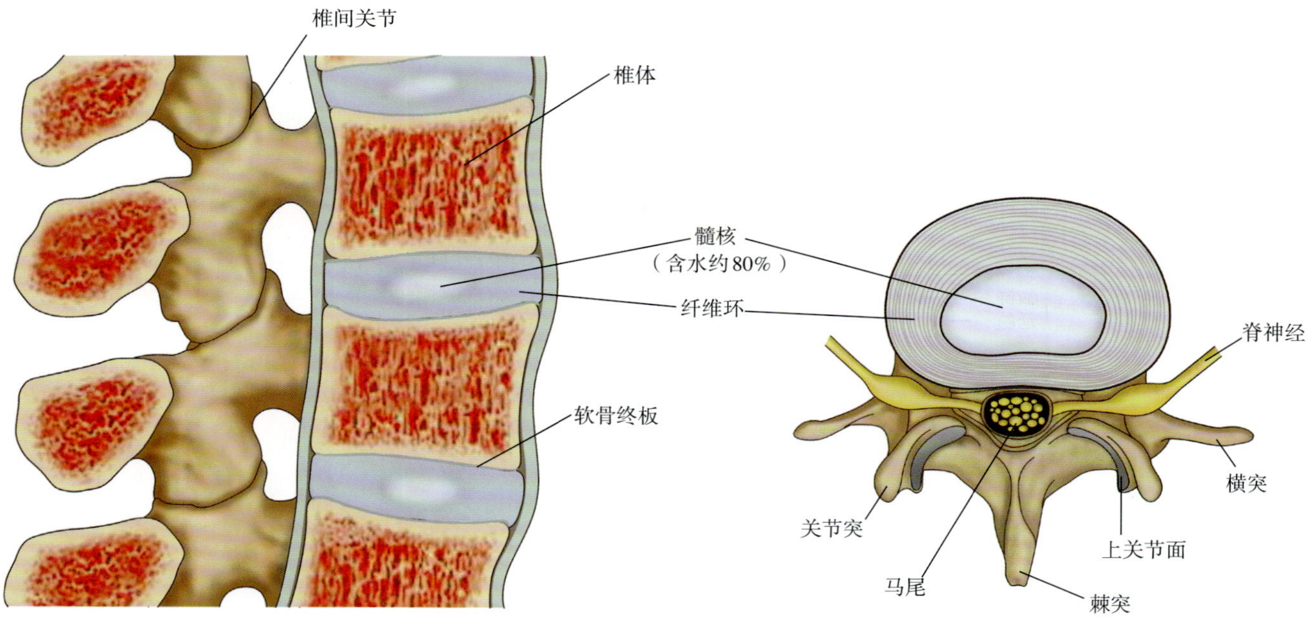

图 9-1-3 椎间盘结构

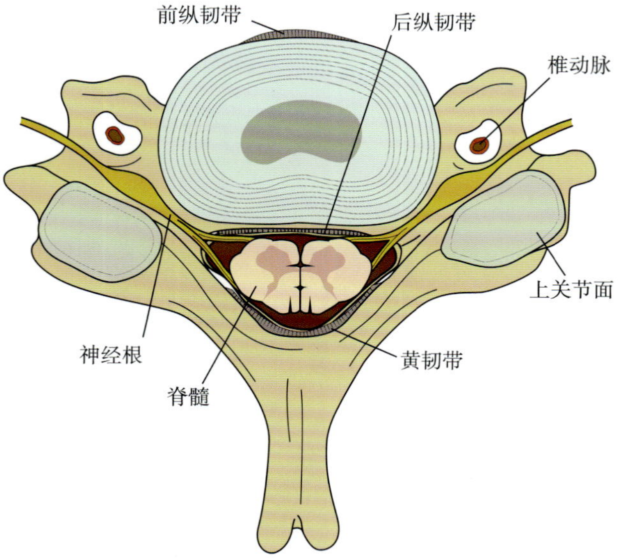

图 9-1-4 颈椎（C_5）横断面

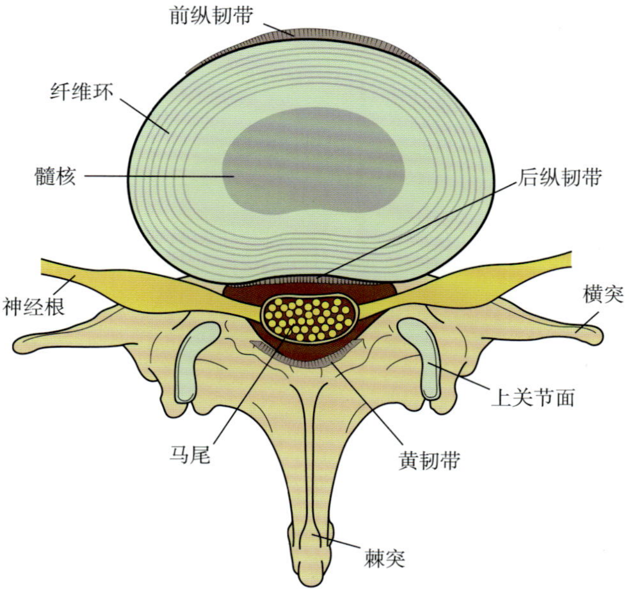

图 9-1-5 腰椎（L_4）横断面

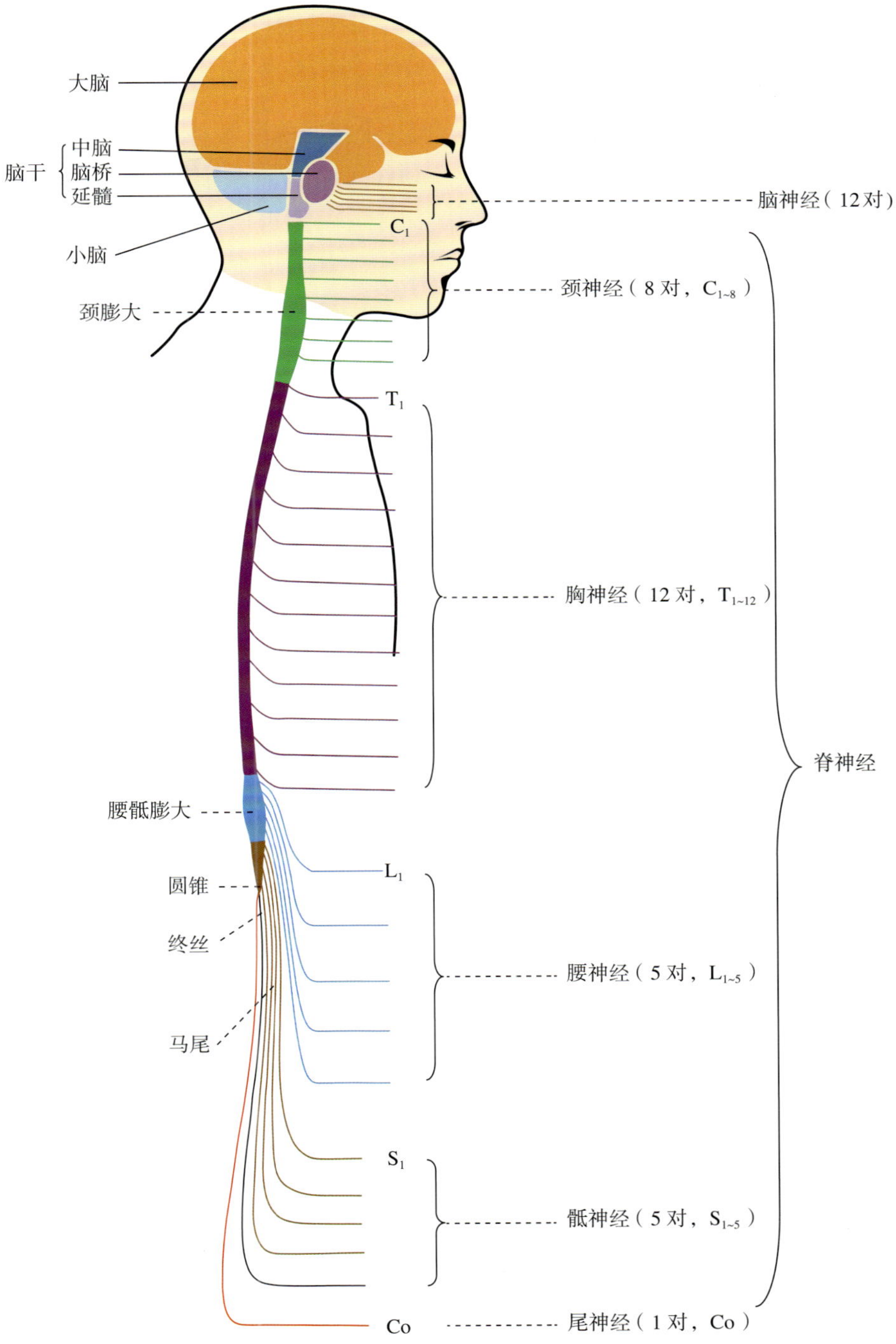

图 9-1-6 中枢神经与周围神经

二、颈椎检查

（一）要点

1. 询问病史、颈部有无歪斜。按顺序进行神经系统检查，包括颈部活动度，神经根症状诱发试验（Spurling 征、Jackson 试验）（图 9-1-7），四肢腱反射、病理反射、感觉障碍、运动麻痹、肌力等。
2. 判断是颈脊髓还是神经根性症状。
3. 颈脊髓节段损害和神经根损害的定位诊断。
4. 除外脑血管疾病和周围神经系统疾病。
5. 影像学需结合症状、体征方可做出诊断。

（二）脊髓型（myelopathy）

1. 上下肢、躯干的感觉障碍。
2. 精细动作功能障碍、下肢痉挛性麻痹、上下肢肌力减弱。
3. 排尿排便功能障碍。

（三）神经根型（radiculopathy symptom）

见图 9-1-8。

1. 上肢放射痛。
2. 受损神经根所支配区域的皮肤感觉麻木（参见第四章神经系统检查法（图 4-2）。
3. 与受损程度一致的肌力下降和肌萎缩。
4. Spurling 征（压头试验）、Jackson 试验（颈后仰挤压试验）阳性。

（四）病理反射

1. 手指屈曲反射
   (1) Hoffmann 征：检查者以右手的示、中两指夹持患者的中指中节，使其腕关节背屈，其他指各处于自然放松半屈状态，检查者用拇指迅速弹刮患者中指指甲，出现拇指内收为阳性。
   (2) Tromner 征：检查者左手支起患者中指，然后右手在示指和中指之间用力弹患者的中指，出现拇指内收为阳性。
   (3) Wartenberg 征：检查者用示指和中指将患者四个手指掌侧面按住，用叩诊锤敲击掌面，出现拇指和其余四指的屈曲活动为阳性。
2. Babinski 征：用钝头棒自足底外侧从后向前快速轻划至小趾根部，䟎趾背伸、余趾呈扇形展开为阳性。见于锥体束损伤。婴幼儿也可出现阳性。
3. Clonus（阵挛）反射：包括髌阵挛和踝阵挛。一般见于锥体束损伤。
   (1) 髌阵挛：检查者一只手自被检查者髌骨处由上向下迅速推动，髌骨出现节律性肌肉收缩

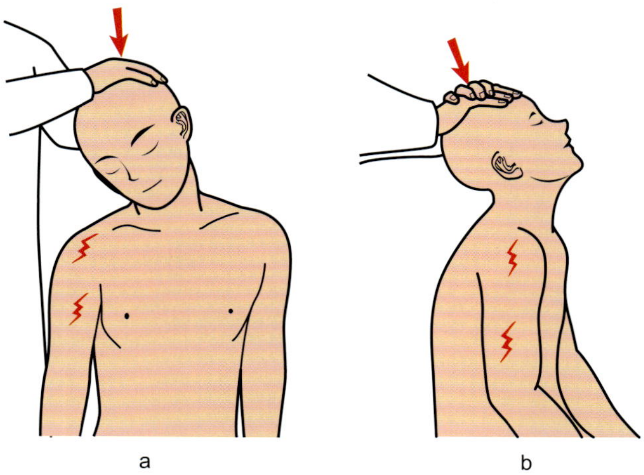

图 9-1-7 a. 压头试验（Spurling 征）；b. Jackson 试验

a：压头试验（Spurling sign）：坐位，头偏向患侧，检查者用手掌在其头顶加压，若出现患肢放射者为阳性；b：颈后仰挤压试验（Jackson test）：坐位，头中立位或稍后仰，检查者用手掌在其头顶部纵向加压，或头偏向健侧，下压患侧肩部（下压肩部），若出现患肢放射痛，麻木加重，即为阳性。常见于神经根型颈椎病

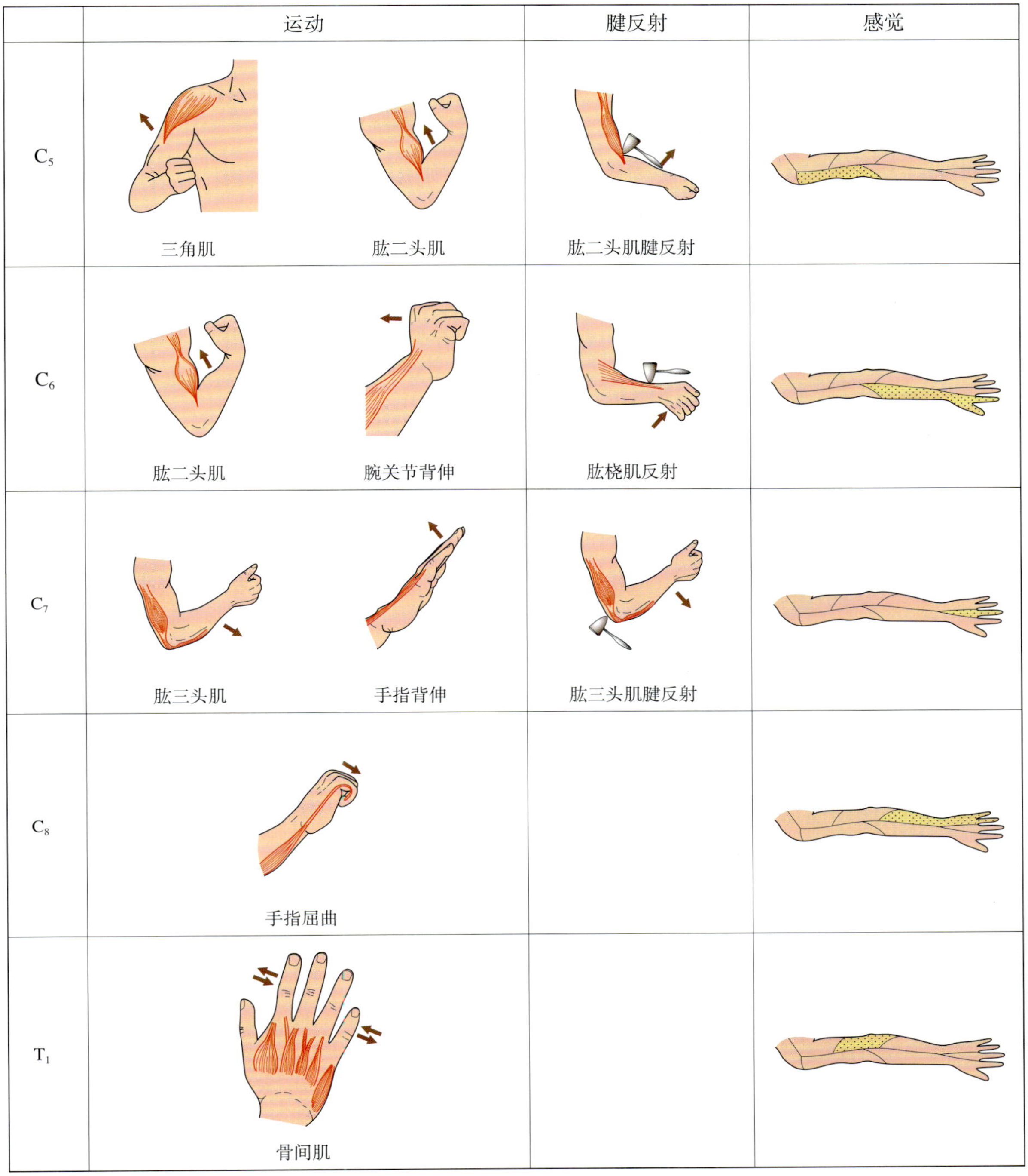

图 9-1-8　上肢神经根定位诊断

运动，超过 3 次为异常。

(2) 踝阵挛：检查者手握住被检查者足的远端，迅速向上背屈踝关节，足部出现节律性伸屈活动，超过 3 次为异常。

4. 10 秒试验：被检查手指在 10 秒钟内快速伸屈 20 次以上属于正常。20 次以下怀疑脊髓损害。

提　示：Hoffmann 征、Tromner 征、Wartenberg 征在健康人中偶有阳性。而 Babinski 征（婴儿除外）在健康人中均为阴性。

（五）影像检查

类风湿关节炎上位颈椎的 X 线检查：

1. Ranawat 值 * ：在齿突的纵轴上测量枢椎椎弓根中点到寰椎前后弓中点连线间的距离。

正常值 *** ：♂ 14 mm 以上
♀ 13 mm 以上

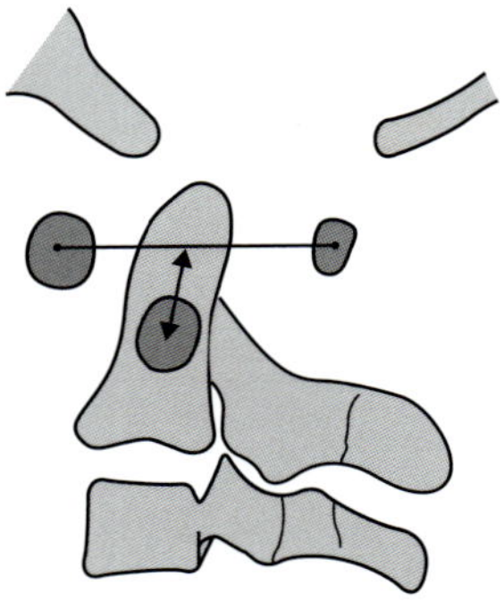

2. Redlund-Johnell 值 ** ：枢椎下缘到 McGregor 线间的距离。

正常值 ** ：♂ 34 mm 以上
♀ 29 mm 以上

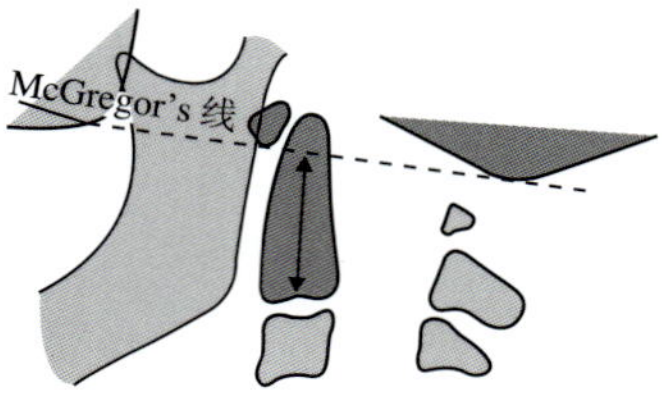

三、胸、腰椎检查

（一）要点

1. 详细询问病史（腰腿痛部位，有无间歇性跛行，大小便功能障碍等）。
2. 掌握神经症状（腱反射，病理反射，感觉、肌力等检查）（图 9-1-8）。

（二）腰腿痛诊查推荐路径

见表 9-1-1，图 9-1-9。

（三）特殊体征

1. 直腿抬高试验（straight leg raising test，SLR）：亦称 Lasegue 试验。患者仰卧位，下肢伸直抬高不足 70° 时出现下肢后侧放射性疼痛为阳性（图 9-1-10）。正常人下肢抬高可达 80°～90°。常见于腰椎间盘突出症、单纯性坐骨神经痛。
直腿抬高加强试验（Bragard 征）：直腿抬高试验阳性的同高度，使踝背伸，原有放射痛加重为阳性。见于坐骨神经痛（图 9-1-9）。
2. Kemp 征：患者直立位，向后外侧伸腰时出现同侧下肢放射痛为阳性（图 9-1-11）。可见于腰椎椎间孔狭窄症，腰椎滑脱症。
3. 股神经牵拉试验（femoral nerve stretch test，FNST）：患者俯卧位，髋关节伸直位，检查者将小腿上提，出现大腿前方痛即为阳性（图 9-1-12）。见于高位腰椎间盘突出症。

表 9-1-1　腰腿痛诊查推荐路径

<table>
<tr><td colspan="5" rowspan="3">静息痛（+）</td><td>转移性脊柱肿瘤</td></tr>
<tr><td>化脓性脊柱炎</td></tr>
<tr><td>脊柱、马尾肿瘤</td></tr>
<tr><td rowspan="10">静息痛（-）</td><td rowspan="5">前屈受限</td><td colspan="3">直腿抬高试验（+）</td><td>腰椎间盘突出症
低位（L_4～S_1）</td></tr>
<tr><td colspan="3" rowspan="4">直腿抬高试验（-）</td><td>髋关节疾病</td></tr>
<tr><td>骶髂关节损害</td></tr>
<tr><td>腰部筋膜炎</td></tr>
<tr><td>所谓腰痛</td></tr>
<tr><td rowspan="5">后伸受限</td><td colspan="3">Kemp试验（+）</td><td>腰椎管狭窄症（神经根性）</td></tr>
<tr><td rowspan="4">Kemp试验（-）</td><td rowspan="2">间歇性跛行（+）</td><td>神经症状，大小便功能障碍（+）</td><td>腰椎管狭窄症（马尾神经）</td></tr>
<tr><td>神经症状，大小便功能障碍（-）</td><td>闭塞性脉管炎</td></tr>
<tr><td rowspan="2">间歇性跛行（-）</td><td>股神经后伸试验（+）</td><td>腰椎间盘突出症高位（$L_{3,4}$以上）</td></tr>
<tr><td>股神经后伸试验（-）</td><td>腰椎间关节性腰痛</td></tr>
</table>

* Ranawat CS, O'Leary P, Pellici P. Cervical spine fusion in rheumatoid arthritis. J Bone Joint Surg, 1979, 61-A: 1003-1010.
** Redlund-Johnell, Petterson H. Radiographic measurements of the craniovertebral region, designed for evaluation of abnormalities in rheumatoid arthritis. Acta Radiol Diagnosis, 1984, 25: 23-28.
*** Morizono Y, Sakou T, Kawaida H. upper cervical involvement in rheumatoid arthritis. Spine, 1987, 12: 721-725.

	运动	腱反射	感觉
L_4	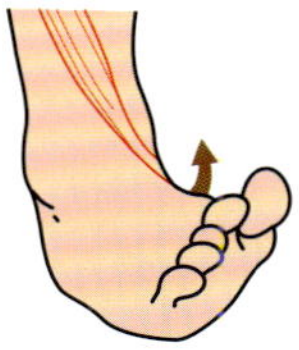 胫前肌	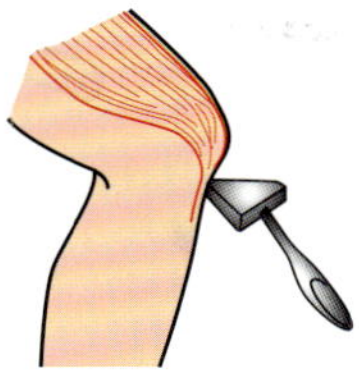 髌腱反射	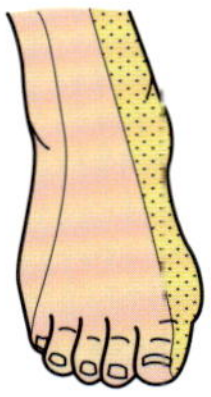
L_5	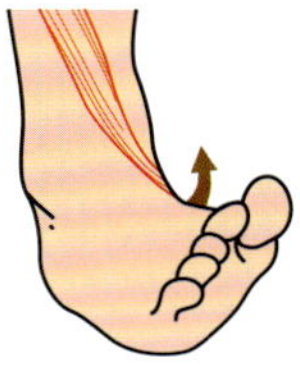 胫前肌 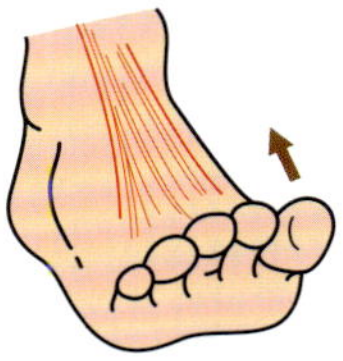 踇长伸		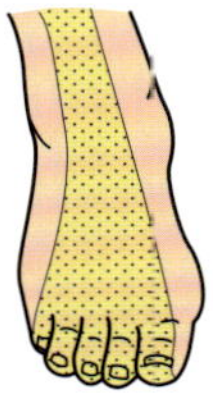
L_6	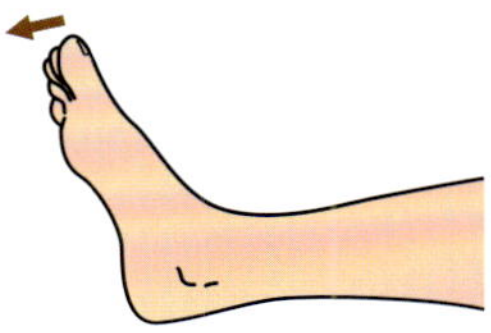 踇长屈肌	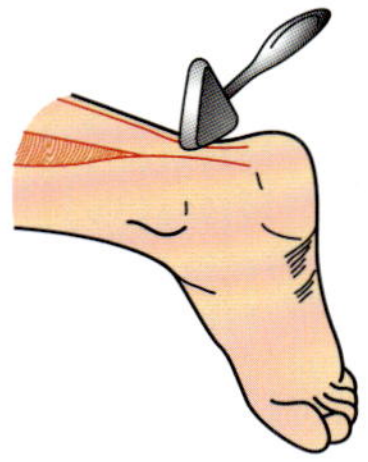 跟腱反射	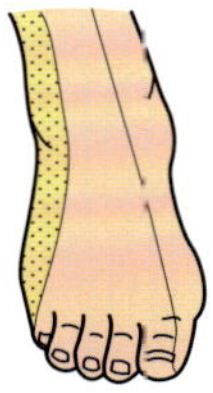

图 9-1-9　下肢神经根定位诊断

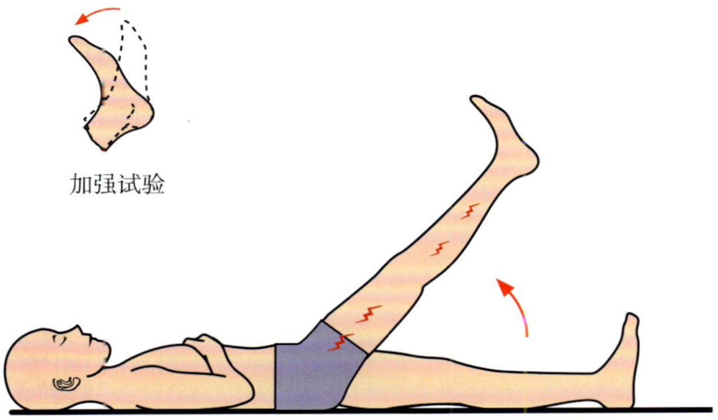

图 9-1-10　直腿抬高试验：下肢抬高时下肢出现放射痛

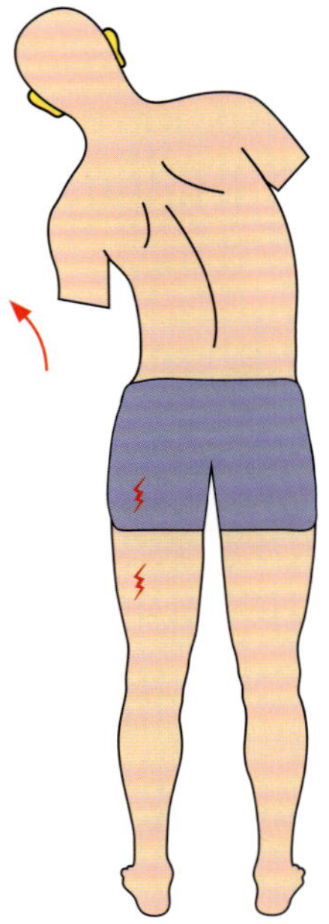

图 9-1-11　Kemp 征：直立位，向后外侧伸腰出现同侧下肢放射痛为阳性

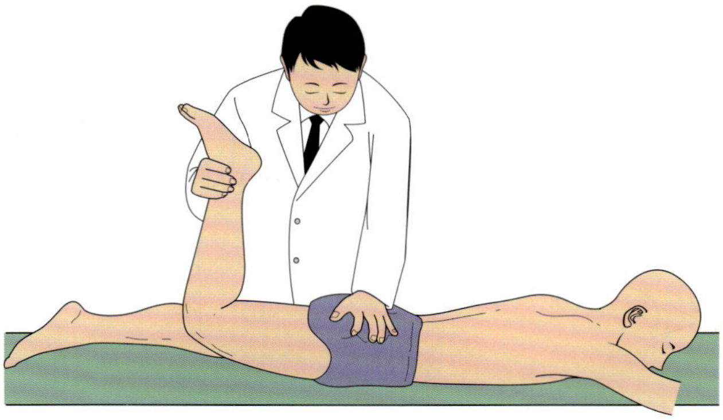

图 9-1-12 股神经牵拉试验：将小腿上提时大腿前方放射痛

第二节 颈椎病

要点

1. 颈椎病（cervical spondylosis）分为颈型（软组织型）、神经根型、脊髓型、椎动脉型和交感神经型。
2. 临床表现包括颈椎椎间盘、骨、关节和韧带退行性变带来的颈部症状，继发脊髓、神经根病变引起的神经系统症状和椎动脉受累引起的脉管症状。
3. 典型的颈型症状是头、颈、肩痛，颈椎活动受限。
4. 神经系统症状可分为上肢症状（下运动神经元通路损害为主）、下肢症状（上运动神经元通路异常为主）和膀胱直肠症状。
5. 上肢症状主要表现在神经根型患者。病变在脊髓中央、两侧灰质周围。少数患者有上运动神经元损害表现，需要鉴别。
6. 下肢症状表现为走路不稳，步态蹒跚、痉挛步态等。为脊髓外周长传导束纤维受累所致。
7. 脊髓型较少引起排尿、排便困难及括约肌功能障碍。
8. 需要鉴别胸椎、腰椎疾病引起的下肢症状和排尿、排便功能障碍。
9. 椎动脉型常有因头颈部活动而致眩晕、恶心及视物模糊等椎 - 基底动脉供血不足的症状。
10. 交感神经型表现为头晕、眼花、耳鸣、手麻、心动过速、心前区疼痛等症状。

一、病因和病理

1. 颈椎椎间盘变性、突出，椎体边缘骨赘，韧带肥厚、钙化压迫或激惹周围组织（神经根、脊髓、椎动脉等）出现一系列症状（图 9-2-1、图 9-2-2）。
2. 发育性颈椎椎管狭窄症（X 线侧位像椎管前后径

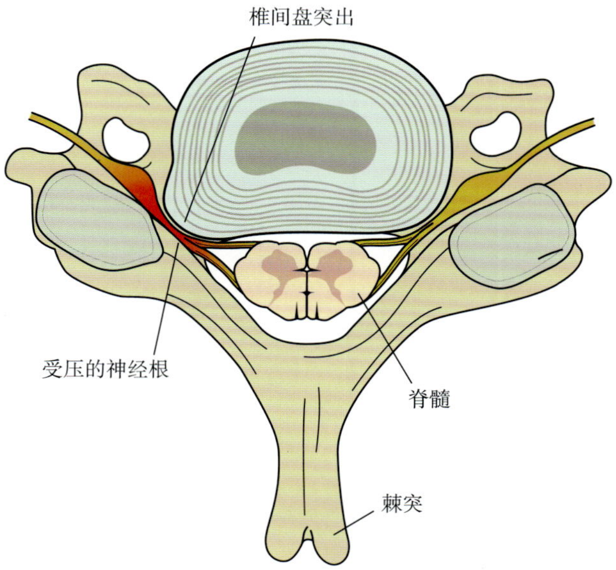

图 9-2-1 颈椎病神经根型图示

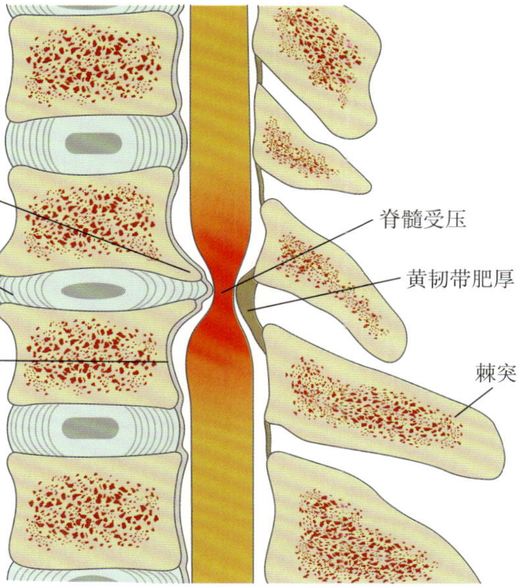

图 9-2-2　颈椎病脊髓型图示

为 13 mm 以下）可出现神经受压症状。

3. 颈椎后纵韧带骨化症是位于颈椎段椎管内纵向走行的后纵韧带发生骨化造成椎管狭窄，压迫脊髓和神经根引起一系列症状。也可见于胸、腰椎。

二、诊断要点

1. 脊髓型：损伤平面及平面以下（上下肢、躯干）的感觉障碍、肌力减退、手指精细动作困难、痉挛性运动麻痹、排尿排便功能障碍等。
2. 神经根型：根性痛、麻木，其范围与受累的脊神经根分布区域相一致。
3. 神经系统检查：压头试验（Spurling sign）、颈后仰挤压试验（Jackson test）、腱反射、病理反射、感觉、肌力、10 秒试验等（表 9-2-1、表 9-2-2）。
4. 神经根型、脊髓型及两者的混合型定位诊断参见第四章神经系统检查法“脊神经节段性皮肤分布和皮神经分布区域图”和表 9-2-3。
5. 病变的脊髓节段并不一定与脊椎骨一致。颈髓节段较同序数椎骨高 1～1.5 个椎骨（体）。例如：$C_{4/5}$ 椎间平面病变时，C_6 节段损伤（图 9-2-3）。
6. 熟悉颈脊髓横断面感觉运动传导束的排列（图 9-2-4）。
7. 影像学检查：X 线片（图 9-2-5）、MRI、CT（图 9-2-6）、脊髓造影、椎间盘摄影等。

注 1. 表 9-2-1　神经根型与脊髓型神经系统体征的鉴别

神经系统检查			神经根型	脊髓型
反射	腱反射	损伤脊髓节段	减弱	减弱
		损伤脊髓节段以下	正常	亢进
	病理反射	上肢：Hoffmann 征，Wartenberg征等	（-）	（+）
		下肢：Babinski征，Clonus（阵挛）	（-）	（+）
感觉	上肢		多见单侧感觉障碍，支配区域放射痛	多见双侧上肢、手部感觉障碍
	躯干、下肢		正常	躯干、下肢、足趾、足底感觉障碍 可有分离性感觉障碍*
运动	上肢		多见一侧受累神经根对应的肌肉无力，病程长可有肌萎缩	双侧多见，多有手指精细运动障碍，手内在肌萎缩
	10秒试验		正常	20次以下、肢体运动不协调
	下肢		正常	痉挛步态
膀胱			正常	可有排尿困难、尿潴留

* 分离性感觉障碍是指同一部位的痛觉、温觉、粗略触觉或深感觉、精细触觉部分丧失

注 2. 表 9-2-2　上肢的反射与神经定位

反射		节段定位
肱二头肌反射	Biceps tendon reflex	C_5
桡骨膜反射	Brachioradial tendon reflex	C_6
肱三头肌反射	Triceps tendon reflex	C_7

注 3. 表 9-2-3 支配上肢运动的肌肉的节段性神经分布

骨骼肌		脊髓节段	主要功能
斜方肌	trapezius	$C_{3\sim4}$	上提、下降和内收肩胛骨
三角肌	deltoid	$C_{5\sim6}$	肩关节屈曲、外展
肱二头肌	biceps	$C_{5\sim6}$	肘关节屈曲
肱三头肌	triceps	C_7	肘关节伸展
旋前肌群	pronators	$C_{6\sim7}$	屈肘90°位，前臂旋前
旋后肌群	supinators	C_6	屈肘90°位，前臂旋后
伸腕肌群	wrist extensors	$C_{6\sim7}$	手指屈曲位，腕关节背伸
屈腕肌群	wrist flexors	$C_{7\sim8}$	手指屈曲位，腕关节掌屈
指总伸肌	comm. finger extensors	C_7	第2～5指的第1指节伸直
指屈肌群	finger flexors	$C_{7\sim8}$	全部手指屈曲
指外展肌群	finger abductors	C_8	示指和小指外展
拇指对掌肌	opponens	$C_{7\sim8}$	拇指做对指运动

注 4. 表 9-2-4 脊髓型颈椎病 Grandall 分类*

脊髓型颈椎病 Grandall 分类*	
Ⅰ型	横断损伤综合征（transverse lesion syndrome）（47%*） 有椎体路、脊髓丘脑路、后索的损害，大部分为节段性前角细胞损害
Ⅱ型	运动损伤综合征（motor ystem syndrome）（19%） 主要侵袭椎体路或前角细胞，运动损伤明显，感觉障碍少见。四肢肌张力高
Ⅲ型	脊髓中央综合征（central cord syndrome）（13%） 与下肢比较，上肢的运动感觉损害重，手指运动障碍严重，伴有痛觉异常和后索感觉障碍
Ⅳ型	Brown-Séquard综合征（Brown-Séquard syndrome）（13%）也称为脊髓半侧损伤综合征 半侧脊髓损害：可疑确认同侧的运动损伤和对侧的痛觉消失
Ⅴ型	臂痛和脊髓综合征（brachialgia and cord syndrome）（8%） 明显的上肢痛，下肢运动或感觉障碍，或两者都有

*Crandall PH, Batzdorf U.Cervical spondylotic myelopathy,J Neurosurg,1966;25:57-66

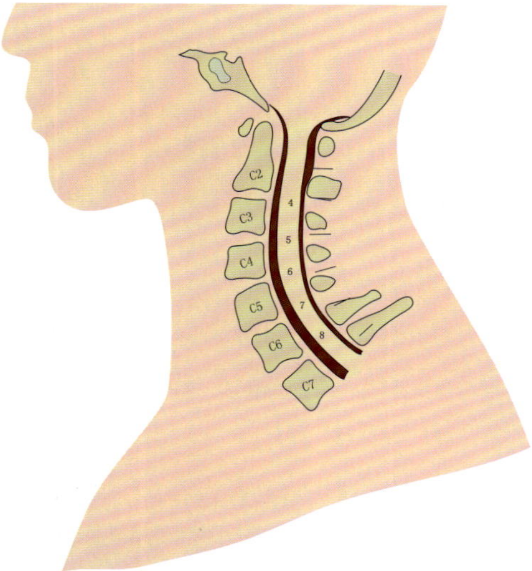

图 9-2-3 脊髓节段（4 ～ 8）与颈椎（$C_{2\text{-}7}$）的对应关系

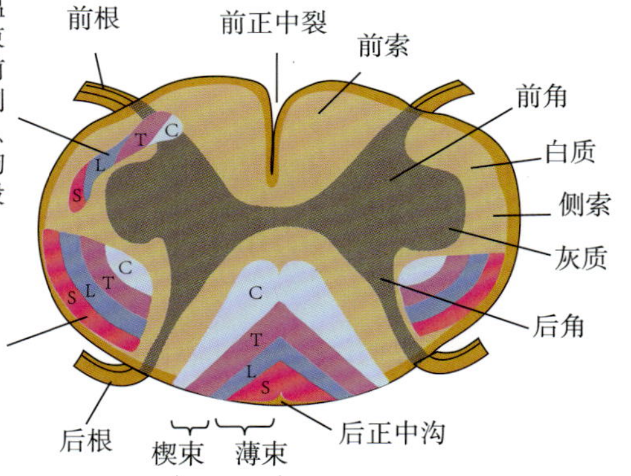

图 9-2-4 颈髓白质中感觉（上行）、运动（下行）纤维排列顺序示意图

注 5. 表 9-2-5　脊髓型颈椎病的 Fukubu 分类

分类	Ⅰ型（9%）	Ⅱ型（26%）	Ⅲ型（65%）
	脊髓中央型	Ⅰ型+后侧索部	Ⅰ型+前侧索部
受损区域 ■	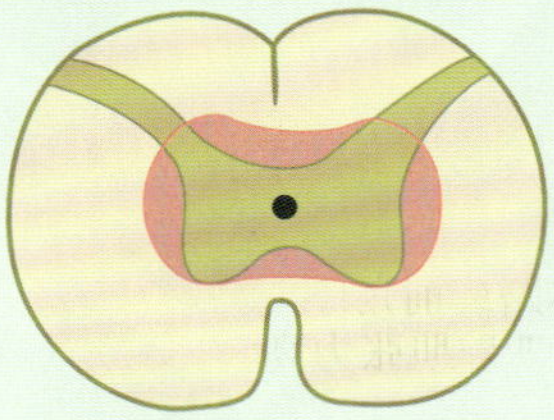	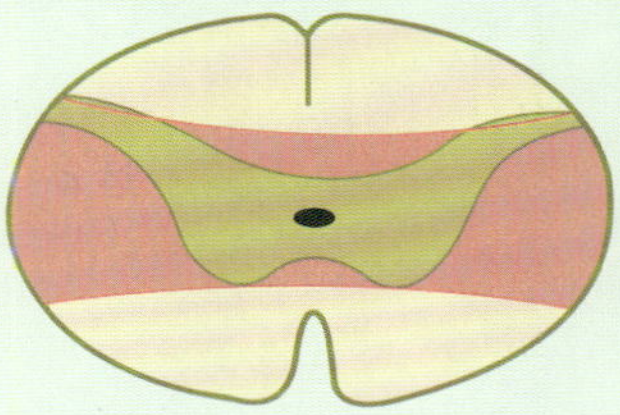	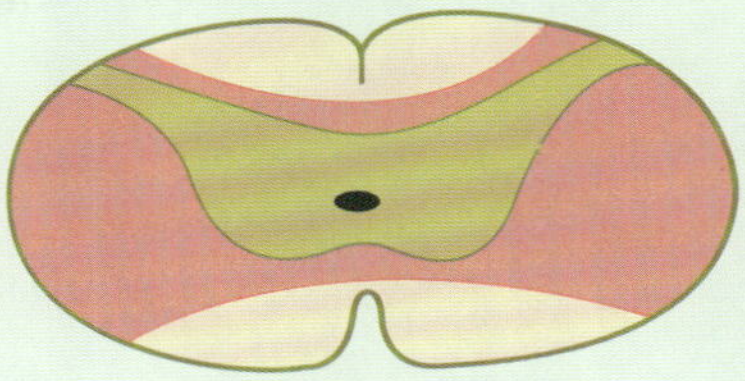
临床症状	•上肢感觉障碍 •上肢运动障碍 •上肢肌肉萎缩 •上肢反射（↓） •下肢反射正常	•包括Ⅰ型的症状 •下肢反射（↑） •痉挛步态 •没有下肢、躯干的痛温觉障碍	•包括Ⅱ型的症状 •出现下肢、躯干的痛温觉障碍 •括约肌功能障碍

服部　奨ほか：脊椎外科の診断·整形外科の立場から——特に頸部脊椎症の診断——あすへの整形外科展望, 73～74，金原出版, 東京: 1974, 31-61-134.

服部　奨ほか:　頸椎症的臨床診断——整形外科の立場から——整形外科MOOK No.6, 頸椎症の臨床, 服部　奨編, 金原出版, 東京, 1979, 13-40.

注 6. 颈椎椎管动态狭窄的 X 线片测量（dynamic canal stenosis of cervical spine）（图 9-2-5）

椎体椎弓间距离：在颈椎过伸位侧位 X 线片上，测量上位颈椎椎体后下角与下位颈椎椎弓前缘的最短距离。

Penning 法 *：运动图解的椎体椎板间距在 10 mm 以下者作为判断钳夹机制。

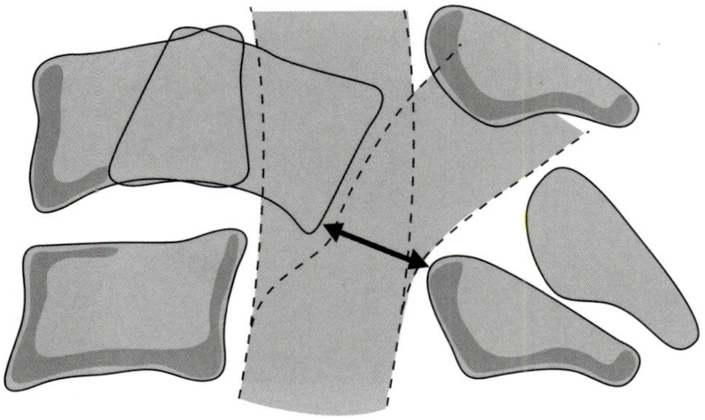

图 9-2-5　颈椎椎管动态狭窄的 X 线测量

片冈法 **：椎体椎弓间距在 12 mm 以下者，作为动力学因素（dynamic factor）不稳定所致椎管狭窄而脊髓受压。

注：$C_{3\text{-}4}$ 椎体后移最多见。

三、治疗

1. 颈型、神经根型、椎动脉型和交感神经型颈椎病首选非手术治疗。包括应用非甾体抗炎药、休息、颈椎牵引、理疗和颈部围领制动等方法。
2. 手术治疗
   (1) 颈椎前路减压融合术（图 9-2-7）。主要适用于颈椎间盘突出症和颈椎病累及 1 或 2 个椎间隙者。
   (2) 颈椎后路椎管扩大成形术（图 9-2-8）。适应证：颈椎管狭窄症、多节段脊髓型颈椎病、连续和混合型颈椎后纵韧带骨化症。
   (3) 颈前后路联合手术。

*Penning L. Some aspects of plain radiography of the cervical spine in chronic myelopathy. Neurology, 1962, 12: 513-519.

**片岡治. 頚椎症性脊髄症におけるdynamic canal stenosis について. 臨整外，1975; 10: 1133-1143.

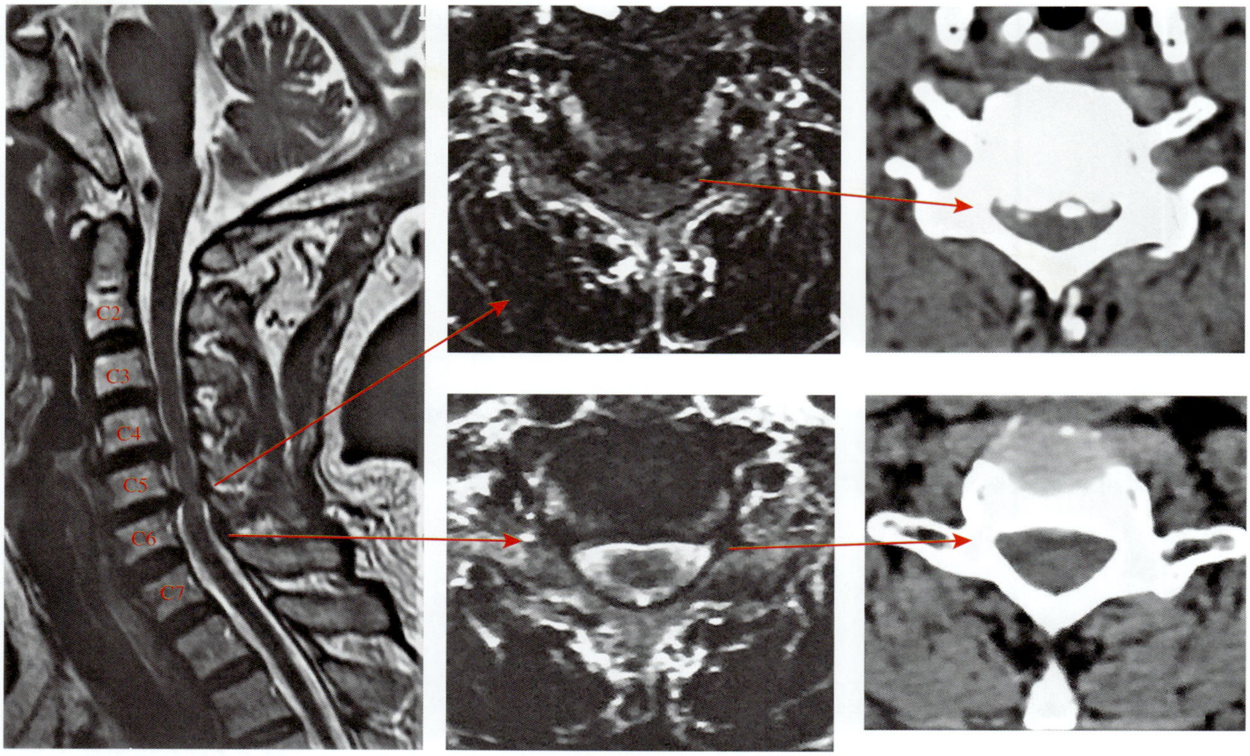

图 9-2-6　颈椎病影像学检查

MRI：矢状面示多个椎间盘膨出或突出，横断面示$C_{5/6}$间盘明显突出压迫脊髓；$C_{6/7}$间盘轻度膨出，硬膜囊轻度受压，脊髓形态正常；CT：横断面示$C_{5/6}$突出的椎间盘、后纵韧带钙化，局部椎管变窄；$C_{6/7}$平面椎间盘轻度膨出，椎管无明显改变

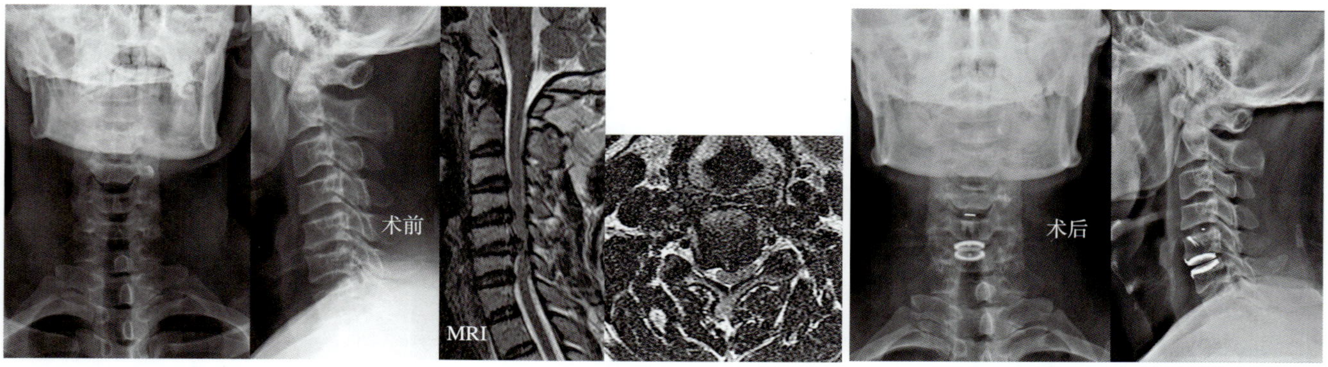

图 9-2-7　病例：男，47 岁，双手麻木，加重 2 个月

MRI：$C_{3/4}$、$_{4/5}$、$_{5/6}$椎间盘突出。X线片：无明显的椎间隙狭窄；施行$C_{5/6}$人工颈椎间盘置换＋$C_{4/5}$锚定式椎间融合器融合术

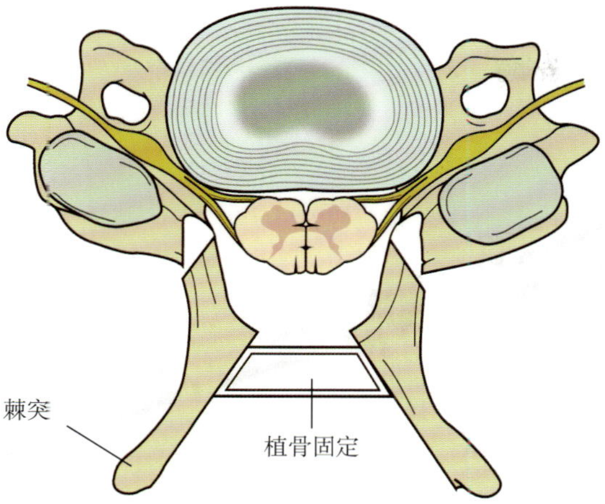

颈椎椎板双开门式椎管成形术：
1. 将棘突从正中纵向锯开，椎板向两侧掀开，类似打开“双扇门”。
2. 髂骨块或人工骨植骨，并与棘突缝合固定

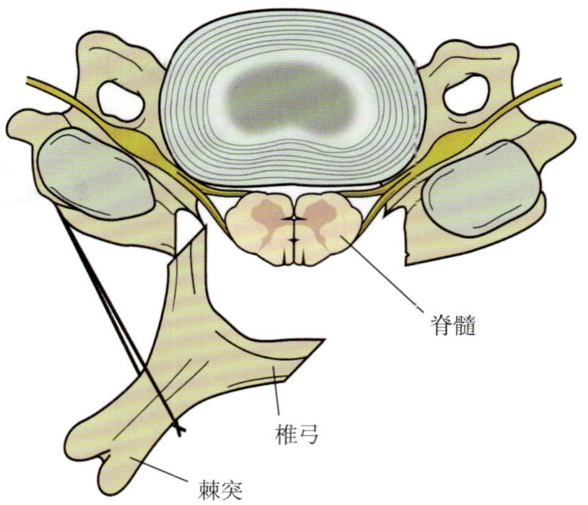

颈椎椎板单开门式椎管成形术：
用粗线将掀起的椎板缝合固定在“门轴侧”的关节囊上（伊藤法）
颈椎后路椎管扩大成形术

图 9-2-8 颈椎椎板单、双开门椎管成形术

第三节 颈椎间盘突出症

一、颈椎的功能解剖

见图 9-3-1。

二、诊疗要点

1. 当颈椎椎间盘的纤维环破裂、变性的髓核脱出压迫了脊髓或脊神经根，出现相应的临床表现则称为颈椎间盘突出症 (herniation of cervical disc)（图 9-3-2）。
2. 80% 的患者为 20 ~ 40 岁的青壮年，男性 > 女性。
3. 急性颈椎间盘突出症多见于 $C_{3/4}$。
4. 颈脊神经根与椎间盘平行进入椎间孔，颈椎后外侧纤维环和后纵韧带较薄弱，髓核易从该处突出，即使突出物很小也会引起神经根受压（图 9-3-2）。
5. 颈椎间盘突出症分为三种类型：中央型、侧方型及旁中央型。
6. MRI 较 CT 和脊髓造影更具有诊断价值。
7. 颈椎由于特殊的应力关系常有多个节段的同时病变。
8. 以非手术治疗为主：颈椎牵引，围颈保护，理疗和按摩，抗炎镇痛药物。
9. 若出现脊髓压迫症状，应尽早手术。如：颈前路减压、摘除突出椎间盘及椎体间植骨融合术（图 9-3-3）。若合并颈椎管狭窄，联合应用颈后路椎管扩大术（图 9-3-4）。

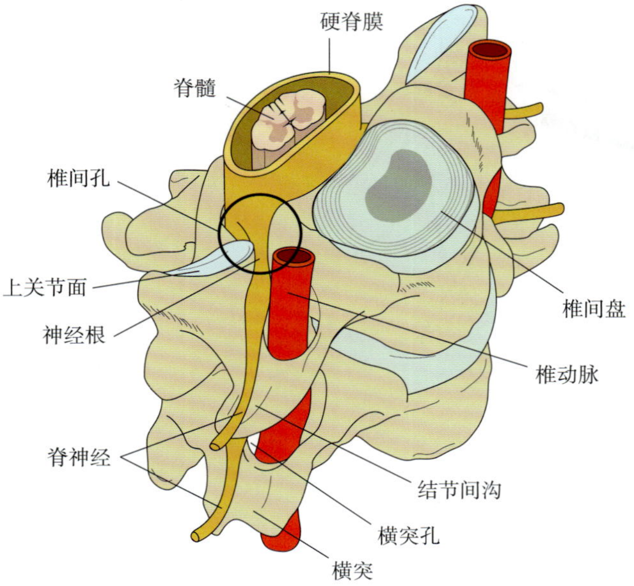

图 9-3-1 颈椎椎间孔附近结构，神经根及椎动脉的关系

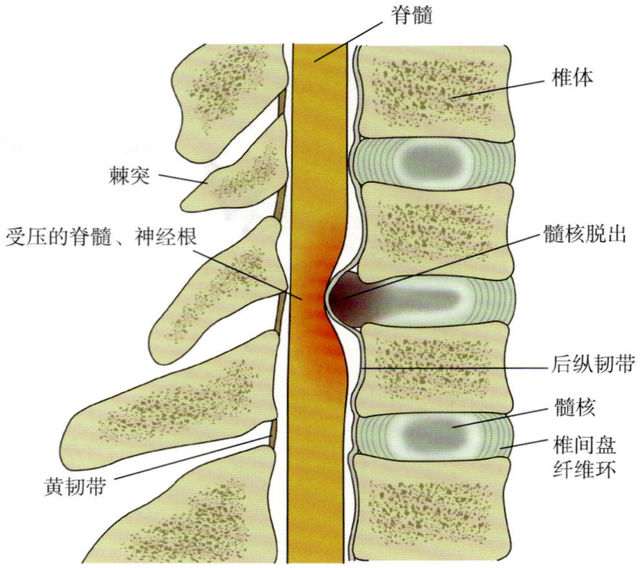

图 9-3-2 颈椎间盘突出症示意图

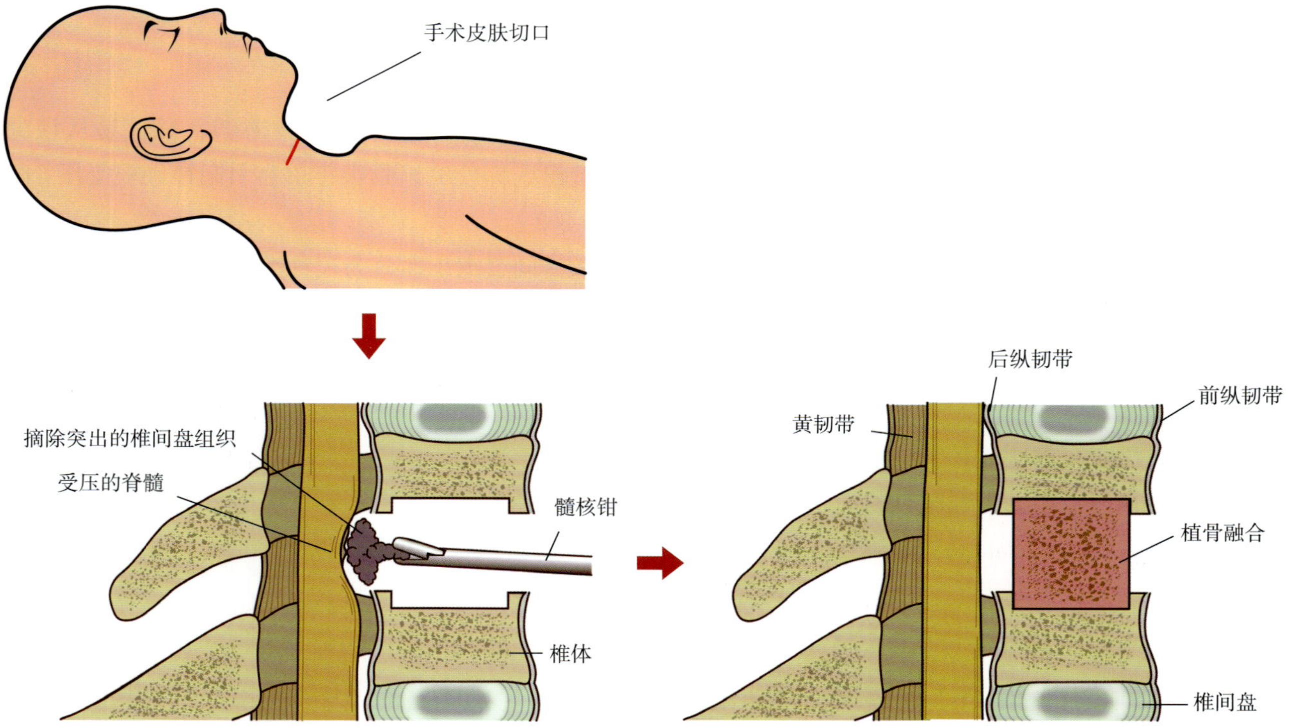

切除椎间盘及部分椎体，刮出残留的椎间盘组织和软骨板

自体骨植骨，前路钛板固定

图 9-3-3 颈前路减压、植骨融合术

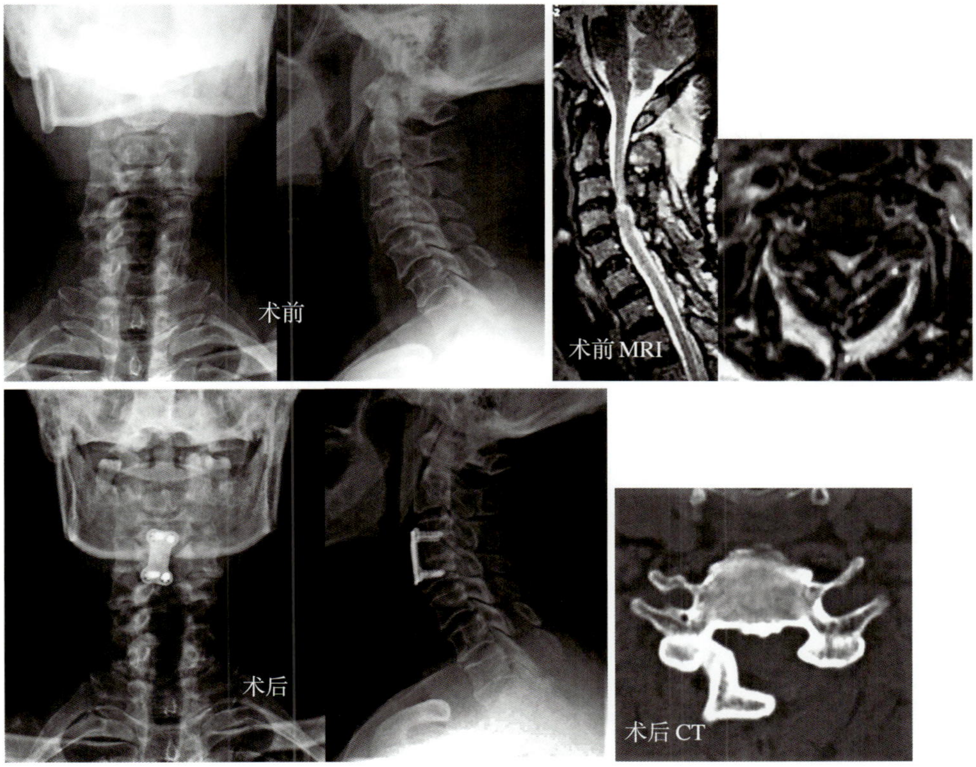

图 9-3-4　病例：男，63 岁，颈椎间盘突出症，MRI 示 $C_{3/4}$ 巨大椎间盘突出，给予颈椎前路减压、植骨、钢板内固定 + 后路椎板单开门式椎管成形术

第四节　颈椎后纵韧带骨化症

一、诊断要点

1. 颈椎的后纵韧带肥厚、骨化致使椎管狭窄，脊髓和神经根受压而产生相应神经症状和体征，称为颈椎后纵韧带骨化症 (ossification of cervical posterior longitudinal ligament)。
2. 亚洲人群中多发，有家族聚集倾向，可能有遗传倾向性。
3. 50 岁左右多见，男女发病率为 2：1。
4. 患者中糖耐量试验异常者高达 28%，合并糖尿病者占 12.4%。
5. 患者颈痛、颈椎活动受限，逐渐出现脊髓压迫症状，手指精巧活动受限，行走困难，肌力下降，感觉障碍，膀胱、直肠功能障碍，并进行性加重。
6. 侧位 X 线片检查
   - 颈椎后纵韧带骨化症分型（图 9-4-1）。
   - 颈椎管狭窄率（图 9-4-2）：即侧位像中骨化块最大前后径（B）与同一平面椎管矢状径（A）之比。临床意义：该值 > 40% 时，出现脊髓症状的情况增多。
   - K 线（Kyphosis Line, K line）（图 9-4-3）：K 线是 2008 年日本 Takayuki Fujiyoshi 最初提出的概念，用以预测颈椎后纵韧带骨化症后路手术的效果。

     测量方法：在颈椎侧位 X 线片上 C_2 与 C_7 椎管中点的连线。

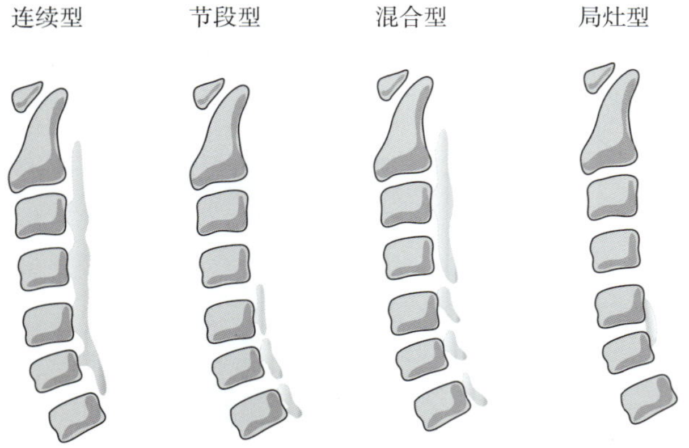

图 9-4-1　颈椎后纵韧带骨化症分型

*Tsayama N. Ossification of the posterior longitudinal ligament of the spine. Clin Orthop, 1984; 184: 71-84.

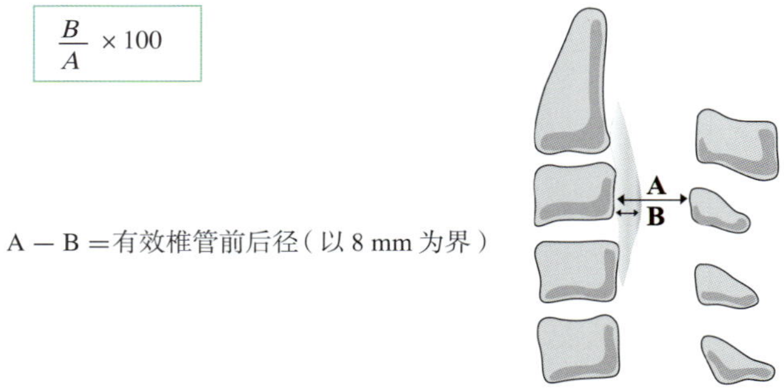

图 9-4-2　颈椎管狭窄率

宫坂斉. 頸椎後縦靱帯骨化の病態に関する考察. 臨整外, 1975; 10:1091-1096.

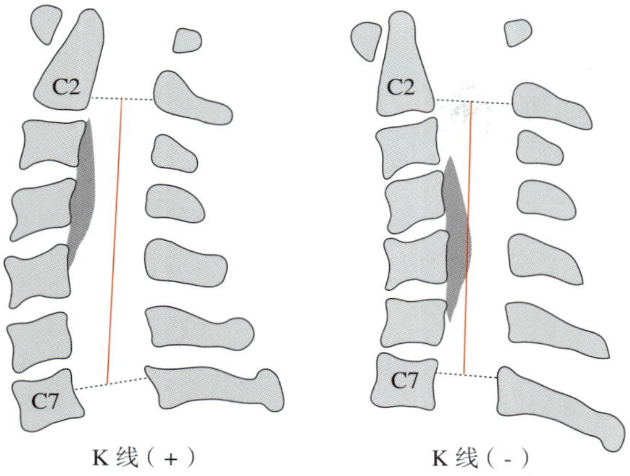

图 9-4-3　K 线（K line）X 线测量

当颈椎后纵韧带骨化范围未超过 K 线时，K 线阳性。当颈椎后纵韧带骨化范围超过 K 线时表示 K 线阴性。临床意义：K 线阴性患者，行后路减压术脊髓向背侧退让不足，神经症状的改善不佳。故采用前路减压手术为宜。K 线阳性患者，行后路减压手术的疗效明显。

7. MRI、CT 可明确诊断（图 9-4-4）。

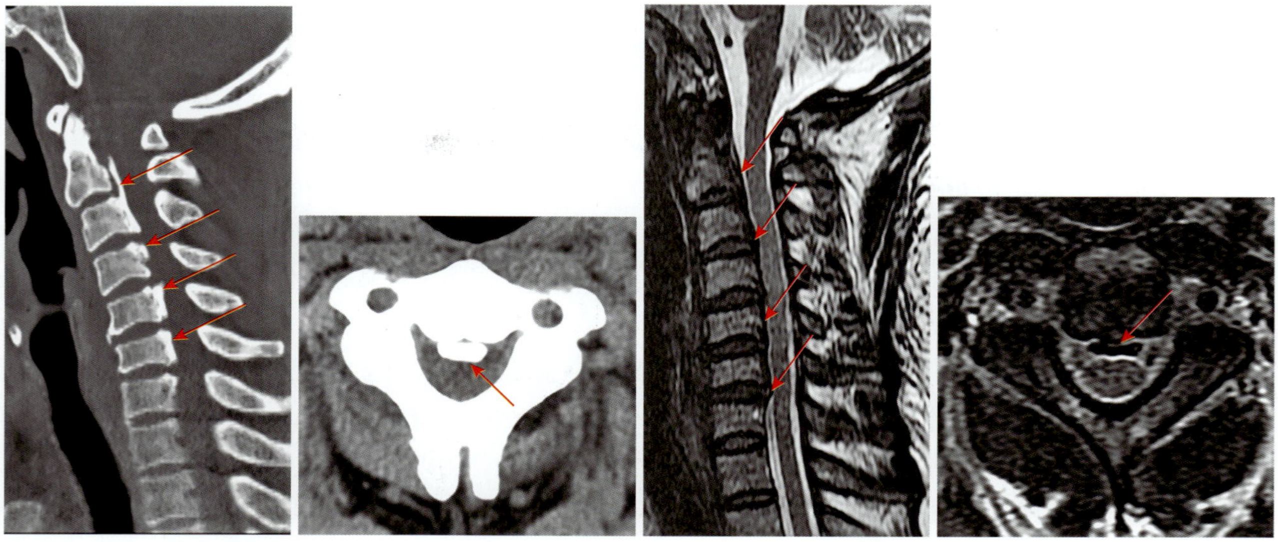

图 9-4-4　CT 矢状位：$C_{2\sim6}$ 椎体后缘纵行条状骨化影；轴位：椎管内可见骨化影；MRI 矢状位：$C_{2\sim6}$ 椎体后缘长带状低信号，硬膜囊受压；轴位：椎管内可见结节状低信号影，脊髓受压

二、治疗

1. 对无脊髓症状的患者，可非手术治疗。
2. 出现明显的脊髓压迫症状或有严重的椎管狭窄者，则需要手术减压。
3. X 线测量 K 线阳性者，后路手术疗效明显优于 K 线阴性者（图 9-4-3）
4. 手术方法：
   (1) 前路减压术：包括椎体次全切除，或者椎间盘切除联合前路骨化后纵韧带切除，并椎间融合（图 9-4-5）。
   (2) 后路减压：是间接减压方式，包括椎管扩大成形术，或者椎板切除 + 融合术。
   (3) 前、后路联合手术。

手术最佳入路的选择取决于后纵韧带骨化的范围、颈椎矢状位排列、椎管狭窄的程度以及早先颈椎部位的手术病史。

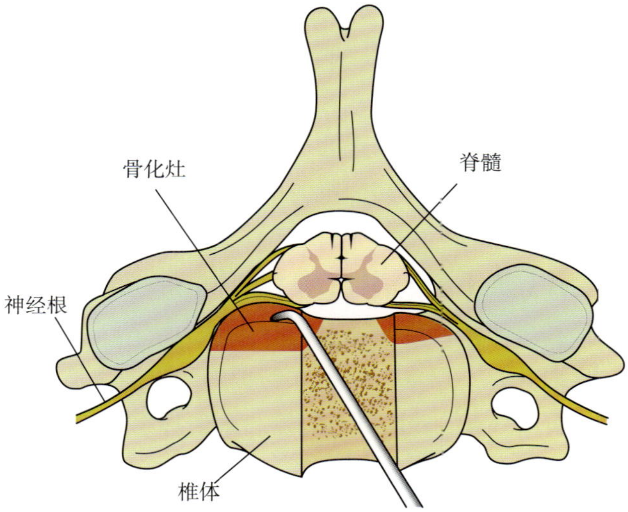

图 9-4-5 前路减压固定术：椎体次全切除，切除骨化灶，椎间植骨融合

第五节 脊柱侧凸

一、诊疗要点

1. 当脊柱在冠状面上偏离中线向侧方弯曲，Cobb 角（图 9-5-1）大于 10° 时称为脊柱侧凸或脊柱侧弯 (scoliosis)。弯曲的脊柱可呈现“S”形或“C”形状态。
2. 脊柱侧凸按照病因可以分为功能性或器质性两种，或称非结构性和结构性侧凸（表 9-5-1）。
3. 结构性脊柱侧凸：Cobb 角 ≥ 25°。
   脊柱侧凸的测量（Cobb 角，Cobb angle）：在弯曲的最上位椎体（倾斜最大的头侧椎体）的上缘和最下位椎体（倾斜最大的尾侧椎体）的下缘各画一条直线，这两条线的垂直线所相交的角度即为侧凸度（Cobb 角）。
4. 其他 X 线特征：椎体楔形变，椎体向凸侧方向旋转。在先天性脊柱侧凸中合并先天性半椎体畸形。

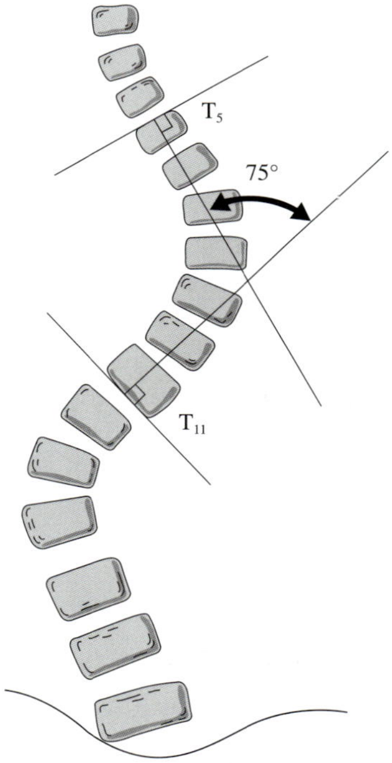

图 9-5-1 脊柱侧凸的测量

Cobb JR. Outline for the study of scoliosis. Am Acad Orthop Surg Instr Course Lect, 1948; 5: 261-275.

5. 病因：先天性脊柱侧凸是先天脊柱畸形。特发性脊柱侧凸病因不清。成人退行性脊柱侧凸是椎体退行性改变所致。
6. 由于儿童、青少年正处于生长发育阶段，越早出现的脊柱侧凸，其加重的可能性越大，需密切观察。
7. 治疗：非手术疗法目的是控制侧凸的发展。最主要和可靠的方法是支具治疗（图 9-5-2）。支具治疗期间，不仅本人，家人的理解和协助也是不可缺少的。40 ~ 50° 以上的侧凸多选择手术治疗。

二、脊柱侧凸病因分类（表9-5-1）

非结构性	1.姿势性侧凸 2.腰腿痛：椎间盘突出症、肿瘤 3.双下肢不等长 4.髋关节挛缩 5.炎症刺激（如阑尾炎） 6.癔症性侧凸
结构性	1.特发性脊柱侧凸 2.先天性脊柱侧凸 3.成人退行性脊柱侧凸 4.神经肌源性脊柱侧凸 5.神经纤维瘤病性脊柱侧凸。 6.间质病变性脊柱侧凸 7.后天获得性脊柱侧凸

三、特发性脊柱侧凸

（一）诊疗要点

1. 特发性脊柱侧凸（idiopathic scoliosis）约占脊柱侧凸的 80%，原因不明。女孩多见。
2. 分类
   (1) 按照发病年龄分类，见表 9-5-2。
   (2) 根据侧凸顶点数量分为单弯、双弯和三弯。
   (3) 按照侧凸顶椎的解剖位置分类，见表 9-5-3。
3. 脊柱侧凸观察要点见图 9-5-2。
4. Risser 征：为评估骨骼成熟程度的一个指标。通过观察髂骨骨骺情况判定骨龄。常用于脊柱侧凸患者侧凸进展预测。随着 Risser 征度数增加，脊柱侧凸进展程度逐渐减少（图 9-5-3）。
5. 自然转归：Cobb 角小于 30° 的侧凸，成年后均不再发展，日常生活不会发生问题。60° 以上的侧凸，成年后有进一步加重的倾向，易并发呼吸功能障碍、腰背痛、日常生活能力下降等。
6. 非手术治疗中支具治疗最为有效。支具治疗不能矫正已形成的侧凸，但可降低侧凸进展的风险。对于 Cobb 角大于 25° 的患者，如果证明有 5° 的进展，应开始支具治疗。常用的支具有美国的密尔沃基（Milwaukee）支具、波士顿（Boston）支具等（图 9-5-4）。
7. Cobb 角 45° 以上，可施行脊柱侧凸矫形内固定术（图 9-5-5）。

（二）按照发病年龄分类（表 9-5-2）

分类	年龄	特征
婴儿型	3岁以内	男婴多见，通常凸向左侧。病例约占该型的85%
少儿型	3 ~ 9岁	女孩多见，多为右侧胸弯。约70%的病例弯曲进行性加重
青少年型	10 ~ 17岁	女孩占绝大多数，影响侧凸进展的因素很多，除年龄外，与侧凸类型、月经初潮、Risser征（图9-5-3）及Harrington因子等有关

（三）按照侧凸顶椎的解剖位置分类（表 9-5-3）

定名	顶椎的解剖位置
颈弯	$C_1 \sim C_6$
颈胸弯	$C_7 \sim T_1$
胸弯	$T_2 \sim T_{11}$
胸腰弯	$T_{12} \sim L_1$
腰弯	$L_2 \sim L_4$
腰骶弯	L_5或S_1

（四）鉴别疾病

1. 功能性侧凸（functional scoliosis）或非结构性侧凸：指某些原因引起的暂时性侧凸，一旦原因去除，即可恢复正常。平卧位脊柱侧凸消失，X 线片显示脊柱骨正常。这类侧凸可由姿态不正、神经根刺激（椎间盘突出症等）、下肢不等长、肿瘤、髋关节挛缩、炎症刺激（肾周围脓肿、阑尾炎等）、癔症性侧凸等原因所致。

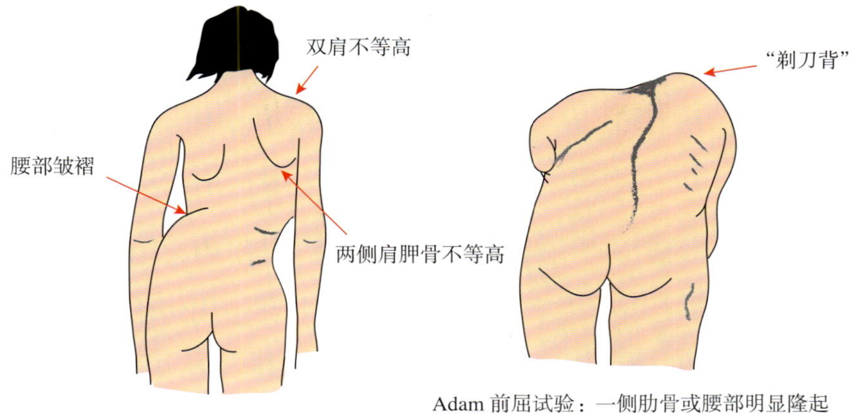

图 9-5-2　脊柱侧凸外观检查

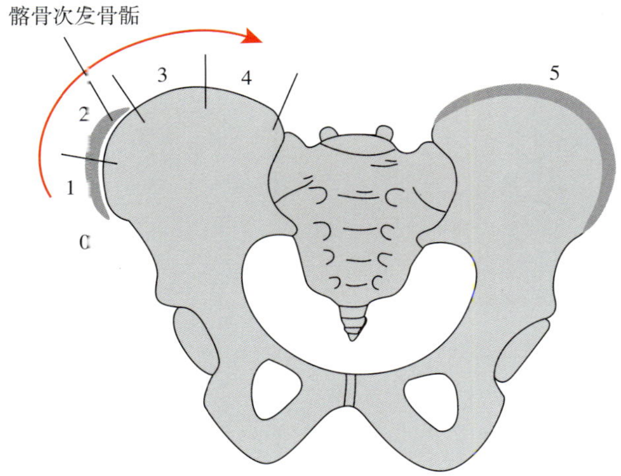

图 9-5-3　Risser 征：在髋关节的正位 X 线片上，在髂前上棘到髂后上棘的总长度分为四段

0度：未出现髂骨的次发骨骺；1度：骨骺骨化移动至髂嵴的前1/4；2度：骨骺骨化移动至髂嵴的前1/2；3度：骨骺骨化移动至髂嵴的前3/4；4度：骨骺骨化移动至全部髂嵴；5度：骨骺和髂骨完全融合

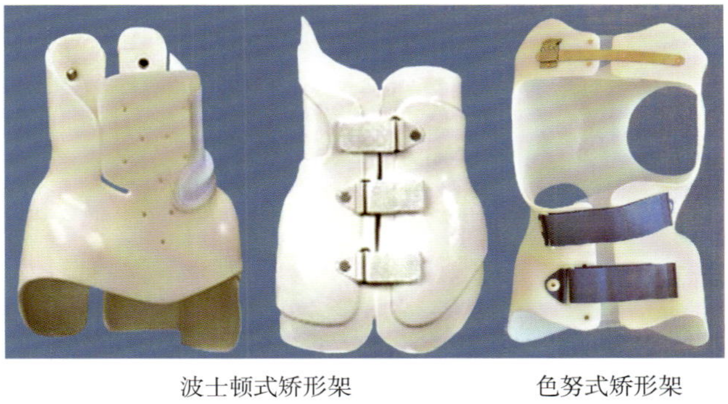

图 9-5-4　波士顿式矫形架、色努式矫形架

2. 先天性脊柱侧凸（congenital scoliosis）：为脊椎的结构性异常和脊椎生长不平衡。X 线片显示脊椎结构性畸形。较多使用的 MacEwen 分类方法见图 9-5-6。

3. 休门氏病（Scheuermann's Disease）

   (1) 休门氏病是一种青少年胸椎或胸腰椎僵硬型脊柱后凸畸形，又称休门氏后凸畸形、幼年性脊柱后凸和脊柱软骨病等。病因不明。

   (2) 发病年龄多在 10～15 岁，男性多见。

   (3) X 线影像诊断标准：①至少 3 个相邻椎体有 5° 或 5° 以上楔形变。②多个相邻椎体终板不规则，并伴有 Schmorl's 结节（许莫氏结节）。③脊柱后凸、驼背畸形。④无明显外伤和其他病理改变。

   (4) 后凸畸形小于 50°，多采用锻炼、理疗、佩戴支具等非手术治疗。

   (5) 当脊柱后凸超过 60°，背痛非手术治疗无效、伴有神经损害症状及患者要求改善外观时可考虑手术治疗（图 9-5-7）。

4. 成人退行性脊柱侧凸（adult degenerative scoliosis，ADS）：成人退行性脊柱侧凸是指成年人继发于椎间盘及关节突关节退行性改变而出现的脊柱侧凸。常由于病变节段的退行性改变、椎管狭窄、椎体滑移、椎节失稳等问题，出现腰背痛、神经

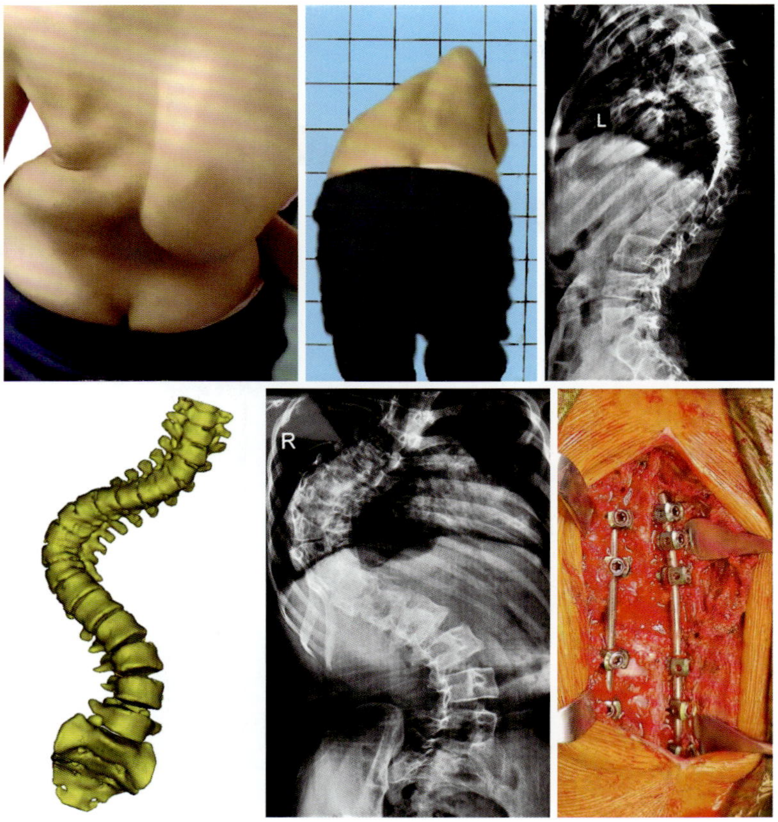

图 9-5-5 病例：女，13 岁，特发性脊柱侧凸，施行脊柱矫形术

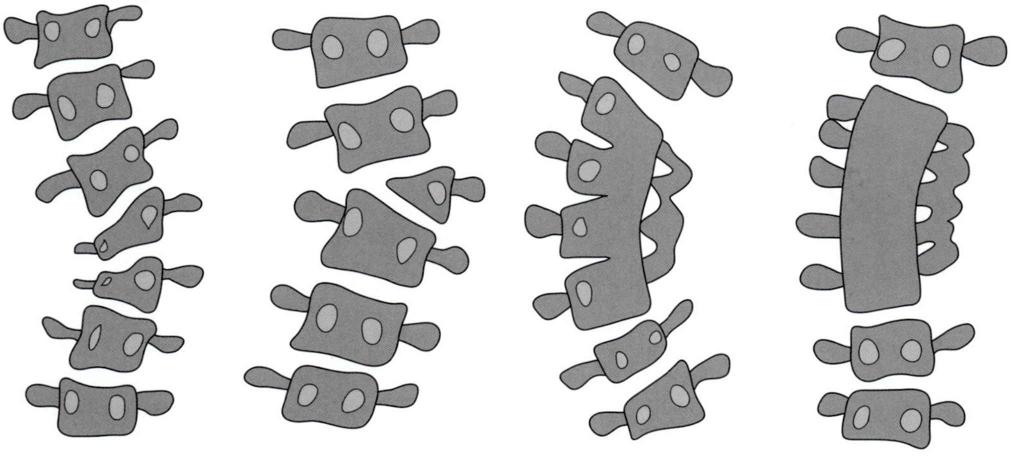

图 9-5-6 先天性脊柱侧凸分类（MacEwen）

a. 楔形椎：单侧椎体部分形成障碍；b. 半椎体：单侧椎体完全形成障碍；c. 融合椎：单侧椎体分节不良；d. 块椎：双侧椎体分节不良

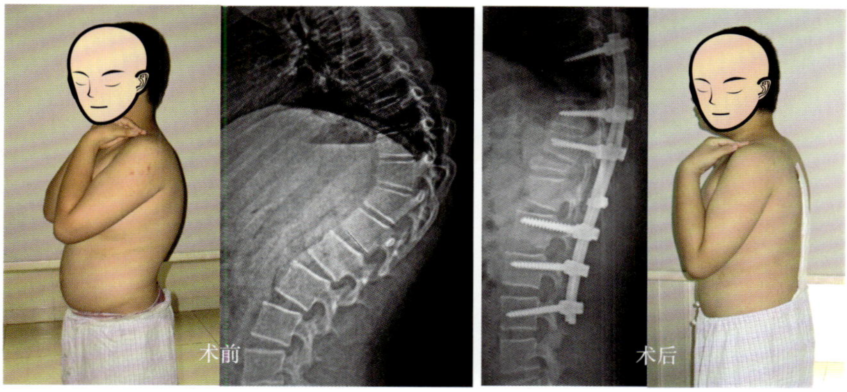

图 9-5-7　男，14 岁，休门氏病后凸畸形，行截骨矫形内固定术

根性疼痛和间歇性跛行等症状。

5. 神经肌源性脊柱侧凸（neuromuscular scoliosis）

(1) 神经肌源性脊柱侧凸是一种由于神经肌肉病变引起脊柱的异常弯曲。支具治疗不能阻止脊柱侧凸的进展。一般需要通过手术纠正和固定来防止侧凸加重。

(2) 根据病因可分为神经性和肌源性两种。前者又可分为上神经元病变和下神经元病变（表 9-5-4）。

(3) 病因常需仔细的临床体检才能发现，有时需用神经 - 肌电生理甚至神经 - 肌肉活检才能明确诊断。

6. 神经纤维瘤病性脊柱侧凸（neurofibromatosis-1，NF1）

(1) 神经纤维瘤病性脊柱侧凸亦称为 Von Recklinghausen 病或周围型神经纤维瘤病。为单一基因病变所致的常染色体遗传性疾病。

(2) 有 2% ~ 36% 的患者伴有脊柱侧凸。

(3) 表 9-5-5 诊断标准中符合 2 条或以上者可诊断 NF1。

(4) 传统分为非营养不良型（nondystrophic，也称类特发性脊柱侧凸型）和营养不良型（dystrophic，表 9-5-6）两类。

(5) 神经纤维瘤病并发脊柱侧凸，特别是营养不良型的治疗更加困难，即使手术畸形仍可进展。

表 9-5-5　神经纤维瘤病诊断标准

1. 6个以上皮肤咖啡斑
2. 2个以上神经纤维瘤或1个丛状神经纤维瘤
3. 腋窝或腹股沟褐色雀斑
4. 视神经胶质瘤
5. 2个以上巩膜错构瘤
6. 长管状骨皮质菲薄，伴有假关节形成
7. 家族史

表 9-5-6　神经纤维瘤病营养不良型 X 线特征

1. 累及节段少，锐利成角，短侧凸畸形
2. 椎体扇贝样变，楔形变严重
3. 铅笔样肋骨
4. 椎间孔扩大

7. 间充质病变并发脊柱侧凸（mesenchymal scoliosis）：如马方综合征（Marfan's syndrome），特点是侧凸严重，有韧带松弛、鸡胸或漏斗胸等；埃 - 当综合征

表 9-5-4　神经肌源性脊柱侧凸病因分类

病理		疾病疾患
神经疾病性	上神经元病变	脑瘫、脊髓空洞症、脊髓与脑退行性变、Friedreich遗传性共济失调、Charcot-Marie-Tooth综合征、Rourry-Levy综合征、脊髓肿瘤、脊髓损伤
	下神经元病变	脊髓灰质炎、其他病毒性脊髓炎、创伤性或脊髓性肌肉萎缩、Werdig-Hoffmann综合征、Kugelberg-Welander综合征，家族性自主神经机能异常（Riley-Day综合征）
肌肉疾病性		关节挛缩症、肌营养不良、Duchenne病、面肩胛肱骨病、纤维型不成比例、先天性肌无力、营养不良性肌强直

(Ehlers-Danlos syndrome)，特征为颈短。

8. 后天获得性脊柱侧凸
   (1) 创伤：脊柱骨折，大范围椎弓切除术后。
   (2) 瘢痕性侧凸：皮肤、软组织瘢痕挛缩。
   (3) 代谢障碍疾病：如各种类型的黏多糖病、高胱氨酸尿症等。
   (4) 骨软骨营养不良：如多种类型的侏儒症、脊椎骨髓发育不良。
   (5) 肿瘤：脊柱、脊髓肿瘤继发脊柱侧凸。
   (6) 强直性脊柱炎。
   (7) 感染：脊柱结核、脓胸。

第六节　椎弓峡部裂与脊柱滑脱症

一、椎弓峡部裂

1. 椎弓峡部裂(spondylolysis)主要病理改变为椎弓上下关节突之间的骨质连续性中断。椎弓崩裂则为双侧峡部不连。多见于腰5或腰4。
2. 椎弓峡部裂的产生因素，一种是先天性发育不良，且有明显的家族史；另一种与青少年期高强度的运动导致的应力骨折或疲劳骨折有关。
3. 椎弓峡部裂大多发生于儿童及青少年时期，表现为腰痛、臀痛，早期也可无症状。
4. X线斜位片显示椎弓峡部(状似“狗颈部”)带状裂隙(图9-6-1)。
5. 椎弓峡部裂X线分类见图9-6-2。
6. 非手术治疗是被广泛认可的有效方法。有研究报道，小儿的早期峡部裂患者通过正规的佩戴支具治疗后可得到骨性愈合。
7. 非手术治疗主要包括休息与限制剧烈活动，佩戴3～6个月的腰骶椎支具，加强腰背部肌肉锻炼，以及热敷等物理治疗。

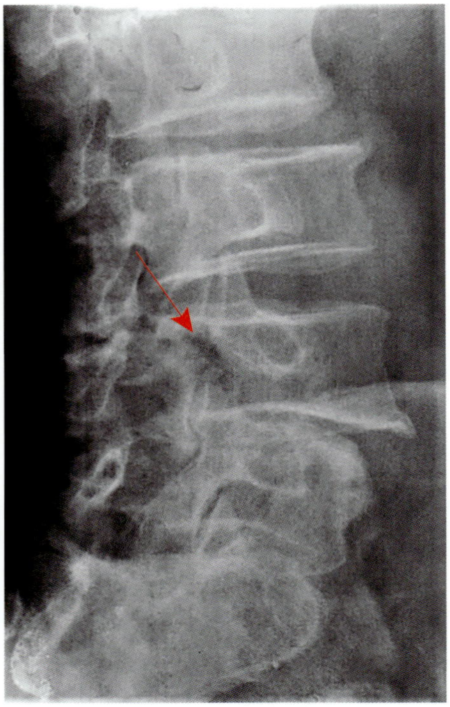

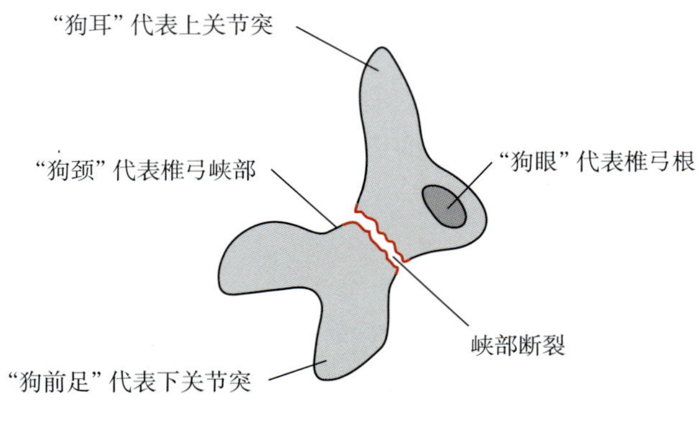

图9-6-1　X线斜位片：椎弓投影状似狗的前半身。狗颈部可见一带状裂隙，表示峡部不连

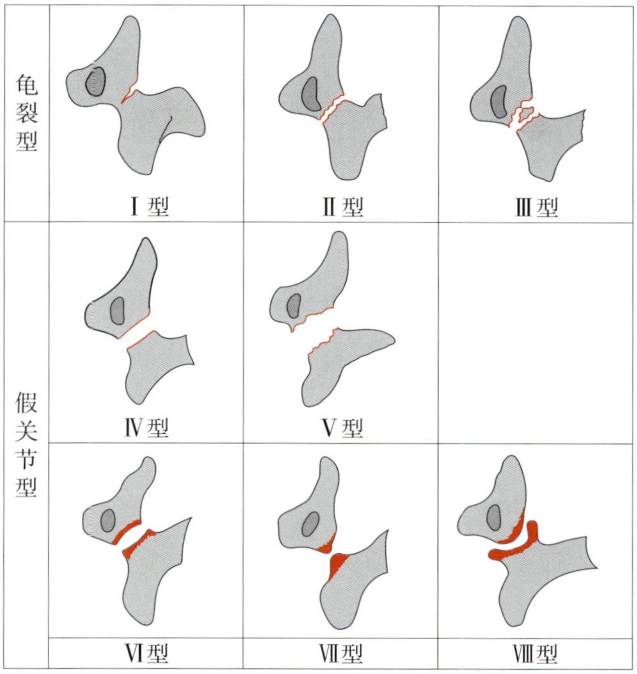

图 9-6-2 腰椎弓峡部裂 X 线小宅分类*

[注]小宅将 I ~ III 型分为龟裂型，VI ~ VIII 型分为假关节型。在年轻患者中，龟裂型峡部裂非手术治疗有可能骨性愈合，而假关节型则很难愈合。

小宅三郎.脊椎辷り症に関する研究.日整会誌，1959, 33:550-568.

秋本 毅. 若年者における腰椎分離とその治療. 整形外科. MOOK. No.33. 小野村敏信編. 脊椎分離辷り症. 東京: 金原出版, 1984, 259-270.

8. 非手术治疗无效者可行峡部修复 + 节段内固定术，如：椎弓根钉 - 椎板钩固定术。腰椎融合术多应用于腰椎峡部裂合并 II 度及 II 度以上腰椎滑脱。

二、脊柱滑脱症

1. 脊柱滑脱症（spondylolisthesis）是指上位椎体相对下位椎体产生了滑移的状态。
2. 腰椎滑脱分为真性滑脱（isthmic spondylolisthesis，椎弓崩裂造成）和假性滑脱（degenerative spondylolisthesis，椎间盘及小关节的退变引起，一般没有椎体结构性异常）（图 9-6-3）。
3. 脊柱滑脱的国际分类见图 9-6-4。
4. 脊柱滑脱症临床表现为下腰痛，神经根或马尾神经刺激征，或间歇性跛行。
5. X 线侧位片可了解滑脱的程度（图 9-6-5）。

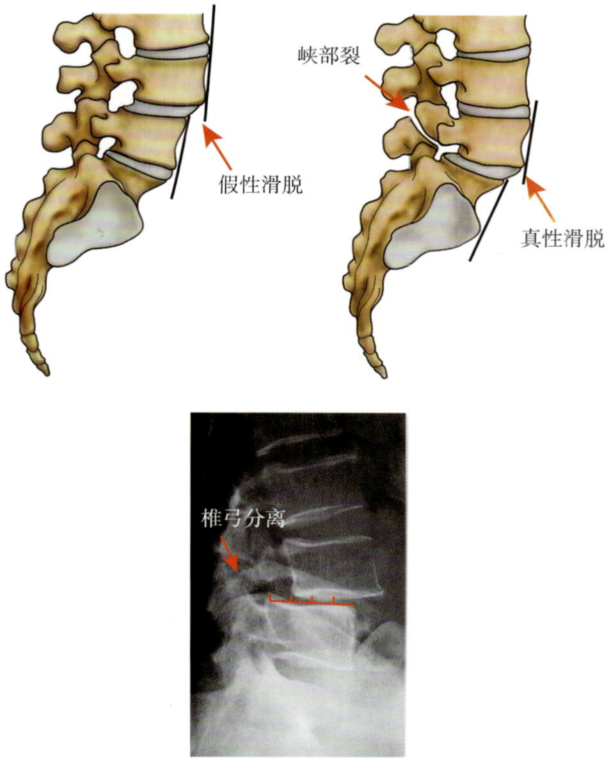

X 线侧位片显示 T_4 椎体真性滑脱 I 度

图 9-6-3 腰椎滑脱分类

1. 发育不良性滑脱 腰5的椎弓根或骶1的畸形所致	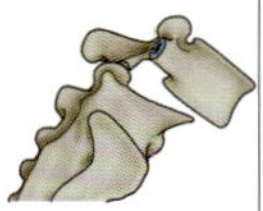
2. 峡性滑脱 a. 分离性：小关节之间的慢性或疲劳骨折 b. 延长性：小关节之间部分拉长，但没有崩裂 c. 新鲜骨折：小关节之间的急性严重骨折引起	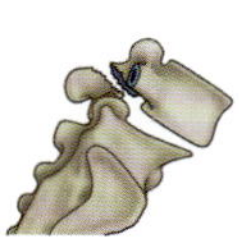
3. 退行性滑脱 又称假性滑脱，由于椎间盘、小关节或韧带的退行性改变引起	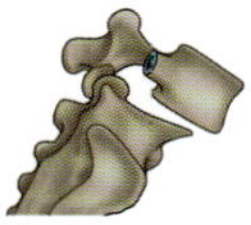
4. 创伤性滑脱 由小关节之间以外的椎弓骨折所致	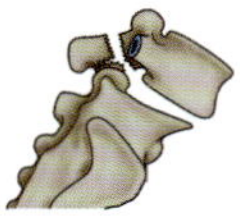
5. 病理性滑脱 全身性或局部的骨疾患引起，Albers-Schønberg病、Paget病、成骨不全、结合等	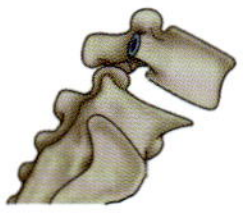

图 9-6-4 脊柱滑脱的国际分类（international classification of spondylolisthesis）

Wiltse LL, Newman PH, MacNab I. Classification of spondylolysis and spondylolisthesis. Clin Othop, 1976, 117: 23-29.

6. 非手术治疗包括非甾类消炎止痛药、佩戴支具、腰背肌及腹肌锻炼。

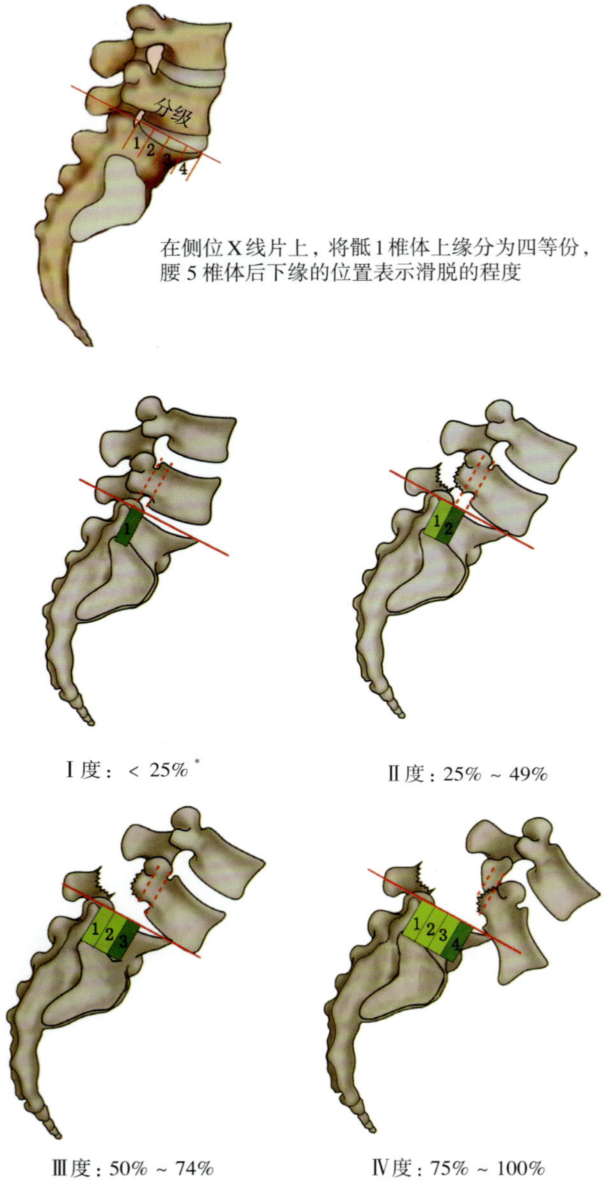

图 9-6-5 腰椎滑脱 Meyerding 分级

Meyerding HW. Spondylolisthesis.Surg Gynec and Obstet, 1932, 54: 371-377.

7. 手术治疗：神经减压术和脊柱内固定术（图9-6-6）。

注. 第 5 腰椎滑脱度和滑脱角（percent of slip & slip angle）的测量

滑脱度 *

定义：在 X 线片侧位上，S_1 椎体长（B）与 T_5 椎体后缘至 S_1 椎体后缘（A）的百分比。

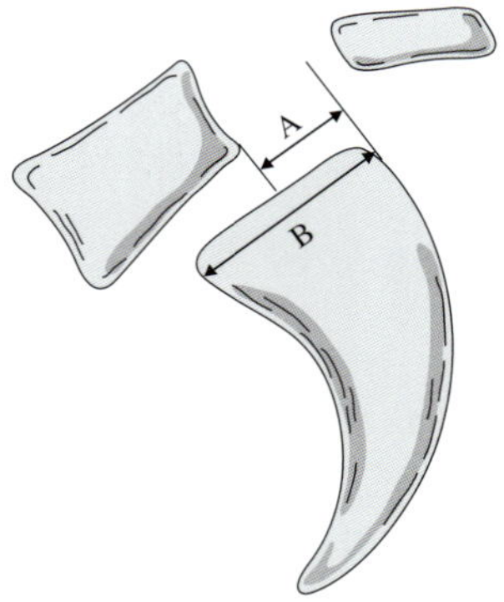

$$\frac{A}{B} \times 100\%$$

滑脱角 **

定义：T_5 椎体下缘连线与 S_1 椎体后面的垂直线所成的夹角。

临床意义：55° 以上为手术适应证。

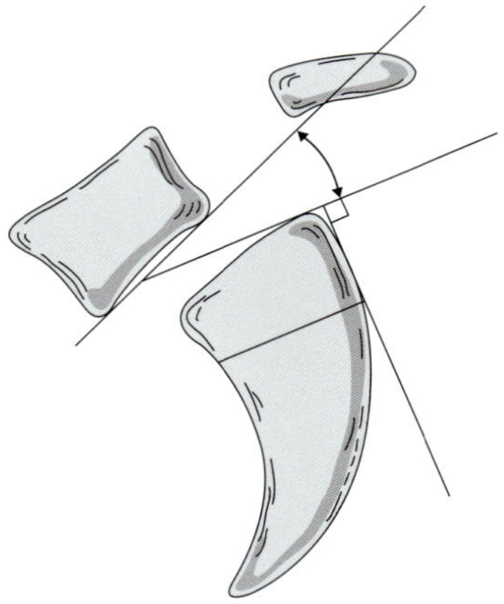

---

*Taillard W. Spondylolisthesis in children and adolescents. Acta Orthop Scandinav, 1954, 24: 115-144.

** Boxall D, Bradford DS, Winter RB. Management of severe spondylolisthesis in children and adolescents. J Bone Joint Surg, 1979; 61-A, 479-495.

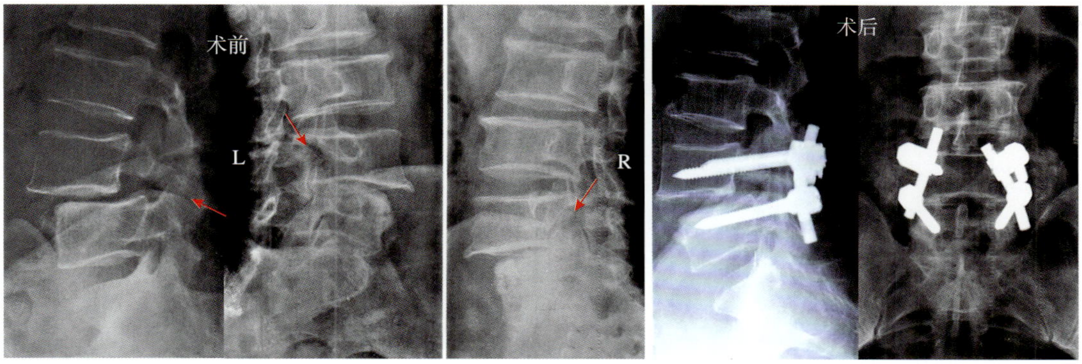

图 9-6-6 男，53 岁，T_4 椎体滑脱Ⅱ度，双侧椎弓峡部裂，行腰椎管减压 + 椎弓根钉内固定术

第七节 腰椎间盘突出症

1. 纤维环破裂，髓核或纤维环内层从破裂处脱出，压迫腰神经根或马尾神经而出现腰腿痛等神经症状，称为腰椎间盘突出症 (lumber disc herniation)。
2. 腰椎间盘的后外侧脱出多见，且 95% 发生在 $L_{4/5}$、L_5/S_1 间隙。
3. 好发年龄 20～40 岁。男性 ＞ 女性。多为一侧下肢放射痛。
4. 临床表现：痛性脊柱侧凸，腰部活动受限，直腿抬高试验和股神经牵拉试验阳性（参见本章第一节）（表 9-7-1）。
5. 感觉异常：L_5 神经根受累者，小腿前外侧和足内侧的痛、触觉减退。S_1 神经根受累者，外踝附近及足外侧痛、触觉减退。

表 9-7-1 L_4、L_5、S_1 神经根损伤定位诊断

神经根	运动	感觉	反射
L_4	股四头肌、髋内收肌	大腿后外、膝前、小腿内侧	髌腱反射
L_5	伸蹈长肌、胫前肌、臀中肌	小腿前外、蹈趾、足背面	
S_1	屈蹈长肌、小腿三头肌、臀大肌	外踝、足底、足外侧面	跟腱反射

6. 肌力下降：L_5 神经根受累者，踝及趾背伸力下降。S_1 神经根受累者趾及足跖屈力减弱。
7. 反射异常：S_1 神经根受压，踝反射减弱或消失。马尾神经受压，肛门反射减弱。
8. Valleix 压痛点：按压受累神经或其分支行径的浅表处，可引起疼痛或加重原有的疼痛。当坐骨神经受累时，在臀部、大腿和小腿可有压痛点。
9. 病理分型：膨出型、突出型、韧带下脱出型、经韧带脱出型和游离型（图 9-7-1）。按突出物与椎管的位置又分为外侧型、旁中央型、中央型（图 9-7-2）。
10. 影像学检查：X 线片、CT、MRI、X 线造影（图 9-7-3、图 9-7-4）、B 型超声、电生理检查等。
11. 非手术治疗：绝大多数患者非手术治疗可缓解。
    (1) 药物疗法：非甾体抗炎药、肌松药和神经营养药等。
    (2) 物理治疗：卧床休息 3 周以上、腰椎牵引、佩戴腰围、按摩、腰背肌锻炼等。
    (3) 神经阻滞：硬膜外封闭、神经根阻滞。
12. 手术治疗：非手术治疗 3 个月以上无效，或有马尾神经症状可行椎间盘髓核摘除术。选择哪种术式，应根据病变的类型，制订个性化方案。
    (1) 后路椎板间开窗椎间盘摘除术（Love's 法）

膨出型（bulging） 生理性退变，纤维环完整	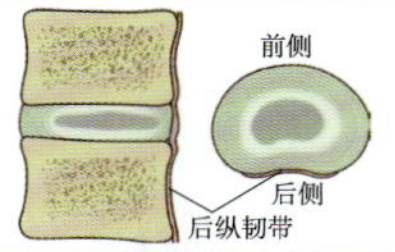
突出型（protrusion） 髓核一部分移动至深层纤维环	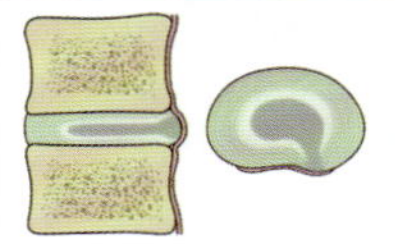
韧带下脱出型 （subligamentous extrusion） 髓核突出纤维环至后纵韧带下	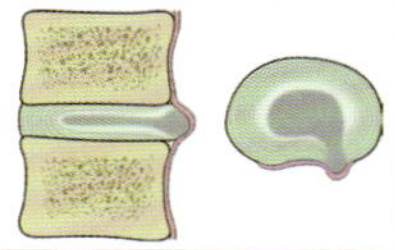
经韧带脱出型 （transligamentous extrusion） 髓核突破后纵韧带至椎管内	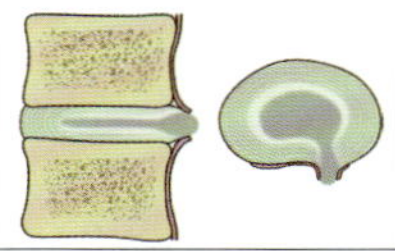
游离型（sequestration） 突出的髓核在椎管内游离	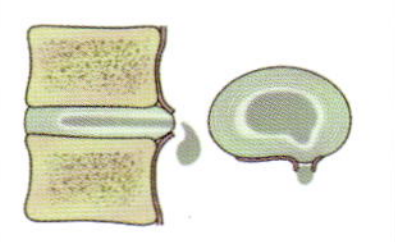

图 9-7-1 腰椎间盘突出症 Macnab 分类

注：极外侧型（intreme lateral disc herniation），临床常漏诊，需高分辨率CT确诊

其他名称：

① 椎间孔内突出（intraforaminal）：髓核突出位于椎间孔内

② 椎间孔外突出（extraforaminal）：髓核突出位于椎间孔外

③ 旁侧突出（lateral）：①+②

Macnab I. Disc ruptures. Backache. Ed. In: Grayson TH, Baltimore: Williams & Wilkins, 2nd ed. 1990:130-134.

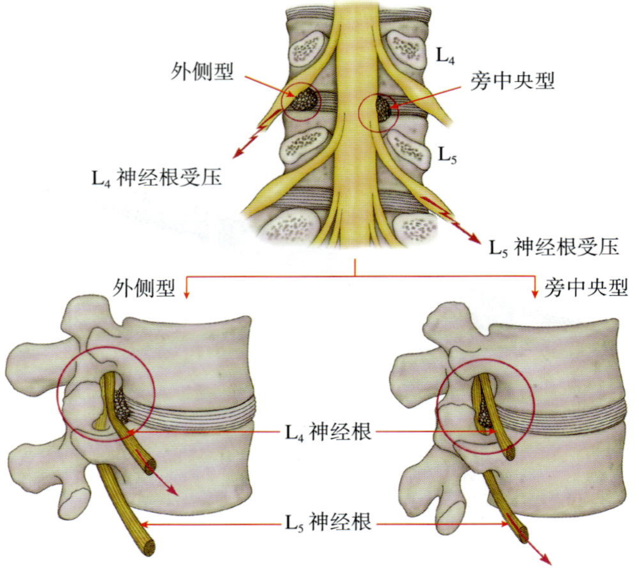

图 9-7-2 椎间盘突出部位与神经根受压关系

分型	影像	椎间盘变性程度
Ⅰ型 棉球型 (cottonball)	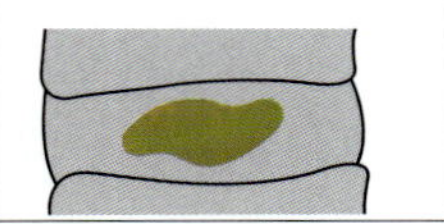	椎间盘无变性 髓核为白色软体
Ⅱ型 分叶型 (lobular)	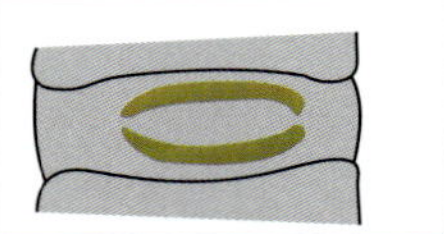	成熟椎间盘 髓核开始变为纤维块状
Ⅲ型 不规则型 (irregular)	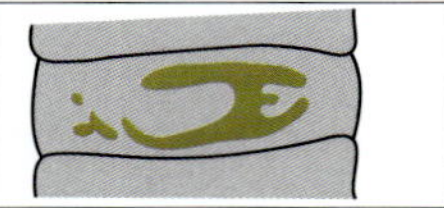	变性椎间盘 髓核和纤维环内部龟裂
Ⅳ型 龟裂型 (fissured)	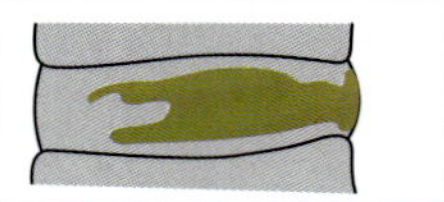	变性椎间盘 放射状龟裂达纤维环外缘
Ⅴ型 破裂型 (ruptured)	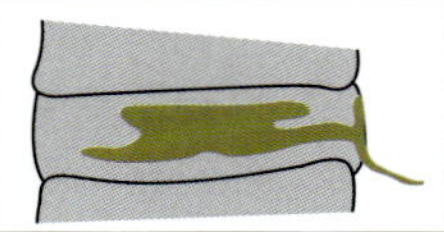	椎间盘破裂，造影剂溢出纤维环外

图 9-7-3 腰椎间盘造影形态 Adams 分类

Adams MA, Dolan P, Hutton WC. The stages of disc degeneration as reveded by discograms. J Bone Joint Surg, 1986, 68-B: 36-41.

和半椎板或全椎板切除椎间盘摘除术。

(2) 微创手术：显微外科法、后路椎间盘镜、椎间孔镜等。

(3) 经皮穿刺消融技术：在 C 臂 X 线机或 CT 引导下，将套筒针穿刺到椎间盘再利用物理或化学原理减小髓核体积。这类技术包括髓核抽吸技术、胶原酶或木瓜凝乳蛋白酶注射、臭（超）氧、激光、等离子、射频消融技术。

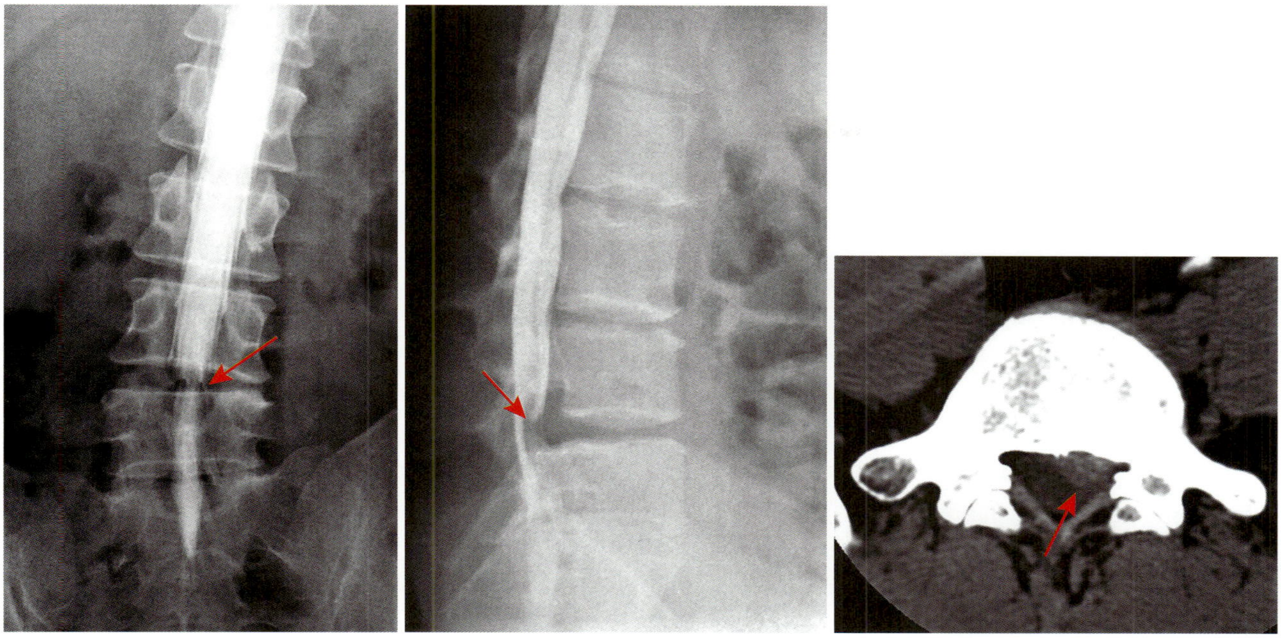

图 9-7-4 椎管造影显示 $L_{4\text{-}5}$ 椎间隙造影剂充盈变细，腹侧呈弧形充盈缺损，提示椎间盘向中央突出，硬膜囊受压；CT 显示 $L_{4\text{-}5}$ 椎间盘突出（左旁中央型），硬膜囊受压，椎管变窄，左侧侧隐窝变窄

第八节 腰椎管狭窄症

1. 椎管是由椎骨的椎孔和骶骨的骶管与其间的连接共同围成的纤维性管道（图 9-8-1）。椎管内主要有脊髓、神经、血管等。
2. 腰椎管狭窄症（lumbar spinal canal stenosis）是指因骨性椎管或硬脊膜束狭窄引起腰椎管、神经根管或椎间孔狭窄所致马尾和神经根的压迫综合征。
3. 椎管可由于多种原因（椎间小关节和椎板退变、增生，黄韧带肥厚、椎间盘膨出）发生骨性和纤维性结构异常，导致一处或多处狭窄，压迫脊髓、马尾及神经根，引起腰腿痛（图 9-8-2）。
4. 中年以上多见，男多于女。主诉多，体征少。
5. 腰椎管狭窄症的国际分类见表 9-8-1。
6. 临床特点是神经性间歇性跛行（intermittent claudication），在行走一段距离后出现腰臀、下肢酸痛、麻木、无力，弯腰休息数分钟后症状能缓解（图 9-8-3）。腰部后伸也可加重疼痛。

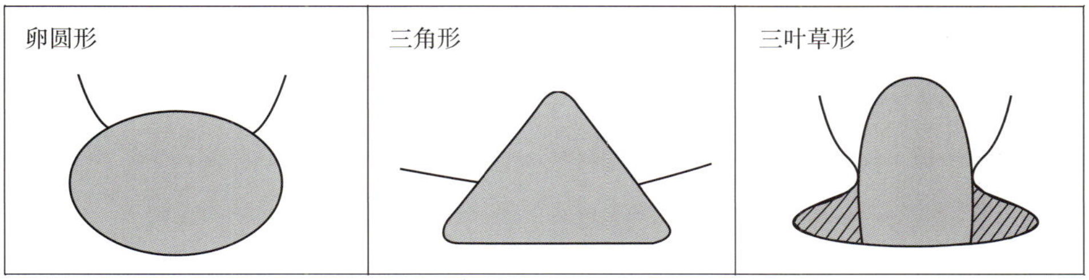

图 9-8-1 腰椎管形态

腰段椎管的形态各异，在L_1、L_2平面多呈卵圆形，横径大于或等于矢状径；L_3、L_4平面多呈三角形，横径大于矢状径；L_5平面多呈三叶草形

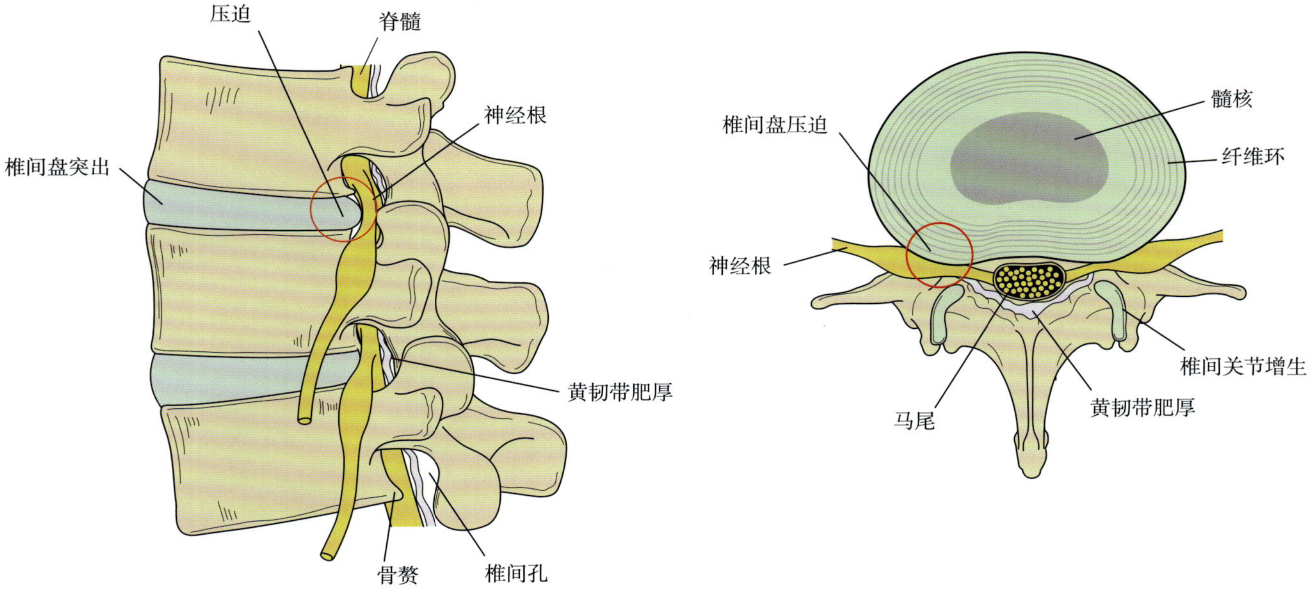

图 9-8-2 椎管狭窄的病因

表 9-8-1 腰椎管狭窄症的国际分类*（international classification of lumbar spinal stenosis）

分类	病例数	（%）	平均年龄（岁）
1. 先天性 / 发育性狭窄			
① 特发性	2	3%	48
② 软骨发育不全性	0		
2. 获得性狭窄			
① 退行性			
a）椎管中央部狭窄	25	35%	65
b）椎管外周部狭窄（侧隐窝和神经根管狭窄）			
c）退行性脊椎前移	23	32%	55
② 联合性（即任何情况伴有先天性/发育性狭窄、退行性狭窄并髓核突出）	4	6%	51
③ 脊椎炎，脊椎前移	12	17%	43
④ 医源性			
a）后路椎板切除术	2	3%	54
b）后路融合	4	6%	65
c）后路化学溶核术	0		
⑤ 后侧创伤性、迟发性改变	0		
⑥ 其他：Paget's病、氟中毒	0		

（共 72 例**）

* Arnoldi CC，Broodsky AE, Cauchoix J. Lumbar spinal stenosis and nerve root entrapment syndromes. Definition and classification. Clin Orthop, 1976, 115: 4-5.

**若野紘一. 間欠性跛行. 整形外科MOOK No.41. 井形高明編. 腰部脊柱狭窄症. 東京: 金原出版，1985:109-119.

Kemp 征（+）（参见本章第一节）。严重者可有会阴部感觉异常和大小便功能异常。

7. 临床分为三型
   (1) 神经根型：一侧下肢、臀部疼痛，姿势影响很大。
   (2) 马尾型：双下肢、臀部、会阴部感觉异常（麻木、灼热感等），常有下肢无力感。
   (3) 混合型：神经根型 + 马尾型症状。
8. 影像学检查
   (1) X 线片有参考及提示价值（图 9-8-4、图 9-8-5）。
   (2) CT 可清楚显示椎管前后径和横径的大小、侧隐窝及神经根管情况，以及椎体后缘、关节突骨赘及黄韧带肥厚等（图 9-8-6、图 9-8-7）。
   (3) MRI 可确定狭窄部位，是评价腰椎管狭窄的重要方法之一（图 9-8-8）。
   (4) 椎管造影对诊断中央型腰椎管狭窄价值较大（图 9-8-9）。
9. 大多数患者可采取非手术治疗。
   (1) 药物疗法：非甾体抗炎药、神经营养药等。
   (2) 物理治疗：休息、减少活动、佩戴腰围（要避免长期佩戴而引起的腰背肌肉无力）、按

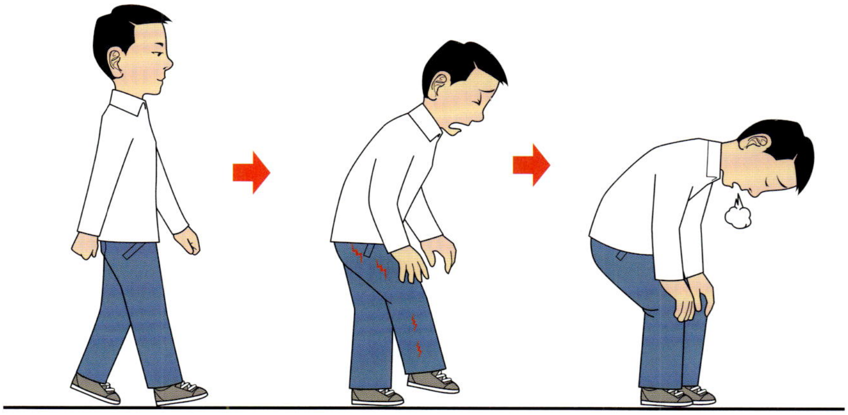

图 9-8-3 神经性间歇性跛行：行走一段距离后出现下肢酸痛、麻木，需弯腰休息几分钟，症状缓解，又可继续行走

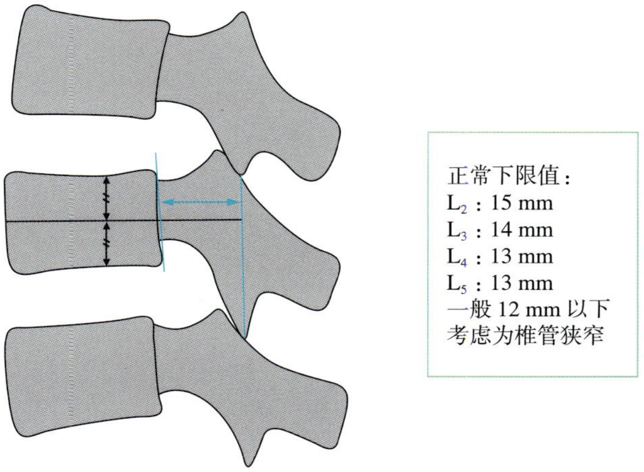

图 9-8-4 腰椎管前后径 X 线学测量（辻）

• 在侧位像上，椎管前缘为椎体后缘的上下边角的连线
• 椎管后缘为所测定的腰椎和其上位腰椎的下关节突尖端的连线
• 椎管前后径的最短距离在该椎体的二等分线上

辻陽雄. 腰部脊柱管X線計測法の再検討. 臨整外, 1976, 11:686-693.

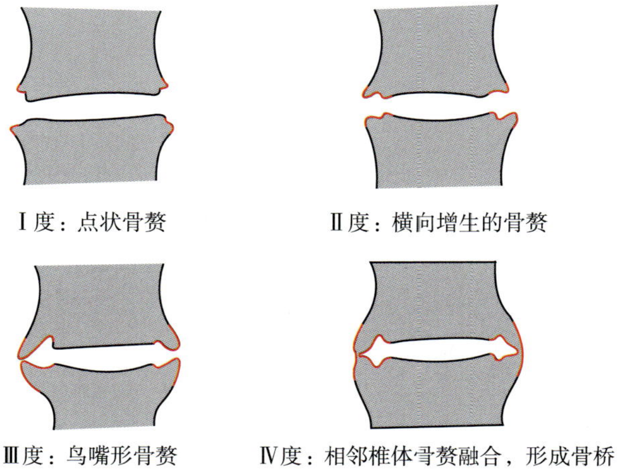

图 9-8-5 脊椎骨赘的 Nathan 分度

以上分度可作为描述、统计的参考，代表骨赘增生的程度，但不表示症状的轻重。有研究者统计80 岁以上的脊柱，几乎皆为Ⅲ、Ⅳ度，症状并不比Ⅱ度者重

Nathan H. Osteophytes of the vertebral column. An anatomical study of their development according to age, raee, and sex with considerations as to their etiology and significance. J Bone Joint Surg, 1962; 44-A: 243-268.

摩、腰背肌锻炼等。

(3) 神经阻滞：硬膜外封闭、神经根阻滞。

10. 手术治疗适用于膀胱直肠功能障碍、马尾症状、严重下肢麻木、经非手术治疗无效者等。手术目的是减压。常用的手术方式为椎板切除、神经根减压术。

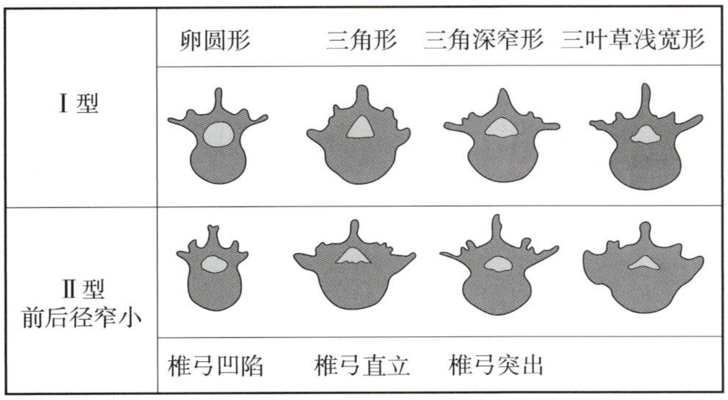

图 9-8-6 腰椎管形态的角田 CT 分类（角田 classification of lumbar spinal canal morphology）

腰椎矢状径的正常测量范围是15～25 mm，横径为20～30 mm。在临床上，椎管的有效矢状径多以15 mm为临界值，<15 mm为不正常，<12 mm为椎管狭窄

角田信昭. 骨性形態. 整形外科MOOK No.4. 井形高明编. 腰部脊柱管狭症. 東京: 金原出版, 1985, 1-17.

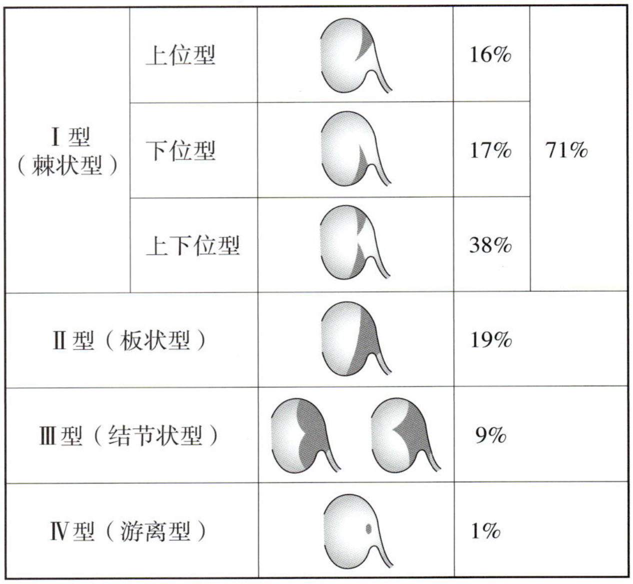

图 9-8-7 黄韧带骨化的齐木 CT 分类

齐木勝彦. 胸椎黄色靱带骨化——主として頻度，分類，神経学的特徴と脊椎管狭小. 整·災外，1981, 24: 191-199.

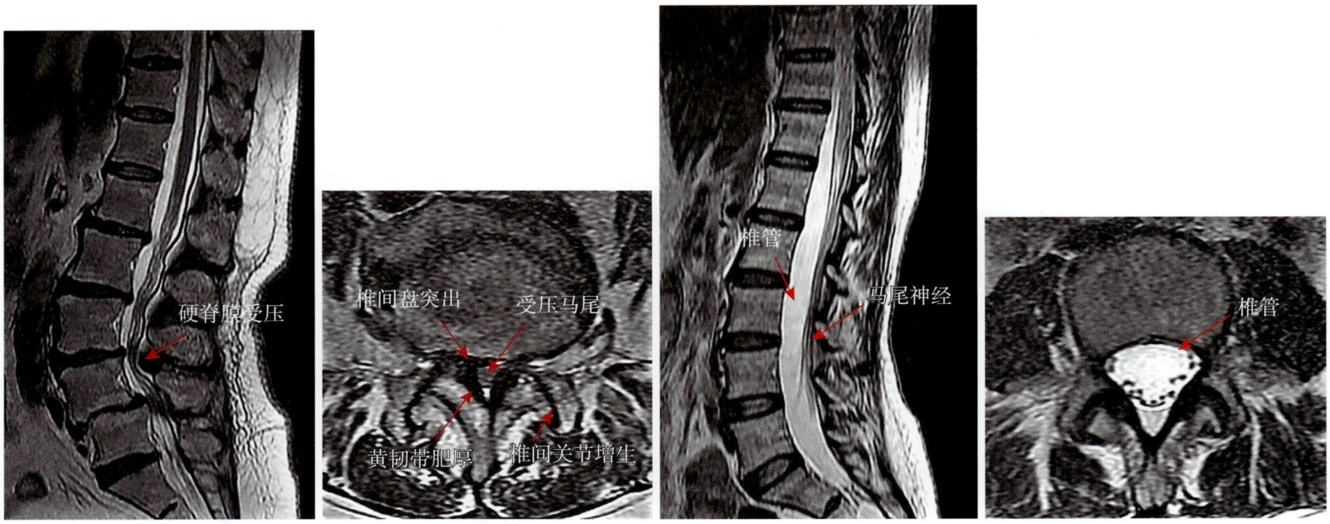

腰椎管狭窄的 MRI　　正常腰椎的 MRI

图 9-8-8 腰椎管狭窄症的对比 MRI

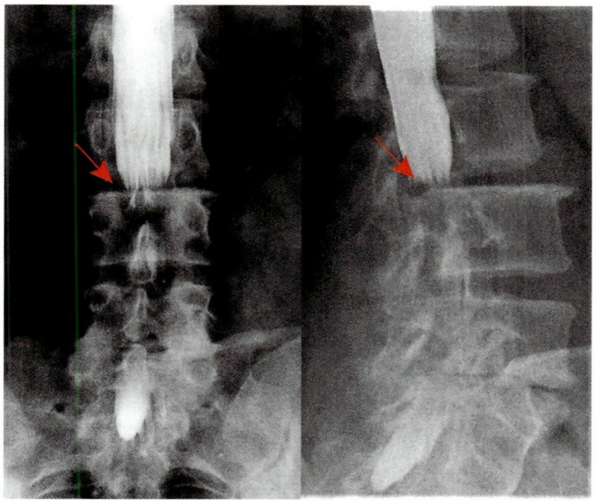

图 9-8-9　腰椎管造影：可见 $L_{3\text{-}4}$ 水平以下充盈缺损，提示完全梗阻

第九节　脊髓拴系综合征

1. 脊髓拴系综合征 (tethered cord syndrome, TCS) 是指脊髓受到各种病理因素的纵向牵拉而引起一系列神经功能障碍的综合征。
2. 本病多见于新生儿和儿童，成人少见，女性多于男性。
3. 常有脊髓低位（低于 L_2、L_3 水平）和终丝增粗（>2 mm）。两者可同时或单独存在。
4. 正常成人脊髓圆锥终止于 $L_{1\sim2}$ 椎体水平。
5. 脊髓拴系综合征的榊原分类见图 9-9-1~ 图 9-9-3。
6. 临床有腰背痛、下肢感觉和运动功能障碍进行性加重，膀胱和直肠功能障碍等。常伴发脊髓脊膜膨出、脊髓纵裂和椎管内肿瘤（脂肪瘤）（表 9-9-1）
7. MRI 可明确诊断。MRI 可显示增粗的终丝。
8. 手术松解是唯一治疗手段。早确诊、早治疗。

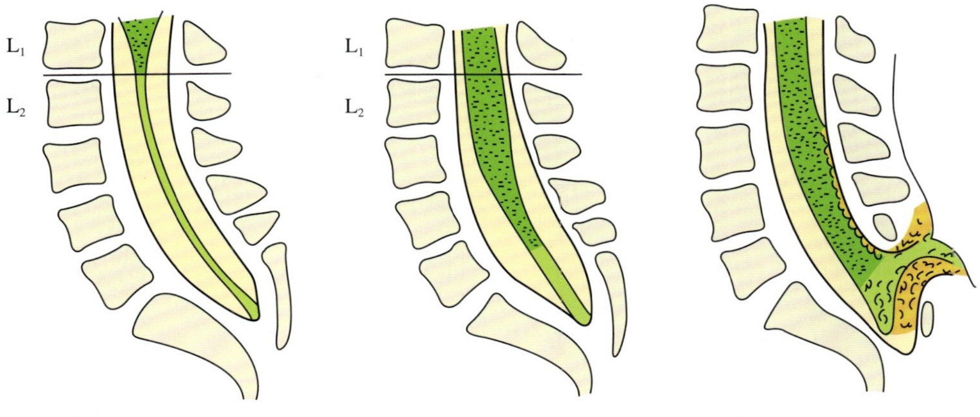

Ⅰ型
终丝过度紧张，肥厚（2 mm 以上）

Ⅱ型
脊髓圆锥降至 L_2 以下

Ⅲ型
脊髓下降至骶椎部，因脂肪瘤等所致脊髓畸形

图 9-9-1　脊髓拴系综合征的榊原分类

榊原健彦. Tethered cord syndrome（脊髓係留症候群）の診断と治療. 整形外科, 1986; 37:1927-1943.

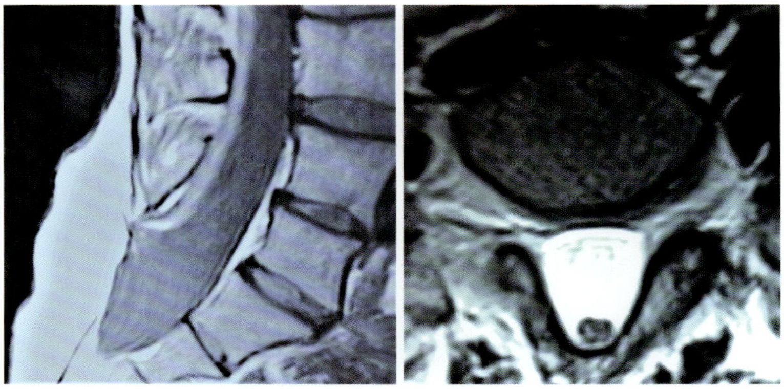

图 9-9-2 病例：女，22 岁，脊髓拴系综合征榊原分类Ⅲ型，二便失禁，下肢不全瘫。行脊髓松解、终丝切断术

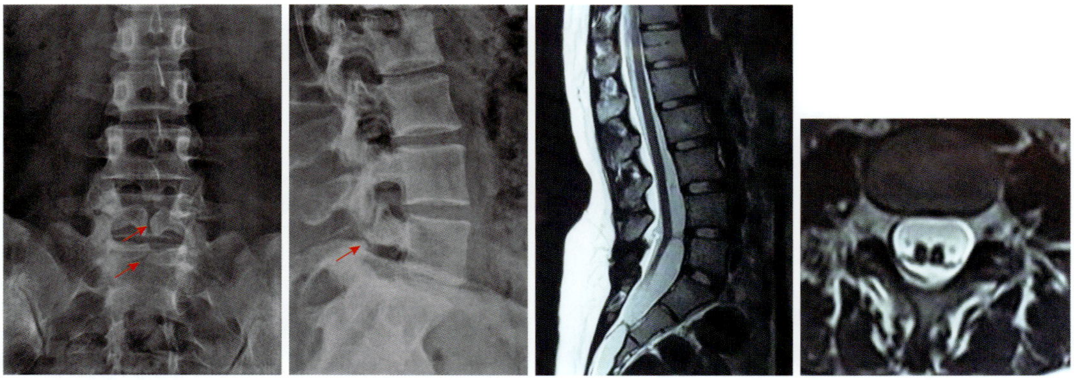

图 9-9-3 病例：脊髓栓系综合征榊原分类Ⅰ型，腰$_5$峡部裂，腰$_5$骶$_1$脊柱裂，二便失禁

表 9-9-1 脊髓拴系综合征的临床表现与神经病理学改变

临床表现和神经病理学改变	脊髓拴系综合征分类		
	Ⅰ型（27 例）	Ⅱ型（11 例）	Ⅲ型（10 例）
腰和下肢痛	23（85.1%）	9（81.8%）	6（60%）
感觉运动障碍	14（51.8%）	9（81.8%）	10（100%）
SLR试验（阳性 ≤ 70°）	25（92.5%）	10（90.9%）	4（40%）
膀胱功能障碍			
上运动神经元型	22（81.5%）	10（90.9%）	
下运动神经元型	3（11.1%）	1（9.1%）	10（100%）
足部变形	3（11.1%）	4（36.4%）	10（100%）
足底溃疡	1（3.7%）		2（20%）
脊柱变形	4（14.8%）	4（36.4%）	

（48 例分析*）

*榊原健彦. Tethered cord syndrome（脊髓係留症候群）の診断と治療. 整形外科，1986; 37:1927-1943

第十节 强直性脊柱炎

一、要点

1. 强直性脊柱炎 (ankylosing spondylitis, AS) 是一种主要侵及脊柱，累及骶髂关节和周围大关节的慢性进行性炎性疾病。病因不明。
2. 特点为腰、颈、胸段脊柱关节和韧带以及骶髂关节的炎症、骨化和强直。
3. 10～20 岁男性多发。
4. HLA-B27 高阳性率。
5. 晨起腰背部僵硬感，活动可缓解腰痛。
6. 可合并虹膜炎、溃疡性结肠炎等。
7. X 线表现是重要诊断依据，早期有骶髂关节改变，特征性 X 线表现是椎旁韧带钙化骨化呈竹节样改变。

二、诊断

1. AS 纽约修订标准（1984）见表 9-10-1。
2. 绝大多数患者最先表现为骶髂关节炎（表 9-10-2）。早期 X 线表现为关节间隙模糊，随后关节边缘硬化，关节间隙变窄，最后骨性强直，关节间隙消失。
3. 病变侵蚀椎体上、下角，使椎体前面的凹面变直，形成方椎。由于椎间盘纤维化及椎旁韧带钙化，使椎体呈“竹节状”改变，椎间隙正常。棘间韧带、棘上韧带及两侧小关节软组织钙化，正位片上可见三条平行的纵行带状高密度影（图 9-10-1）。

表 9-10-1 AS 纽约修订标准（1984）

临床标准	
1. 腰痛、晨僵3个月以上，活动改善，休息无改善	
2. 腰椎额状面和矢状面活动受限	
3. 胸廓活动度低于相应年龄、性别的正常人	
X 线标准	
1. 双侧骶髂关节炎2～4级	
2. 单侧骶髂关节炎3～4级	

注：符合一项X线标准和一项以上临床标准即可诊断

表 9-10-2 骶髂关节炎 X 线纽约分级标准（1966）

分级	X 线表现
0	正常
Ⅰ	可疑变化
Ⅱ	轻度异常，可见局限性侵蚀、硬化，无关节间隙的改变
Ⅲ	明显异常，为中度或进展性骶髂关节炎，伴有以下1项或1项以上改变（侵蚀、硬化、关节间隙增宽或狭窄，或部分强直）
Ⅳ	严重异常，完全性关节强直

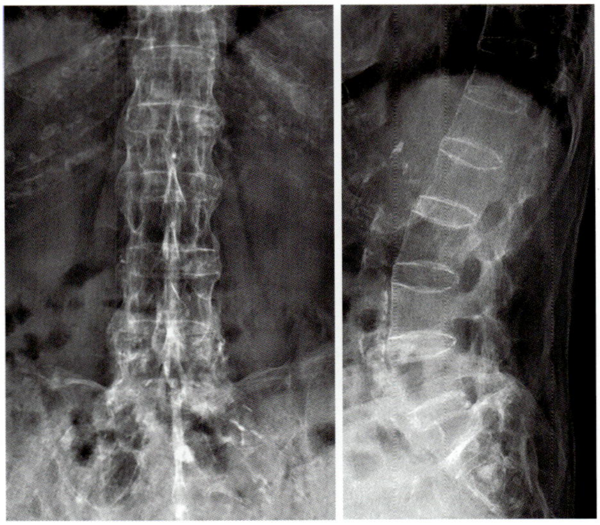

图 9-10-1 X 线片：椎体方椎化，腰椎呈“竹节状”改变，骶髂关节间隙消失

三、治疗

1. 目前尚无有效阻止本病进展的治疗方法。所幸许多患者骶髂关节炎发展至Ⅱ或Ⅲ级后并不再继续发展。

2. 治疗以运动疗法为主等对症治疗。目的在于控制炎症，减缓症状，维持正常姿势，防止畸形。
3. 脊柱前屈或侧弯畸形严重者，可考虑脊柱椎体截骨纠正畸形。

第十一节 脊柱肿瘤

一、要点

1. 脊柱肿瘤（spinal tumor）是指发生于脊柱的原发性及转移性肿瘤。脊柱是肿瘤骨转移最常见的部位，转移性肿瘤占脊柱肿瘤半数以上。
2. 脊柱转移瘤以腰椎最为多见，其次是胸椎、颈椎和骶椎。好发于 40～65 岁人群。
3. 脊柱转移瘤多见于乳腺癌、肺癌、前列腺癌、肾癌、甲状腺癌、肝癌和子宫癌等转移。
4. 脊柱肿瘤主要位于椎体，常从前方压迫锥体束或前角细胞，表现为运动功能损害（图 9-11-1，图 9-11-2）。
5. X 线特征：累及单个椎体，椎间隙正常，常有椎弓根破坏（图 9-11-3）。大部分为溶骨性改变。一部分表现为成骨性改变。
6. 原发性良性脊柱肿瘤有血管瘤、动脉瘤样骨囊肿、骨巨细胞瘤、嗜酸性肉芽肿、骨样骨癌、骨母细胞瘤等。
7. 原发性恶性脊柱肿瘤常见的有多发性骨髓瘤、脊索瘤等。

二、手术治疗原则

1. 良性脊柱肿瘤，因病理性骨折致脊柱失稳或神经受压，需要进行肿瘤切除＋脊柱重建术。
2. 恶性脊柱肿瘤的治疗：一般情况下，对于出现脊髓功能障碍、顽固性疼痛，预期生存期＞ 6 个月的患者可考虑行脊髓减压＋脊柱重建术或全脊椎切除术。

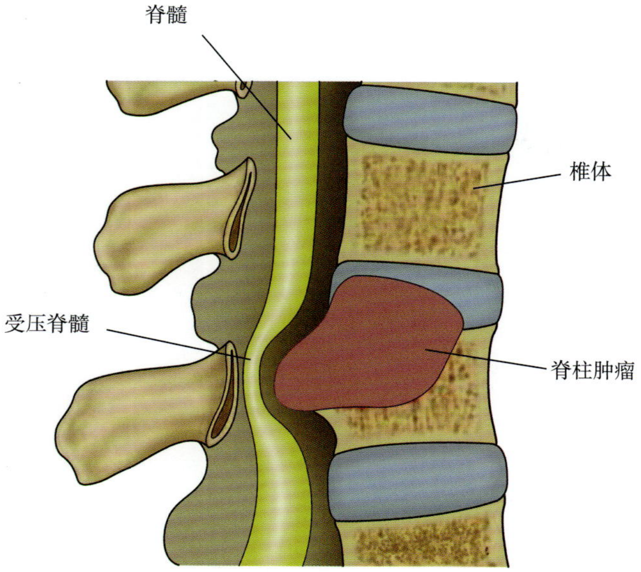

图 9-11-1 脊柱椎体肿瘤压迫脊髓

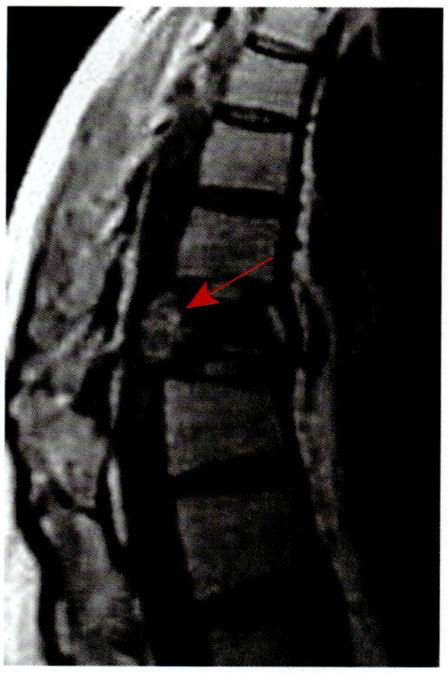

图 9-11-2 MRI：胸椎血管肉瘤压迫脊髓

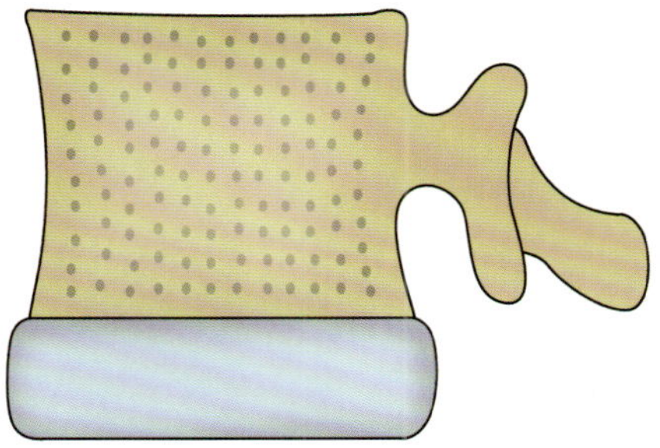

椎体骨质疏松，垂直骨小梁显著，形成梳齿样

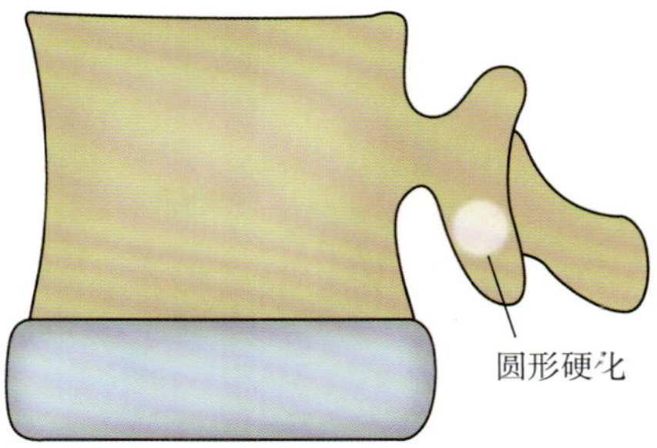

瘤巢及周围骨质增生硬化

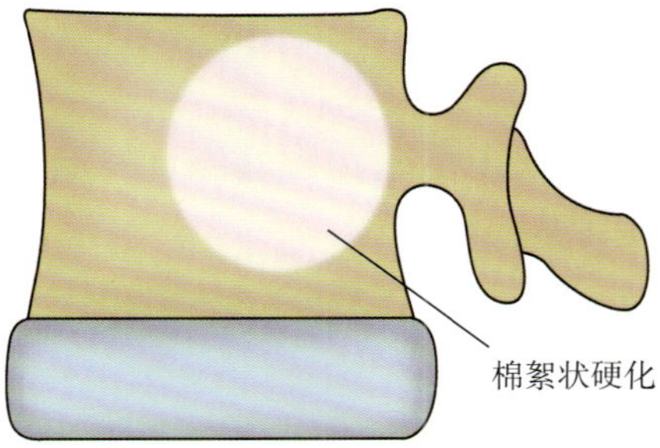

半个或整个椎体棉絮状骨密度增高

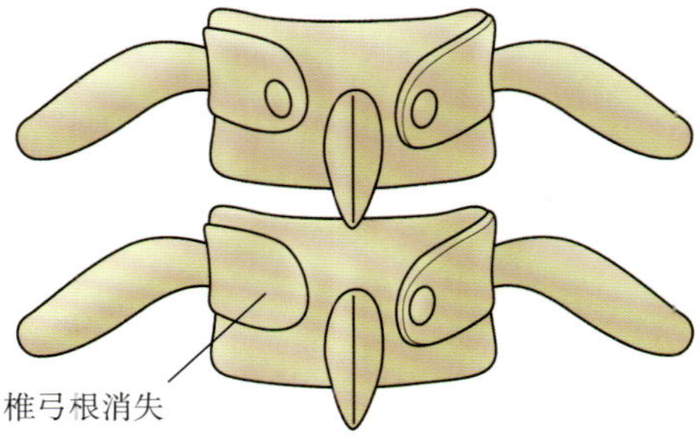

猫头鹰眨眼征

图 9-11-3　脊柱肿瘤的 X 线片特征

【**病例**】图 9-11-4、图 9-11-5。

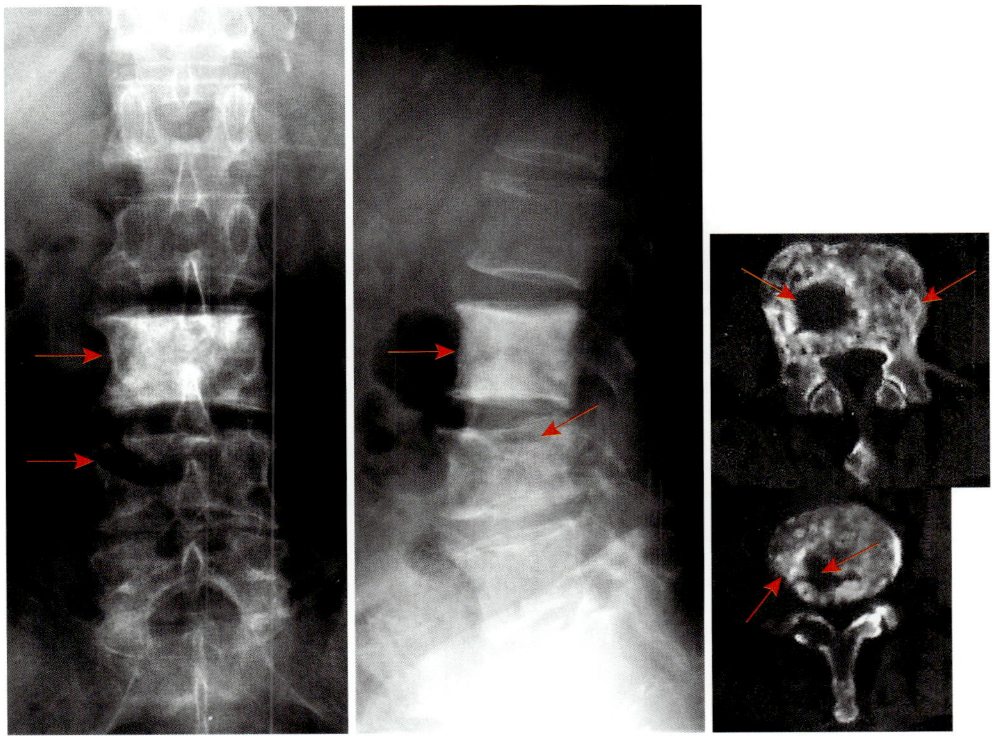

图 9-11-4　女，62 岁，肾癌，腰椎转移瘤。CT 及 X 线片表现为 $L_{3,4}$ 椎体成骨和溶骨混合性骨质破坏

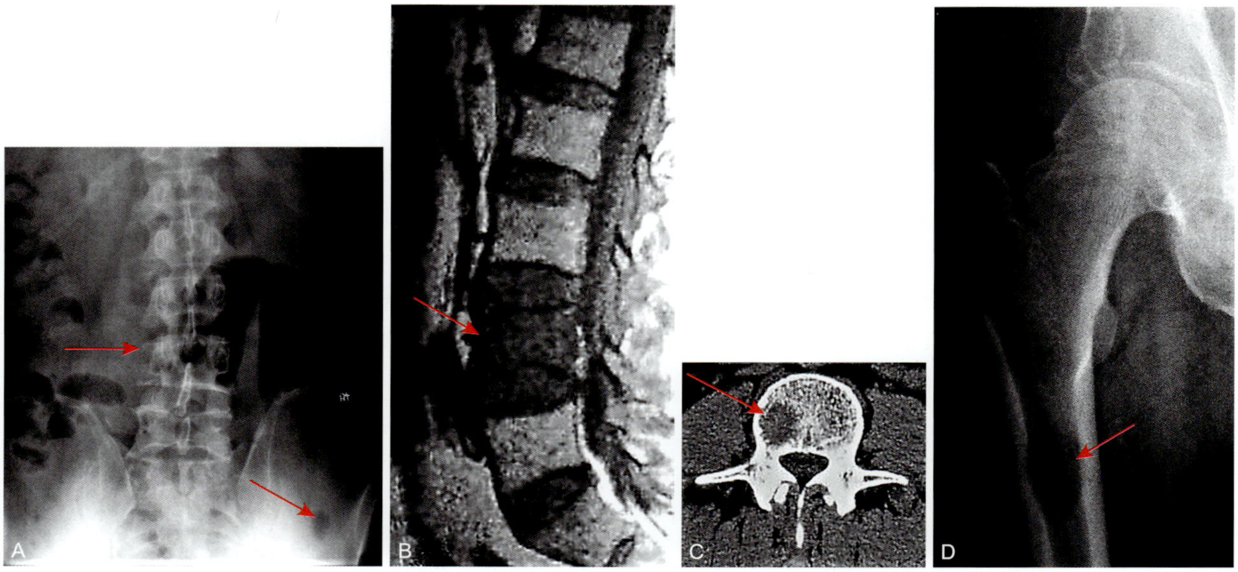

图 9-11-5 男，52 岁，中心性肺癌，多发骨转移瘤（右股骨近端、髂骨、L_4 椎体）

A：X线片显示L_4右侧椎体塌陷，左侧髂骨溶骨性破坏；B：MRI矢状面显示L_4椎体异常信号；C：CT横断面显示椎体右侧溶骨性破坏；D：右侧股骨上段溶骨性破坏

第十二节 脊髓肿瘤

一、要点

1. 脊髓肿瘤 (spinal cord tumor) 亦称椎管内肿瘤，指发生在脊髓任何节段和马尾神经部位的肿瘤。
2. 脊髓肿瘤分为髓外硬膜内肿瘤（最多见）、髓外硬膜外肿瘤（其次）、髓内肿瘤（少见）。
3. 髓外硬膜内肿瘤（intradural extramedullary tumor）：神经鞘瘤、神经纤维瘤、脊膜瘤多见。
4. 髓外硬膜外肿瘤（extradural extramedullary tumor）：原发性多见神经鞘瘤、脂肪瘤。转移性多见于乳腺癌、肺癌、淋巴瘤继发所致。
5. 髓内肿瘤（intramedullary tumor）：绝大多数是神经胶质瘤。发病率顺序为室管膜瘤、星形细胞瘤。
6. 椎管哑铃形肿瘤 Eden 分类见图 9-12-1。
7. 磁共振是椎管内肿瘤诊断的“金标准”。X 线椎管造影可以直接看到显影剂的流动（图 9-12-2），一般适用于病情较重的肿瘤患者。

二、治疗

1. 手术切除肿瘤。
2. 星形细胞瘤、室管膜瘤等髓内肿瘤与正常脊髓界限不清，准确彻底切除困难，效果较差。
3. 病例：图 9-12-3

注．硬膜外囊肿和神经根周围囊肿（extradural cyst & perineurial cyst）（图 9-12-4）

从临床症状上难以鉴别。在病理学改变上，硬膜外囊肿位于硬脊膜与蛛网膜之间，不包含神经根。神经根周围囊肿位于神经束膜与神经内膜之间，含有神经根。

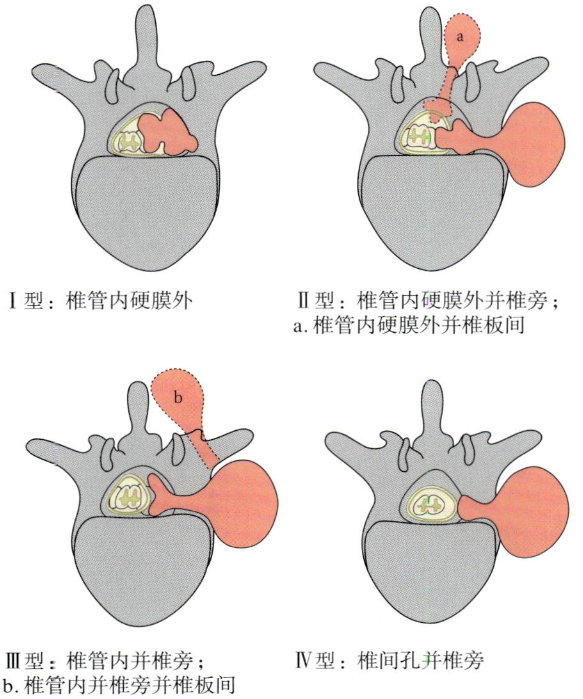

图 9-12-1　椎管哑铃形肿瘤 Eden 分类

注：统计234例脊髓肿瘤中哑铃形肿瘤有32例，占14%。其中Ⅰ型13/32（41%）；Ⅱ型8/32（25%）；Ⅲ型10/32（31%）；Ⅳ型1/32（3%）*

Eden K. The dumb-bell tumours of the spine. Br J Surt, 1941, 28: 549-570.

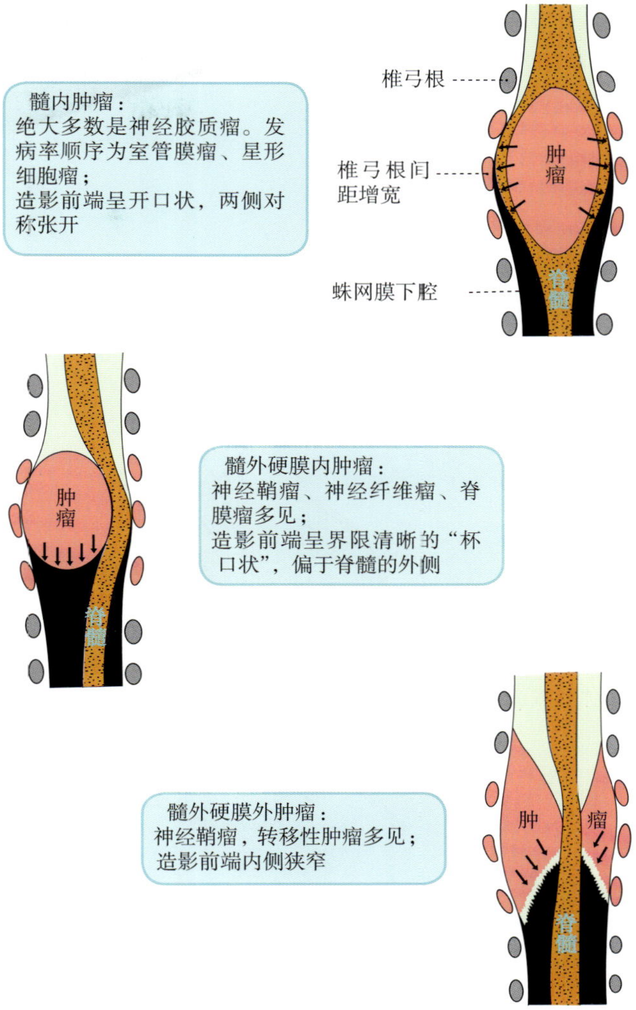

图 9-12-2　脊髓肿瘤造影的 X 线征象

井上駿一. 脊髓腫瘍. 標準整形外科学. 守山和雄他編. 第4版. 東京: 医学書院, 1990, 444.

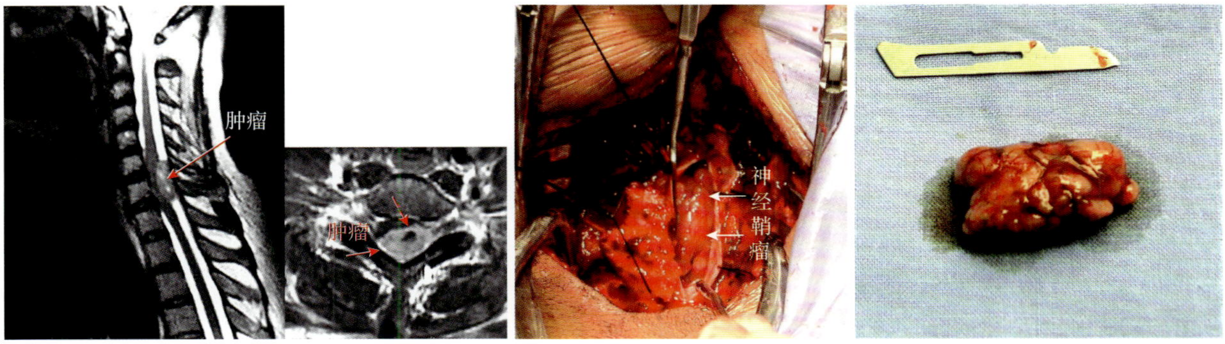

图 9-12-3　女，37 岁，左上肢疼痛 7 个月，加重 1 个月。MRI：C_6-T_1 椎管内髓外硬膜内占位性病变。术前诊断为神经鞘瘤，行椎板减压、肿瘤摘除术

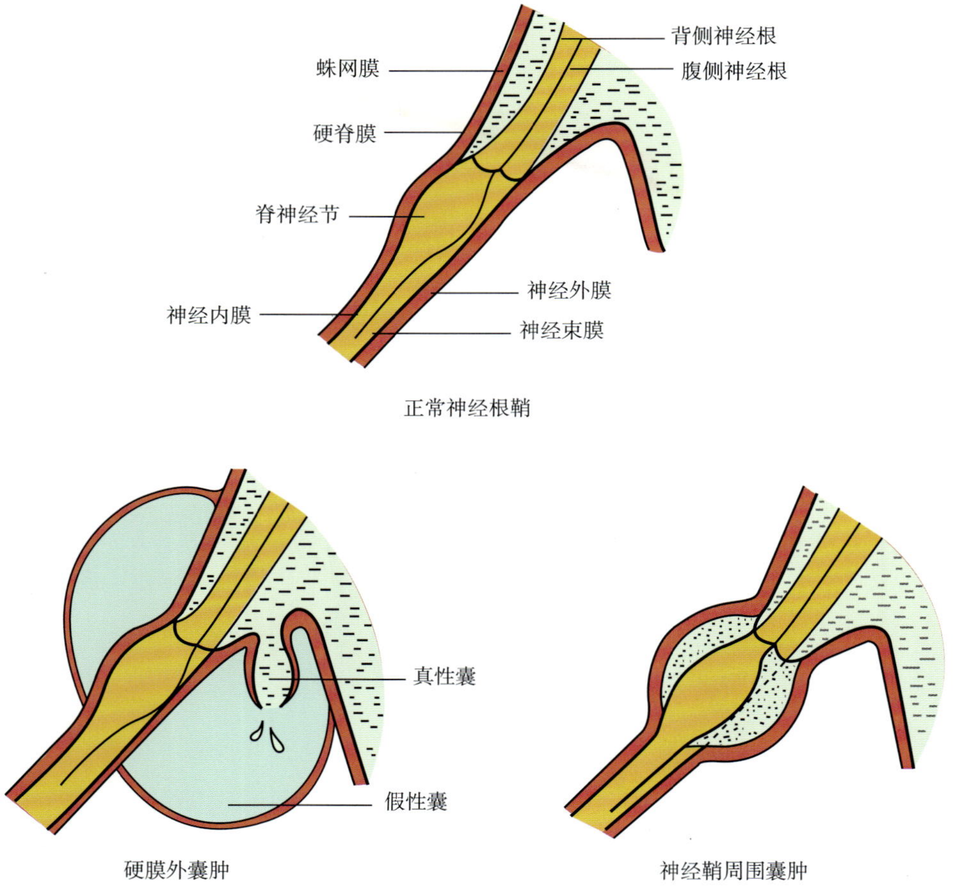

图 9-12-4　硬膜外囊肿和神经根周围囊肿

注：临床症状酷似腰椎间盘突出，故临床鉴别困难

Schurr PH. Sacral extradural cyst: an uncommon cause of low back pain. J Bone Joint Surg, 1955, 37: 601-605.

第十三节　脊柱、脊髓损伤

一、要点

1. 脊柱脊髓损伤 (spinal and spinal cord injury) 通常是由于屈曲、轴向压缩、旋转和剪力等综合暴力作用于脊柱造成的。
2. 脊髓损伤表现为损伤平面以下感觉、运动、括约肌功能完全丧失（图 9-13-1，表 9-13-1、表 9-13-2）。
3. 主要见于交通事故、高处坠落、运动性扭伤、脊柱扭伤、过重负荷等原因。
4. 最易损伤的部位是胸腰段，其次是颈椎，伴发颈髓和胸髓以下损伤的比率为 3：1。
5. 90% 的脊柱骨折涉及胸腰段，其中大多数发生于 T_{11} 至 L_2 水平。

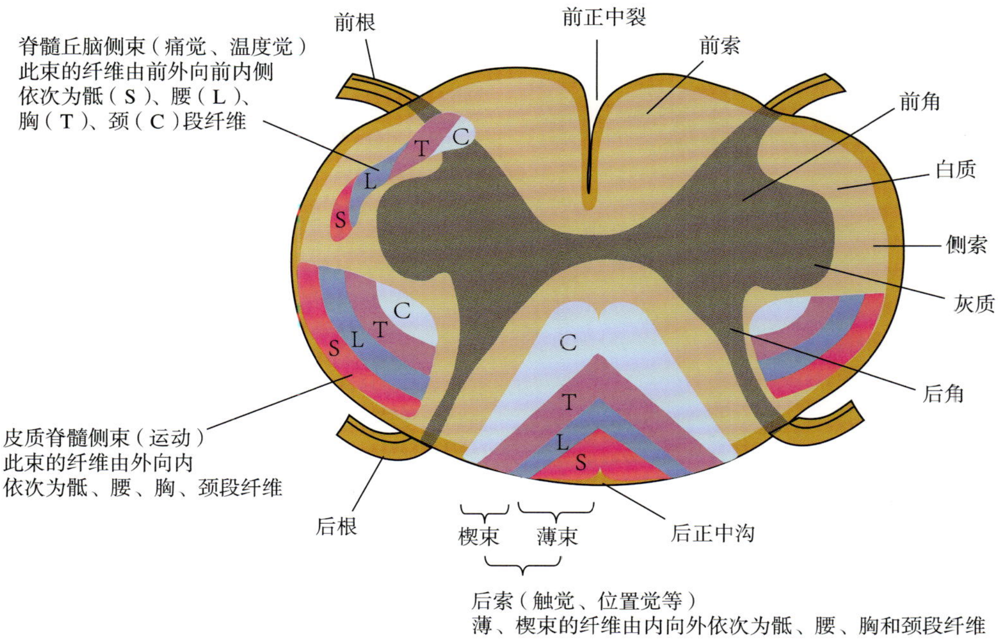

图 9-13-1 颈髓白质中感觉（上行）、运动（下行）纤维排列顺序示意图

表 9-13-1 脊髓完全性损伤与不完全性损伤

1. 脊髓完全性损伤 脊髓完全横断	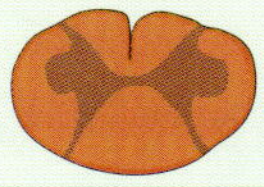
2. 脊髓不完全性损伤	
(1) 前侧脊髓综合征：损伤平面以下的自主运动和痛、温觉消失。由于脊髓后柱无损伤，触觉、位置觉、振动觉存在	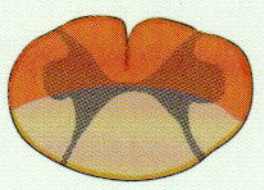
(2) 脊髓半切综合征（Brown-Séquard综合征）：损伤侧的运动功能丧失，对侧痛、温觉消失	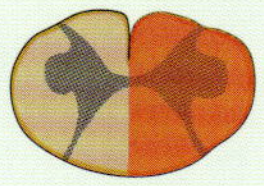
(3) 中央性脊髓损伤综合征：上肢运动功能丧失明显比下肢严重，痛、温觉消失，触觉和深感觉存在	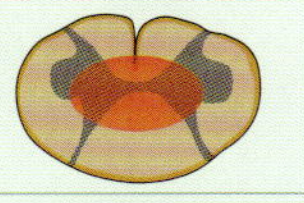
(4) 脊髓后方损伤综合征：损伤平面以下的深感觉、位置觉、振动觉丧失，而痛、温觉和运动功能完全正常	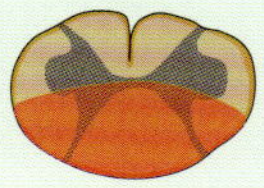

表 9-13-2 脊髓损伤节段和残留肌肉运动功能

损伤节段	主要残留肌	残留运动功能
C_4	横膈膜，斜方肌	腹式呼吸，耸肩
C_5	三角肌，肱二头肌 旋后肌	肩外展，屈肘 前臂旋后
C_6	桡侧腕长、短伸肌	伸腕
C_7	肱三头肌 旋前方肌	伸肘 前臂旋前
C_8	浅、深屈指肌	手指屈曲
T_1	手内在肌	小指外展

二、临床检查

1. 仔细询问病史，快速依序检查，确定损伤节段、范围、程度。同时进行胸、腹、肛门及会阴部检查。
2. 合并脊髓损伤，其支配区域知觉、运动功能障碍，肌力、肌张力及反射改变。
3. 脊柱、脊髓损伤评估及分级见表 9-13-3~ 表 9-13-5。
4. X 线片可显示骨折部位、形态及移位方向。

(1) 寰齿间隙（atlantodental interval，ADI）（图 9-13-2）

定义：在 X 线侧位像上从寰椎前弓结节后缘中点至齿状突前缘间的距离。

（摄片对焦距离 1 m）

儿童（3 ~ 15 岁）平均 1 ~ 4 mm，异常：＞ 5 mm

成人平均＜ 2.5 mm，异常：＞ 3 mm

临床意义：如果 ADI ＞ 4 ~ 5 mm，则表示有颈椎不稳；如果 ADI ＞ 5 ~ 6 mm，需要拍摄伸屈位 MRI 或 CT，以确认脊髓的储备间隙（space available for the spinal cord，SAC）。

表 9-13-3　下颈椎损伤分类评分系统（subaxial cervical spine injury classification system，SLIC）

损伤形态		椎间盘-韧带复合体		神经功能	
无异常	0分	完整	0分	正常	0分
压缩骨折	1分	可疑或不确定	1分	神经根损伤	1分
爆裂骨折	2分	断裂	2分	完全性脊髓损伤	2分
牵张性损伤	3分			不完全性脊髓损伤	3分
旋转/移位性损伤	4分			神经功能障碍伴有持续的神经受压	+1分

推荐治疗	总评分数
非手术治疗	≤3
非手术治疗或手术治疗	4
手术治疗	≥5

表 9-13-4　胸腰段损伤程度评分系统（thoraco-lumbar injury classification and severity score，TLICS）

骨折形态	后方韧带复合体（棘上韧带、棘间韧带、黄韧带）完整性	神经功能
压缩性骨折1分	完整0分	完好（ASIA E）0分
爆裂性骨折（椎体后缘皮质不连续）1分	疑似损伤2分	神经根损伤2分
旋转/侧方移位3分	损伤3分	完全性脊髓或圆锥损伤（ASIA A）2分
牵张性骨折4分		不完全性脊髓或圆锥损伤（ASIA B，C，D）3分
		马尾综合征3分

注释：若有多处骨折，取最高者分值；
　　若一处骨折存在多个骨折形态，则分数累加

推荐治疗	总评分数
非手术治疗	0～3
非手术治疗或手术治疗	4
手术治疗	≥5

表 9-13-5　脊髓损伤的 Frankel 分级（Frankel stage of cord injury）

分级	程度	运动	感觉
Ⅰ	完全	全瘫	消失
Ⅱ	仅感觉存在	全瘫	部分（+）
Ⅲ	无效运动	无功能性运动	（+）
Ⅳ	有效运动	功能性运动（可扶拐步行）	（+）
Ⅴ	痊愈	正常（可有病理反射）	正常

注：该方法对脊髓损伤的评定有较大的实用价值

Frankel HL, Hancock DO, Hyslop G, et al. The value of postural reduction in the initial management of closed injuries of the spine with paraplegia and tetraplegia Part I. Paraplegia, 1969, 7: 179-192.

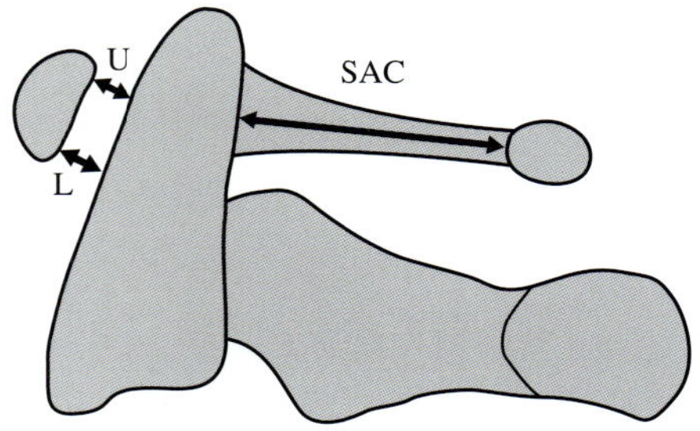

图 9-13-2　寰齿间隙（ADI）；脊髓的储备间隙（SAC）

U=upper ADI；L=lower ADI；（通常U≒L）

Hinck VC, Hopkin CE. Measurement of the atlanto-dental interval in the adult. Am J Roentgenol, 1960; 84: 945-951

(2) 咽后间隙和气管后间隙的测量（radiographic measurements of Retropharyngeal space & Retrotracheal space）（图 9-13-3）

	a. 咽后间隙 枢椎椎体前下缘与咽后壁的距离	b. 气管后间隙 第6颈椎椎体前下缘与气管后壁的距离
儿童	3.5 mm（2～7 mm）	7.9 mm（5～14 mm）
成人	3.4 mm（1～7 mm）	14 mm（9～22 mm）

临床意义：颈椎前方的脓肿或外伤引起的血肿，会使间隙扩大。颈椎损伤而骨折不明显时，应注意软组织阴影的扩大。

5. CT、MRI 清晰显示椎管矢状径改变和脊髓受损程度。

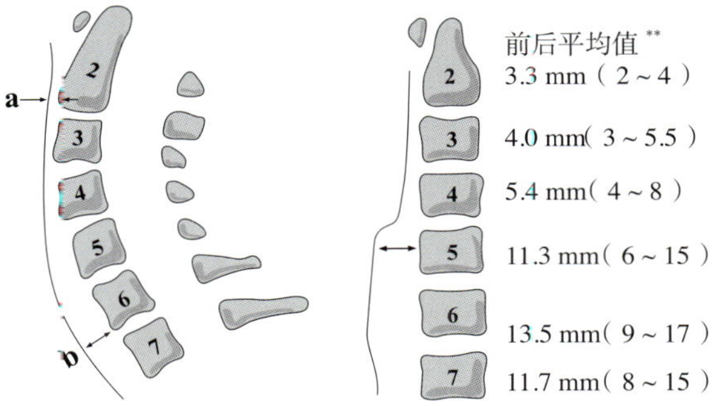

图 9-13-3　咽后间隙和气管后间隙的测量 *

* Wholey MH, Bruwer AJ, Baker HL. The lateral roentgenogram of the neck. Radiology, 1958;71: 350-356

** 河合伸也.頸椎·頸髓損傷の診断と受傷機転.骨折·外傷シリーズ3.大谷清編.脊椎の外傷その1.東京: 南江堂，1986: 43-51.

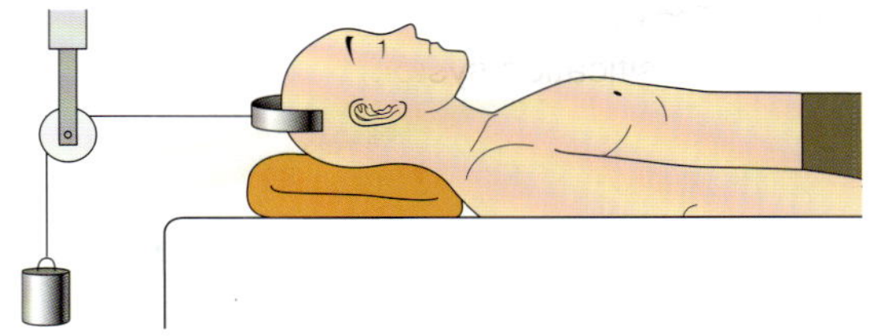

图 9-13-4　持续颅骨牵引复位，牵引重量 3 ~ 5 kg. 一般牵引 2 ~ 3 周

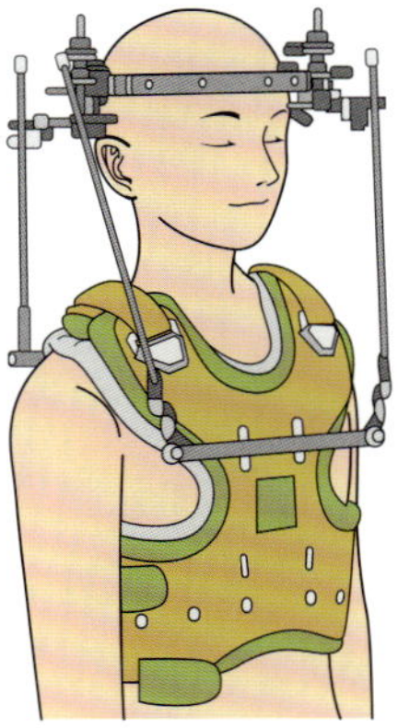

图 9-13-5　Halo 架用以治疗上颈椎损伤

三、治疗

包括早期治疗（急救处置）、全身治疗、脊柱骨折复位和固定，为预防肌肉萎缩和关节僵直，应尽早开始功能锻炼。

1. 非手术治疗主要用于不存在脊髓、神经根压迫损伤的患者。手术主要根据后凸畸形情况、椎体高度丢失、椎管占位程度决定。
2. 脊髓损伤治疗：凡有脊髓刺激征或受压症状者，均应给予甘露醇、高渗糖溶液、地塞米松或甲泼尼龙，经静脉点滴，脱水治疗，以提高机体应激能力，减缓脊髓继发性损伤。
3. 上颈椎损伤

(1) 寰椎前后弓双骨折治疗：颅骨牵引（图 9-13-4）、Halo 架（图 9-13-5）固定 12 周。

(2) 寰枢椎脱位，寰枢椎无骨折治疗：牵引下复位和寰枢椎融合术。

(3) 齿突骨折（图 9-13-6）治疗：非手术治疗适用于Ⅰ型、Ⅲ型、无移位的Ⅱ型，用 Halo 架固定 6 ~ 8 周（Ⅲ型延长至 12 周）。手术治疗主要适用于移位大于 4 mm 的Ⅱ型骨折。

(4) 枢椎椎弓骨折（绞刑者骨折 / 枢椎创伤性滑脱）治疗：无移位者主要是牵引或者 Halo 架固定 12 周；有移位者行牵引、内固定和植骨融合术。

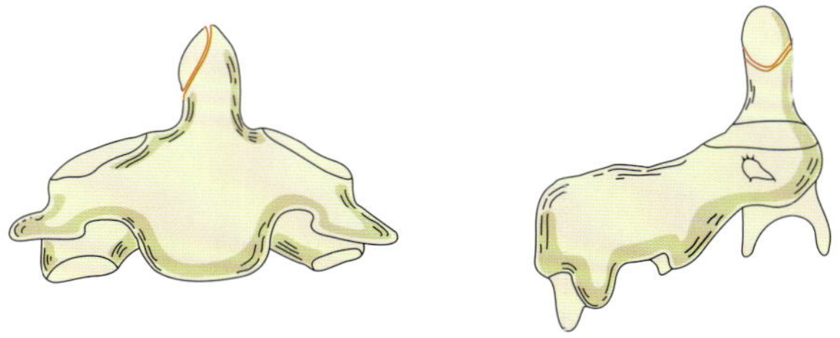

Ⅰ型　齿尖骨折，为齿状突尖韧带和一侧的翼状韧带附着部的斜形骨折，稳定

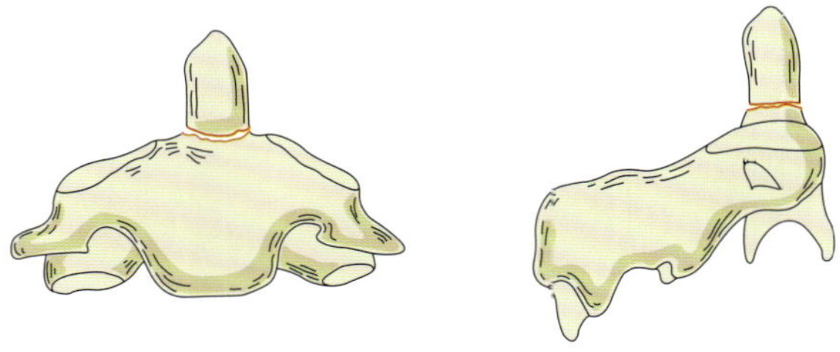

Ⅱ型　基底部骨折，为齿状突与枢椎体连接处的骨折，最为常见

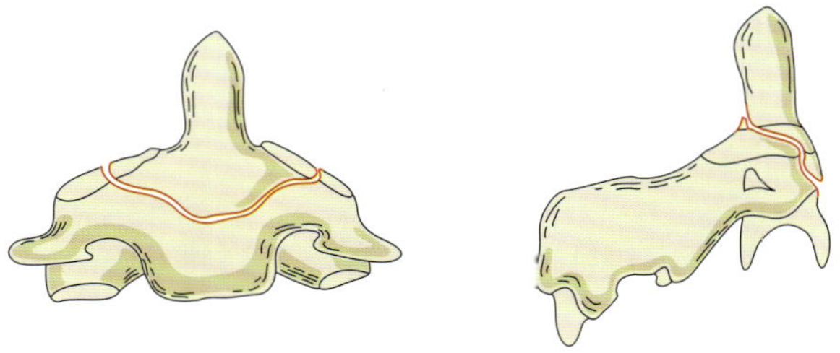

Ⅲ型　枢椎体部骨折

图 9-13-6　齿状突骨折 Anderson-D'Alonzo 分类

Anderson LD, D'Alonzo RT. Fractures of the odontoid process of the axis. J Bone Joint Surg, 1974, 56-A: 1663-1674.

4. 下颈椎损伤
   (1) 屈曲压缩性骨折：非手术治疗适用于Ⅰ度，颈椎支具固定 8～12 周。手术治疗适用于Ⅱ度以上，行骨折椎体切除术、内固定以及植骨融合术。
   (2) 爆裂性骨折：手术治疗。
   (3) 关节突关节脱位：手术治疗。
   (4) 颈椎后结构骨折：颈椎支具、颈椎围领固定 8～12 周。
   (5) 颈椎过伸性损伤：有明显移位时需手术治疗。
5. 胸、腰椎损伤
   (1) 压缩性骨折：非手术治疗适用于前柱（图 9-13-7）压缩小于Ⅰ度、脊柱后凸成角小于 30°。处置：卧床、加强腰背肌功能锻炼。手术治疗适用于脊柱压缩近Ⅱ / Ⅲ度、脊柱后凸成角大于 30°、有神经症状患者。手术复位、减压、固定和植骨融合术。
   (2) 爆裂性骨折：非手术治疗适用于脊柱后凸成角较小、椎管受累小于 30%、无神经症状者。处置：卧床 2 个月。手术治疗适用于脊柱后凸明显、椎管受累大于 30%、有神经症状的患者；手术复位、减压、固定和植骨融合术（图 9-13-8）。
   (3) Chance 骨折：过伸位外固定 3～4 个月。伴明显脊柱韧带 / 椎间盘损伤时手术治疗。
   (4) 骨折 - 脱位多合并脊髓损伤：手术治疗。
   (5) 附件骨折：卧床休息 2 个月。
6. 康复期治疗：病情稳定后开始起床、离床。在上肢的帮助和上身的带动下，借助辅助工具，如支具、助行器等，下地练习站立和行走。

四、并发症的预防

1. 褥疮：勤翻身；使用松软垫子、卧气垫床；保持皮肤清洁；改善低蛋白血症。
2. 肺部感染：注意冬季保暖；保持口腔清洁；进行深呼吸训练；有效地咳嗽及咳痰。
3. 泌尿系感染：保持会阴部清洁，膀胱冲洗，间歇导尿，鼓励病人多饮水，训练膀胱的反射排尿动作。
4. 关节僵硬：最大幅度地活动髋、膝、踝关节。保持肢体功能位置。

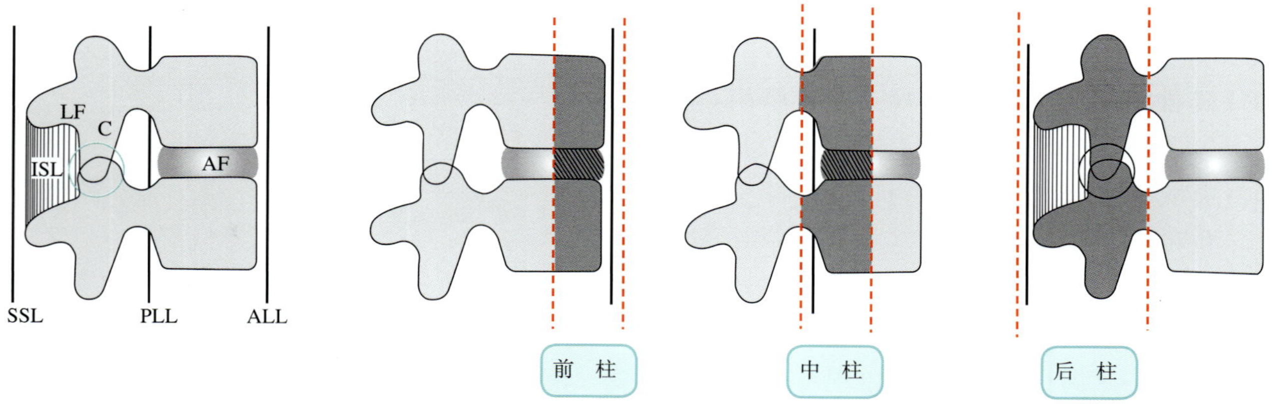

图 9-13-7　脊柱三柱理论（Denis）

ALL—前纵韧带；PLL—后纵韧带；SSL—棘上韧带；ISL—棘间韧带；LF—黄韧带；C—椎间关节；AF—椎间盘纤维环

临床意义：如果中柱损伤考虑脊柱不稳定

Denis F. The three column spine and its significance in the classification of acute thoracolumbar spinal in juries. Spine, 1983; 8: 817-831

Denis F. Spinal instability as defined by the three-column spine concept in acute spinal trauma. Clin Orthop, 1984; 189: 65-76.

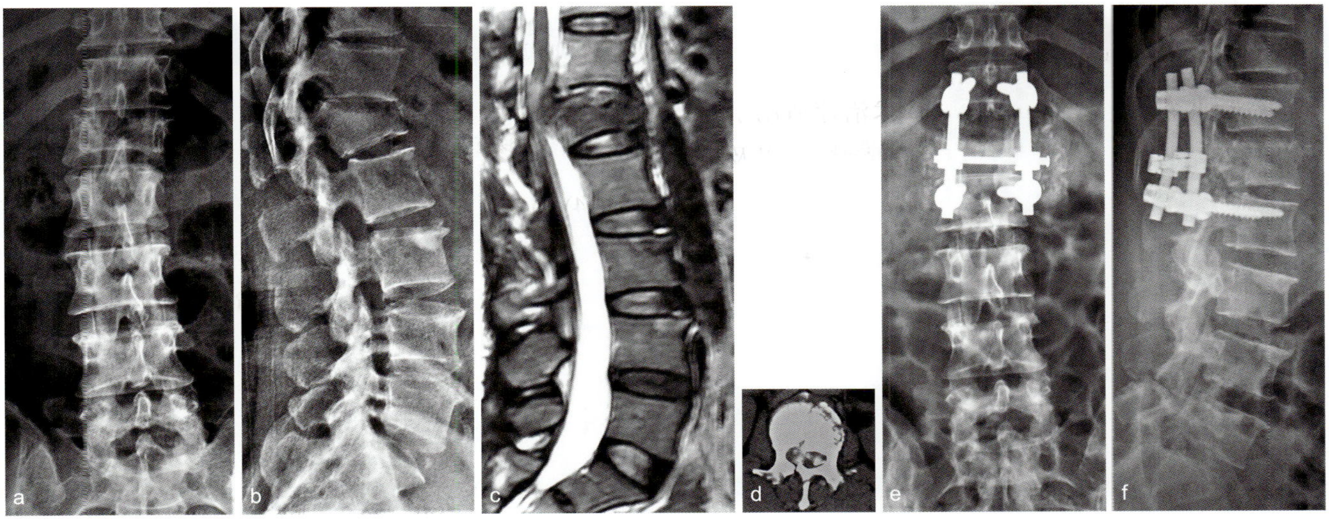

图 9-13-8 女，52 岁，L_1 椎体不稳定性爆裂性骨折（三柱损伤），术前 X 线片（a，b）和 MRI（c）：L_1 椎体爆裂骨折，CT（d）：骨折片突入并占满椎管内。前、中、后柱损伤，脊柱后突畸形。早期行开窗减压、内固定术，术后 X 线片显示骨折复位良好，椎体高度及后突角度基本纠正。术后 X 线片（e，f）显示伤椎复位满意，内固定稳固

第十章

髋臼、骨盆骨折

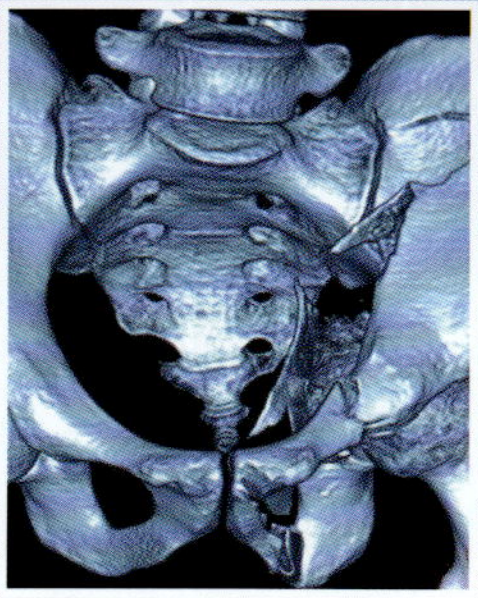

第一节　骨盆解剖

骨盆结构见图 10-1-1。

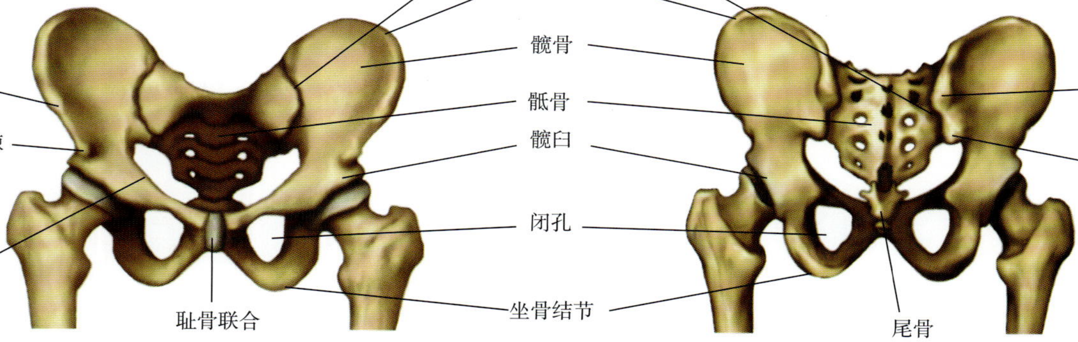

图 10-1-1　骨盆结构
骨盆由2个髋骨、1个骶骨和1个尾骨组成

第二节　髋臼骨折

一、髋臼解剖

见图 10-2-1。

二、髋关节X线影像

见图 10-2-2。

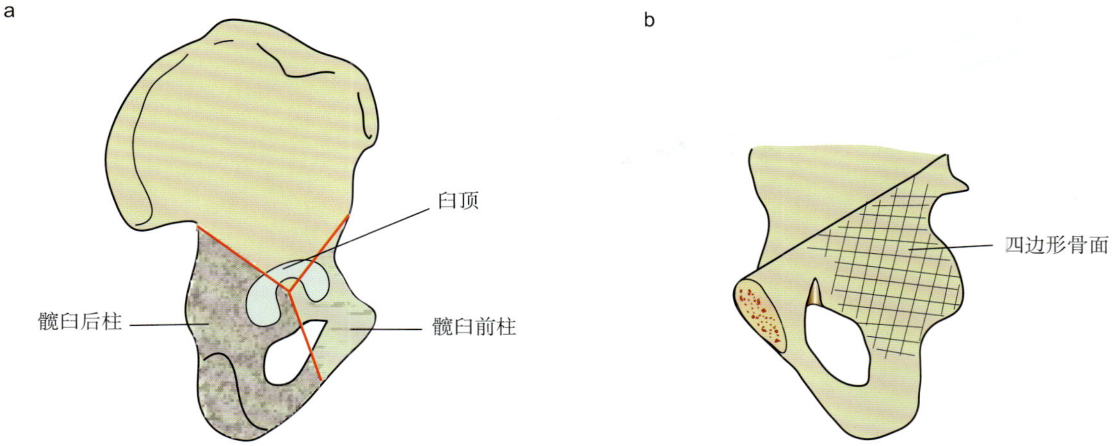

图 10-2-1 a. 髋臼前柱、后柱及臼顶；b. 后柱内面髂骨四边形骨面

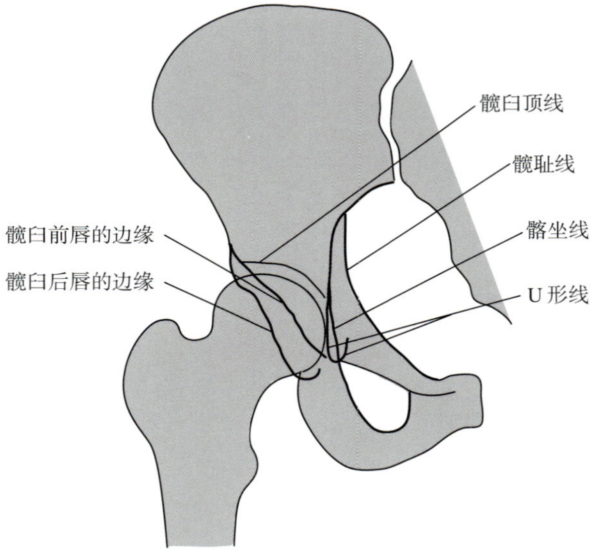

图 10-2-2 髋关节 X 线标志线

三、诊疗要点

1. 髋臼骨折（fracture of acetabulum）是一种严重的关节内骨折。Judet 等将髋臼分为前柱（即髂耻柱）和后柱（即髂坐柱）。前后两柱呈 60° 相交，形成一拱形结构，由髂骨下部构成，横跨于前后两柱之间，是髋臼主要负重区，称臼顶，又称负重顶。后柱内侧面由坐骨体内侧的四边形区域构成，称方形区（见图 10-2-1）。
2. 有移位的髋臼骨折应采取手术治疗，时间以伤后 3～7 天手术为最佳。尽可能做到解剖复位。
3. 髋后入路（Kocher-Langenbeck approach）：主要用于后柱与后壁骨折、横骨折加后壁骨折、横骨折加后脱位以及某些 T 形骨折。术中保护好坐骨神经。
4. 髂腹股沟入路（ilioinguinal approach）：主要用于前柱及前壁骨折、前柱加后方半横形骨折。术中要防止损伤血管神经（图 10-2-3）。

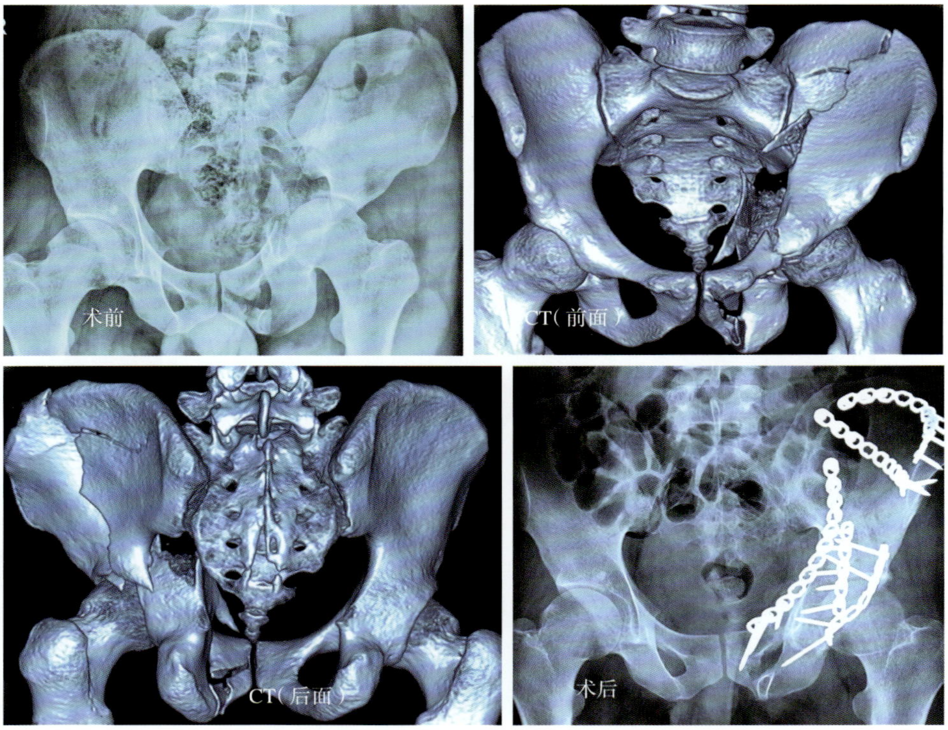

图 10-2-3　男，25 岁，左髋臼中心性骨折脱位合并髂骨翼骨折，坐骨支骨折行切口复位，钢板内固定术

第三节　骨盆骨折

1. 骨盆骨折（fracture of pelvis）的病史采集必须包括外伤事故（如重挤压、高处坠落、交通事故等）的发生、时间、受力部位（大多由直接暴力），有无功能障碍，有无并发症，救治经过及效果。
2. 注意检查有无颅脑、胸腹腔内脏损伤及多发性骨折。如有内脏损伤，请有关科室协助处理。
   (1) 测定内出血情况，有无合并内出血，需做腹腔穿刺。
   (2) 肛指检查：了解骶骨骨折的尾骨脱位，并可测出有无直肠损伤，指套有无血迹，女性观察有无阴道流血。
   (3) 伤后不能自排小便或尿道口有无血迹及血尿。必须留置导尿管，导尿管放不进尿道内或有血性液体流出，说明可能有膀胱、尿道损伤。
   (4) 神经系统检查：膝是否伸直（股神经）、下肢能否内收（闭孔神经）和足能否背屈（坐骨神经）。
3. 骨盆骨折的 AO 分类：见图 10-3-1 ~ 图 10-3-3。
4. 骨盆撕脱骨折：见图 10-3-4、图 10-3-5。
5. 非手术治疗：AO 分类的 A 型骨折。
6. 手术治疗
   (1) AO 分类 B 型只需内固定骨盆前环；C 型需要对骨盆环进行复位、固定，以免发生再骨折移位。
   (2) 对合并失血性休克、经短时间大量输液输血休克仍不能纠正者，可行髂内动脉栓塞疗法。

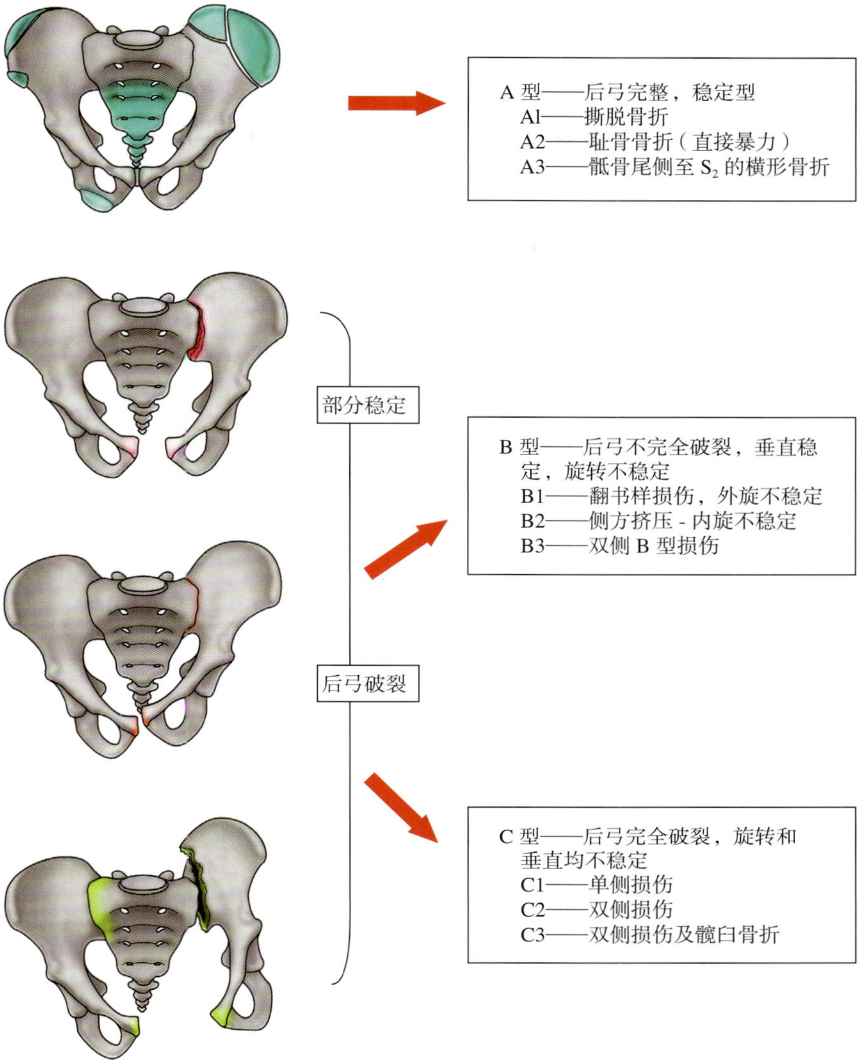

图 10-3-1　骨盆骨折 AO 分类（该分型应用广泛）

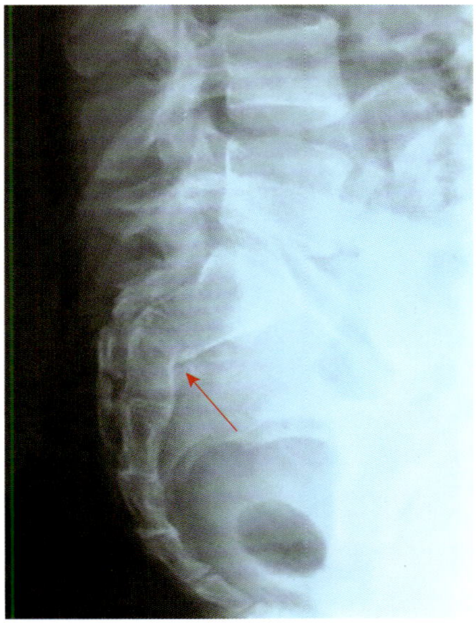

图 10-3-2　骶骨骨折 AO 分类 A3 型骨折

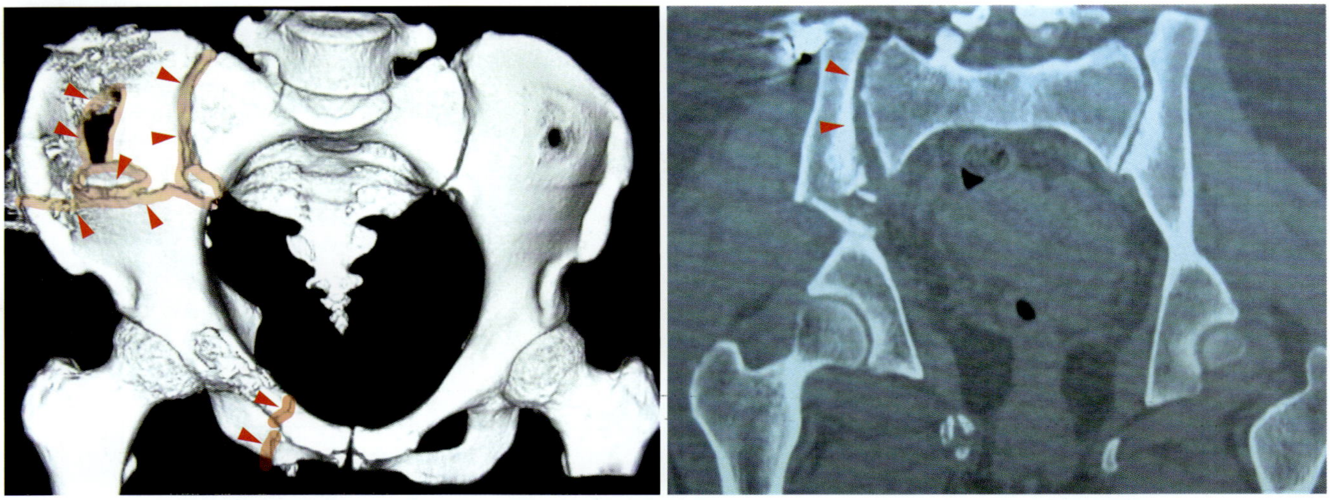

图 10-3-3 骨盆骨折 AO 分类 B2 型骨折

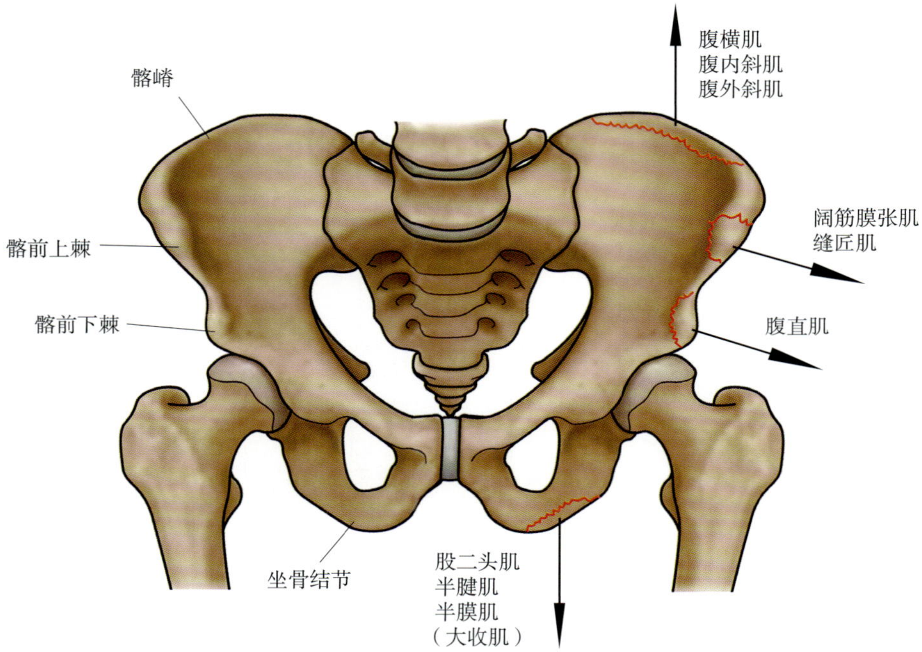

图 10-3-4 骨盆撕脱骨折的好发部位

注：坐骨结节撕脱骨折有时与部分大收肌牵拉有关

小林昭．転位の少ない骨盤骨折．図説整形外科診断治療講座9．骨盤·股関節の外科．桜井修編．東京: メジカルビュー社．1990; 58-71.

注 1. “死亡冠”（corona mortis）

是指髂外动脉或腹壁下动脉与闭孔动脉之间的粗大交通吻合支，又称外闭孔动脉，或副闭孔动脉。约 3/4 的人存在此动脉。它向下走行于耻骨上支后部，紧贴骨膜，活动性极差，一旦骨盆骨折损伤此动脉，出血难以控制，甚至有死亡的报道，所以称为“死亡冠”（图 10-3-6）。在髂腹股沟入路时必须小心此血管。

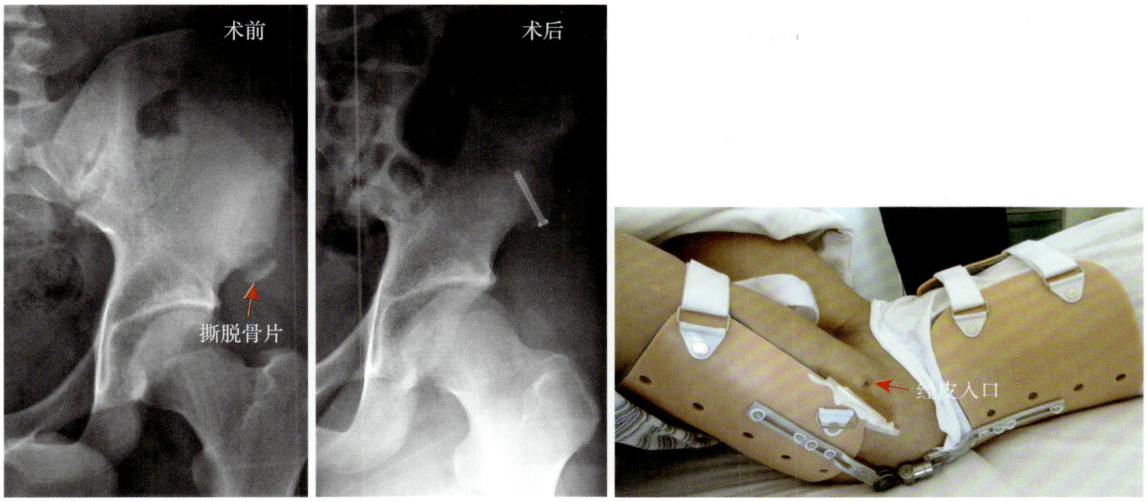

图 10-3-5 髂前上棘撕脱骨折，经皮螺钉内固定

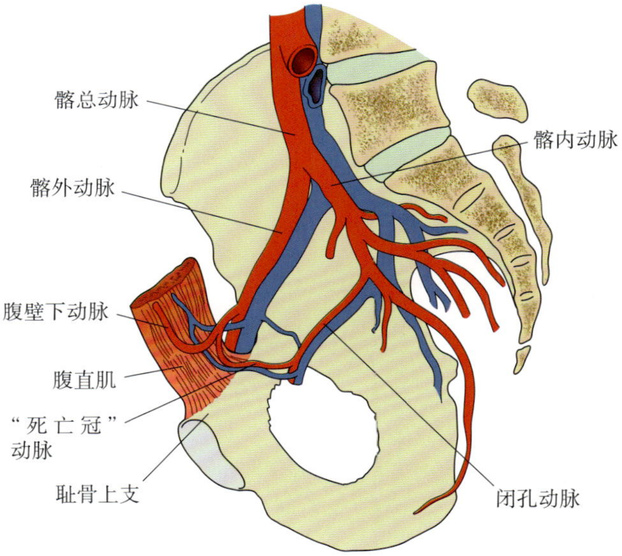

图 10-3-6 髂外动脉或腹壁下动脉与闭孔动脉的吻合支（死亡冠）
该图的吻合支由腹壁下动脉分出跨过耻骨上支

第十一章

周围神经损伤

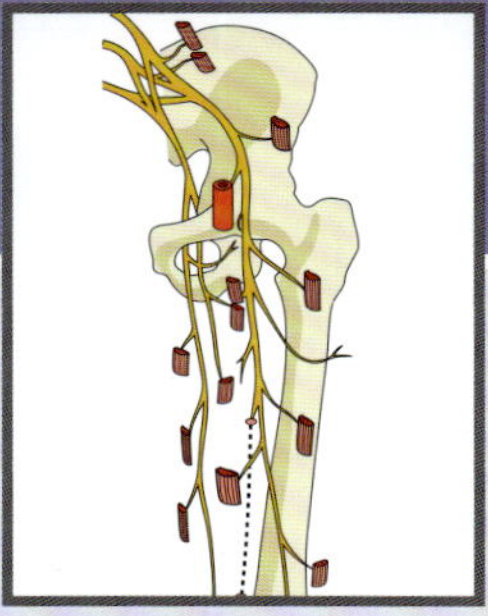

第一节　臂丛神经麻痹

一、臂丛神经解剖（图11-1-1）

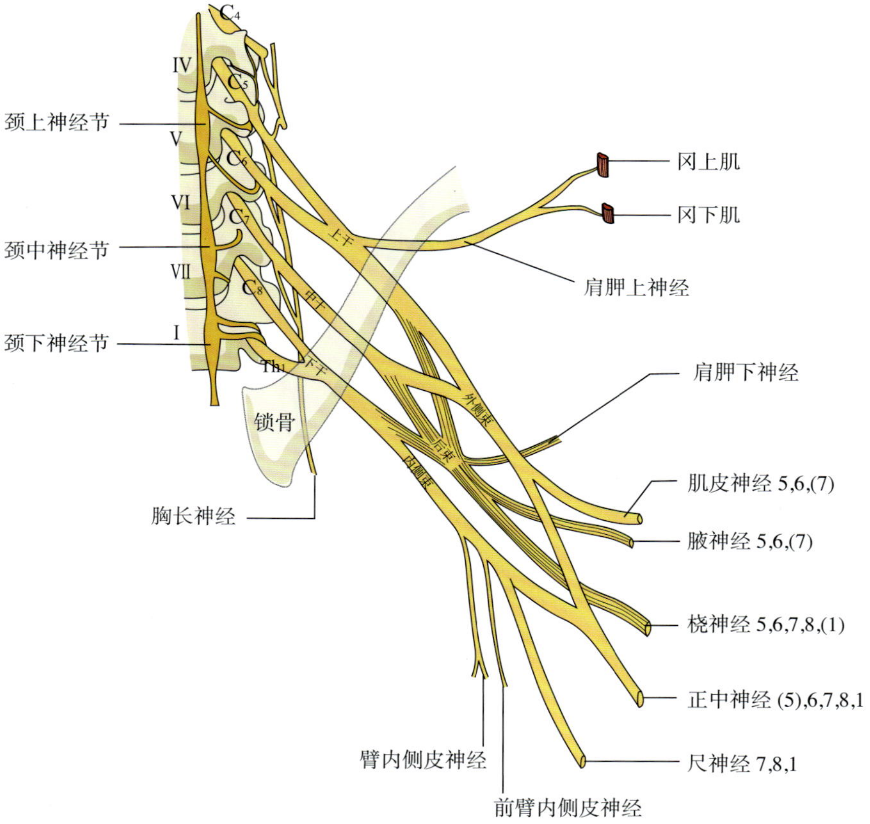

图 11-1-1　臂丛神经功能解剖

二、诊疗要点

1. 臂丛神经的解剖概括为“五根、三干、六股、三束、五支”(见图 11-1-1)。
   (1) 五根：臂丛神经由颈 5 ~ 8 和胸 1 神经根的前支组成，位于斜角肌间隙内。
   (2) 三干：由颈 5 ~ 6 合成上干，颈 7 为中干，颈 8、胸 1 合成下干，位于锁骨之上和第 1 肋骨表面。
   (3) 六股：上、中、下干各自分为前、后两股，位于锁骨后。
   (4) 三束：上、中干前股组成外侧束，下干前股组成内侧束，三干的后股组成后束。
   (5) 五支：各股在喙突平面分成 5 大神经支，即腋神经、肌皮神经、桡神经、正中神经、尺神经。
2. 臂丛神经麻痹(brachial plexus palsy)多由工伤、交通事故或产伤等原因引起。
3. 臂丛损伤定位分类(图 11-1-2)。
   (1) 臂丛神经根损伤：上部损伤(Erb-Duchence 型)(颈 5 ~ 7)、下部损伤(Klumpke 型)(颈 8 胸 1)和臂丛完全损伤。
   (2) 臂丛神经上干、中干、下干损伤
   (3) 臂丛神经外侧束、内侧束、后束损伤。
4. 臂丛神经根性损伤分为椎孔内的节前损伤和椎孔外的节后损伤(图 11-1-3)。节后损伤有神经部分断伤与完全断伤。节前损伤(撕脱伤)是最严重的类型，无法进行直接修补，应及早进行神经移位术。
5. 产伤是胎儿难产分娩时，牵拉婴儿头与肩部分离引起臂丛神经损伤。
6. 明确损伤部位、范围和程度，制订治疗方案。

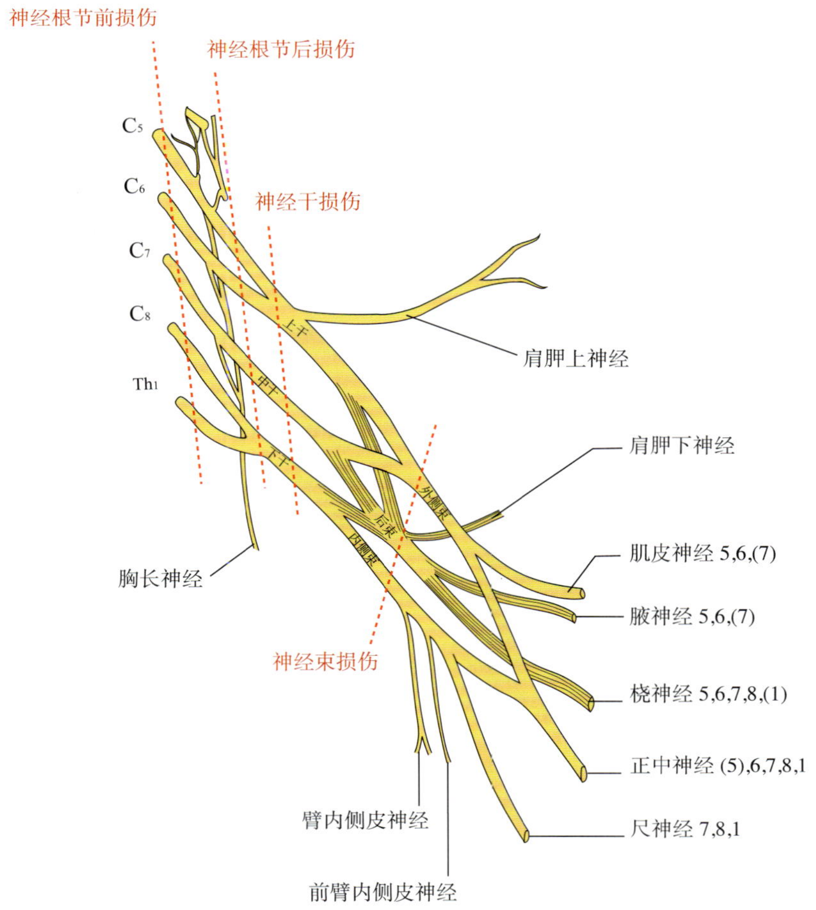

图 11-1-2 臂丛神经损伤定位

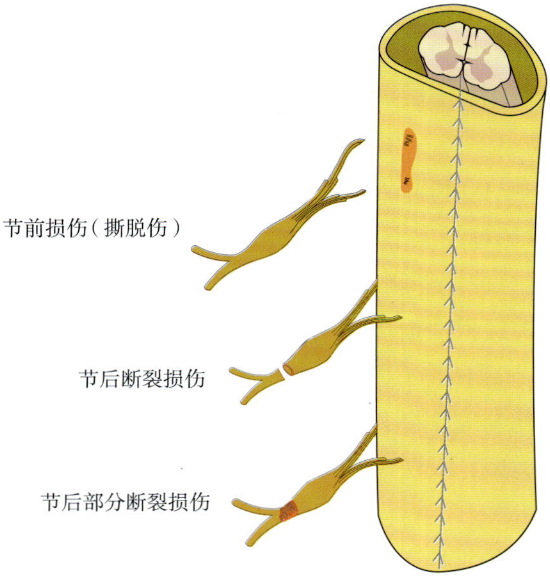

图 11-1-3 臂丛神经根性损伤类型

表 11-1-1 上肢肌肉的神经支配检查法

肌肉	C_5	C_6	C_7	C_8	T_1
肱二头肌、肱肌	✓	✓			
肱桡肌、旋后肌	✓	✓			
桡侧腕长伸肌		✓	✓	✓	
桡侧腕短伸肌		✓	✓	✓	
桡侧腕屈肌、旋前圆肌		✓	✓	✓	
肱三头肌		✓	✓	✓	✓
尺侧伸腕肌			✓	✓	
指总伸肌、示指固有伸肌、小指固有伸肌			✓	✓	
指浅屈肌			✓	✓	✓
指深屈肌			✓	✓	✓
拇长伸肌、拇短伸肌			✓	✓	✓
拇长屈肌				✓	✓
大鱼际肌				✓	✓
蚓状肌				✓	✓
骨间肌、小鱼际肌				✓	✓

三、神经功能检查

1. 上肢肌肉的神经支配检查法见表 11-1-1。
2. 根性撕脱伤的特征性表现
   - 前锯肌、菱形肌麻痹提示颈 5～7 神经根损伤（节前损伤）。
   - Horner 征阳性提示颈 8 胸 1 神经根撕脱伤。Horner 征：即患侧眼裂变窄，眼球轻度下陷，瞳孔缩小，面颈部不出汗。
   - 上肢的一部分感觉消失或持续性剧痛。预后差。

四、臂丛神经损伤的电生理检测

1. 臂丛神经肌电检查：所检查肌肉放松时有自发电活动存在，重收缩时（最大用力时）无动作电位，提示神经损伤的存在。无法测出神经传导速度提示神经完全损伤。神经传导减慢在 50% 以上为神经大部损伤；减慢在 50% 以下提示部分损伤；神经传导减慢在 30% 以下，提示有粘连压迫；神经传导正常，为功能性障碍或运动神经元病变。由于肌电图能显示新生组织恢复情况，故早期损伤患者可每隔 1～3 个月复查一次，用以观察臂丛神经的再生与功能恢复情况。
2. 感觉神经动作电位（sensory nerve action potential，SNAP）和体感诱发电位（somatosensory evoked potentia1，SEP）测定：节前损伤时 SNAP 正常（其原因在于后根感觉神经细胞体位于脊髓外部，而损伤恰好发生在其近侧即节前，感觉神经无沃勒变性，可诱发 SNAP），SEP 消失。节后损伤时，SNAP 和 SEP 均消失。
3. 影像学检查
   (1) 计算机断层扫描脊髓造影（CTM）：可显示造影剂外渗到周围组织间隙中，硬脊膜囊撕裂，脊膜膨出，脊髓移位等。脊膜膨出提示神经根撕裂，或神经根部分连续性存在。
   (2) MRI 检查：可显示神经根的撕裂等。

五、治疗

1. 手术时机：节前损伤者应及早手术。闭合性节后损伤者，密切观察 3 个月无明显功能恢复者应行手术探查。
   (1) 早期手术（伤后 3 周 ~3 个月）：适用于全部的高能量损伤。
   (2) 伤后 3 个月 ~6 个月：无明显功能恢复或功能仅部分恢复，应行手术探查。
   (3) 陈旧性（伤后 6 个月 ~1 年）：伤后超过 6 个月，不管是神经移植术还是神经转移术，效果都不满意。
2. 功能重建的优先顺序：屈肘功能、控制肩关节稳定、上臂内收力、正中神经支配区域的感觉。
3. 手术方法：
   (1) 伤后 6 个月以内：
   ① 神经移植术：腓肠神经等移植修复损伤神经。
   ② 神经转移术：副神经、肋间神经移位于肩胛上神经、肌皮神经或正中神经。将部分尺神经的部分神经的束移位于肌皮神经分支内。
   (2) 伤后 6 个月以后：
   ① 肌腱移位替代丧失神经肌肉的功能：常用的动力肌 - 肌腱单位有肱桡肌、旋前圆肌、桡侧腕屈肌、尺侧腕屈肌、桡侧腕伸肌等。
   ② 带血管神经蒂或吻合血管神经蒂的肌（皮）瓣转移与移植：常用的有背阔肌皮瓣、游离胸大肌移植术等。
   ③ 肩外展与屈肘功能重建：肩关节功能重建术有斜方肌移位术、背阔肌移位术等，屈肘功能重建术有胸大肌代肱二头肌术等。

六、预后

完全或不完全的臂丛神经损伤，经治疗后效果都不尽满意。

第二节　胸廓出口综合征

一、胸廓出口的解剖

见图 11-2-1。

二、诊疗要点

1. 胸廓出口综合征（thoracic outlet syndrome）是由前斜角肌、中斜角肌、第 1 肋骨、锁骨和胸小肌等压迫臂丛神经和锁骨下动、静脉所引起的一系列上肢血管、神经症状（图 11-2-1）。
2. 颈肋、第 7 颈椎横突过长也是压迫原因之一。
3. 主要为臂丛下干受累，表现为手臂冰凉、容易疲劳，或肩、手臂或手有钝性疼痛，做上肢超过头部的活动时困难等。
4. 削肩的女性多见。
5. 症状激发试验是主要的早期诊断方法，包括 Adson 试验、Wright 试验、Morley 试验、Eden 试验、Roos 试验等。几种试验联合检查可提高诊断率（图 11-2-2）。
6. 治疗：注意纠正不良姿势，理疗为主。必要时行第 1 肋骨或颈肋切除，解除外来的压迫。

三、特殊体征

1. 臂丛神经受压试验（图 11-2-2）

Morley 试验（锁骨上窝压迫试验）：检查者指压受检者的锁骨上窝斜角肌区，局部疼痛并向前臂放射者为阳性。

2. 血管受压试验（图 11-2-2）
   (1) Adson 试验（斜角肌压迫试验）：受检者取坐位、深吸气屏住气，颈部伸直，头转向受检

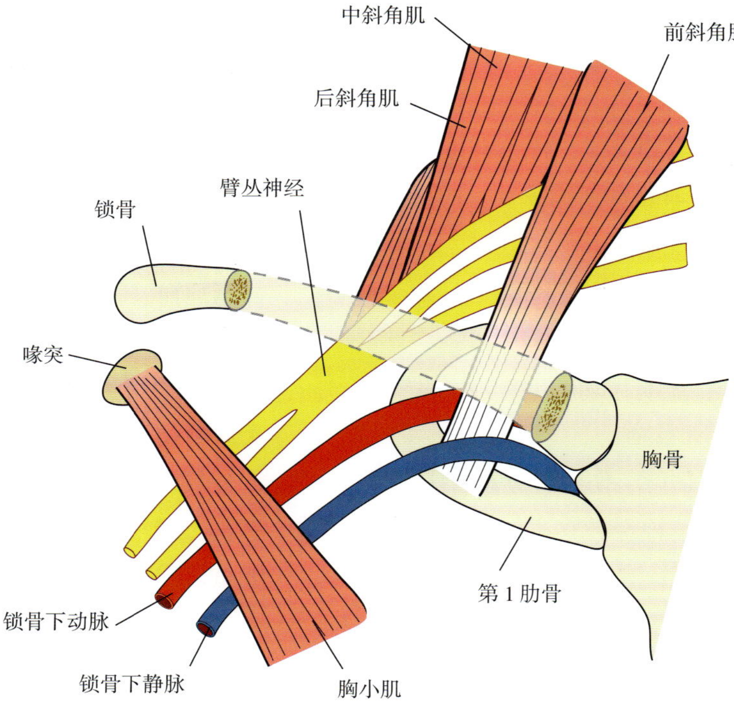

图 11-2-1 胸廓出口解剖：(切断锁骨)

胸廓上口上界为锁骨，下界为第1肋骨，前方为肋锁韧带，后方为中斜角肌。上述肋锁间隙又被前斜角肌分为前、后两个部分。锁骨下静脉位于前斜角肌的前方与锁骨下肌之间；锁骨下动脉及臂丛神经则位于前斜角肌后方与中斜角肌之间

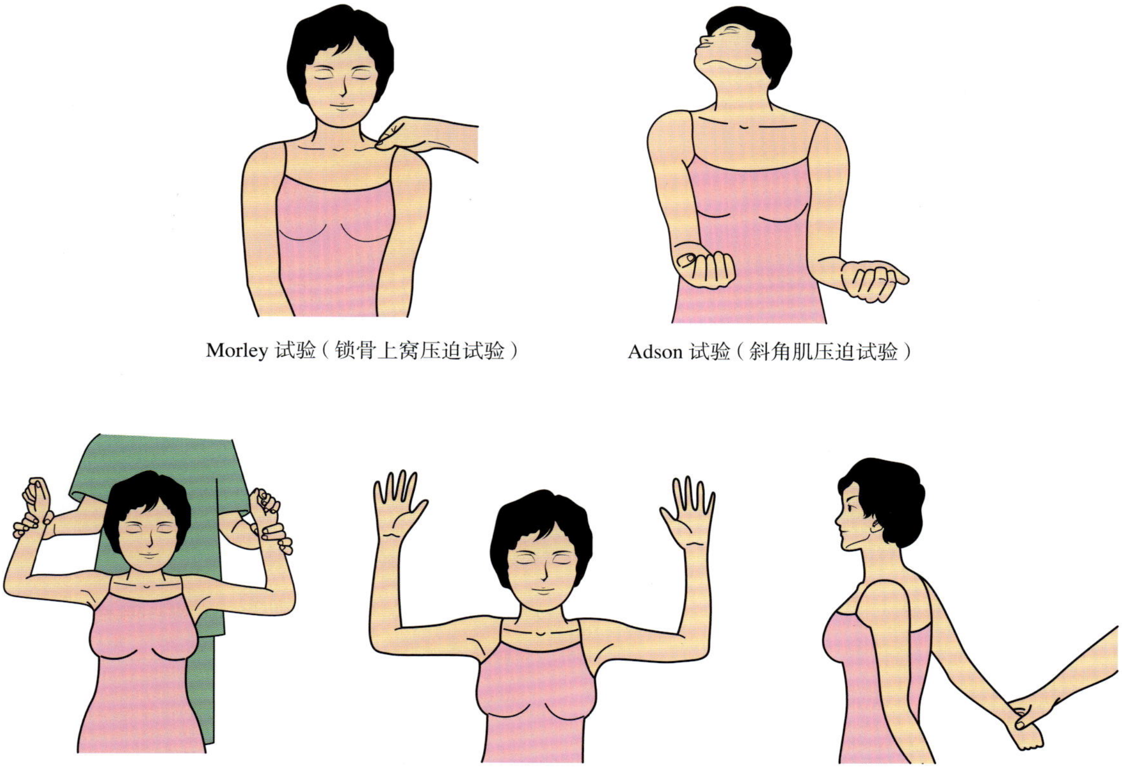

Morley 试验（锁骨上窝压迫试验）　Adson 试验（斜角肌压迫试验）

Wright 试验（肩外展试验）　Eden 试验（肋锁挤压试验）　Roos 试验（上臂缺血试验）

图 11-2-2 胸廓出口综合征特殊检查

侧，下颌上抬，若桡动脉脉搏减弱或消失为阳性。

(2) Wright 试验（肩外展试验）：检查者双手触摸受检者腕部桡动脉，同时将上臂外展旋后，若桡动脉搏动减弱者为阳性。

(3) Eden 试验（肋锁挤压试验）：受检侧上肢下垂，检查者一边触及桡动脉，一边牵拉上肢向下后方，若桡动脉搏动减弱或消失为阳性。

(4) Roos 试验（上臂缺血试验）：受检者双上臂外展 90° 外旋位，屈肘 90°，双手指连续伸屈活动，若 3 分钟内一侧产生疼痛或不适而被迫下垂为阳性。一般认为该试验最可靠。

第三节　肌皮神经损伤和腋神经损伤

一、肌皮神经、腋神经解剖

肌皮神经（$C_{5,6}$）、腋神经（$C_{5,6}$）感觉、运动支配区域示意图（sensation and movement distribute region of musculocutaneous and axillary nerves）见图 11-3-1、图 11-3-2。

二、肌皮神经损伤

诊疗要点

1. 解剖：来自臂丛外侧束，由 C_5、C_6 组成。在腋动脉及喙肱肌之间发出分支，支配喙肱肌、肱二头肌及肱肌。皮支为臂丛外侧皮神经。

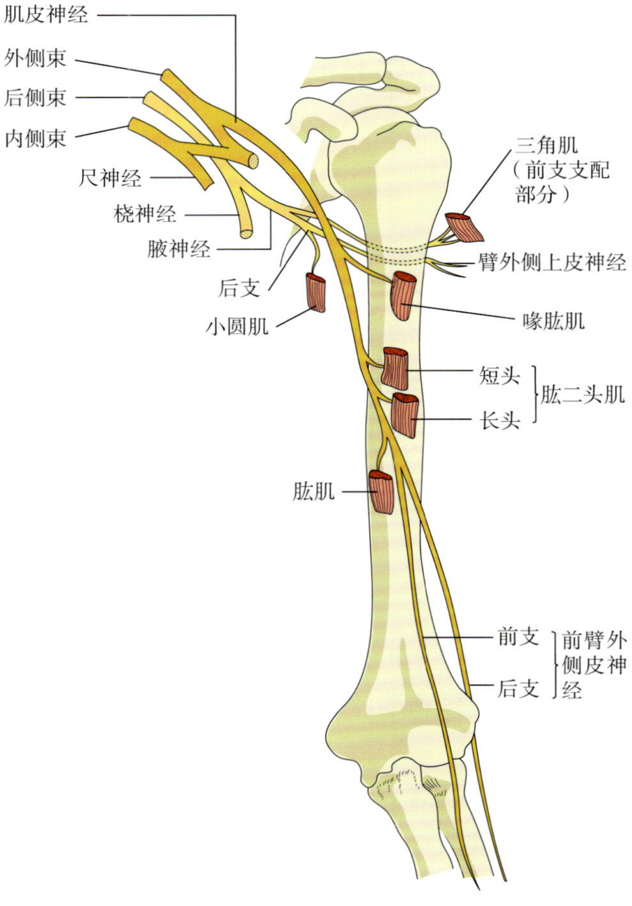

图 11-3-1　肌皮神经、腋神经感觉、运动支配区域示意图

2. 症状：肱二头肌萎缩，肘关节屈曲受限。
3. 牵拉、撞击或骨折脱位造成的挫伤，可非手术治疗 3 个月，无恢复行手术探查。开放性断裂伤一期修复神经。

三、腋神经损伤

诊疗要点

1. 解剖：腋神经发自臂丛后束，神经纤维来自 C_5、C_6。与旋肱后动脉伴行，走行于大、小圆肌之间及肱三头肌长头与肱骨之间，即通过四边形间隙。发出小圆肌肌支后，绕过肱骨发出一感觉支覆盖在三角肌上的皮肤，再发一肌支支配三角肌。
2. 症状：三角肌萎缩，肩关节外展受限。肩部及臂外侧区上 1/3 部皮肤感觉障碍 。
3. 治疗同肌皮神经损伤。

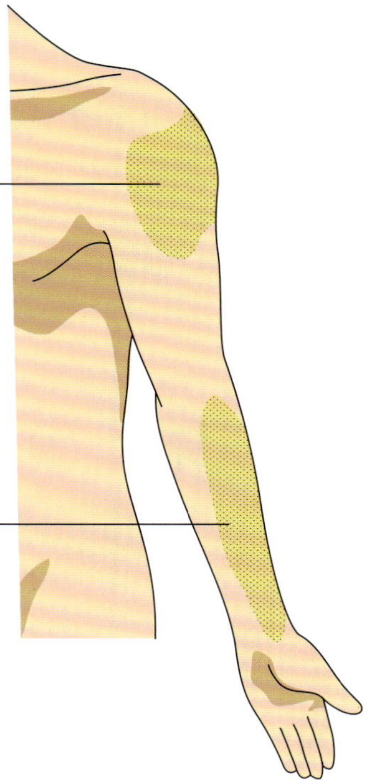

图 11-3-2 皮肤感觉支配区域示意图

第四节 尺神经卡压综合征

一、尺神经解剖

尺神经（C_8、T_1）感觉、运动支配区域示意图（sensation and movement distribute region of ulnar nerve）见图 11-4-1、图 11-4-2。

二、肘管综合征

（一）诊疗要点

1. 肘管综合征（cubital tunnel syndrome）是指尺神经在肘尺管内受到卡压而引起的神经损伤症状（图 11-4-3）。
2. 病因：肘外翻、肘关节骨性关节炎、外伤等。
3. 尺神经支配区域感觉障碍（小指及环指尺侧半感觉异常）（图 11-4-2）。
4. 尺神经支配肌萎缩（小鱼际肌、骨间肌萎缩）（图 11-4-4）。环、小指呈爪形指（claw finger）畸形（图 11-4-4、图 11-4-5）。
5. 尺神经沟处 Tinel 征阳性（图 11-4-6），Froment 试验和夹纸试验阳性图 11-4-7、图 11-4-8。
6. 神经电生理检查：肘下尺神经传导速度减慢。
7. 肘管尺神经常见卡压部位的解剖见图 11-4-3。
8. 手术治疗：适用于非手术治疗 4～6 周无效或有手内在肌萎缩的患者。
   (1) 单纯肘管切开减压术（Osborne 法）：将尺侧腕屈肌的肱骨头和尺骨头之间的 Osborne 筋膜切断，解除对尺神经的压迫。复发率较高。
   (2) 肱骨内上髁切除术（King 法）：切除肱骨内上髁和邻近的髁上嵴，将旋前圆肌屈肌起点缝合到邻近的软组织上。
   (3) 尺神经前移术（图 11-4-9）：在肘管切开术的基础上将尺神经前移。分为肌层下前移和皮下前移。

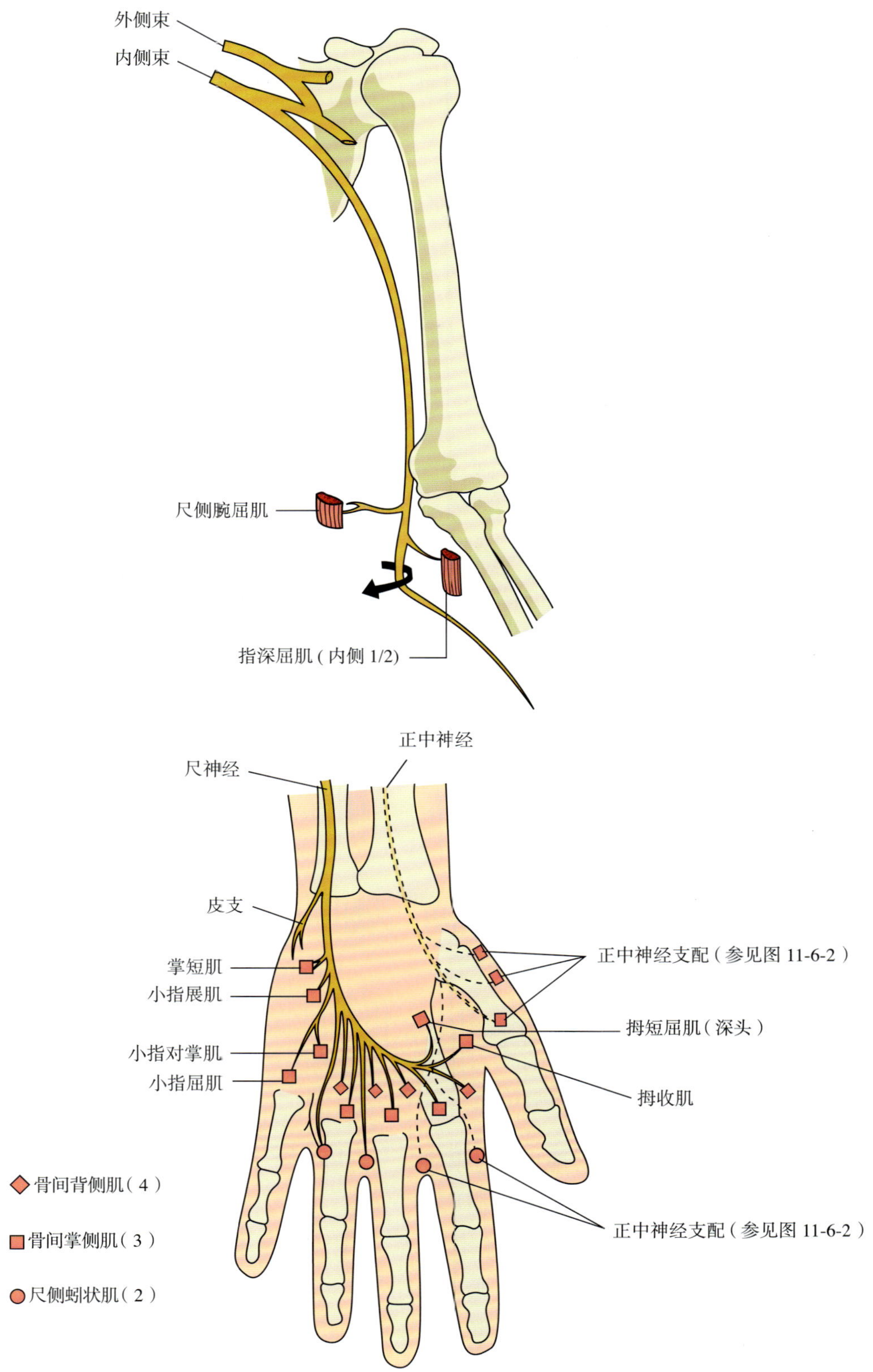

图 11-4-1 尺神经（C_8、T_1）运动支配区域示意图

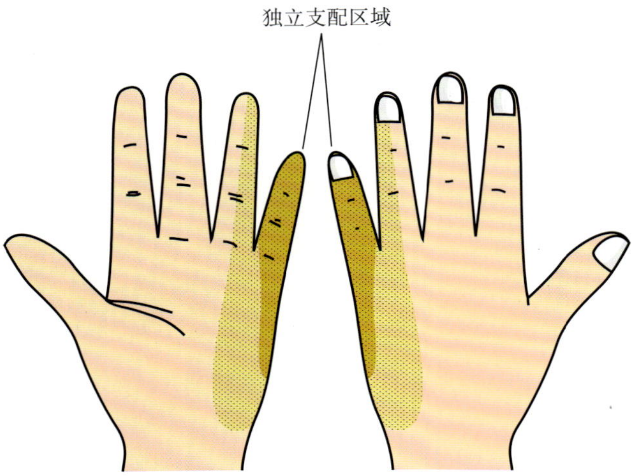

图 11-4-2 尺神经皮肤感觉支配区域示意图

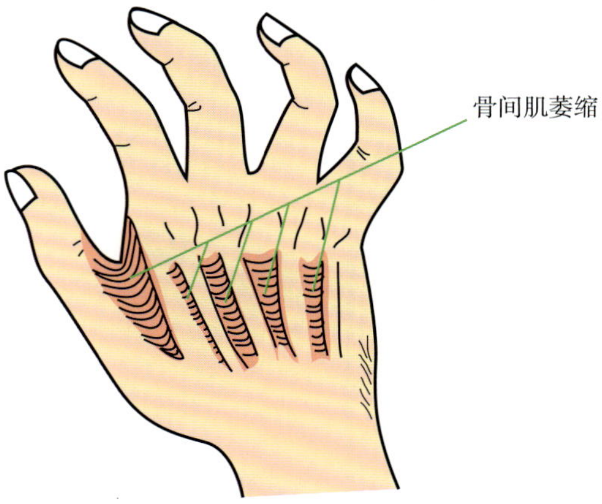

图 11-4-4 尺神经损伤手指“爪状”变形

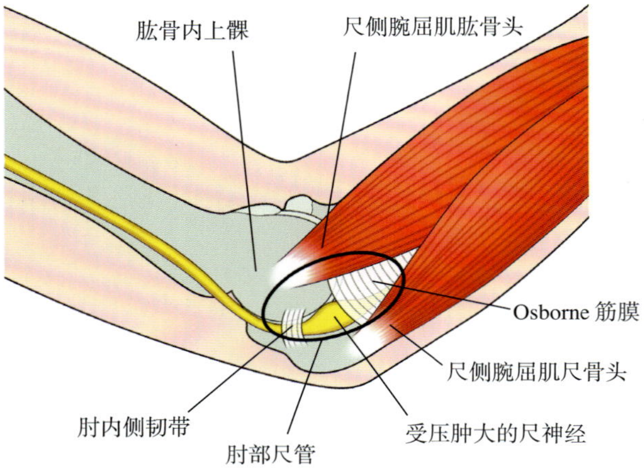

图 11-4-3 肘管综合征尺神经常见卡压部位

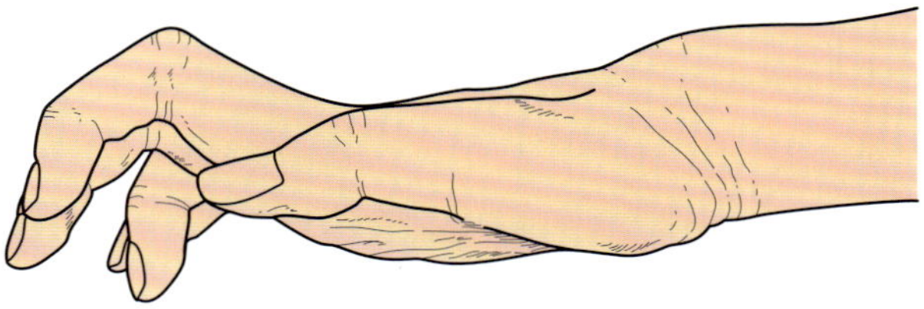

图 11-4-5 爪形手（claw hand）

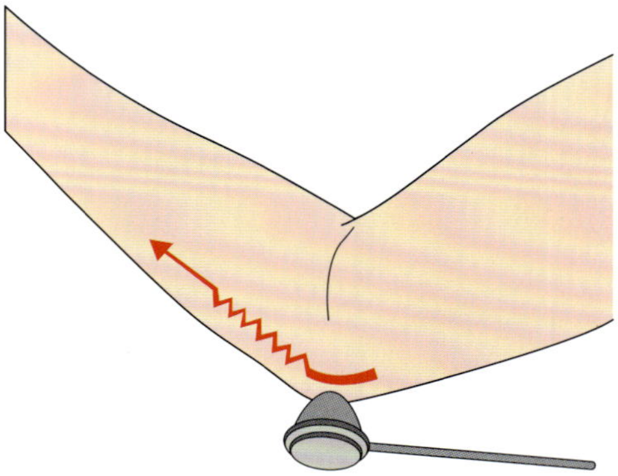

图 11-4-6 尺神经沟处 Tinel 征阳性

（二）特殊体征

1. Tinel 征：按压或叩击神经干，局部出现针刺性疼痛，并有麻痛感向该神经支配区放射为阳性，提示神经损伤部位（图 11-4-6）。
2. Froment 征：因拇短屈肌深头及拇收肌萎缩，当用示指和拇指捏夹一张纸时，拇指呈掌指关节过伸、指间关节过屈，此为 Froment 征阳性（图 11-4-7）。
3. 夹纸试验：将一纸片放在受检者手指间用力夹紧，如检查者能轻易地抽出纸片，即为阳性。提示骨间肌无力，尺神经损伤（图 11-4-8）。

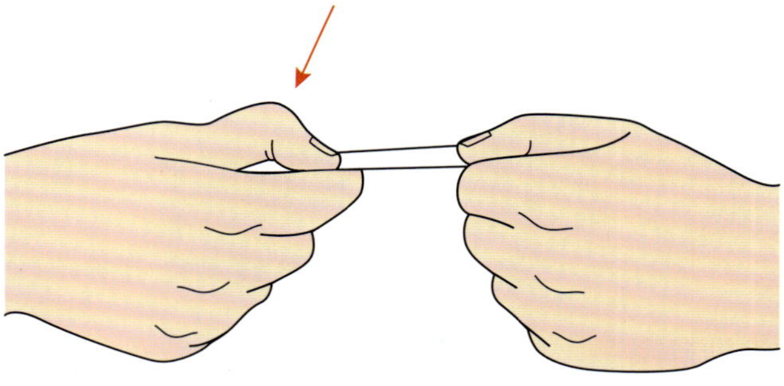

图 11-4-7 Froment 试验阳性

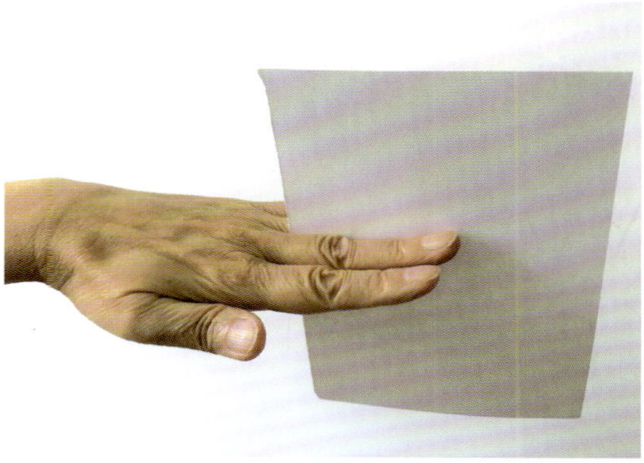

图 11-4-8 夹纸试验

（三）手内在肌阳性位及阴性位的判定

1. 当骨间肌、蚓状肌麻痹（如尺神经损伤等）时，掌指关节过伸，指间关节屈曲，称为手内在肌阴性位（intrinsic minus hand）（图 11-4-10）。即“爪形手”畸形。
2. 当骨间肌、蚓状肌挛缩（如 Volkman 挛缩）时，掌指关节屈曲，指间关节过伸，称手内在肌阳性位（intrinsic plus hand）（图 11-4-11）。

三、腕尺管综合征

1. 腕尺管（Guyon 管）综合征（Guyon syndrome）是指尺神经在腕尺管内受到卡压而引起的神经损伤症状。
2. 腕部尺神经卡压部位的解剖见图 11-4-12。
3. 病因：钩骨钩骨折、局部腱鞘囊肿（多见）、腕关节过度活动（长期使用电脑鼠标或电玩游戏等）。
4. 小指及环指尺侧半手掌侧感觉异常，手背尺侧感觉正常。手内在肌肌萎缩，肌力减退，环、小指爪形指（图 11-4-13）。

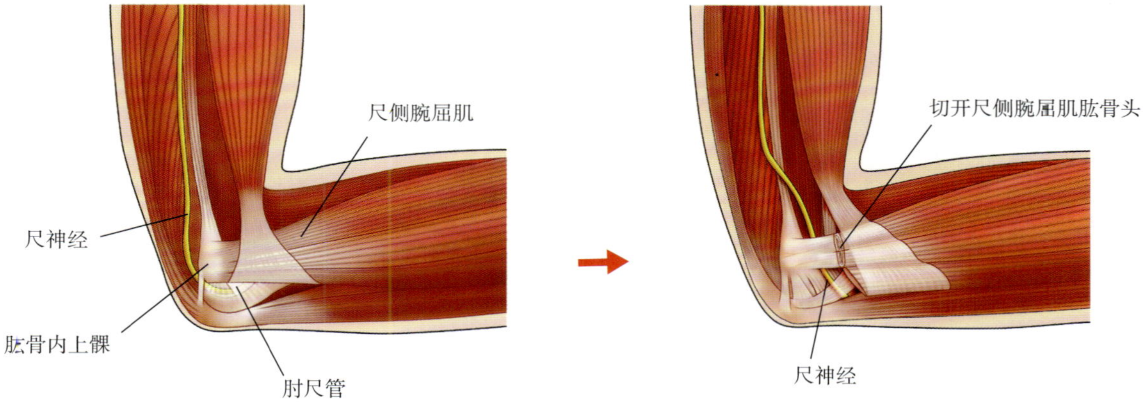

图 11-4-9 尺神经前移术：切断尺侧腕屈肌肱骨头，将尺神经前移至其下方

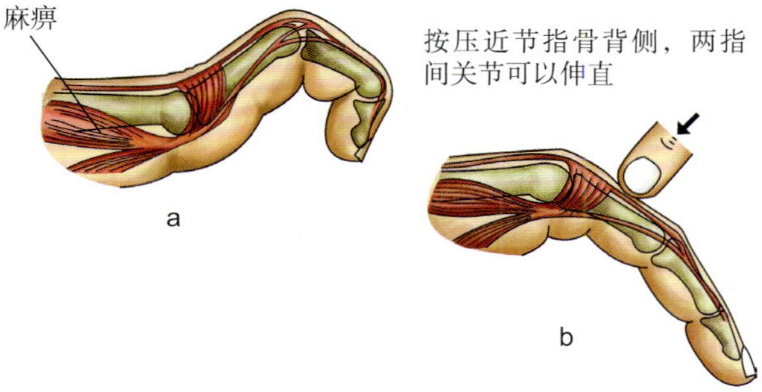

图 11-4-10 手内在肌阴性位

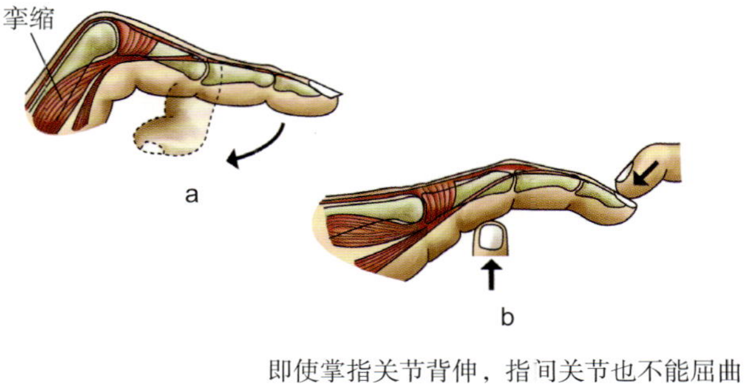

图 11-4-11 手内在肌阳性位

5. 在 Guyon 管出口，浅支受压感觉异常；深支受压出现爪形手畸形，而感觉正常。在 Guyon 管内或近端，尺神经受压则表现为运动和感觉均异常。
6. 腕关节掌尺侧 Tinel 征阳性（图 11-4-14）。Froment 试验、夹纸试验阳性（图 11-4-7、图 11-4-8）。
7. 神经电生理检查：腕部以下尺神经传导速度减慢。
8. 治疗：手术为主，腕部尺神经探查、松解，肿物切除（图 11-4-15）。

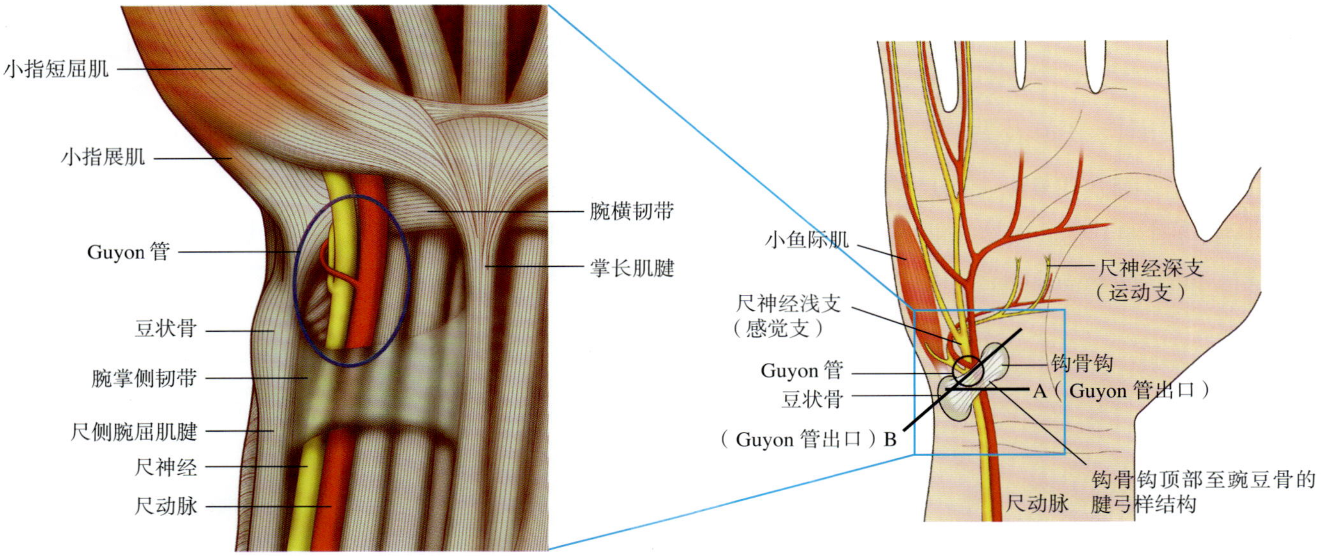

图 11-4-12 腕尺管尺神经卡压部位的解剖

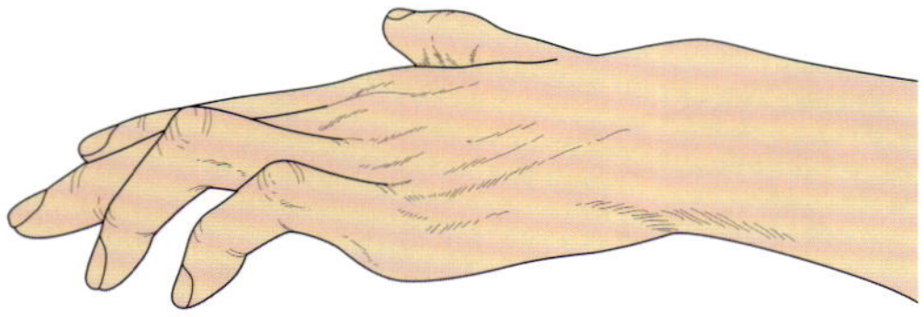

图 11-4-13 爪形指（claw finger）

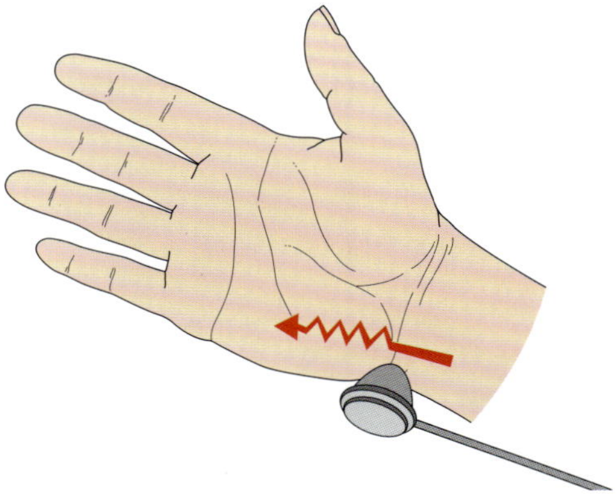

图 11-4-14 腕关节掌尺侧 Tinel 征阳性

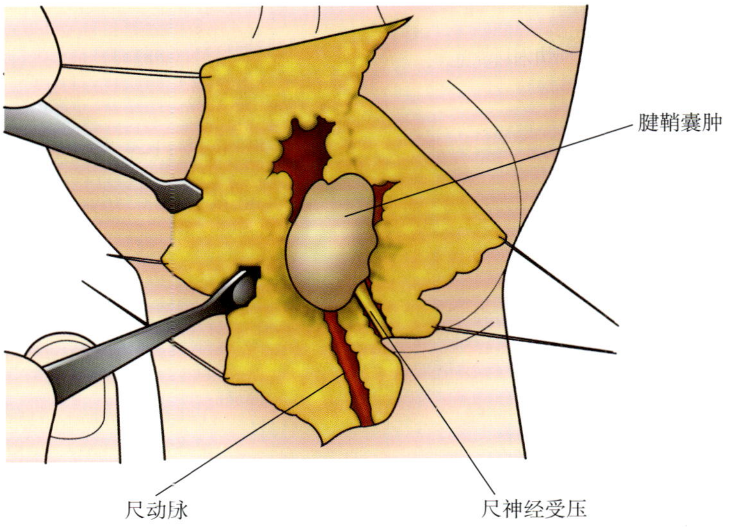

图 11-4-15　腕部腱鞘囊肿切除、尺神经松解术

第五节　桡神经卡压综合征

一、桡神经解剖

桡神经（$C_{6,7,8}$、T_1）感觉、运动支配区域（sensation and movement distribute region of radial nerve）见图 11-5-1、图 11-5-2。

二、病因

因桡神经走行的解剖结构特性，当某些原因例如外力压迫、损伤、肿瘤、瘢痕等压迫桡神经均可引起相应的神经损伤症状。

三、上臂桡神经受压

常见的三个受压部位：

1. 腋臂角处

(1) 解剖：在该部位桡神经正好位于肱骨颈和肱骨干上端的内侧。

(2) 病因：长时间腋部压在椅背上或腋部拄拐杖使桡神经受压。

2. 上臂的外侧

(1) 解剖：桡神经沟，此处的桡神经紧贴肱骨干。

(2) 病因：常见于醉酒后侧卧位，上臂久压后导致桡神经损伤。

(3) 症状：不能伸腕伸指。一般 2～4 周可恢复。

3. 桡神经在穿出外侧肌间隔的部位（肱骨外上髁约 10 cm）

(1) 解剖：此处桡神经被腱性包裹，相对固定，容易受到卡压。

(2) 病因：肱骨干骨折处的骨痂及周围瘢痕组织卡压等。

(3) 观察 2～3 月不恢复，手术治疗。

四、肘部桡神经卡压综合征

1. 病因：肘部关节脱位、骨折、血肿、肿瘤等易引起肘部桡神经卡压。

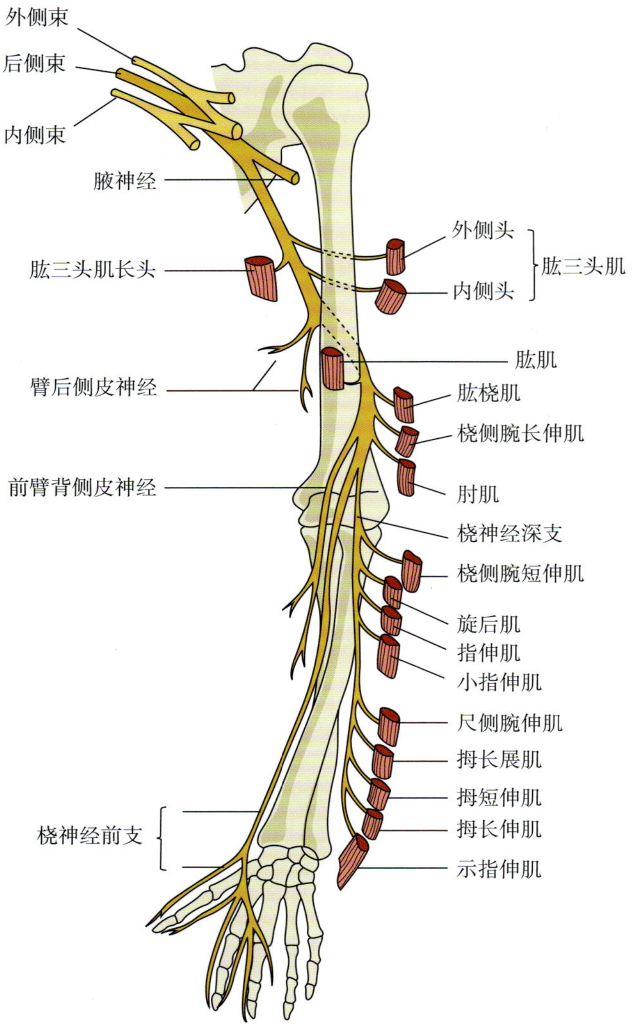

图 11-5-1 桡神经（$C_{6,7,8}$、T_1）运动支配区域示意图

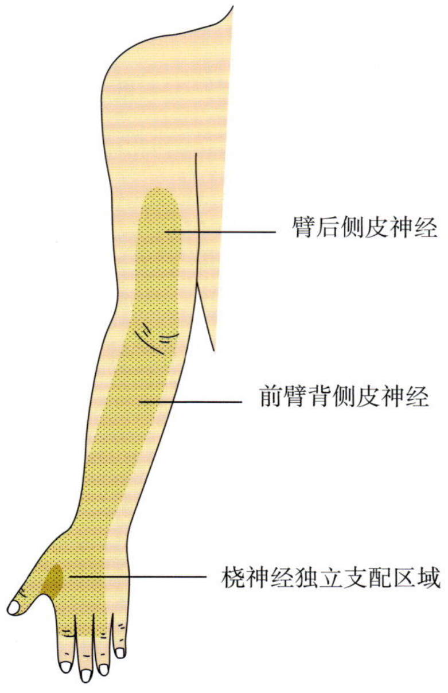

图 11-5-2 桡神经皮肤感觉支配区域示意图

2. 解剖：桡神经位于肱二头肌、肱肌和肱桡肌之间继续下行，至肱骨外上髁上方 3 ~ 5 cm 处发出支配肱桡肌和桡侧伸腕长肌肌支。
3. 症状：桡神经肘上损伤时出现垂手（drop hand）畸形（图 11-5-3）。肘下损伤时肱桡肌、桡侧腕长伸肌功能正常。

五、桡神经深支（骨间背侧神经）卡压综合征

本病又称桡弓综合征、桡管综合征、旋后肌综合征。

1. 病因：是桡神经深支在桡管内被旋后肌浅层 Frohse 弓、桡侧腕短伸肌腱腱弓或骨间后神经周围腱鞘囊肿卡压所致。
   - Frohse 弓，也称旋后肌弓，是旋后肌上端表层肌肉围成弓形，其内有骨间背侧神经通过（图 11-5-4）。
2. 症状：起病缓慢，可逐渐发生伸掌指关节、伸拇、外展拇指无力，伸腕偏向桡侧。中指伸直试验阳性（肘、腕、指间关节伸直，抗阻力下伸直中指掌指关节诱发桡侧腕短伸肌起点内侧缘疼痛为阳性）。
3. 早期行桡神经探查、松解术。

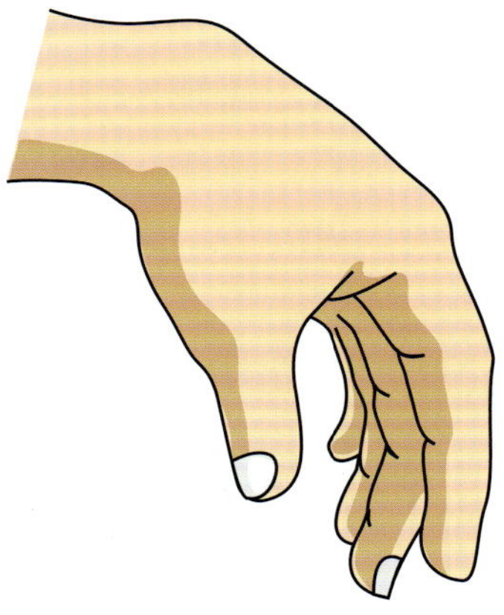

图 11-5-3 垂手畸形：拇指及各指下垂，掌指关节不能伸直

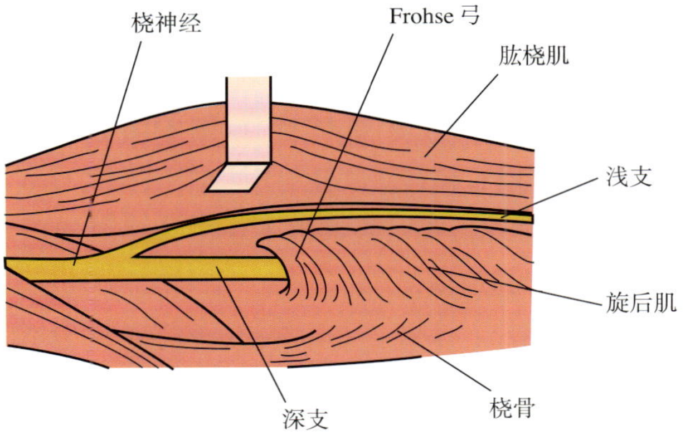

图 11-5-4　Frohse 弓（Frohse arcade）：桡神经深支经此纤维弓进入旋后肌两层之间

六、桡神经浅支卡压综合征

桡神经浅支卡压综合征又称 Wartenberg 病。

1. 解剖：桡神经浅支于肱桡肌深层下行，在前臂的中下 1/3 交界处，从桡侧腕长伸肌和肱桡肌的肌腱肌腹交界处穿出到皮下。
2. 病因：前臂外伤、扭伤和反复腕关节活动史。
3. 症状：手背及前臂远端桡侧疼痛或麻木。握拳、屈腕、前臂旋前时疼痛加重。前臂桡侧中、下 1/3 交界处 Tinel 征阳性。
4. 治疗：腕关节制动、理疗、局部封闭。

第六节　腕管综合征

一、腕骨解剖

腕管是由腕骨和腕横韧带构成的一个骨纤维管道，内有 2～4 指的指深、浅屈肌腱，拇长屈肌腱和正中神经通过。正中神经最为表浅，位于腕横韧带和肌腱之间（图 11-6-1）。

二、正中神经解剖

正中神经（$C_{6,7,8}$、T_1）感觉、运动支配区域（sensation and movement distribute region of median

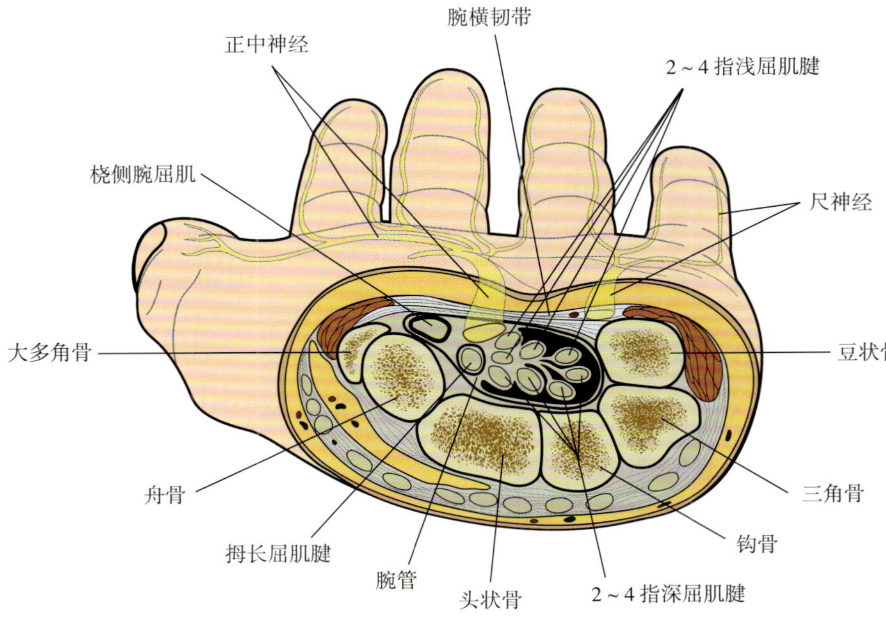

图 11-6-1　腕管解剖

nerve）见图 11-6-2、图 11-6-3。

三、诊疗要点

1. 腕管综合征（carpal tunnel syndrome）是指正中神经在腕管内受到卡压而引起的神经损伤症状。
2. 病因：腕管内压力增高导致正中神经受压。长期腕关节过度活动容易发病。
3. 正中神经支配区域感觉障碍（拇指、示指、中指和环指桡侧半感觉异常）（图 11-6-3）。
4. 夜间及晨起，拇指、示指和中指麻痛。
5. 大鱼际肌萎缩，拇指不能对掌，形成猿手畸形（图 11-6-4）。
6. 腕管部 Tinel 征阳性（轻叩腕掌侧正中神经部位，拇指至环指桡侧出现放射性疼痛或感觉异常（图 11-6-5）。
7. Phalen 试验（腕掌屈试验）（图 11-6-6）和反 Phalen 试验（腕背屈试验）阳性（图 11-6-7）。
8. 神经电生理检查：腕部以下正中神经潜伏期延长，传导速度减慢。
9. 非手术治疗：休息、支具制动、腕管内注射类固醇等。
10. 手术治疗：腕横韧带切开减压术（开放性、腕关节镜下）。

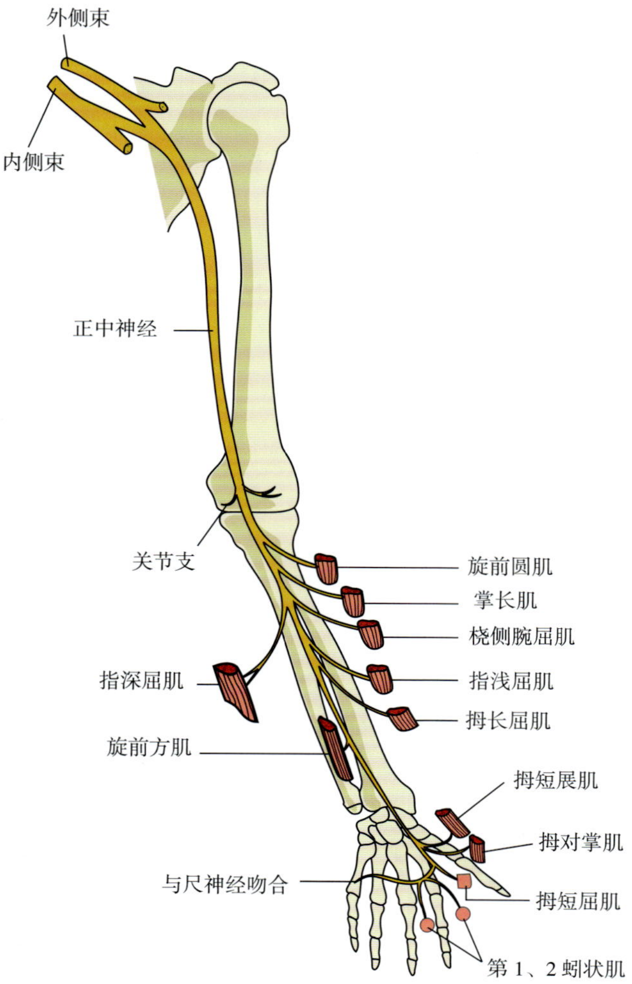

图 11-6-2 正中神经（$C_{6,7,8}$、T_1）运动支配区域示意图

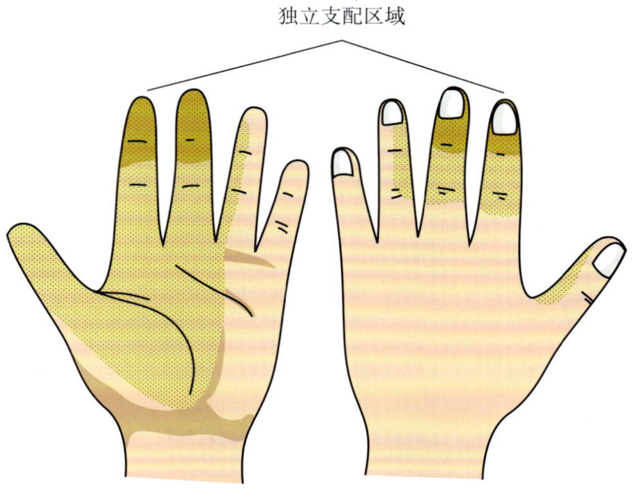

图 11-6-3 正中神经皮肤感觉支配区域示意图

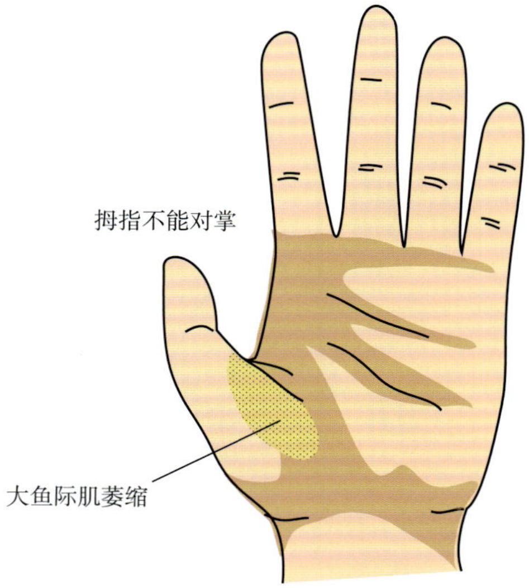

图 11-6-4 正中神经损伤猿手（ape hand）畸形

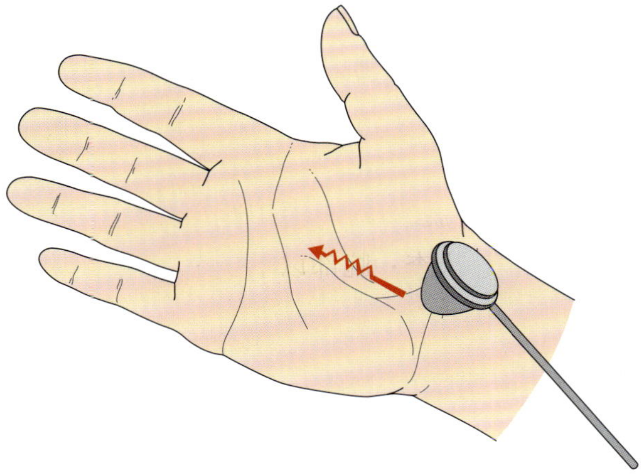

图 11-6-5 腕管部 Tinel 征阳性

四、特殊体征

1. Phalen 试验（腕掌屈试验）：双腕极度掌屈，手背相贴，手指向下，1 分钟内桡侧 3 个半手指麻痛加重（图 11-6-6）。
2. 反 Phalen 试验（腕背屈试验）：双腕极度背屈，手掌相合，手指向上，1 分钟内桡侧 3 个半手指麻痛加重（图 11-6-7）。

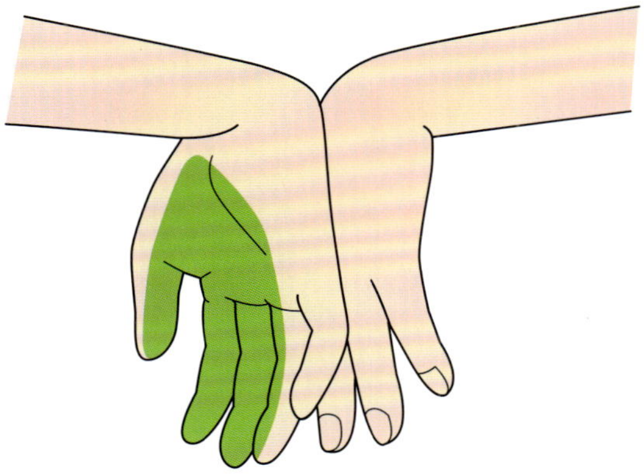

图 11-6-6 Phalen 试验（腕掌屈试验）阳性

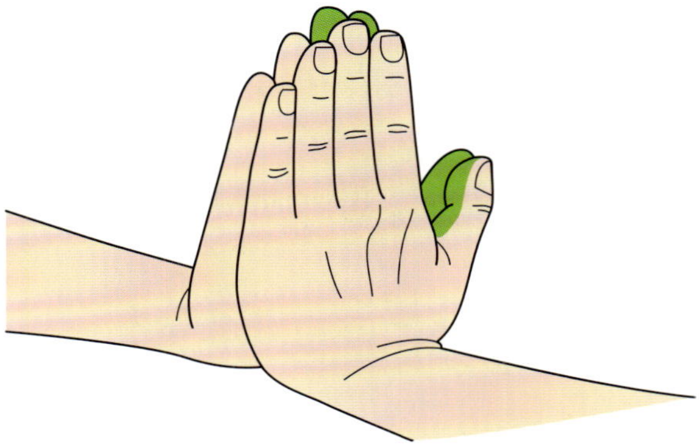

图 11-6-7 反 Phalen 试验（腕背屈试验）阳性

第七节 梨状肌综合征

一、坐骨神经解剖

坐骨神经（$L_{4,5}$、$S_{1,2,3}$）感觉、运动支配区域（sensation and movement distribute region of sciatic nerve）见图 11-7-1。

二、诊疗要点

1. 梨状肌综合征（pyriformis syndrome）是指由梨状肌损伤而压迫坐骨神经所引起的神经卡压综合征（图 11-7-2）。

2. 主要为坐骨神经痛症状。
3. Freiberg 试验（梨状肌紧张试验）阳性。
4. 需要与腰椎间盘突出症鉴别。
5. 非手术治疗为主，包括局部封闭、理疗等。

- Freiberg 试验：患者平卧位，伸髋时用力被动内旋髋关节，使梨状肌压迫坐骨神经，产生疼痛为阳性。

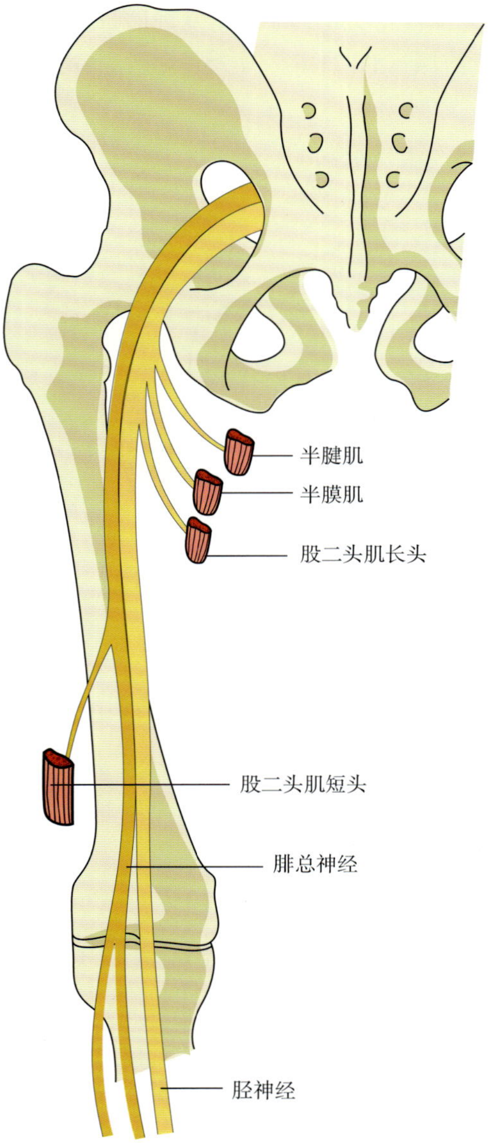

图 11-7-1 坐骨神经（$L_{4,5}$、$S_{1,2,3}$）感觉、运动支配区域示意图

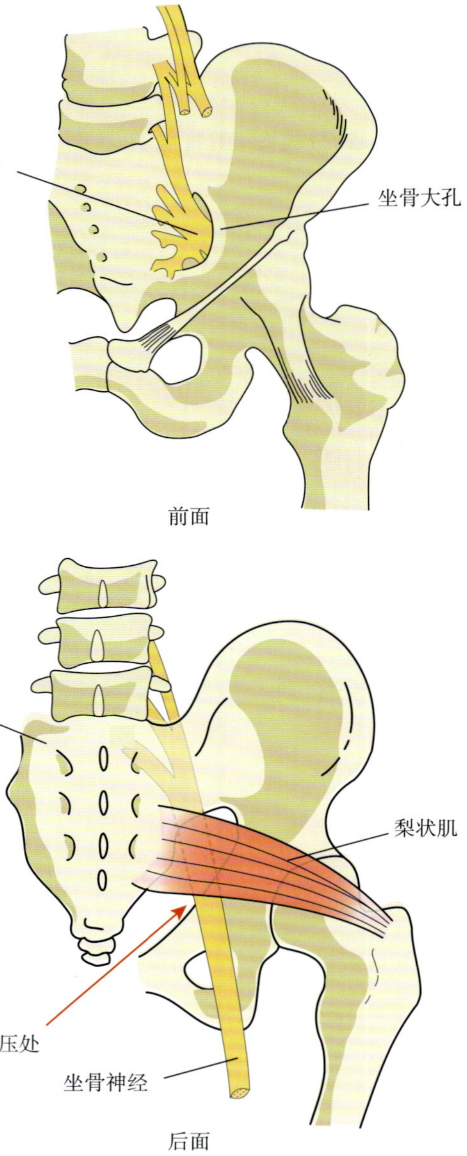

图 11-7-2 梨状肌容易卡压坐骨神经部位

第八节 股神经卡压综合征

一、股神经、闭孔神经解剖

股神经（$L_{2,3,4}$）、闭孔神经（$L_{2,3,4}$）运动支配区域（movement distribute region of femoral and obturator nerve）见图 11-8-1。

二、诊疗要点

1. 股神经卡压综合征（femoral nerve entrapment syndrome）是由于股神经途经的鞘管发生狭窄使股神经受压引起的神经损伤症状。

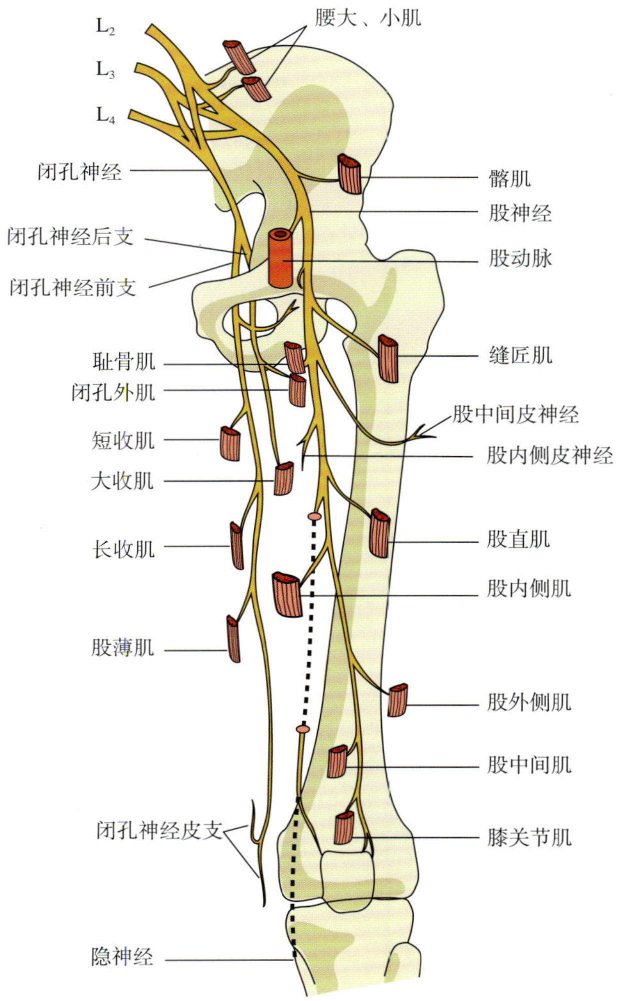

图 11-8-1 股神经（$L_{2,3,4}$）、闭孔神经（$L_{2,3,4}$）运动支配区域示意图

2. 发病机制：在腹股沟韧带下方的鞘管内包有股神经及股外侧皮神经，当任何原因引起筋膜鞘管内水肿、出血，导致鞘管内压力增加，均可压迫股神经和股外侧皮神经，出现神经卡压症状（图 11-8-2）。
3. 常见原因：髂腰肌损伤、血友病等。
4. 大腿前侧及小腿、足内侧皮肤感觉异常（图 11-8-3）。伸膝无力，股四头肌萎缩，膝反射弱或消失。腹股沟韧带上方有明显压痛。常合并股外侧皮神经卡压综合征（出现大腿前外侧异样感觉）（图 11-8-3）。
5. 确诊后尽快手术：切开神经减压松解手术。

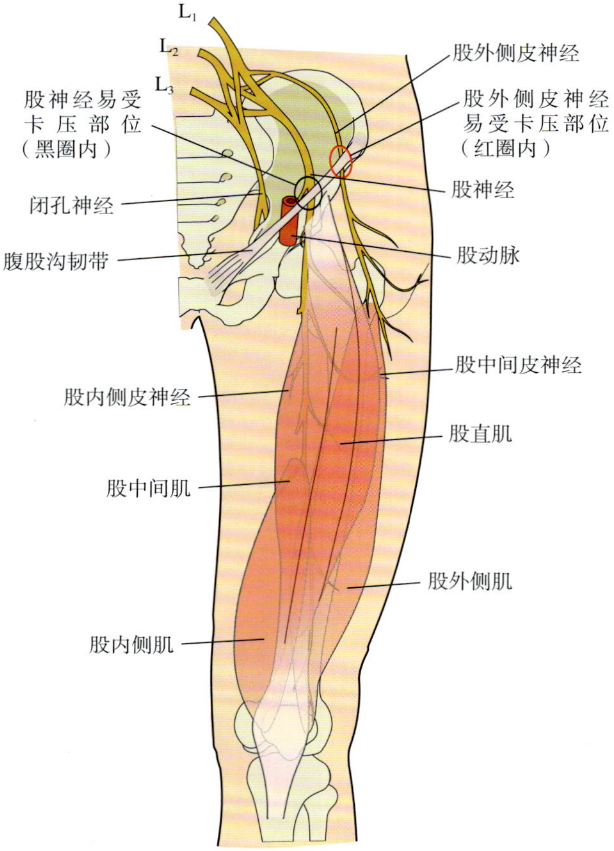

图 11-8-2 股神经、股外侧皮神经易受卡压部位

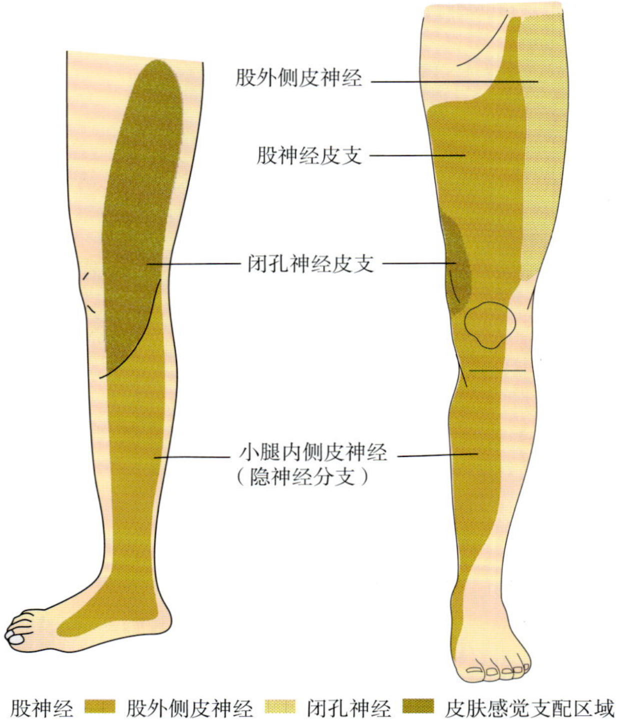

图 11-8-3 股神经、股外侧皮神经感觉区域示意图

第九节 腓总神经麻痹

一、腓总神经解剖

腓总神经（$L_{4,5}$、$S_{1,2,}$）运动支配区域（movement distribute region of common peroneal nerve）见图 11-9-1。

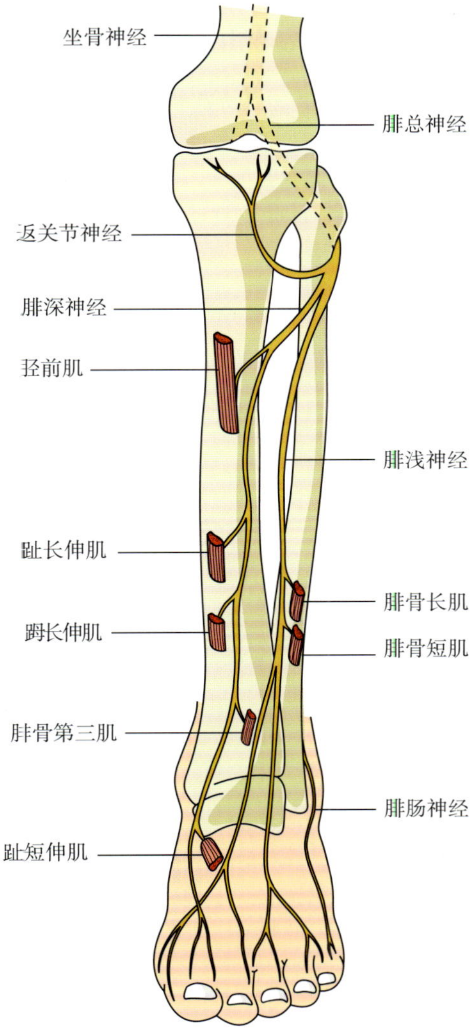

图 11-9-1 腓总神经（$L_{4,5}$、$S_{1,2}$）运动支配区域示意图

二、诊疗要点

1. 腓总神经麻痹（peroneal nerve paralysis）是指腓总神经在腓骨小头处受压而引起的神经损伤症状。
2. 常有蹲位过久或石膏压迫等原因。
3. 小腿外侧及足背皮肤感觉障碍（图 11-9-2）。
4. 患侧足下垂，不能背屈（图 11-9-3），行走时呈跨阈步态。
5. 腓骨颈部 Tinel 征阳性。
6. 神经电生理检查，腓总神经传导速度减慢。
7. 非手术治疗：应用非甾体消炎止痛药、神经营养药，局部封闭，物理治疗等。
8. 手术治疗：经非手术治疗 3 个月神经功能无改善，行腓总神经探查松解术。

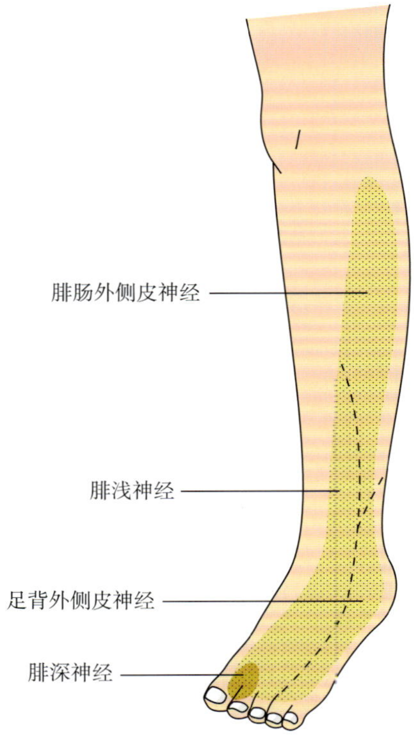

图 11-9-2 腓总神经皮肤感觉支配区域示意图

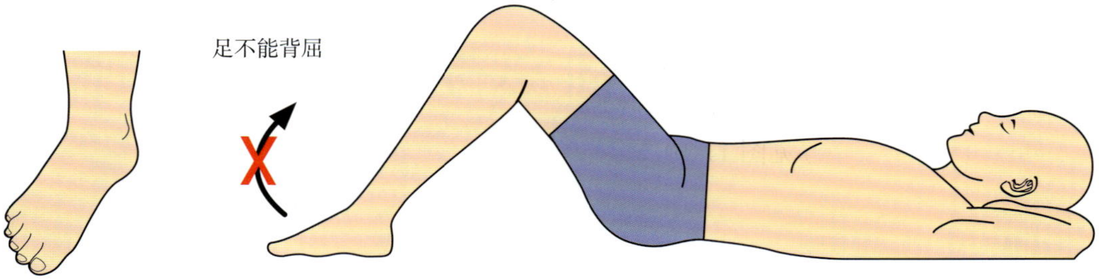

图 11-9-3 腓总神经麻痹，足下垂畸形

第十节 踝管综合征

一、踝管解剖

踝管即为屈肌支持带与跟骨内侧面构成的一个骨性纤维管道。管内容物由前向后依次为胫后肌腱，趾长屈肌腱，胫后动、静脉，胫神经，𧿹长屈肌腱（图 11-10-1）。

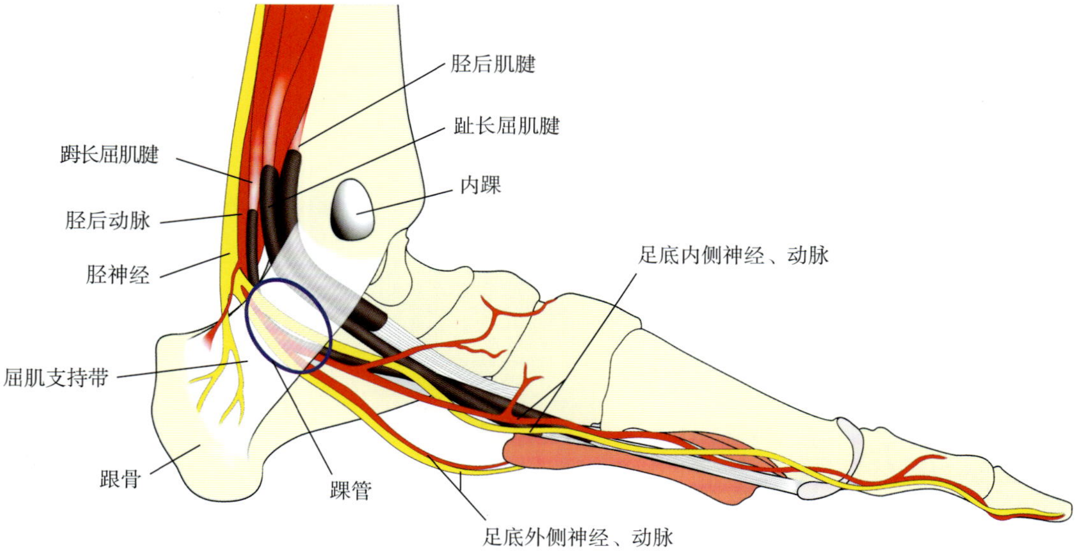

图 11-10-1 踝管解剖

二、胫神经解剖

胫神经（L$_{(4),5}$、S$_{1,2,(3)}$）运动支配区域（movement distribute region of tibial nerve）见图 11-10-2。

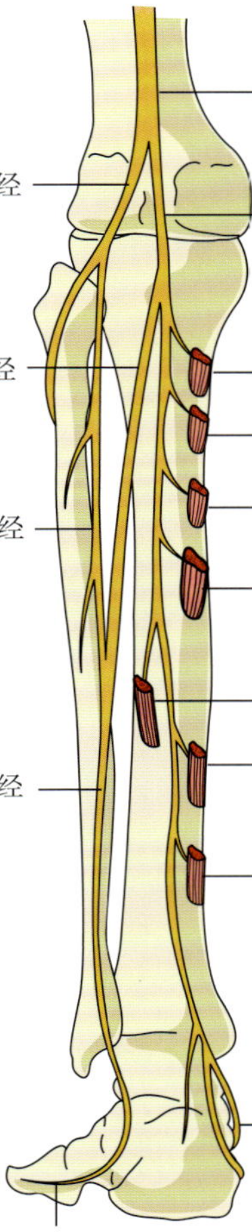

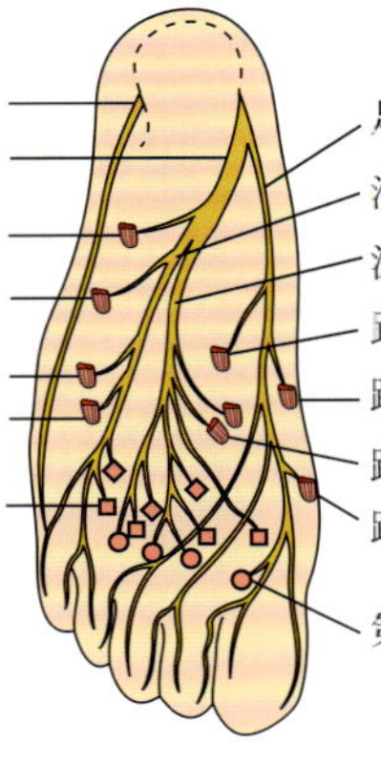

图 11-10-2 胫神经（L$_{(4),5}$、S$_{1,2,(3)}$）运动支配区域示意图

三、诊疗要点

1. 踝管综合征（tarsal tunnel syndrome）是指胫后神经在位于内踝后下方的踝管内受压所引起的神经损伤症状。
2. 病因：外伤、腱鞘炎、腱鞘囊肿等。
3. 足底内侧麻木、疼痛（图 11-10-3）。内踝后方（踝管区）Tinel 征阳性。
4. 非手术治疗：应用非甾体消炎止痛药、局部封闭、物理治疗等。
5. 手术治疗：非手术治疗无效，可行踝管切开减压、胫神经松解术。

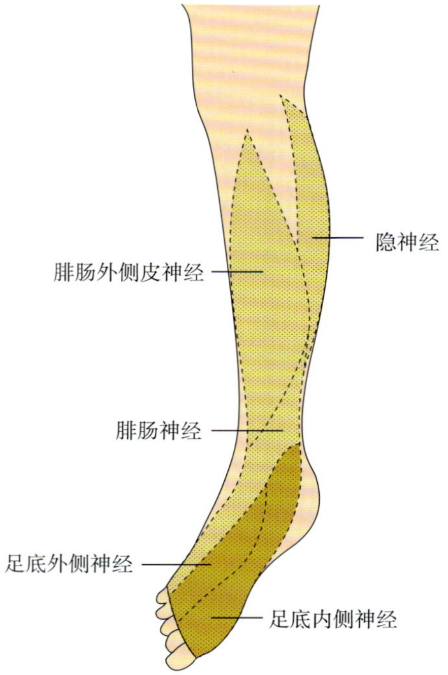

图 11-10-3 胫神经皮肤感觉支配区域示意图

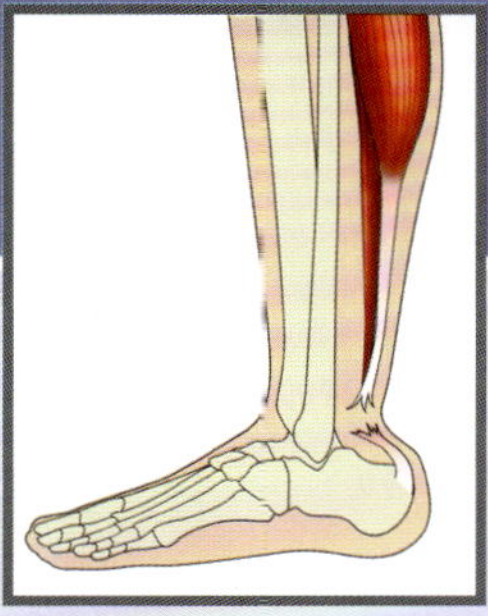

第十二章

肌肉、肌腱疾病

第一节 肌肉、肌腱断裂

1. 肌肉、肌腱断裂（muscular and tendon rupture）是指外力引起的肌肉断裂和肌腱起止点断裂。
2. 局部疼痛、肿胀、凹陷，压痛，活动疼痛加重。
3. 常见的肌肉、肌腱断裂有冈上肌腱断裂、肱二头肌腱断裂（图 12-1-1、图 12-1-2）、股四头肌腱断裂、髌腱断裂、跟腱断裂以及大腿内收肌、小腿三头肌断裂（图 12-1-3～图 12-1-7）等。
4. 肌肉断裂临床分为：Ⅰ度——肌纤维细微损伤（又称为肌肉拉伤）；Ⅱ度——部分肌纤维断裂；Ⅲ度——肌肉完全撕裂。
5. 治疗：Ⅰ度、Ⅱ度损伤，应给予冷敷，加压包扎，抬高伤肢，将伤肢固定于肌松弛位 3 周。Ⅲ度损伤应行肌肉、肌腱缝合修补术，外固定 4～6 周。

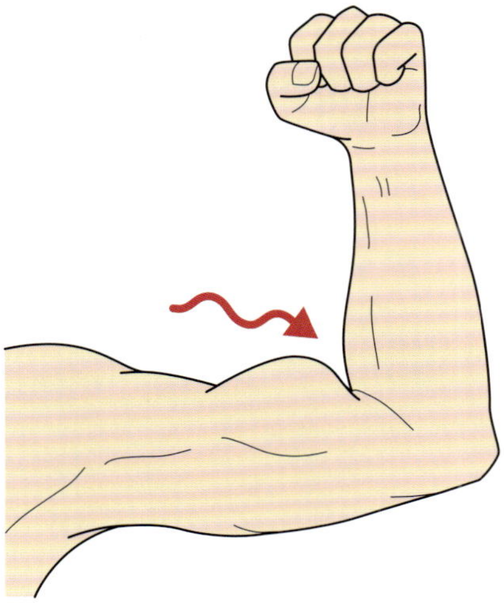

图 12-1-1 肱二头肌腱长头断裂后，肌腹向远端回缩。当用力屈肘时，上臂中下段处出现一软组织包块

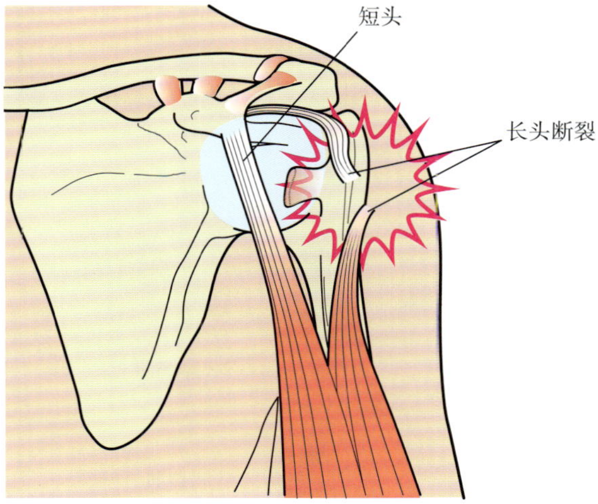

图 12-1-2 肱二头肌腱断裂

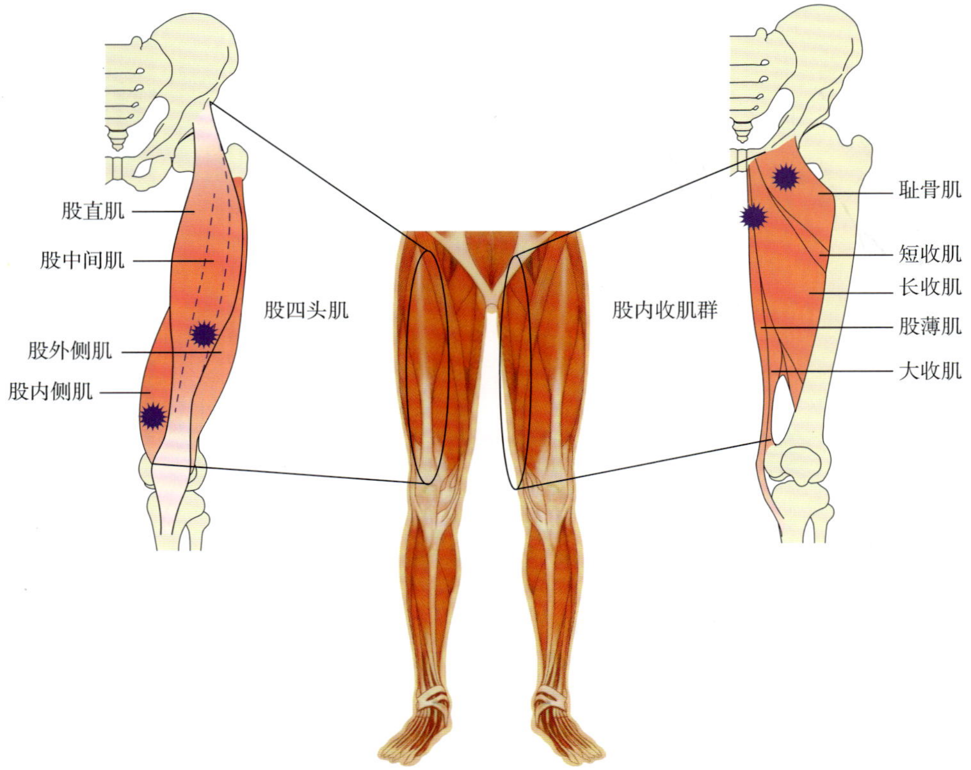

图 12-1-3　下肢前侧肌肉、肌腱断裂好发部位。✸为损伤部位

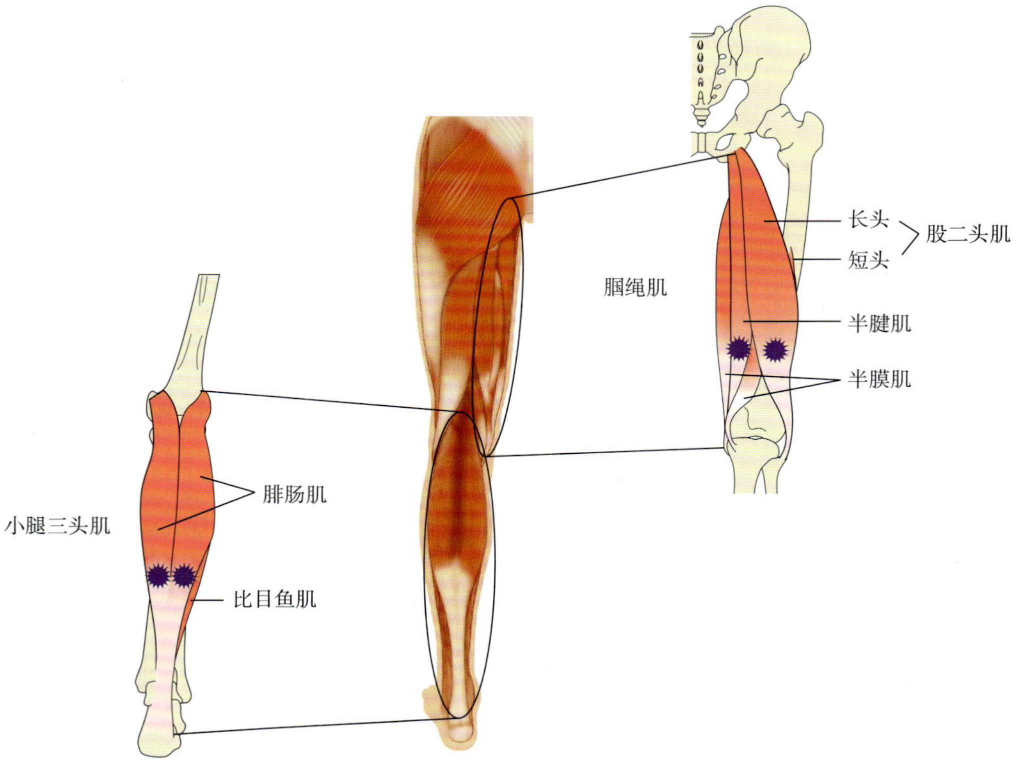

图 12-1-4　下肢前侧肌肉、肌腱断裂好发部位。✸为损伤部位

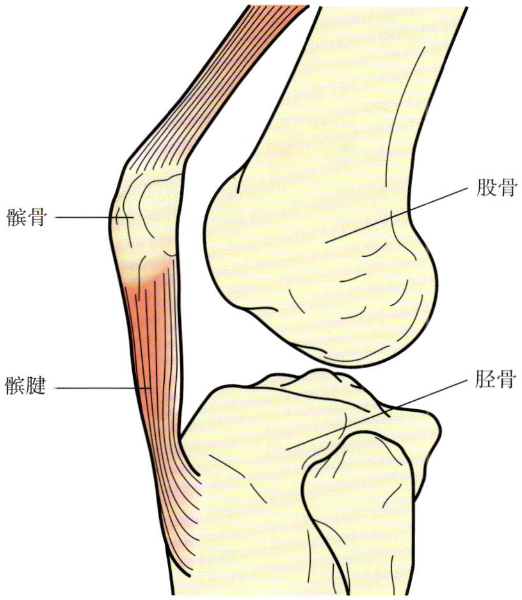

图 12-1-5 髌腱应用解剖

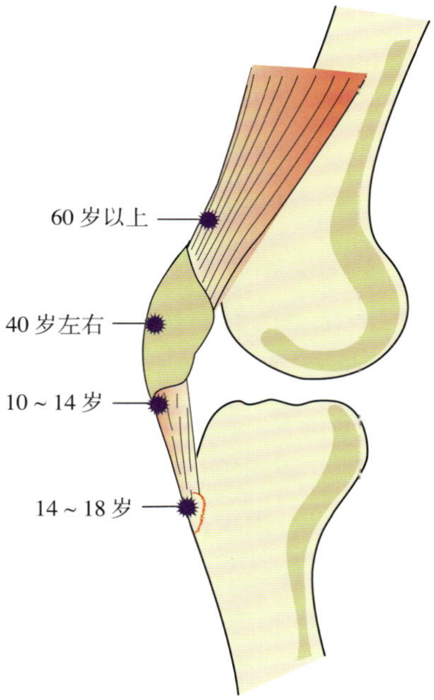

图 12-1-6 伸膝装置易损伤的年龄和好发部位

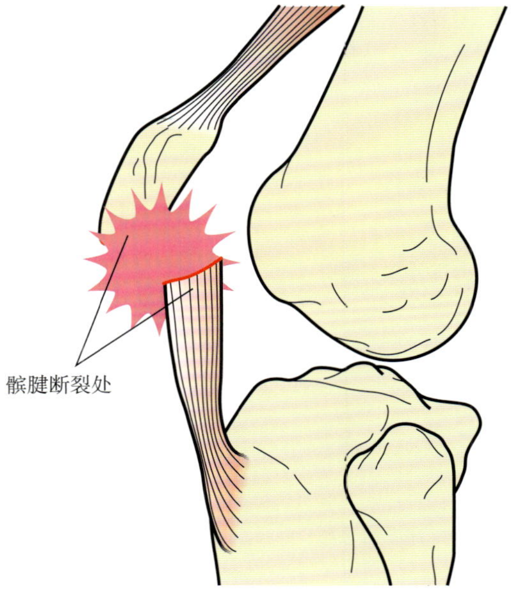

图 12-1-7 髌腱断裂

第二节 跟腱断裂

1. 大部分患者发生跟腱断裂（achilles tendon rupture）前已有跟腱的慢性疾病。跟骨附着点上方 4 cm 处跟腱最窄，最易发生断裂（图 12-2-1）。
2. 30 岁以上男性多发。
3. 多在进行弹跳、短跑等运动中发生。患者常有足跟后方有棒击感，出现提踵无力，行走困难。
4. 跟腱局部肿胀，疼痛，跖屈无力，跟腱处有凹陷感，Thompson 试验阳性（图 12-2-2）。

   Thompson 试验（腓肠肌挤压试验）：俯卧位，屈膝 90°，检查者用手挤压小腿腓肠肌，正常时足跖屈。若无跖屈或跖屈较对侧弱为阳性，提示跟腱断裂。
5. 多数接受手术治疗，可采用切开跟腱缝合（图 12-2-3）或者经皮微创缝合手术，术后石膏固定。

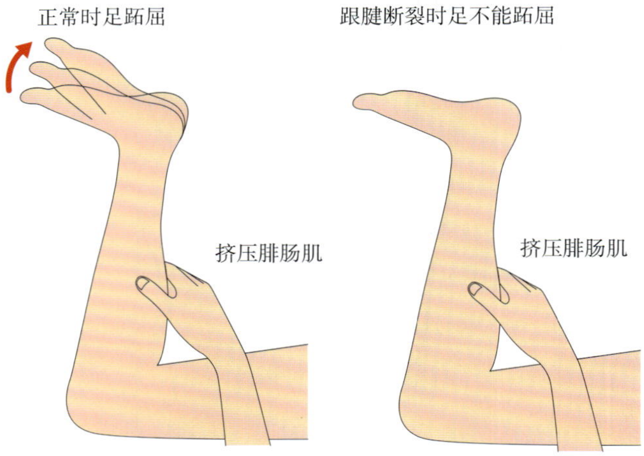

图 12-2-2 Thompson 试验（腓肠肌挤压试验）阳性，提示跟腱断裂

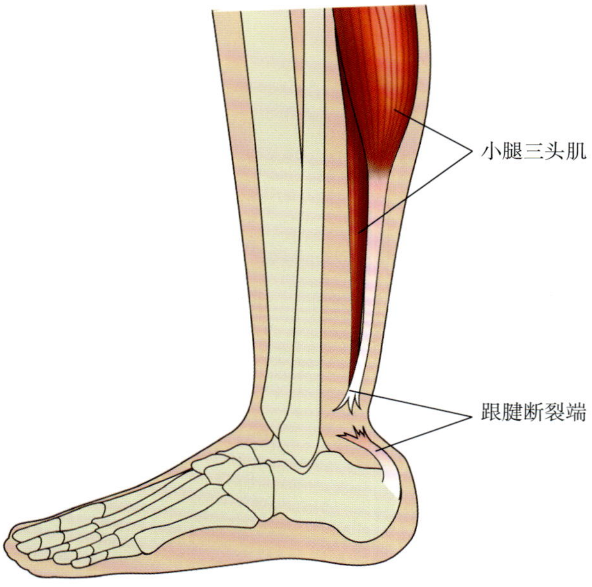

图 12-2-1 跟腱断裂

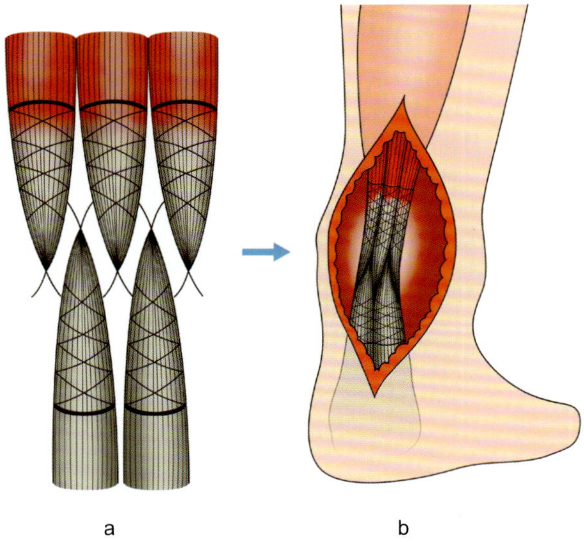

图 12-2-3 跟腱断裂五束缝合法

a. 将跟腱断端组织分成近端3束，远端2束，用Bunnell技术缝合各束跟腱；b. 将近端3束和远端2束分别进行端端缝合

第三节　跟腱周围炎

1. 跟腱周围炎（achilles paratendonitis）是指跟腱与腱围组织（图 12-3-1、图 12-3-2）发生了无菌性炎症。
2. 与跑跳等运动过多有关。
3. 跟腱与跟骨附着点附近疼痛、周围肿胀、皮肤发热。以活动痛为主，安静时很少痛。
4. X 线片：腱或腱止点处增粗或钙化（图 12-3-3）。
5. 非手术治疗为主，包括休息、冰敷、非甾体抗炎药等。如无改善（6～9 个月）可行腱围病变组织清除松解术。

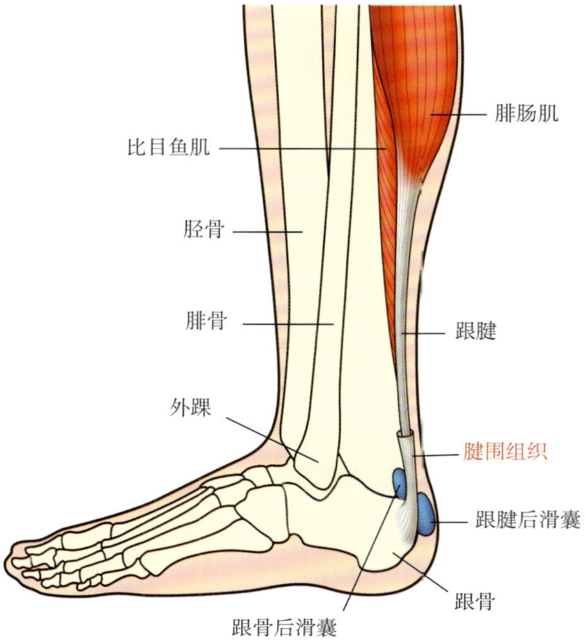

图 12-3-2　跟腱没有腱鞘，在跟腱表面覆有一层薄膜称腱围组织，类似滑膜，起润滑作用，以防止跟腱磨损

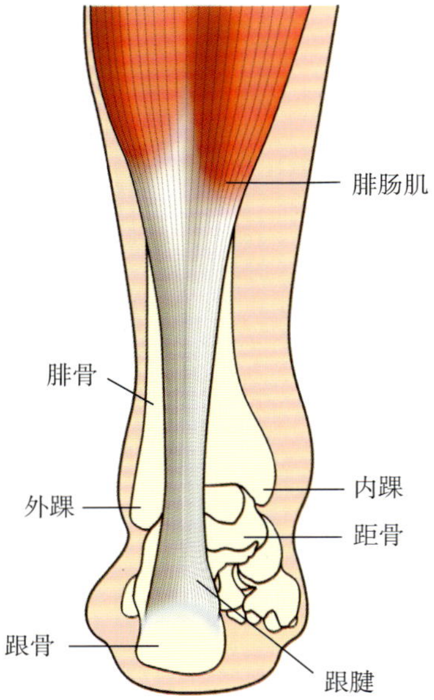

图 12-3-1　跟腱解剖

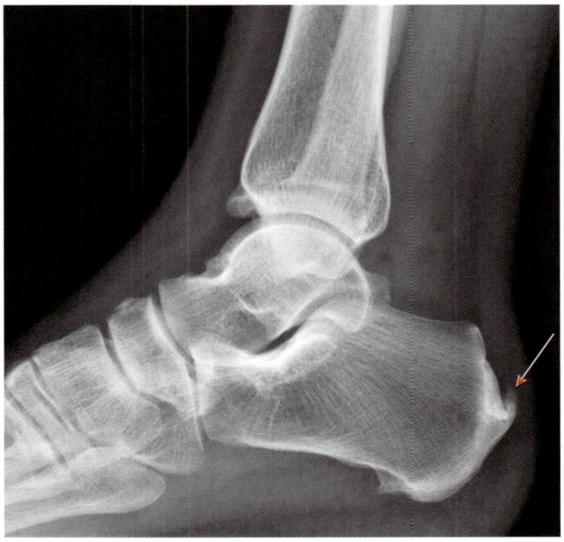

图 12-3-3　X 线片：跟腱止点钙化

第四节 手指屈肌腱鞘炎

一、手指纤维鞘管解剖

见图 12-4-1。

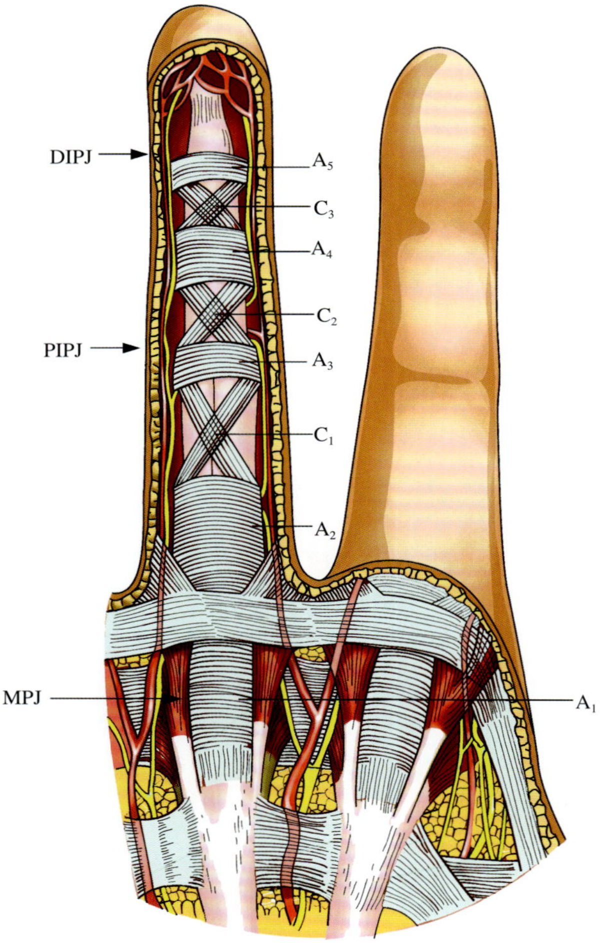

图 12-4-1 右手中指纤维鞘管解剖

DIPJ：远侧指间关节；PIPJ：近侧指间关节；MPJ：掌指关节；A：十字韧带（cruciate ligament）；C：环状韧带（annular ligament）

二、诊疗要点

1. 手指屈肌腱鞘炎（tenosynovitis of hand flexor tendons）亦称弹响指（snapping finger），是由于手指的屈指肌腱鞘（A_1）（图 12-4-1）发生无菌性炎症、水肿、增生、狭窄所致。
2. 劳损是主要原因。好发于拇指、中指和环指（图 12-4-2）。
3. 发病机制见图 12-4-3。腱鞘狭窄部位在 MP 关节平面。
4. 掌骨头掌侧压痛，PIP 关节屈伸受限，手指活动有时弹响疼痛。
5. 局部制动，理疗，局部封闭，如无效可行腱鞘切开松解术（图 12-4-4）。

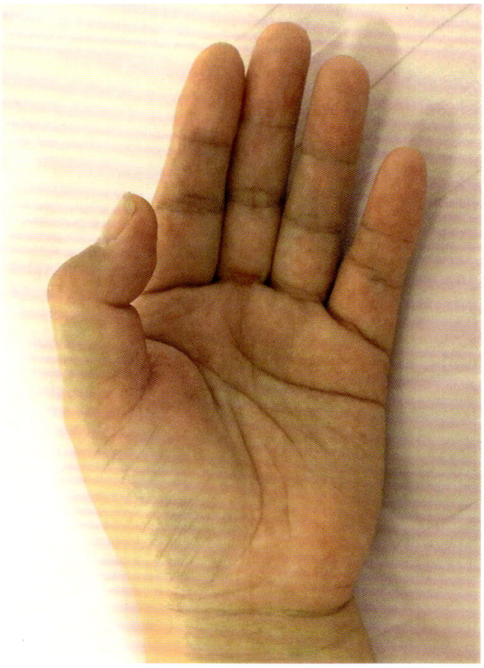

图 12-4-2 拇指弹响指，IP 关节屈曲状，伸直受限

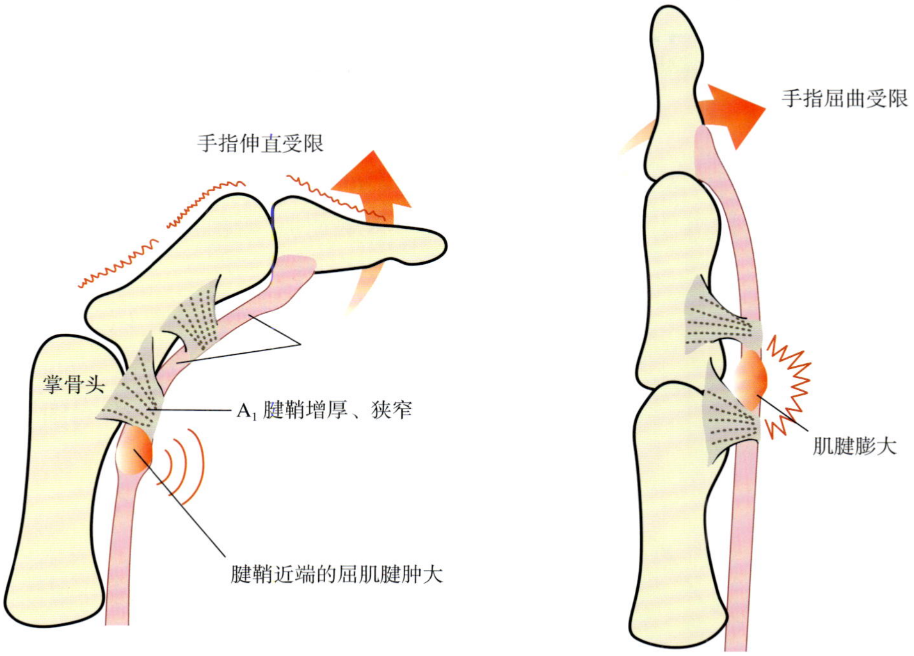

图 12-4-3 腱鞘炎发病机制：A_1 腱鞘异常增厚导致鞘管狭窄，屈指肌腱于 A_1 腱鞘近端水肿膨大，肌腱难以滑动通过狭窄的腱鞘，手指伸直或屈曲活动受限，出现绞锁现象

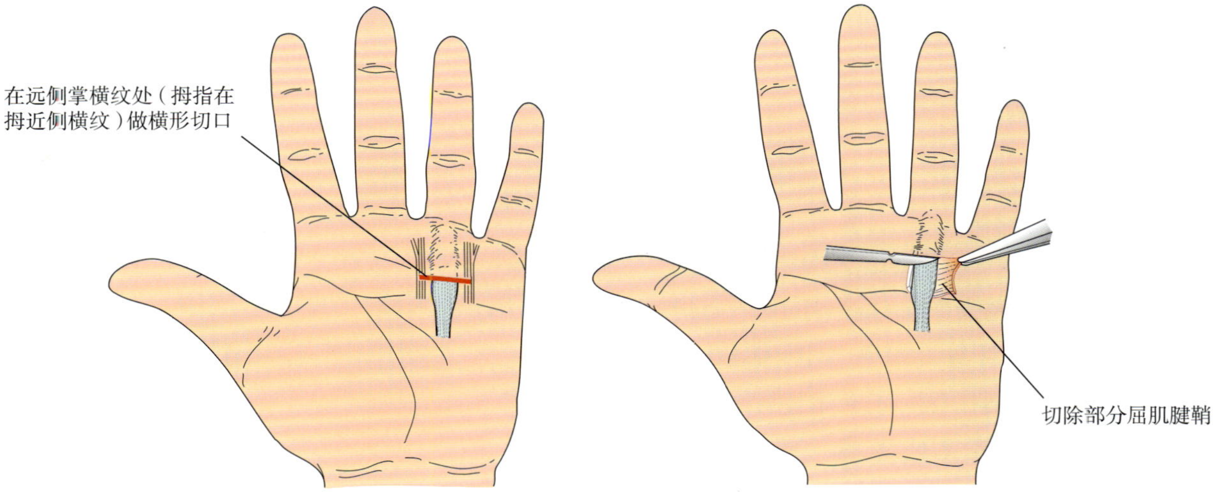

图 12-4-4 弹响指腱鞘切开松解术

第五节 桡骨茎突狭窄性腱鞘炎

一、腕背第一伸肌鞘管解剖

见图 12-5-1。

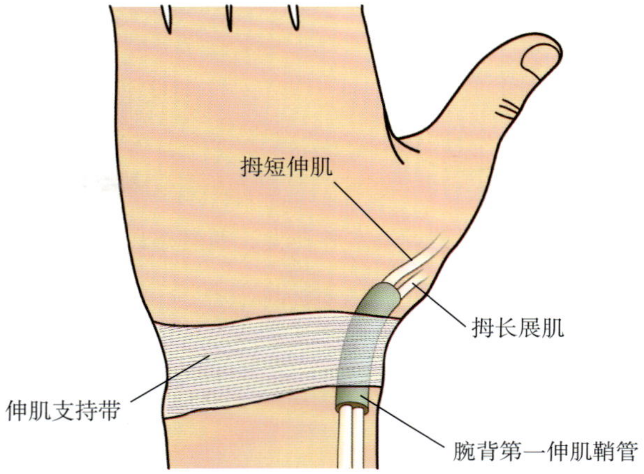

图 12-5-1 腕背第一伸肌间室应用解剖

二、诊疗要点

1. 桡骨茎突狭窄性腱鞘炎（de Quervain 病）是指腕背侧第一间室（骨纤维性鞘管）(图 12-5-1）内（拇长展肌和拇短伸肌肌腱）的狭窄性腱鞘炎。
2. 主要症状为桡骨茎突处疼痛，压痛，稍肿胀。Finkelstein（尺偏试验）试验（图 12-5-2）、Brunelli 试验（桡偏外展试验）(图 12-5-3）阳性。
3. 非手术治疗为主。支具制动，腱鞘内封闭等。非手术治疗无效可行腱鞘切开松解术（图 12-5-4、图 12-5-5）。

- Finkelstein 试验：四指握拇指于掌心，腕关节向尺侧屈曲，桡骨茎突处疼痛加重为阳性。

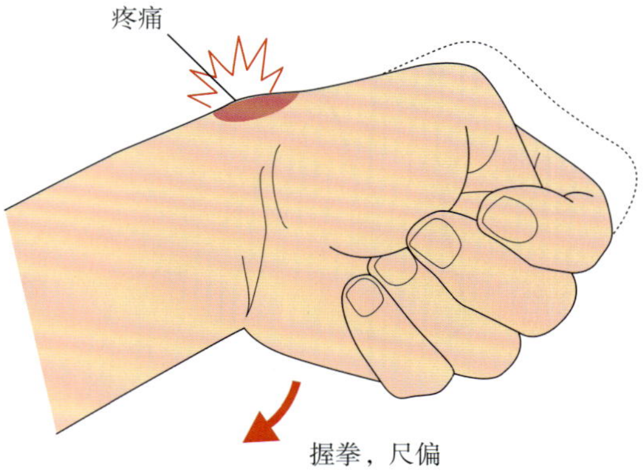

图 12-5-2 Finkelstein 试验（尺偏试验）阳性

- Brunelli 试验：腕关节桡偏，拇指尽力外展，桡骨茎突部沿肌腱出现疼痛为试验阳性。

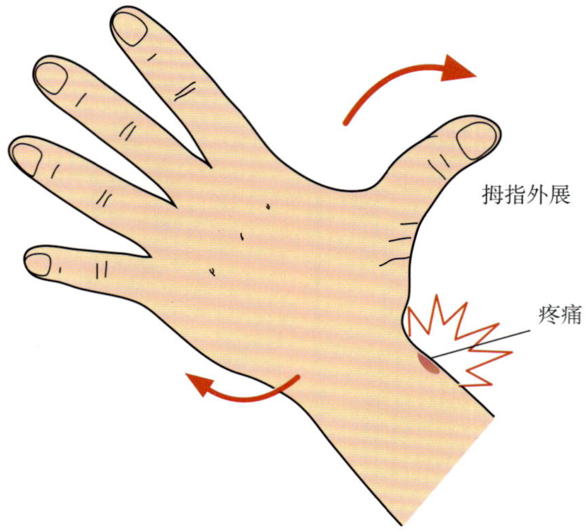

图 12-5-3 Brunelli 试验（桡偏外展试验）阳性

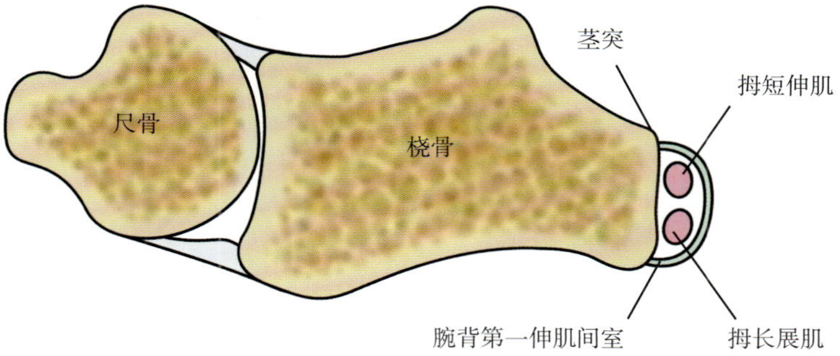

图 12-5-4 腕背第一伸肌间室横截面

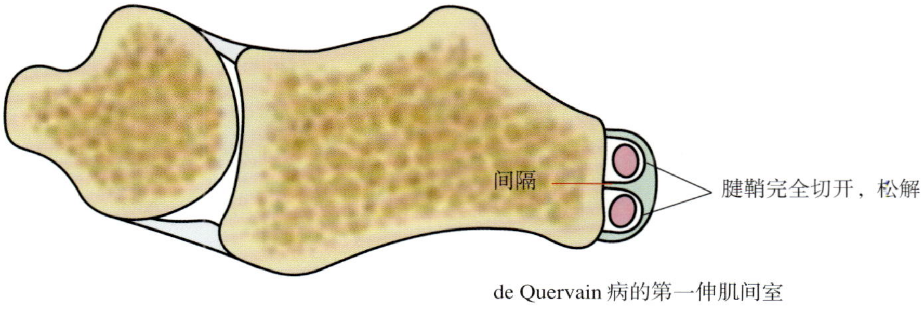

图 12-5-5 腕背第一伸肌间室腱鞘切开松解术

第六节 肱骨外上髁炎 / 网球肘

一、肘部解剖

见图 12-6-1。

二、诊疗要点

1. 肱骨外上髁炎（lateral humeral epicondylitis）是肱骨外上髁部伸肌总腱处的慢性损伤性肌筋膜炎（图 12-6-1）。因网球运动员较常见，故又称“网球肘”（tennis elbow）。
2. 肘关节外侧疼痛，可向前臂外侧放射。肱骨外上髁部压痛。Thomsen 试验（图 12-6-2）、Chair 试验（图 12-6-3）及中指背伸试验（图 12-6-4）阳性。
3. 以非手术治疗为主，包括理疗、制动、局部封闭、应用非甾体抗炎药等。
   - Thomsen 试验：检查者屈腕用力按住受检者手背，受检者伸直肘部，用力背伸腕关节，当肱骨外上髁出现疼痛时为阳性。提示肱骨外上髁炎。
   - Chair 试验：受检者伸直肘部，手持椅子上举，当肱骨外上髁出现疼痛为阳性。提示肱骨外上髁炎。

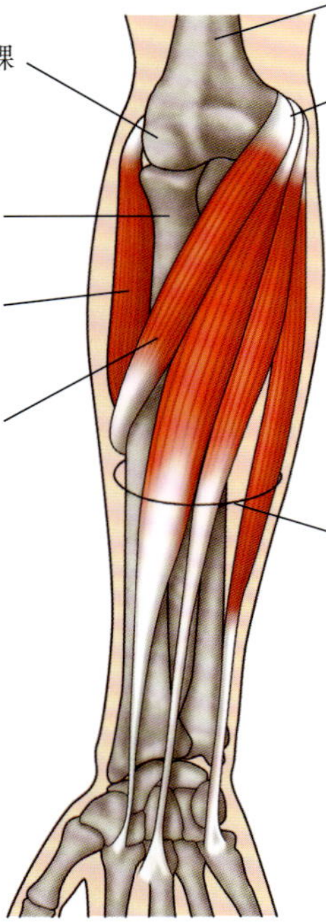

图 12-6-1　肱骨外上髁应用解剖

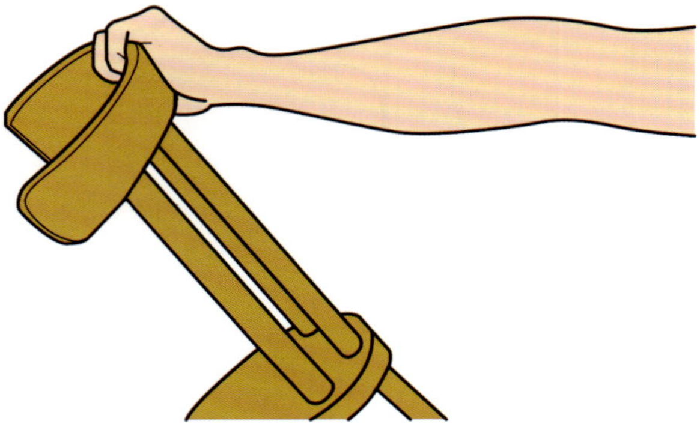
图 12-6-3　Chair 试验（椅子上举试验）阳性

• 中指背伸试验：检查者用中指下压受检者的中指向掌侧屈曲，受检者伸直肘、腕部，中指用力背伸，当出现肱骨外上髁疼痛时为阳性。提示肱骨外上髁炎。

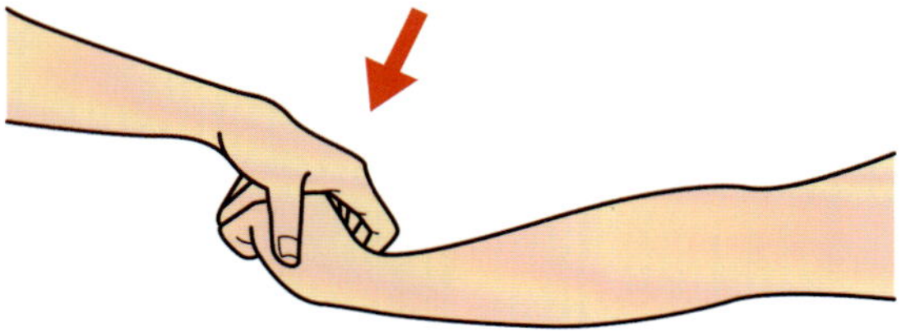
图 12-6-2　Thomsen 试验阳性

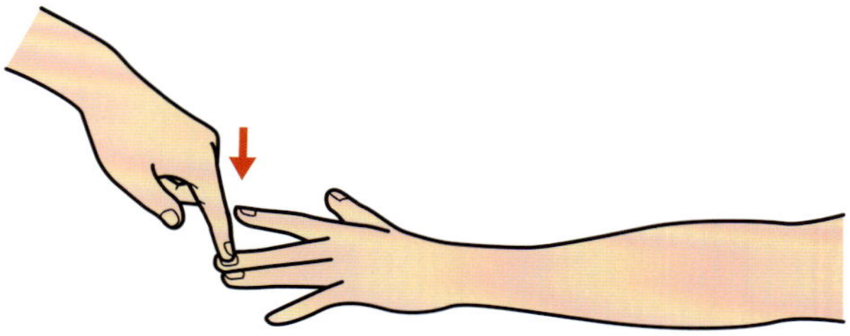
图 12-6-4　中指背伸试验阳性

第七节　腱鞘囊肿

1. 腱鞘囊肿（ganglion）是指发生于关节囊或腱鞘附近的一种内含胶冻状黏液的囊性肿物（图 12-7-1）。
2. 好发于腕背及足背，与外伤、手过度活动有关。
3. 年轻女性多见。
4. 多数无症状，偶有轻微酸痛感。囊液变多会有轻压痛。
5. 30%～40% 的腱鞘囊肿可自行消退。
6. 治疗：粗针头穿刺抽液，加压包扎。多次复发可考虑行囊肿切除术（图 12-7-2）。

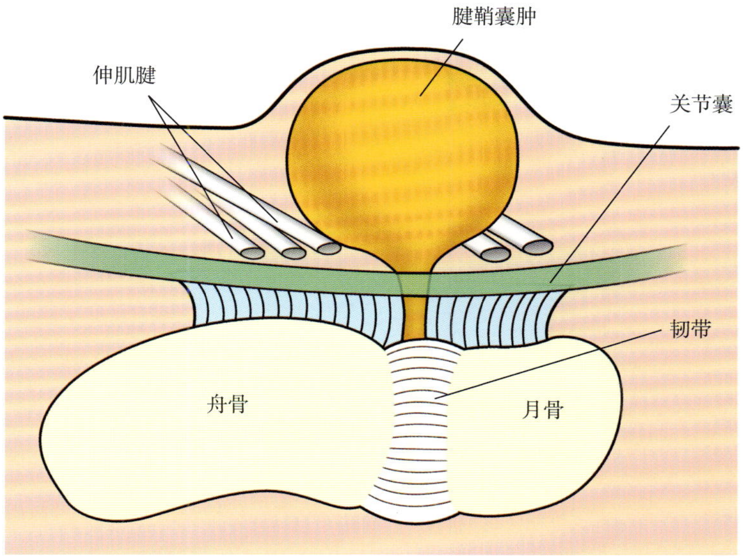

图 12-7-1　腕关节背侧腱鞘囊肿示意图

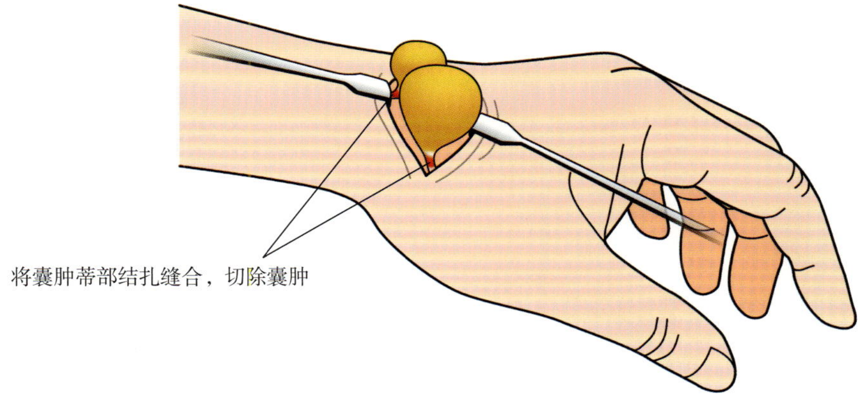

图 12-7-2　腱鞘囊肿切除术

第十三章

骨与软组织肿瘤

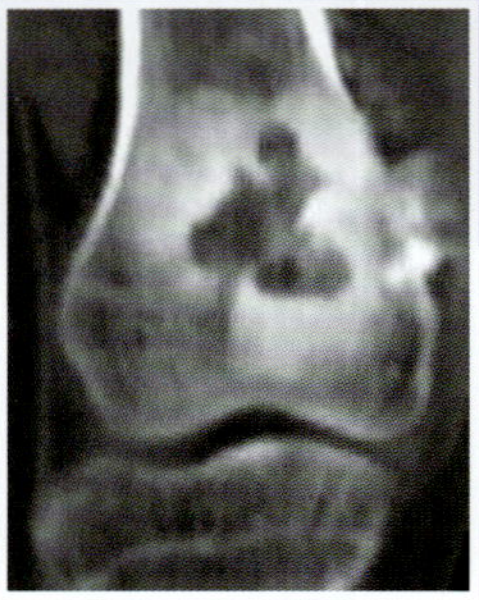

第一节　骨肿瘤概论

一、要点

1. 骨肿瘤是发生于骨骼或其附属组织的肿瘤。
2. 最常见的恶性原发性骨肿瘤是骨肉瘤；良性骨肿瘤是骨软骨瘤；骨肿瘤样病变（bone tumor like lesion）是孤立性骨囊肿（表 13-1-1 ~ 表 13-1-3）。
3. 恶性骨肿瘤以骨转移瘤最多见，男性是肺癌转移，女性为乳腺癌转移。
4. 骨肉瘤（osteosarcoma）、尤因肉瘤（Ewing's sarcoma）多发于男性，以 10 岁左右最多见。骨巨细胞瘤（giant cell tumor of bone）多见于女性，多在 20 岁左右发病（表 13-1-4）。
5. 原发性恶性骨肿瘤常出现骨膜反应（Codman 三角葱皮样改变、日光射线形态），但在一些良性病变（骨髓炎、嗜酸性肉芽肿）也可出现骨膜反应。
6. 骨肿瘤好发部位见图 13-1-1。
7. 良性骨肿瘤以局部刮除植骨或切除为主，愈后良好。
8. 恶性骨肿瘤手术：局部广泛切除 + 保肢功能重建手术。截肢、关节离断术。
9. 骨肉瘤、尤因肉瘤手术前后辅以化疗。

表 13-1-1　原发性肿瘤和瘤样病变的组织学分类

一、成骨性肿瘤	
良性	恶性
骨瘤（osteoma）	成骨肉瘤（osteosarcoma）
骨样骨瘤（osteoid osteoma） 骨母细胞瘤（osteoblastoma）	皮质旁成骨肉瘤（juxtacortical osteosarcoma）
二、成软骨性肿瘤	
良性	恶性
软骨瘤（chondroma）	软骨肉瘤（chondrosarcoma）
骨软骨瘤（osteochondroma）	近皮质软骨肉瘤（juxtacortical chondrosarcoma）
软骨母细胞瘤（chondroblastoma）	间叶性软骨肉瘤（mesenchimal chondrosarcoma）
软骨黏液样纤维瘤（chondromyxoid fibroma）	

续表

<table>
<tr><td colspan="3">三、骨巨细胞瘤（giant cell tumor of bone）</td></tr>
<tr><td colspan="3">四、骨髓肿瘤</td></tr>
<tr><td colspan="3">尤因肉瘤（ewing’s sarcoma）</td></tr>
<tr><td colspan="3">骨网织细胞肉瘤（reticulosarcoma of bone）</td></tr>
<tr><td colspan="3">骨淋巴肉瘤（lymphosarcoma of bone）</td></tr>
<tr><td colspan="3">骨髓瘤（myeloma）</td></tr>
<tr><td colspan="3">五、脉管肿瘤</td></tr>
<tr><td>良性</td><td>中间型或未定型</td><td>恶性</td></tr>
<tr><td>血管瘤（hemangioma）</td><td>血管内皮瘤（hemangioendothelioma）</td><td>血管肉瘤（angiosarcoma）</td></tr>
<tr><td>淋巴管瘤（lymphoangioma）</td><td>血管外皮瘤（hemangiopericytoma）</td><td></td></tr>
<tr><td>血管球瘤（glomangioma）</td><td></td><td></td></tr>
<tr><td colspan="3">六、其他结缔组织肿瘤</td></tr>
<tr><td colspan="2">良性</td><td>恶性</td></tr>
<tr><td colspan="2">成纤维性纤维瘤（desmoplastic fibroma）</td><td>纤维肉瘤（fibrosarcoma）</td></tr>
<tr><td colspan="2">脂肪瘤（lipoma）</td><td>脂肪肉瘤（liposarcoma）</td></tr>
<tr><td colspan="2"></td><td>恶性间叶瘤（malignant mesenchymoma）</td></tr>
<tr><td colspan="2"></td><td>未分化肉瘤（undifferentiated sarcoma）</td></tr>
<tr><td colspan="3">七、其他肿瘤</td></tr>
<tr><td colspan="3">脊索瘤（chordoma）</td></tr>
<tr><td colspan="3">长管状骨“牙釉质瘤”（adamantinoma of lone bone）</td></tr>
<tr><td colspan="3">神经鞘瘤（neurilemnoma）</td></tr>
<tr><td colspan="3">神经纤维瘤（neurofibroma）</td></tr>
<tr><td colspan="3">八、未分化类肿瘤</td></tr>
<tr><td colspan="3">九、瘤样病变</td></tr>
<tr><td colspan="3">孤立性骨囊肿（solitary bone cyst）</td></tr>
<tr><td colspan="3">动脉瘤样骨囊肿（aneurysmal bone cyst）</td></tr>
<tr><td colspan="3">近关节性囊肿（juxta articular bone cyst）</td></tr>
<tr><td colspan="3">干骺端纤维缺损（metaphyseal fibrous defect）</td></tr>
<tr><td colspan="3">骨嗜酸性肉芽肿（eosinophilic granuloma）</td></tr>
<tr><td colspan="3">骨纤维结构不良（fibrous dysplasia of bone）或骨纤维异常增殖症</td></tr>
<tr><td colspan="3">骨化性肌炎（myositis ossificans）</td></tr>
<tr><td colspan="3">甲状旁腺功能亢进性“棕色瘤”（“brown tumor”）</td></tr>
</table>

表 13-1-2 良性与恶性骨肿瘤的区别

	良性骨肿瘤	恶性骨肿瘤（原发性）
症状	先有肿块	先有疼痛
	生长缓慢	生长迅速
	疼痛轻或无	疼痛重，夜间重
	无全身症状	发热、贫血，晚期有恶病质
	界限清楚	界限不清楚，周围组织有浸润粘连
局部体征	表面无改变	皮肤发热、静脉扩张
	无压痛，轻压痛	压痛明显
	无转移，少复发	可转移，复发率高
X 线表现	膨胀性生长	浸润性生长
	界限清楚	界限不清楚
	骨皮质完全或变薄	早期有破坏
	无骨膜反应	骨膜反应明显
细胞形态	分化成熟，近乎正常排列，排列可紊乱	异形明显，大小不等，排列紊乱，核大深染，有核分裂
化验	多无异常	贫血、红细胞沉降率增快，碱性磷酸酶可增高
预后	预后良好	预后不佳

表 13-1-3 骨肿瘤发病率

良性骨肿瘤	恶性骨肿瘤（原发性）	骨肿瘤样病变
骨软骨瘤	成骨肉瘤	孤立性骨囊肿
软骨瘤	软骨肉瘤	骨纤维异常增殖症
骨巨细胞瘤	骨髓瘤	骨嗜酸性肉芽肿
非骨化性纤维瘤（non-ossifying fibroma）	尤因肉瘤	动脉瘤样骨囊肿

表 13-1-4 骨肿瘤好发年龄

恶性骨肿瘤		良性骨肿瘤 / 骨肿瘤样病变	
0～5 岁	神经母细胞瘤	10～20 岁	孤立性骨囊肿
5～20 岁	尤因肉瘤	10～20 岁	动脉瘤样骨囊肿
10～25 岁	成骨肉瘤	10～30 岁	骨软骨瘤
30 岁 ～	软骨肉瘤	10～30 岁	软骨瘤
40 岁 ～	多发性骨髓瘤	20～40 岁	骨巨细胞瘤
40 岁 ～	转移性骨肿瘤		

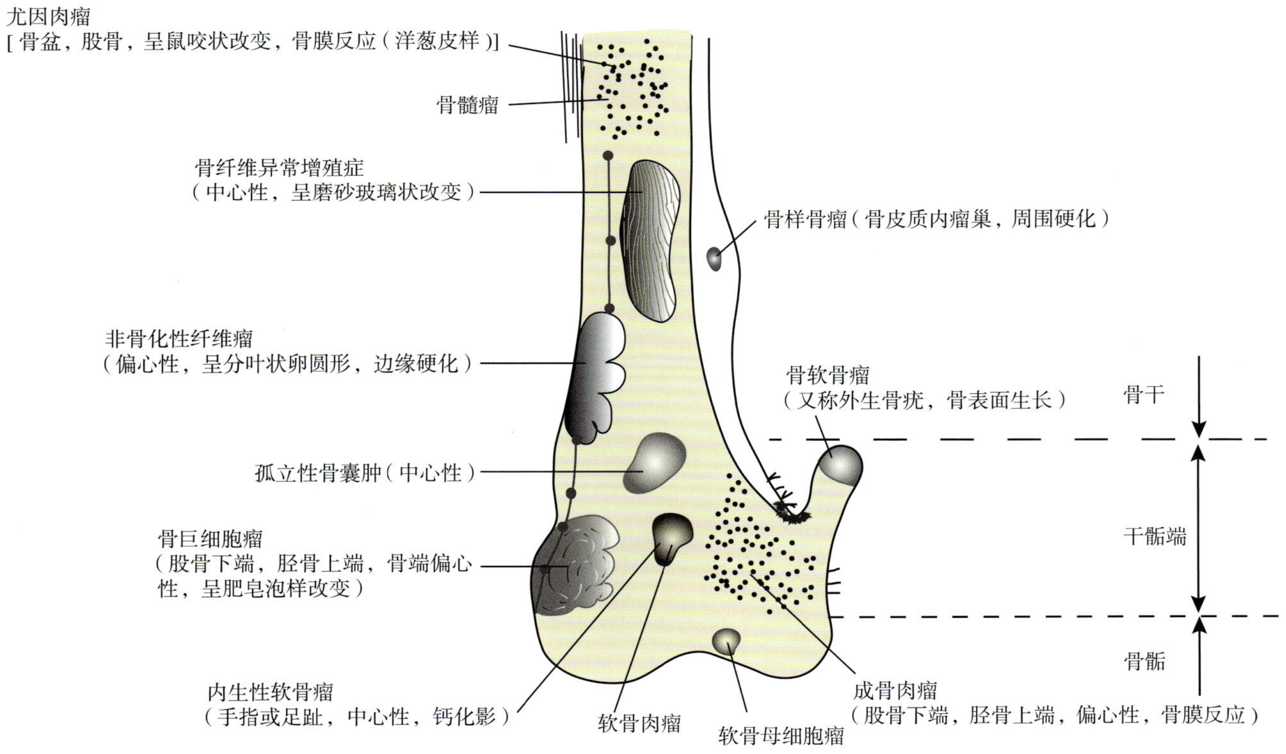

图 13-1-1 骨肿瘤好发部位

二、诊断

1. 影像学诊断

(1) X 线平片是骨肿瘤重要的检查方法。根据病变发生的部位、骨破坏的类型、骨皮质完整与否、病变的边缘、有无硬化边界、病变内有无残留骨、瘤软骨钙化、肿瘤骨形成、有无骨膜反应及其类型、病变区周围软组织改变等征象，可提示肿瘤性或非肿瘤性、良性或恶性、原发性和继发性等病变。

(2) CT：可清晰显示骨皮质破坏范围和肿瘤的内部结构。CT 强化扫描可显示肿瘤的血供情况。

(3) MRI 在检测骨肿瘤的敏感性方面要超过 X 线平片和 CT。可明确显示肿瘤髓内浸润范围及肿瘤与周围重要血管神经关系。

2. 血管造影：病变区血管移位、拉直或分离是良性骨肿瘤表现。血管不规则增多、血管湖或动 - 静脉瘘出现，血管受侵中断而显示的无血管区，则多为恶性骨肿瘤的血管造影表现。

3. 骨扫描：^{99m}Tc- 亚甲基二膦酸盐（^{99m}Tc-MDP）全身骨显像可明确肿瘤的病损范围，发现骨转移病灶。

4. 同位素铊（^{201}Ti）显像：观察化疗疗效的重要指标。

5. 分子生物学检测：有助于肉瘤诊断的检验。例如：荧光原位杂交检测 ***EWSR*1** 基因易位可作为尤因肉瘤家族肿瘤诊断的重要辅助依据。

6. 活检：针吸活检，一般使用直径 0.7 mm 针。切开活检。

7. 实验室检查：见表 13-1-5。良性骨肿瘤，血液、尿和骨髓检查均正常。

三、治疗原则

骨肿瘤治疗强调早期综合治疗，以手术和化疗为主。

1. 手术治疗

(1) 良性骨肿瘤：

- 刮除 + 植骨术：适用于骨囊肿、内生软骨瘤。
- 肿瘤切除术：适用于向骨表面生长的肿瘤（骨软骨瘤），或在髓腔内生长的良性硬化型肿瘤（骨样骨瘤）。

(2) 恶性骨肿瘤：

- 高位截肢术，关节离断术。
- 保肢术（在考虑保证生存率前提下，尽可能保留肢体）。
- 局部广泛切除（图 13-1-2）+（人工假体置换术、人工假体复合异体骨、异体骨关节移植术、瘤骨骨壳灭活再植术、带血管蒂

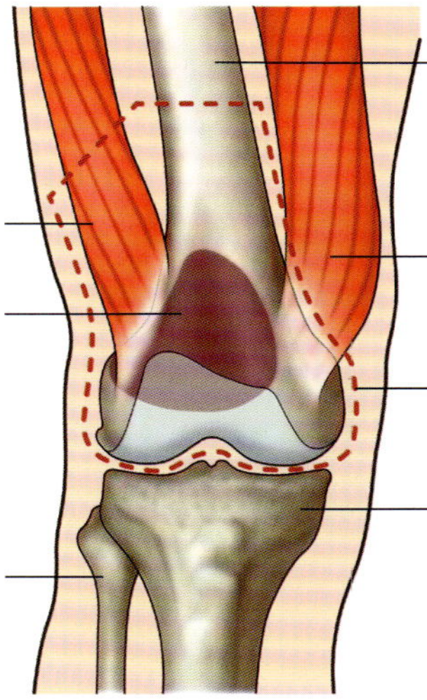

图 13-1-2 恶性骨肿瘤广泛切除范围包括：瘤体、包膜、反应区及其周围的部分正常组织

表 13-1-5 骨肿瘤的实验室检查

检查名称	正常值	结果	疾病
碱性磷酸酶	女性 50 ~ 135 U/L 男性 45 ~ 125 U/L （儿童比正常人高 1 ~ 2 倍）	增高	骨肉瘤
酸性磷酸酶	0 ~ 9 U/L	增高（70%）	前列腺癌骨转移
白细胞计数	成人 （3.50 ~ 9.50）× 10^9/L （3500 ~ 9500/mm^3） 儿童 （5.0 ~ 12.0）× 10^9/L （5000 ~ 12000/mm^3）	增高	尤因肉瘤
红细胞沉降率（血沉）		加快	尤因肉瘤，骨肉瘤，恶性纤维组织细胞瘤（malignant fibrous histiocytoma, MFH）
CRP		增高	尤因肉瘤，骨肉瘤，恶性纤维组织细胞瘤
血浆（血清）球蛋白（G）测定 白蛋白（A）/ 球蛋白（G）	乙醛酸比色法： 20 ~ 30 g/L（2.0 ~ 3.0 g/dl） 1.5 ~ 2.5	增高 倒置（球蛋白增多，白蛋白正常或减少）	骨髓瘤
血清总胆固醇 免疫球蛋白（Ig）测定 本 - 周氏（Bence-Jones）蛋白定性检查血清蛋白电泳	成人 2.9 ~ 6.0 mmol/L IgG 7.6 ~ 16.6 g/L IgA 0.71 ~ 3.35 g/L IgM 0.48 ~ 2.12 g/L IgD 0.01 ~ 0.04 g/L IgE 0.001 ~ 0.009 g/L	胆固醇可正常、升高或降低 ＞25 g/L ＞10 g/L ＞10 g/L ＞2 g/L ＞2 g/L 阳性（50%） 异常高尖的“M 峰”	高胆固醇血症多见于 IgA 型骨髓瘤，低胆固醇血症多见于 IgG 型骨髓瘤
尿中香草扁桃酸（VMA）、高香草酸（HVA）测定		阳性	神经母细胞瘤
血尿			泌尿系肿瘤骨转移
乳酸脱氢酶（LDH 或 LD）	比色法：150 ~ 450 U/L	高值	某些恶性肿瘤
肿瘤标记物： 甲胎蛋白（AFP） 癌胚抗原（CEA） 糖类抗原 125（CA125） 糖类抗原 19-9（CA19-9） 糖类抗原 72-4（CA72-4） 前列腺特异性抗原（PSA）		 升高 升高 升高 升高 升高 升高	 肝癌 直肠癌 卵巢癌 胰腺癌 胃癌 前列腺癌

植骨重建术）。

2. 化学治疗：手术前后辅以化疗可以使骨肿瘤的生存率大大提高。

主要的化疗药物有甲氨蝶呤、阿霉素、异环磷酰胺和顺铂。

骨肉瘤常用大剂量甲氨蝶呤。尤因肉瘤的有效药物是长春新碱、放线菌素 D、环磷酰胺、阿霉素、异环磷酰胺和鬼臼乙叉苷。横纹肌肉瘤对长春新碱、放线菌素 D、环磷酰胺和阿霉素的联合治疗有效。

3. 放射治疗

高敏感—尤因肉瘤 > 骨肉瘤 > 软骨肉瘤—低敏感。

四、预后

预后差排序：尤因肉瘤 > 骨肉瘤 > 软骨肉瘤。

第二节　骨肉瘤

1. 骨肉瘤（osteosarcoma）源于间叶组织，是由恶性增殖的肉瘤细胞直接产生肿瘤骨及骨样组织的一种恶性肿瘤。
2. 10 岁左右多发，男多于女。
3. 最常见于股骨远端、胫骨近端和肱骨近端。
4. 局部肿胀，运动痛。
5. X 线片：长管状骨干骺端呈偏心性溶骨或成骨改变，边缘不清，骨皮质破坏穿破，出现软组织影及不规则骨化区，骨膜增生常呈放射形骨针状或形成 Codman 三角（图 13-2-1）。
6. 病理检查可明确诊断。
7. 实验室检查：碱性磷酸酶值升高。
8. 手术前后的个体化辅助化疗。
   (1) 推荐药物：阿霉素、顺铂、大剂量甲氨蝶呤和异环磷酰胺。
   (2) 给药方式：序贯用药和联合用药，静脉或动静脉联合给药（甲氨蝶呤和异环磷酰胺不适合动脉给药）。
   (3) 用药时间：1 ~ 2 周期，每周期 1 ~ 2 个月。
9. 保肢术 + 瘤骨骨壳灭活再植术、异体骨半关节移植术、人工假体置换术（最常用）（图 13-2-1）和关节融合术。
10. 截肢术适用于瘤体巨大、分化极差、软组织条件不好的复发瘤，或者肿瘤周围的主要神经血管受到肿瘤的侵犯。
11. 在手术和手术前后的辅助化疗下，5 年生存率在 60% 以上。

备注：引起继发性骨肉瘤的疾病：骨 Paget 病、骨纤维结构不良、局部放射线照射治疗后等。

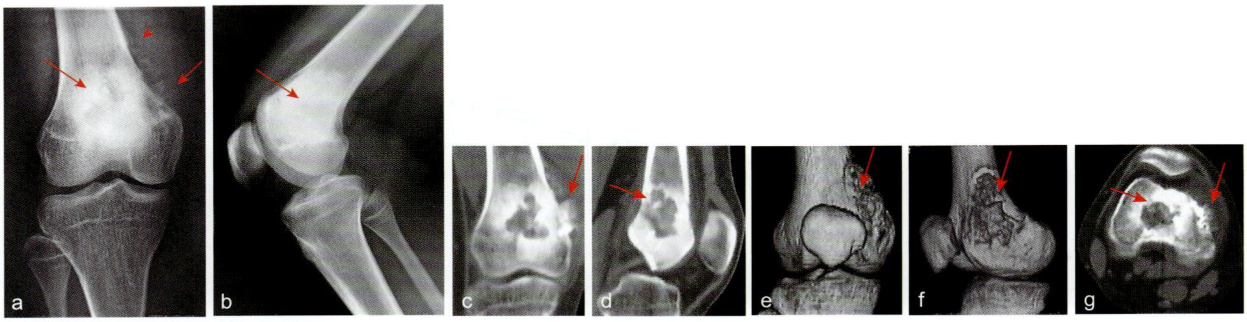

X 线片：(a，b)股骨远端不规则破坏，界限不清，可见 Codman 三角及放射形骨针 (↑)
CT：示股骨远端呈偏心性骨破坏，病灶内不均匀高密度瘤骨 (c ~ g ↑)，
髓腔内肿瘤穿破骨皮质与软组织肿块相连。骨膜增生呈花边状，形成 Codman 三角和放射形骨针 (↑)

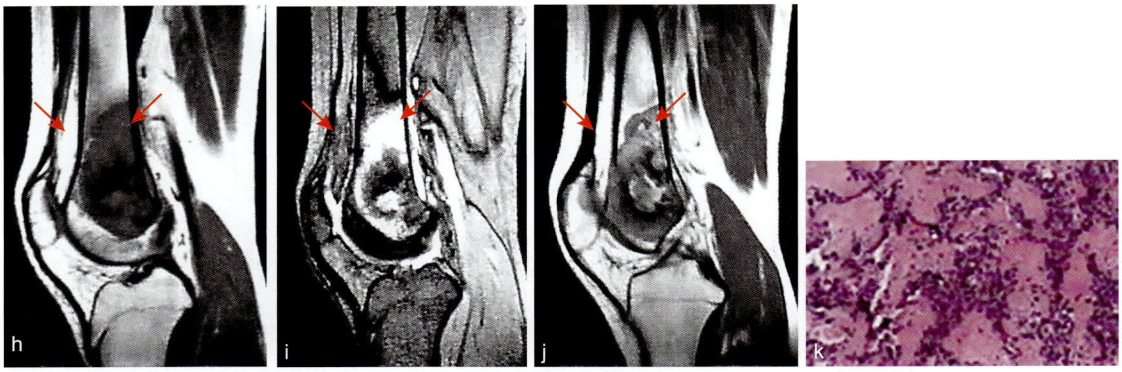

MRI 显示骨质破坏，前侧方软组织肿块，软组织肿块与骨髓相连
T_1W_1 (h)呈等低混杂信号；T_2W_1 (i)混杂信号，病变侵犯前侧软组织形成肿块，局部骨皮质中断；
T_1W_1 增强 (j)病变呈不均匀强化；病理报告 (k)：股骨远端骨骨肉瘤

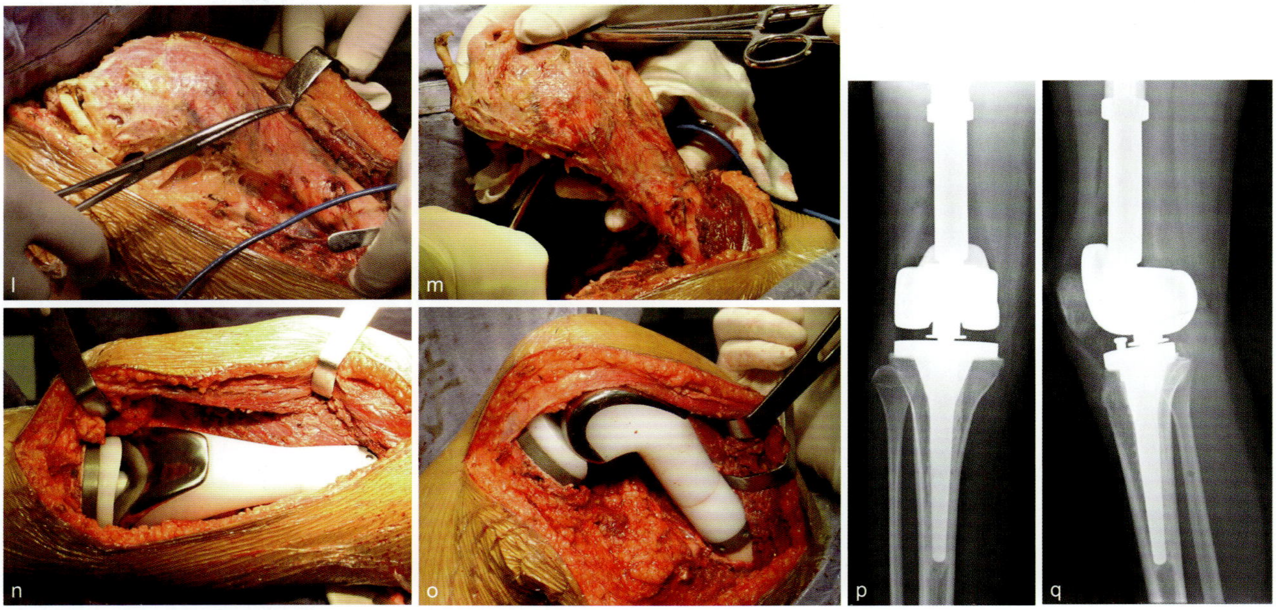

手术 (l ~ o)：右股骨远端瘤段截除 + 人工膝关节置换术。p，q：术后 X 线片

图 13-2-1　女，17 岁，右大腿下端肿痛 3 个月，诊断为右股骨远端骨肉瘤

第三节 软骨肉瘤

1. 软骨肉瘤（chondrosarcoma）以肿瘤细胞形成软骨为特征，是仅次于骨肉瘤的常见原发恶性骨肿瘤。
2. 原发性者发病年龄早，恶性程度高，发展快，预后差。继发性者为骨软骨瘤、软骨瘤等良性肿瘤的恶性变，发病较晚，发展缓慢，预后稍佳。
3. 30～60 岁多见。好发于骨盆，以髂骨最多。
4. 确诊需做病理检查。
5. 根据组织学的恶性程度软骨肉瘤分为 3 个等级：低（1 级）、中等（2 级）和高（3 级）。1 级预后良好。
6. 软骨肉瘤与良性内生性软骨瘤的鉴别困难（图 13-3-1）。
7. 治疗以手术为主，广泛性或根治性切除。
8. 普通放疗、化疗无效。

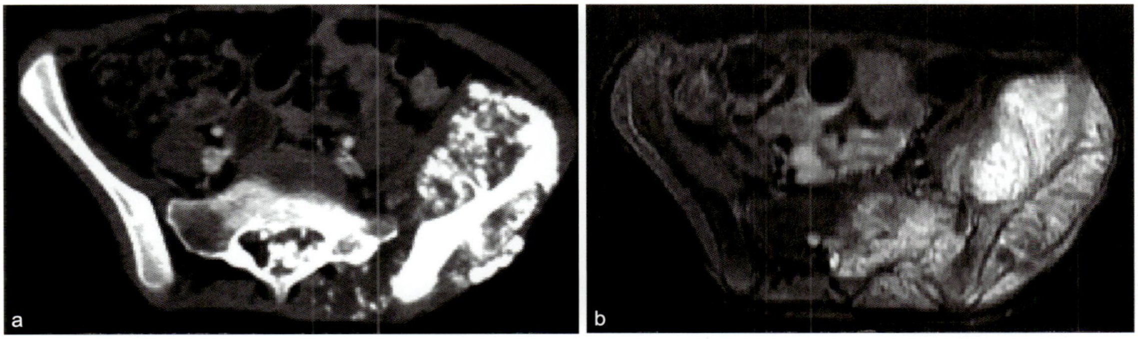

图 13-3-1 骨盆软骨肉瘤

CT（a）显示右髂骨内外侧板膨大肿块，密度不均，内有珊瑚状钙化；MRI（b）显示骨质侵犯范围大于CT。病变侵及骶骨

第四节 尤因肉瘤

1. 尤因肉瘤（Ewing's sarcoma, ES）是以小圆形细胞为特征的低分化的恶性肿瘤。
2. 少见，占所有原发性骨肿瘤的 6%～8%。
3. 发病部位最常见于髂骨，依次是股骨、胫骨、肱骨、肩胛骨。
4. 90% 发生于 5～25 岁之间。男多于女。
5. 局部红肿，皮温高，压痛。
6. 经常会有全身炎性症状，如低热、白细胞计数升高、红细胞沉降率（ESR）明显增快、CRP 阳性等。
7. X 线片可见斑点状或虫蚀样溶骨性破坏，局限性髓腔扩大。皮质骨的穿透性破坏，出现典型的葱皮样骨膜反应。
8. 治疗采用综合疗法。放疗很敏感，结合化疗。手术原则是彻底切除肿瘤，尽量保存肢体。
9. 该病恶性程度高，肿瘤生长迅速，早期常有骨骼及肺部的广泛转移，预后较差。

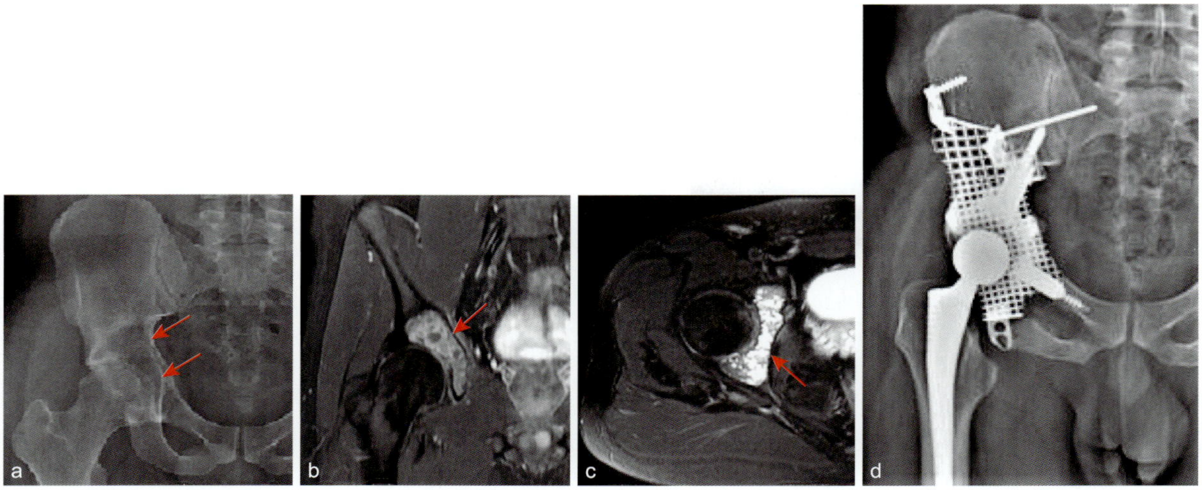

图 13-4-1 男，31 岁，右髋臼尤因肉瘤
X 线片（a）见右髋臼区域骨质破坏透亮区；MRI（b、c）示病变区骨髓信号异常，呈不均匀长 T_1、长 T_2 信号改变；（d）手术：广泛切除 + 定制人工髋关节置换术

第五节 骨转移瘤

1. 骨转移瘤（metastatic tumor of bone）好发于脊椎骨、骨盆、股骨和肋骨。
2. 男性多见肺癌、前列腺癌、肾癌骨转移。
3. 女性以乳腺癌、肺癌、子宫癌易发生骨转移。
4. X 线片显示溶骨性破坏居多，病变多局限在骨髓内，可塌陷或折裂（图 13-5-1）。
5. 成骨性转移多见于前列腺癌，其次为乳腺癌、肺癌、肾癌。X 线片可见肿瘤骨硬化像（图 13-5-2）。
6. 放射性核素骨扫描是早期发现骨转移瘤的最好筛选检查。
7. MRI 对骨转移瘤检查敏感，有助于手术范围的

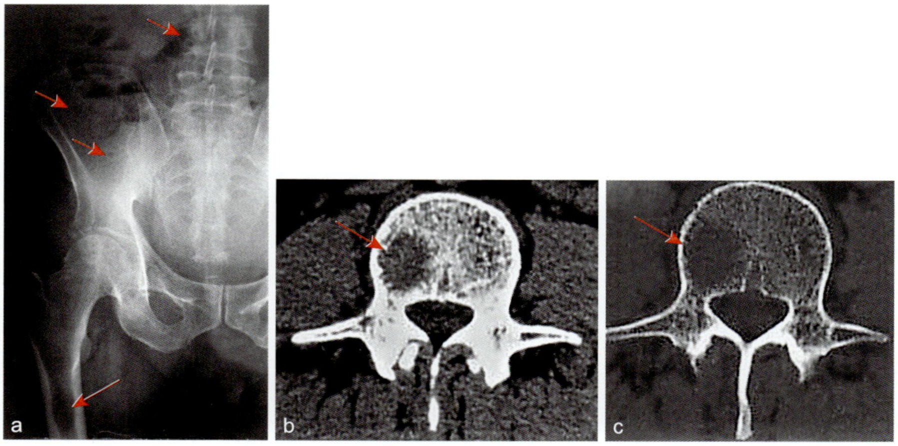

图 13-5-1 男，52 岁，中心性肺癌，多发骨转移癌
X线片（a）示右股骨近端、腰椎椎体、髂骨翼多发溶骨性破坏；CT示平扫软组织窗（b）和骨窗（c）腰椎椎体内边界清楚的溶骨性破坏

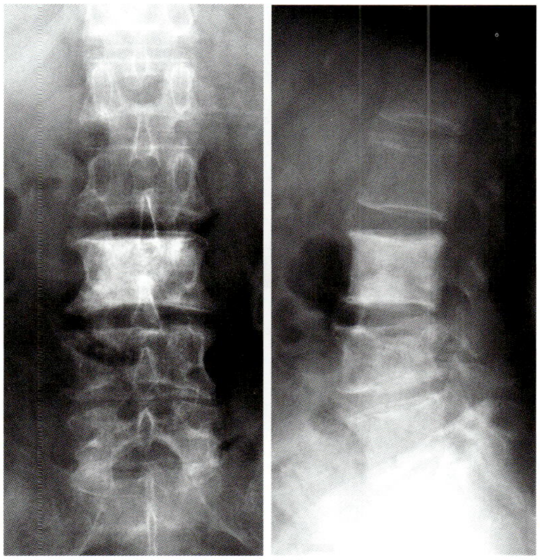

图 13-5-2　女，62 岁，肾癌，腰椎骨转移瘤
X线片示腰3椎体成骨性破坏

确定。

8. 前列腺癌、甲状腺癌、乳腺癌骨转移瘤的预后良好，应采取相对积极的治疗措施，选择适宜的手术方法，提高患者的生活质量。
9. 肺癌骨转移预后差，手术适应证少。
10. 局部放疗可有效缓解疼痛。

第六节　骨软骨瘤

一、诊疗要点

1. 在良性骨肿瘤中，骨软骨瘤（osteochondroma）最常见。约 90% 的患者为单发。多发性有遗传倾向。
2. 临床特征是发生在骨表面的骨性突起，其表面覆盖一软骨帽，亦称外生骨疣（图 13-6-1）。
3. 肿瘤生长缓慢，骨骺融合后停止生长。
4. 好发于股骨远端、胫骨近端和肱骨近端。
5. 无疼痛或压痛。
6. 肿瘤较大影响美观、压迫神经引起症状时可行手术切除术。术后一般极少复发。
7. 恶变率 1%。

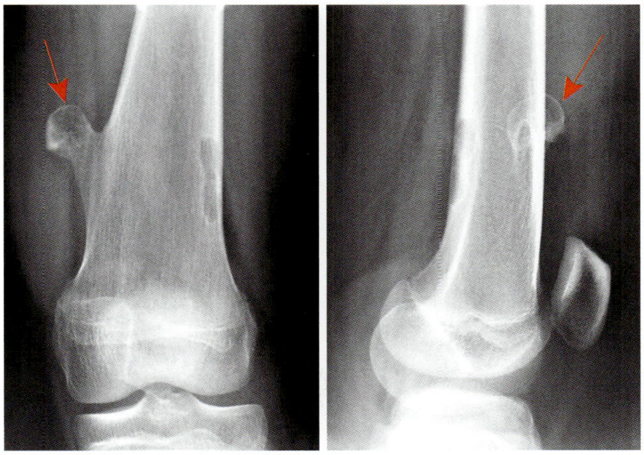

图 13-6-1　骨软骨瘤
X线片示股骨远端一带蒂生长的骨性突起（↑），其骨皮质、髓腔分别与股骨相应部分相连

二、多发性骨软骨瘤病

1. 为常染色体显性遗传性疾病。
2. 在骨骼上可形成大小不等的骨隆起。
3. 恶变率 10% 以上。

第七节　内生软骨瘤

一、诊疗要点

1. 软骨瘤为常见的良性骨肿瘤。发生在髓腔内的软骨瘤称为内生软骨瘤（enchondroma），最为常见。
2. 内生软骨瘤以指骨和掌骨居多。
3. 有时可发生病理性骨折。
4. X 线片显示病变骨的膨胀，内有蜂窝状骨吸收区，夹杂有钙化斑块（图 13-7-1）。
5. 肿瘤灶内为半透明稠糊状内容物。
6. 恶变率低于 1%。
7. 治疗原则

(1) 手部内生软骨瘤少见复发或恶变，可行手术刮除和植骨。

(2) 长骨干的软骨瘤，有复发和恶变的可能，需行肿瘤段切除和大块骨移植，或人工假体置换术。

二、多发的内生软骨瘤（Ollier综合征）

较少见，恶变率 25% ~ 30%。而多发的内生软骨瘤合并软组织血管瘤即 Maffucci 综合征，更为罕见，恶变率 56%。

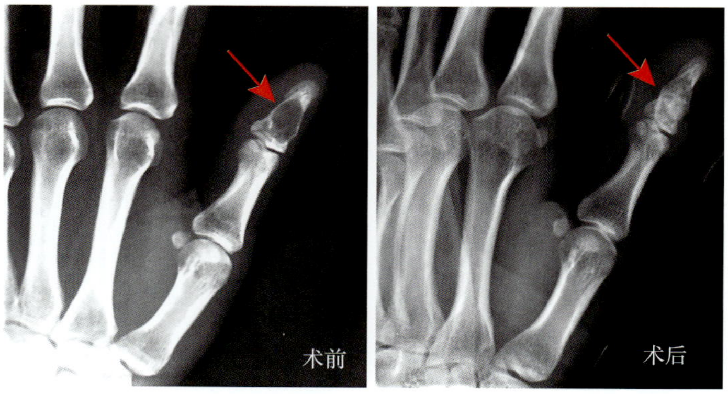

图 13-7-1　拇指末节内生软骨瘤，给予病灶刮除 + 自体骨植骨术

第八节　骨巨细胞瘤

1. 骨巨细胞瘤（giant cell tumor of bone）又称破骨细胞瘤（osteoclastoma），是一种潜在性恶性肿瘤，比较常见，容易复发和恶变。
2. 多见 20 ~ 40 岁女性，好发于长管状骨的骨骺端及脊椎骨。
3. 患部疼痛及肿胀为最常见的早期症状。
4. 一般无软组织肿块。
5. X 线片可见长管状骨端多房性溶骨性膨胀性破坏，呈肥皂泡样阴影（soap bubble appearance），骨皮质变薄。一般无明显骨膜反应，出现骨膜反应或向软组织穿破，多为Ⅲ级或恶变征象。

6. 确诊需行病理检查。
7. 视病变范围可施行彻底刮除 + 自体或异体松质骨或骨水泥植入、瘤骨段截除加功能重建、节段截除或截肢术。
8. 病灶刮除术后复发率高（30% ~ 40%），少数可出现局部恶性变或肺转移（即所谓良性转移）。

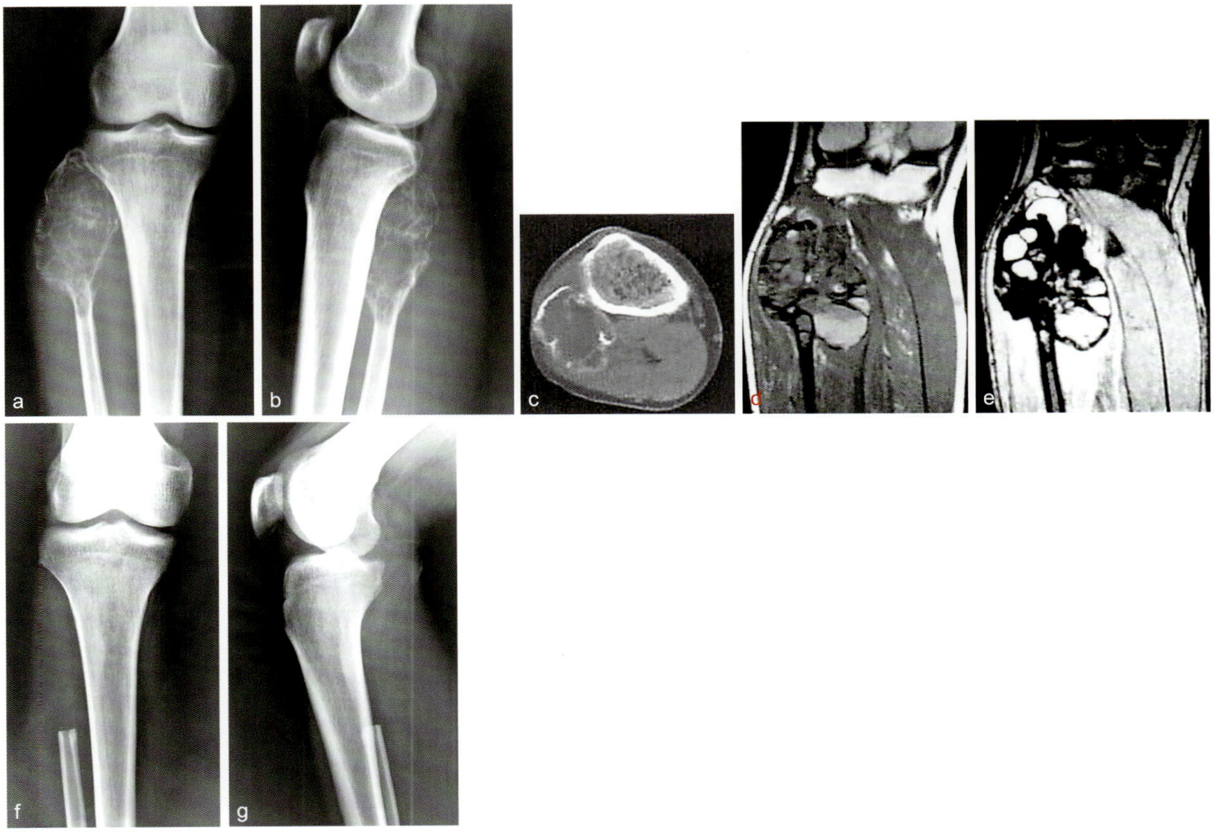

图 13-8-1 男，29 岁，右腓骨近端骨巨细胞瘤（Ⅱ级），腓总神经损伤（右），行右腓骨骨巨细胞瘤切除术（f、g）
X 线片（a、b）：右腓骨近端膨胀性占位，呈肥皂泡样改变，其内可见纤细的骨嵴，骨皮质变薄
CT（c）：骨性包壳，内密度不均
MRI：T_1W_1（d）肿瘤为为低到中等不均匀信号；T_2W_1（e）肿瘤为高低混杂信号

第九节 骨样骨瘤

1. 骨样骨瘤（osteoid osteoma）是一种良性骨肿瘤，由瘤巢（nidus）和周围硬化的骨质组成。瘤巢多位于病灶中心，直径一般不超过 2 cm，呈圆形或卵圆形，界限清楚。
2. 好发于股骨和胫骨骨干。
3. 10 ~ 30 岁多发，男 > 女。
4. 夜间痛。
5. X 线（图 13-9-1）和 CT 表现可见低密度瘤巢（中心可硬化），周围反应性骨硬化。
6. 服用水杨酸类药物后疼痛缓解。
7. 治疗：瘤巢扩大切除。

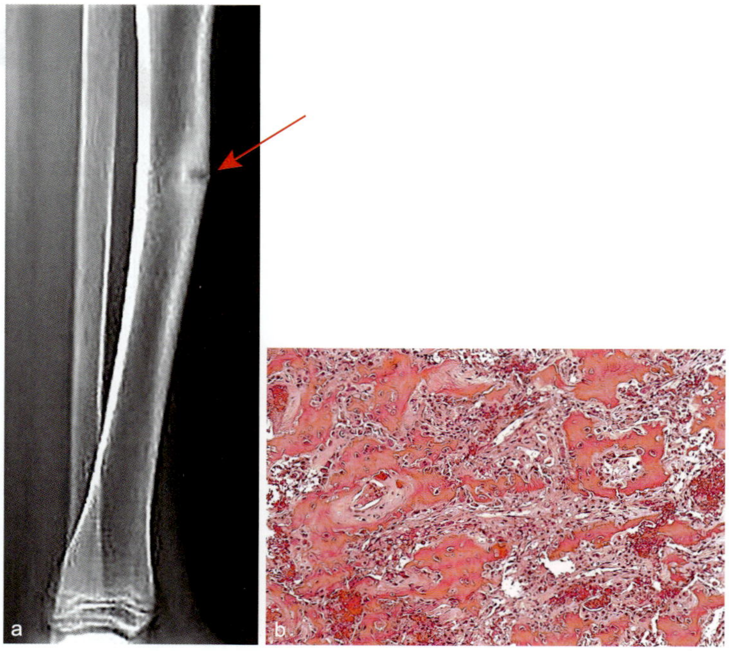

图 13-9-1 女，11 岁，小腿中段前部肿胀，夜间痛重

X线片（a）示胫骨中段前侧骨膜下骨样骨瘤，低密度瘤巢位于骨膜外，周围反应性骨硬化较明显；病理报告（b）：骨小梁不规则，骨细胞丰富，小梁间纤维组织增生

第十节 骨肿瘤样病变

骨肿瘤样病变（bone tumor-like lesions）的组织不具有肿瘤细胞形态的特点，但其生态和行为都具有骨肿瘤的破坏性，一般较局限，易根治。常见者有孤立性骨囊肿（solitary bone cyst）、骨纤维异常增殖症（fibrous dysplasia of bone）、动脉瘤样骨囊肿（aneurysmal bone cyst）等。

一、孤立性骨囊肿

1. 孤立性骨囊肿也称骨囊肿（图 13-10-1）。
2. 本病男多于女，10～15 岁儿童最多。
3. 发病部位以长骨干骺端多见，如股骨近端（22%）、肱骨近端（55%）。
4. 多数无明显症状。近半数因病理性骨折就诊。可自行愈合。
5. 囊腔内含有澄清棕黄色液体。

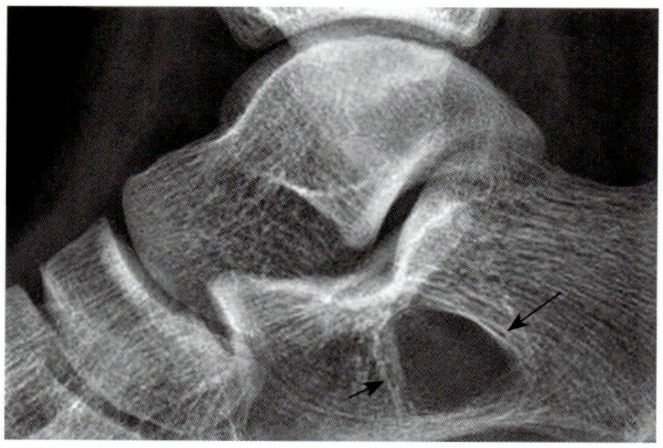

图 13-10-1 跟骨骨囊肿

6. X线片显示长管状骨干骺端呈中心性、单房性、椭圆形透亮区，边缘清晰而硬化。
7. CT 及 MRI 检查：病骨为圆形或椭圆形，边缘清楚。T_1W_1 为中等信号，T_2W_1 为高信号。
8. 手术治疗为主。囊膜彻底刮除 + 植骨。
9. 术后复发率 20%。

二、骨纤维异常增殖症

1. 骨纤维异常增殖症（fibrous dysplasia of bone）是缓慢进展的自限性良性骨纤维组织疾病。
2. 多发生于 20 岁以前。
3. 多发生于长骨干骺端或骨干。
4. 受累骨引起的畸形是最主要的症状。
5. X 线片显示受累骨骼膨胀变粗，皮层变薄，髓腔扩大呈磨砂玻璃状，有时伴有囊状阴影。无骨膜反应。颅骨受累时，颅底骨质致密，枕、颞骨变形，呈致密和溶骨相混的阴影。
6. MRI 表现：病变以纤维骨样组织为主时，T_1W_1 表现为低信号，T_2W_1 高、较高信号。病变主要为纤维组织时，T_1W_1、T_2W_1 低信号。若病灶中存在大量骨小梁和少量的纤维组织时，T_1W_1 低信号，T_2W_1 高信号，并且表现出膨胀样改变，周围存在骨硬化缘。临床上该类型比较常见（图 13-10-2）。
7. 手术切除预后良好。

注：非骨化性纤维瘤（non-ossifying fibroma）

1. 是一种少见的良性纤维组织细胞性肿瘤，又称干骺端纤维性缺损、非成骨性纤维瘤。
2. 常见于儿童及青少年的长骨干骺端。
3. 早期无症状，多在骨折就诊时发现。
4. X 线片：偏心性，呈分叶状卵圆形，边缘硬化（图 13-10-3）。

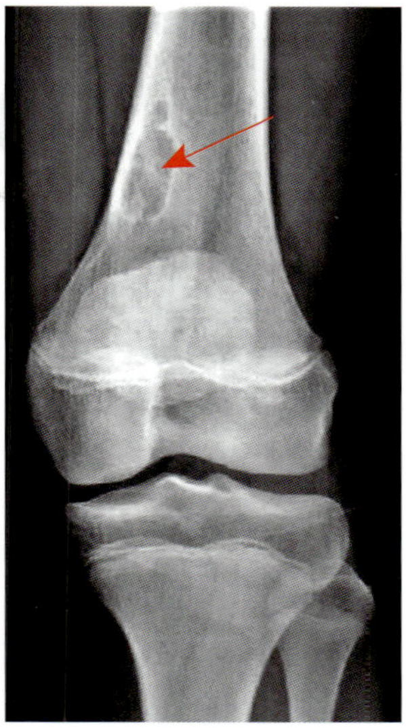

图 13-10-3　X 线片显示左股骨下 1/3 内侧骨皮质囊状骨质破坏，边缘清楚，周边骨质硬化

5. 有症状的患者可选择病灶刮除 + 植骨，预后好。

三、动脉瘤样骨囊肿

1. 动脉瘤样骨囊肿（aneurysmal bone cyst）患者常有外伤史。
2. 好发于儿童长骨干骺端。以股骨上端最多见。
3. 囊内为充满血液的囊腔血窦。
4. X 线片特点是瘤内有均匀泡沫状透亮区。
5. MRI 特征：液 - 液平面（图 13-10-4）。
6. 手术切除或刮除病变 + 植骨，常可治愈。

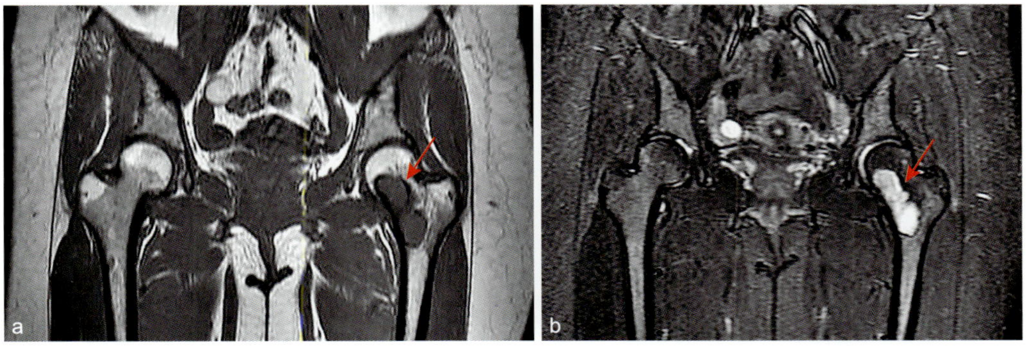

图 13-10-2　女，34 岁，左侧股骨骨纤维异常增殖症

MRI：T_1W_1（a）为低信号，周边有一硬化边；T_2W_1（b）左侧股骨粗隆间局灶性高信号区

四、骨嗜酸性肉芽肿

1. 骨嗜酸性肉芽肿（eosinophilic granuloma）指局限于骨的组织细胞增殖症。
2. 好发于儿童和青少年。
3. X 线片：长骨常有层状骨膜反应。
4. 刮除植骨术或放射疗法均为有效的治疗。

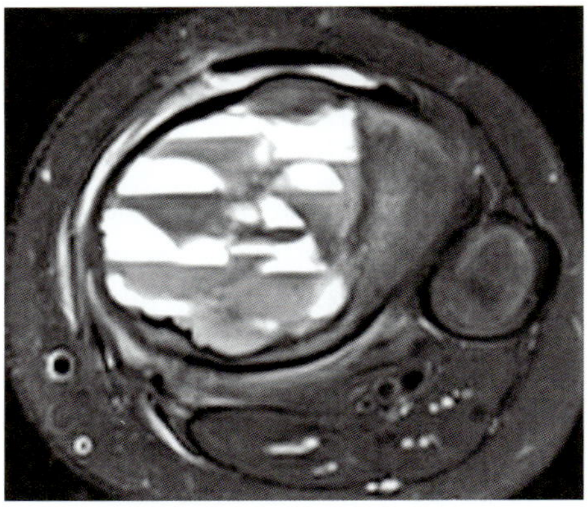

图 13-10-4 胫骨动脉瘤样骨囊肿 MRI 显示液 - 液平面

第十一节 多发性骨髓瘤

1. 多发性骨髓瘤（multiple myeloma, MM）是影响骨髓造血功能的恶性浆细胞肿瘤，导致骨质破坏和骨髓造血功能衰竭。
2. 临床特征为骨质的溶骨性损伤或骨质疏松症导致的骨痛，骨骼破坏，贫血，肾功能不全，高钙血症，免疫功能低下和继发感染。
3. 40 ~ 50 岁多见。
4. X 线片可见多数大小不等的类圆形穿凿样溶骨改变，边缘清，骨质普遍疏松，无骨膜反应，常有病理性骨折（图 13-11-1）。
5. 骨髓穿刺病理检查可见浆细胞增多，大于 10% 即可作为诊断依据。
6. 治疗包括化疗、放射治疗、自体干细胞移植、免疫抑制和辅助治疗。
7. 虽然目前多发性骨髓瘤无法治愈，但是，制订个体化的治疗方案和一些新药应用正在提高缓解率和长期存活率，如泛柔比星、伊沙佐米（ixazomib）、埃罗妥珠单抗（elotuzumab）和达雷木单抗（daratumumab）。
8. 2016 年美国临床肿瘤学会将达雷木单抗、硼替佐米和地塞米松列为治疗复发性多发性骨髓瘤的新标准。

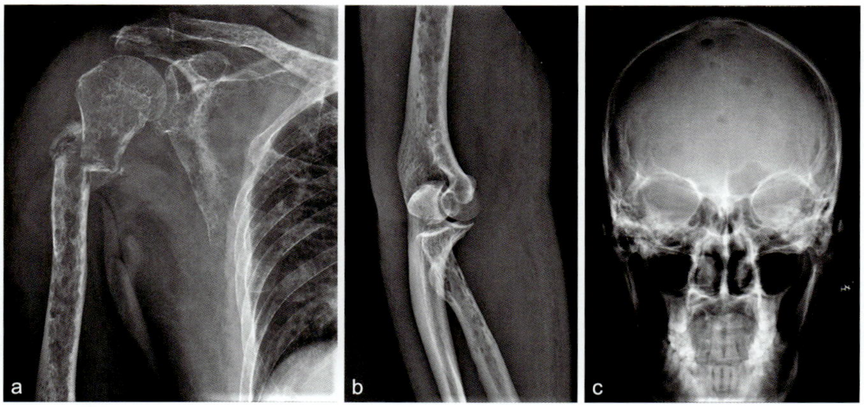

图 13-11-1 多发性骨髓瘤

X线片（a）显示右肱骨、肩胛骨、锁骨、多根肋骨、（b）尺骨及（c）颅骨呈多发性溶骨性穿凿样改变，骨质疏松。右肱骨上端病理性骨折

第十二节　软组织肿瘤概论

一、要点（表13-12-1~表13-12-7）

1. 来源于纤维、脂肪、平滑肌、横纹肌、血管、神经等的肿瘤称为软组织肿瘤（soft connective tissue tumor）。良性者为瘤，恶性者为肉瘤。
2. 可发生在任何年龄、任何部位，但以青壮年多见，发生于躯干者最多。
3. 诊断以病理为最终诊断，结合辅助检查。应包括病史、临床表现、查体（肿块大小、部位、活动度、软硬、皮温、疼痛、局部有无破溃等）、影像学检查（超声、CT、MRI）。
4. 常见良性肿瘤有脂肪瘤、血管瘤、神经鞘瘤、纤维瘤。常见的恶性肿瘤有恶性纤维组织细胞瘤、脂肪肉瘤、横纹肌肉瘤、平滑肌肉瘤、滑膜肉瘤、纤维肉瘤和恶性神经鞘瘤。
5. 软组织肿瘤种类繁多，瘤细胞形态、结构相似多，大多数恶性肿瘤的诊断比较困难。

表 13-12-1　WHO 软组织肿瘤组织学分类和分型（2013 年）

脂肪细胞肿瘤（adipocytic tumors）		
良性	中间型（局部有侵袭性）	恶性
脂肪瘤	非典型脂肪瘤性肿瘤 / 高分化脂肪肉瘤	去分化脂肪肉瘤
脂肪瘤病		黏液样脂肪肉瘤
神经脂肪瘤病		多形性脂肪肉瘤
脂肪母细胞瘤 / 脂肪母细胞瘤病		脂肪肉瘤，非特殊类型
血管脂肪瘤		
肌脂肪瘤		
软骨样脂肪瘤		
肾外血管肌脂肪瘤		
肾上腺外髓脂肪瘤		
梭形细胞 / 多形性脂肪瘤		
冬眠瘤		

纤维母细胞 / 肌纤维母细胞肿瘤（fibroblastic/myofibroblastic tumors）			
良性	中间性（局部有侵袭性）	中间型（罕见转移）	恶性
结节性筋膜炎	掌 / 跖纤维瘤病	隆突性皮肤纤维肉瘤	成人纤维肉瘤
增生性筋膜炎	韧带样型纤维瘤病	纤维肉瘤样隆突性皮肤纤维肉瘤	黏液样纤维肉瘤
增生性肌炎	脂肪纤维瘤病	色素性隆突性皮肤纤维肉瘤	低度恶性纤维黏液样肉瘤
骨化性肌炎	巨细胞纤维母细胞瘤	孤立性纤维性肿瘤	硬化性上皮样纤维肉瘤

续表

指（趾）纤维骨性假瘤		孤立性纤维性肿瘤，恶性型	
缺血性筋膜炎		炎性肌纤维母细胞性肿瘤	
弹力纤维瘤		低度恶性肌纤维母细胞肉瘤	
婴儿纤维性错构瘤		黏液样炎性纤维母细胞肉瘤	
颈纤维瘤病		黏液样炎性纤维母细胞肿瘤，非典型性	
幼年性透明性纤维瘤病		婴儿纤维肉瘤	
包涵体纤维瘤病			
腱鞘纤维瘤			
纤维组织增生性纤维母细胞瘤			
乳腺型肌纤维母细胞瘤			
钙化性腱膜纤维瘤			
血管肌纤维母细胞瘤			
细胞性血管纤维瘤			
项型纤维瘤			
Gardner 纤维瘤			
钙化性纤维性肿瘤			
所谓的纤维组织细胞性肿瘤（so-called fibrohistiocytic tumors）			
良性		中间型（罕见转移）	
腱鞘巨细胞肿瘤	局限型	丛状纤维组织细胞肿瘤	
	弥漫型		
	恶性		
深部良性纤维组织细胞瘤		软组织巨细胞肿瘤	
平滑肌肿瘤（smooth muscle tumors）			
良性		恶性	
深部平滑肌瘤		平滑肌肉瘤（除外皮肤）	
周细胞（血管周细胞）肿瘤 [pericytic（perivascular）tumors]			
血管球瘤及其变异型	血管球瘤病		
	恶性血管球瘤		
肌周细胞瘤	肌纤维瘤		
	肌纤维瘤病		
	血管平滑肌瘤		
骨骼肌肿瘤（skeletal muscle tumors）			
良性		恶性	
横纹肌瘤	成人型	胚胎性横纹肌肉瘤（包括葡萄簇状、间变性）	
	胎儿型	腺泡状横纹肌肉瘤（包括实性、间变性）	
	生殖器型	多形性横纹肌肉瘤	
		梭形细胞 / 硬化性横纹肌肉瘤	
血管性肿瘤（vascular tumors）			
良性	中间型（局部有侵袭性）	中间型（罕见转移）	恶性

续表

血管瘤	滑膜血管瘤	Kaposi 血管内皮瘤	网状血管内皮瘤	上皮样血管内皮瘤
	静脉性血管瘤		乳头状淋巴管内血管内皮瘤	软组织血管肉瘤
	动静脉性血管瘤		混合性血管内皮瘤	
			假肌源性血管内皮瘤	
	肌内血管瘤		Kaposi 肉瘤	
上皮样血管瘤				
血管瘤病				
淋巴管瘤				
软骨 - 骨肿瘤（chondro-osseous tumors）				
软组织软骨瘤				
骨外间叶性软骨肉瘤				
骨外骨肉瘤				
神经鞘膜肿瘤（nerve sheath tumors）				
良性			恶性	
神经鞘瘤（包括变异型）			恶性外周神经鞘膜瘤	
色素性神经鞘瘤			上皮样恶性外周神经鞘膜瘤	
神经纤维瘤（包括变异型）			恶性蝾螈瘤	
丛状神经纤维瘤			恶性颗粒细胞瘤	
神经束膜瘤			外胚叶间叶瘤	
恶性神经束膜瘤				
颗粒细胞瘤				
皮肤神经鞘黏液瘤				
孤立性局限性神经瘤				
异位性脑膜瘤 / 脑膜上皮型错构瘤				
鼻神经胶质异位				
良性蝾螈瘤				
混杂性神经鞘肿瘤				
不确定分化的肿瘤（tumors of uncertain differentiation）				
良性		中间性（局部侵袭性）	中间型（罕见转移）	恶性
肢端纤维黏液瘤		含铁血黄素沉着性纤维脂肪瘤性肿瘤	非典型性纤维黄色瘤	滑膜肉瘤，非特殊类型

续表

肌内黏液瘤（包括细胞性变型）		血管瘤样纤维组织细胞瘤	滑膜肉瘤，梭形细胞型
关节旁黏液瘤		骨化性纤维黏液样肿瘤	滑膜肉瘤，双相型
深部（“侵袭性”）血管黏液瘤		恶性骨化性纤维黏液样肿瘤	上皮样肉瘤
多形性透明变性血管扩张性肿瘤		混合瘤，非特殊性	腺泡状软组织肉瘤
异位错构瘤性胸腺瘤		恶性混合瘤，非特殊性	软组织透明细胞肉瘤
		肌上皮瘤	骨外黏液样软骨肉瘤
		高磷酸盐尿性间叶组织肿瘤	骨外尤因瘤
			促结缔组织增生性小圆细胞肿瘤
			肾外横纹样肿瘤
			恶性间叶瘤
			具有血管周上皮样细胞分化的肿瘤
			良性具有血管周上皮样细胞分化的肿瘤
			恶性具有血管周上皮样细胞分化的肿瘤
			内膜肉瘤

表 13-12-2 软组织肿瘤的好发年龄

年龄	良性肿瘤	恶性肿瘤
婴幼儿	婴幼儿纤维瘤病，婴幼儿指（趾）纤维瘤病，婴幼儿硬纤维瘤（侵袭性纤维瘤病、韧带样纤维瘤病），良性脂肪母细胞瘤，淋巴管瘤	婴幼儿纤维肉瘤，胚胎性横纹肌肉瘤，神经母细胞瘤
儿童	猫抓病，腹壁硬纤维瘤，钙化性腱膜纤维瘤，肌肉内血管瘤	腺泡状软组织肉瘤，腺泡型横纹肌肉瘤，骨外尤因瘤，原始神经外胚层肿瘤，上皮样肉瘤
青壮年	色素绒毛结节性滑膜炎，腱鞘巨细胞瘤，神经鞘瘤，黏液瘤	滑膜肉瘤，血管肉瘤，神经肉瘤，脂肪肉瘤，纤维肉瘤
老年	纺锤形细胞脂肪瘤，梭形细胞脂肪瘤（多形性脂肪瘤），弹力纤维瘤	恶性纤维组织细胞瘤，平滑肌肉瘤，多型性横纹肌肉瘤

表 13-12-3 软组织肿瘤的发病部位

部位	良性	恶性
手、足	腱鞘巨细胞瘤，血管球瘤（glomus tumor），纤维瘤	黑色素瘤（melanoma），上皮样肉瘤，纤维肉瘤
前臂	结节性筋膜炎，血管脂肪瘤	
上臂远端内侧	猫抓病	
腋窝	神经鞘瘤	恶性淋巴瘤
肩		平滑肌肉瘤，恶性纤维组织细胞瘤
肩胛骨下	弹力纤维瘤	
颈、背部中央	脂肪瘤	
后腹膜	神经鞘瘤	淋巴结转移性病变
马尾	神经鞘瘤	
终丝	室管膜瘤（ependymoma）	

表 13-12-4 以部位命名的肿瘤

部位	肿瘤
颈部	颈部纤维瘤
指、趾	婴幼儿指（趾）纤维瘤病
手掌、足底	手掌（足底）纤维瘤病
腹壁	腹壁硬纤维瘤
背部	背部弹力纤维瘤

表 13-12-5 良、恶性软组织肿瘤的临床表现

临床表现		良性及肿瘤性疾病	恶性
既往史	Von Recklinghausen Ⅰ综合征（多发性神经纤维瘤病）		神经肉瘤
	放射治疗		恶性纤维组织细胞瘤，骨外尤因肉瘤，纤维肉瘤
	骨髓炎		皮肤癌
	慢性淋巴水肿（乳腺癌切除术后上肢）		淋巴管肉瘤
	艾滋病		Kaposi 肉瘤（多发性特发性出血性肉瘤）
	慢性关节血肿		色素沉着绒毛结节性滑膜炎
急性发病	炎症	淋巴结炎（猫抓病），筋膜炎	
	血管性病变	肌肉内血管瘤	
病变部位	皮肤、皮下	淋巴结炎，脂肪瘤，血管瘤	隆突性皮肤纤维肉瘤，恶性淋巴瘤
	筋膜	筋膜炎	
	肌间	神经鞘瘤	
	肌肉内	黏液瘤，脂肪瘤，血管瘤，神经鞘瘤	恶性纤维组织细胞瘤，平滑肌肉瘤，横纹肌肉瘤，脂肪肉瘤
疼痛		无痛或间断性疼痛	逐渐增强的持续性疼痛
搏动性		动静脉畸形	腺泡状软组织肉瘤
Tinel 征		末梢神经鞘瘤	
压痛		无	有
活动度		可移动	固定
皮肤发热		炎症性疾病	血管增生性疾病
肿瘤生物学特性			
良性、浸润性生长		皮肤纤维瘤，结节性筋膜炎，纤维瘤病，肌肉内血管瘤	
良性、蔓状生长		神经纤维瘤，部分血管瘤	
受累关节滑膜、滑囊、腱膜呈分叶结节状生长			滑膜肉瘤
硬度	硬	多数	多数
	软	脂肪瘤，血管瘤，神经纤维瘤	
生长速率	缓慢增大	多数	滑膜肉瘤，腺泡状软组织肉瘤
	快速增大 可静止	炎症性疾病 指（趾）纤维瘤病，骨化性肌炎，血管瘤	多数
肌挛缩		硬纤维瘤	
易复发		硬纤维瘤，血管瘤，色素沉着绒毛结节性滑膜炎	未能彻底切除的肿瘤

表 13-12-6　良、恶性软组织肿瘤的实验室及影像学检查

检查项目	主要显示	良性及肿瘤性疾病	恶性
X 线片	钙化	血管瘤，钙化性纤维性肿瘤（CFT），髓膜瘤（脑膜瘤），肿瘤样钙质沉着症，静脉石，钙化上皮瘤，脂肪瘤，神经鞘瘤	骨外间叶性软骨肉瘤，骨外骨肉瘤
	骨化	骨化性肌炎	
	透亮区	脂肪瘤	高分化脂肪肉瘤
	骨压迫	马尾神经鞘瘤	
	骨侵蚀	色素沉着绒毛结节性滑膜炎，腹壁硬纤维瘤	平滑肌肉瘤等多数肉瘤
CT	负（暗）	脂肪性肿瘤	高分化脂肪肉瘤
	正（明）	骨化疾病	
MRI：T_1 高信号	脂肪性肿瘤	脂肪瘤	高分化脂肪肉瘤
	血肿		
	肿瘤内出血		恶性肿瘤中心
	黑色素		黑色素瘤
T_2 低信号	骨、钙化	骨化性肌炎，肿瘤样钙质沉着症	骨外骨肉瘤
	纤维组织	纤维瘤，硬纤维瘤	低度恶性纤维肉瘤
	致密结缔组织		恶性纤维组织细胞瘤，平滑肌肉瘤
	含铁血黄素	色素沉着绒毛结节性滑膜炎，腱鞘巨细胞瘤，血友病性滑膜炎，慢性血肿	
T_2 明显高信号	血管性肿瘤	血管瘤	
	淋巴性肿瘤	淋巴管瘤	
	黏液基质	肌内黏液瘤，神经鞘瘤，神经纤维瘤	恶性神经鞘瘤，黏液型脂肪肉瘤，黏液型恶性纤维组织细胞瘤，胚胎性横纹肌肉瘤，骨外间叶性软骨肉瘤
	软骨基质	软组织软骨瘤	
核素扫描	^{201}Tl		多数恶性肿瘤高敏感
	^{67}Ga		恶性淋巴瘤高敏感
	骨扫描		骨转移性肿瘤高敏感
血管造影	血管增生	动静脉畸形	腺泡状软组织肉瘤
血液检查	香草扁桃酸（VMA）		神经母细胞瘤
	神经元特异性烯醇化酶（NSE）		圆细胞肉瘤
	乳酸脱氢酶（LDH）		恶性淋巴瘤
	炎性反应（白细胞计数升高，红细胞沉降率加快）		骨外尤因肉瘤，原始神经外胚层肿瘤

注：
1. 钙化性纤维性肿瘤（calcifying fibrous tumor, CFT）是一种罕见的良性纤维性肿瘤,见于全身多个部位。
2. 尤因肉瘤、原始神经外胚层肿瘤（PNET）被定义为：圆细胞肉瘤，显示不同程度的神经内胚层分化。
3. VMA：vanillyl mandelic acid，NSE：neuron-specific enolase，LDH：lactic dehydrogenase

表 13-12-7 按瘤细胞形态分类的软组织肉瘤

细胞形态	肿瘤
梭形细胞型	纤维肉瘤，平滑肌肉瘤，横纹肌肉瘤、恶性神经鞘瘤，单相型滑膜肉瘤
圆形、卵圆形细胞型	恶性淋巴瘤，骨外尤文氏瘤，脂肪肉瘤，横纹肌肉瘤（胚胎性、腺泡型），原始神经外胚层肿瘤
多形细胞型	恶性纤维组织细胞瘤，多形性纤维瘤，多形性脂肪瘤，平滑肌瘤，多形性脂肪肉瘤，多形性横纹肌肉瘤
黏液样型	黏液性脂肪肉瘤，黏液性恶性纤维组织细胞瘤，骨外黏液性软骨肉瘤，黏液性横纹肌肉瘤，黏液性恶性神经鞘瘤
腺泡样型	腺泡状软组织肉瘤，腺泡状横纹肌肉瘤，脊索样肉瘤

二、治疗

手术是治疗软组织肿瘤最有效的方法。

1. 局部切除术，适用于良性软组织肿瘤。
2. 广泛切除术是软组织肉瘤的最常用术式。手术切除缘：肿瘤反应层以远 5 cm；横截面上肿瘤屏障（筋膜、关节囊、肌腱、腱鞘、骨膜等）外 2～3 cm 厚，关节软骨 5 cm 厚的范围（图 13-12-1）。
3. 截肢术、间室切除术适用于高度恶性软组织肉瘤。
4. 修复重建术（包括肌皮瓣、血管、神经移植、人工假体等）。
5. 根据需要辅助放疗、化疗及肢体热灌注化疗。
6. 预后：脂肪肉瘤的 5 年生存率约为 74%。纤维肉瘤 5 年生存率约为 70%。恶性纤维组织细胞瘤 5 年生存率约为 63%。

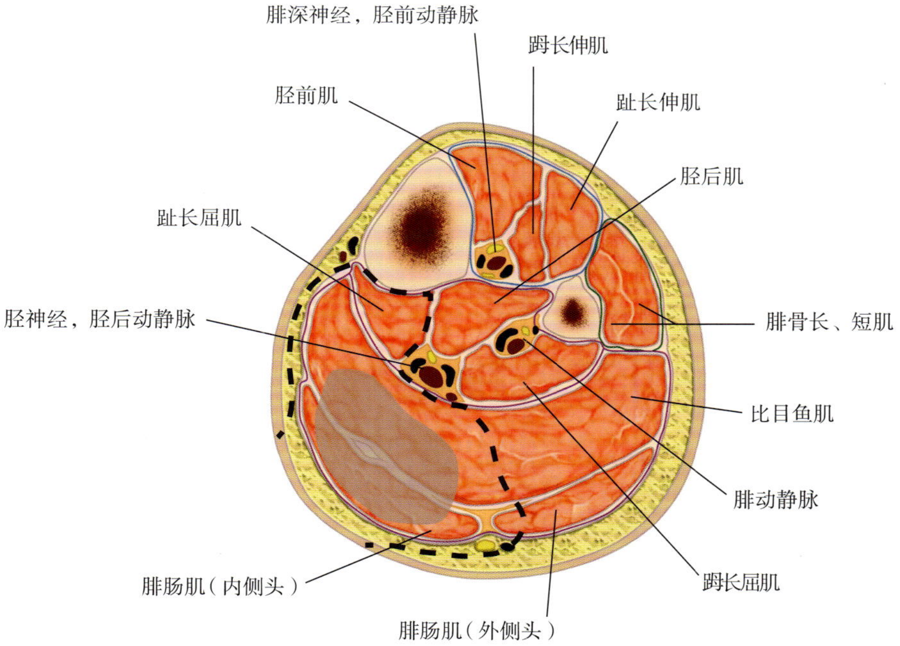

图 13-12-1 小腿腺泡状软组织肉瘤广泛切除（虚线内）范围：腓肠肌内侧头及其筋膜，趾长屈肌，比目鱼肌筋膜和肌腹一部分，腓肠肌外侧头一部分，以及近肿瘤的皮肤和皮下软组织

第十三节 脂肪瘤

1. 脂肪瘤（lipoma）是由成熟脂肪细胞构成的一种常见的软组织良性肿瘤。
2. 多见于40~60岁中年人，儿童较少见。
3. 可发生于身体任何部位。常见于背、肩、颈及四肢。
4. 皮下最多见，称为浅表脂肪瘤。出现在肢体深部和肌腹之间称为深部脂肪瘤，多沿肌肉生长，可深达骨膜，但很少侵犯邻近骨骼。
5. 影像学表现（图13-13-1）。
6. 手术切除。很少恶变。

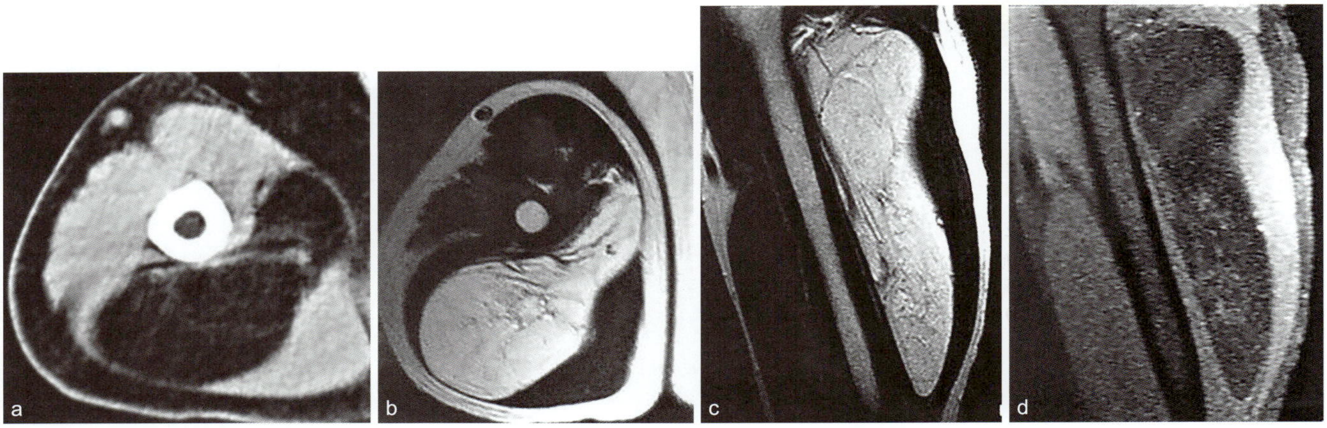

图13-13-1 男，42岁，右上臂巨大脂肪瘤

CT（a）显示右上臂后侧一个边缘光整的极低密度区。周围组织受压。MRI T_2W_1（b、c）显示其肿块高信号，其信号强度与脂肪组织相同；T_1W_1（d）呈中等信号

第十四节 神经纤维脂肪瘤

1. 神经纤维脂肪瘤（neural fibrolipoma）是一种非常罕见的、生长缓慢的良性肿瘤。
2. 主诉症状前，通常肿块已存在数年。
3. 多见于儿童期和青少年，发病率男女相等，多数侵犯前臂和手部的神经。
4. 病理学以周围神经膜内外纤维脂肪组织浸润为特征。
5. MRI显示T_1W_1的肿瘤区域的“莲藕样”表现（图13-14-1）。
6. 易与脂肪瘤、血管瘤等相混淆。
7. 手术应以保证肢体的功能为原则，尽可能地保护神经（图13-14-2）。

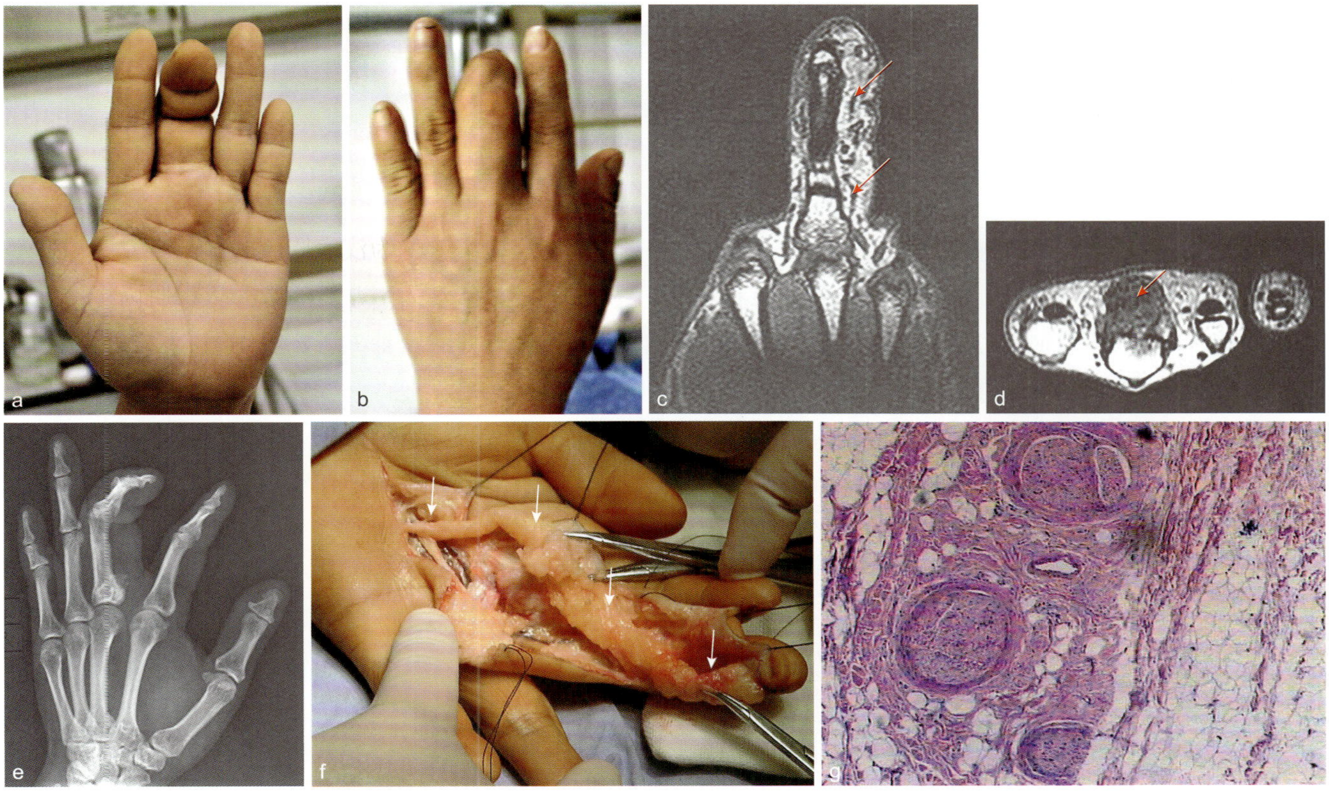

图 13-14-1　女性，39 岁，（a，b）左中指巨指，诊断：左中指神经纤维脂肪瘤

MRI冠状面T_1W_1（c）：左中指尺侧膨隆状的高信号内可见一细长的低信号影。横断面T_1W_1(d)：一个高低信号相间的“莲藕样”特征性影像；（e）X线片：左中指软组织肿大阴影，软组织钙化。（f）术中可见大量脂肪包裹指神经呈索条状膨大；（g）病理报告：神经纤维周围有大量的纤维和脂肪组织增生（HE × 100）

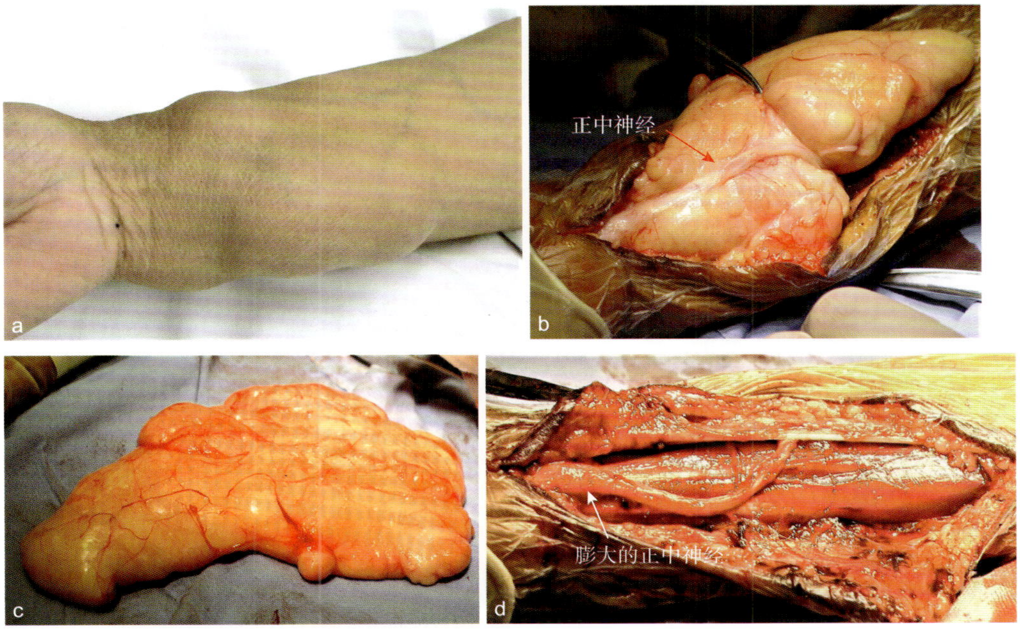

图 13-14-2　女，65 岁，诊断：正中神经脂肪瘤

（a）右前臂掌侧肿物；（b）术中见正中神经包裹在巨大脂肪瘤内；（c）摘除的脂肪瘤；（d）受挤压的正中神经远端膨大

第十五节　神经鞘瘤

1. 神经鞘瘤（neurilemmoma）又称施万细胞瘤（Schwannoma），是由周围神经的Schwann鞘（即神经鞘）所形成的良性肿瘤（图13-15-1）。
2. 生长缓慢，无痛，多数可活动。无性别差异。
3. 病理组织学检查确诊。
4. 手术切除肿瘤，预后好。

注1：神经纤维瘤（neurofibroma）

1. 起源于鞘内的神经膜细胞，可发生于感觉神经、运动神经或交感神经，为一种生长缓慢的孤立性肿块，呈纺锤或球状，质软，无明显包膜。
2. 多发生于某一根神经，神经呈不规则的柱状膨大，故又称蔓状神经纤维瘤。
3. 治疗同神经鞘膜瘤。

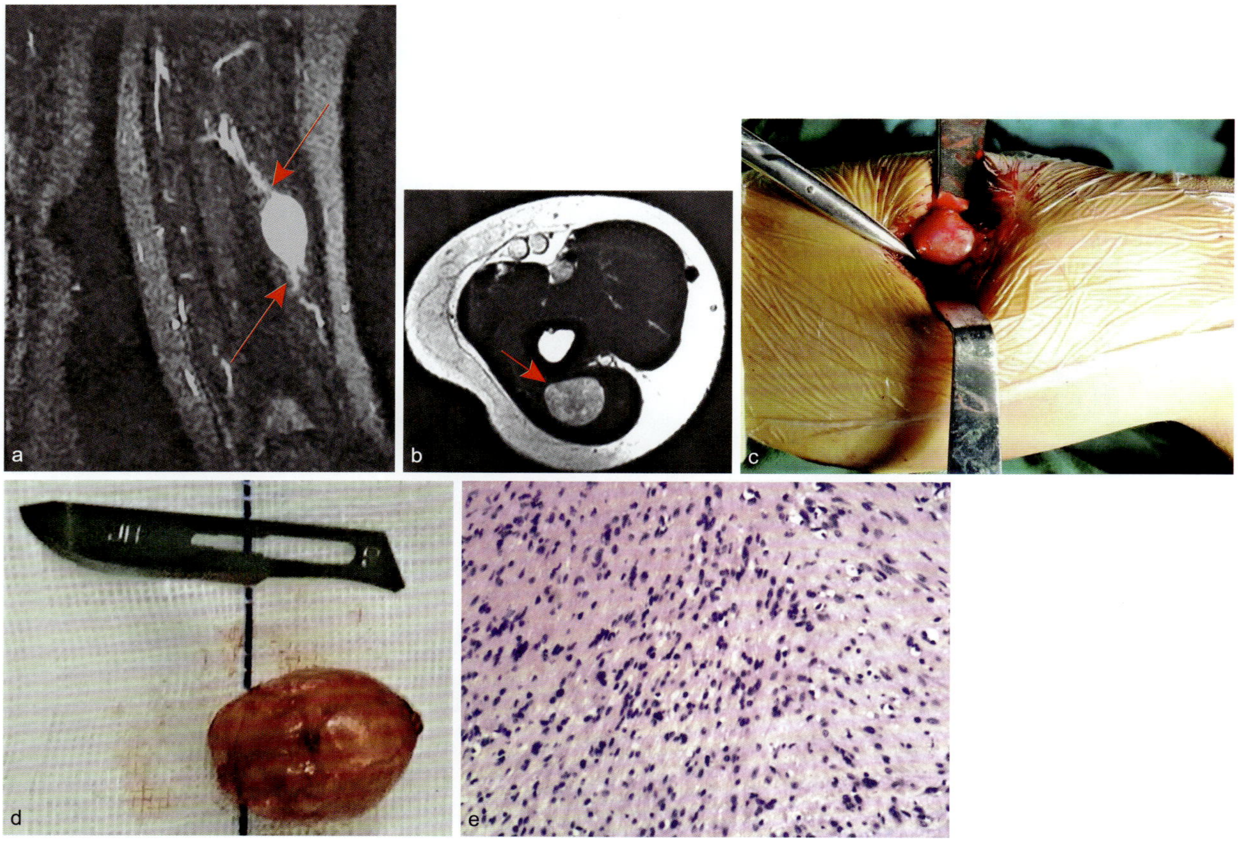

图13-15-1　女，24岁，左上臂神经鞘瘤

MRI：冠状面T_2W_1（a）显示肿瘤远、近端可见索条状高信号，呈现“神经出入征”；横断面（b）肿瘤中心信号低，周围呈高信号，呈“靶征”表现。手术所见（c）：肿瘤包膜完整，瘤体内侧紧贴一束神经，呈扁平状，并向下延伸至前臂。病理肉眼见（d）：肿物呈红褐色结节样物，大小（2×1.6×1.2）cm，切面淡黄，实性，半透明，质稍韧。镜下见（e）：瘤细胞呈梭形，紧密成栅栏状，或细胞排列疏松，呈网状，有水样基质

第十六节 血管瘤

1. 血管瘤（hemangioma）是一种先天性良性肿瘤。
2. 血管瘤可发生于全身各处，多见于口腔颌面部，其次是躯干和四肢（图 13-16-1）。
3. 女性多见，男女比例为 1：(3~4)。
4. 可分为毛细血管型血管瘤、海绵状血管瘤和蔓状血管瘤。

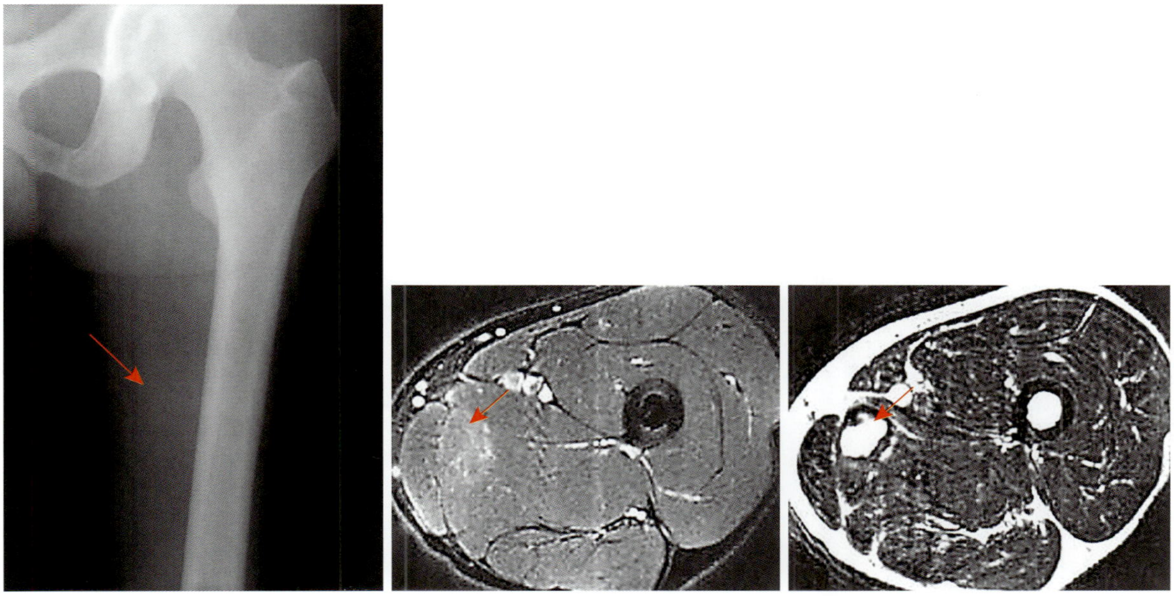

图 13-16-1 男，60 岁，左大腿肌内血管瘤

MRI显示T_1W_1股内侧肌内肿块与肌肉信号相比稍高。T_2W_1肿块呈不均匀高信号

第十七节 滑膜软骨瘤病

1. 滑膜软骨瘤病（synovial chondromatosis）是原因不明的滑膜内软骨化生所致的瘤样病变。
2. 以膝关节、髋关节和肘关节多见。
3. 多见于 30～40 岁男性。
4. 临床表现为关节痛、肿胀、关节绞锁等。
5. X 线片可见关节内或邻近的滑囊内大量钙化的游离体。
6. 手术彻底清除游离体及病变的滑膜。
7. 有复发可能。极少数恶变为软骨肉瘤。预后与关节软骨面破坏的程度相关（图 13-17-1）。

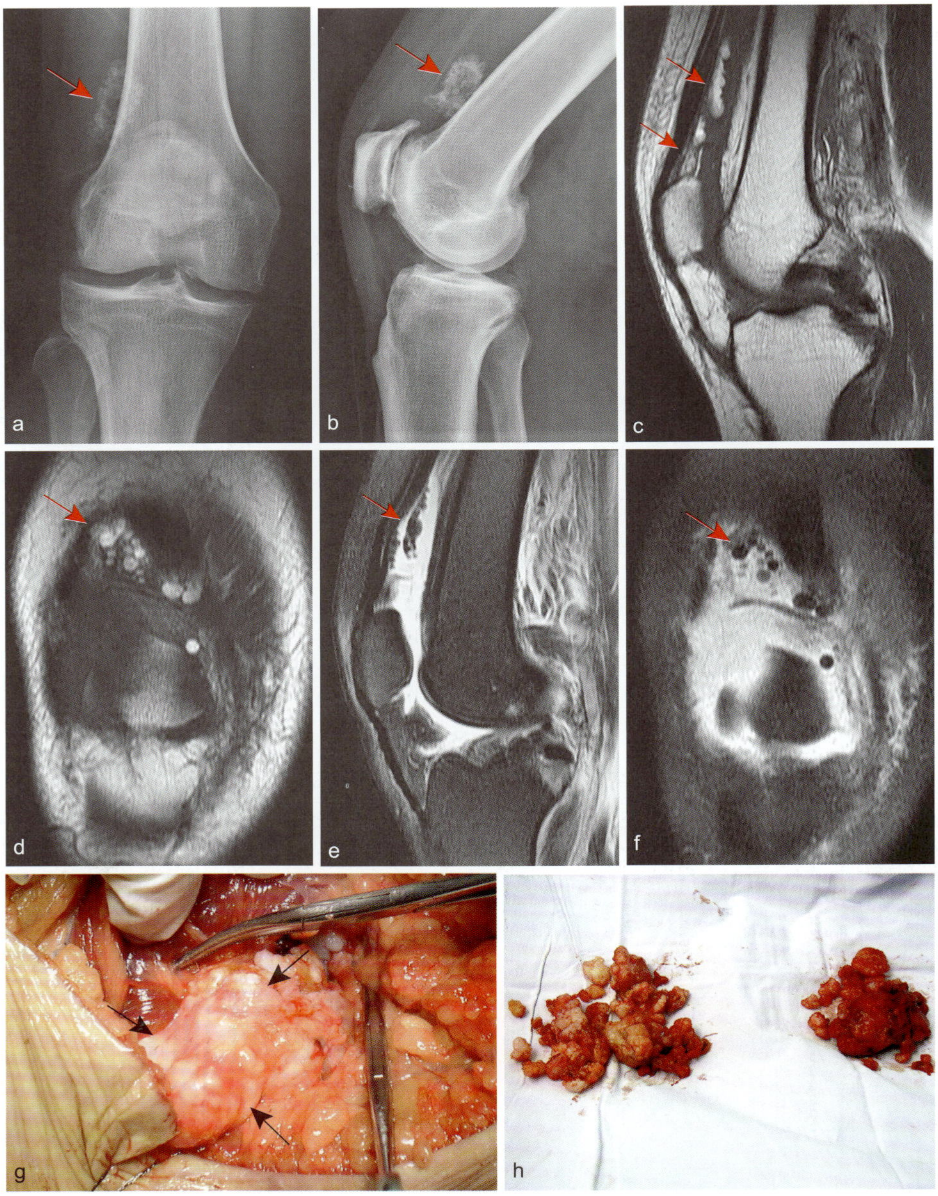

图 13-17-1 病例：滑膜软骨瘤病

X线片：（a，b）示髌上囊内大量钙化的游离体；MRI：T_1W_1（c，d）示髌上囊内积液呈稍低信号，和多个结节状高信号影；T_2W_1（e，f）示髌上囊内积液呈高信号，及许多的低信号游离体影。（g）术中见膝关节囊内大量的游离体；（h）取出的游离体

第十八节　滑膜肉瘤

1. 滑膜肉瘤（synovialsarcoma）是最常见的恶性软组织肿瘤之一，发病机制不明。
2. 多见于 20 ~ 30 岁男性。
3. 以四肢的大关节为好发部位，也可发生于前臂、大腿、腰背部的肌膜和筋膜上。
4. 主要临床表现：局部肿胀、疼痛，活动受限。
5. 形态学分类：双相型、单相型、单相上皮型（罕见）和低分化型（图 13-18-1）。
6. 影像学表现见图 13-18-2。
7. 目前最佳治疗方案尚未确定。手术切除是最重要的治疗方法。术后视病情辅以放疗和（或）化疗。
8. 预后与手术能否切除、肿瘤大小、局部侵袭力有关。

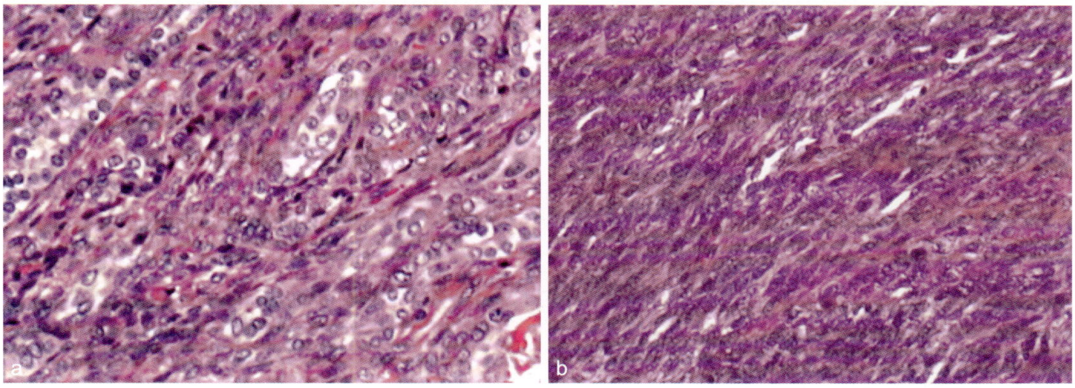

图 13-18-1　滑膜肉瘤组织学分型

（a）双相型滑膜肉瘤，瘤细胞呈双向分化，上皮样腺管结构和梭形细胞相互交织；（b）单相型滑膜肉瘤，由单一的梭形细胞组成

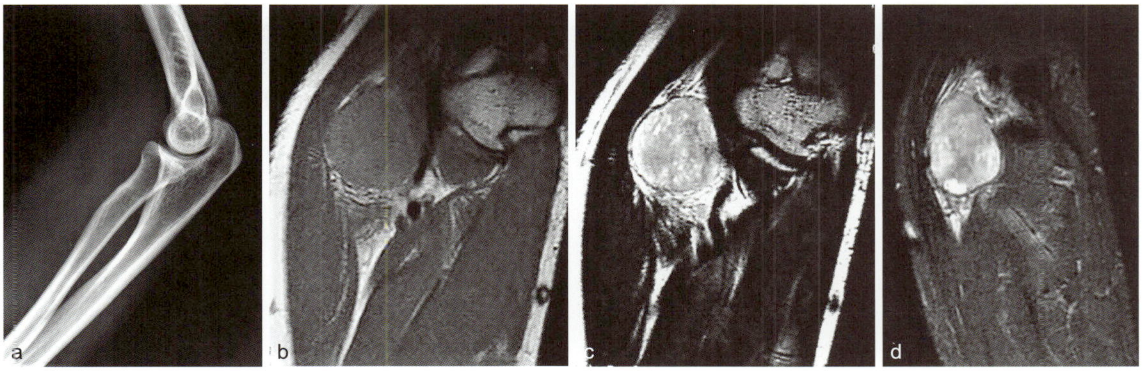

图 13-18-2　男，41 岁，肘部滑膜肉瘤

（a）X线片：肘关节前侧软组织肿胀阴影。MRI：肿瘤为类圆形，边界清楚。T_1W_1（b）信号与肌肉相近，内可见小斑片状低信号；T_2W_1（c）显示信号不均匀，肿瘤内可见高、等、低三种信号，即“三信号征”；T_1W_1增强（d）肿瘤呈絮状明显不均匀强化

第十四章

骨质疏松症

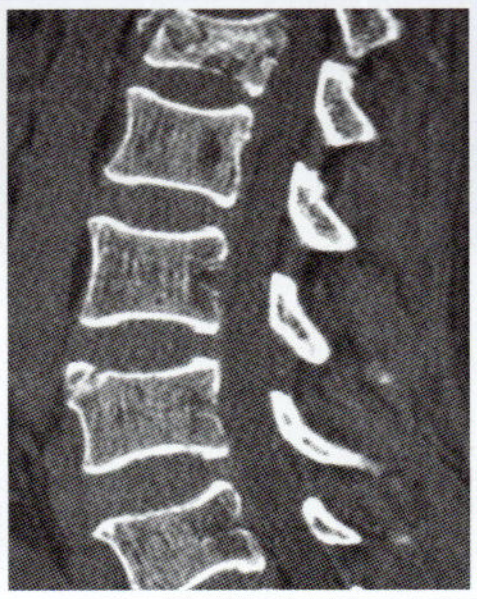

一、定义

骨质疏松症（osteoporosis）是以骨量减少、骨组织微观结构退变为特征，致使骨的脆性增加以及易于发生骨折的一种全身性骨骼疾病。

二、要点

1. 根据 2008 年《骨质疏松症防治中国白皮书》，全国至少有 6944 万人患有骨质疏松症，约有 2.1 亿人存在低骨量。70%～80% 的中老年骨折是因骨质疏松引起的。
2. 骨质疏松症分为原发性和继发性。
3. 常见于绝经后妇女和老年人。轻微外力可致骨折。
4. 临床表现主要有周身疼痛、身高降低、脊柱后凸、脆性骨折及呼吸系统受影响等。
5. 骨质疏松可使老年人活动受限，生活不能自理，生活质量下降，精神抑郁，严重影响老年人的身心健康。
6. 骨质疏松性骨折是骨质疏松症最严重的并发症。抗骨质疏松药物治疗可以降低骨折发生的风险。

三、低骨量、骨质疏松性骨折的危险因素

- 低骨量
- 骨转换标志物（bone turnover marker，BTM）改变。女性绝经后 BTM 浓度升高。
- 骨折史和家族脆性骨折史
- 年龄（70 岁以上）与衰老：增龄是重要的危险因素。骨密度值相同，高龄者更容易骨折。
- 低体重指数（BMI）
- 皮质激素应用

四、脆性骨折

脆性骨折（fragility fracture）是由于低骨量，在轻微外伤的情况下发生的非创伤性骨折。也称为骨质疏松性骨折。常见于脊柱、股骨近端和桡骨远端。

1. 骨质疏松性骨折的分类
   (1) 临床骨折（clinical fracture）：有腰背部疼痛等症状的骨折。
   (2) 影像学骨折（morphometric fracture）：根据 X 线片椎体变形程度判定的骨折，无论有无临床症状。
   (3) 再发骨折（prevalent fracture）：根据某一时间点拍摄 X 线的椎体形态改变所判定的骨折。
   (4) 新发骨折（incident fracture）：根据两个时间点拍摄的 X 线片进行椎体形态变化的比较所判定的骨折。
2. 老年人常见的骨质疏松性骨折（图 14-1-1）
   (1) 股骨近端：股骨颈骨折、粗隆间骨折。
   (2) 脊柱：椎体压缩骨折。
   (3) 腕关节：桡骨远端骨折。
   (4) 肱骨外科颈骨折。
   (5) 骨盆：骶骨、耻骨、坐骨支骨折。

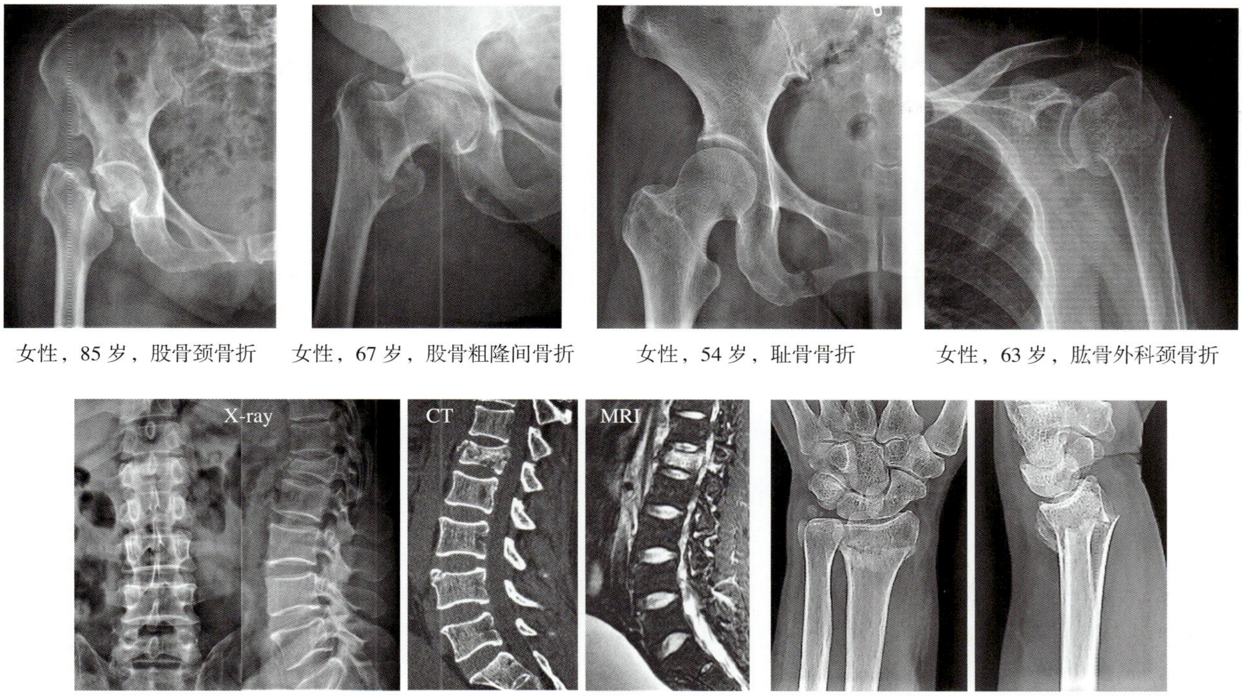

女性，85 岁，股骨颈骨折　女性，67 岁，股骨粗隆间骨折　女性，54 岁，耻骨骨折　女性，63 岁，肱骨外科颈骨折

男性，75 岁，腰 1 椎体骨折　女性，77 岁，Colles 骨折

图 14-1-1　老年常见的骨质疏松性骨折

五、诊断

（一）病史采集内容

1. 疼痛原因、部位；急性还是慢性发病。
2. 年龄。
3. 身体特征：身高、体重、BMI（表 14-1-1）。

表 14-1-1　体重指数（Body Mass Index，BMI）

体重指数（BMI）= 体重（kg）÷ 身高 ^{2}（m^2）			
	WHO 标准	中国标准	腰围（cm）
偏瘦	＜18.5		男性：90 cm 女性：80 cm
正常范围	18.5 ~ 24.9	18.5 ~ 23.9	
超重	≥ 25	≥ 24	
偏胖	25.0 ~ 29.9	24 ~ 27.9	
肥胖	30.0 ~ 34.9	≥ 28	
重度肥胖	35.0 ~ 39.9	—	

4. 女性：初潮年龄，月经（是否正常），或者闭经情况，妊娠，生育史。
5. 生活状况：从事的工作内容，运动习惯等。
6. 营养摄取：饮食情况，有无偏食，有无食物过敏。
7. 家族史（股骨颈骨折、股骨粗隆间骨折）。
8. 既往骨折史。

（二）骨质疏松症检查

1. 骨密度（bone mineral density，BMD）测量方法与诊断标准（表 14-1-2）：双能 X 线吸收法（Dual X-ray Absorptiometry DXA）（图 14-1-2）是当前公认的骨质疏松症诊断方法，测量选用腰椎和股

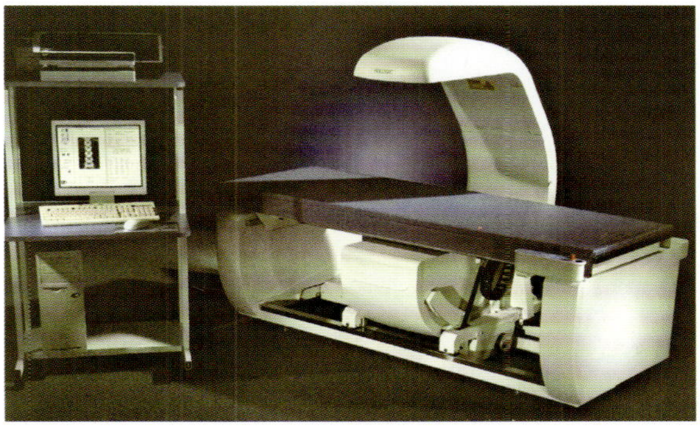

图 14-1-2　骨密度仪

表 14-1-2 原发性骨质疏松症的骨密度诊断标准

诊断标准分级	WHO 标准差诊断法	OCCGS 标准差诊断法	OCCGS 百分率 % 诊断法
正常	≥ − 1.0 SD	± 1 SD 之内	± 12% 之内（含 12%）
骨量减少	−1.0 ~ −2.5 SD	−1 ~ −2 SD	−13% ~ 24%（含 24%）
骨质疏松	≤ −2.5 SD	≤ −2 SD	骨量丢失 ≥ 25%
严重骨质疏松	≤ −2.5 SD 并发生一处或多处骨折	≤ −2 SD 并发生一处或多处骨折	≥ 25% 并发生一处或多处骨折或没有骨折但骨量丢失大于 37%

OCCGS：中国老年学学会骨质疏松委员会

骨近端两个部位。当遇到严重的骨质增生、脊柱侧凸、椎体骨折、股骨近端骨折，不适于测量骨密度时，可选用桡骨、第 2 掌骨、跟骨的骨密度进行分析。

2. X 线片测量：X 线片为一种易普及的检查方法，只能定性，不能定量，一般在骨量丢失 30% 以上时才能显见，不适于早期骨质疏松的评估。常用评估的摄片部位是脊椎侧位片（图 14-1-3）和股骨近端正位片（图 14-1-4），也可拍摄跟骨、管状骨 X 线片判断。
3. 骨质疏松的 Singh 指标（Singh's index）（图 14-1-4）

	0 度	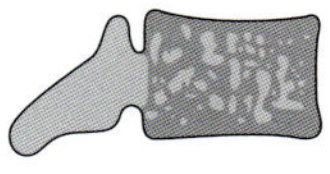	健康状态 椎体的纵向和横向骨小梁粗大，骨小梁数目和骨量几乎相等
	0.5 度	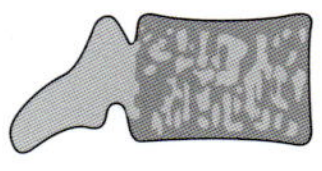	早期骨质疏松 整个椎体骨密度减低，骨小梁变细
为异常状态——需要治疗	1 度	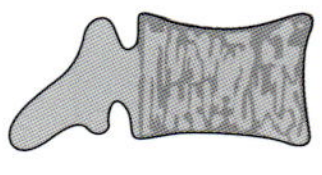	轻度骨质疏松 横向骨小梁数目减少
	2 度	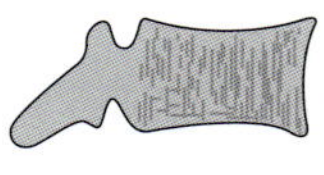	中度骨质疏松 横向骨小梁进一步减少，纵向骨小梁变粗
	3 度	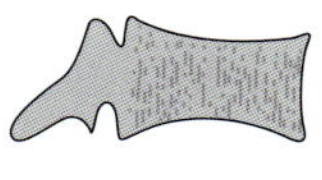	重度骨质疏松 横向骨小梁消失，纵向骨小梁模糊，整个椎体不清晰感

图 14-1-3 骨质疏松症的 X 线学慈大式分类（伊丹指数）

伊丹康人．骨粗鬆症の疫学と臨床．日整会誌，1964; 38：487-489．林拳史．X線フィルムから診断する骨粗鬆症．東京：ライフサイエンス，1986: 21.

4. 定量 CT（quantitative computed tomography，QCT）骨密度测量（表 14-1-3）。其准确度及重复性稍差，受测者接受 X 线量较大，不易普及应用。
5. MRI 检查：MRI 检查在确定骨质疏松骨折与病理骨折、新鲜与陈旧骨折以及肿瘤鉴别诊断方面有非常重要的作用（表 14-1-4）。

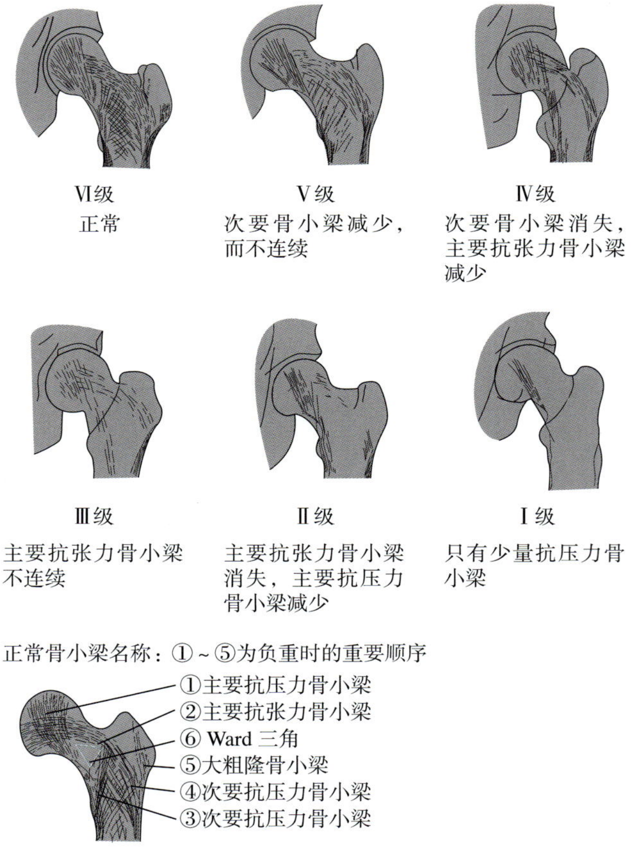

图 14-1-4 骨质疏松的 Singh 指标

Ⅵ级正常，Ⅳ级以下为骨质疏松

Singh M, Nagrath AR, Maini PS. Changes in the trabecular pattern of the upper end of the femur as an index of osteoporosis. J Bone Joint Surg, 1970, 52-A: 457-467.

表 14-1-3 腰椎 QCT 骨质疏松诊断标准

正常	骨密度绝对值 ≥ 120 mg/cm^3
骨量减少	骨密度绝对值 80 ~ 120 mg/cm^3
骨质疏松	骨密度绝对值 ≤ 80 mg/cm^3

国际临床骨密度学会(ISCD), 2007; 美国放射学院(ACR), 2013.

表 14-1-4 椎体脆性骨折的影像学表现

影像学检查方法	影像学表现
X 线片	常表现为椎体变形，包括椎体终板凹陷，椎体楔形变形和椎体压缩变扁（图 14-1-5）
CT	断层图像，可以多平面重建图像，显示椎体变形，是否有骨折和是否有肿瘤，比 X 线平片敏感，同时可以利用 CT 数据进行 CT 骨密度测量（QCT）
MRI	可以显示椎体骨髓水肿，对区分是否为新鲜骨折有很大帮助。如果检查发现椎体压缩变形，但骨髓为脂肪信号，压脂像没有水肿，提示为陈旧性骨折。椎体骨髓水肿的消退需要数月或更长的时间。检查还有助于鉴别骨质疏松性 骨折与病理性骨折

6. 定量超声（quantitative ultrasound，QUS）可用于骨质疏松性骨折的风险评估和大样本人群的骨质疏松症的筛查。
7. 生化检查：测定血、尿的矿物质及骨转换（骨吸收和骨形成）标志物（BTM）有助于判断骨代谢状态及骨更新率的快慢，对骨质疏松症的诊断和治疗效果检测有重要意义。

(1) 骨形成指标：
- 血清碱性磷酸酶（alkaline phosphatase，ALP）和骨碱性磷酸酶（bone alkaline phosphatase，BAP）
- 骨钙素（bone glaprotein，BGP）
- 血清 I 型原胶原 N- 端前肽（procollagen type 1 N-peptide，P1NP）
- 骨形态发生蛋白（bone morphogenetic proteins，BMPs）

(2) 骨吸收指标：
- 吡啶啉（pyridinoline，PYD）和脱氧吡啶啉（deoxypyridinoline，DPD）
- 抗酒石酸酸性磷酸酶（tartrate-resistant acid phosphatase，TRAP）
- 血清 I 型胶原 C- 末端肽交联（serum C-terminal telopeptide of type I collagen，S-CTX）

(3) 血、尿骨矿成分检测：
- 血清总钙
- 血清无机磷
- 血清镁
- 尿钙、磷、镁

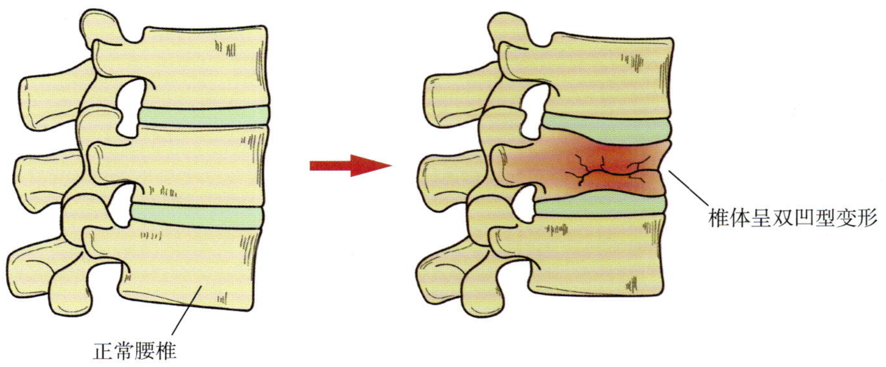

图 14-1-5 脊柱骨质疏松压缩性骨折

（三）骨质疏松症的诊断路径（图 14-1-6）

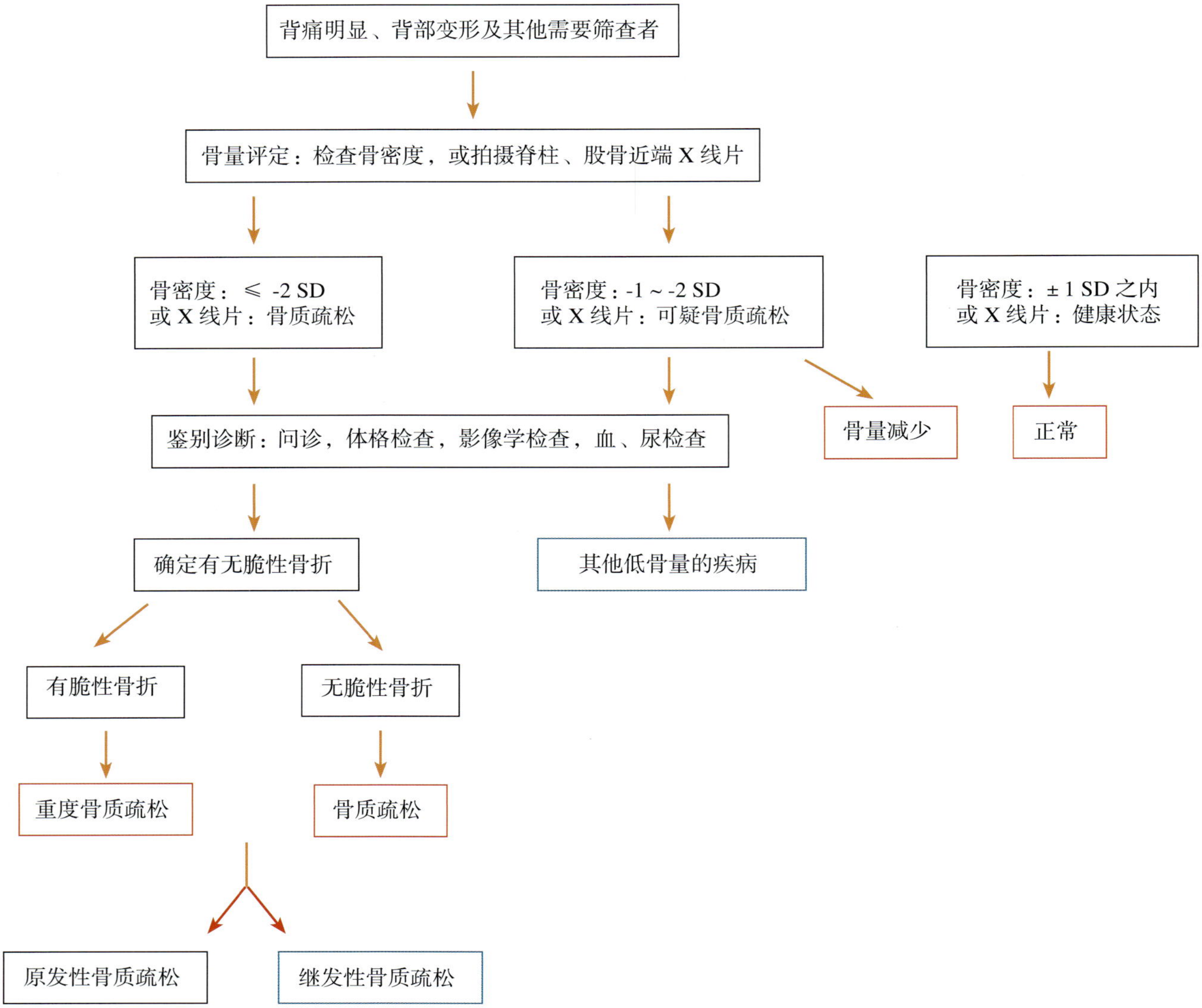

图 14-1-6　骨质疏松症的诊断路径

（四）骨质疏松症的分类与鉴别诊断

1. 骨质疏松症的分类见表 14-1-5。

表 14-1-5　骨质疏松症分类

原发性骨质疏松症	绝经后骨质疏松症（Ⅰ型）	
	老年性骨质疏松症（Ⅱ型）	
	特发性骨质疏松（病因不明）	青少年型
		青壮年成人型
		妊娠期骨质疏松
继发性骨质疏松症	内分泌性疾病	甲状腺功能亢进
		甲状腺功能减退
		Cushing 综合征
		糖尿病
		甲状旁腺功能亢进
		性腺功能减退症
	药物性骨量减少	长期使用糖皮质激素、抗癫痫药物、免疫抑制剂等
	营养缺乏性疾病	长期蛋白质缺乏
		长期其他营养素缺乏，如镁、锰、锶、锌等
	先天性疾病	成骨不全
		马方综合征
	失用性骨丢失	长期卧床
		骨折后
		太空旅行
其他低骨量的疾病	各种骨软化症（钙与维生素 D 缺乏症、肾小管酸中毒等）	
	慢性肝疾患	
	类风湿关节炎	
	恶性肿瘤骨转移	
	多发性骨髓瘤	
	脊柱血管瘤	
	脊柱结核	
	化脓性脊椎炎	

2. 鉴别要点

(1) 骨软化症：血碱性磷酸酶（ALP）增高，X 线检查可见普遍性骨密度降低、骨骼畸形等。

(2) 成骨不全：又称脆骨病、瓷娃娃。主要是Ⅰ型胶原蛋白异常，骨脆性增加、骨质疏松、骨骼畸形。易骨折、蓝巩膜、耳聋等。

(3) Paget 骨病：又称变形性骨炎。中老年男性多见，主要表现为骨肥大、变形。血碱性磷酸酶（ALP）升高。破骨与成骨紊乱而形成镶嵌状结构（mosaic pattern）（图 14-1-7）。

(4) 骨转移癌：血碱性磷酸酶（ALP）升高。病理检查。

六、骨质疏松症的治疗

治疗目的：缓解骨痛，改善骨量，降低脆性骨折发生风险，提高生活质量。

（一）营养

1. 补充足量的钙、维生素 D（表 14-1-6、表 14-1-7、表 14-1-8）。尽可能通过饮食摄入充足的钙，当饮食中钙摄入不足时再添加入钙剂。
2. 摄入富含钙（虾皮、芝麻酱、紫菜、海带等）、低盐和适量蛋白质的均衡膳食。
3. 避免偏食。不饮过多的咖啡、浓茶、碳酸饮料。戒烟限酒。

（二）适当的运动

制订个性化运动处方，进行多种方式的运动。提倡户外活动，保持充足日照，以促进体内维生素 D 的合成。

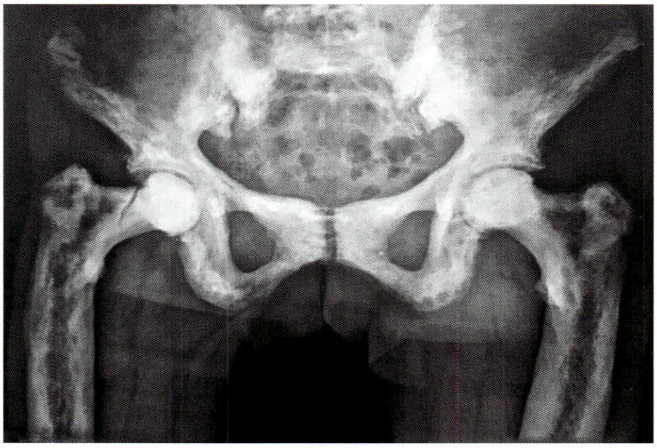

图 14-1-7　女性，70 岁，Paget 骨病，股骨颈病理性骨折
X线片示双侧股骨骨膜增厚并见囊状透亮区，骨干密度不均。股骨及骨盆可见囊片状密度减低区

表 14-1-6　每日钙需要量（mg/d）

年龄组	中国营养学会*	日本（厚生劳动省）	美国国立卫生研究院（NIH）	美国国家科学院（NAS）	欧盟（骨质疏松协会）
儿童	600 ~ 800	500 ~ 700	800 ~ 1200	800	
青少年	800 ~ 1000	700	1200 ~ 1500	1300	1200
成年人	800	600	1000	1000	1000
50 岁以上	1200	600	1500（1000**）	1200	1000（800**）
妊娠期	1100 ~ 1500	900	1200 ~ 1500	1000（1300***）	
哺乳期	1100 ~ 1500	1100	1200 ~ 1500	1000（1300***）	

*中国营养学会推荐每日钙需要量（1988年）
**性激素补充治疗（HRT）期间
***青少年

表 14-1-7　各年龄组钙适宜摄入量（adequate intakes, AI）

年龄组	年龄段	中国*（中国营养学会）	美国国立卫生研究院（NIH）
		钙适宜摄入量（mg/d）	
婴儿	初生 ~	300	400
	6 个月 ~	400	600
儿童	1 岁 ~	600	800
	4 岁 ~	800	
	7 岁 ~	800	800 ~ 10000
青少年	11 岁 ~	1000	1200 ~ 1500
	14 岁 ~	1000	
	18 岁 ~	800	
成年男性	50 岁 ~	1000	1000 ~ 1500
	65 岁 ~		1500
成年女性	孕妇（中期）	1000	1200 ~ 1500
	孕妇（晚期）	1200	
	哺乳期	1200	
	65 岁 ~		1500

注: 我国各年龄组可耐受的最高摄入量为2000 mg*，日本为2300 mg**，美国为2500 mg（NIH），欧盟和英国为1500 mg
*引自2000年版《中国居民膳食营养素参考摄入量》，中国营养学会
**引自2006年版《骨质疏松症的预防与治疗指南》，日本厚生劳动省

表 14-1-8　各年龄段钙的推荐补充剂量（mg/d）

年龄段	实际膳食钙摄入量*		钙适宜摄入量**	需额外补充元素钙
	男性	女性		
2 岁 ~	233	229	600	400
4 岁 ~	260	246	800	550
7 岁 ~	299	283	800	500
11 岁 ~	338	312	1000	650 ~ 700
14 岁 ~	376	343	1000	600 ~ 650-
18 岁 ~	410	359	800	400 ~ 450
30 岁 ~	419	382		
45 岁 ~	421	383	1000	600 ~ 700
60 岁 ~	412	367		
70 岁 ~	381	316		

*引自《中国居民膳食钙的摄入状况》，卫生研究，2007, 36(5):600-602
**引自2000年版《中国居民膳食营养素参考摄入量》，中国营养学会

（三）预防跌倒

建立一个安全的生活环境，有保护措施（包括各种关节保护器等）。有效治疗有摔倒危险的疾病。

（四）药物治疗

1. 基本补充剂（表 14-1-9）
   (1) 钙剂：选用钙含量高、溶解度高、吸收率好的钙剂。例如碳酸钙。
   (2) 维生素 D：对于老人、肝肾功不全的患者，建议使用活性维生素 D（不需要经过肝肾转化即可利用）。
2. 抗骨质疏松药物
   (1) 骨吸收抑制剂：双膦酸盐、降钙素、雌激素和选择性雌激素受体调节剂。
   (2) 骨形成促进剂：甲状旁腺激素类似物。
   (3) 其他机制类药物：活性维生素 D 及其类似物、维生素 K_1 类、锶盐。
3. 治疗骨质疏松症时钙剂和维生素 D 应与其他抗骨质疏松药物联合使用。

对于骨吸收抑制剂和骨形成促进剂，不建议相同作用机制的药物同时使用。

一般骨质疏松症或中度以下骨折风险患者：钙片 + 维生素 D+ 双膦酸盐药物。

严重骨质疏松症或高危骨折风险患者：钙片 + 维生素 D+ 唑来膦酸或特立帕肽（甲状旁腺激素类似物）。

骨质疏松骨折伴疼痛患者：降钙素短期使用，疼痛缓解后改成上述两种方案。

表 14-1-9 骨质疏松症治疗药物推荐剂量

钙	800～1000 mg/d（饮食不能补充钙情况下）
维生素 D	400～800 IU（10～20 μg）/d
维生素 K	250～300 μg/d

注：维生素D主要来源于油性鱼类（如鲑鱼、鲭鱼和沙丁鱼）、动物肝和蛋黄
维生素K主要来源于绿叶蔬菜和一些植物油中

七、抗骨质疏松治疗的疗程和疗效评价

（一）药物疗程

药物疗程应个体化，疗程至少坚持 1 年。一般经 3～5 年治疗后应进行全面评估。

（二）治疗成功的标志

治疗成功的标志是骨密度保持稳定或增加，没有新发骨折或骨折加重的证据。

1. 随访在规范的骨质疏松症治疗下骨痛、乏力等症状是否缓解。
2. 有无新发骨折或原有椎体压缩骨折加重。

（三）骨密度（BMD）测定

骨密度的监测对促进骨形成药物疗效评估比抑制骨吸收药物治疗有更大价值。《原发性骨质疏松症诊疗指南（2017）》推荐在药物首次治疗或改变治疗后每年、效果稳定后每 1～2 年复查骨密度。在治疗期间，要求骨密度变化大于测定的精确度误差（precision error）。如何评估精确度误差和计算最小有意义变化值（least significant change，LSC）可参见 www.ISCD.org。

（四）骨转换生化标志物（BTM）监测

药物治疗中 BTM 的变化明显早于骨密度变化。在应用促形成药物治疗后 3 个月、抑制吸收药物治疗后 3～6 个月时进行监测。当患者 BTM 的变化超过 LSC 时具有临床意义。国际骨质疏松基金会（IOF）推荐检测血清 I 型原胶原 N- 端前肽（P1NP）和血清 I 型胶原 C- 末端肽交联（S-CTX）。

（五）脊椎影像学检查

每年进行身高测量，当身高降低超过 2 cm 时应进行腰椎影像学检查，以确定是否有新发的椎体骨折。在 3～5 年治疗期后，进行全面骨折风险及抗骨质疏松治疗效果评估。

第十五章

小儿骨科疾病

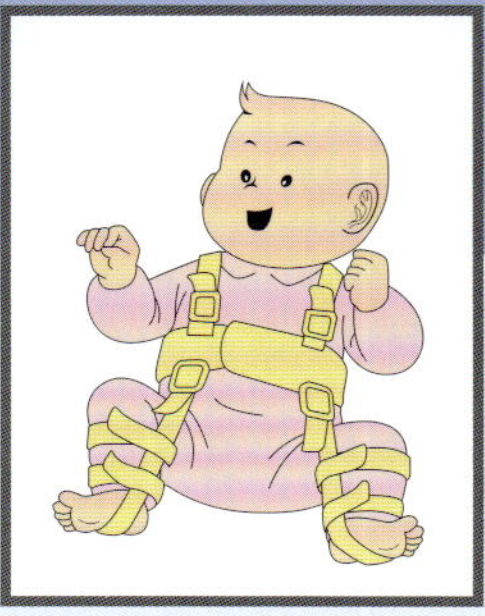

第一节　小儿骨骼特点、体格检查

1. 小儿骨科疾病发病隐匿，易漏诊和误诊。
2. 尽量详细记录现病史（由父母诉说）、生育史及家族史。
3. 出生或出生后数月即出现的病症多为先天性疾病。
4. 注意有否肌肉骨骼系统、呼吸系统、消化系统、外生殖器及中枢神经系统的多重先天异常。
5. 临床检查可见姿势、姿态异常，步态异常，疼痛，骨骼生长障碍，活动范围受限和发育迟缓等。尤其注意婴幼儿有无自主运动低下，学龄前期或儿童期的患儿有无跛行、疼痛及肢体畸形等。

一、详细记录病史、家族史、生育史

1. 发病时间

(1) 出生即见异常：先天性内翻足等足部疾病和足趾畸形、先天性膝关节脱位、四肢畸形、神经肌肉疾病、脊柱裂、骨骼系统疾病等。

(2) 生后 1 周 ~ 数月发病：先天性肌性斜颈、先天性髋关节脱位等。

2. 发病情形

(1) 急性：股骨头骨骺滑脱（急性期）、单纯性髋关节滑膜炎、化脓性关节炎、外伤等。

(2) 慢性：儿童股骨头缺血性坏死（Perthes 病）、股骨头骨骺滑脱（慢性期）、幼儿期 - 儿童期足部疾病等。

3. 体征

(1) 肢体形态异常：四肢畸形（图 15-1-1、图 15-1-2）、先天性足部疾病和足趾变形、先天性多发性关节挛缩症、神经肌肉疾病、脑瘫，脊柱裂（图 15-1-3、图 15-1-4）等中枢神经系统疾病引起的肢体变形等。

(2) 姿势异常：先天性肌性斜颈、骨性斜颈、脊柱侧凸等（图 15-1-5）。

(3) 发育迟缓：骨骼疾病（骨软骨发育不全）、内分泌疾病（如生长激素缺乏症、甲状腺功能低下症）、代谢性疾病、生长障碍线等（图 15-1-6）。

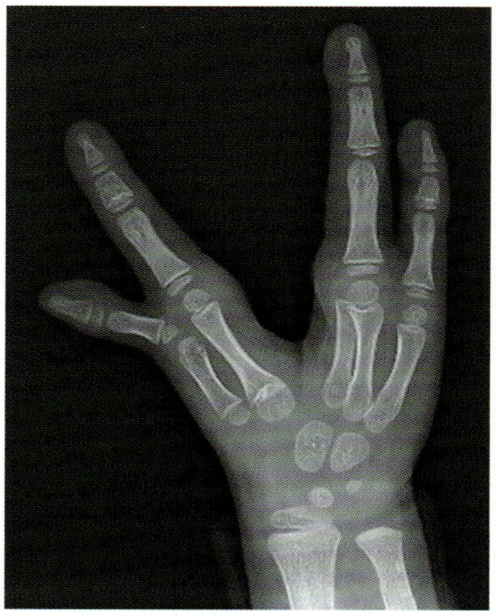

图 15-1-1　女，5 岁，先天性裂手畸形

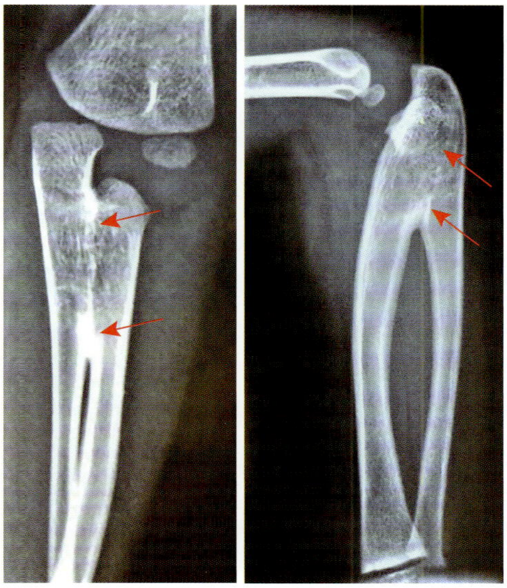

图 15-1-2　先天性尺桡骨融合

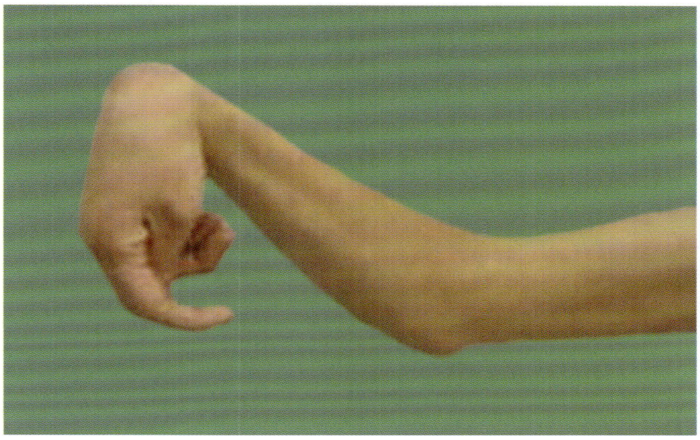

图 15-1-3　脑瘫致屈肘、屈腕畸形

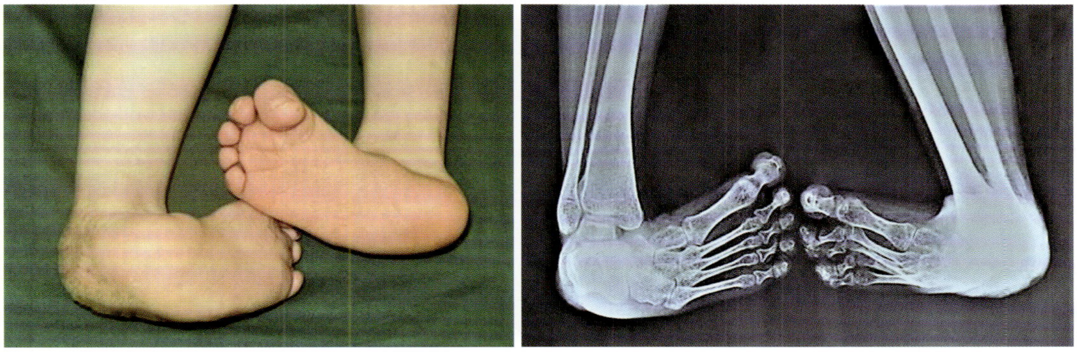

图 15-1-4　脊椎裂后遗双侧足内翻畸形

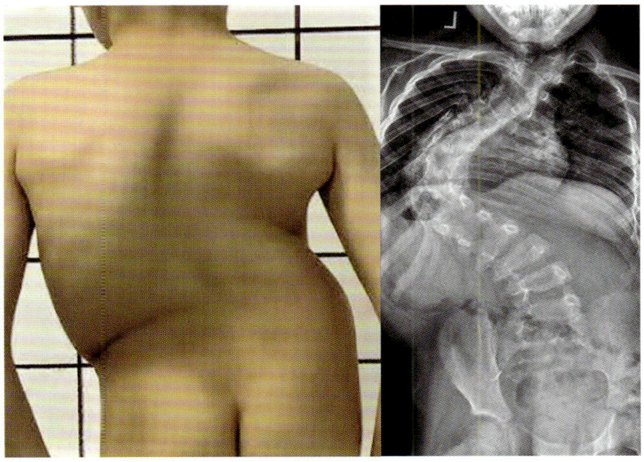

图 15-1-5　男，8 岁，先天性脊柱侧凸

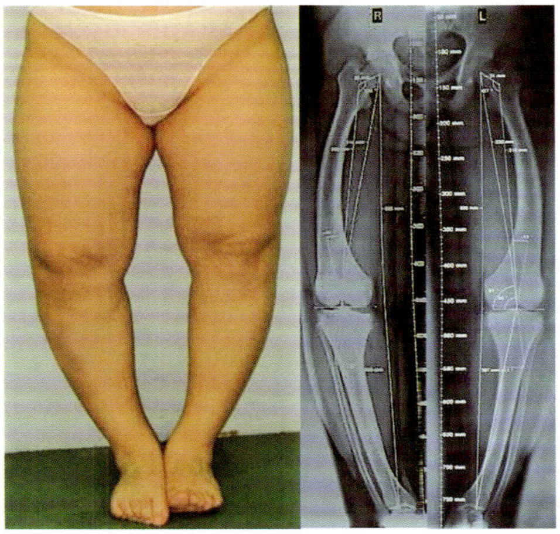

图 15-1-6　女，15 岁，双侧股骨、胫骨内翻畸形

(4) 异常步态：神经肌肉疾病、关节疾病、足部疾病、小腿内旋或外旋、下肢力线异常等。

(5) 疼痛：骨关节感染、Perthes 病、股骨头骨骺滑脱等。

(6) 活动范围受限：先天性髋关节脱位所致的髋关节外展受限、先天性多发性关节挛缩症、关节炎等。

(7) 运动发育迟滞：脑瘫麻痹、神经肌肉疾病、Down 综合征、代谢性疾病等。

4. 家族史

(1) 大多数有常染色体显性遗传。

(2) 先天性足部畸形和先天性髋关节脱位可有家族史。

5. 生育史：脑瘫和神经肌肉病表现为运动发育迟缓，肌张力高和姿势异常。

二、体格检查

1. 运动和姿势异常

(1) 婴幼儿期

- 自发运动减少，肌张力低下：神经肌肉病、脑瘫、分娩麻痹、脊柱裂等。
- 体态异常，活动范围受限：先天性髋关节脱位、先天性膝关节脱位、化脓性关节炎、先天性多发性关节挛缩症、骨骼系统疾病、先天性内翻足等。
- 斜颈：先天性肌性斜颈、骨性斜颈等。

(2) 学龄前期 - 儿童期

- 姿势异常：脊柱侧凸、炎症性斜颈、眼性斜颈等。
- 体态异常，活动范围受限：化脓性关节炎、单纯性髋关节滑膜炎、股骨头骨骺滑脱、Perthes 病、青少年特发性关节炎、外伤等。
- 跛行步态（如升降式跛行、避痛性跛行、摇摆 - 臀中肌跛行等）
  - √ 髋关节疾病、膝关节疾病、炎症性疾病、外伤、下肢不等长等。
  - √ 内八字步态、外八字步态等。
  - √ 神经疾病、足部疾病、下肢力线异常等。

2. 畸形：四肢畸形、先天性内翻足等足部疾病和足趾变形，神经肌肉病，脑瘫，脊柱裂引起的四肢变形，Blount 病（胫骨内翻）等造成的膝内翻，生长障碍线，骨折后畸形愈合等（图 15-1-7）。

三、影像学检查

1. 单纯 X 线检查

(1) 作为大体检查，发现病变部位。

(2) 使用最小放射量拍摄。

(3) 注意拍摄的部位和体位。

(4) 读片要点

- 儿童与成人骨骼有许多不同（图 15-1-8、图 15-1-9）
- 按阅片顺序仔细观察，切勿遗漏。
- 注意有无软组织异常改变，如关节周围软组织肿胀、脂肪垫征（fat pad sing）等。
- 必要时与健侧比较。注意假阴性：骨髓炎和化脓性关节炎、疲劳性骨折等早期不能看到异常，只有极少的改变。
- 注意骨化形态改变。如足副舟骨（图 15-1-10）、肱骨近端骨骺线等（图 15-1-11）。

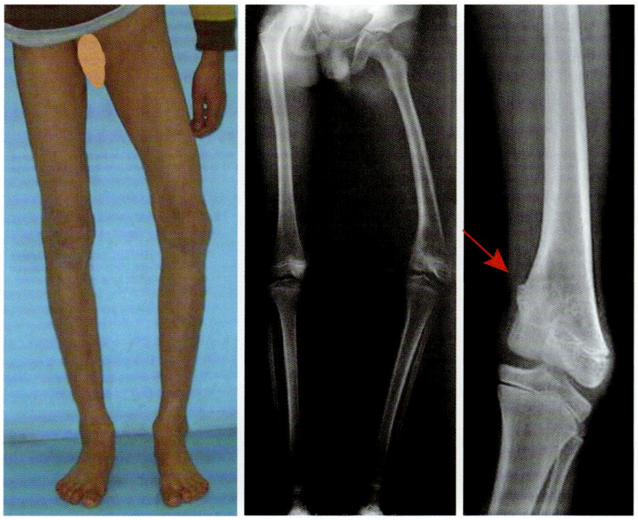

图 15-1-7 男，12 岁，左股骨远端内侧骨骺早闭致膝内翻畸形

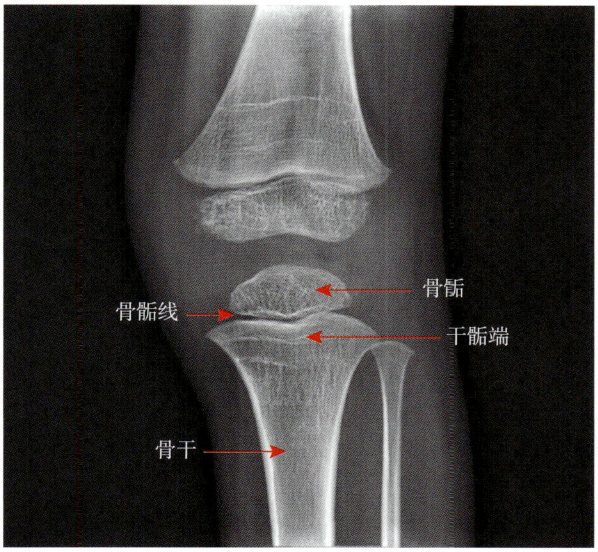

图 15-1-8　小儿长骨 X 线片：长骨干骺端与骨骺之间有一条骨骺线

2. CT 检查
   (1) 优点：骨骼系统的图像清晰、密度分辨率高，可以进行三维重建。
   (2) 读片要点
   - 与单纯 X 线片相同。
   - 熟练掌握骨关节肌肉解剖知识。
3. MRI 检查
   (1) 优点：无放射线损害。能清晰显示骨骼、关节软骨、肌肉、软组织等。
   (2) 婴幼儿应在睡眠中进行检查，避免身体活动。
   (3) 读片要点
   - 不同的脉冲序列可形成不同信号对比的加权图像。
   - 注意辨别各种伪影。
   - 注意观察病灶及其周围组织的改变。
4. B 超检查：对软组织病变、外伤、小儿髋关节及足部疾病具有诊断价值。

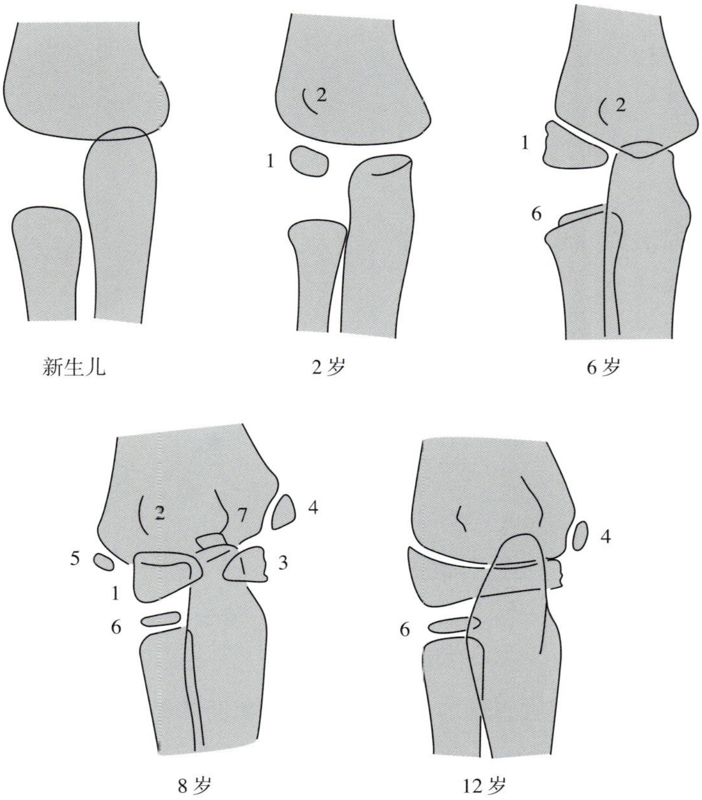

图 15-1-9　儿童肘关节骨骺 X 线影像（Radiographic of elbow epiphysis）

1. 肱骨小头骨骺　2. 鹰嘴窝　3. 滑车骨骺　4. 肱骨内上髁骨骺　5. 肱骨外上髁骨骺　6. 桡骨近端骨骺　7. 鹰嘴骨骺
横倉誠次郎. 骨之レ線診断指針. 東京:南江堂, 1963 98.

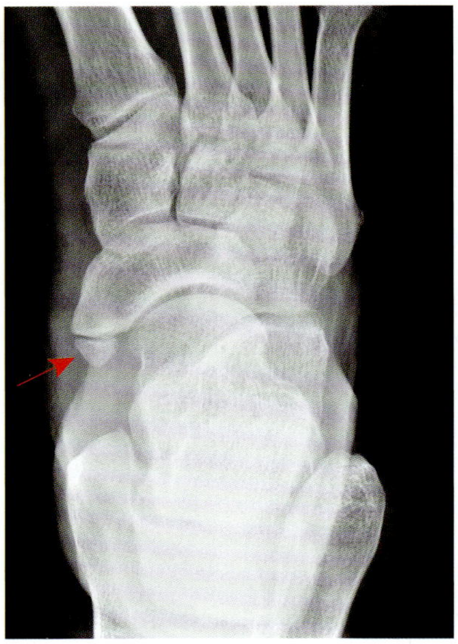

图 15-1-10 足副舟骨

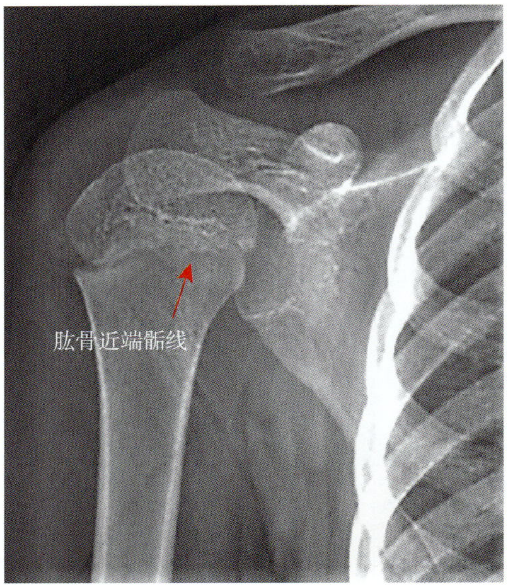

图 15-1-11 肩关节肱骨近端骨骺线（红色箭头）

第二节 发育性髋关节发育不良

一、诊疗要点

1. 发育性髋关节发育不良(developmental dysplasia of the hip，DDH)也称先天性髋关节脱位(congenital dislocation of hip joint，CDH)，是小儿最常见的畸形，在我国发病率为 4‰。
2. 一般认为由多种因素所致。女婴、臀围产、有家族史为高风险因素。
3. 女孩多于男孩，左侧多于右侧，双侧脱位比较少见。
4. 可合并足部跖内收畸形、肌性斜颈等。
5. 新生儿和婴儿期表现：两侧臀纹不对称，髋关节外展受限。双下肢不等长 (Allis 征阳性)(图 15-2-1)。Ortolani 征 (图 15-2-2) 和 Barlow 征阳性。
6. 幼儿期表现：单侧脱位时跛行，双侧脱位为“鸭步”步态，臀部明显后突。Trendelenburg 征阳性 (图 15-2-3)。
7. Graf 法超声检查是诊断 DDH 的重要手段，适用于 6 个月内的患儿。

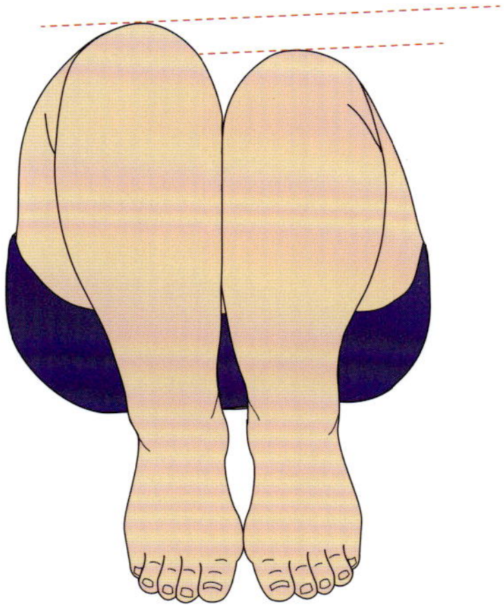

图 15-2-1 Allis 征：患侧下肢短缩

8. 双髋关节 X 线片可见：髋臼角 > 30°，Shenton 线、Calvè 线中断，股骨头于髋臼外上方脱位等 (图 15-2-4)。CE 角 < 20° (图 15-2-5)。
9. 治疗：早期诊断、早期治疗，效果比较好，治愈率也高。
10. 6 个月以下婴儿多采用 Pavlik 支具或 Riemenbugel 支具 (图 15-2-6) 治疗。

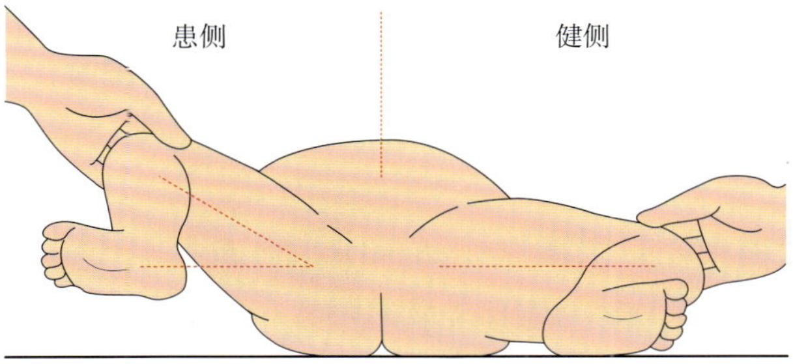

图 15-2-2 Ortolani 征（外展试验）：髋关节外展受限为阳性

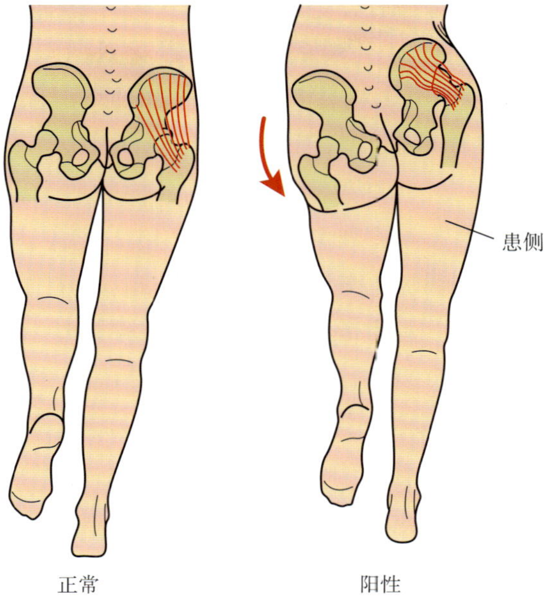

图 15-2-3 单足站立试验（Trendelenburg 征）

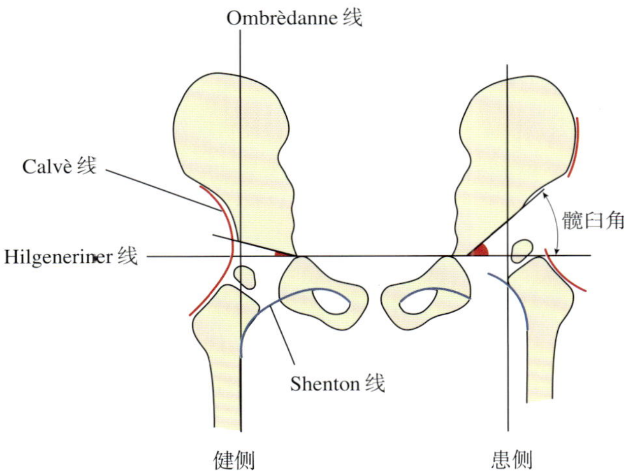

图 15-2-4 发育性髋关节发育不良 X 线片各项诊断指标

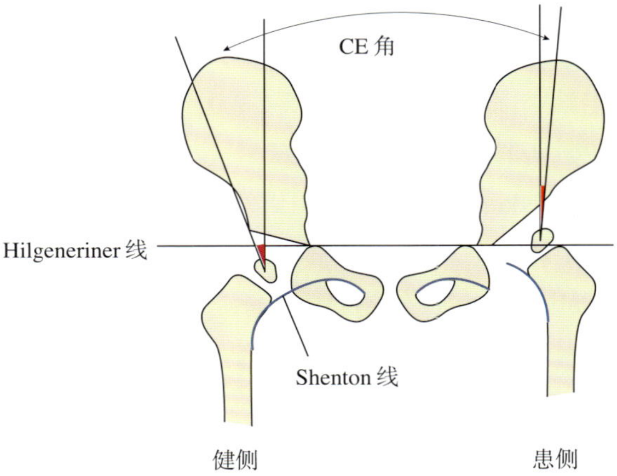

图 15-2-5 发育性髋关节发育不良的 CE 角测量

11. 对治疗无效者可行牵引治疗、闭合复位、切开复位。

二、特殊体征

1. Allis 征（又称 Galeazzi 征）：新生儿平卧、屈膝 85°～90°，两足平放床面，两踝并拢。比较两膝不等高为阳性，提示较低一侧股骨或胫骨短缩，

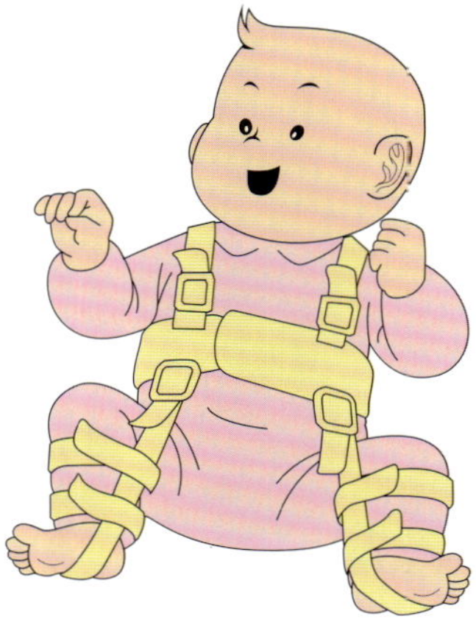

图 15-2-6 Pavlik 支具适用于 6 个月以下患儿

或髋关节后脱位（图 15-2-1）。

2. Ortolani 征（外展试验）：平卧，双髋双膝屈曲 90°，检查者握住患儿的双膝同时外展，正常时双膝可触及床面，外展可达 90°；若外展到 70°～75° 时即感到有对抗力，内收肌紧张，为阳性，提示有髋关节脱位（图 15-2-2）。

3. Barlow 试验：与 Ortolani 征操作相反，在髋屈曲、内收位，用拇指向外、后侧推顶股骨头，若感到股骨头自髋臼后缘滑出，放松拇指后，股骨头又滑入髋臼内，为 Barlow 试验阳性。提示髋关节不稳定。

4. Trendelenburg 征（单足站立试验）：单足站立时，对侧骨盆下降，即为阳性（图 15-2-3）。提示该侧臀中肌无力。

三、影像学测量

1. Hilgeneriner 线：两侧髋臼（Y 字形软骨）中心的连线，简称 H 线（图 15-2-4）。髋关节脱位时，股骨头骨骺位于 H 线上方。

2. Ombrèdanne 线：从髋臼外缘到 H 线的垂线（图 15-2-4）。髋关节脱位时，股骨头骨骺位于 Ombrèdanne 线外侧。

3. 髋臼角：从髋臼中心点向髋臼顶部外缘连一斜线，其与 H 线的夹角称为髋臼角或髋臼指数（图 15-2-4）。正常值 20°～25°。髋臼角越大提示骨性髋臼越浅。

4. Shenton 线：闭孔上缘和股骨颈内侧缘的弧形连线（图 15-2-4）。髋关节脱位时此弧线中断。

5. Calvè 线：髂翼的外侧面与股骨颈外侧面的弧形连线（图 15-2-4）。髋关节脱位时此弧线中断。

6. CE 角的测量可以了解髋臼发育情况（图 15-2-5）（参见髋关节骨性关节炎章节）。

7. 髋臼 - 头指数 *（acetabular-head index，AHI）：股骨头内缘至髋臼外缘的距离（A）与股骨头横径（B）之比（图 15-2-7）。该指数表示髋膨大（coxa magna）或髋臼发育不良时髋臼对股骨头的覆盖情况。

8. 关节粗隆间距离 ***（articulo-trochanteric distance，ATD）：从股骨头上关节面到大粗隆顶部的垂直距离（C）的测定（图 15-2-7）。

临床意义：用于评价在先天性髋脱位或 perthes 病等后遗症中所见的高位大粗隆。

正常值：（5～13岁） ♂：16 ± 3.6 mm ♀：23 ± 4.5 mm

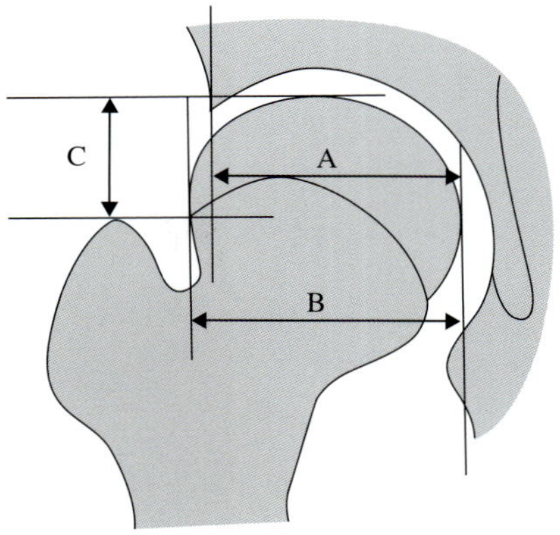

$$AHI=\frac{A}{B}\times 100$$

正常值 **（%）	
5～6 岁	90.91 ± 0.80
7～8 岁	90.53 ± 0.90
9～10 岁	87.50 ± 0.95
11～12 岁	87.13 ± 0.76
13～16 岁	84.33 ± 0.80
17～20 岁	85.76 ± 0.84
21～24 岁	82.26 ± 1.37

图 15-2-7 髋臼 - 头指数 *，关节粗隆间距离 ***

* Heyman CH, Herndon CH. Legg-Perthes disease. A method for the measurement of the roentgenographic results. J Bone Joint Surg, 1950, 32-A: 767-778.

** 猪狩忠.先天性股関節脱臼に対する非観血的療法の遠隔成績.日整会誌, 1960, 34: 233-246.

*** Edgren W. A clinical and radiological investigation with particular reference to the importance of the metaphyseal changes for the final shape of the proximal part of the femur. Acta Orthop Scandinav, 1965; Supplementum 84: 95-101.

第三节　儿童股骨头骨骺缺血性坏死

儿童股骨头骨骺缺血性坏死（ischemic necrosis of femoral head of children）又称股骨头无菌性坏死、扁平髋、股骨头幼年变形性骨软骨炎，或Legg-Calvé-Perthes病，简称Perthes病。

1. 本病是一种儿童期特发的股骨头缺血性坏死，是一种自限性疾病。
2. 多见于4～10岁儿童，男孩发病率为女孩的3～4倍，多合并有身材矮小、骨龄延缓。女孩预后较差。
3. 表现为膝、髋关节痛，跛行，患髋外展和内旋活动受限。
4. 一般Perthes病分为四个临床经过：初期、碎裂期、愈合期和后遗症期。
5. 病变碎裂期的X线片Catterall分型和外侧柱Herring分型。

(1) Catterall分型（图15-3-1）：根据骨盆正位与蛙式

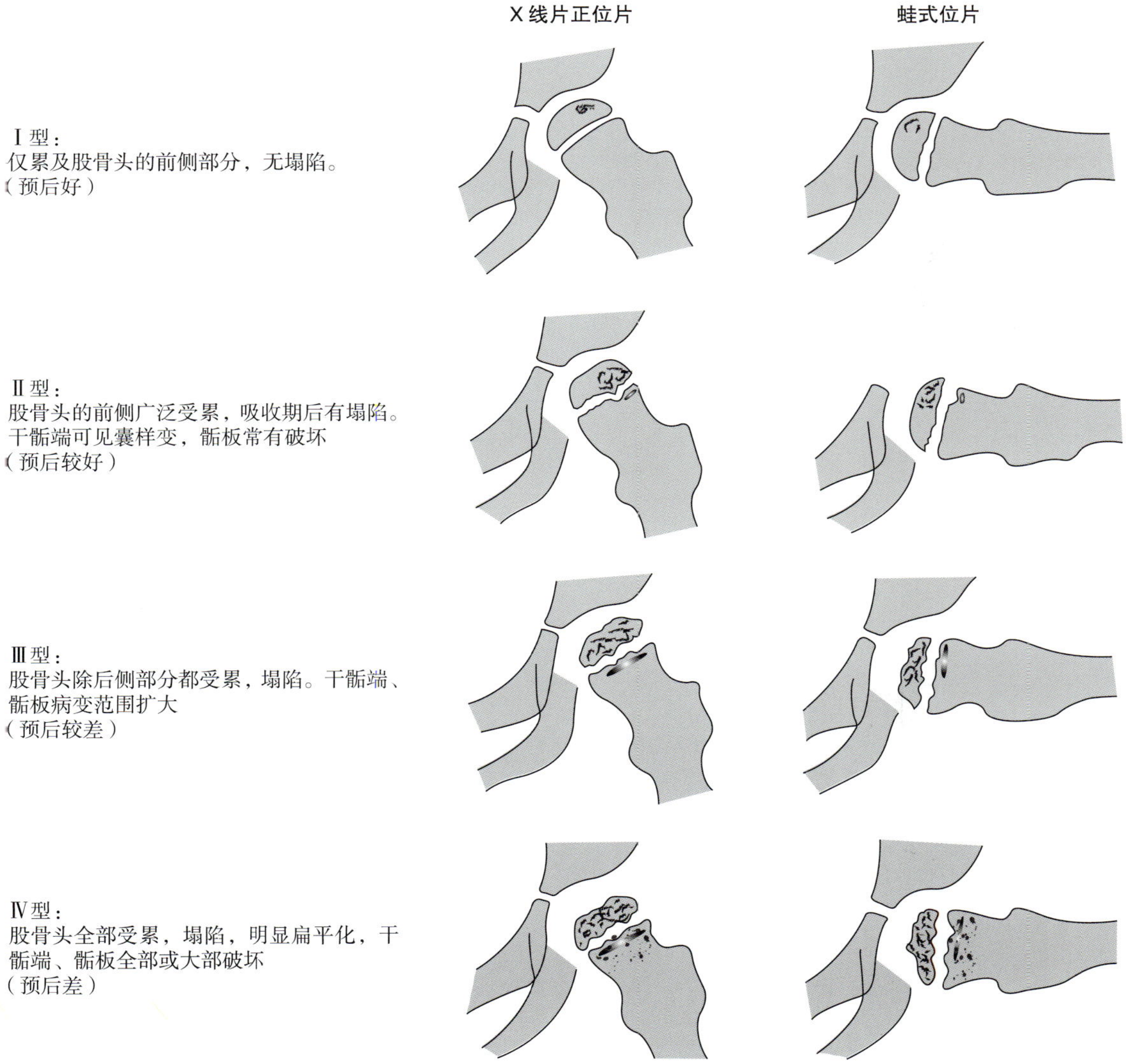

图15-3-1　Perthes病的Catterall分型（Catterall classification of Perthes disease）

Catterall A. The natural history of Perthes disease. J Bone Joint Surg, 1971, 53-B: 37-53.

位 X 线片分为 4 型。Catterall 认为 Ⅰ 、Ⅱ 型无需治疗，Ⅲ 、Ⅳ 型需要治疗。

(2) Herring 外侧柱分型（图 15-3-2）：在碎裂期将股骨头分为外侧柱、中央柱和内侧柱。将骨盆正位 X 线片中健侧与患侧股骨头骨骺外侧柱的高低变化进行分型。

6. MRI 一种非常敏感的检查手段，可以早期做出股骨头缺血的诊断。

7. 目前股骨头包容（containment）治疗已取代过去的长期限制负重的治疗方法。

(1) 非手术包容：各种外展支具，下肢置于外展 40° ~ 45°、内旋 10 ~ 15° 或中立位。

(2) 手术包容：股骨近端内翻截骨术（图 15-3-3）、Salter 髂骨截骨术、Chiari 骨盆截骨术等。

8. 病例：见图 15-3-4。

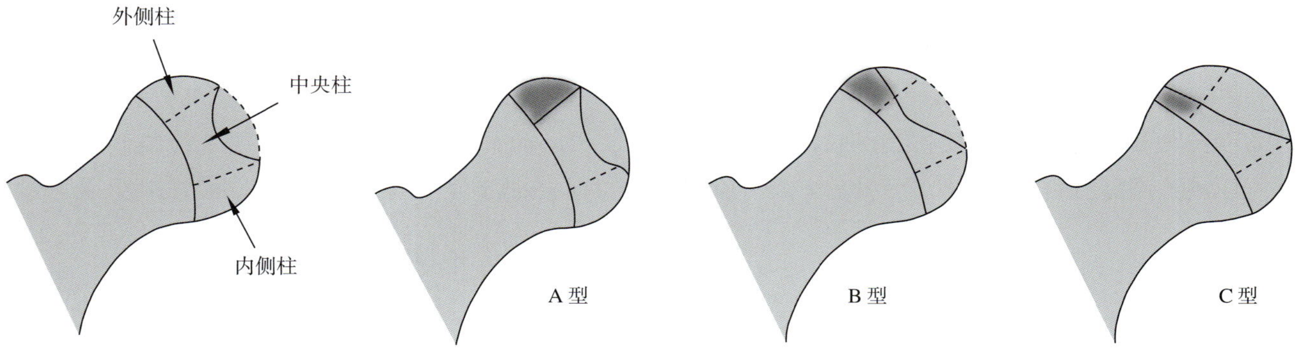

图 15-3-2　Perthes 病的 Herring 外侧柱分型（lateral column classification of Perthes disease）

A型：外侧柱密度轻度改变，高度无变化。预后最好；B型：外侧柱密度减低，高度丢失不超过原高度的50%。中央柱高度低于外侧柱；C型：外侧柱较早出现密度减低，外侧和中央区分界不清，外侧柱塌陷超过原有高度的50%，外侧柱通常低于中央柱。预后最差

* Herring JA, Neustadt JB, Williams JJ, et al. The lateral pillar classification of Legg-Calve-Perthes disease. J Pediatr Orthop. 1992, 12(2): 143-150.

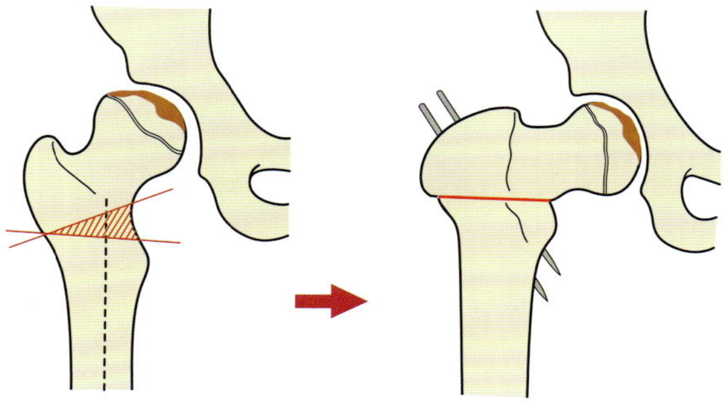

图 15-3-3　Perthes 病股骨近端内翻截骨术

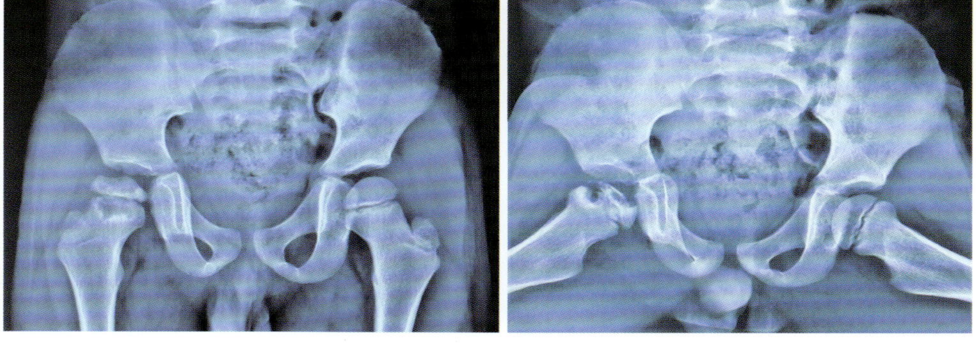

图 15-3-4　病例：男，6 岁，右髋痛，跛行。诊断为儿童股骨头骨骺缺血性坏死，Catterall 分型Ⅲ型

第四节　股骨头骨骺滑脱

一、诊疗要点

1. 股骨头骨骺滑脱（slipped capital femoral epiphysis，SCFE）10岁以后的儿童多见。大多数患儿存在肥胖。
2. 临床表现为腹股沟区及大腿内侧疼痛，活动后疼痛加重。避痛性跛行、外八字。Drehmann 征阳性（图 15-4-1）。髋关节内旋受限。
3. X 线片表现为近端股骨头骨骺相对于干骺端向下、向后滑脱。
4. 依据症状持续时间分为急性滑脱（持续时间不足3周）、慢性滑脱（超过3周）、慢性滑脱急性加重（症状持续几个月后突然加重）。
5. 根据骺板的稳定性分为稳定性滑脱（可独立行走或借助拐杖行走）、不稳定性滑脱（不能行走，股骨头缺血性坏死发生率＞50%）。
6. 按滑脱的严重程度（Fish 分级）分为：轻度滑脱（向后倾斜角度＜30°）、中度滑脱（30°～60°）、重度滑脱（＞60°）。
7. 治疗：大多数患儿可行螺钉原位固定（图 15-4-2）。畸形严重者可行截骨矫形手术。

二、股骨头骨骺滑脱的X线诊断

1. Trethowan 征（Klein 征）：即在髋关节前后位片上，股骨颈上缘的切长（Klein 线）穿过股骨头骺的部分减少或未穿过头骺（图 15-4-3）。
2. Capener 征：即在髋关节侧位片上，股骨头骺的后下缘（⇧）超出髋臼下缘（⬆）（图 15-4-4）。
3. 干骺端硬化征（变白）（metaphyseal blanch 征）：即在髋关节前后位片上，干骺端邻接骺板区域的弯月形高密度阴影（图 15-4-5）。

三、股骨头骨骺滑脱分级

见图 15-4-6。蛙式位侧位 X 线片（Frog-leg lateral view）的判定。

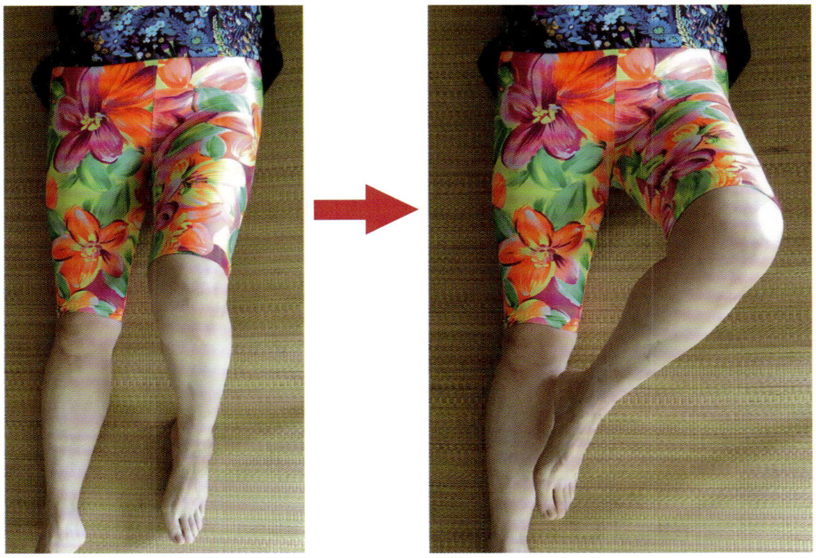

图 15-4-1　Drehmann 征阳性：仰卧位，髋关节在屈曲过程中出现不能控制的外旋活动

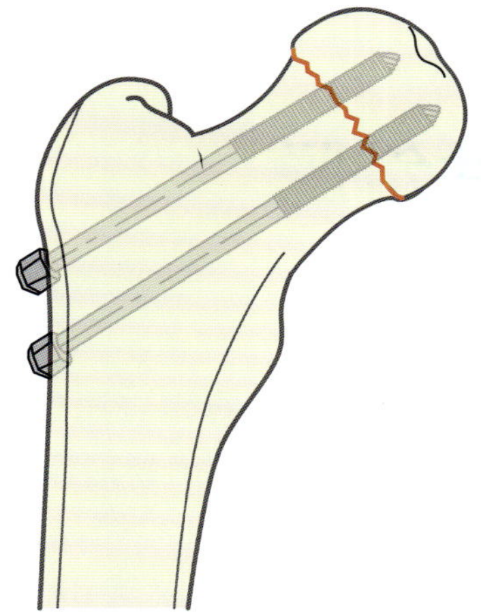

图 15-4-2 股骨头骨骺滑脱闭合复位，空心螺钉原位内固定

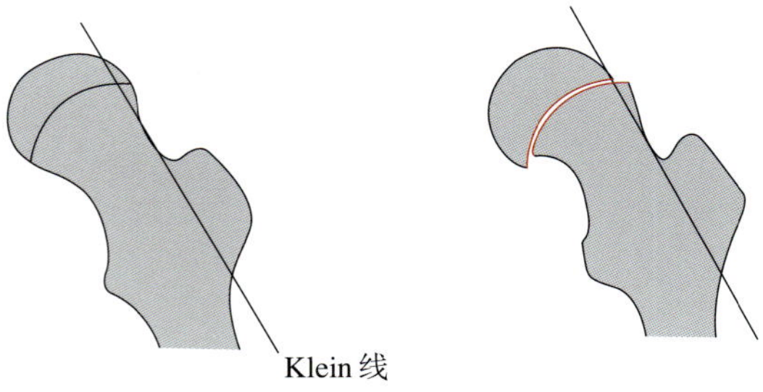

图 15-4-3 Klein 征

Klein A, Joplin RJ, Reidy JA. Roentgenographic features of slipped capital femoral epiphysis. Am J Roenthenol, 1951; 66: 361-374.

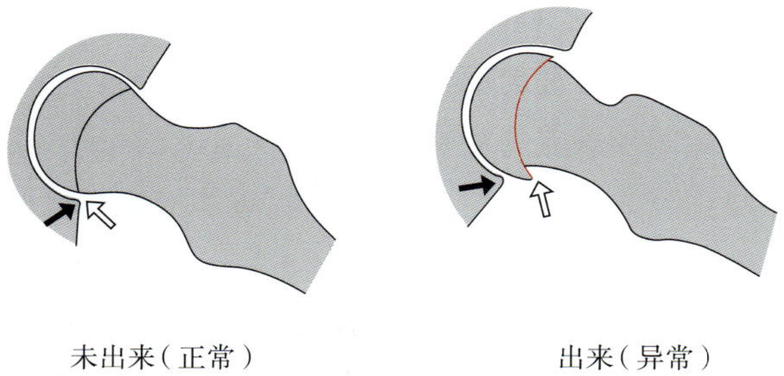

图 15-4-4 Capener 征

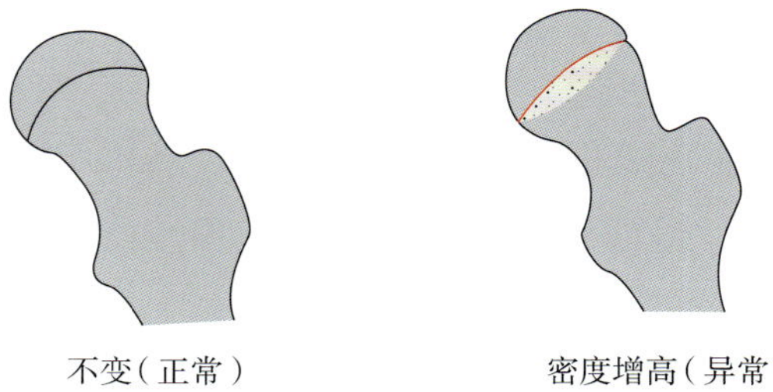

图 15-4-5 干骺端硬化征

Steel HH. The metaphyseal blanch sign of slipped capital femoral epiphysis. J Bone Joint Surg, 1986, 68-A: 920-922.

石井良章.大腿骨頭辷り症の診断と治療.日整会誌, 1990; 64：1025-1036.

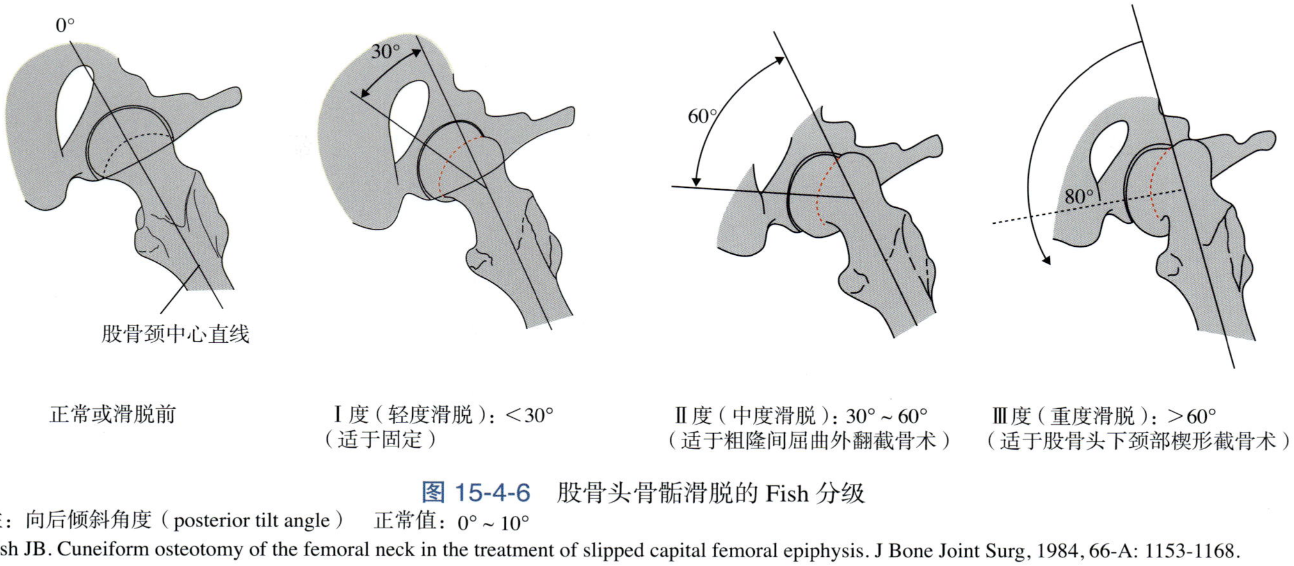

图 15-4-6 股骨头骨骺滑脱的 Fish 分级

注：向后倾斜角度（posterior tilt angle） 正常值：0°～10°

Fish JB. Cuneiform osteotomy of the femoral neck in the treatment of slipped capital femoral epiphysis. J Bone Joint Surg, 1984, 66-A: 1153-1168.

第五节 先天性肌性斜颈

一、诊疗要点

1. 先天性肌性斜颈（congenital muscular torticollis）是新生儿一侧的胸锁乳突肌纤维性挛缩所致，病因不明。
2. 肿块在生后1～2个月达到最大，之后的6～9个月内逐渐变小或消失而自愈。部分患儿因肌肉纤维化和挛缩引起斜颈畸形。
3. 临床表现：胸锁乳突肌中下段可触及一肿块。头倾向患侧，下颌转向健侧，颈椎活动稍受限。面部两侧不对称，健侧丰满呈圆形，患侧狭而平（图15-5-1）。
4. 颈部超声可确诊。
5. X线颈椎平片可见颈椎凸向健侧，上胸椎凸向患侧。
6. 诊断时需排除骨源性、眼性、炎症性、痉挛性、寰枢椎旋转脱位与固定、外伤等引起的斜颈。
7. 治疗
   (1) 密切观察，热敷，轻柔按摩，患儿头部面朝健侧仰卧位。大约90%的患儿1岁半前可自愈。
   (2) 对2岁以上胸锁乳突肌挛缩严重者，采取胸锁乳突肌部分切除术。

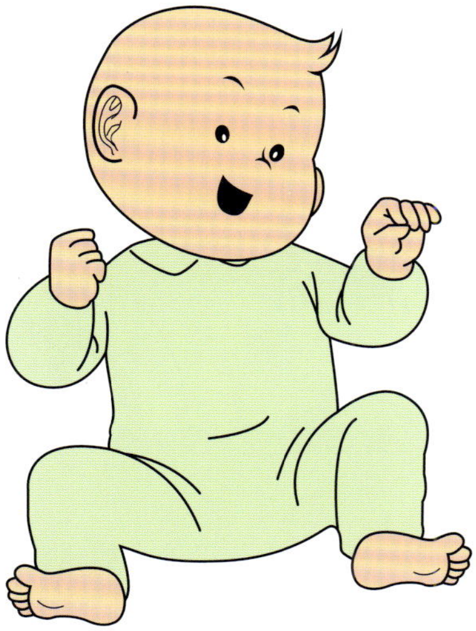

图15-5-1 先天性肌性斜颈：头颈偏向左侧，向右侧屈曲受限。主要是由于出生时，胎儿颈部受到强力牵拉造成的肌肉损伤所致

二、鉴别诊断

寰枢椎旋转脱位与固定

1. 寰枢椎旋转脱位与固定（atlantoaxial rotatory dislocation and fixation，AARDF）是指在生理活动的范围内，使寰枢椎固定在旋转位的状态。
2. 病因：上呼吸道感染，创伤，无明显诱因等。
3. 发病机制
   (1) 肌肉收缩；
   (2) 寰枢椎关节囊破裂及嵌入，韧带损伤；
   (3) 继发性关节囊及支持韧带的损伤等。
4. Fielding和Hawkins根据寰椎移位的方向和程度将AARDF分为4型（图15-5-2）。
5. 主要见于13岁以下的儿童。
6. 临床表现：特发性斜颈，头颈僵直，旋转受限，枕颈部有疼痛。
7. X线片：齿突与寰椎侧块解剖关系破坏，寰齿距离变化以齿突与寰椎侧块的对应关节改变为X线特征的一种病变。
8. 治疗：卧床休息，牵引、复位、颈椎围领固定。明显寰枢椎前脱位或不稳定者需要行寰枢椎固定术。

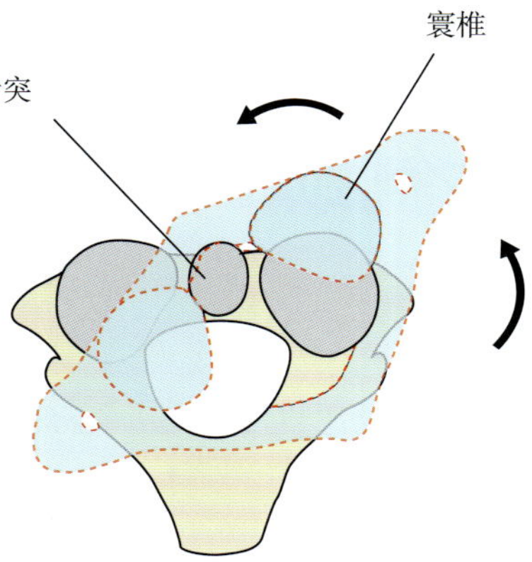

Ⅰ型　寰椎无前移，寰椎以齿突为轴旋转

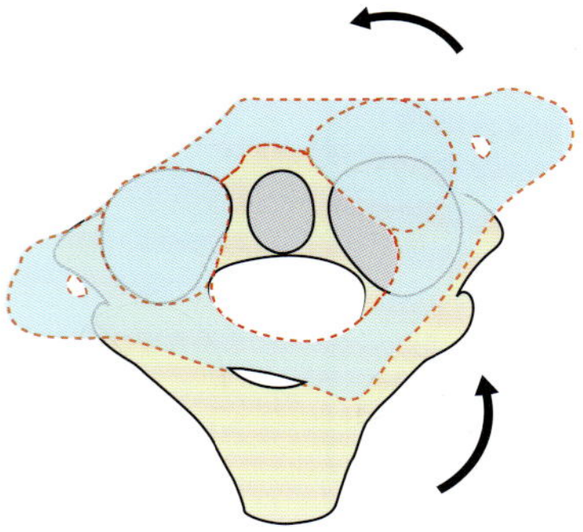

Ⅱ型　寰椎向前移位 3 ~ 5 mm，以侧方关节突为轴旋转。寰椎横韧带损伤

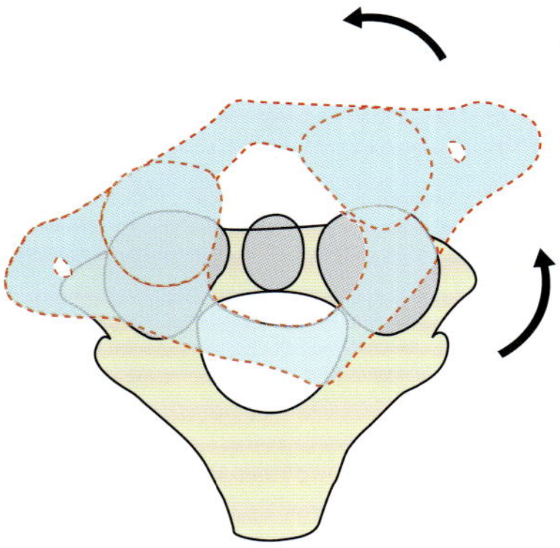

Ⅲ型　寰齿间隙＞5mm，寰椎侧块两侧同时向前方移动。寰椎横韧带和翼状韧带损伤

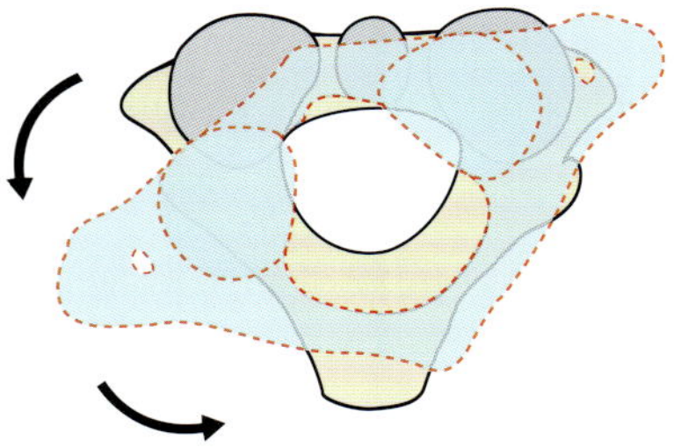

Ⅳ型　枢椎齿突发育不良，寰椎侧块的一侧或两侧向后方移位，以寰椎为轴旋转

图 15-5-2　寰枢椎旋转脱位与固定的分型

Fielding JW, Hawkins RJ. Atlanto-axial rotatory fixation. J Bone Joint Surge, 1977, 59-A: 37-44.

第六节　儿童股骨颈骨折

1. 儿童股骨颈骨折（pediatric femoral neck fracture）与成人比较发生率低。
2. 绝大部分为高能量损伤。
3. 骨骺损伤后引起骺早闭。
4. 儿童股骨颈骨折 Delbet 分类Ⅰ型和Ⅱ型多见（图 15-6-1）。
5. 缺血性坏死发生率高（30% ~ 50%）（图 15-6-2）。
6. 尽早治疗，解剖复位，空心螺钉或克氏针内固定。
7. 已发生骨骺坏死，可行截骨术或带血管蒂骨移植术。
8. 术后并发症除股骨头骺缺血性坏死外，还有髋内翻、骺板早闭、骨不连及双下肢不等长。

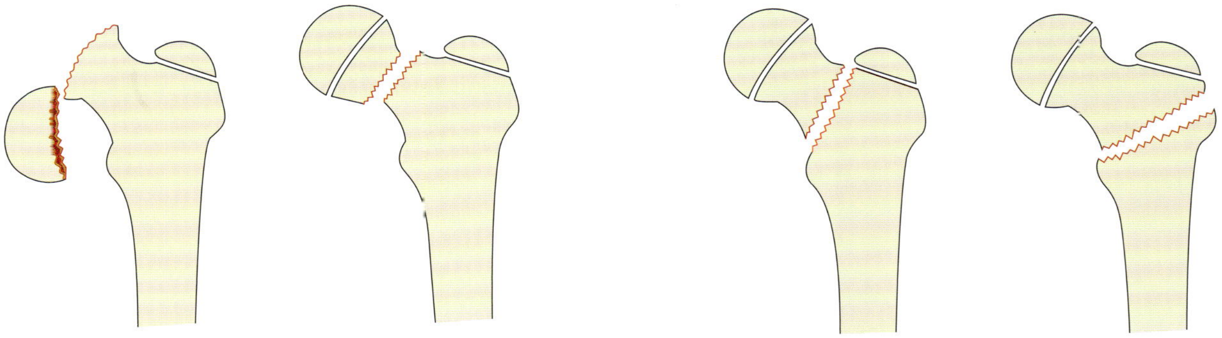

Ⅰ型：骺滑脱骨折（＜10%）*　Ⅱ型：颈部骨折（40%～50%）　Ⅲ型：基底骨折（25%～35%）　Ⅳ型：粗隆间骨折（6%～15%）

图 15-6-1　儿童股骨颈骨折 Delbet 分类（Delbet classification of pediatric femoral neck fracture）

* Colonna PC. Fracture of the neck of the femur in children. Am J Surg, 1929, 6: 793-797.

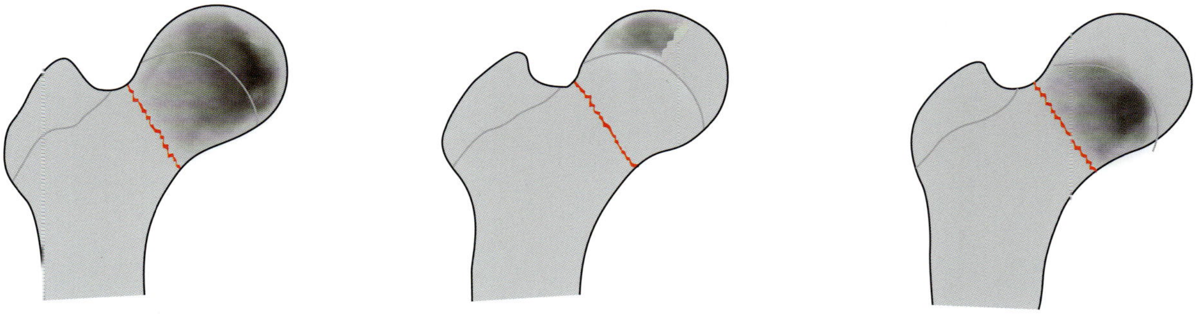

Ⅰ型（头、颈部弥漫性坏死）（＞50%）**
预后最差

Ⅱ型（头部局限性坏死）（25%）
预后较好

Ⅲ型（颈部局限性坏死）（25%）
预后最好

图 15-6-2　儿童股骨颈骨折继发性缺血性坏死的 Ratliff 分类（classification of secondary avascular necrosis of femoral head）

** Ratliff AHC. Fractures of the neck of the femur in children. J Bone Joint Surg. 1962, 44-B: 528-542.

第七节　胫骨结节撕脱骨折

1. 胫骨结节撕脱骨折(avulsion fracture of tibial tuberosity)好发于 12~ 17岁男性青少年。
2. 有明确的跳跃或摔倒史。
3. 胫骨结节压痛明显，伸膝疼痛无力。
4. X 线片可见胫骨结节撕脱骨折，髌骨上移。
5. Watson-Jones 分类将骨折分为三型 (图 15-7-1)。
6. 绝大多数患者需行切开复位克氏针或松质骨螺钉交叉内固定。

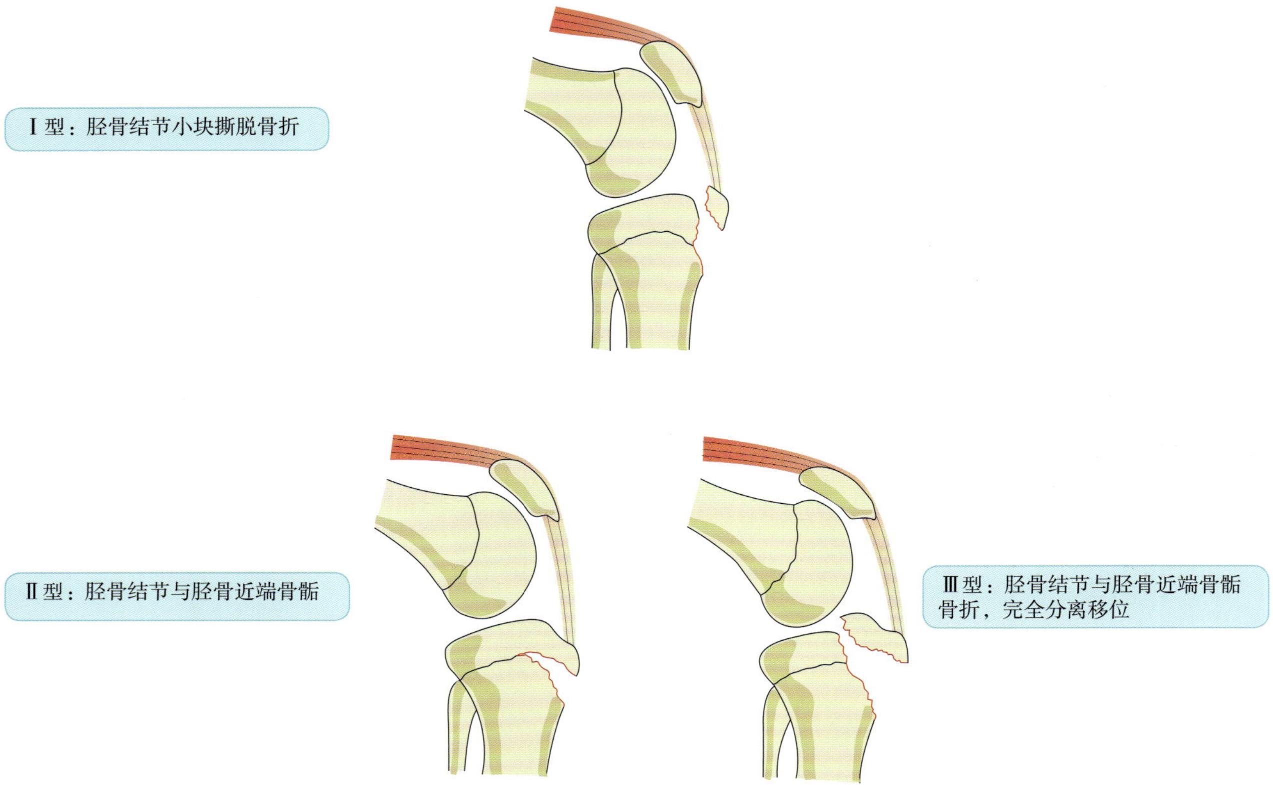

图 15-7-1　胫骨结节撕脱骨折 Watson-Jones 分类 (Watson-Jones classification of avulsion fracture of tibial tuberosity)

* Watson-Jones. Watson-Jones Fractures and joint injuries. In: Wilson JN, eds. Livingstone, Edinburgh, London, New York: Churchill, 5th ed. 1976, Vol 2:1047-1050.

第八节 胫骨远端骨骺的特殊型损伤

胫骨远端骨骺损伤（distal tibial epiphyseal fracture）占全骨骺损伤的 11%，其中 80% 为男性，以 11～15 岁儿童多见。踝部骨折可严重影响踝关节的稳定性，应及时手术内固定，争取解剖复位。

一、青少年Tillaux骨折

胫骨远端骨骺闭合从 12～13 岁开始，先由中央向内侧，最后到外侧闭合，共约需 18 个月。

在外侧骨骺线闭合之前，当踝部强力外旋时，由于下胫腓前韧带的牵拉引起胫骨远端前外侧部分 Salter-Harris Ⅲ型骨骺撕脱骨折，也称为过渡期骨折（图 15-8-1）。

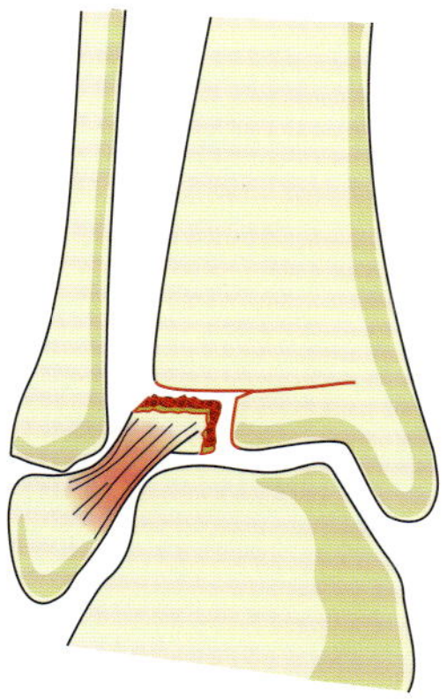

图 15-8-1 青少年 Tillaux 骨折

二、三平面骨折

与 Tillaux 骨折损伤机制相同。在外旋应力下引起胫骨远端骨骺在 X 线正位片上显示为 Salter-Harris Ⅲ型骨折，侧位片上显示为 Salter-Harris Ⅱ型骨折。

当胫骨远端内侧未闭合时产生 a 型三部分骨折块的三平面骨折；当胫骨远端内侧已闭合时产生 b 型两部分骨折块的三平面骨折（图 15-8-2）。

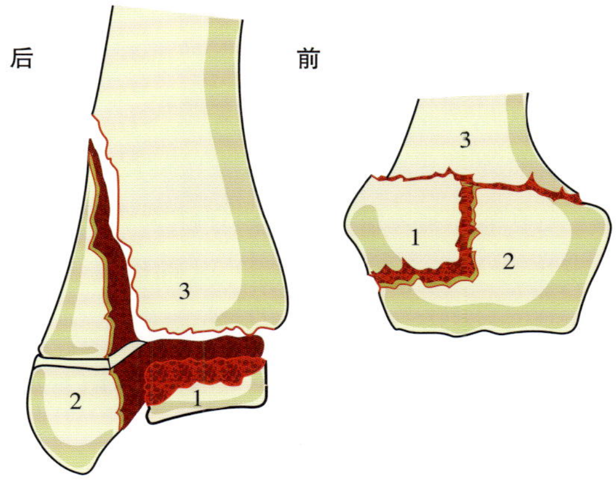

右胫骨远端侧位片

a 型三部分骨折块
1 胫骨远端骨骺的前外侧部
2 胫骨干端的螺旋形骨折，累及胫骨远端骨骺的后部
3 胫骨远端骨骺的近侧

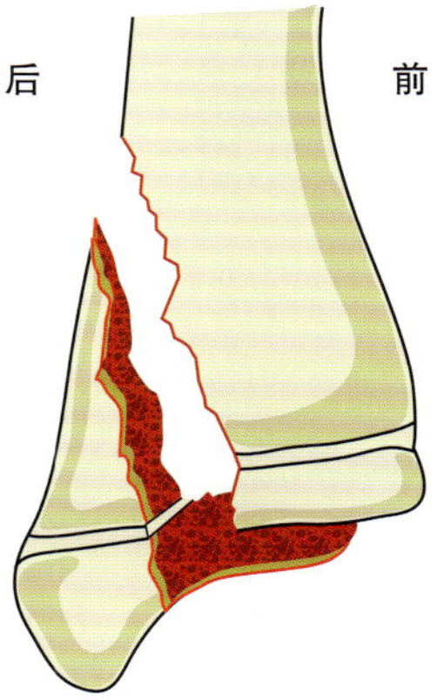

右胫骨远端侧位片

b 型两部分骨折块

图 15-8-2 三平面骨折

Kleiger B, Mankm HJ. Fracture of the lateral portion of the distal tibial epiphysis. J Bone Joint Surg, 1964, 46-A: 25-32.

Lynn MD. The triplane distal tibial epiphyseal fracture. Clin Orthop, 1972, 86: 187-190.

第九节 先天性马蹄内翻足

1. 先天性马蹄内翻足（congenital clubfoot）是最常见的小儿足部畸形。由足下垂、内翻、内收三个主要畸形综合而成（图 15-9-1）。
2. 发病率为 1‰，男孩较多，约 50% 为双侧。
3. 延误治疗的患儿，随着年龄增长，跟骨、距骨及足舟状骨等骨骼发育异常，跗骨排列紊乱，软组织与关节僵硬，畸形矫正难度加大。
4. 引起畸形的常见疾病有特发性马蹄足、脑瘫、多发性关节挛缩症（僵硬性）和脊柱裂（柔软性）等。
5. X 线摄片：距骨与第 1 跖骨纵轴线交叉成角大于 15°，跟骨跖面和距骨纵轴线夹角小于 30°。
6. 治疗应根据患儿年龄、畸形程度选择适宜的治疗方法。
7. 非手术治疗：首选 Ponseti 矫形法，适用于婴幼儿。
   (1) 手法按摩，石膏塑型固定（图 15-9-2）。每周一次，持续 2～3 个月。逐步矫正前足内收、内翻和跖屈。
   (2) 经皮跟腱切断延长术。多数情况下，单纯石膏矫形仍残留足跖屈，需要手术矫正。术后石膏固定 3 周。
   (3) 穿戴支具维持矫形。会走路后昼间穿戴矫形鞋（图 15-9-3），夜间穿戴 Dennis-Browne 支具（图 15-9-4）。通常到 4 岁。
8. 手术治疗：适用于非手术治疗失败或年龄较大的患者。手术方法很多，可分为软组织松解、肌腱移位及骨手术三种（图 15-9-5）。

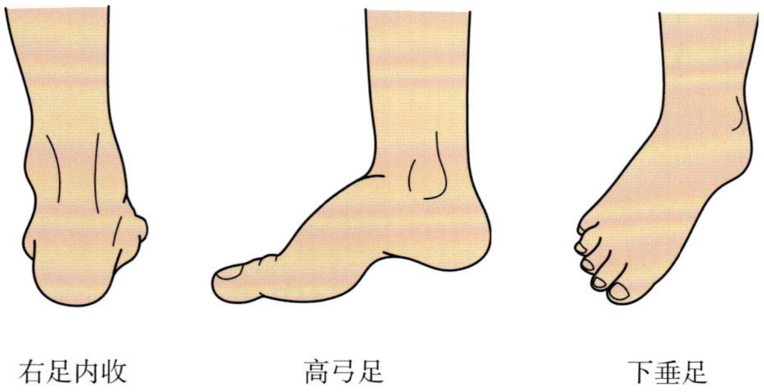

图 15-9-1 导致的各种足部变形

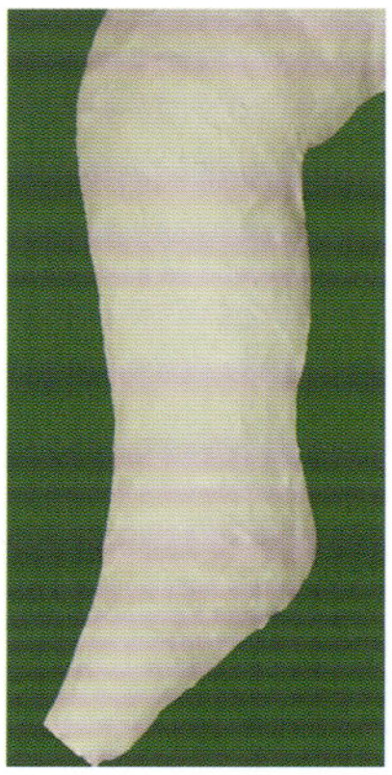

图 15-9-2 马蹄内翻足石膏塑型固定

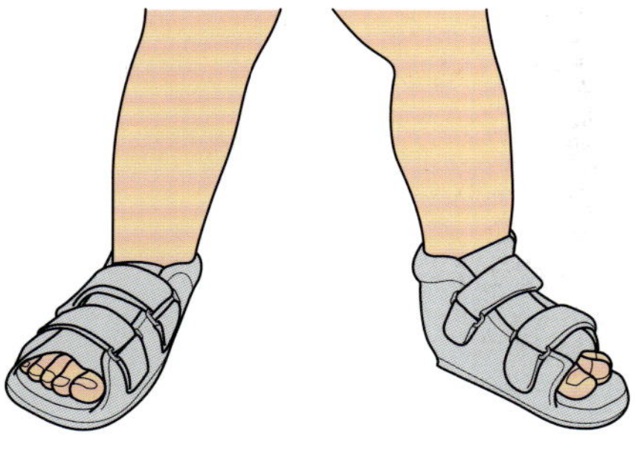

图 15-9-3 矫形鞋

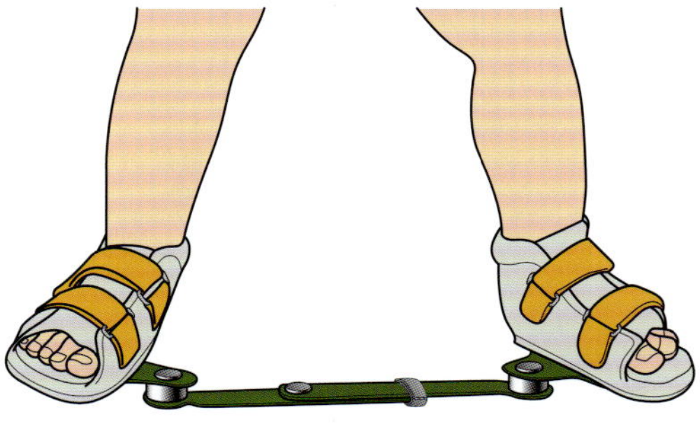

图 15-9-4 Dennis-Browne 支具

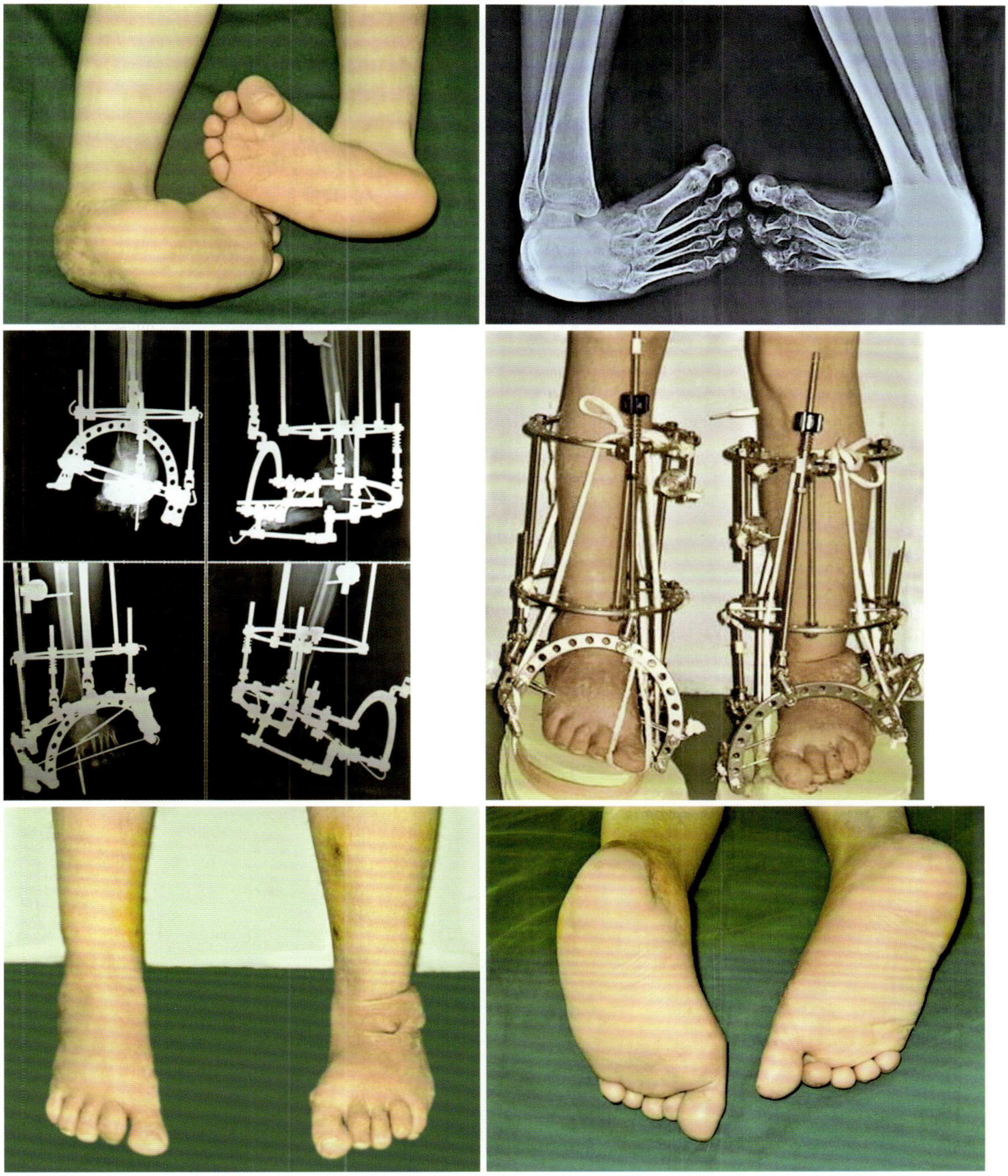

图 15-9-5 女，脊椎裂，双侧马蹄内翻足。行 Ilizarov 矫形器牵伸矫正术，双足畸形矫正

第十节　先天性手足畸形

1. 多指（趾）畸形（图 15-10-1）：多指症在手部多发于拇指，足部多见于第 5 趾。手术切除多余手指，在关节处要保留关节囊及韧带。手术指征：
   (1) 软组织相连多指，任何时候可做简单切除。
   (2) 有骨、关节、肌腱相连，2～5 岁手术。
   (3) 骨、关节矫形者，10 岁以后手术。
2. 并指（趾）症（图 15-10-1）：分为软组织性并指和骨性并指。以中、环指并指最为多见。1～2

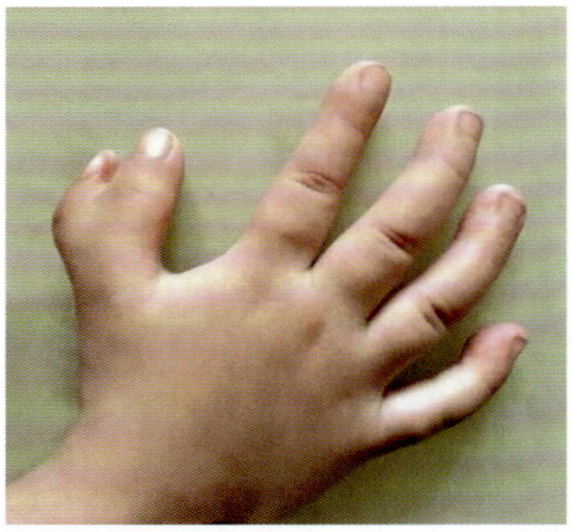
重复拇指畸形

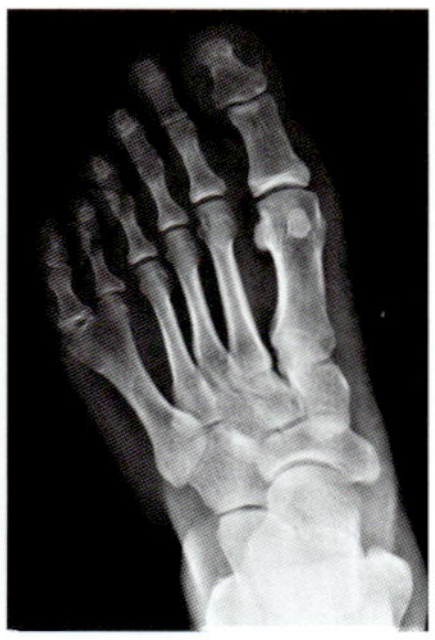
多趾畸形

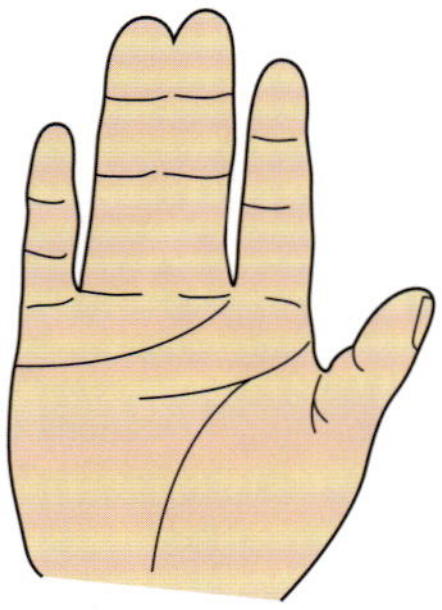
中、示指并指畸形

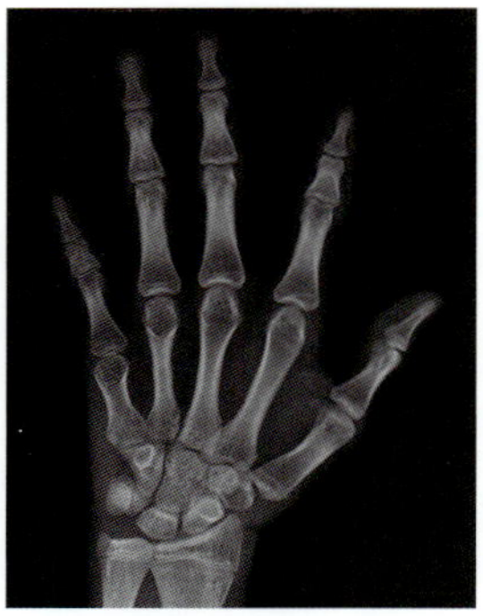
短指畸形

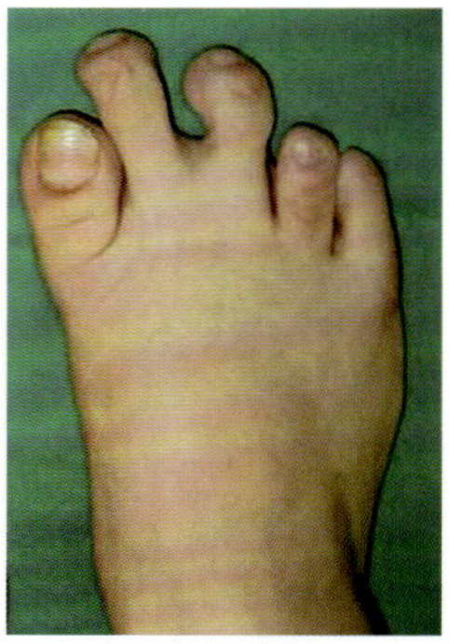
长趾畸形

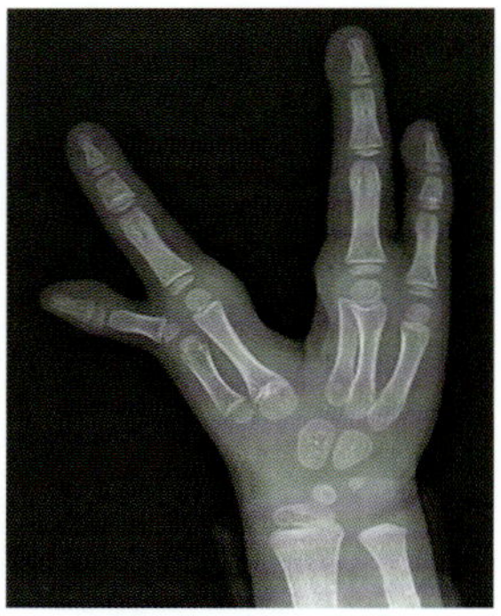
缺指畸形（中指缺如）

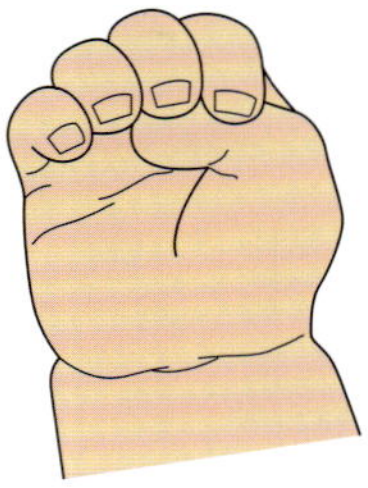
先天性拇内钩

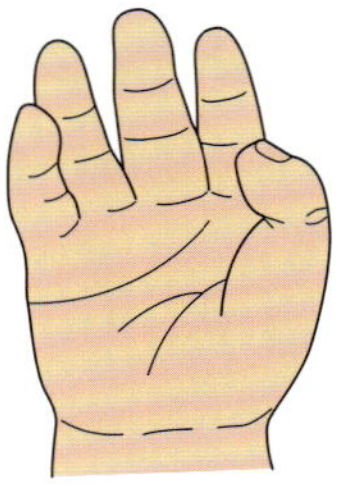
先天性扳机拇

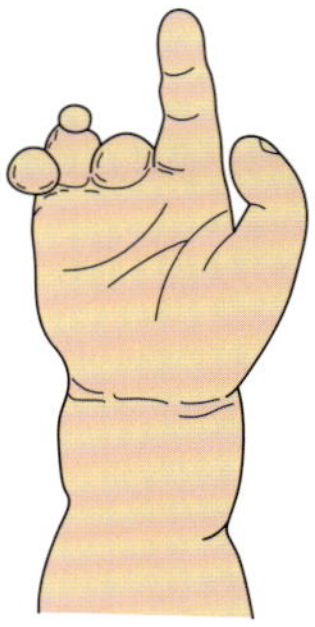
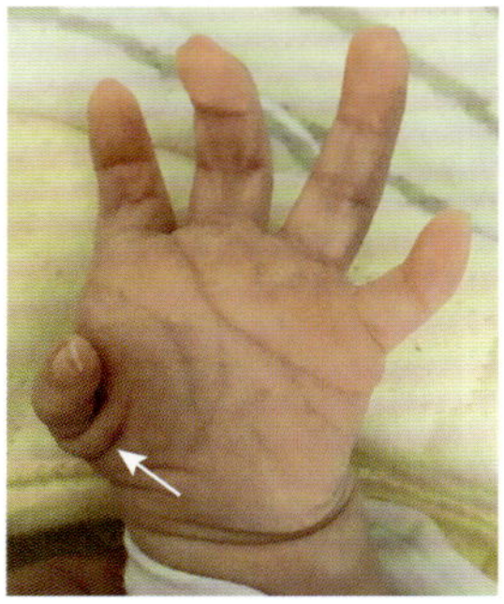
绞扼轮综合征

图 15-10-1　手、足先天性畸形

岁为最佳手术时机，条件具备的情况下可提前到半岁。

手术原则：

(1) 分离彻底，直达指蹼基底。

(2) 重建指蹼。

(3) 采用 Z 形切口，避免瘢痕挛缩（图 15-10-2）。

(4) 部分患者随着年龄增大，需分二次分指。

3. 短指畸形：短指症的掌骨及指骨数目不少，只是短小。

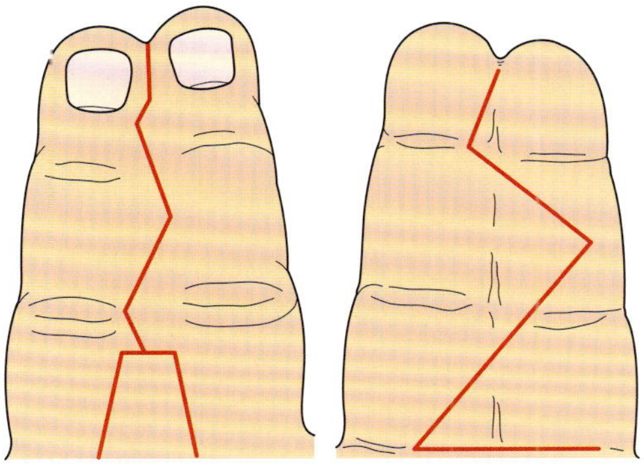

图 15-10-2　并指皮瓣设计

4. 缺指畸形：可以是手指部分缺如，也可以是 1 个手指或几个手指缺如。常合并有先天性环状束带。

5. 先天性拇内钩（congenital clasped thumb）（图 15-10-1）：表现为拇指掌指关节屈曲、内收挛缩。2 岁前可佩戴掌指关节伸展支具。无改善手术治疗。

6. 先天性扳机拇（图 15-10-1）：病理可见拇长屈肌腱鞘狭窄、变厚。拇指远节指间关节持续性屈曲畸形。部分患儿可自行缓解。如无改善，2 岁左右行腱鞘松解手术。

7. 巨指畸形：巨指症是手指或足趾超常发育所致。包括：骨骼过度发育，软组织肥厚，淋巴、纤维组织增生，常伴有局限神经组织脂肪浸润。以示、中指多见。可行部分切除成形术。

8. 绞扼轮综合征（constriction band syndrome）（图 15-10-1）：也称先天性环状束带综合征。是由于皮下中胚层的发育障碍所引起。肢体或手指环形缩窄，其远端淋巴水肿，可伴有并指、短指等畸形。多见于手指或前臂。治疗应解除皮肤及其他软组织狭窄，行 Z 形或 W 形成形术。

【**病例**】见图 15-10-3。

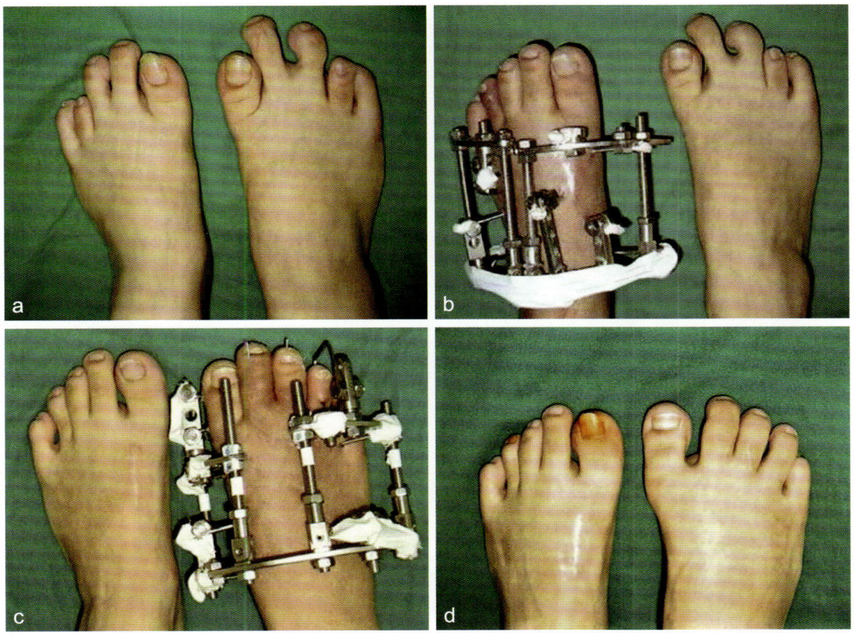

图 15-10-3　短趾畸形（返祖趾）手术图示

a. 双足2、3趾长趾畸形（返祖趾）；b. 应用Ilizarov牵伸矫形器先将第1、4和5跖骨牵拉延长；c. 然后再将踇趾、4和5趾近节趾骨牵拉延长；d. 术后恢复足的正常形态

第十一节　骨延长术和畸形矫正术

一、诊疗要点

1. 骨延长术和畸形矫正术（distraction osteogenesis & deformity correction）是指对各种原因引起的长管状骨畸形所做的矫正手术。在矫正畸形的同时也可进行骨的延长。
2. 也适用于足部畸形、假关节、骨缺损等疾病。
3. 环形外固定支架（图 15-11-1）和单边式外固定支架（图 15-11-2、图 15-11-3）临床应用较多。
4. 行骨延长术，当截骨端出现骨痂（一般术后 1～2 周左右）即开始进行延长，1 日 4 次，每次 0.25 mm 平移，每日延长 1.0 mm。
5. 注意针道感染、肌肉挛缩、邻接关节功能障碍、神经血管损伤等并发症。

二、Ilizarov外固定器技术原理

多平面的骨圆针贯穿肢体骨骼，再连接到环形外固定支架，用 3～4 个螺杆组装成三维立体结构的外固定器。其设计固定牢固，既能消除剪力和旋转应力，又能发挥其单纯牵张应力或加压的作用。负重行走时产生的周期性轴向微动（micro-axial motion），可刺激截骨断端骨细胞增殖活跃（图 15-11-4、图 15-11-5）。

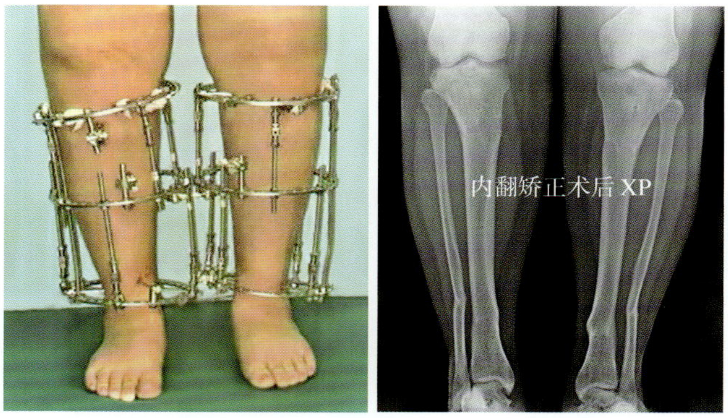

图 15-11-1　双侧胫骨内翻畸形，行胫骨截骨、环形外固定支架固定术

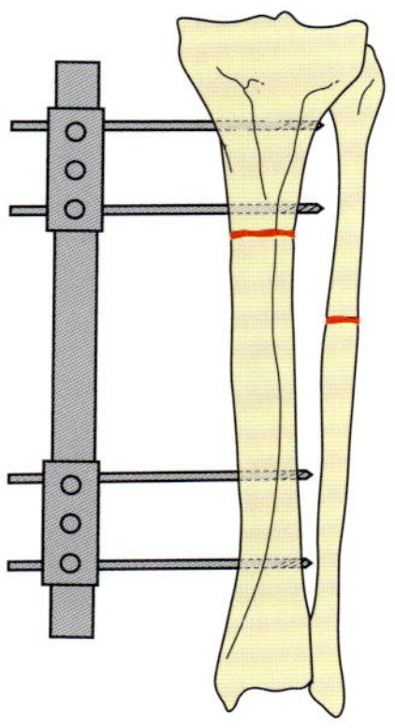

图 15-11-2　单边式外固定支架

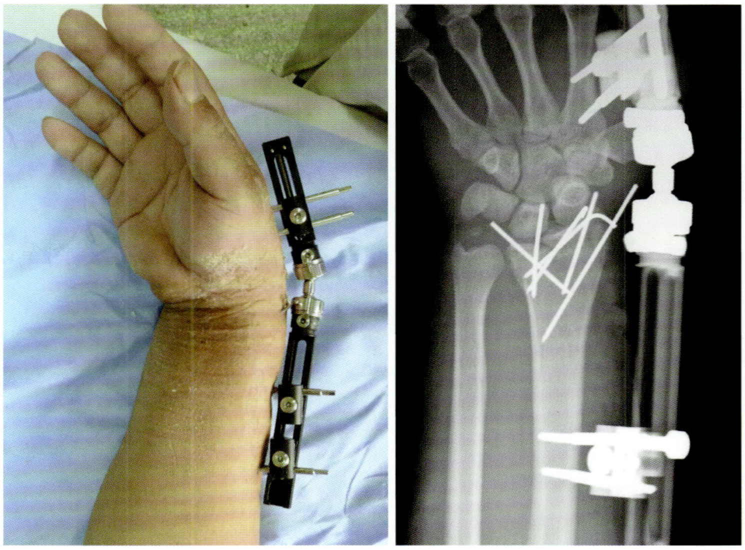

图 15-11-3 桡骨远端粉碎性骨折，行交叉克氏针 + 单边式外固定架固定术

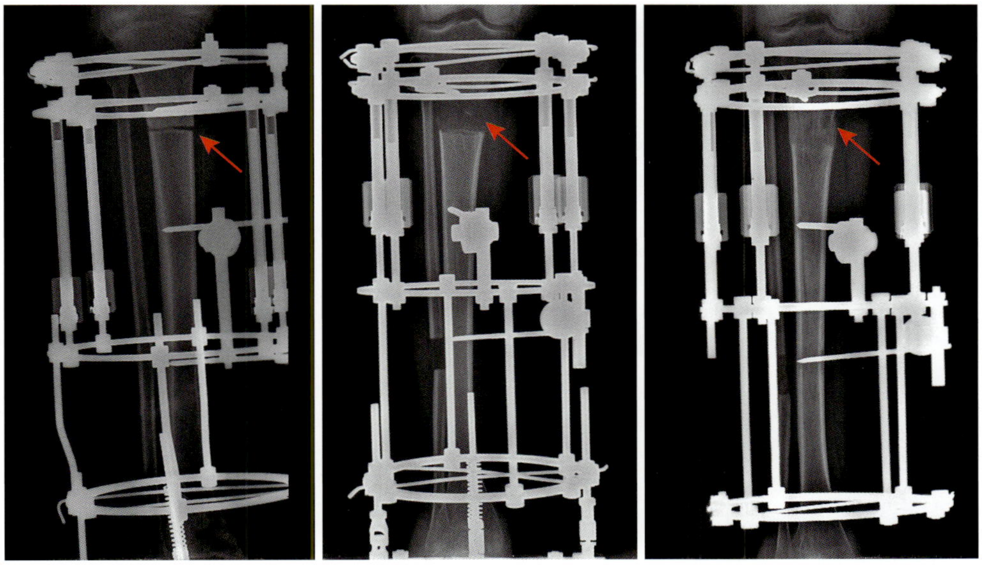

图 15-11-4 应用 Ilizarov 环形外固定支架进行胫骨近端截骨延长术，X 线片显示延长部位骨生长良好

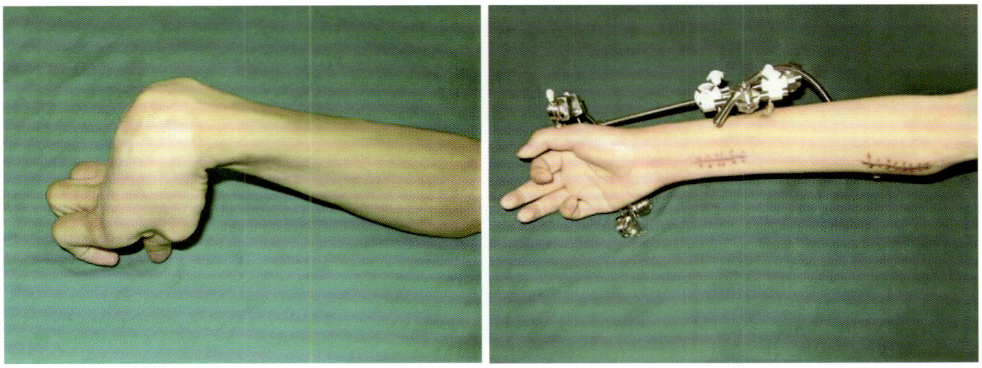

图 15-11-5 脑瘫合并右腕关节屈曲挛缩，应用组合式外固定支架矫正畸形

第十六章

骨科疾病的康复

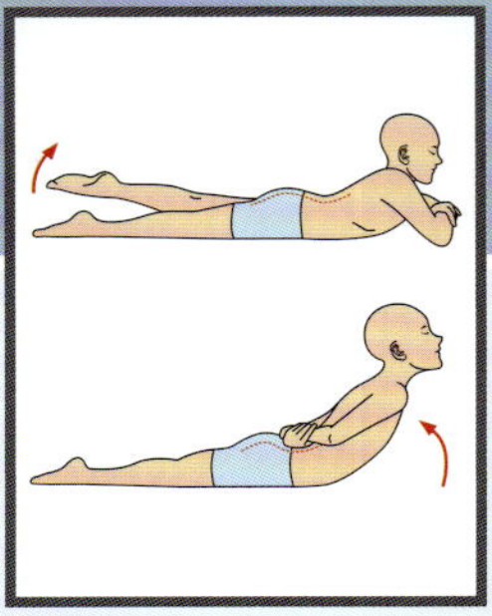

1. 骨科康复（rehabilitation）是指运用各种医疗手段来减少患者的肢体功能障碍，促进机体恢复运动功能。
2. 康复治疗包括理学疗法（物理疗法、运动疗法）、作业治疗、心理疗法、假肢、矫形器疗法等。
3. 物理疗法有电疗、水疗、热疗、按摩、牵引治疗等。
4. 运动疗法的目的是改善骨科疾病的运动功能低下和预防废用综合征。其内容包括关节活动度的训练、肌力增强的训练、持久力的训练、运动协调性的训练等。
5. 作业疗法是通过选择作业活动，对功能障碍者的生活能力和工作能力进行训练，改善和补偿患者功能，使其重返社会。治疗包括功能性作业疗法、日常生活活动的训练、家务活动的训练、职前训练、精神科作业疗法等。
6. 骨科矫形器治疗的目的是局部固定，矫正和预防变形，补偿功能等。

第一节　骨科运动疗法

1. 被动运动
   (1) 关节活动范围的训练
   (2) 连续的被动运动
   (3) 伸展训练
2. 主动运动
   (1) 随意运动
   (2) 助力运动
   (3) 抗阻力运动
   ① 等长运动（不产生关节运动）；
   ② 等张运动（作用在肌肉上的负荷不变）；
   ③ 等速运动（运动速度不变，CPM 机）（图 16-1-1）。
3. 神经生理学训练法
   (1) 神经肌肉再教育（神经肌肉再训练）：指通过理疗、体疗、作业疗法、生活训练、技能训练等方法，使丧失正常功能的骨骼肌恢复正常运动能力。

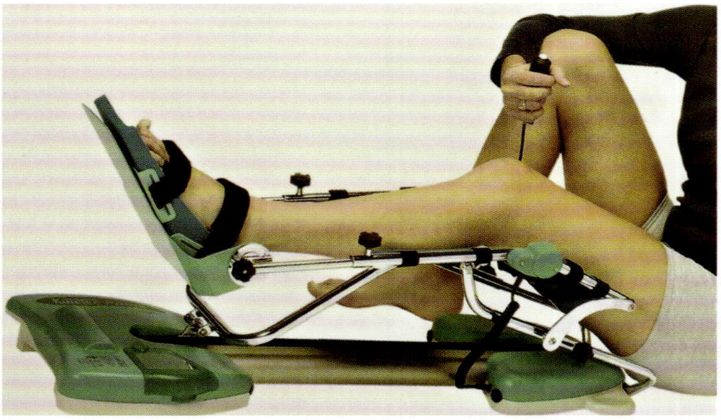

图 16-1-1　CPM 机是一种连续被动活动的关节功能锻炼装置。以患者不痛的程度、缓慢的速度进行被动活动。临床多用于防止关节粘连，改善关节活动度

(2) 本体感神经肌肉促进疗法（proprioceptive neuromuscular facilitation, PNF）：是利用牵张、关节压缩和牵引、施加阻力等本体刺激和应用螺旋、对角线状运动模式（spiral and diagonal pattern）来促进运动功能恢复的一种治疗方法。

4. 步行训练：平衡杠内、助行器、手杖、四足手杖、肘杖、腋杖、阶梯、斜坡（图 16-1-2 ~ 图 16-1-5）。

5. 平衡训练：坐位、手膝位的平衡训练。

6. 组合软垫训练：卧、坐位训练。运动垫上进行仰卧位前后左右移动、翻身、起坐、俯卧位移动。

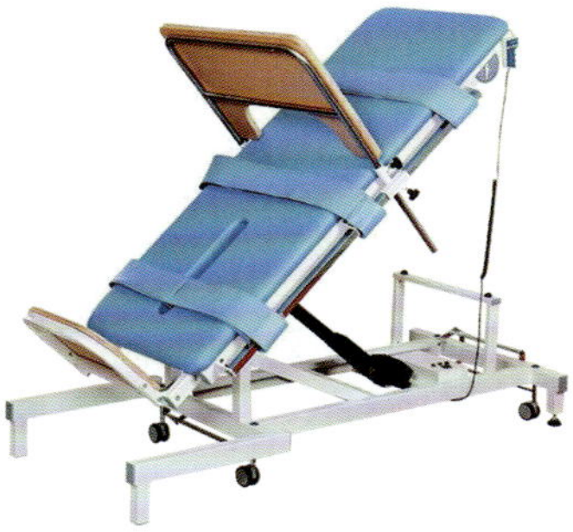

图 16-1-2　直立训练床

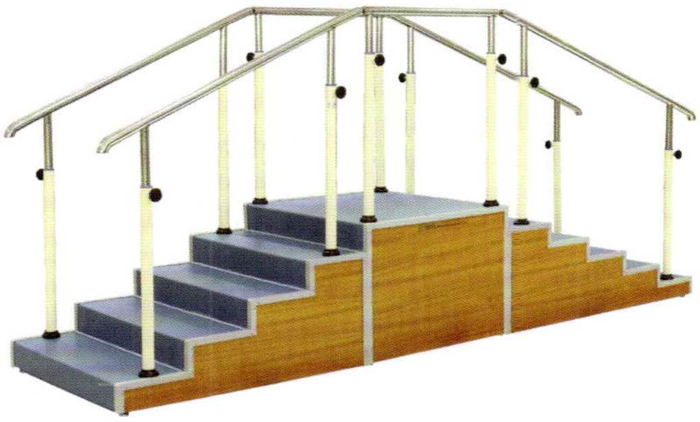

图 16-1-3　训练用阶梯

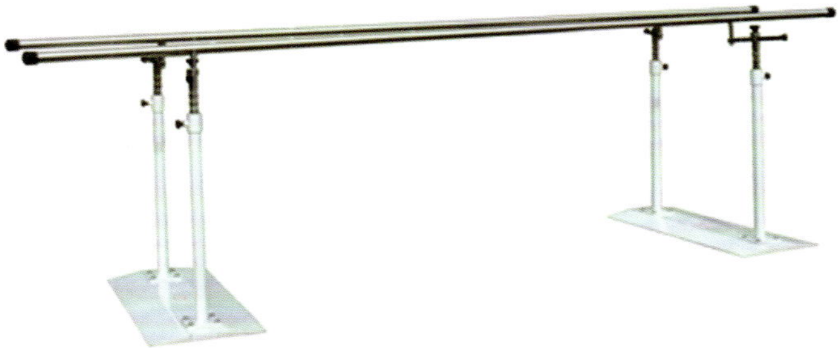

图 16-1-4　平衡杠

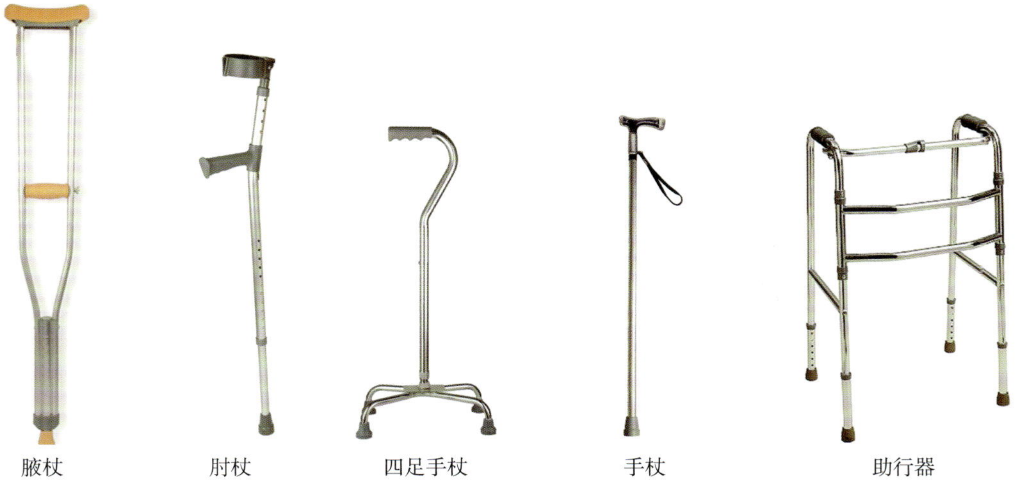

图 16-1-5　各种杖及助行器

注：截瘫患者的运动疗法（therapeutic exercise for paraplegic patients）（图 16-1-6）

训练内容包括：翻身训练，坐位平衡训练，双上肢支撑训练，关节活动度训练，代偿瘫痪肌肉运动训练，增加肌力等。

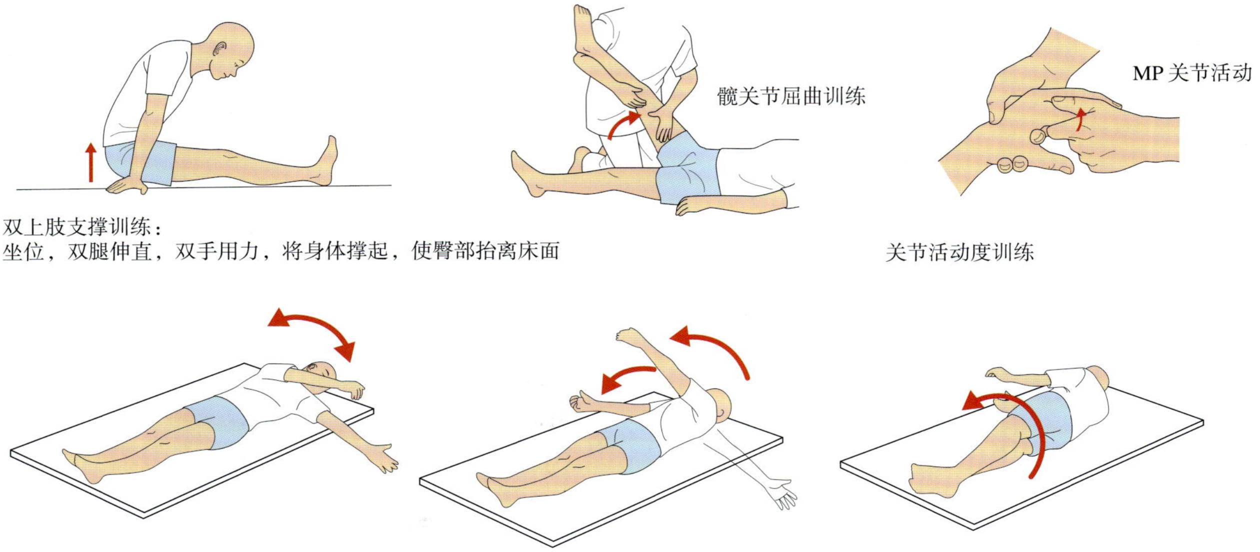

图 16-1-6　截瘫患者的运动疗法

第二节　腰痛患者的运动疗法

腰痛体操

注意事项：①做操过程中如有腰痛应立即停止。②动作要缓慢，不可急躁。③腰部热敷后做操效果好。④建议每一节动作一日 3～4 次。

1. 调整心境，放松身体（图 16-2-1）

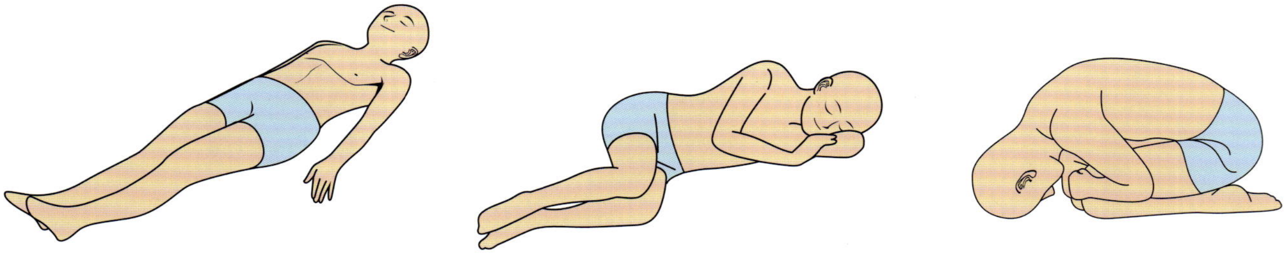

图 16-2-1　放松身体：生理与心理的放松

2. 肌肉拉伸（图 16-2-2）

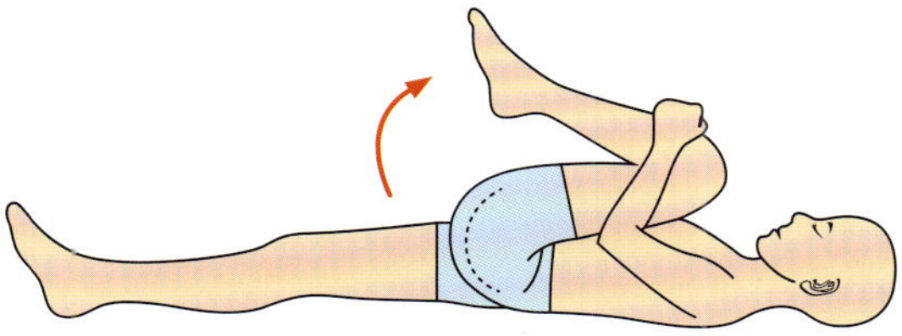

拉伸臀部肌肉

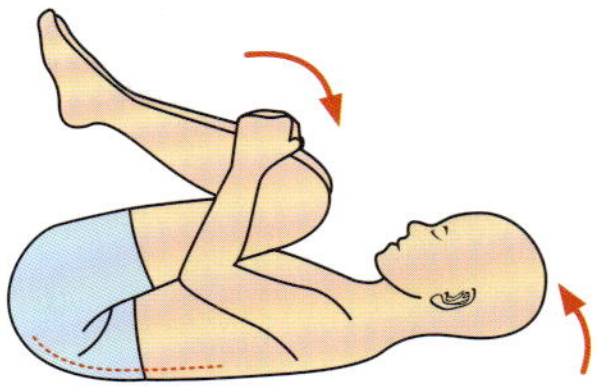

拉伸腰背部肌肉

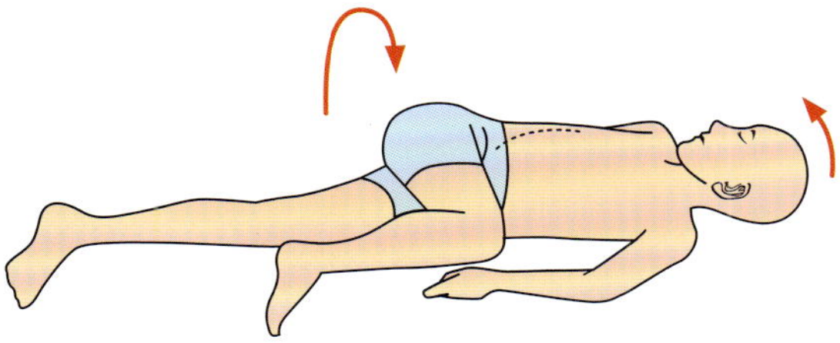

腰部旋转肌群拉伸

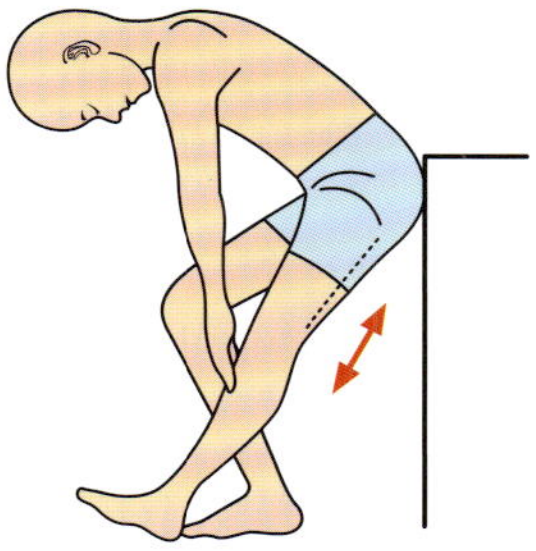

大腿后部肌肉拉伸

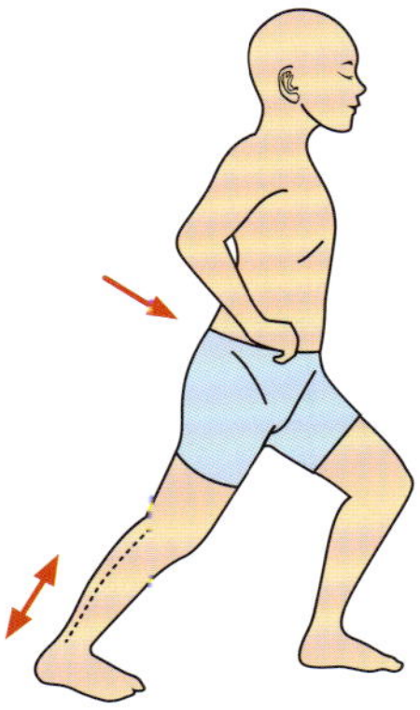

小腿后部肌肉拉伸

图 16-2-2 肌肉拉伸

要点：①每组做3～4次，②每次持续20秒，③保持正常呼吸

3. 增强肌肉力量（图 16-2-3）

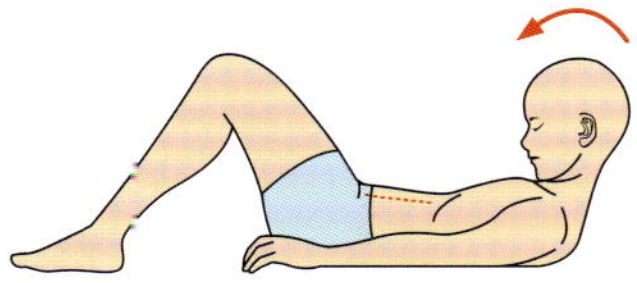

仰卧卷腹：屈膝，两手臂贴近地面。胸骨朝向肚脐，下巴指向胸部，卷腹
锻炼部位：复直肌上部

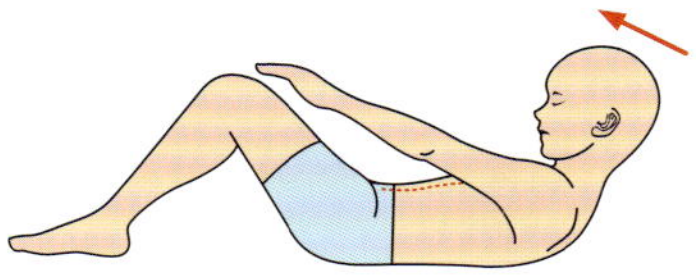

仰卧触臂卷腹：屈膝，两手臂贴近大腿滑动，卷腹
锻炼部位：腹直肌上部

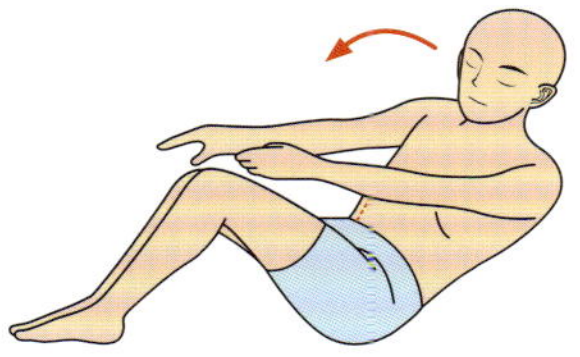

仰卧侧身卷腹：屈膝，一侧肘部指向对侧膝部，卷腹
锻炼部位：腹内外斜肌

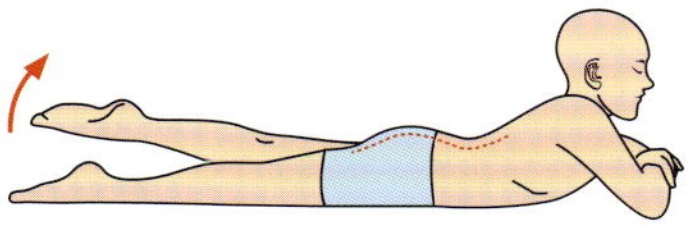

俯卧-直腿背伸：俯卧，双下肢伸直交替背伸
锻炼部位：腰背部肌肉，臀部肌肉

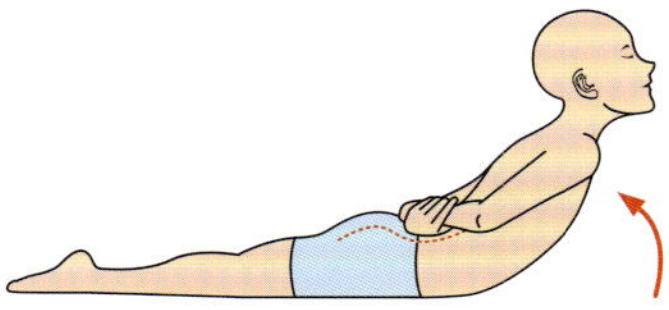

俯卧-仰体向上：俯卧，背手于腰部，上身向上抬起
锻炼部位：腰背部肌肉，臀部肌肉

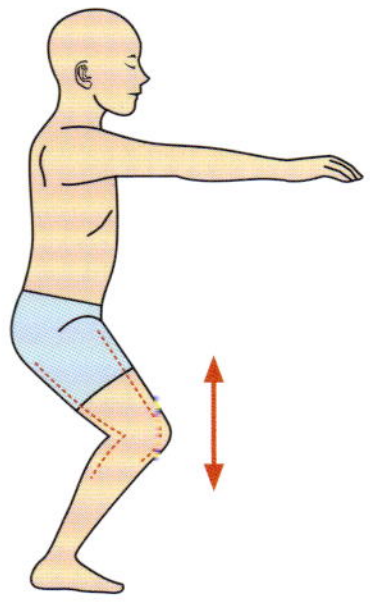

深蹲：屈髋屈膝下蹲，伸髋伸膝起身
要求：腰背保持直线，髋关节低于膝关节
锻炼部位：下肢肌肉

图 16-2-3 增强肌肉力量

要点：①每组10次，②每次10秒，③保持腹式呼吸

4. 矫正不良姿势（图 16-2-4）

骨盆倾斜运动

目的：运用腹肌来控制骨盆的倾斜位置。矫正腰部弯曲度过大。

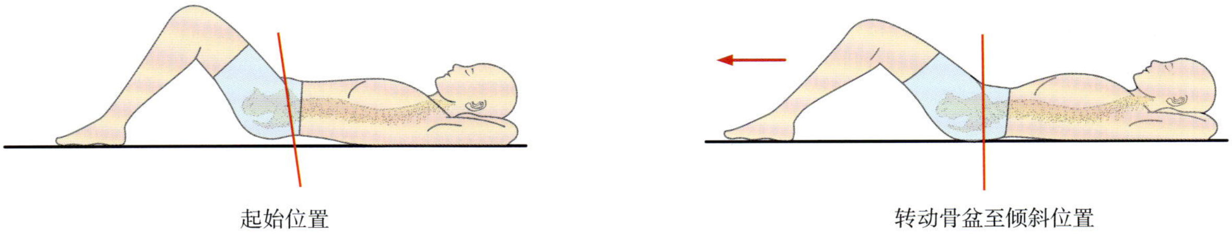

图 16-2-4 骨盆倾斜运动

①仰卧于硬板床上，膝关节屈曲 45° 时腰部下方有一定的间隙；②收缩腹肌，腰部向床面下压，臀部上抬，腰部下的间隙消失（每回做 5 次）；③然后，慢慢伸直下肢

第三节 腰椎管狭窄患者的运动疗法

Williams体操（躯干屈曲体操）（图16-3-1）

注意事项：一般每日 1～3 次。每节动作应进行 10～40 次。

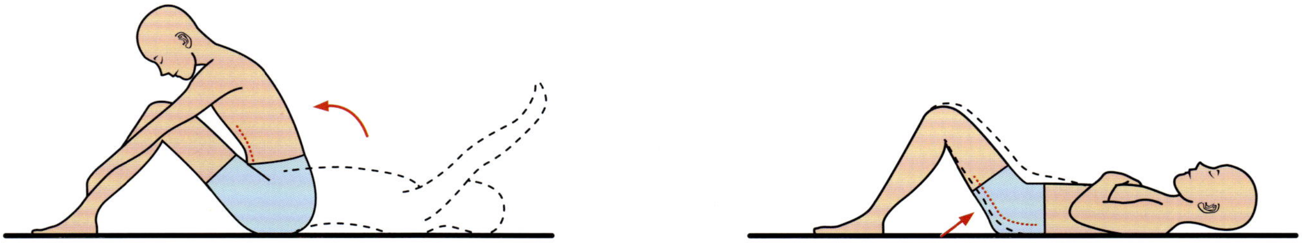

第一节 仰卧起坐运动
仰卧，双膝屈曲，双手上举，上半身缓慢坐起。强化腹肌

第二节 平背运动
仰卧，双膝屈曲，双手交叉腹上，腰背部平贴床面，臀部用力，上抬骨盆。强化臀大肌和腘绳肌群

图 16-3-1 Williams 体操

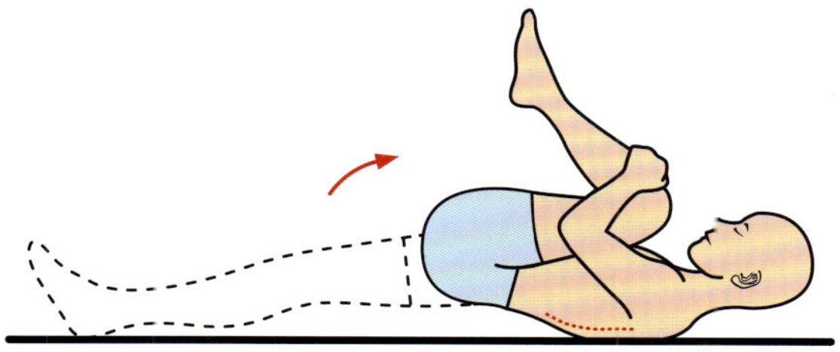

第三节　双膝触腋运动
仰卧、双膝屈曲，双手抱紧两侧膝盖，并往腋部运动。拉伸腰背部肌肉

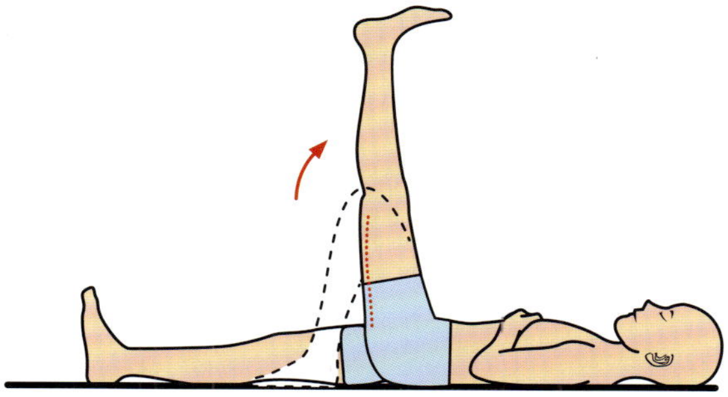

第四节　直腿抬高运动
仰卧，双下肢交替屈膝、抬高至与腹部垂直，踝背伸。拉伸大腿后侧的肌群

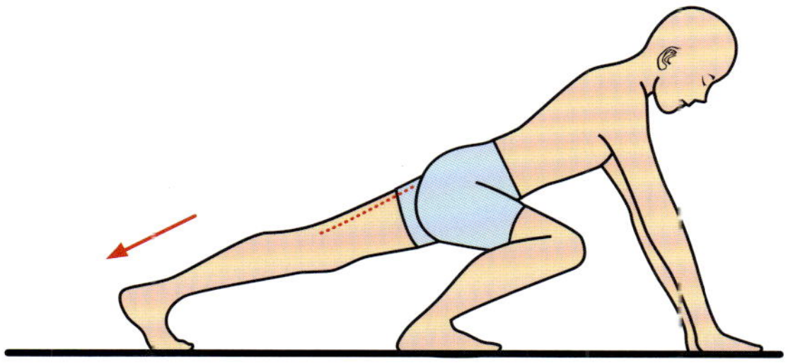

第五节　蹲位弯腰伸腿运动
蹲位，双手触地，一侧下肢后伸，一侧下肢屈曲。拉伸大腿后侧的肌群

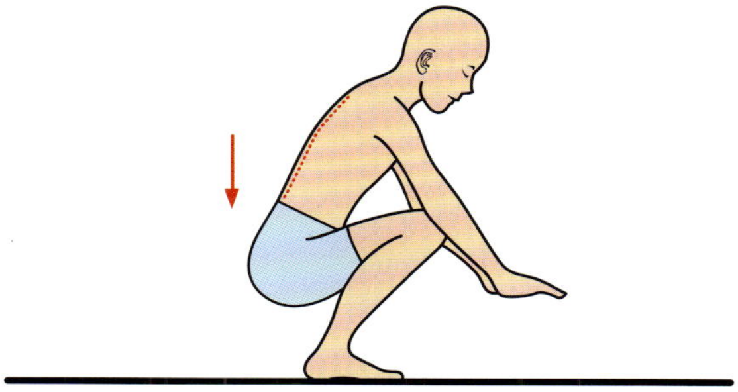

第六节　下蹲起立运动
站立位，腰背部挺直，手臂前伸，垂直缓慢下蹲。拉伸背肌

图 16-3-1 （续）

第十七章

骨科疾病的护理

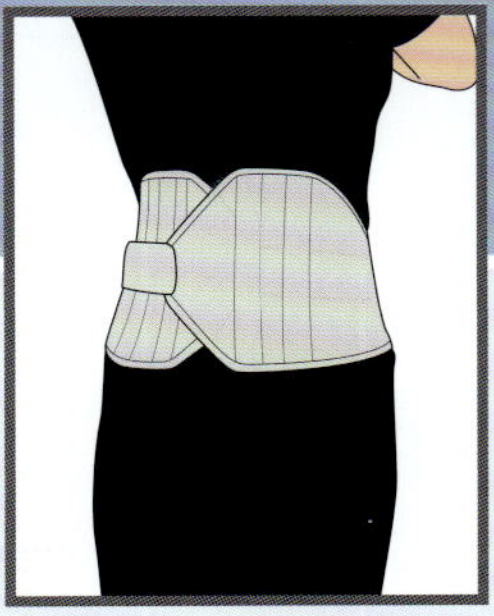

第一节　护理的重要作用与护理工作

要点

1. 辅助功能恢复
2. 预防二次损伤
3. 协助日常生活独立
4. 心理与社会的救助
5. 患者和家庭的健康指导

一、护理在康复团队中的作用

为了患者机体功能的恢复，作为康复团队中的一员，护士要协助医生和理疗师的工作。特别是对于入院患者的日常生活提供各种帮助，使其生活能够自理。

二、护理在康复团队中的功能

1. 日常护理的实施
2. 患者和家庭的心理支持
3. 患者和家庭的康复教育
4. 康复团队的协调
5. 社区调解
6. 患者代办

三、一次损伤和二次损伤

一次损伤是指原发疾病本身出现的器质性伤害。

二次损伤是指在原发疾病期间出现的再次伤害。

骨科疾病典型的一次损伤有血管损伤和神经损伤。最重要的二次损伤有失用综合征、过用综合征、误用综合征及跌倒造成的伤害。

1. 失用综合征：长期安静、卧床，或长期支具、石膏、夹板固定的患者出现以生理功能减退为主要特征的症候群，可有局部和全身改变（表 17-1-1）。

表 17-1-1　主要的失用综合征表现

骨骼肌肉系统	关节挛缩（图17-1-1），肌力减弱、肌萎缩，骨质疏松等
循环系统	血容量减少，心功能减弱，直立性低血压，深静脉血栓等
呼吸系统	肺膨胀不全，肺活量减低，肺炎，上呼吸道感染等
消化系统	便秘，食欲不振等
泌尿系统	尿路感染，尿路结石等
中枢系统	抑郁，智力衰退等
皮肤	压疮（图17-1-2）
内分泌系统	糖耐量异常，高钙血症等

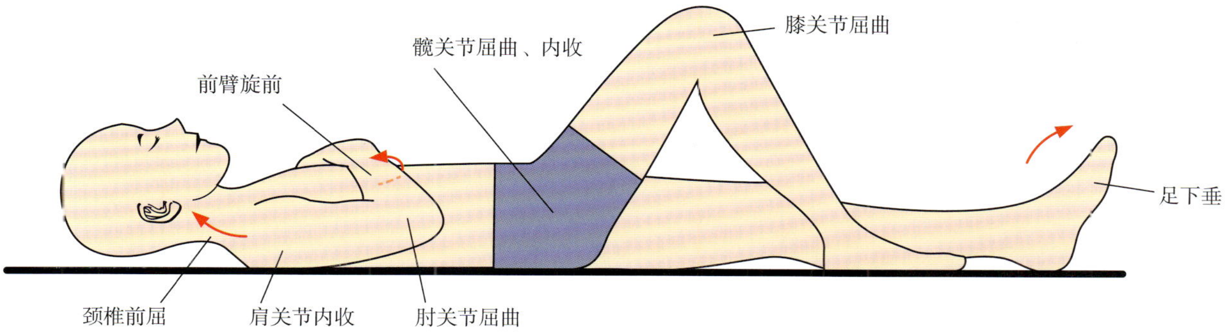

图 17-1-1 关节挛缩易发部位

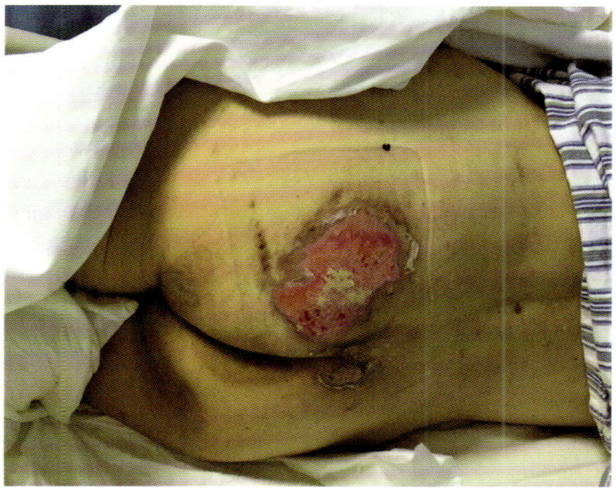

图 17-1-2 臀部压疮

左臀部皮肤大面积浅表性溃疡，创面呈粉红色。右骶尾部局部浅层组织坏死

2. 误用综合征：是指不正确的治疗所造成的症候群。常见韧带、肌腱、肌肉等损伤，骨关节变形，痉挛状态加重，强肌和弱肌不平衡加剧，痉挛步态的习惯化等。
3. 过用综合征：手指过度劳累及过度使用所造成的损伤症候群。是患者在治疗过程中“急于求成”，使运动训练次数、强度超过了实际能承受的负荷产生全身性疲劳及局部肌肉、关节的损伤。
4. 对于二次损伤的预防，特别是废用综合征的预防，日常护理计划应包括以下几点：

(1) 好发部位的症状和体征的观察。

(2) 定时主动或被动翻身，更换体位。

(3) 保持身体清洁（定期沐浴、擦身、洗发、会阴部清洁、口腔护理）。

(4) 压疮好发部位减压（加用软圈、气垫等）（图 17-1-3）。

四、预防跌倒

1. 运用跌倒风险评估表对住院患者进行评估，并采取相应的护理措施（表 17-1-2）。
2. 调节好床的高度，清除通道障碍物，保持地面干净不潮等。
3. 帮助患者客观地评价自身的能力，遵守限定的姿势和活动范围。
4. 要注意的是在最小的借助，或监护、语言提示下，进行运动功能训练时容易跌倒。

表 17-1-2 跌倒风险因素评估项目

分类	项目
年龄	65岁以上
跌倒史	有
活动能力	运动麻痹，肌力减弱，挛缩、变形，助行器的使用，平衡能力下降，
感觉	皮肤感觉障碍（迟钝、麻痹），视觉障碍，听觉障碍，位置觉障碍
意识	感觉过敏，感觉迟钝，内感不适，幻觉；记忆过强，记忆缺损；联想过程障碍，思维逻辑障碍，妄想等
使用药物情况	镇静镇痛药，抗精神病药，催眠药，麻醉药，抗帕金森病药，缓泻药，降压利尿药，化疗药物
排泄	大、小便失禁，尿频，夜尿，留置导尿管
全身状态	发热，贫血，脱水，浮肿，急诊入院后，急诊手术后

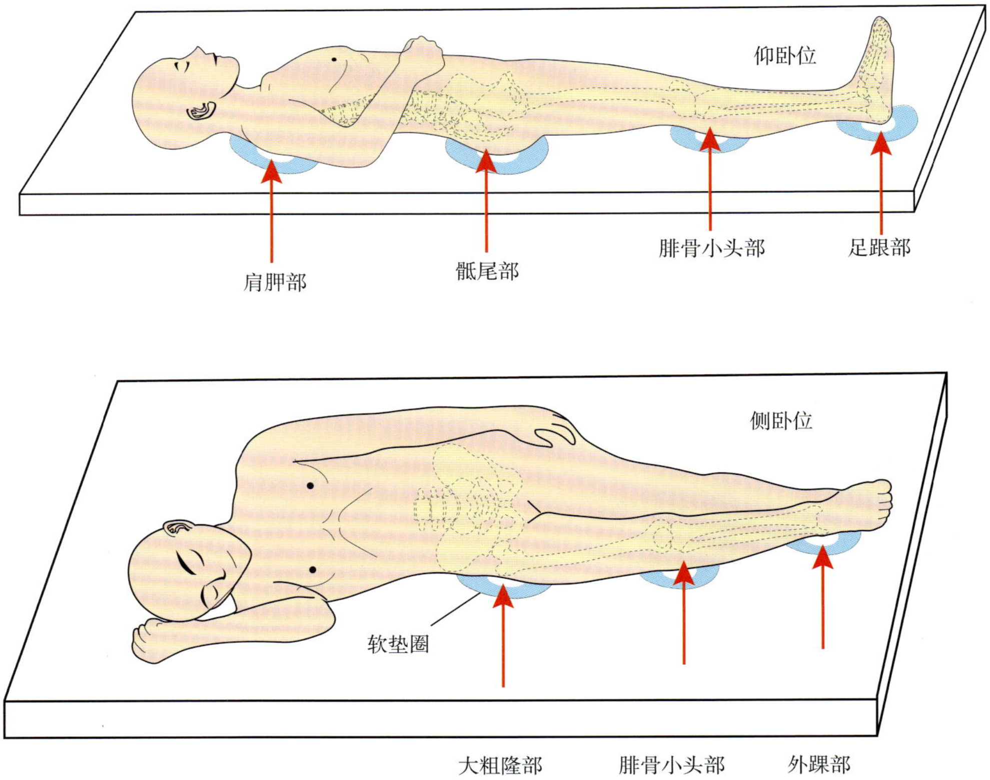

图 17-1-3 压疮好发部位

五、协助日常生活独立

1. 日常生活能力（Activity of Daily Living, ADL）评价法：功能独立性评定（Functional Independence Measurement, FIM）（美国康复医学会）见表 17-1-3、表 17-1-4。

包括 6 个方面，共 18 项，其中 ADL 13 项和认知 5 项，分为 7 个功能等级（1～7 分）。各项均能完成 126 分；完全依赖 18 分。

2. 日常生活能力协助流程图

患者ADL评价→设定协助目标→制定护理计划→实施

3. 日常生活能力协助的实施

(1) 考虑护理过程中的安全。

(2) 调整患者身体和精神状态（生活和生理的节奏）。

(3) 提高患者自我管理能力。

(4) 改善周围环境。

表 17-1-3　功能独立性评定（FIM）量表

项目				评估日期	
运动功能	自理能力	1	进食		
		2	梳洗修饰		
		3	洗澡		
		4	穿裤子		
		5	穿上衣		
		6	上厕所		
	括约肌控制	7	膀胱管理		
		8	直肠管理		
	转移	9	床、椅、轮椅间		
		10	如厕		
		11	盆浴或淋浴		
	行走	12	步行/轮椅		
		13	上下楼梯		
	运动功能评分				
认知功能	交流	14	理解		
		15	表达		
	社会认知	16	社会交往		
		17	解决问题		
		18	记忆		
	认知功能评分				
FIM总分					
评估人					

表 17-1-4　功能独立性评定（FIM）的评分标准

功能水平		协助者	协助	评分标准	分数
独立	完全独立	不要	不要	所有活动能安全地在合理的时间内完成	7分
	不完全独立	不要	不要	活动时间比正常时间长，需要借助设备，需考虑安全	6分
部分依赖	监护和准备	需要	不要	需要监护、提示、劝告，帮助准备必需用品	5分
	最小协助	需要	需要	患者用力75%以上	4分
	中度协助	需要	需要	患者用力50%以上	3分
完全依赖	最大协助	需要	需要	患者用力25%以上	2分
	完全援助	需要	需要	患者用力25%以下	1分

126分=完全独立；108分～125分=基本独立；90～107分=有条件的独立或极轻度依赖；72～89分=轻度依赖；54～71分=中度依赖；36～53分=重度依赖；19～35分=极重度依赖；18分=完全依赖

第二节　非手术治疗的护理

要点

1. 对于石膏固定的患者，应注意防范血液循环障碍、神经麻痹和压疮。
2. 石膏固定期间，尽可能抬高患肢，早期开始做等张性运动训练。
3. 对于牵引的患者，应确认牵引的体位、牵引的力线及牵引重量，防止神经麻痹出现。
4. 皮牵引的患者应注意皮肤有无红肿、过敏等。骨牵引的患者应注意牵引针孔的感染。

一、血液循环障碍的临床表现

1. 疼痛和压痛。
2. 皮肤苍白，皮温下降。
3. 动脉搏动减弱或消失。
4. 感觉异常。
5. 运动麻痹。

二、血液循环障碍的预防措施

1. 抬高患肢，高于心脏水平，促进静脉血液回流。

2. 一旦出现血管痉挛及血液循环障碍，立即报告医生，同时将石膏剪开减压。

三、神经麻痹的预防措施

1. 上肢骨折应注意桡神经损伤、尺神经损伤和正中神经损伤。
2. 下肢骨折应注意腓总神经损伤（图 17-2-1）。
3. 下肢保持功能位。
4. 使用棉垫、支架防止神经受压（图 17-2-2）。

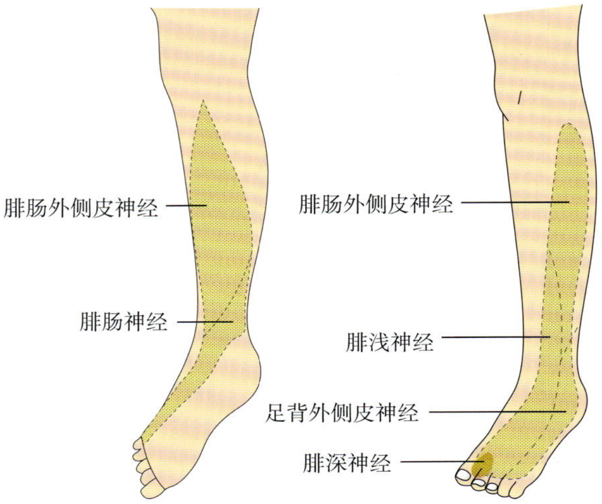

图 17-2-1　腓总神经损伤皮肤感觉障碍区域

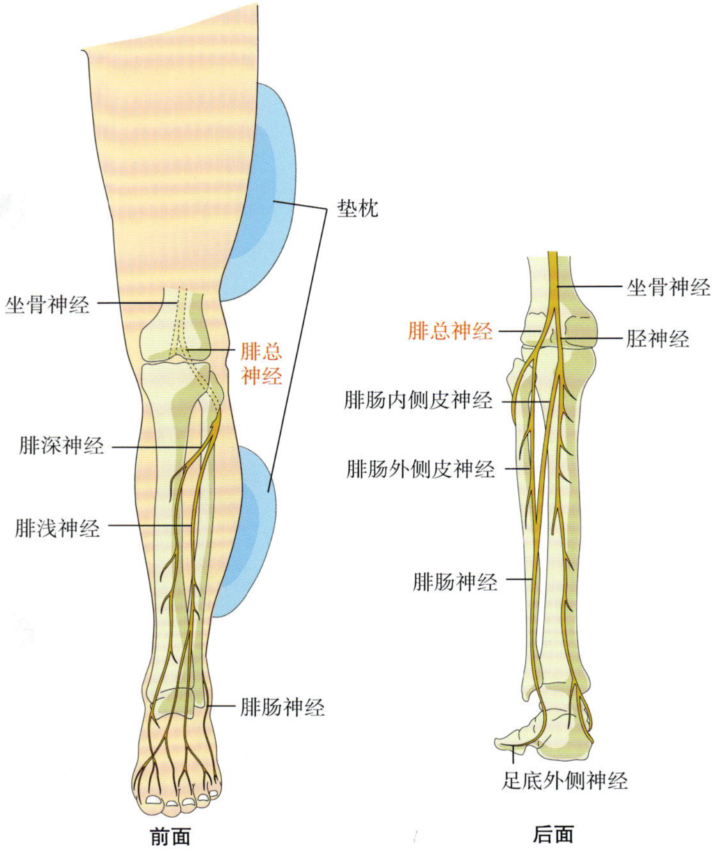

图 17-2-2　防止腓总神经损伤，腓骨小头下方远近端垫枕，小腿放置于中立位

第三节 围术期护理

要点

1. 根据术后患肢拟放置的体位（表17-3-1），术前进行相关的日常生活活动的训练。
2. 训练健侧肢体的肌肉力量。
3. 下肢手术后，要预防腓骨小头受压而引起的腓总神经损伤。
4. 为防止人工全髋关节置换术后脱位，患肢应保持在外展中立位（图17-3-1、图17-3-2）。
5. 人工膝关节置换术、人工髋关节置换术、髋部骨折等术后，特别要注意深静脉血栓的发生。
6. 术后静卧期后第一次下地行走时，要注意有无呼吸困难、胸痛等深静脉血栓症状。

表 17-3-1 骨科常用的术后体位

上肢手术	上举 肩关节：轻度外展 肘关节：屈曲90° 腕关节：轻度背伸
脊柱手术	颈椎：颈部固定，禁止头颈部活动，禁止颈椎负重 腰椎：腰部固定，禁止腰部活动，禁止腰椎负重
髋关节手术	人工全髋关节置换术：轻度屈曲，10°～15°外展，内旋中立位 关节成形术：轻度屈曲，内旋中立位
膝关节手术	轻度屈曲

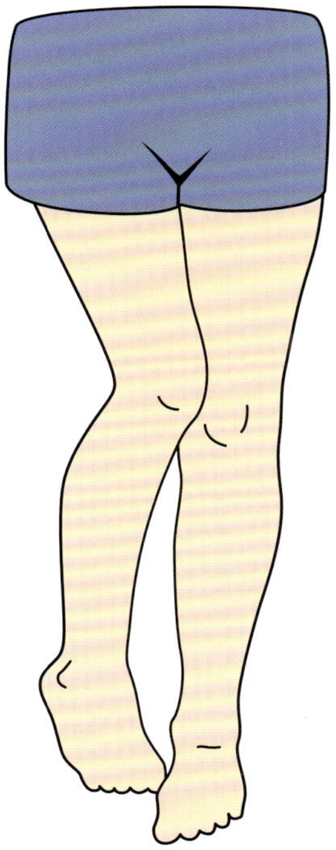

图 17-3-1 全髋人工关节置换术后脱位（后侧入路）外观髋关节呈屈曲、内收、内旋位畸形

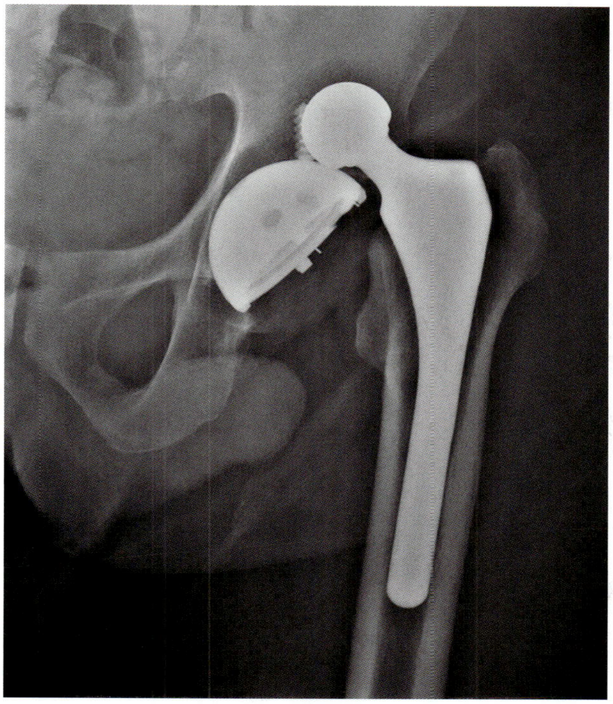

图 17-3-2 全髋人工关节置换术后脱位

第四节　术前护理

要点

1. 了解患者全身状况：并发症、营养状态、身体能力（运动能力）、ADL、认知能力。
2. 减轻患者对手术的不安心理。
3. 术前谈话，讲明术后需保持的体位及日常生活活动的训练。
4. 实施术后并发症预防措施（肌力低下、深静脉血栓）。

一、术前谈话

1. 确认手术日期和必用品
2. 介绍术后并发症的预防措施
   (1) 深静脉血栓、肺栓塞的预防措施（穿着弹力袜，间歇式充气压力系统等）（图 17-4-1）。
   (2) 需要保持一定的体位和定时变换体位。

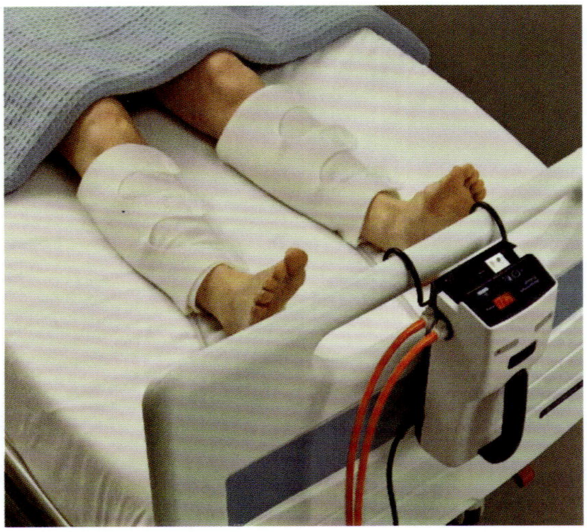

图 17-4-1　间歇式充气压力系统

   (3) 训练肌肉力量。
3. 根据术后的天数，将逐渐增加日常生活动作（包括使用 CPM 机）。

二、训练保持术后体位和日常生活动作

训练保持术后体位	脊柱：颈部固定，腰部固定，穿戴外固定支具，静卧 髋关节：使用外展支具使下肢保持在外展位
变换体位	脊柱：躯干和颈、腰部保持直线，做轴线翻身 保持关节外展位：在外展支具固定下，上、下身一起侧卧或仰卧
饮食	在上肢或颈椎被固定的情况下，练习进食方法
大小便	术后需卧床者，术前训练床上大小便
更衣	髋关节术后更衣时应该先脱健侧，先穿患侧
移乘训练	练习从轮椅到床上、从轮椅到厕所的移乘方法
移动训练	练习使用助行器和拐杖
增强肌肉力量训练	

三、训练增强肌肉力量

训练中要注意负荷施加的部位和强度。

1. 抗阻力要与运动轴方向垂直。
2. 肌肉运动时要能感觉到（手触摸皮肤或直视下确认肌肉收缩）。
3. 与其集中一次练习，不如一次练习 10～20 遍、一日多次练习效果好。
4. 不要感到疲劳和疼痛时再停止训练。
5. 施加的负荷不要超过两个关节。
6. 训练肌肉运动时不要有代偿运动出现。

四、股四头肌训练

1. 目的：增强股四头肌力量
   (1) 增强膝关节的稳定性。
   (2) 维持人体直立和行走稳定。
2. 适应证
   (1) 下肢功能障碍。
   (2) 术后。
   (3) 老年人下肢肌力下降。
3. 训练方法
   (1) 股四头肌等长收缩运动（图 17-4-2）：膝关节伸直位，用力收缩股四头肌，髌骨向近端上移，保持 5 秒钟后放松。反复 15 ~ 30 次 / 组，每日数组。
   (2) 直腿抬高运动：膝关节伸直位，收缩股四头肌，踝关节背伸，下肢抬高 20 ~ 30 cm，保持 5 秒钟后缓慢直腿放下。反复 30 次 / 组，每日数组。

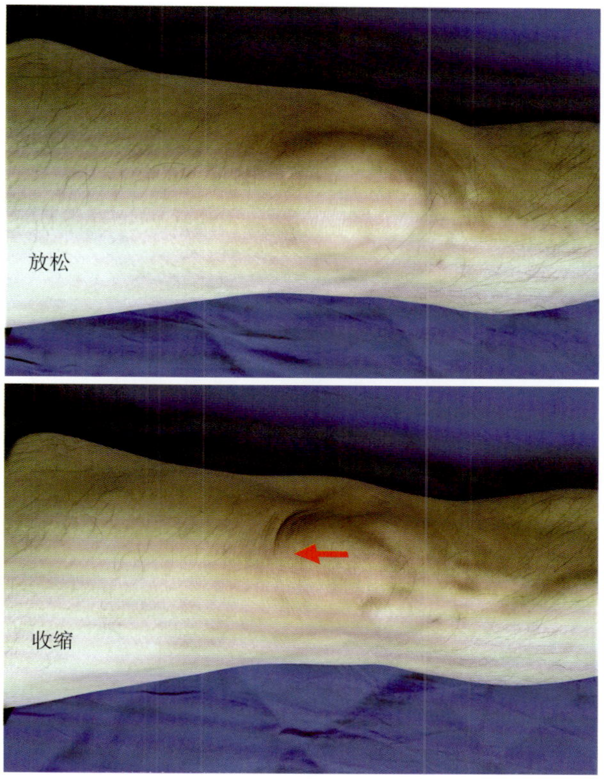

图 17-4-2　股四头肌等长收缩运动：膝关节伸直位，股四头肌用力收缩，上拉髌骨向近端

第五节　术后初期护理

要点

1. 预防术后并发症。
2. 保持术后体位。
3. 协助日常生活活动。
4. 防止事故发生。
5. 协助患者继续功能锻炼。

一、预防术后并发症

1. 注意观察呼吸的节律、强度，频率等，预防并发症。
   (1) 早期变换体位。
   (2) 早期离床。
2. 密切观察血液循环情况，预防并发症。
   (1) 观察有无出血、休克等症状。
   (2) 有无末梢循环障碍。
3. 注意观察和预防神经损伤。
4. 注意观察和预防深静脉血栓形成。
5. 注意观察和缓解术后疼痛。
6. 注意观察和预防伤口感染。

二、下肢静脉血栓的预防

1. 临床表现
   (1) 下肢疼痛、肿胀、皮温发热。
   (2) 足趾被动伸屈活动剧痛。
   (3) 心悸、胸痛、呼吸困难、脉快。
   (4) 发热。

2. 预防措施
   (1) 早期下地，主动锻炼。
   (2) 穿着弹力袜。
   (3) 间歇式充气压力系统。
   (4) 抗血栓药物（肝素、华法林）。
   (5) 放置深静脉过滤网。

三、协助保持术后体位和功能锻炼

1. 临床上 CPM（continuous passive motion）下肢关节功能恢复器应用广泛，在使用时应注意：
   (1) 根据患肢长度，调整 CPM 机杆的长度。
   (2) 根据患者体形调整 CPM 机的角度。
   (3) 膝关节与 CPM 机夹角要处于同一水平线。
   (4) 用约束带固定好足踝，踝关节呈 90°。
   (5) 设定训练角度、速度及时间。
2. 变换体位时应注意
   (1) 脊柱术后，第一次变换体位、离床时同医生一起实施。由仰卧位变换侧卧位时行轴线翻身，脊柱不能扭曲。
   (2) 人工全髋关节置换术、人工股骨头置换术后，患髋关节不能内收、屈曲、内旋。

四、预防离床期并发症、跌倒

1. 颈椎、脊柱术后使用外固定支具的患者、下肢免负重的患者，在移乘时容易跌倒，需要协助和监护。
2. 能确保安全的情况下，允许患者自行移乘。
3. 初次下地活动时要特别小心跌倒。

第六节　术后恢复期、出院后的护理

要点

1. 协助患者在家中完成自我护理。
2. 指导患者在家、社区的生活中如何预防跌倒。
3. 指导患者如何预防晚期并发症和管理自身疾病。
4. 指导患者如何使用外固定支具及其养护（图 17-6-1）。
5. 协助患者继续进行功能锻炼，增大关节活动域。
6. 控制体重。
7. 鼓励患者愉快地生活。
8. 指导家属怎样协助和护理患者。
9. 协助患者适应职业工作。
10. 协助调整患者家中环境。
11. 利用社会资源，结合社区医疗、保健等促进功能恢复。

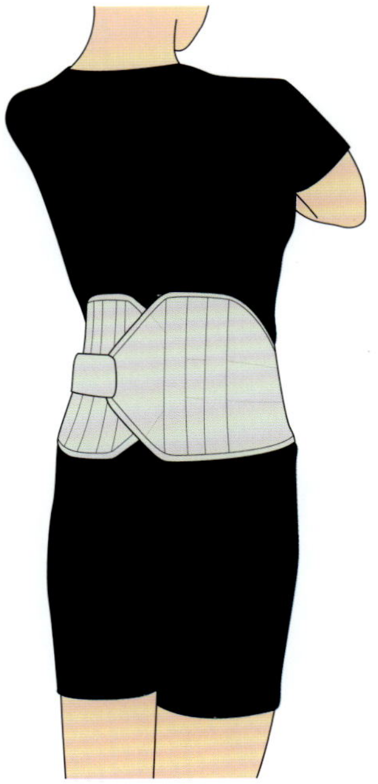

图 17-6-1　术后腰部支具（腰围）保护

一、预防晚期并发症

对有术后禁忌的体位、患肢限负重要求的，向患者讲明禁忌那些动作和姿势、体位。

人工全髋关节置换术后的禁忌体位：身体过度前屈、翘“二郎腿”、坐矮板凳等。

二、协助患者在家中完成自我护理

有术后体位、限负重要求的，出院前要进行家庭生活活动的训练。

指导患者何时开始及如何正确上、下自行车和汽车。

三、指导患者在家、社区的生活中如何预防跌倒

1. 老年人跌倒的场所：一般道路、屋内及楼梯。
2. 屋内地面湿滑、有阶梯，阶梯高低不一。
3. 出院前进行家中环境评估，必要时消除阶梯段差和光滑地面。
4. 针对每位患者的情况，采取不同的运动方法。

四、预防晚期并发症，指导患者管理自身疾病

为了预防术后晚期并发症和疾病复发，应继续进行运动疗法和日常生活活动的训练：

治疗	症状、并发症	预防
人工关节置换术	脱位	继续运动疗法（训练肌肉力量、步行、游泳），扶拐步行，治疗龋齿等感染病灶，日常生活中预防过度弯腰。下肢内收、内旋（预防全髋关节置换术后脱位）
腰椎手术	复发	在日常活动中要注意保护腰部，正确的搬重物方法、睡眠时的姿势等

第十八章

功能评定

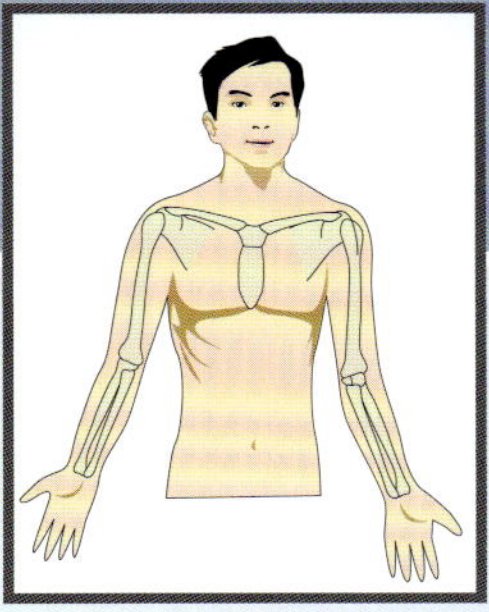

肢体神经运动功能综合评分

英国医学研究会（BMRC, 1954）

级别	肌肉恢复情况
M_0	肌肉完全没有收缩
M_1	近侧肌肉恢复收缩功能
M_2	近侧和远侧肌肉恢复收缩功能
M_3	所有重要肌肉均恢复抗阻力活动
M_4	肌肉的协同作用开始恢复
M_5	肌肉运动完全恢复

肢体神经感觉功能综合评分

英国医学研究会（BMRC, 1954）

级别	感觉恢复情况
S_0	神经支配区域内感觉丧失
S_1	神经支配区域内深痛觉恢复
S_2	神经支配区域内浅表痛觉和触觉部分恢复（保护性感觉）
S_2^+	神经支配区域内痛觉和触觉恢复，但有感觉过敏
S_3	痛觉和触觉完全恢复
S_3^+	痛觉和触觉完全恢复外，两点辨别觉也有一定程度恢复
S_4	感觉完全正常

JOA 颈椎病脊髓功能评分（100 分法）

（日本骨科学会）

（一）运动功能（左右侧分别评分）

肩、肘功能（三角肌、肱二头肌肌力的测定）

0：	MMT（6级肌力计分法）	2或以下（排除肘部疾患所致）
2：	MMT	3
3：	MMT	4
4：	MMT	5（－）耐力差，乏力
5：	MMT	5

手指功能

0：不能用匙、叉子，不能系衣扣
2：能用匙、叉子，能系大扣子
4：能用匙、叉子，不能用餐刀，勉强能用筷子，能用绳子打结，但不能解开
6：用餐刀稍困难，能用筷子，能系大扣子，但系T恤衫的扣子困难
8：能熟练使用餐刀、叉子，但不能灵活使用筷子。能用细绳打结并解开，但不能灵活解系T恤衫的纽扣
10：能正常进餐，用绳子打结，系扣子

下肢功能（左右侧无差别时，同分计入）

0：不能站立，行走
2：扶着可站立，借助步行架可行走
4：可扶单拐行走，可上楼梯，不能单腿跳
6：平地可不用扶拐行走，可上下楼梯（下楼时必需扶把手），可单脚站立
8：平地可快走，不敢跑，下楼时笨拙，可单腿跳
10：正常。可随意单脚跳、步行和上下楼梯

（二）感觉功能（左右侧分别评分）

上肢	躯干、下肢%	（%为患者自身判断与正常相比较的残存感觉程度）
0	0：（0～10%）	感觉丧失。不能忍耐的麻木感
3	3：（20%～40%）	有触觉，但不能分辨性状和质地。麻木难受影响睡眠
5	5：（50%～70%）	有触觉，能分辨性状和质地，但只能感觉一半 有时需服药止痛，有麻木感
8	8：（80%～90%）	触觉大体正常，但有轻度钝痛和麻木感，不引起注意
10	10：（100%）	感觉正常。无麻木，疼痛

（三）膀胱功能

0：不能自行排尿或尿失禁
3：勉强自行排尿，有尿不尽感，或需要尿布
5：尿频，排尿时不成尿线，有时尿失禁，弄脏内裤
8：膨胀感正常，排尿时间长，尿频
10：膨胀感、排尿正常

分数

运动	R/L
肩、肘功能	5/5
手指功能	10/10
下肢功能	10/10

计：25/25

感觉	R/T
手指	10/10
躯干、下肢	10/10

计：20/20

排尿	10

合计：100分

$$恢复率=\frac{术后分数-术前分数}{100-术前分数}\times 100\%$$

注：该法评分较全面，常被各国学者采用。
平林冽. 日本整形外科学会頸髓症治療成績判定基準. 日整会誌，1994，68:490-503.

JOA 颈椎病改良计分法

（日本骨科学会）

运动功能	上肢	手指	0 运动丧失	不能自理（不能拿筷子、汤匙、叉子和系衣扣子）
			1 高度障碍	不能写字及拿筷子。能拿汤匙和叉子
			2 中度障碍	能拿筷子夹起大的东西，写字困难，可系大衣扣子
			3 轻度障碍	不能自如地拿筷子及写字。能系衬衣袖口的扣子
			4 正常	正常
		肩肘功能	-2 高度障碍	三角肌或肱二头肌力≤2级
			-1 中度障碍	三角肌或肱二头肌力=3级
			-0.5轻度障碍	三角肌或肱二头肌力=4级
			0 正常	三角肌或肱二头肌力=5级
	下肢		0 运动丧失	不能站立和行走
			0.5	可站立
			1 高度障碍	走平路仍需要扶拐
			1.5	不扶拐走平路不稳
			2 中度障碍	走平路不扶拐，但上下楼梯时需扶栏杆
			2.5	走平路不扶拐，只下楼梯时需扶栏杆
			3 轻度障碍	可快走，但不灵活
			4 正常	正常
感觉功能	上肢		0 高度障碍	感觉消失（痛、触觉）
			0.5	有50%及以下的正常感觉和（或）不能忍受的疼痛、麻木
			1 中度障碍	有60%及以上的正常感觉和（或）绞痛、麻木、疼痛过敏
			1.5 轻度障碍	轻微麻木（感觉正常）
			2 正常	正常
	躯干		0 高度障碍	感觉消失（痛、触觉）
			0.5	有50%及以下的正常感觉和（或）不能忍受的疼痛、麻木
			1 中度障碍	有60%及以上的正常感觉和（或）绞痛、麻木、疼痛过敏
			1.5轻度障碍	轻微麻木（感觉正常）
			2 正常	正常
	下肢		0 高度障碍	感觉消失（痛、触觉）
			0.5	有50%及以下的正常感觉和（或）不能忍受的疼痛、麻木
			1 中度障碍	有60%及以上的正常感觉和（或）绞痛、麻木、疼痛过敏
			1.5 轻度障碍	轻微麻木（感觉正常）
			2 正常	正常
膀胱功能			0 高度障碍	尿潴留、尿失禁
			1 中度障碍	尿不尽、排尿时间延长、尿漏
			2 轻度障碍	开始延迟、尿频
			3 正常	正常

正常17分　　恢复率=（术后得分−术前得分）/（17−术前得分）×100%

注：根据（100分法）的一些不足之处，提出该17（−2）改良计分法

平林冽. 日本整形外科学会頸髄症治療成績判定基準. 日整会誌, 1994, 68:490-503.

颈椎病脊髓功能评定 40 分法

（北京大学第三医院评分法）

（一）计分方法

Ⅰ. 上肢运动功能（左右分别查，共16分）	
0分	无使用功能
2分	勉强握食品进餐，不能系扣，写字
4分	能持勺进餐，勉强系扣，写字
6分	能持筷、系扣，但不灵活，不能做精细动作
Ⅱ. 下肢运动功能（左右不分，共12分）	
0分	不能坐
2分	能坐不能走
4分	能立不能走
6分	扶双拐或搀扶勉强行走
8分	扶单拐或扶梯上下楼
10分	能独立行走，但感无力或跛行步态
12分	正常
Ⅲ. 感觉功能（上下肢和躯干各2分，共6分）	
0分	有麻木感、束带感或痛觉障碍
2分	正常
Ⅵ. 括约肌功能（共6分）	
0分	大小便失禁或潴留
3分	大小便困难或其他障碍
6分	正常

各项功能评分如介于两档之间均可用平均数表示。如患者介于 3 分和 4 分之间，可计为 3.5 分。

（二）疗效评定标准

改善率 =（改善分 - 损失分）× 100%

改善分 =（术后总分 - 术前总分），损失分 =（40 分 - 术前总分）

根据改善率可将疗效分为 5 级。

优	改善率 ≥ 80%
良	50% ≤ 改善率 < 80%
有效	5% ≤ 改善率 < 50%
无效	改善率 < 5%
加重	改善率 < 0

（三）残疾分级标准：根据总分可把患者残疾等级分为四等级

一级	0 ~ 10分
二级	11 ~ 20分
三级	21 ~ 30分
四级	31 ~ 39分

（四）该评分方法的特点

(1) 四肢运动功能评分，共 28 分，占总分的 70%，感觉评分共 6 分，占总分的 15%，括约肌功能评分与感觉评分相同。该种评分比例分配比较符合我国以社会功能障碍为主确定残疾的原则。

(2) 上肢运动功能分别评分，而双下肢整体功能评分比较符合实际，因为上肢可单独活动，而下肢基本不能单独 活动，一侧下肢功能障碍即可体现整体功能障碍。

(3) 双上肢评分共 16 分，占总分的 40%，双下肢评分为 12 分，占总分的 30%，强调了上肢功能重于下肢的想法。

(4) 每 10 分为一级，把脊髓损害所造成的残疾划分为四个等级，与中国残疾人联合会制定的肢体伤残者的整体功能评价标准相一致。

(5) 该法对整体功能评价转变为可靠的数字表示，便于学术交流和资料比较、统计和处理。

JOA腰痛治疗结果评分

日本骨科学会

Ⅰ. 症状	9分	Ⅱ. 体征	6分
A. 腰痛		A. 直腿抬高试验	
a. 无	3	a. 正常	2
b. 偶发轻微疼痛	2	b. 30°～70°	1
c. 偶发明显疼痛	1	c. ＜30°	0
d. 持续明显疼痛	0	B. 感觉	
B. 下肢痛及麻木		a. 正常	2
a. 无	3	b. 轻度感觉异常（主观感觉不到）	1
b. 偶发轻微症状	2	c. 明显感觉异常	0
c. 偶发明显症状	1	C. 运动	
d. 持续明显症状	0	a. 正常	2
C. 步行能力		b. 轻度肌力减弱（4级）	1
a. 正常	3	c. 明显肌力减弱（3级以下）	0
b. 行走500 m以上会出现症状	2	注1：不论检查哪组肌肉	
c. 行走500 m以下会出现症状	1	注2：两侧都有异常时，以严重侧为准	
d. 行走100 m以下会出现症状	0		

Ⅲ. 日常生活			14分
	非常困难	较困难	容易
a. 平躺翻身	0	1	2
b. 站立	0	1	2
c. 洗澡	0	1	2
d. 前倾	0	1	2
e. 坐（约1小时）	0	1	2
f. 举或持重物	0	1	2
g. 行走	0	1	2

Ⅳ. 膀胱功能	－6分
a. 正常	0
b. 轻度排尿困难（尿频、排尿延迟、尿不尽感）	−3
c. 重度排尿困难（尿失禁、尿闭）	−6
注：由于尿路疾患而产生的排尿障碍除外	

满分：29分

恢复率（Hirabayashi法）＝（随访时评分－术前得分）/（29－术前得分）×100%

*井上駿一. 腰痛治療成績判定基準. 日整会誌, 1986, 60: 391-394.

Greenough-Fraser 腰痛治疗结果评分

指标	内容	分数
疼痛（采用可视痛觉计分系统计分）	7～10	0
	5～6	3
	3～4	6
	0～2	9
工作（家庭主妇参考以前能力）	不能	0
	业余时间	3
	全日制，轻	6
	全日制，同前	9
家务劳动	什么都不做	0
	做一些但不多	3
	许多或全部，但较慢	6
	正常	9
运动／社会活动（跳舞）	什么都不做	0
	做一些但较以前少许多	3
	恢复到以前水平	9
休息	每天一多半时间在休息	0
	很少需要休息	4
	不需要休息	6
治疗或会诊	每月一次以上	0
	每月一次左右	4
	很少	6
止痛剂使用情况	每天多次	0
	几乎每天都用	2
	偶尔用	4
	从不用	6
性生活	严重影响（不能）	0
	中度影响（困难）	2
	轻度影响	4
	无影响	6
睡眠、行走、坐、旅行和穿衣	严重影响（不能）	0
	中度影响（困难）	1
	轻度影响	2
	无影响	3

Greenough CG, Fraser RD. Assessment of outcome in patients with low-back pain. Spine, 1992, 17: 36-41.

Neer 肩关节功能评分

内容	评分	评定标准
疼痛	35	90～100优秀
功能	30	80～89满意
活动	25	70～79不满意
解剖	10	＜70失败

肩关节功能评分（美国矫形外科学会）

（根据 Neer 评定对骨折进行肩关节置换的功能评分）

优秀	积极功能锻炼	主动抬肩在正常侧30%以内，旋转在正常侧的90%以内	无痛感	
满意	患者对疗效满意	主动抬肩在水平以上，旋转达正常的50%	偶有痛感或天气变化时疼痛	能满足日常活动
不满意	任何一项没有达到满意结果			

ASES 肩关节评分（A～H）

美国肩肘外科医师协会（ASES）

肩关节功能评估表			
A.			
姓名：		日期：	
年龄：	优势手：左 右	性别： 男	女
诊断：		初诊： 是	否
手术日期： 年 月 （或未手术）		随访： 年 月 日	
B.			

患者自我评估表

您是否有肩部疼痛：（圈出）	是 否

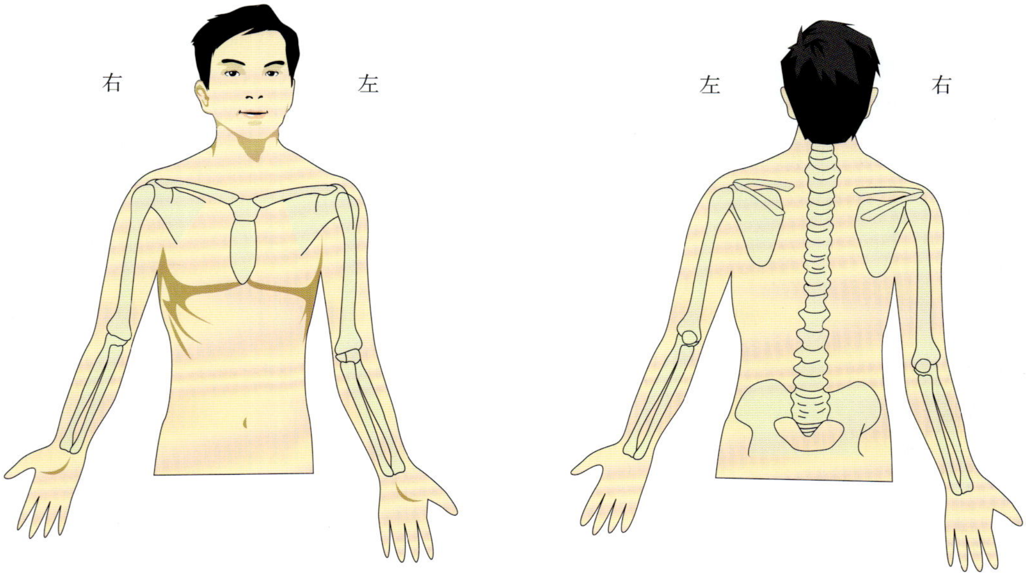

您是否有肩关节的夜间疼痛？	是 否
您是否服用或外用镇痛药（阿司匹林、芬必得、扶他林等）？	是 否
您是否使用麻醉药品镇痛（可待因或更强的）？	是 否
您每日平均服用药物剂量（片数）：	片

您疼痛的程度（画线）

0 2 4 6 8 10

完全不痛 |____|____|____|____|____| 非常痛

（续表）

C.	
您的肩关节是否不稳定：（有无脱位倾向？）	是 否
您肩关节不稳定的程度（画线） 0　2　4　6　8　10 很稳定 |＿|＿|＿|＿|＿| 很不稳定	

D.		
请标出你从事下述活动的能力 0＝不能；1＝非常困难；2＝有点困难；3＝无困难		
活动内容	右　肩	左　肩
1. 穿大衣	0　1　2　3	0　1　2　3
2. 痛侧或患侧卧位休息	0　1　2　3	0　1　2　3
3. 洗背或系乳罩	0　1　2　3	0　1　2　3
4. 化妆或上厕所	0　1　2　3	0　1　2　3
5. 梳头	0　1　2　3	0　1　2　3
6. 取高于肩部的物品	0　1　2　3	0　1　2　3
7. 将5 kg重物举过肩	0　1　2　3	0　1　2　3
8. 举手过肩投球	0　1　2　3	0　1　2　3
9. 不能工作	举例：	
10. 不能一般运动	举例：	

E.				
检查评估				
活动范围 角度尺测量全肩活动范围	右　肩		左　肩	
	主动	被动	主动	被动
前举（测量最大臂躯干角）				
外旋（臂舒适地放在体侧）				
外旋（臂在90°外展位）				
内旋（用拇指达到的最高解剖位）				
通过身体内收（肘前窝到对侧肩峰）				

F.		
体征 0=无；1=轻度；2=中度；3=重度		
特征	右　肩	左　肩
冈上肌／大结节压痛	0　1　2　3	0　1　2　3
AC关节压痛	0　1　2　3	0　1　2　3
二头肌腱压痛（或断裂）	0　1　2　3	0　1　2　3
其他压痛-列出	0　1　2　3	0　1　2　3
撞击征Ⅰ（轻度内旋被动前抬）	Y　N	Y　N
撞击征Ⅱ（90°屈曲被动内旋）	Y　N	Y　N
撞击征Ⅲ（90°主动外展基本无疼痛弧）	Y　N	Y　N

（续表）

肩峰下啪啪响	Y N	Y N
瘢痕-部位	Y N	Y N
萎缩-部位	Y N	Y N
畸形：描述	Y N	Y N
G.		
肌力 （记录MRC度）0=无收缩；1=震颤；2=不抗重力活动；3=抗重力活动；4=抗一定阻力活动；5=正常		
	右 肩	左 肩
疼痛侧试验	Y N	Y N
前举	0 1 2 3 4 5	0 1 2 3 4 5
外展	0 1 2 3 4 5	0 1 2 3 4 5
外旋（臂舒适地放在体侧）	0 1 2 3 4 5	0 1 2 3 4 5
内旋（臂舒适地放在体侧）	0 1 2 3 4 5	0 1 2 3 4 5
H.		
不稳定 0=无；1=轻度（移位0～1 mm）；2=中度（移位0～1 mm或移位到盂缘）；3=重度（移位＞2 mm或移位超过盂缘）		
	右 肩	左 肩
前移	0 1 2 3	0 1 2 3
后移	0 1 2 3	0 1 2 3
下移（沟征）	0 1 2 3	0 1 2 3
前侧不稳定	0 1 2 3	0 1 2 3
有无诱发症状?	Y N	Y N
有无随意不稳定?	Y N	Y N
再放试验阳性?	Y N	Y N
有无普遍韧带松弛?	Y N	
其他体征：		
检查者签名： 日期：		

ASES患者自评的评分公式为：（10－肩关节疼痛得分）×5+（日常活动得分累加×5/3）

ASES评分满分为100分，分值越高提示肩关节功能越好

Richards RR, Kai-Nan AN, Bilgiani LU, et al. A standardized method for the assessment of shoulder function. J Shoulder Elbow Surg, 1994, 3: 347-352.

Constant Score 肩关节评分

患者信息：

手术／诊断　　日期：

位置：右　　左

检查时间：术前

术后：3月　6月　1年　2年　___年

A．疼痛（15%）：平均值（1+2）　A项目得分__________

1．您在日常活动中是否出现过肩关节疼痛？

无=15分；轻度疼痛=10分；中度疼痛=5分；重度疼痛=0分　得分_____

2．疼痛程度：在下述线性标度中，如果“0”度表示无痛。而“15”度表示您所能体会到的最严重疼痛，请标注您肩关节疼痛的程度（表明疼痛程度的线性标度与计算得分的线性标度相反，如疼痛“5”度对应10分）

疼痛程度：

0　1　2　3　4　5　6　7　8　9　10　11　12　13　14　15

得分：

15　14　13　12　11　10　9　8　7　6　5　4　3　2　1　0

B．日常活动（20%）：累加（1+2+3+4）　B项目得分__________

1．您的工作或日常活动是否受到肩关节的限制？

无=4分；中度受限=2分；重度受限=0分　得分_______

2．您的休闲或娱乐活动是否受到肩关节的限制？

无=4分；中度受限=2分；重度受限=0分　得分_______

3．您的夜间睡眠是否受到肩关节的影响？

从未影响=4分；偶有影响=2分；时常影响=0分　得分_______

4．在适度的活动中，您的上肢在肩关节无痛时达到的水平面：

腕部=2分；胸骨剑突=4分；颈部=6分；头部=8分；头部以上=10分

得分_______

C．活动范围（20%）（由骨科医师完成查体）：累加（1+2+3+4）　C项目得分_______

1．屈曲

0°～30°	0分
31°～60°	2分
61°～90°	4分
91°～120°	6分
121°～150°	8分
＞150°	10分

2．外展

0°～30°	0分
31°～60°	2分
61°～90°	4分
91°～120°	6分
121°～150°	8分
＞150°	10分

3．外旋

手可及头后部且肘关节朝前	2分
手可及头后部且肘关节朝后	4分
手可及头上部且肘关节朝前	6分
手可及头上部且肘关节朝后	8分
完全举起上肢	10分

4．内旋（手背向后方可触及水平）

大腿	0分
臀部	2分
骶髂关节	4分
腕部	6分
T_{12}	8分
肩胛骨边缘	10分

D．力量（25%）平均（kg）×2　D项目得分_______

第1次拉力：　第2次拉力：　第3次拉力：　第4次拉力：　第5次拉力：

平均拉力：

总得分（100分）：A+B+C+D_______

Constant CR, Murley AHG. A clinical method of functional assessment of the shoulder. Clin Orthop, 1985, 214: 160-164.

JOA 肩关节治疗结果评分

（日本骨科学会）

I. 疼痛（30分）

	分数
无	30
压痛或仅在运动、重体力劳动时痛	25
日常生活时轻度痛	20
中等程度可以忍耐的疼痛（服用镇痛剂，时有夜间痛）	10
重度疼痛（活动明显受限，频繁夜间痛）	5
因疼痛完全不能活动	0

Ⅱ. 功能（20分）

综合功能（10分）	分数			分数	
外展肌力的强度（5分） 注：在外展90°位测定，不能时在尽可能的外展位测定	正常	5	持久力（5分） 注：在肘关节伸直内旋位举起1 kg哑铃，保持水平位的时间	10秒以上	5
	优	4		3秒以上	3
	良	3		2秒以上	1
	可	2		不能	0
	差	1			
	零	0			

日常生活动作（10分）	分数		分数
梳头	1	用手摸对侧眼部	1
系带子	1	能开、关门	1
用手擦嘴	1	能取高过头的物品	1
患侧卧位	1	能解系裤带	1
取上衣口袋内的东西	1	能穿上衣	1
如有其他不能做的动作各减1分　1；……2；……3；……			

Ⅲ. 活动范围（自主活动，在坐位时测定）（30分）

a. 上举	15分	b. 外旋	9分	c. 内旋	6分
150°↑	15	60°↑	9	胸$_{12}$↑	6
120°↑	12	30°↑	6	腰$_{5}$↑	4
90°↑	9	0°	3	臀部	2
60°↑	6	−20°↑	1	其以下	0
30°↑	3	−20°↓	0		
0°	0				

Ⅳ. X线片评价（5分）

	分数
正常	5
中度改变或半脱位	3
高度改变或脱位	1

Ⅴ. 关节不稳定（15分）

	分数
正常	15
轻度不稳定或有脱位的不稳定感	10
重度不稳定或既往有半脱位，现处于半脱位状态	5
既往有脱位或现处于脱位状态	0

注：肘、腕关节有疾患时，记录其活动度和疼痛情况　满分（100分）

高岸直人. 肩関節疾患治療成績判定基準. 日整会誌, 1987, 61：623-629.

Mayo 肘关节功能评分

疼痛（45 分）	分数	稳定性（10 分）	分数
无痛	45	稳定	10
轻度	30	中度不稳定	5
中度	15	极度不稳定	0
严重	0		
活动范围（20 分）		**功能（25 分）**	**分数**
		能梳头	5
幅度＞10°	20	能自己吃饭	5
50°＜幅度＜100°	15	能搞好个人卫生	5
幅度＜50°	5	能穿衬衫	5
		能穿鞋	5
满分：100分 优95～100分；良80～94分；一般60～79分；差0～59分			

Morrey BF, An KN, Chao EYS. Functional evaluation of the elbow, In: Morrey BF, ed. The elbow and its disorders. 3rd . Philadelphia: Saunders, 1985, 73-91.

HSS 改良肘关节功能评分

（美国特种外科医院）

症状及体征	分数
Ⅰ.疼痛（30分）	
1.无疼痛史	30
2.弯曲时不痛	15
3.弯曲时稍痛	10
4.弯曲时中度痛	5
5.弯曲时严重痛	0
6.休息时不痛	15
7.休息时稍痛	10
8.休息时中度痛	5
9.休息时重度疼痛	0
Ⅱ.功能（20）	
A	
1.弯曲活动30分钟	8
2.弯曲活动15分钟	6
3.弯曲活动5分钟	4
4.肘关节废用	0
B（适用于非运动员患者）	
1.肘关节活动不受限	12
2.仅可娱乐活动	10
3.仅限家务活动和工作	8
4.有独立生活能力	6
5.肘关节废用	0
C（适于运动员患者）	
1.可从事高水平竞技比赛	12
2.可正常训练	10
3.影响训练50%以下	8
4.影响训练50%以上	4
5.不能正常训练	0
Ⅲ.伸、屈范围（20分）	
每降低7°　1分	
Ⅳ.肌力（10分）	
1.要提2.3 kg重物，屈曲90°	10
2.要提0.9 kg重物，屈曲90°	8
3.可抗重力屈曲	5
4.不能屈曲	0
Ⅴ.屈曲挛缩（6分）	
1.可完全伸直	6
2.伸直受限小于15°	5
3.15°～45°	4
4.45°～90°	2
5.挛缩超过90°	0
Ⅵ.伸直挛缩（6分）	
1.屈曲受限小于15°（范围为135°）	6
2.屈曲角度小于125°	4
3.屈曲角度小于100°	2
4.屈曲角度小于80°	0
Ⅶ.旋前（4分）	
1.大于60°	4
2.45°～60°（含60°）	3
3.15°～45°（含30°）	2
4.小于0°	0
Ⅷ.旋后（4分）	
1.大于60°	4
2.45°～60°（含60°）	3
3.15°～45°（含30°）	2
4.小于0°	0
手术满意程度：	
★ 非常满意	
★ 满意	
★ 不满意	
ADL恢复时间：	
工作恢复时间：	
训练恢复时间：	
竞技比赛恢复时间：	
满分：100分　优90～100；良80～89；一般70～79；较差60～69；最差＜60	

Inglis AE, Pellicci PM. Total elbow replacement. J Bone Joint Surg, 1980, 62(A): 1252-1258.

JOA 肘关节功能评分

（日本骨科学会）

Ⅰ. 疼痛（30分）

无		30
	25	
		20
轻度	15	
		10
	5	
重度		0

Ⅱ. 功能（20分）[A]+[B]

[A]	洗脸	不能	困难	容易
日常活动（12分）	吃饭	0	1	2
	系衬衣纽扣	0	1	2
	往杯中倒水	0	1	2
	能解系裤带	0	1	2
	穿脱袜子	0	1	2

[B]	肌力	屈曲	伸直
肌力（8分）	5	5	3
	4	4	3
	3	3	2
	2	2	1
	1	1	0
	0	0	0

Ⅲ. 活动范围（30分）[A] + [B]（伸直为“+”时取0°）

[A]伸屈活动度22分				[B]旋转角度8分			
	屈曲+伸直 =[A]（°）	136°↑	22		旋内+旋外 =[B]（°）	151°↑	8
		121°～135°	18			121°～150°	6
		91°～120°	15			91°～120°	4
		61°～90°	10			31°～90°	2
		31°～60°	5			30°↓	0
		16°～30°	3				
		15°↓	0				

Ⅳ. 关节稳定性（10分）[A]+[B]（“—”表示时取0分）

[A]	正常	10	[B]	桡骨小头状态	
	10°以下不稳定	5		半脱位	—3
	11°以上不稳定	0		脱位	—5

V. 畸形（10分）[A] + [B]（“—”表示时取0分）

[A]	内翻畸形	外翻畸形	分数
	无	15°↓	10
	10°↓	20°↓	7
	15°↓	30°↓	4
	16°↑	31°↑	0
[B]	其他畸形（屈曲、旋转、骨骼异常等畸形）		
	无 （15°↓）	0	（°）为屈曲畸形角度
	轻度 （16°～30°）	—2	
	中度 （31°～45°）	—3	
	高度 （46°以上）	—5	

满分：100分

*石井清一. 日本整形外科学会肘機能評価法.日整会誌，1992, 66:591-603.

腕关节功能评分

Gartland and Werley（as modified by Sarmiento, 1975）评分系统

评价内容	分数
1. 残留畸形	
尺骨茎突的隆起	1
背侧倾斜	2
手桡偏	2～3
分数范围	0～3
2. 主观评价	
优：无痛，无活动受限	0
好：偶尔疼痛，轻微的活动度受限，没有功能障碍	2
可：偶尔疼痛，一定的活动度受限，腕无力，如仔细检查没有特别的功能丧失，轻微的日常活动受限	4
差：疼痛，活动度受限，功能丧失，日常活动明显受限	6
分数范围	0～6
3. 客观评价*	
背屈丢失	5
尺偏丢失	3
旋后丢失	2
掌屈丢失	1
桡偏丢失	1
圆周运动丢失	1
下尺桡关节痛	1
握力+（试验3次最大值 kg），对侧的60%或更少	1
旋前丢失+	2
分数范围	0～5
4. 并发症	
关节炎表现	
非常小	1
非常小伴疼痛	3
中度	2
中度伴疼痛	4
重度	3
重度伴疼痛	5
神经（正中神经）并发症（轻、中、重）	1～3
石膏固定引起的手指功能受损（轻、重）	1～2
分数范围	0～5
5. 最终结果分值范围 优0～2；良3～8；可9～20；差≥21	

*以下活动度为获得正常功能的最小值，客观活动度评估即建立在此基础之上：背屈45°，掌屈30°，桡偏15°，尺偏15°，旋前50°，旋后50°+我们附加的评估标准(Sarmiento).

Harris 髋关节功能评分（1969）

项目	分数
（一）疼痛（44分）	
1．无痛或可忽略	44
2．轻微或偶尔痛，活动无受限	40
3．轻度，日常活动不受影响，一般活动后疼痛，服用NSAID	30
4．中度，可忍受，工作轻度受限，偶服可待因类药物	20
5．明显疼痛，功能严重受限	10
6．功能完全受限	0
（二）功能（47分）	
1．步态（33分）	
（1）跛行（11分）	
无	11
轻度	8
中度	5
重度	0
（2）辅助支具（11分）	
无	11
长距离行走需要手杖	7
大多数时间需要手杖	5
扶单拐	3
扶双手杖	2
不能行走／双拐	0
（3）行走距离（11分）	
不受限	11
＞1000米（1小时）	8
500米（半小时）	5
仅室内活动＜100米	2
卧床和坐轮椅	0
2．功能活动（14分）	
（1）上楼梯（4分）	
正常	4
正常但需扶栏杆	2
使用任何方法	1
不能上楼梯	0
（2）穿袜子/系鞋带（4分）	
轻松	4
困难	2
不能	0
（3）坐（5分）	
可坐普通椅子1小时，无不适	5
可坐高椅子，半小时	3
不能	0
（4）交通（1分）	
乘公共车／小汽车	1
不能	0
（三）无畸形，如果符合以下情况（4分）	
1．屈髋挛缩＜30°	
2．固定内收＜10°	
3．固定内旋＜10°	
4．肢体长度相差＜3 cm	
（四）活动范围（5分）	
1．屈曲（＞90°）	1
2．外展（＞30°）	1
3．内收（＞20°）	1
4．外旋（＞20°）	1
5．内旋（＞15°）	1

满分：100分

优90～100分；良80～89分；中70～79分；差＜70分

注：国内外最常采用标准

Harris WH. Traumatic arthritis of the hip after dislocation and acetabular fractures: treatment by mold arthroplasty, and end result study using a new method of result evaluation.JBone Joint Surg, 1969, 51A(4):737-755.

Charnley 髋关节功能评分（1972）

分数	疼痛	活动度	行走能力
1	自发性严重疼痛	0°～30°	不能行走，需扶双拐或坐轮椅
2	起步即感疼痛，活动受限	30°～60°	用单或双拐，时间、距离均受限
3	能忍受，可有限活动	60°～100°	单杖辅助，距离受限（1小时），无杖难行走，长距离行走跛行明显
4	某些活动时出现，休息能缓解	100°～160°	单杖能长距离行走，无杖受限，中度跛行
5	轻度或间歇性，起步时明显，活动后缓解	160°～210°	不需要支具，轻度跛行
6	无疼痛	210°～260°	正常

疗效评定：将疼痛、活动度和行走能力三项分别计分，满分为18分

优15～18分；良12～14分；中5～11分；差4分以下

注：国内外最常采用标准

JOA 髋关节功能评分

（日本骨科学会）

诊断：　　　　治疗方法：　　　　手术日期：　　年　　月　　日

类别：A：单侧，B：双侧，C：多关节受累

疼痛	左	右	活动度	左	右
①无不适	40	40	屈曲		
②不适感(不舒服，疲劳感)，但无痛	35	35	伸展 内收		
③步行时无痛，只在开始或长距离步行后有痛感	30	30	外展		
④ 无自发痛，步行时痛，短暂休息后消失	20	20	分数	屈曲	
⑤自发痛，步行时痛，休息后可减轻	10	10		外展	
⑥持续性自发痛或夜间痛	0	0	注：每10°屈曲为1分，外展为2分。但屈曲120°以上为12分，外展30°以上为8分。屈曲挛缩时相应减分		
具体临床表现：					

步行能力	分数	日常活动	容易	困难	不能
①能长距离行走，可快走，步态正常	20	①弯腰	4	2	0
② ①+伴轻度跛行	18	②站立工作(包括家务)（注1）	4	2	0
③能走30分钟或2公里。跛行。室外活动基本无困难	15	③蹲下，起立（注2）	4	2	0
④能走10～15分钟或500米。超过需扶单拐。跛行	10	④上下楼梯（注3）	4	2	0
⑤可室内活动。室外活动困难，需扶双拐	5	⑤上下小汽车或公交车	4	2	0
⑥ 基本不能行走	0	注1：工作持续30分钟，需要休息，判定为困难；工作不能坚持5分钟，判定为不能 注2：需扶持判定为困难 注3：需扶栏杆判定为困难			
具体临床表现：					

记录方法：

$$\frac{\text{左·右}}{\text{两侧的功能}} \cdots \frac{\text{疼痛 + 活动度}}{\text{步行能力 + 日常活动}}$$

总计	左·右

井村慎一.日本整形外科学会股関節機能判定基準. 日整会誌, 1995, 69：860-867.

人工髋关节置换评定标准

（北京标准，1982年）

分级	疼痛程度	服止痛剂情况	关节功能					关节活动度
			行走距离及步态	是否使用手杖	坐、蹲	上下台阶或楼梯	生活自理能力（穿鞋、袜、剪指甲）	
6	无痛	不用	长距离行走不跛	不用	自如	自如	完全独立	211° 以上
5	活动后偶有轻微疼痛	不用	长距离行走稍跛	不用	可蹲、坐得很好	不扶扶手	稍有困难可克服	161° ～210°
4	活动后疼痛稍重	偶服缓和止痛剂	室内行走良好户外短距离	单手杖	不能蹲下、可以坐直	要靠扶手	除剪指甲外自己可以进行	101° ～160°
3	限制活动尚可忍受	常服缓和止痛剂	行走明显受限	单拐或双手杖	不能坐下，坐骑子边上	上下困难	除剪指甲外自己可以勉强作	61° ～100°
2	稍活动感严重疼痛	偶服强烈止痛剂	室内行走明显受限	双拐	不能蹲下，椅子边上坐不久	不能	靠人帮助	31° ～60°
1	卧床不敢活动	常服强烈止痛剂	卧床或坐轮椅	不能走	卧床	不能	不能	0° ～30°

注：关节活动度指内收、外展、屈曲、后伸、内旋、外旋6个方向活动度总和。
评定分为三项；疼痛、功能、活动度。每项分为6级，1级最差，记1分，6级最好，记6分，总分为18分。

人工髋关节置换术后 X 线学评价分区

（radiological demarcation of total hip replacement）

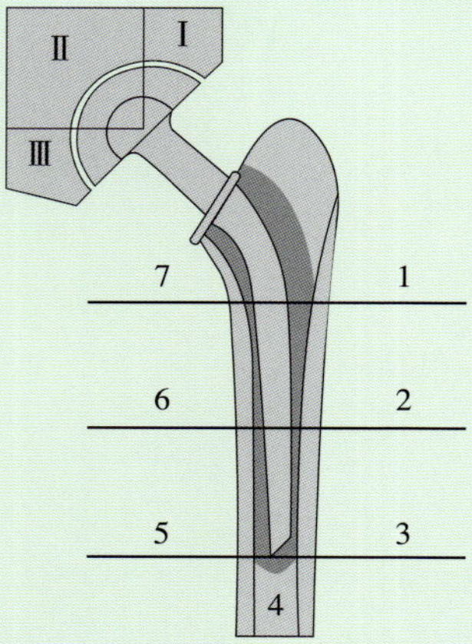

髋臼侧分为Ⅰ～Ⅲ区；股骨柄侧分为1～7区

评价内容：

1. 假体位置
2. 髋臼假体周围透亮线
3. 股骨侧骨水泥鞘分级
4. 异位骨化分级
5. 假体松动

Delee JG, Charnleg J. Radiological demarcation of cemented sockets in total hip replacement. Clin Orthop, 1976, 121: 20-32.
Gruen TA, McNeice GM, Amstutz HC. "Modes of failure" of cemented stem-type femoral components: a radiographic analysis of loosening. Clin Orthop Relat Res, 1979, 141: 17-27.

Barrack 股骨侧骨水泥鞘的分级

（radiographic classification of cemented sheath in femoral side）

A 级：在 X 线前后位和蛙式侧位片上，假体柄位于髓腔中心，有完整的骨水泥鞘，无空隙、气泡或缺陷，骨水泥超过假体远端 2 cm 以上，骨皮质与骨水泥界面一片泛白

B 级：与 A 级相同，但股骨干皮质与骨水泥鞘之间出现界限

C_1 级：骨水泥鞘中出现空隙或气泡

C_2 级：骨水泥鞘厚度不均匀，有一个或多个部位骨水泥鞘明显变薄，厚度小于 1 mm，甚至出现骨水泥缺失，有空隙或气泡影

D 级：骨水泥鞘严重缺陷，有多数空隙或气泡影

髋臼及股骨假体透亮区评分

（radiolucent line score of socket and stem femoral component）

评分	髋臼 X 线片	股骨 X 线片
10	无透亮区	无透亮区
8	有一个透亮区	远端有透亮区
6	有一个透亮区	远端有透亮区
4	环形透亮区，髋＜2 mm	环形透亮区，髋＜2 mm
2	环形透亮区，髋＞2 mm	环形透亮区，髋＞2 mm
0	环形透亮区进行性加宽	环形透亮区进行性加宽

HSS 膝关节功能评分

（美国特种外科医院标准 1976）

评价内容	分数	评价内容	分数
疼痛（30分）		**肌力（10分）**	
无疼痛	30	优：完全能对抗阻力	10
行走时无疼痛	15	良：部分对抗阻力	8
行走时轻微疼痛	10	中：能带动关节活动	4
行走时中度疼痛	5	差：不能带动关节活动	0
行走时严重疼痛	0	**屈膝畸形（10分）**	
休息时无疼痛	15	无畸形	10
休息时轻微疼痛	10	＜5°	8
休息时中度疼痛	5	5°～10°	5
休息时重度疼痛	0	＞10°	0
功能（22分）		**稳定性（10分）**	
行走，站立无限制	22	正常	10
行走5～10个街区（2.5～5 km）	10	轻微不稳0°～5°	8
行走1～5个街区（0.5～2.5 km）	8	中度不稳5°～15	5
行走1个街区（0.5 km）	4	严重不稳＞15°	0
不能行走	0	**减分项目**	
能上楼梯	5	使用单手杖	−1
能上楼梯，但需支具	2	使用单拐杖	−2
只能室内行走，无需支具	5	使用双拐	−3
只能室内行走，需要支具	2	伸直滞缺5°	−2
活动度（18分）		伸直滞缺10°	−3
每活动8°记1分，最高18分		伸直滞缺15°	−5
		每5°外翻	−1
		每5°内翻	−1
满分：100分　优＞85；良70～84；中60～69；差＜59			

注：国内外常用标准

Lysholm 膝关节功能评分

指标		分数
跛行	无	5
	轻和（或）周期性	3
	重和（或）周期性	0
支撑	不需要	5
	手杖或拐	2
	不能负重	0
绞锁	无绞锁或别卡感	15
	别卡感但无绞锁	10
	偶有绞锁	6
	经常绞锁	2
	体检时绞锁	0
不稳定	无打软腿	25
	运动或重劳动时偶现	20
	运动或重劳动时常现（或不能参加）	15
	日常活动偶见	10
	日常活动常见	5
	步步皆见	0
疼痛	无	25
	重劳动偶有轻痛	20
	重劳动明显痛	15
	步行超过2 km或走后明显痛	10
	步行不足2 km或走后明显痛	5
	持续	0
肿胀	无	10
	重劳动后	6
	正常活动后	2
	持续	0
爬楼梯	无困难	10
	略感吃力	6
	跟步	2
	不能	0
下蹲	无困难	5
	略感困难	4
	不能超过90°	2
	不能	0

满分：100分

Lysholm J, Gillquist J. Evaluation of knee ligament surgery results with special emphasis on use of ascorin scale. Am J Sports Med, 1982, 100-105.

Kumar 膝关节外科临床评分

指标			分数
1. 疼痛			
（1）无疼痛：日常生活活动无疼痛，可有疲劳感或沉重感			30
（2）轻度疼痛：活动开始时、长距离步行时有轻度疼痛			25
（3）中度疼痛：步行时常有疼痛，休息后缓解			15
（4）重度疼痛：负重和各种活动时均有强烈的疼痛，安静时减轻但不消失，且有自发痛			5
（5）极重度疼痛：活动时和安静时均有强烈和持续的疼痛			0
2. 关节活动范围			
（1）120°以上，可盘腿坐在地板上			20
（2）90°～110°，可以上下楼，可从椅子站起			15
（3）60°～89°，可平地步行			10
（4）30°～59°，可从地板上拾起物品			5
（5）0°～29°，可上下5 cm的台阶			0
3. 主动伸展受限			
（1）几乎无：受限仅0°～10°			10
（2）轻度：受限范围为11°～30°			5
（3）高度：受限范围大于30°			0
4. 内、外翻畸形			
（1）无			10
（2）轻度：15°以下			5
（3）高度：16°以上			0
5. 步行能力			
（1）正常：日常生活活动中步行无障碍，也可快走			20
（2）轻度障碍：有必要时可在街上行走500～1000 m			15
（3）中度障碍：虽然有必要也不能走500 m以上，日常活动限于自己家的周围			10
（4）高度障碍：勉强行走，但限于室内活动			5
（5）不能行走：在室内也不能行走			0
6. 日常生活活动	正常	困难	不能
（1）从座椅上站起（如需支撑为困难）	2	1	0
（2）上楼梯（如需扶手为困难）	2	1	0
（3）下楼梯（如需扶手为困难）	2	1	0
（4）立正站（如需依靠为困难）	2	1	0
（5）跑步（不能跑只能快走为困难）	2	1	0
7. 关节积液（该项只记＋、－号，不记分）			
（1）重度：＋ ＋			
（2）中度：＋			
（3）轻度：＋ －			
（4）无：－			
满分：100分 优91～99分；良75～90分；可50～74分；差 ＜50分			

Kumar A，Whittle AP. Treatment of complex (Schatzker Type VI) fractures of the tibial plateau with circular wire external fixation: retrospective case review. J Orthop Trauma, 2000, 14(5):339—344.

人工全膝关节置换术后评分

（美国膝关节外科学会 1989）

一. 膝评分					
1. 疼痛					分数
无痛					50
偶有轻微疼痛					45
上楼时有点痛					40
上楼和走路时有点痛					30
偶尔痛得比较厉害					20
经常痛得比较厉害					10
痛得特别厉害，需服药					0
2. 活动度 ________（屈）= ________（伸）（每5°得1分）________					
3. 稳定性		分数			分数
A. 前后移位	＜5 mm	10	B. 侧方移位	＜ 5°	15
	5 ~ 10 mm	5		6° ~ 9°	10
	＞10 mm	0		10° ~ 14°	5
				＞15°	0
4. 减分		分数			
A. 屈曲挛缩	5° ~ 10°	- 2	B. 伸直滞缺	＜10°	-5
	10° ~ 15°	- 5		10° ~ 20°	-10
	16° ~ 20°	-10		＞20°	-15
	＞20°	-15			
C. 对线	5° ~ 10°	0			
	0° ~ 4°	（每度-3分）			
	11° ~ 15°	（每度-3分）			
	其他	-20			
总得分 __________	总减分__________	膝评分__________			
二. 功能评分					
A. 行走能力		分数	B. 上下楼的能力		分数
不受限制		50	正常上下楼		50
1 km以上		40	上楼正常，下楼需扶栏杆		40
不到500 m		30	上下楼都需扶栏杆		30
50 ~ 100 m		20	上楼需扶栏杆，下楼很困难		15
只能在室内活动		10	不能上下楼梯		0
不能行走		0			
C. 行走时辅助		分数			
出门用拐杖		- 5			
不离开拐杖		-10			
用双手拐杖（双拐）、步行架		-20			
总得分 __________	总减分__________	功能评分__________			

注：国内外常用标准　　　　满分：100分

Insall JN, Dorr LD, Scott RD, Scott WN. Rational of the Knee Scociety clinical rating system. Clin Orthop Relat Res, 1989, 248:13-14.

人工全膝关节置换术的放射学评分（美国膝关节外科学会 1989）

（radiological demarcation of total knee replacement）

检查者__________________日期__________________

患者姓名/编号__________________　术前 □　　术后 □

手术名称__________________医院编号__________________

X线片日期__________________以前假体__________________

关节：左膝 □　　右膝 □

对线：卧位 □　　站位 □

正位　　　　成角度数

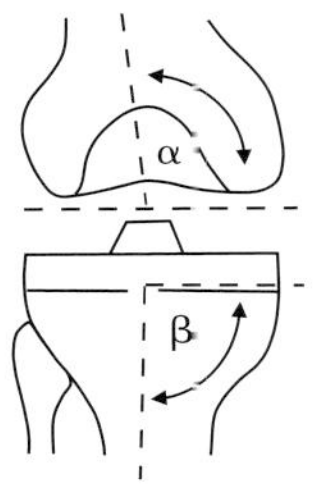

股骨屈曲（α）______

胫骨角（β）________

总外翻角（Ω）______

18″胶片____________

3″胶片____________

侧位　　　　成角度数

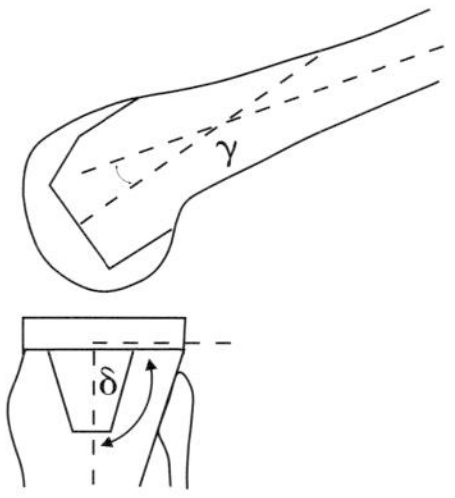

股骨屈曲（γ）__________

胫骨角（δ）__________

假体／骨表面面积

胫骨被假体覆盖的百分比

X线透光线：在每区用mm表示

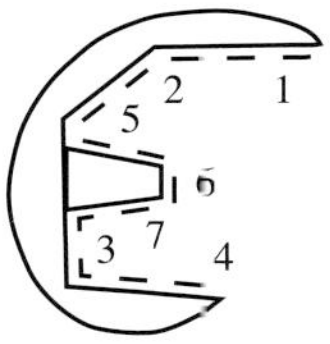

RLL
1__
2__
3__
4__
5__
6__
7__
总分____

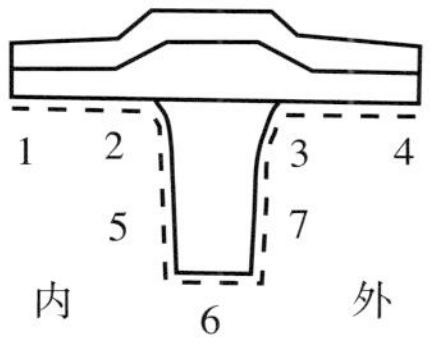

RLL
1__
2__
3__
4__
5__
6__
7__
总分____

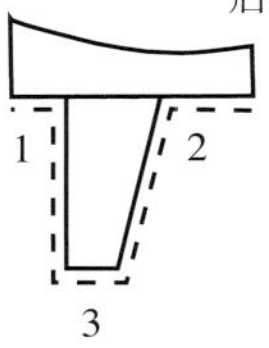

RLL
1__
2__
3__
总分____

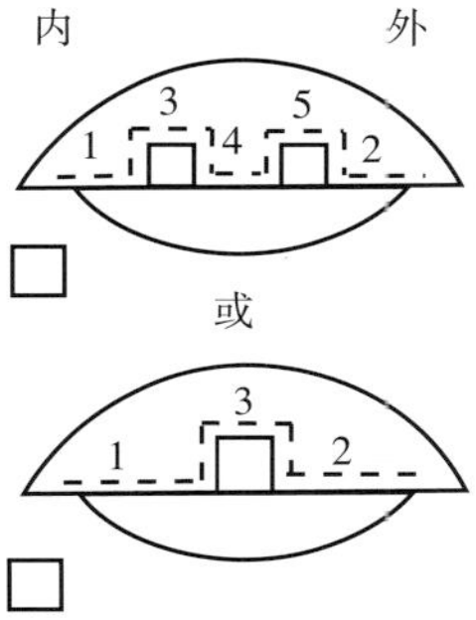

□

□

RLL
1__
2__
3__
4__
5__
总分____

髌骨问题

假体成角______________　　　　半脱位______________

假体位置内—外________

　　　　上—下________　　　　脱位______________

注：对胫骨假体的7个区，如果计分在4分以下，有无进展，一般无意义。如果计分在5～9分，表明需要密切随访进展情况。计分在10分以上，不管患者有无症状，表示有失败的可能

JOA 膝骨关节炎治疗结果评分

（日本骨科学会）

		左	右
疼痛步行能力	①行走1 km以上无疼痛，但运动时有不适 ② 行走1 km以上时疼痛 ③ 行走500 m ~ 1 km时疼痛 ④ 行走100 m ~ 500 m时疼痛 ⑤ 室内行走或100 m以内疼痛 ⑥ 不能行走 ⑦ 不能站立	30 25 20 15 10 5 0	30 25 20 15 10 5 0
疼痛上下楼梯能力	① 上下楼时无疼痛 ② 上下楼时疼痛，扶栏杆无疼痛 ③ 扶栏杆也疼痛。慢上下楼时无疼痛 ④ 慢上下楼时也疼痛，扶栏杆慢上下楼时无疼痛 ⑤ 扶栏杆慢上下楼时也疼痛 ⑥ 不能上下楼	25 20 15 10 5 0	25 20 15 10 5 0
活动度及强直挛缩	①可双膝跪坐 ②可席地侧腿坐和盘腿坐 ③可屈曲110°以上 ④可屈曲75°以上 ⑤可屈曲35°以上 ⑥未达到35°屈曲，或膝强直，高度挛缩	35 30 25 20 10 0	35 30 25 20 10 0
肿胀	①膝内无积水，肿胀 ②有时需要穿刺抽积水 ③需经常穿刺抽积水	10 5 0	10 5 0
满分：100分	（相关系数0.813） 总计：		

*腰野富久. OA膝治療成績判定基準. 日整会誌, 1988, 62:901-902.

JOA 膝类风湿关节炎治疗结果评分

（日本骨科学会）

		左	右
疼痛	无 运动有时痛 运动时经常痛 因痛不能运动 常有严重疼痛	40 30 20 10 0	40 30 20 10 0
活动度	可双膝跪坐 可席地侧腿坐和盘腿坐，可屈曲110°以上 可屈曲75°以上 可屈曲35°以上 强直、高度挛缩	12 9 6 3 0	12 9 6 3 0
股四头肌力	5 4或3 2以下	20 10 0	20 10 0
平地行走能力（不需扶拐、支具）	无困难 稍困难 困难 ~ 不能	20 10 0	20 10 0
上下楼梯	无困难 常需手扶楼栏杆 慢慢地上下楼 手扶楼栏杆慢慢地上下楼 不能上下楼	8 6 4 2 0	8 6 4 2 0
满分：100分	（相关系数0.702） 总分：		

*腰野富久. RA膝治療成績判定基準.日整会誌, 1988, 62:903.

JOA 膝半月板损伤治疗结果评分

（日本骨科学会）

		左	右
长距离步行后疼痛（500 m 以上）	无 轻度 中度 剧痛（或不能长距离行走）	20 15 10 0	20 15 10 0
上下楼梯时疼痛	①无痛，活动自如 ② 膝痛但上下楼自如。或无痛但上下楼不便 ③ 稍痛上下楼不便 ④ 疼痛，上下楼不便	20 15 5 0	20 15 5 0
被动伸直疼痛	无 轻度 中度 剧痛	20 10 5 0	20 10 5 0
患肢着地	可 困难或不能	5 0	5 0
麦氏征	无摩擦音，无痛 只有摩擦音 只有疼痛 两者都有	15 10 5 0	15 10 5 0
大腿周径（髌上 10 cm）	与健侧相同 比健侧细1 ~ 3 cm 比健侧细3 cm以上	15 5 0	15 5 0
关节间隙压痛	无 有	5 0	5 0
满分：100分	（相关系数0.679）	总分：	

腰野富久. 判月損傷治療成績判定基準. 日整会誌, 1988, 62:904.

JOA 膝关节韧带损伤治疗结果评分

（日本骨科学会）

			左	右
打软腿	无 偶尔出现 时有时无		9 5 0	9 5 0
走坡道或下楼梯	不安感	无 时有时无 经常	20 8 0	20 8 0
	难易程度	自如 稍困难 不能	14 7 0	14 7 0
膝旋转	自如 稍困难 不能		9 3 0	9 3 0
双膝跪坐	自如 稍困难 不能		14 7 0	14 7 0
前抽屉试验	－ －＋ ＋＋		10 5 0	10 5 0
重力试验	－ －＋ ＋＋		10 5 0	10 5 0
内外挤压试验	－ －＋ ＋＋		14 9 0	14 9 0
满分：100分		（相关系数0.792）	总分：	

腰野富久. 膝靱带損傷治療成績判定基準. 日整会誌, 1989, 63:1004-1005.

Baird-Jackson 踝关节功能评分

项目	分数
1. 疼痛	
(1) 无痛	15
(2) 剧烈活动时轻度疼痛	12
(3) 日常活动时疼痛	8
(4) 负重时疼痛	4
(5) 静息时疼痛	0
2. 踝关节稳定性	
(1) 无临床不稳定	15
(2) 运动时不稳定	5
(3) 日常活动时不稳定	0
3. 行走能力	
(1) 随意行走时无跛行或无疼痛	15
(2) 随意行走时有轻度跛行或疼痛	12
(3) 行走能力中度受限	8
(4) 仅能行走短距离	4
(5) 不能行走	0
4. 跑步能力	
(1) 随意跑步时无疼痛	10
(2) 随意跑步时有轻度疼痛	8
(3) 跑步能力中度受限，有轻度疼痛	6
(4) 仅能跑短距离	3
(5) 不能跑步	0
5. 工作能力	
(1) 能从事一般职业	10
(2) 能从事一般职业，但某些强劳动受限	8
(3) 能从事一般职业，但某些受限	6
(4) 部分残疾，仅能选择性工作	3
(5) 不能工作	0
6. 踝关节活动	
(1) 无损伤踝的10° 以内	10
(2) 无损伤踝的15° 以内	7
(3) 无损伤踝的20° 以内	4
(4) 小于无损伤踝的50%或背屈小于5°	0
7. 放射学结果	
(1) 踝穴正常（内侧或关节上间隙正常，无距骨倾斜）	25
(2) 关节边缘轻度创伤反应样改变，余同（1）	15
(3) 上关节间隙变窄＜2 mm, 或距骨切线＞2 mm	
(4) 上关节间隙中度变窄，在1~2 mm之间	10
(5) 上关节间隙重度变窄＜1 mm，内侧间隙变宽，重度创伤反应样改变（软骨下骨硬化，骨赘形成）	5 0
最高得分：100分 评价标准 优96～100分；良91～95分；可81～90分；差0～80分	

Baird RA, Jeckson ST. Fractures of the distal part of the fibula with associated disruption of the deltoid ligament. Treatment without repair of the deltoid ligament. J Bone Joint Surg (Am), 1987, 69:1347.

Mazur 踝关节功能评分

项目内容	分数
1. 疼痛	
(1) 无痛，或可被患者忽视	50
(2) 上下楼梯或长距离行走时轻度疼痛，但不影响日常活动	45
(3) 上下楼梯或长距离行走时中度疼痛，步态正常，偶尔需要服用非甾体抗炎药	40
(4) 平地行走疼痛，上楼梯更痛，休息痛缓解，每天需要服止痛药	25
(5) 行走后痛不缓解或夜间痛，需服用麻醉药物镇痛	10
(6) 无论有无活动，持续性疼痛或因为疼痛而残疾	0
2. 功能	
(1) 无跛行	6
(2) 轻度跛行	4
(3) 中度跛行	2
(4) 明显跛行	0
3. 行走距离	
(1) 行走距离不受限	6
(2) 可行走4~6个街区（2000~3000 m）	4
(3) 可行走1~3个街区（500~1500 m）	2
(4) 仅能在室内活动	1
(5) 需扶床、椅或不能行走	0
4. 拐杖或支具	
(1) 不需要	6
(2) 仅长距离行走时需要手杖	5
(3) 所有时间均需要手杖	3
(4) 需要双手杖或持拐行走	1
(5) 需要助步器或不能行走	0
5. 登山	
(1) 正常	3
(2) 足外旋登山	2
(3) 用足趾登山或侧步登山	1
(4) 不能登山	0
6. 下山	
(1) 正常	3
(2) 足外旋下山	2
(3) 用足趾下山或侧步下山	1
(4) 不能下山	0
7. 上楼梯	
(1) 正常	3
(2) 需扶栏杆上楼	2
(3) 仅能用正常侧足逐级上楼	1
(4) 不能上楼	0
8. 下楼梯	
(1) 正常	3
(2) 需扶栏杆下楼	2
(3) 仅能用正常侧足逐级下楼	1
(4) 不能下楼	0
9. 用趾直立（稳定性）	
(1) 能重复10次	5
(2) 能重复3次	3
(3) 能做1次	1
(4) 不能	0
10. 跑步	
(1) 不受限	5
(2) 能跑，但距离受限	3
(3) 不能跑	0
11. 活动范围	
背屈	
(1) 40°	5
(2) 30°	4
(3) 20°	3
(4) 10°	2
(5) 5°	1
(6) 0°	0
跖屈	
(1) 40°	5
(2) 30°	4
(3) 20°	3
(4) 10°	2
(5) 5°	1
(6) 0°	0
最高评分数 100分（注：评价时患者着鞋）	

参考评价标准

优：> 92分，踝关节无肿痛，步态正常，活动自如

良：87 ~ 92分，踝关节轻微肿痛，正常步态，活动度可达正常的3/4

可：65 ~ 86分，活动时疼痛，活动度仅为正常的1/2，正常步态，需服用非甾体类抗炎药

差：< 65分，行走或静息痛，活动度仅为正常的1/2，跛行，踝关节肿胀

注：该方法注重踝于关节功能的评价

Mazur JM, Schwariz E, Sheldon RS. Ankle arthrodesis: Long-term follow-up with gait analysis. J Bone Joint Surg (Am), 1979, 61:964.

Maryland 足功能临床评分

评估内容	分数
1. 疼痛	
(1) 无痛，包括运动	45
(2) 轻微疼痛，日常活动或工作无改变	40
(3) 轻度疼痛，日常活动或工作仅有很小的改变	35
(4) 中度疼痛，日常活动明显减少	30
(5) 明显疼痛，在很轻的日常活动中，如洗澡、做简单家务即疼痛，需经常服用较强止痛药	10
(6) 残疾，不能去工作或商店	5
2. 功能	
行走距离	
(1) 不受限	10
(2) 轻度受限	8
(3) 中度受限（1000~1500 m）	5
(4) 严重受限（500 m）	2
(5) 仅能在室内活动	0
稳定性	
(1) 正常	4
(2) 感觉无力-不是想真正的打软	3
(3) 偶然打软（1~2个月一次）	2
(4) 经常打软	1
(5) 需使用支具	0
辅助	
(1) 不需要	4
(2) 手杖	3
(3) 拐杖	1
(4) 轮椅	0
跛行	
(1) 无	4
(2) 轻度	3
(3) 中度	2
(4) 重度	1
(5) 不能行走	0
穿鞋	
(1) 不受限	10
(2) 很小的妨碍	9
(3) 平底有带子的鞋	7
(4) 矫形鞋	5
(5) 加垫鞋	2
(6) 不能穿鞋	0
上楼梯	
(1) 正常	4
(2) 需扶栏杆上楼	3
(3) 使用其他任何方法	2
(4) 不能上楼	0
对地面的要求	
(1) 任何地面均能行走	4
(2) 在石头地面和山丘行走有问题	2
(3) 在平地行走有问题	0
外观	
(1) 正常	10
(2) 轻度畸形	8
(3) 中度畸形	6
(4) 重度畸形，或多种畸形	0
活动（踝关节、距下关节、中跗关节、跖趾关节）与对侧比较	
(1) 正常	5
(2) 轻度减少	4
(3) 明显减少	2
(4) 僵直	0
满分：100分 评价标准：优90～100分；良75～89分；可50～74分；差＜50分	

JOA 足部疾患治疗结果评分

（日本骨科学会）

A. 疼痛	分数
① 无痛	20
② 跑步时（后）疼痛	15
③ 步行时（后）疼痛	10
④ 步行时持续疼痛	5
⑤ 因痛步行困难	0

B. 畸形	前足（包括跖跗关节）	后足（包括胫距关节）
① 无畸形	10	20
② 轻度畸形	8	15
③ 明显畸形	4	8
④ 严重畸形	0	0
（用最明显的畸形点进行评价，判定困难时取低分）		

（续表）

C. 活动度（被动）		
	前足（MP·IP关节）	后足
①正常	5	5
② 正常活动度的1/2以上	3	3
③ 正常活动度的1/2以下	0	0

D. 不稳定性（感）	
① 无不稳定感	10
② 跑步时稍有不稳定感	6
③ 走不平路面时有不稳定感	4
④ 走路时需要拐杖	2
⑤ 走路时需要支具	0
E. 步行能力（在无拐杖等支具下评价）	
① 跑步、行走无障碍	10
② 能快走，跑步有困难	8
③ 可在室外行走（乘公交车、购物）	6
④ 可在室外行走，但限于自宅周围散步程度	4
⑤ 只能在室内步行	2
⑥ 不能步行	0
F. 肌力	
① 正常	5
② 3、4级	3
③ 2级	1
④ 1、0级	0
G. 感觉异常（感觉减退、麻木等）	
① 无感觉异常	5
② 轻度钝麻或轻度感觉异常	3
③ 中度钝麻或中度感觉异常	1
④ 感觉丧失或感到感觉异常	0

H. 日常生活			
	容易	困难	不能
上下楼梯	2	1	0
双膝跪坐	2	1	0
用脚尖站立	2	1	0
穿普通鞋	2	1	0
蹲下	2	1	0

三好邦達. 日本整形外科学会足部疾患治療成績判定基準. 日整会誌, 1991, 65:679-681.

附录

骨科常用英语缩略语

A

AA	atlantoaxial	寰枢（椎）的
AAOS	American Academy Of Orthopaedic Surgeons	美国骨科医师学会
AARF	atlantoaxial rotator fixation	寰枢椎旋转固定
AAS	atlantoaxial subluxation	寰枢 [关节] 半脱位
ABC	aneurysmal bone cyst	动脉瘤样骨囊肿
ABD	abduction	外展
AC	acromioclavicular	肩锁关节
ACL	anterior cruciate ligament	前交叉韧带
ACP	acid phosphatase	酸性磷酸酶
ADD	adduction / atlantodental distance	内收 / 寰齿间距
ADI	atlantodental interval	寰齿间隙
ADL	activities of daily living	日常生活能力
ADM	abductor digiti minimi	小指展肌
ADM	adriamycin	阿霉素
ADQ	abductor digiti quinti	小趾展肌
AE	above elbow	肘上
AFO	ankle foot orthosis	足踝固定支具
AHF	antihemophilic factor	抗血友病因子
AK	above knee	膝上
AKP	anterior knee pain	膝前痛
ALP	alkaline phosphatase	碱性磷酸酶
ALS	amyotrophic lateral sclerosis	肌萎缩性侧索硬化症
AMC	arthrogryposis multiplex congenital	先天性多发性关节挛缩症
ANF	avascular necrosis of the femoral head	股骨头缺血性坏死
ANS	autonomic nervous system	自主神经系统
AP	anteroposterior	前后的
APB	abductor pollicis brevis	拇短展肌
APL	abductor pollicis longus	拇长展肌

ARA	American Rheumatism Association	美国类风湿病学会
ARDS	adult respiratory distress syndrome	成人呼吸窘迫综合征
AS	ankylosing spondylitis / arteriosclerosis	强直性脊柱炎
ASF	anterior spinal fusion	前路脊椎融合
ASH	ankylosing spinal hyperostosis	强直性脊柱骨肥厚
ASIF	Association for the Study of Internal Fixation	内固定研究学会
ASIS	anterior superior iliac spine	髂前上棘
ASO	arteriosclerosis obliterans	闭塞性动脉硬化症
ATFL	anterior talofibular ligament	距腓前韧带
ATR	Achilles tendon reflex	跟腱反射
AV	arteriovenous	动静脉的
AVF	arteriovenous fistula	动静脉瘘
AVM	arteriovenous malformation	动静脉畸形

B

BA	bone age	骨龄
BE	below elbow	肘下
BFO	balanced forearm orthosis	平衡前臂固定支具
BG	bicipital groove	桡骨沟
BK	below knee	膝下
BMD	bone mineral density	骨矿物质密度
BMP	bone morphogenetic protein	骨形态发生蛋白
B[P]TB	bone-[patellar] tendon-bone	骨 -[髌] 腱 - 骨
BTM	bone turnover marker	骨转换标志物

C

CAD	computer-aided design	计算机辅助设计
CAL	coracoacromial ligament	喙肩韧带
CAM	computer-aided manufacturing	计算机辅助制造
CAT	computerized axial tomography	计算机化轴向断层摄影
CCL	coracoclavicular ligament	喙锁韧带
CDH	congenital dislocation of the hip	先天性髋脱位
CIA	collagen-induced arthritis	胶原性关节炎
CMC	carpometacarpal	腕掌的
CNS	central nervous system	中枢神经系统
COX	cyclooxygenase	环氧合酶
CP	cerebral palsy	脑瘫，大脑性麻痹
CPM	continuous passive motion	持续性被动运动
CPPD	calcium pyrophosphate dehydrate	焦磷酸钙沉着症

CR	computed radiography	计算机 X 线摄影
CREST	calcinosis, Raynaud's phenomenon,telangiectasia	钙质沉着症，肢端动脉痉挛现象，毛细血管扩张
CRP	C-reactive protein	C- 反应蛋白
CSF	cerebrospinal fluid	脑脊液
CSM	cervical spondylotic myelopathy	颈椎关节强硬性脊髓病
CSR	cervical spondylotic radiculopathy	颈椎关节强硬性神经根病
CT	computed (computerized) tomography	计算机断层摄影
CTD	computed tomographic discography	计算机断层椎间盘摄影
CTM	computed tomographic myelography	计算机断层脊髓造影
CTS	carpal tunnel syndrome	腕管综合征
CVA	cerebrovascular accident / costovertebral angle	脑血管意外 / 肋脊角
CVD	cerebrovascular disease	脑血管病

D

DASH	disabilities of the arm, shoulder and hand	肩、臂、手无力
DDH	developmental dysplasia of the hip	髋关节发育不良
DDS	drug delivery system	药物传送系统
DEXA	dual energy X-ray absorptiometry	双能 X 线吸收计量仪
DFSP	dermatofibrosarcoma protuberans	皮肤纤维肉瘤隆凸
DIC	disseminated intravascular coagulation	弥散性血管内凝血
DIP	distal interphalangeal	远侧指 / 趾
DISH	diffuse idiopathic skeletal hyperostosis	弥漫性特发性骨肥厚症
DISI	dorsal intercalary segment instability	背侧插入性节段不稳定
DJD	degenerative joint disease	退行性关节病
DM	dermatomyositis / diabetes mellitus	皮肌炎 / 糖尿病
DSA	destructive spondyloarthropathy/ digital subtraction angiography	破坏性脊柱关节病 / 数字减影血管造影
DVT	deep vein (venous) thrombosis	深静脉（静脉性）血栓
DXA	dual energy X-ray absorptiometry	双能 X 线吸收计量仪

E

ECG	electrocardiography	心电图
ECRB	extensor carpi radialis brevis	桡侧腕短伸肌
ECRL	extensor carpi radialis longus	桡侧腕长伸肌
ECU	extensor carpi ulnaris	尺侧腕伸肌
EDC	extensor digitorum communis	指总伸肌
EDL	extensor digitorum longus	趾长伸肌
EDM	extensor digiti minimi	小指伸肌

EDQ	extensor digiti quinti	小趾伸肌
EEG	electroencephalograph	脑电图
EHL	extensor hallucis longus	踇长伸肌
EIP	extensor indicis proprius	示指固有伸肌
ELISA	enzyme-linked immunosorbent assay	酶联免疫吸附分析
EM	electron microscopy	电子显微镜
EMG	electromyography	肌电图
EPB	extensor pollicis brevis	拇短伸肌
EPL	extensor pollicis longus	拇长伸肌
EPSP	excitatory postsynaptic potential	兴奋性突触后电位
ERE	external rotation in extension	伸直外旋
ERF	external rotation in flexion	屈曲外旋
ESR	erythrocyte sedimentation rate	红细胞沉降率（血沉）
ETA	elongation of tendon achiles	跟腱延长术

F

FCR	flexor carpi radialis	桡侧腕屈肌
FCU	flexor carpi ulnaris	尺侧腕屈肌
FDL	flexor digitorum longus	趾长屈肌
FDMB	flexor digiti minimi brevis	小趾短屈肌
FDP	flexor digitorum profundus	指深屈肌
FDS	flexor digitorum superficialis	指浅屈肌
FES	functional electrical stimulation	功能性电刺激
FFC	fixed flexion contracture	固定性屈曲挛缩
FGF	fibroblast growth factor	成纤维细胞生长因子
FHL	flexor hallucis longus	踇长屈肌
FNST	femoral nerve stretch test	股神经牵拉试验
FPB	flexor pollicis brevis	拇短屈肌
FPL	flexor pollicis longus	拇长屈肌
FT	femorotibial	股胫
FTA	femorotibial angle	股胫角
FTSG	full-thickness skin graft	全厚皮片移植
FWB	full weight-bearing	完全负重

G

GAG	glycosaminoglycan	糖胺聚糖
G-CSF	granulocyte colony-stimulating factor	粒细胞集落刺激因子
GCT	giant cell tumor	巨细胞瘤
GCTTS	giant cell tumor of tendon sheath	腱鞘巨细胞瘤

GHL	glenohumeral ligament	盂肱韧带
GM-CSF	granulocyte-macrophage colony stimulating factor	粒细胞 - 巨噬细胞集落刺激因子
GOA	generalized osteoarthritis	广泛性骨关节炎
GVHD	graft versus host disease	移植物抗宿主病

H

HA	hyaluronic acid / hydroxyapatite	透明质酸 / 羟磷灰石
HDP	high density polyethylene	高密度聚乙烯
HE	hematoxylin-eosin	苏木精 - 伊红
HLA	human leucocyte antigen	人类白细胞抗原
HNP	herniated nucleus pulposus	突出髓核
HOA	hypertrophic osteoarthropathy	肥大性骨关节病
HRT	hormone replacement therapy	激素替代疗法
HV	hallux valgus	踇外翻

I

IC	immune complex	免疫复合物
IDK	internal derangement of the knee	膝内紊乱症
IGF	insulin-like growth factor	胰岛素样生长因子
IL	interleukin	白介素
ILAR	international League of Association for Rheumatism	类风湿病国际联盟学会
IM	intramuscular/intermuscular/intramedullary	肌内的 / 肌间的 / 髓内的
ION	idiopathic osteonecrosis [of the femoral head]	特发性骨坏死（股骨头）
IP	interphalangeal	指（趾）间的
IQ	intelligent quotient	智商
IRE	internal rotation in extension	伸直内旋
IRF	internal rotation in flexion	屈曲内旋
IVP	intravenous pyelography	静脉肾盂造影

JKL

JIA	juvenile idiopathic arthritis	青少年特发性关节炎
JRA	juvenile rheumatoid arthritis	青少年类风湿关节炎
KAFO	knee ankle foot orthosis	膝踝足矫形支具
LBP	low back pain	腰背痛
LCC	luxatio coxae congenital	先天性髋关节脱位
LCL	lateral collateral ligament	外侧副韧带
LCP	Legg-Calvé-Perthes disease	Legg-Calvé-Perthes 病
LE	lupus erythematosus	红斑狼疮
L/E	lower extremity	下肢

LFA	low friction arthroplasty	低摩擦人工关节置换术
LIPUS	low-intensity pulsed ultrasound	低强度脉冲超声
LIB	long leg brace	长腿支具
LIC	long leg cast	长腿石膏托
LLD	leg length discrepancy	下肢不等长
LM	light microscopy/lateral meniscus	光学显微镜 / 外侧半月板
LOM	limitation of motion	运动范围
LSCS	lumbar spinal canal stenosis	腰椎管狭窄

M

MC	midcarpal	腕间的
MCL	medial collateral ligament	内侧副韧带
MCP	metacarpophalangeal	掌指的
MCTD	mixed connective tissue disease	混合性结缔组织病
MCV	motor conduction velocity	运动传导速度
MED	multiple epiphyseal dysplasia	多发性骨骺发育不全
MFH	malignant fibrous histiocytoma	恶性纤维组织细胞瘤
MIS	minimally invasive surgery	微创外科
MM	medial meniscus	内侧半月板
MMT	manual muscle testing	徒手肌力试验
MNCV	motor nerve conduction velocity	运动神经传导速度
MOF	multiple organ failure	多器官衰竭
MP	metacarpophalangeal/metatarsophalangeal	掌指的
MPNST	malignant peripheral nerve sheath tumor	恶性末梢神经鞘瘤
MPS	mucopolysaccharidosis	黏多糖贮积症
MRA	malignant rheumatoid arthritis	恶性类风湿关节炎
MRI	magnetic resonance imaging	磁共振成像
MS	multiple sclerosis	多发性硬化
MT	midtarsal	跗间
MTP	metatarsophalangeal	跖趾
MTV	metatarsus varus	跖内翻
MWD	microwave diathermy	微波透热法

NOP

NAP	nerve action potential	神经动作电位
NCV	nerve conduction velocity	神经传导速度
NGF	nerve growth factor	神经生长因子
NMU	neuromuscular unit	神经肌肉单位
NSAID[s]	nonsteroidal anti-inflammatory drug[s]	非甾体消炎药

NV	neurovascular	神经血管
NWB	non-weight-bearing	非负重区
OA	osteoarthritis/osteoarthrosis	骨关节炎
OAF	osteoclast activating factor	破骨细胞激活因子
OALL	ossification of anterior longitudinal ligament	前纵韧带骨化
OC	osteocalcin	骨钙素
OCD	osteochondritis dissecans	剥脱性骨软骨炎
ODF	osteoclast differentiation factor	破骨细胞分化因子
ODM	opponens digiti minimi	小指对掌肌
ODT	occlusive dressing technique	包扎疗法
OI	osteogenesis imperfect	成骨不全
OLF	ossification of ligamentum flavum	黄韧带骨化
OP	opponens pollicis	拇指对掌肌
OPLL	ossification of posterior longitudinal ligament	后纵韧带骨化
OR	operating room	手术室
ORIF	open reduction and internal fixation	切开复位内固定
ORS	Orthopaedic Research Society	骨科学研究会
OT	occupational therapist/occupational therapy	职业医疗者 / 职业疗法
OYL	ossification of yellow ligament	黄韧带骨化
PA	posteroanterior	后前 [位] 的
PCL	posterior cruciate ligament	后交叉韧带
PCR	polymerase chain reaction	聚合酶链反应
PDGF	platelet-derived growth factor	血小板衍生生长因子
PE	pulmonary embolism	肺栓塞
PEMF	pulsing electromagnetic field	脉冲电磁场
PET	positron emission tomography	正电子发射断层扫描
PFC	pelvic flexion contracture	骨盆屈曲挛缩
PF	patella femoral	髌股的
PFFD	proximal femoral focal deficiency	先天性股骨近端局限性缺损
PG	prostaglandin	前列腺素
PIP	proximal interphalangeal	近侧指（趾）间
PL	palmaris longus	掌长肌
PLF	posterolateral fusion	后外侧融合
PLIF	posterior lumbar interbody fusion	腰椎后路椎体间融合
PM	polymyositis	多发性肌炎
PMD	progressive muscular dystrophy	进行性肌营养不良
PMMA	oplymethylmethacrylate	聚甲基丙烯酸甲酯
PMR	polymyalgia rheumatica	风湿性多发性肌痛
PN	periarteritis nodosa/polyarteritis nodosa	结节性（多发性）动脉外膜炎

PNET	primitive neuroectodermal tumor	原发性神经外胚层瘤
PNF	proprioceptive neuromuscular facilitation	本体感受神经肌肉接通
PNS	peripheral nervous system	周围神经系统
PO	prosthetist and orthotist	假肢师 / 矫正器修配师
PPP	palmoplantar pustulosis/pustulosis palmoplantaris	手掌足跖脓疱疹
PQ	pronator quadrates	旋前方肌
pr	per rectum	经直肠
PREs	progressive resistive exercises	渐进抗阻运动
PsA	psoriatic arthritis	牛皮癣性关节炎
PSIS	posterior superior iliac spine	髂后上棘
PSS	progressive systemic sclerosis	进行性全身硬化
PT	physical therapist/physical therapy/pronator teres	理疗师 / 理疗学家 / 旋前圆肌综合征
PTB	patellar tendon bearing	髌腱负荷
PTH	parathyroid hormone	甲状旁腺激素
PTR	patellar tendon reflex	髌腱反射
PTS	patellar tendon bearing-supracondylar	踝上髌腱负荷
PVD	peripheral vascular disease	外周血管病
PV[N]S	pigmented villonodular synovitis	色素绒毛结节性滑膜炎
PWB	partial weight-bearing	部分负重

QR

QCT	quantitative computed tomography	定量计算机断层扫描
QDL	quality of daily living	日常生活质量
QOL	quality of life	生活质量
RA	rheumatoid arthritis	类风湿关节炎
RAHA	rheumatoid arthritis hemagglutination assay	类风湿关节炎血凝测定
RDC	rapidly destructive coxarthropathy（coxarthrosis）	快速破坏性髋关节病
RE	rheumatic fever/rheumatoid factor	风湿热 / 类风湿因子
RIA	radioimmunoassay	放射免疫测定
ROD	renal osteodystrophy	肾性骨营养不良，肾（病）性拘偻病
ROM	range of motion	活动范围
RSD	reflex sympathetic dystrophy	反射交感性营养不良

S

SAC	space available for spinal cord	脊髓有效空间
SACH	solid ankle cushion heel	硬踝垫跟（假）足，硬踝软垫足跟足，萨契假脚
SBC	solitary bone cyst	孤立性骨囊肿
SC	sternoclavicular	胸锁

SCFE	slipped capital femoral epiphysis	股骨头骺滑脱
SCM	sternocleidomastoideus	胸锁乳突
SCV	sensory conduction velocity	感觉传导速度
SED	spondyloepiphyseal dysplasia	脊椎骨骺发育不良
SEM	scanning electron microscope	扫描电子显微镜
SEP	somatosensory evoked potential	体感诱发电位
SF	synovial fluid	滑液
SLAC	scapholunate advanced collapse	舟月骨进行性塌陷
SLAP	superior labrum anterior and posterior	上盂唇前、后方病损
SLB	short leg brace	短腿支具
SLC	short leg cast	短腿石膏托
SLE	systemic lupus erythematosus	系统性红斑狼疮
SLR	straight leg raising	直腿抬高
SM	streptomycin	链霉素
SMD	spina malleolar distance	脊柱踝间距
SNCV	sensory nerve conduction velocity	感觉神经传导速度
SPECT	single-photon-emission computed tomography	单光子发射计算机断层扫描
ST	speech therapist/speech therapy	语言治疗师 / 语音治疗
STSG	split-thickness skin graft	中厚皮肤移植

T

TA	tibialis anterior	胫前肌
TAO	thromboangiitis obliterans	闭塞性血栓性脉管炎
TB, TBC	tuberculosis	结核病
TEM	transmission electron microscopy/ transparent electron microscope	透射电镜
TENS	transcutaneous electrical nerve stimulation	经皮电神经刺激
TFC	triangular fibrocartilage	三角纤维软骨
TFCC	triangular fibrocartilage complex	三角纤维软骨复合体
TGF	transforming growth factor	转化生长因子
THA	total hip arthroplasty	全髋关节置换术
THR	total hip replacement	全髋关节置换术
TIA	transient ischemic attack	短暂性脑缺血发作
TIMP	tissue inhibitor of metalloproteinase	金属蛋白酶组织抑制剂
TJR	total joint replacement	全关节置换术
TKA	total knee arthroplasty	全膝关节置换术
TKR	total knee replacement	全膝关节置换术
TLSO	thoracic lumbosacral orthosis	胸腰骶支具
TM	tarsometatarsal/temporomandibular	跗跖的 / 颞下颌的

TMD	trochanter malleolar distance	转子踝间距
TNF	tumor necrosis factor	肿瘤坏死因子
TNS	transcutaneous neural stimulation	经皮神经刺激
TP	tibialis posterior	胫骨后侧
TRAP	tartrate resistant acid phosphatase	抗酸性磷酸酶酒石酸盐酸

UVW

U/E	upper extremity	上肢，臂
UHMWPE	ultrahigh molecular weight polyethylene	超高分子聚乙烯
US	ultrasound	超声波
UTI	urinary tract infection	泌尿道感染
VAS	visual analog scale	视觉模糊评分法
VISI	volar intercalary segment instability	掌骨间不稳定
VS	vertical subluxation	垂直半脱位
W/B	weight bearing	负重
W/C	wheelchair	轮椅